Neue Arzneimittel
und
Pharmazeutische Spezialitäten

einschließlich der neuen Drogen, Organ- und Serumpräparate, mit zahlreichen Vorschriften zu Ersatzmitteln und einer Erklärung der gebräuchlichsten medizinischen Kunstausdrücke.

Von

G. Arends,
Apotheker.

Vierte, vermehrte und verbesserte Auflage.

Neu bearbeitet
von
Dr. A. Rathje,
Redakteur an der Pharmazeutischen Zeitung.

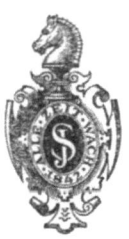

Springer-Verlag Berlin Heidelberg GmbH
1913.

Alle Rechte, insbesondere das der Übersetzung
in fremde Sprachen, vorbehalten.

ISBN 978-3-662-23255-2   ISBN 978-3-662-25277-2 (eBook)
DOI 10.1007/978-3-662-25277-2

Vorwort zur ersten Auflage.

Seit Jahren ist in Deutschland ein selbständiges Werk über neue Arzneimittel nicht herausgegeben worden. Das vorzügliche Buch von B e r n h a r d F i s c h e r, „Die neuen Arzneimittel", dessen 6. Auflage 1893 erschien, ist vergriffen, und T h o m s, „Die Arzneimittel der organischen Chemie" behandelt nur eine wenn auch große Auswahl sogen. organischer Arzneimittel. Ein Buch, welches die gesamte moderne Materia medica umfaßt, soweit dieselbe im Arzneibuch nicht beschrieben ist, fehlte bis heute, wenn man nicht die Neuausgabe von H a g e r s Handbuch der Pharm. Praxis als solches bezeichnen will, die aber für unsere Zwecke nicht in Betracht kommt.

Ich habe es deshalb unternommen, ein solches Buch zu schaffen, und zwar von Grund auf neu, ohne jede Anlehnung an ältere ähnliche Werke, und bin dabei von rein praktischen Gesichtspunkten ausgegangen.

Das vorliegende Buch behandelt die im Laufe der letzten zehn Jahre auf den Markt gebrachten neuen Arzneimittel und Spezialitäten, die neuen Drogen, Organ- und Serumpräparate und daneben noch die wichtigsten gebräuchlichen Arzneimittel und Spezialitäten, soweit dieselben in dem Deutschen Arzneibuch nicht Aufnahme gefunden haben oder etwa ganz allgemein bekannt sind. Außerdem wurden von in Deutschland zurzeit o f f i z i n e l l e n Präparaten aus praktischen Gründen diejenigen aufgenommen, die unter einem geschützten Namen im Handel sind.

Von jedem einzelnen Präparat ist, soweit dies überhaupt in Betracht kommt, der Handelsname neben den bekannten Synonymen angegeben, sowie die chemische Formel, die Abstammung oder Darstellungsweise, die chemischen und physikalischen Eigenschaften, die Wirkung und therapeutische Anwendung, die Dosierung (nebst Maximaldosen), Aufbewahrung und bei Spezialfabrikaten auch die Bezugsquelle. Bei viel gefragten Spezialitäten sind außerdem die Vorschriften angegeben worden, die in der pharmazeutischen Presse oder in den bekannten Vorschriftensammlungen pharmazeutischer Vereinigungen hierzu veröffentlicht worden sind. Es wird mancher Fachgenosse hierdurch in die Lage versetzt werden, in eiligen Fällen vorläufig Ersatz für eine nicht schnell genug zu beschaffende Spezialität zu bieten. Wo lediglich Analysen von Spezialitäten oder sogen. Geheimmitteln Aufnahme gefunden haben, ist in Klammer auch der Name des betreffenden Analytikers angegeben.

Was für die Sicherheit und Zuverlässigkeit des Inhalts dieses Buches getan werden konnte, ist nach bestem Wissen geschehen. Die regelmäßigen Berichte der Pharmazeutischen Zeitung über neue Arzneimittel, eine umfangreiche Bibliothek, mehr als 400 direkte Mitteilungen aus den Kreisen der Industrie, eine reichhaltige Sammlung von Patentschriften, nebst langjähriger Erfahrung auf dem Gebiete der Materia medica haben mir bei der Fertigstellung desselben gute Dienste geleistet. Auch habe ich mich der Mithilfe erfahrener Fachgenossen vielfach zu erfreuen gehabt. Ich glaube deshalb, daß das Buch mit einigem Vertrauen benutzt werden darf, verkenne aber nicht, daß es der Erweiterung sehr wohl fähig ist.

Wenn der Text der einzelnen Kapitel aber auch absichtlich möglichst kurz gefaßt wurde, so dürften die Angaben desselben den Anforderungen der Praxis voraussichtlich in den meisten Fällen genügen. Sollten die Benutzer des Buches eine Erweiterung des Inhaltes nach irgendwelcher Richtung hin für nötig halten, so werde ich solchen Wünschen in einer etwa notwendig werdenden Neuauflage nach Möglichkeit entsprechen. Ich werde es auch dankbar anerkennen, wenn mir etwaige Irrtümer im Text oder fühlbare Lücken mitgeteilt werden, und danke hiermit noch allen denen, welche so freundlich waren, mir bei der Fertigstellung dieser ersten Auflage mit Rat und Tat zur Seite zu stehen.

Karlshorst bei Berlin, Juni 1903.

Georg Arends.

Vorwort zur zweiten Auflage.

Nach denselben Grundsätzen wie die erste Auflage dieses Buches ist auch die zweite Auflage bearbeitet. Das Buch soll dem Apotheker und Arzt Aufschluß über die Zusammensetzung, Darstellung, Eigenschaften und Anwendung der medizinischen Neuheiten geben, den Ärzten außerdem nützliche Winke für eine zweckmäßige Ordination derselben und den Apothekern Unterlagen für die Prüfung zahlreicher Neuheiten bezw. für ihre Identifizierung. Die im Laufe der Zeit bekanntgegebenen Vorschriften zu Ersatzmitteln für viele Spezialitäten wurden wieder mit besonderer Sorgfalt gesammelt.

Als Unterlage dienten z. T. wieder die Berichte der Pharmazeutischen Zeitung sowie andrer Fach-

zeitungen, ferner die Berichte verschiedener Groß-
drogenhandlungen und Fabriken, wie G. & R. Fritz in
Wien, Gehe & Co., Akt.-Ges. in Dresden, E. Merck in
Darmstadt, J. D. Riedel, Akt.-Ges. in Berlin, Schimmel
& Co. in Miltitz-Leipzig und andere mehr. Außerdem
hatte ich mich wieder einer großen Anzahl direkter
Zuschriften aus den Kreisen der Besitzer der ersten
Auflage des Buches sowie der dankenswerten Unter-
stützung erfahrener Fachgenossen zu erfreuen.

Zur leichteren und schnelleren Handhabung des
Buches trägt es hoffentlich bei, daß sämtliche Syno-
nyma dem alphabetisch angeordneten Text eingereiht
sind, so daß ein besonderes Register und das Suchen
darin nicht mehr nötig erscheint.

Den nicht medizinisch vorgebildeten Inhabern
des Buches hoffe ich durch Anfügung von Erklärungen der wichtigsten medizinischen Kunstausdrücke
einen Dienst zu erweisen.

Allen freundlichen Helfern und wohlmeinenden
Kritikern spreche ich auch an dieser Stelle meinen
besten Dank aus und verbinde damit die Bitte, dem
Buche auch fernerhin ihr Interesse und mir ihre wert-
volle Unterstützung freundlichst bewahren zu wollen.

Friedrichshagen-Berlin, August 1905.

Georg Arends.

Vorwort zur dritten Auflage.

Seit dem Erscheinen der zweiten Auflage dieses
Buches hat der Arzneischatz wiederum eine nicht
unbedeutende Vermehrung und manche Änderung erfahren. Soweit dieselben irgendwie praktische Be-

deutung für Apotheker und Ärzte für sich beanspruchen dürfen, sind sie bei der Neubearbeitung des Buches berücksichtigt worden. Anderseits wurde eine nicht geringe Anzahl von Präparaten aus der alten in die neue Ausgabe nicht wieder übernommen, weil ihnen diese praktische Bedeutung eben nicht mehr zugesprochen werden durfte.

Vielleicht hätten die vorgenommenen Streichungen noch reichlicher geschehen können. Doch war ich darauf bedacht, lieber da und dort zuviel als zu wenig zu bieten. Anderseits wieder erscheinen vielleicht auch Lücken bezüglich der allerdings schon sehr zahlreichen Neuaufnahmen. Hier aber es allen recht zu machen, dürfte schwer sein. Eine gewisse ernstere Bedeutung muß einem Präparat doch schon zukommen, wenn es in der Literatur einen bestimmten Platz einnehmen soll. Diese Bedeutung kann auf wissenschaftlichem oder auch auf wirtschaftlichem Gebiete liegen. Spielt z. B. eine Spezialität, auch wenn sie keine besondere therapeutische Errungenschaft darstellt, eine Rolle im Geschäftsleben des Apothekers, so darf er nähere Auskunft darüber in dem Buche erwarten. Bietet anderseits eine vorläufig weder für die Rezeptur noch für den Handverkauf der Apotheken bedeutsame Neuheit besonderes wissenschaftliches Interesse, so erscheint ihre Besprechung in diesem Buche vielleicht ebenfalls gerechtfertigt. So werden in vielen Fällen die Nebenumstände zu beachten sein, die zur Aufnahme oder Ablehnung einzelner Neuheiten geführt haben. Alles soll und kann das Buch nicht enthalten. Es bietet aber, wie die vorhergehenden Auflagen, vielleicht trotzdem recht viel.

Der Bearbeitung der einzelnen Kapitel ist die größte Sorgfalt gewidmet worden. Vieles mußte gänzlich neu, ebenso vieles teilweise neu bearbeitet werden. Fast überall mußten Ergänzungen und Änderungen Platz greifen, die dem Buch einen ganz neuen Charakter verliehen haben.

Neu sind auch einige Notizen über das Datum der Einführung wichtigerer Arzneimittel, deren Aufnahme von verschiedenen Seiten gewünscht wurde. Ich werde mich nach dieser Richtung hin gern weiter bemühen. Neu sind ferner zum größten Teil die in das Buch aufgenommenen Angaben über die Prüfung und Identifizierung einzelner Arzneimittel, sowie einige Mitteilungen über bemerkenswerte Unverträglichkeiten verschiedener Präparate. Auch hier habe ich aber unter den in der Literatur angegebenen, ungemein zahlreichen Methoden usw. eine beschränkende Auswahl getroffen, von der ich hoffe, daß sie den Beifall der Fachgenossen findet. Rein praktische Überlegungen bildeten dabei die Richtschnur.

Schließlich fanden auch die als Anhang des Buches abgedruckten Erklärungen der gebräuchlichsten medizinischen Kunstausdrücke manche Vermehrung.

So hoffe ich, daß das Buch in seiner neuen Bearbeitung der gleichen freundlichen Aufnahme und Beurteilung begegnen möge, wie sie den früheren Auflagen desselben entgegengebracht worden ist. Für jeden Rat und Hinweis, der zur Sicherung des Inhaltes beitragen kann, werde ich nach wie vor allen Fachgenossen sehr dankbar sein.

Chemnitz, März 1909.

Georg Arends.

Vorwort zur vierten Auflage.

Infolge der glänzenden Entwicklung der pharmazeutisch-chemischen Industrie und der ständig wachsenden Arzneimittelproduktion hat der Arzneischatz in den letzten 4 Jahren eine ungemein starke Bereicherung erfahren. So sind allein im Jahre 1912 nahezu 500 neue Arzneimittel bekannt geworden und die Gesamtsumme der seit dem letzten Erscheinen dieses Buches überhaupt auf den Markt gebrachten neuen Mittel dürfte die Zahl 1500 noch übersteigen. Bei dieser Hochflut neuer Arzneimittel gestaltet sich die Aufgabe, bei der Neubearbeitung dieses Buches nur das, aber auch alles das auszuwählen, was für Apotheker und Ärzte von Wert und Interesse erscheint, naturgemäß immer schwieriger und es dürften sich trotz eingehendster Literaturbenutzung etwaige kleine Lücken kaum vermeiden lassen.

In die vorliegende 4. Auflage sind etwa 800 Mittel neu aufgenommen worden. Dabei waren neben dem Gedanken, lieber etwas zu viel als zu wenig zu bringen, alle jene Gesichtspunkte maßgebend, die auch schon in den früheren Auflagen zum Ausdruck gekommen sind und die dem Buche bisher eine freundliche Aufnahme gesichert haben. Bei der großen Zahl der Neuaufnahmen machte sich jedoch die Notwendigkeit geltend, dem ganzen Werke eine etwas knappere Fassung zu geben, wodurch das Buch an Übersichtlichkeit und Brauchbarkeit nur gewonnen haben dürfte. Auch war es auf diese Weise möglich, den Umfang des Buches noch um wenige Seiten zu kürzen, zumal den Neuaufnahmen auch wiederum zahlreiche Streichungen gegenüberstehen. So sind alle jene Mittel, die im neuen Deutschen Arzneibuch Aufnahme gefunden haben oder die bereits in die allgemeine pharmazeutische Literatur übergegangen sind, nicht wieder übernommen worden, ebenso konnten zahlreiche andere Mittel, soweit dieselben bereits aus dem Handel verschwunden waren oder sofern ihnen praktische Bedeutung nicht mehr zugesprochen werden konnte, fortgelassen werden.

Bei der mit größter Sorgfalt ausgeführten Bearbeitung der einzelnen Kapitel haben zahlreiche Änderungen und Verbesserungen Platz gegriffen, teilweise mußte eine vollständige Umarbeitung vorgenommen werden. Auch sind die Notizen über das Datum der Einführung wichtiger Arzneimittel vermehrt worden, ebenso die Angaben über beobachtete Nebenwirkungen, Unverträglichkeiten usw. Ferner haben die Vorschriften zur Herstellung von Ersatzpräparaten eine wesentliche Bereicherung erfahren. Dagegen sind die Mitteilungen über Identifizierung und Prüfung auf einige wenige, besonders wichtige Arzneimittel beschränkt worden, da einmal bei den meist in Originalpackung und in gebrauchsfertiger Form auf den Markt gebrachten neuen Arzneimitteln eine wirksame Kontrolle seitens des Apothekers kaum noch möglich ist, andrerseits die Angaben über Darstellung und Zusammensetzung des Mittels gegebenenfalls genügend Anhaltspunkte für eine etwaige Untersuchung bieten. Im übrigen hat der Charakter des Buches kaum wesentliche Änderungen erfahren.

Zum Schlusse möchte ich Herrn Apothekenbesitzer G. Arends für seine liebenswürdige Unterstützung bei der Neubearbeitung dieses Buches meinen herzlichen Dank aussprechen. Möge dasselbe auch in seiner neuen Form ein freundliches Entgegenkommen finden und sich der Kreis seiner Freunde noch erweitern.

Berlin, Mai 1913.

Arnold Rathje.

Abanon, das Magnesiumsalz der Phosphorweinsäure, Magnesiumphosphortartrat, bildet ein weißes, geschmackloses, in Wasser und verdünnten Säuren unlösliches, in verdünnten Alkalien leicht lösliches Kristallpulver. Es wirkt nach 12 Stunden milde abführend und wird in Dosen von 1—2 Teelöffel voll oder Tabletten in Wasser oder in Speisen genommen. *Fabrikant:* Dr. Karl Sorger in Frankfurt a. M.

Abortoform ist ein Impfstoff gegen das seuchenhafte Verwerfen der Rinder. *Fabrikant:* Dr. Ludw. Gans in Oberursel a. T. b. Frankfurt a. M.

Abrastol siehe Asaprol.

Abrin, das wirksame Prinzip der Jequirity-Samen von Abrus precatorius, bildet ein gelblichweißes, in Kochsalzlösung trüblösliches Pulver. Es ist ein sehr giftiger, entzündungserregender Eiweißkörper, der an Stelle der Jequirity-Infusa in sehr verdünnter wäßriger Lösung (1 : 500 000) in der Augenheilkunde Anwendung findet (siehe auch Jequiritol und Jequiritolserum). *Fabrikant:* E. Merck in Darmstadt.

Sehr vorsichtig aufzubewahren.

Abrotanal-Pastillen enthalten Extract. Artemisiae (aus A. Abrotanum) und Menthol als wesentliche Bestandteile. Sie sind mit Kakao überzogen und werden als Darmadstringens und -Desinfiziens und als Stomachikum empfohlen. *Fabrikant:* G. Hell & Co. in Troppau.

Acerdol siehe Calcium permanganicum.

Acetal, D i a e t h y l a c e t a l, ist Aethylidendiaethyläther, $CH_3 \cdot CH(OC_2H_5)_2$, ein Kondensationsprodukt des Acetaldehyds mit Aethylalkohol, bildet eine farblose, bei 103 bis 104° siedende, neutrale Flüssigkeit; spez. Gew. 0,835. Innerlich genommen erzeugt es Schlaf und Anästhesie. Es wird in Dosen von 5,0—10,0 meist mit Gummi arabicum emulgiert, in allen Fällen, wo Chloralhydrat nicht angezeigt erscheint, verordnet. *Bezugsquelle:* E. Merck in Darmstadt.

Acetal (nicht zu verwechseln mit dem vorigen!) wird auch ein Mittel gegen Kopfschmerzen genannt, welches folgende Zusammensetzung zeigt: Aether. acetic. 15,0, Ol. cort. Aurant., Ol. Thymi, Ol. Serpylli, Ol. Caryophyllor., Ol. Lavandul. ā̄a gtts. III, Ol. Citri gtts. VI, Ol. Rosmarini gtts. VII, Ol. Bergamottae gtts. X, Mentholi 5,0, Alcohol. absol. 150,0.

Acetomorphin ist Heroin (siehe Diacetylmorphin. hydrochlor. D. A.-B. V).

Acetonal, Aluminium-Natriumacetat, $Al_2(OH)_2 \cdot (C_2H_3O_2)_2 Na$. Zur Darstellung einer 10 prozentigen Lösung löst man 82 Teile entwässertes Natriumacetat in 4050 Teilen Liquor Aluminii acetici. Acetonal-Hämorrhoidalzäpfchen enthalten 10% Acetonchloroformsalizylsäureester und 2% Alsol (siehe dieses) *Fabrikant*: Athenstaedt und Redeker in Bremen.

Aceton-Chloroform, Chloreton, wird der tertiäre Trichlorbutylalkohol, $CCl_3(CH_3)_2 \cdot C \cdot OH + \frac{1}{2} H_2O$ genannt. Farblose in Wasser schwer, leichter in Alkohol und Glyzerin lösliche Kristalle. Schmp. 80—81°. Es wird als Hypnotikum, lokales Anästhetikum und Antiseptikum angewendet, innerlich in Dosen von 0,3—1,5 g, äußerlich als ein 1,5 proz. Streupulver oder 10 prozentige Salbe. *Fabrikant*: **Parke, Davis & Co.** in Detroit.

Vorsichtig aufzubewahren.

Acetoncollodium, Filmogen, Liquor adhaesivus, ist eine 4 prozentige Lösung von Collodiumwolle in Aceton und fettem Öl, die als Deckmittel oder als Arzneimittelträger Anwendung findet wie Collodium elasticum.

Acetondauerhefe siehe Zymin.

Acetophenon siehe Hypnon.

Acetophenonphenetidid siehe Malarin.

Acetopyrin siehe Acopyrin.

Acetotoluid-ortho, Orthotolylacetamid, bildet farblose, bei 107° schmelzende Kristalle. Es wird als Antipyretikum empfohlen. *Fabrikant*: E. Merck in Darmstadt.

Maximaldosis 0,5 pro dosi, 4,0 pro die!

Vorsichtig aufzubewahren.

Acetotoluid-para, Paratolylacetamid $C_6H_4(CH_3)NH C_2H_3O$ bildet farblose, in Wasser schwer lösliche, bei 151° C schmelzende Kristalle, die in Dosen von 1,0—2,0 g als Antipyretikum empfohlen worden sind. *Fabrikant:* E. Merck in Darmstadt. *Vorsichtig* aufzubewahren.

Acetylamidosalol siehe Salophen.

Acetylsalicylsaures Methyl, Méthylrodine, also gewissermaßen Methylaspirin, von der Formel $C_6H_4\diagup_{OCOCH_3}^{COOCH_3}$, hat sich als Antirheumatikum bewährt. Es bildet farblose, bei 54° schmelzende, in Wasser unlösliche Kristalle, löslich in Alkohol, Glyzerin, Chloroform und Fetten. Beim Kochen mit Wasser zerfällt es in Essigsäure und Methylsalicylat. Durch verdünnte Säuren wird es nicht zersetzt, dagegen durch Alkalien. Dosis: 0,5—1,0, täglich 5,0—8,0. Nebenwirkungen wurden nicht beobachtet. *Darsteller:* E. Merck in Darmstadt.

Acetylum chloratum, Acetylchlorid, CH_3COCl, eine farblose Flüssigkeit vom spez. Gew. 1,130 und Siedepunkt 55°, welche bei Gegenwart von Wasser in Salzsäure und Essigsäure zerfällt ($CH_3COCl + H_2O = HCl + CH_3COOH$), wurde wegen dieser Entwicklung von HCl als die Verdauung beförderndes Mittel an Stelle der sonst gebräuchlichen Salzsäure empfohlen. *Fabrikant:* E. Merck in Darmstadt.

Acetysal wird die Acetylsalicylsäure der **Firma G. und R. Fritz-Petzold & Jüß, Akt.-Ges.,** in Wien genannt.

Achibromin, Monobromisovalerianoglykolylharnstoff. Weißes kristallinisches Pulver oder Tabletten à 0,35 g. Zur Nervenberuhigung drei bis viermal täglich 0,3—0,4 g, als Schlafmittel 0,6 bis 0,8 g empfohlen. *Fabrikant:* Dr. Arnold Voßwinkel in Berlin.

Achijodin ist das dem Achibromin entsprechende Jodpräparat. Es kommt als weißes kristallinisches Pulver oder in Form von Tabletten à 0,35 g in den Handel und soll die Wirkung des Jods und der Baldrianpräparate vereinigen. Dosis: 0,3—0,4 g dreimal täglich. *Fabrikant:* Dr. Arnold Voßwinkel in Berlin.

Acidol ist das salzsaure Salz des Betains, welches aus Melasse dargestellt werden soll. Es bildet farblose, in Wasser sehr leicht lösliche Kristalle, welche fast den gleichen Salzsäuregehalt (23,8 p. c.) besitzen wie die offizinelle Salzsäure. Die Anwendung des Acidols als Ersatz für Salzsäure beruht darauf, daß das Salz in wässeriger Lösung sehr stark hydrolytisch gespalten ist und demnach in gelöstem Zustande wie freie Salzsäure wirkt.

Das Präparat kommt auch in Form von Acidolpastillen, welche aus je 0,5 g Acidol ohne jeden Zusatz hergestellt werden, in den Handel. Dosis: 1—2 Pastillen, in ½ Weinglas Wasser gelöst. *Fabrikant:* Akt.-Ges. für Anilinfabrikation in Berlin SO.

Acidolpepsin (D.R.P. 172862) kommt in zwei Formen in den Handel: Acidolpepsin-Pastillen I (stark sauer) enthalten pro dosi Acidol 0,4 g und Pepsin 0,1 g; Acidolpepsin-Pastillen II (schwach sauer) bestehen aus Acidol 0,05 g, Pepsin 0,2 g, Sacchar. lactis 0,25 g. Die stark sauren Pastillen dienen als Ersatz für Acidolpastillen, wenn zugleich eine Darreichung von Pepsin erwünscht ist. Die schwach sauren Pastillen eignen sich mehr als regelmäßig zu nehmendes, Appetit und Verdauung anregendes Mittel. *Fabrikant:* Akt.-Ges. für Anilinfabrikation in Berlin SO.

Acidum acetylosalicylicum, Aspirin siehe D. A.-B. V.

Acidum acetylotannicum. Tannigen siehe D. A.-B. V.

Acidum agaricinicum siehe bei Agaricin.

Acidum anisicum, Anissäure (Dragonsäure, Paramethoxybenzoesäure), $C_6H_4 \cdot OCH_3 \cdot COOH$, wird aus Anisaldehyd, Anethol oder p-Kresolmethyläther durch Oxydation erhalten. Die Anissäure bildet weiße, bei 184° schmelzende Kristalle, welche in kaltem Wasser sehr schwer löslich, in Alkohol und Äther leicht löslich sind; sie wird als Antiseptikum angewendet, und zwar äußerlich zur Behandlung von Wunden, innerlich in gleicher Dosis wie Salicylsäure als Antipyretikum und Analgetikum. *Fabrikant:* E. Merck in Darmstadt.

Acidum arsino-salicylicum, ein Ersatz für Atoxyl, bildet farblose Nadeln vom Schmelzpunkt 300°. Es ist leicht löslich in warmem Wasser und Alkohol, wenig löslich in Äther. *Sehr vorsichtig* aufzubewahren.

Acidum borobenzoicum, Borbenzoesäure, besteht aus 1 T. Borsäure und 2 T. Benzoesäure und bildet farblose Kristallblättchen von benzoeartigem Geruch und schwach brennendem Geschmack. Sie löst sich schwer in kaltem, leichter in kochendem Wasser und in Alkohol. Das Präparat soll die Eigenschaften der Komponenten in sich vereinigen und als inneres und äußeres Antiseptikum Anwendung finden. *Fabrikant:* E. Merck in Darmstadt.

Acidum borocitricum, Borzitronensäure, ist eine mechanische Mischung von Borsäure und Zitronensäure und bildet ein weißes Pulver, wirkt antiseptisch und harnsäurelösend und ist bei Gicht usw. in Dosen zu 0,3—1,25 g mehrmals täglich empfohlen worden. *Fabrikant:* E. Merck in Darmstadt.

Acidum borophenylicum siehe Acid. phenyloboricum.

Acidum borosalicylicum, B o r s a l i z y l s ä u r e , ist ein Gemenge von Bor- und Salicylsäure und bildet ein weißes, in Wasser lösliches Pulver, welches analog der Salicylsäure angewandt wird, meist in Form des Natriumsalzes. *Fabrikant:* E. Merck in Darmstadt.

Acidum cathartinicum, C a t h a r t i n s ä u r e , wird nach D r a g e n d o r f f und K u b l y nach folgendem Verfahren dargestellt: konzentrierte wäßrige Auszüge der Sennesblätter versetzt man mit dem gleichen Volumen Alkohol und fällt aus der vom abgeschiedenen Schleim durch Filtration erhaltenen Lösung durch Zusatz weiterer Mengen absoluten Alkohols die Cathartinsäure aus. Diese erhält man als braunschwarzes, amorphes, leicht in verdünntem Alkohol und in Wasser lösliches, in absolutem Alkohol und Äther unlösliches körniges Pulver. Sie wird als Ersatz für Sennesblätter als Laxans in Dosen von 0,1—0,2 g für Kinder und 0,25—0,4 g für Erwachsene gegeben. *Fabrikant:* E. Merck in Darmstadt.

Acidum chinicum, C h i n a s ä u r e , $C_6H_7(OH)_4COOH + H_2O$, stellt farblose Prismen oder ein weißes Kristallpulver dar, welches bei 161,5° schmilzt und in Wasser leicht, schwer in Weingeist und fast unlöslich in Äther ist. Chinasäure wird als Mittel gegen Gicht mehrmals täglich zu 0,5 g gegeben.

Prüfung und Identifizierung: Mit Kalkwasser und Bleiacetat gibt die neutrale Lösung weiße Fällungen, beim Erwärmen mit Jod und Kalilauge bildet sich Jodoform. Die wässerige Lösung dreht den polarisierten Lichtstrahl nach links.

Acidum cresotinicum, P a r a k r e s o t i n s ä u r e , $C_6H_3COOH \cdot OH \cdot CH_3$ (1:2:5) bildet ein weißes oder rötliches, bei 151° schmelzendes Kristallpulver, welches als Antiseptikum und Antipyretikum empfohlen worden ist. Man gibt es meist in Form des Natriumsalzes als Antipyretikum in Dosen von 0,12 bis 1,25 g mehrmals täglich, als Darmantiseptikum zu 0,015—0,06 g in Mixturen. Maximaldosis 4,0 g. *Fabrikant:* E. Merck in Darmstadt.

Vorsichtig aufzubewahren.

Acidum dijodosalicylicum, Dijodsalizylsäure, $C_6H_2J_2 \cdot OH \cdot COOH$, entsteht bei der Einwirkung von Jod und Jodsäure auf Salizylsäure und bildet gelblichweiße, zwischen 220° und 230° unter Zersetzung schmelzende, kleine Kristalle von süßlichem Geschmack. Sie löst sich schwer in Wasser, leicht in Alkohol und Äther. Wird als Analeptikum, Antipyretikum und Antiseptikum bei Gicht und Rheumatismus angewandt in Dosen von 0,5—1,2 g drei- bis viermal täglich. *Fabrikant:* E. Merck in Darmstadt.

Maximaldosis pro dosi 2,0 g.
Vorsichtig aufzubewahren.

Acidum dipropylbarbituricum siehe Proponal.

Acidum embelicum, Embeliasäure, $C_{18}H_{28}O_4$, aus den Früchten von Embelia Ribes gewonnen, bildet orangerote, in Alkohol und Äther lösliche Kristallblättchen, die bei 140° C schmelzen. Sie wird als Taenifugum, besonders in Form des Ammonsalzes (siehe dieses) angewendet. *Fabrikant:* E. Merck in Darmstadt.

Acidum glycerino-boricum, Glyzerinborsäure, Boroglycerinum siccum wird aus 2 T. Borsäure und 3 T. Glycerin in der Wärme bereitet und bildet eine durchsichtige, hygroskopische in heißem Wasser lösliche Masse, die in 5 prozentiger wässeriger Lösung als Antiseptikum in der Wundbehandlung Anwendung finden soll. *Fabrikant:* E. Merck in Darmstadt.

Acidum glycerinophosphoricum, Glyzerinphosphorsäure, $C_3H_5(OH)_2$, $PO(OH)_2$ ist 100 prozentig nicht darstellbar, da sich die wässerigen Lösungen nicht ohne Zersetzen konzentrieren lassen. Im Handel befinden sich nur eine 25 prozentige und eine 50 prozentige Säure. Die Glyzerinphosphorsäure wird als direkt assimilierbares Tonikum, meist jedoch nur in Form ihrer Salze verwendet. *Fabrikant:* E. Merck in Darmstadt.

Acidum glyconicum, Glyconsäure, Dextronsäure, Maltonsäure. $OH \cdot CH_2 \cdot (CH \cdot OH)_4 \cdot CO_2H$, ein Oxydationsprodukt von Glukose oder Rohrzucker, das eine sirupförmige Masse bildet, welche Fehlingsche Lösung nicht reduziert und mit Wasser mischbar ist. Diese Säure soll in Dosen von 50 bis 70,0 mit Natriumbikarbonat gemischt bei Coma diabeticum gute Dienste tun. Die Mischung wird in Wasser verteilt und per os oder clysma gegeben. *Fabrikant:* E. Merck in Darmstadt.

Acidum gymnemicum, Gymnemasäure, $C_{32}H_{55}O_{12}$, wird aus den Blättern der Asklepiadee Gymnema sylvestris gewonnen, bildet ein amorphes, gelbes, herbsäuerlich schmeckendes Pulver, welches sich in Wasser nur wenig, in Alkohol leicht löst. Die Gymnemasäure erzeugt eine temporäre Ageusie für süße und bittere Stoffe, während der Geschmack für sauere, salzig, zusammenziehend und stechend schmeckende Substanzen nicht beeinflußt wird. In 1—5 prozentiger alkoholischer Lösung wird die Säure als Mundwasser bei Parageusie der Diabetiker oder vor dem Einnehmen bitterer Arzneien benutzt. Man kaut auch Teeblätter, die mit einer 2 prozentigen Lösung getränkt sind. *Fabrikant*: E. Merck in Darmstadt.

Acidum gynocardicum, Gynocardiasäure, Chaulmugrasäure, $C_{14}H_{24}O_2$, aus dem Öl der Samen von Gynocardia odorata, bildet fettige, in Alkohol lösliche, bei 30° schmelzende Massen. Die Säure soll bei Lepra, Syphilis, Tuberkulose und Rheumatismus innerlich in Dosen von 0,03—0,2 g Anwendung finden, am besten in Form von Gelatinekapseln. Äußerlich wendet man sie als 5- oder 10 prozentiges Ölliniment an. *Fabrikant*: E. Merck in Darmstadt.
Maximaldosis 1,0 g.
Vorsichtig aufzubewahren.

Acidum hydrocinnamylicum siehe Acid. phenylopropionicum.

Acidum hypophosphorosum, Unterphosphorige Säure, $PH(OH)_2 + aqu.$, kommt in 35 prozentiger Lösung (spez. Gew. 1,150) und in 50 prozentiger Lösung (spez. Gew. 1,274) in den Handel. Sie ist als Stimulans und Tonikum bei nervösen Leiden empfohlen worden. Man gibt von der 50 prozentigen Säure dreimal täglich 1—2 Tropfen in einem Glase Wasser.
Vorsichtig aufzubewahren.

Acidum jodicum, Jodsäure, HJO_3 ein weißes, in Wasser lösliches Kristallpulver, ist als Ersatz für Jodkalium empfohlen worden. Man gibt 0,1—0,2 g dreimal täglich in viel Waser, bei Gonorrhöe äußerlich 1 prozentige Lösungen.
Vorsichtig aufzubewahren.

Acidum jodoformicicum siehe Jodameisensäure.

Acidum jodosobenzoicum, Jodosobenzoesäure, $C_6H_4 \cdot COOH \cdot JO$ oder $C_6H_4 \langle {}^{JOH}_{CO} \rangle O$. Zur Darstellung wird o-Jodbenzoesäure, $C_6H_4 \cdot J \cdot COOH$, in rauchender Salpetersäure gelöst, die Lösung zum Sieden erhitzt und nach dem Abkühlen mit Wasser versetzt. D. R. P. Nr. 68574. Das Präparat bildet schwach gelbliche, bei 244° schmelzende, wenig lösliche Kristallblättchen. Es wurde als Ersatz für Jodoform empfohlen. *Vorsichtig* aufzubewahren.

Acidum monobromaceticum, Monobromessigsäure, $CH_2Br\cdot COOH$, bildet farblose, in heißem Wasser lösliche, bei 51° schmelzende Kristalle. Sie ist als Antiseptikum empfohlen worden.

Acidum naphthionicum siehe Naphthionsäure.

Acidum naphtholocarbonicum, Acidum oxynaphthoicum, α-Naphtholkarbonsäure, α-Oxynaphtoësäure, $C_{10}H_6\cdot OH\cdot COOH$, wird durch Einwirkung von Kohlensäure auf α-Naphthol unter Druck erhalten und bildet weiße, oder gelbliche bei 186° unter Zersetzung schmelzende, in Wasser schwer, in Alkohol, Äther, Benzol und Ölen leicht lösliche Kristalle. Sie wird als Antiseptikum und Antizymotikum bei Krankheiten des Darmkanals innerlich in Dosen von 0,1—0,2 g angewendet. Unter der Bezeichnung Sternutament bei Nasenkatarrh als Riechmittel; in 10 prozentiger Salbe gegen Scabies. *Fabrikant:* E. Merck in Darmstadt. *Vorsichtig* aufzubewahren.

Acidum nucleinicum siehe Rhomnol.

Acidum oleinicum purissimum, reine Ölsäure, Oleinsäure, Elainsäure (frei von Linolsäure), $C_{17}H_{33}COOH$, bildet bei Temperaturen oberhalb 14° C eine nahezu wasserhelle, ölige Flüssigkeit vom spezifischen Gewicht 0,898, welche sich in Alkohol löst. Sie soll an Stelle von Olivenöl als gutes Mittel gegen Gallensteinkoliken angewendet werden, am besten in Dosen von 0,5—1,0 g pro die in Gelatinekapseln an zehn hintereinanderfolgenden Tagen.

Acidum osmicum, Osmiumsäureanhydrid, Osmiumsuperoxyd, Ueberosiumsäure, OsO_4, bildet gelbliche, in Wasser, Alkohol und Äther lösliche, bei 40° schmelzende Kristalle, die als Antineuralgikum und Antiepileptikum in Dosen zu 0,001 g mehrmals täglich gegeben werden; oder gegen Ischias als Injektion von 0,003—0,01 g in einprozentiger wäßriger Lösung. Gegengift: Schwefelwasserstoffinhalationen.

Maximaldosis 0,01 g pro dosi, 0,02 pro die.

Vorsichtig und *vor Luft und Licht geschützt* aufzubewahren.

Acidum phenylo-aceticum, Phenylessigsäure, a-Toluylsäure, $C_6H_5 \cdot CH_2 \cdot COOH$, durch Kochen von Benzylcyanid mit Kalilauge erhalten, bildet farblose, bei 76° schmelzende, in Wasser wenig, in Alkohol und Äther leicht lösliche Kristalle. Phthisiker sollen dreimal täglich zehn Tropfen der alkoholischen Lösung (1 + 5) in Wasser nehmen.
Vorsichtig aufzubewahren.

Acidum phenyloboricum, Acidum borophenylicum, Phenylborsäure, $C_6H_5 \cdot B(OH)_2$, ein Gemenge von Phenol und Borsäure, bildet ein weißes, in kaltem Wasser schwer lösliches Pulver. Das Präparat soll an Stelle des Phenols als Antiseptikum und Desinfiziens Anwendung finden und weniger giftig als dieses sein. *Fabrikant*: E. Merck in Darmstadt.
Vorsichtig aufzubewahren.

Acidum phenylo - propionicum, Acidum hydrocinnamylicum, Hydrozimtsäure, β-Phenylpropionsäure, $C_6H_5CH_2 \cdot CH_2 \cdot COOH$, entsteht durch Reduktion der Zimtsäure mittels Natriumamalgam. Farblose, bei 48—49° schmelzende Kristalle, die sich in kaltem Wasser schwer, in heißem Wasser und in Alkohol leicht lösen. Sie wird innerlich bei Phthisis, dreimal täglich zehn Tropfen der alkoholischen Lösung (1 + 5), angewendet. *Fabrikant*: E. Merck in Darmstadt.

Acidum propylobarbituricum siehe Proponal.

Acidum santoninicum, Santoninsäure, $C_{15}H_{20}O_4$, isomer aber nicht identisch mit der Santonsäure, bildet weiße, in Wasser, Chloroform und Alkohol lösliche Kristalle. Sie wird als Anthelminthikum, vielfach in Form ihres Natriumsalzes (siehe dieses), angewendet. Einzeldosis 0,06—0,3 g.
Vorsichtig aufzubewahren.

Acidum sclerotinicum, Sklerotinsäure nach Dragendorff, aus Mutterkorn dargestellt, bildet ein bräunliches, in Wasser lösliches Pulver und wird als Antiepileptikum und Hämostatikum angewendet. Innerlich gibt man die Säure zu 0,05 g 1—2 mal täglich, als Injektion dieselbe Dosis in wäßriger Lösung, der am besten etwas Tymol zugesetzt wird. *Fabrikant:* E. Merck in Darmstadt.
Maximaldosis 0,3 g pro die.
Vorsichtig aufzubewahren.

Acidum sozojodolicum, Dijodparaphenolsulfo-säure, Jodozol, $C_6H_2J_2:OH \cdot SO_3H + 1½H_2O$, wird aus paraphenolsulfonsaurem Kalium durch Behandeln mit Kaliumjodid und -Jodat oder Chlorjod und nachfolgende Zersetzung des entstandenen sauren Kaliumsalzes mit Säure erhalten. Sie bildet nadelförmige, in Wasser und in Alkohol leicht lösliche Kristalle. Wird in der Wundbehandlung in 2—3 prozentiger Lösung als geruchloses, ungiftiges Antiseptikum angewendet, am meisten jedoch in Form seiner Salze. (Siehe diese.) *Fabrikant:* Chem. Fabr. H. Trommsdorff in Aachen.
Vorsichtig aufzubewahren.

Acidum sulfanilicum, Para-Amidobenzolsulfon-säure, $C_6H_4 \cdot NH_2 \cdot SO_3H + 2H_2O$, entsteht beim Sulfurieren von Anilin mit rauchender Schwefelsäure bei 180° bildet weise farblose schwer in kaltem, leichter in heißem Wasser lösliche Kristalle und wird bei chronischen Katarrhen, in Dosen von 0,6—1,3 g 1—2 mal täglich angewendet.

Acidum sulfotumenylicum siehe Tumenol.

Acidum thyminicum, Thyminsäure, Solurol, (Nukleotin-Phosphorsäure) stellt ein amorphes, braungelbes wasserlösliches Pulver dar. Nach Fenner verhindert die Thyminsäure die Bildung freier Harnsäure im Serum und die Ablagerung derselben in die Gewebe und die Gelenke. Man gibt sie bei Gicht in akuten Fällen dreimal täglich 0,5 in Form von Tabletten; bei chronischer Gicht sollen 2 mal 0,3 drei Monate hindurch gegeben werden.

Acidum uricum, Harnsäure, bildet weiße, in Wasser schwer lösliche Kristalle, die sich beim Erhitzen ohne zu schmelzen zersetzen. Harnsäure wird als appetitanregendes, allgemeines Tonikum zur Behandlung der Tuberkulose empfohlen. Dosis täglich 4 g. *Fabrikant:* E. Merck in Darmstadt.

Acidum vanadinicum, Vanadinsäureanhydrid, Vanadiumpentoxyd, V_2O_5, bildet ein braunes Pulver oder strahlig-kristallinische, bräunliche Stücke, die sich in Mineralsäuren und (unter Reduktion) z. T. auch in Alkalien lösen. Vanadinsäure ist als Mittel gegen allgemeinen Kräfteverfall und trägen Stoffwechsel, besonders bei Tuberkulose, empfohlen worden. Man gibt sie in Dosen wie die arsenige Säure.

Äußerlich wird die Vanadinsäure angewendet als Antiseptikum bei Anthrax, tuberkulösen Verletzungen, Ekzem, syphi-

litischen Wunden usw. Bei Hautaffektionen wurde eine Lösung von 0,05 in 1000, in der gynäkologischen Praxis stärkere Lösungen bis zu 0,17 in 1000 benutzt. Als gynäkologisches Antiseptikum wird eine Mischung aus 1 T. einer 0,5 promilligen Lösung mit 2 T. Glyzerin empfohlen. Die 0,5 promillige Lösung kommt im Handel unter dem Namen O x y d a s i n vor. Siehe auch Vanadiumpräparate.
Vorsichtig aufzubewahren.

Acitrin, P h e n y l c i n c h o n i n s ä u r e ä t h y l e s t e r, $C_9H_5N \cdot C_6H_5 \cdot COO \cdot C_2H_5$, ist ein gelbliches, geruch- und geschmackloses Pulver, das sich schwer in Wasser, leicht in organischen Lösungsmitteln löst. Schmelzpunkt 59°. Es soll gegen Gicht, Ischias und Nervenschmerzen Anwendung finden. Dosis: 4 mal 0,5 g, wenn nötig 3 mal 1,0 g pro die. *Fabrikant:* Farbenfabriken vorm. Friedr. Bayer & Co. in Elberfeld.

Acocanthera Schimperi, dessen amorphes Alkaloid Quabain L e w i n 1906 von neuem als Herzgift empfohlen hat, läßt sich nach S t a d e l m a n n mit gutem Erfolg auch als Droge anwenden. Es ist dabei ziemlich gleichgültig, ob man jüngere oder ältere Äste verwendet. Als beste Rezeptformel hat sich folgende erwiesen:
Infus-Decoct. ligni Acocantherae 1,0—1,5: 160,0
Sirup. simplic. (oder Rubi Idaei) 30,0
Aqu. Menth. pip. 10,0.
Davon werden 6—8 Eßlöffel in 24 Stunden gegeben. Ungünstige Nebenerscheinungen wurden nie gesehen. Das Quabain (identisch mit Strophanthin) wirkt etwa wie Digitoxin oder Digalen und besitzt dabei den Vorzug, daß man es in wässeriger Lösung subkutan oder intramuskulär injizieren kann, ohne daß der Patient Schmerzen empfindet, während Digitoxin bei gleicher Anwendungsweise schwere Entzündungszustände hervorruft. Dreimal täglich angewendete Injektionen von je 0,3—0,4 mg Quabain in 1 ccm Wasser wirken bei Herzkrankheit wie Digitalis.
Vorsichtig aufzubewahren.

Acoin wird das Diparaanisylmonophenetylguanidinchlorhydrat genannt, $C{\Large\substack{\diagup NHC_6H_4O \cdot CH_3 \\ =NC_6H_4O \cdot C_2H_5 \\ \diagdown NHC_6H_4O \cdot CH_3HCl}}$, welches als lokales Anästhetikum an Stelle des Cocains Anwendung finden soll. Es bildet ein weißes, in Wasser zu etwa 6%, leicht in Alkohol lösliches Kristallpulver, Schmelzpunkt 176°. Acoin ist nach T r o l l - d e n i e r s Versuchen bei weitem weniger giftig als Cocain und wirkt in schwachen Lösungen schneller und länger als dieses. Konzentrierte Lösungen sind ihrer Ätzwirkung wegen nicht anzuwenden. Die Lösungen von Acoin werden am besten so hergestellt, daß man die Flasche erst mit Salpetersäure, dann mit destilliertem Wasser ausspült, darauf mit der kalten Kochsalzlösung füllt, die abgewogene Menge Acoin hinzufügt und umschüttelt, bis Lösung eingetreten ist. Man verwendet zu subkutanen Zwecken am besten eine Lösung von Acoin. 0,1, Natr. chlor. 0,8, Aqu. dest. 100,0. *Fabrikant:* Chemische Fabrik v. Heyden in Dresden-Radebeul.

Vorsichtig und vor Licht geschützt aufzubewahren.

A c o i n ö l , S o l u t i o o l e o s a A c o i n i b a s i c i , ist eine 1 prozentige Lösung der Acoinbase, die durch Fällung mit Alkali aus einer wäßrigen Acoinlösung als harzartige Substanz erhalten wird, in säurefreiem Arachisöl. Nach v. P f l u g k ist das Öl ein hervorragendes Analgetikum bei schmerzenden Augenerkrankungen usw. Acoinöl wirkt dabei sehr schnell, ist reizlos und ungiftig. *Fabrikant:* Chemische Fabrik von Heyden in Radebeul b. Dresden.

Acopyrin, A c e t o p y r i n , A n t i p y r i n . a c e t y l o s a l i c y l i c u m , ist acetysalizylsaures Phenyldimethylpyrazolon, ein weißes, kristallinisches Pulver vom Schmelzp. 63—65°, leicht löslich in Alkohol und Chloroform, schwer löslich in Äther; löslich in 30 T. heißen und 400 T. kalten Wassers, in 20 T. einer 2 prozentigen Bikarbonatlösung und in 5 T. Kognak. Es gibt mit Eisenchlorid eine blutrote Färbung, welche durch konzentrierte Schwefelsäure in Hellgelb übergeht. Man gibt bei akutem Gelenkrheumatismus und als Antipyretikum täglich 6 Pulver zu 0,5 g in Oblaten oder in Zuckerwasser suspendiert; bei schweren Fällen häufigere und größere Dosen (bis zu 1 g). In derselben Weise findet es als schmerzstillendes Mittel bei Kopfschmerzen, Kongestionen und Ischias Anwendung. *Fabrikant:* Chemische Fabrik von Heyden in Radebeul bei Dresden.

Dasselbe Präparat wird unter dem Namen A c e t o p y r i n von G. Hell & Co. in Troppau in den Handel gebracht.

Actol, A r g e n t u m l a c t i c u m , m i l c h s a u r e s S i l b e r , $CH_3 \cdot CHOH \cdot COO\,Ag + H_2O$, wird durch Erwärmen von Silberkarbonat mit Milchsäure dargestellt und bildet ein weißes, geruchloses und fast geschmackloses, in Wasser und eiweißhaltiger Flüssigkeit lösliches Pulver oder farblose, am Licht leicht bräunlich werdende Kristallnadeln. Wird als Antiseptikum zu Gurgelwässern und Spülungen angewendet; die wässerige Lösung 1:300 bis 1:500 ist in ihrem Desinfektionswert etwa der 0,1 prozentigen Sublimatlösung gleich, besitzt aber nicht die Giftigkeit des Sublimats. In Substanz wirkt das Actol auf Wunden reizend, daher nur in Lösungen 1:100 bis 1:2000 anzuwenden; außerdem zur Darstellung von Verbandsmaterial. Actol - tabletten werden als Ersatz für Sublimatpastillen empfohlen. *Fabrikant:* Chem. Fabrik von Heyden in Radebeul. *Unverträglich* mit Chloriden, Novocain, Pyramidon und Tannin. *Vorsichtig und vor Licht geschützt* aufzubewahren.

Adalin, Bromdiäthylacetylharnstoff, ein weißes, kristallinisches, wenig bitter schmeckendes Pulver, Schmelzpunkt 115—116°, in Wasser sehr schwer, leichter in Alkohol löslich, wird als ungefährliches Hypnotikum und Sedativum empfohlen. Dosis 0,3—1 g 3 bis 4 mal täglich in Pulver oder in Tabletten zu 0,5 g. *Fabrikant:* Farbenfabriken vorm. Friedrich Bayer & Co. in Elberfeld.

Ade-Biskuits sind Abführbiskuits, deren jedes 0,1 g Paraphthalein (soll wohl heißen Phenolphthalein. A.) enthalten soll. *Fabrikant:* Carl F. W. Becker in Dresden 21.

Adomon, im Jahre 1911 unter seinem wissenschaftlichen Namen in die Therapie eingeführt, ist der Dibromdihydrozimtsäureborneolester, $C_6H_5 \cdot CHBrCHBr \cdot CO \cdot O \cdot C_{10}H_{17}$, Schmelzpunkt 73°. Ein weißes, fast geruch- und geschmackloses, in Wasser unlösliches, leicht in Äther, Chloroform und Tetrachlorkohlenstoff lösliches Pulver, soll bei nervösen Zuständen wie Herzleiden, Neurasthenie, Hysterie, Agrypnie und Menstruationsbeschwerden Anwendung finden. Dosis 2—3 mal täglich 0,5—1 g, meist in Tabletten. *Fabrikant:* Farbenfabriken vorm. Friedr. Bayer & Co. in Elberfeld.

Adonidinum, Adonidin, das Glykosid aus dem Kraute von Adonis vernalis (siehe dieses) bildet ein hygroskopisches, amorphes, in Alkohol und Wasser lösliches, braunes Pulver. Es wurde an Stelle von Digitalis als Herzstimulans und mildes Diuretikum empfohlen, auch gegen Nicotinvergiftung und bei chronischer Nephritis. Dosis 0,002—0,005—0,01 g 4 mal täglich, auch subkutan in 0,5 prozentiger Lösung.
Maximaldosis 0,03 g pro dosi, 0,1 g pro die.
Sehr vorsichtig aufzubewahren.

Adonis vernalis. Das Kraut von Adonis vernalis wirkt auf Herz und Blutdruck ähnlich den Digitalisblättern, besitzt aber nicht die kumulativen Eigenschaften der letzteren. Es eignet sich daher nicht nur da, wo Digitalis kontraindiziert erscheint, sondern besonders in solchen Fällen, die einen lange andauernden Gebrauch des Medikamentes nötig machen, in denen man eventuell auch einer Abstumpfung gegen Digitalis, die durch zu häufiges Verabreichen desselben hervorgerufen werden könnte, entgegenarbeiten will. Für gewöhnlich genügen kleinere Dosen, z. B. ein Infusum von 3—4 g zu 200 g Wasser, wovon man alle 2 Stunden 1 Eßlöffel voll ordiniert.

Adorin ist ein festes Formalin enthaltendes Fußstreupulver der Chem. Fabrik auf Akt. vorm. E. Schering in Berlin.

Adralgin. Eine Lösung von Thymol, Cocain und Adrenalin in physiologischer Kochsalzlösung, kommt sterilisiert und dosiert in Ampullen in den Handel und wird als Anästhetikum, besonders in der zahnärztlichen Praxis, empfohlen. *Fabrikant*: Pharm. Labor. Dr. E. Bloch in Basel (Schweiz) und St. Ludwig (Elsaß).

Vorsichtig aufzubewahren.

Adrenal-Poehl ist eine organische, krystallinische, in Wasser schwer lösliche Base aus der Nebenniere $C_{10}H_{15}NO_3$. Sie gibt mit Säuren gut krystallisierende Salze, die in Wasser leicht löslich sind. Indikationen: Blutungen und Entzündungen der Schleimhäute. Äußerlich: Pinselungen und Berieselungen 1:1000 bis 1:10000. Innerlich: 1:1000. 5 bis 10 Tropfen 3 mal täglich. Folgende Anwendungsformen kommen in den Handel:

Adrenal-Poehl siccum solubile. Ein 2proz. Gemisch mit Chlornatrium, in Röhrchen mit 0,1 g Gemisch (also 0,002 g reines Adrenal-Peohl). Zur Erlangung z. B. einer 0,1 proz. Lösung Adrenal löst man den Inhalt eines Röhrchens in 2 ccm Wasser.

Adrenal-Poehl solutum 1:1000. Eine Lösung von 1,0 Adrenal-Poehl in 1000,0 physiologischer Kochsalzlösung. Kann mit physiologischer Kochsalzlösung beliebig verdünnt werden. *Fabrikant*: Prof. Dr. v. Poehl & Söhne in St. Petersburg.

Vorsichtig, vor Licht und Luft geschützt, aufzubewahren.

Adrenalin, Adrenal, Adrin sind identisch mit Suprareninum D. A.-B. V.

Adrenalin-Cocain-Tabletten mit je 0,0002 Adrenalin und 0,01 Cocainchlorhydrat sollen zur Pulpen- und Dentinanästhesierung ohne die sonst übliche Einspritzung dienen. *Fabrikant:* Parke, Davis & Co. in London und Detroit (Amerika).
Vorsichtig aufzubewahren.

Adrenalin-Inhalant enthält neben Adrenalin Chloreton und eine ölige Flüssigkeit. Es soll bei Rhinitis, Pharyngitis, Laryngitis, Heufieber usw. in die Nasengänge zerstäubt inhaliert werden. *Fabrikant:* Parke Davis & Co. in Detroit.
Vorsichtig aufzubewahren.

Adrenochrom, der Farbstoff der Nebenniere, soll nach E. D i e s i n g eine Schwefelverbindung sein und bei Gicht und Rheumatismus Verwendung finden. Adrenochromtabletten enthalten 0,025 Adrenochrom pro dosi. *Bezugsquelle:* Dr. Laboschin in Berlin.

Aesco-Chinin, C h i n i n u m a e s c u l i n i c u m n e u t r a l e , wird als chemische Verbindung des Chinins mit Glykosiden aus dem Extract. Hippocastani bezeichnet (D. R.-Pat. Nr. 114 845). Es ist ein gelbliches, amorphes, in Wasser unlösliches Pulver, welches jedoch durch eine Spur Säure leicht in Lösung gebracht werden kann. Es schmeckt bitter und enthält etwa 50% Chinin. Das Chinin. aesculinic. wird in Form von Tabletten, welche des bitteren Geschmackes wegen dragiert sind, angewendet bei Schnupfen, leichten Erkrankungen der Atmungsorgane, Husten, Heiserkeit, einfachen Katarrhen, als schleimlösendes Mittel sowie als Nervenmittel; es genügt meist eine Tablette zu 0,1 g täglich 3—5 mal zu nehmen. *Fabrikant:* Karl Engelhard in Frankfurt a. M.

Aescorcin, ein Derivat des Aesculetins, eines Spaltungsproduktes des Aesculins (siehe dieses), ein braunes Pulver, soll in 10—20 prozentiger wässeriger Lösung in der Augenheilkunde zu diagnostischen Zwecken Verwendung finden.

Aesculap-Bitterwasser der Asculap-Bitterwasser Company 22, Middle street, Brighton. Das Budapester abführende Mineralwasser dieses Namens hat das spezifische Gewicht 1,034 und enthält pro Liter nahezu 40,0 mineralische Bestandteile. In einem Liter sind folgende Salzmengen enthalten: Magnesiumsulfat 20,76, Natriumsulfat 14,49, Natriumchlorid 2,51, Natriumkarbonat 0,56.

Aesculin, das bekannte Glykosid aus der Rinde von Aesculus Hippocastanum, soll in subkutaner Injektion (0,3 ccm einer mit

2—3% Natriumkarbonat bereiteten 5 prozentigen Lösung) gegen Lupus Anwendung finden.

Aesculo-Badeextrakt siehe Kastanienpräparate.

Aethacol, Ajakol, Guäthol, Thanatol, wurde der Monoäthyläther des Brenzkatechins genannt. Darstellung durch Erhitzen von Brenzkatechin mit äquivalenten Mengen Äthylalkohol unter Zusatz von Chlorzink und darauffolgende Reinigung. Farblose, guajakolähnlich riechende Kristalle vom Schmelzpunkt 26° und dem Siedepunkt 209—210°. Anwendung findet es in gleichen Dosen und unter den nämlichen Indikationen wie das Guajakol. *Fabrikant:* Kalle & Co. in Biebrich a. Rh.

Aether formicicus, Ameisensäure-Äthylester, Äthylformiat, $H \cdot COO \cdot C_2H_5$, wird aus Ameisensäure, Alkohol und Salzsäure oder aus Natriumformiat und äthylschwefelsaurem Natrium bereitet. Er bildet eine farblose, leicht flüchtige und leicht entzündliche, nach Rum riechende, neutrale, bei 54—55° C siedende Flüssigkeit vom spez. Gew. 0,917. Das reine Äthylformiat hindert in Dampfform die Entwicklung von Bakterienkulturen, weil es in Verdünnung mit feuchter Luft in Ameisensäure und Äthylalkohol gespalten wird. Es verursacht beim Einatmen keinerlei Unbequemlichkeiten, vielmehr sollen Kehlkopfkatarrhe und Rachenkatarrhe günstig beeinflußt werden. Als Diureticum wirkt es in Dosen von 1 g. Äußerlich ist es als reizende Einreibung empfohlen worden. Aether. formicic. wird durch den Einfluß der atmosphärischen Luft unter Abspaltung von Ameisensäure leicht zersetzt. (Siehe auch Aether orthoformicicus.)

Aether glycerino-salicylicus siehe Glycosal.

Aether jodatus, Aethyljodid, Aethylum jodatum, Jodäthyl, C_2H_5J, bildet eine farblose, bei 71—72° siedende Flüssigkeit vom spez. Gewicht 1,930—1,935, die sich mit Alkohol und Äther mischt. Man wendet es in Form von Inhalationen bei Lungenleiden und Asthma an, indem man den Dampf aus einem Weinglase, wo es von einer dünnen Wasserschicht bedeckt ist, einatmen läßt. Unangenehme Nebenwirkungen sollen sich nicht einstellen. Dosis 5—10 Tropfen mehrmals täglich. Äußerlich in Salben. 1—2 : 10 bei Geschwüren.

Aether orthoformicicus, Aethon, Orthoameisensäureester, hat sich als gutes Antispasmodikum erwiesen. Man gibt 25 Tropfen in Wasser bei Keuchhusten etc. Es ist dies der Methenyltriäthyläther, eine farblose Flüssigkeit vom Siedepunkt 145° bis 146° und der chemischen Formel $CH(OC_2H_5)_3$, also nicht identisch mit dem seit langem bekannten Ameisensäureäthylester $HCOOC_2H_5$, der schon bei 54° siedet (siehe unter Aether formicicus). *Fabrikant:* E. Merck in Darmstadt.

Aether salicylatus bringt Dr. A. Voswinkel in Berlin W. als Ersatzmittel für Mesotan in den Handel.

Aether valerianicus, Äthylvalerianat, Baldrianäther $(CH_3)_2 CH \cdot CH_2 COO \cdot C_2H_5$ wird durch Destillation von baldriansaurem Natrium mit Alkohol und Schwefelsäure (oder Salzsäure) erhalten und bildet in reinem Zustande eine farblose, bei 133—135° siedende eigenartig aromatisch riechende Flüssigkeit vom spez. Gewicht 0,871. Wird bei Asthma und anderen mit Krampfzuständen verbundenen Leiden als Antispasmodikum und Sedativum angewendet. Dosis 1—2 Tropfen bei jedem Anfall.

Aethol, Alkohol cetylicus, Cetylalkohol, $C_{16}H_{33}OH$, hat sich in der dermatologischen Praxis als Arzneimittelträger gut bewährt. Ein großer Teil desselben wird von der Oberhaut aufgenommen und festgehalten. Dieselbe wird dadurch nicht glatt, fettig und schlüpfrig. Das Cetylalkoholpulver, mit Borsäure (1:1 und 1:5) gemischt, hat sich bei rauhen und aufgesprungenen Händen sowie bei nässenden Ekzemen, Prurigo und bei Frostwirkungen gut bewährt. *Fabrikant:* C. A. F. Kahlbaum in Berlin.

Aetho-Methyl, eine Mischung aus Chloräthyl und Chlormethyl, wird von Dr. Thilo & Co. in Mainz als Anästhetikum in den Handel gebracht.

Aethon siehe Aether orthoformicicus.

Aethoxycoffein, $C_8H_9 \cdot OC_2H_5 \cdot N_4O_2$, wird durch Kochen von Monobromcoffein mit überschüssiger alkoholischer Kalilauge gewonnen und bildet farblose, bei 140° schmelzende Kristalle. Es wird zu 0,5 bis 1 g pro die bei Gesichtsneuralgie, bei Migräne zu 0,25 g pro dosi angewendet.

Vorsichtig aufzubewahren.

Aethrin wird eine früher als Rhisan bezeichnete Dericinsalbe genannt, welche bei Schnupfen in die Nase eingestrichen werden soll. *Fabrikant:* Dr. H. Noerdlinger in Flörsheim a. M.

Aethrole und **Deciäthrole** sind wasserlösliche, angenehm riechende Desinficentia und Desodorantia, welche aus stark antiseptisch wirkenden Riechstoffen, ätherischen Ölen usw. und Dericinseife (aus Dericinöl gewonnen) hergestellt werden. Die Aethrole sollen besonders als Desinfektionsmittel in 0,5—2 prozentiger Lösung, die Deciäthrole als Zusätze zu Wasch- und Badewässern Verwendung finden. *Fabrikant:* Chem. Fabrik Dr. H. Noerdlinger in Floersheim a. M.

Aethylenbromid, Aethylenum bromatum, $C_2H_4Br_2$, wird durch Einwirkung von Brom auf Aethylen bereitet, bildet eine farblose, chloroformähnlich riechende, bei 129—131° siedende Flüssigkeit vom spez. Gew. 2,189. Bromäthylen wurde gegen Epilepsie empfohlen; man gibt es Erwachsenen dreimal täglich zu 0,1—0,2 g in Öl, Emulsionen oder mit Mandelöl in Gelatinekapseln. Es ist erheblich toxischer als Aether bromatus.

Vorsichtig und vor Licht geschützt aufzubewahren.

Aethylenchlorid, Aethylenum chloratum, Elaylchlorür, Liquor hollandicus, eine farblose, bei 84° siedende Flüssigkeit von süßlichem Geschmack; spez. Gew. 1,265. Wird äußerlich für sich allein oder in Äther oder fetten Ölen gelöst bezw. mit Fetten gemischt zu reizenden oder schmerzstillenden Einreibungen bei rheumatischen Schmerzen angewendet, innerlich zu 5—10 bis 20 Tropfen 3—4 mal täglich in Alkohol, Äther, fetten Ölen gelöst wie Chloroform. Als Inhalationsanästhetikum wurde es früher häufig gebraucht.

Maximaldosis 1 g pro dosi u. 3,0 g pro die.

Vorsichtig und vor Licht geschützt aufzubewahren.

Aethylendiaminkresol siehe Kresamin.

Aethylendiaminsilberphosphat siehe Argentamin.

Aethylenglycol-Monobenzoesäureester siehe Ristin.

Aethylidenum chloratum, Aethylidenchlorid, Chloräthyliden, Chloriden, $CH_3 \cdot CHCl_2$, wird aus Athylchlorid und Chlor oder aus Paraldehyd und Phosphorpentachlorid dargestellt, bildet eine angenehm obstartig riechende, bei 58°—60° siedende Flüssigkeit, die als Inhalationsanästhetikum an Stelle des Chloroforms empfohlen wurde, äußerlich als schmerzstillendes Mittel.

Vorsichtig und vor Licht geschützt aufzubewahren.

Aethylsublimat siehe Hydrargyrum aethylochloratum.

Aethylurethan siehe Urethan.

Afermol ist trockenes Blutserum von Pferden, das bei eitrigen Wunden als Streupulver rein oder mit Substitol (siehe da) 4 : 1, bzw. 3 : 1 gemischt Anwendung finden soll. *Fabrikant:* E. Merck in Darmstadt.

Afridolseife, eine antiseptische Stückseife, enthält 4% Oxymercuri-o-toluylsaures Natrium. *Fabrikant:* Farbenfabriken vorm. Friedr. Bayer & Co. in Elberfeld.

Agar sterilisat. „Merck" ist ein 2,5 prozentiger Wasseragar, der noch ½ prozentig die Konsistenz eines Gelees hat, das sich vorzüglich als Vehikel für einzuspritzende Antigonorrhoica, z. B. Protargol, eignet. *Fabrikant:* E. Merck in Darmstadt.

Agarase-Tabletten enthalten Agar-Agar und bulgarisches Lactoferment. Anwendung bei Magen- und Darmkrankheiten. *Fabrikant:* F. Uhlmann-Eyrand S. A. in Genf.

Agathin, S a l i c y l m e t h y l p h e n y l h y d r a z i n, $C_6H_5 \cdot CH_3 \cdot N_2 : CH \cdot C_6H_4 \cdot OH$, wird durch Mischen gleicher Teile Salicylaldehyd und asymmetrischen Methylphenylhydrazins dargestellt und bildet farblose oder gelbliche, bei 74° schmelzende, in Wasser unlösliche, in Alkohol und Äther lösliche Blättchen. Es wird als Antineuralgikum und Antirheumatikum in Dosen von 0,12 bis 0,5 g zwei bis dreimal täglich gegeben. *Fabrikant:* Farbwerke vorm. Meister Lucius & Brüning in Höchst a. M.

Vorsichtig und vor Licht geschützt aufzubewahren.

Agurin, T h e o b r o m i n n a t r i u m - N a t r i u m a c e t a t, $C_7H_7N_4O_2Na + NaC_2H_3O_2$, 1901 von D e s t r é e und S i t t e n in den Arzneischatz eingeführt, ist ein Doppelsalz von Theobrominnatrium und Natriumacetat, ein weißes hygroskopisches in Wasser leicht lösliches Pulver von stark alkalischer Reaktion. *Identitätsreaktion:* Gerbsäure gibt einen weißen, käsigen Niederschlag; Säuren scheiden aus wässerigen Lösungen Theobromin ab.

Es wirkt als Diuretikum, das dank seiner geringen Alkalität gut vertragen wird. Dosis 0,25—0,5 bis 1,0 g mehrmals täglich am besten in Pfefferminzwasser, jedenfalls nicht mit Sirupen, da diese aus Agurinlösungen Theobromin ausfällen. Als Nebenwirkungen sind Kopfschmerzen, Übelkeit, Erbrechen und leichte Nierenreizungen beobachtet worden. *Fabrikant:* Farbwerke vorm. Friedr. Bayer & Co. in Elberfeld.

Unverträglich mit Säuren.

Vorsichtig und vor Luft und Feuchtigkeit geschützt aufzubewahren.

Ajakol siehe Aethacol.
Aiodon siehe Aiodin.
Airol, Bismut. subgallic. oxyjodat., Bismut. oxyjodatogallatum, Wismutoxyjodidgallat, $C_6H_2(OH)_3 COOBi\langle^{OH}_{J} = C_7H_6O_6JBi$, von Veiel und anderen 1895 eingeführt, wird nach dem D. R.-P. Nr. 80399 und 82593 dargestellt durch Einwirken von Jodwasserstoff auf Wismutsubgallat oder von Gallussäure auf Wismutoxyjodid. Der Jodgehalt beträgt ca. 20%. Die schweizerische Pharmakopoekommission empfiehlt folgende Darstellungsweise: 2,6 T. kristallisiertes Wismutnitrat werden in 3,1 T. Essigsäure und 2,9 T. Wasser gelöst und diese Lösung in eine Lösung von 0,9 T. Jodkalium und 1,3 T. Natriumacetat in 50 T. Wasser eingegossen. Der Niederschlag wird ausgewaschen und mit einer Lösung von 0,92 T. Gallussäure in 50 T. Wasser so lange erwärmt, bis die rote Farbe in Grün übergegangen ist. Airol ist ein geruch- und geschmackloses, graugrünes Pulver. Bei Einwirkung von Wasser färbt es sich in der Kälte langsam, in der Hitze rasch rot. In Weingeist, Äther und Chloroform ist es unlöslich. Leicht löslich unter Zersetzung ist es in Alkalilaugen und in verdünnten Mineralsäuren (Schwefelsäure, Salzsäure). Konz. Schwefelsäure entwickelt aus Airol Joddämpfe; im übrigen gibt es die Reaktionen seiner Komponenten. *Prüfung* nach Pharm. Held: Wird es mit Wasser geschüttelt, so sollen in dem sich absetzenden Niederschlage keine gelben Teilchen zu erkennen sein (basisches Wismutgallat). Kocht man 1 g mit 5 ccm verdünnter Schwefelsäure, so darf das Filtrat, auf 1 ccm Diphenylamin[1]) geschichtet, an der Berührungsfläche der beiden Flüssigkeiten keine blaue Zone geben.

Airol wird an Stelle des Jodoforms als Antiseptikum, Antigonorrhoikum und Exsiccans angewendet. Dosis: Als Streupulver rein oder mit Talcum venet. (1 : 5) gemischt. In wasserfreien Salben. — Bei Gonorrhöe in Glycerin zu 10% suspendiert; **Bruns** empfahl eine **Airolpasta** folgender Zusammensetzung: Airol, Mucil. Gummi arab., Glycerini āā 10 T., Bolus alb. 20 T. Die ziemlich dick aufzutragende Paste wirkt reizlos und antiseptisch, trocknet rasch und ist für seröses Wundsekret undurchlässig. *Fabrikant:* F. Hoffmann, La Roche & Co. in Basel.

Vorsichtig und vor Licht geschützt aufzubewahren.

---
[1]) 0,5 g Diphenylamin gelöst in einem Gemisch aus 100 g Schwefelsäure und 20 g Wasser.

Akoin siehe Acoin.

Akremninseife ist eine Alkalipolysulfide enthaltende Seife, die beim Verwaschen Schwefelwasserstoff entwickelt. Die Seife soll als Schutzmittel gegen Bleivergiftungen gebraucht werden und diesen Zweck dadurch erfüllen, daß das dem Körper, insbesondere den Händen — sei es in metallischer Form oder in Form von Bleiverbindungen — anhaftende Blei durch den Schwefelwasserstoff in unlösliches, dem Körper unschädliches Schwefelblei übergeführt wird. *Fabrikant:* Chemische Werke vorm. Dr. Zerbe in Freiburg i. B.

Aktinium, ein radioaktives Element, entwickelt sehr reichliche Emanation. Es gelangt als grobkörniges, bräunliches, in Wasser unlösliches Pulver in den Handel, das sich in Salz- und Salpetersäure löst. *Fabrikant:* Chininfabrik in Braunschweig.

Alantkampher u. Alantsäure siehe Helenin.

Alantol, P i n g u i n , $C_{10}H_{16}O$, aus der Wurzel von Inula Helenium gewonnen, bildet eine gelbbraune, mit Alkohol, Äther und Chloroform mischbare Flüssigkeit, die bei 200° siedet. Alantol wird als Antiseptikum und bei Affektionen der Respirationsorgane in Dosen von 0,01 g 10 mal täglich, am besten in Pillen oder Lösung gegeben.

Alantolakton siehe Helenin.

Alapurin ist Adeps Lanae, welches durch die Norddeutsche Wollkämmerei in Bremen in den Handel gebracht wird.

Albacide sind substituierte Eiweißkörper, welche Chlor, Jod oder Brom intramolekular gebunden enthalten. Siehe auch unter Chlor-, Brom- und Jodalbacid.

Albargin, G e l a t o s e s i l b e r , eine Verbindung der Gelatose mit salpetersaurem Silber, wurde im Jahre 1901 von B o r n e - m a n n in die Therapie eingeführt. Zu seiner Darstellung wird nach D. R.-P. Nr. 141967 u. 146792 die wässerige Lösung der Gelatosen neutralisiert, mit Silbernitratlösung oder anderen Silbersalzen (gelöst oder in freier Verteilung) versetzt und dann eingedampft; oder die Silberverbindung wird durch Alkohol oder Äther gefällt. Man erhält so ein schwach gelb gefärbtes Pulver, das sich sehr leicht in Wasser löst, und dessen Lösungen vollkommen neutral reagieren. Dieselben sind, in braunen Flaschen aufbewahrt, sehr lange haltbar. Es enthält 15% Silber maskiert und wird bei Gonorrhoe, Ophthalmoblenorrhoe, sowie bei anderen

Eiterungen als Ersatz für Argent. nitric. in 0,1—0,2 prozentigen Lösungen angewendet. *Fabrikant:* Farbwerke vorm. Meister Lucius & Brüning in Höchst a. M.

Unverträglich mit Chloriden, Novocain und Tannin.

Vor Licht geschützt aufzubewahren.

A l b a r g i n f l e c k e lassen sich, wenn sie noch frisch sind, mit Seifenwasser aus der Wäsche entfernen. Ältere Flecke verschwinden nach Behandlung mit warmer 10—20prozentiger Lösung von Natriumthiosulfat.

2—5%ige flüssige A l b a r g i n s e i f e n werden nach R o n d e mit Zusatz von Salmiakgeist hergestellt. Man löst Albargin in kaltem Wasser vollständig auf und fügt ein geringes Quantum Salmiakgeist (einige Gramm auf 1 g Albargin) zu. Da auch diese Lösung in einer 20%igen filtrierten kalten Seifenlösung (Sapo kalinus und destilliertes Wasser) einen Niederschlag erzeugt, so ist die Seifenlösung ebenfalls mit entsprechendem Ammoniak zu versetzen, um eine klare, möglichst dickflüssige Albarginseifenlösung mit dem gewünschten Albargingehalt zu erhalten. Das Präparat dient wie Argentum nitricum-Lösungen zu genitalen Behandlungen.

Aloferrin ist ein Eiseneiweißpräparat, welches wie andere Eisenpräparate Anwendung finden soll. Es enthält 0,68% Eisen, 0,324% Phosphor, 90,14% Eiweiß und stellt ein hellbraunes, fast geschmack- und geruchloses, in Wasser leicht lösliches Pulver dar, das sowohl als solches als auch in Form von Tabletten und Dragees in den Handel kommt. *Fabrikant:* Dr. Fritz und Dr. Sachsse in Wien.

Außerdem werden noch folgende Aloferrinpräparate hergestellt: A r s e n - A l b o f e r r i n - T a b l e t t e n mit je 0,0001 Natrium cacodylicum, G u a j a c o l - A l b o f e r r i n - T a b l e t t e n mit je 0,15 Kalium sulfoguajacolicum und J o d - A l b o f e r r i n - T a b l e t t e n 0,025 oder 0,05 Kalium jodatum.

Albulactin, das lösliche Albumin frischer Kuhmilch, soll der Kindermilch zugesetzt werden, um sie der Muttermilch gleichwertig zu machen. *Fabrikant:* Johann A. Wülfing in Berlin S.

Albumosenseife nach U n n a besteht aus einer neutralen überfetteten Grundseife mit einem Zusatze eines neutralen klar löslichen Albumosenpräparates. Sie findet als reizlose Waschseife sowie als Vehikel für medikamentöse Zusätze Verwendung. *Fabrikant:* Chemische Fabrik Paul Horn in Hamburg.

Alcarnose ist eine leicht lösliche, gemischte Kost, welche sämtliche für die Ernährung und Kräftigung des Körpers notwendigen Nährstoffe in bereits verdautem Zustande und in dem richtigen Mischungsverhältnis enthalten soll. Die Alcarnose bildet ein hellbraunes Pulver von angenehmem Geruch und Geschmack. *Fabrikant:* J. D. Riedel, Akt.-Ges. in Berlin-Britz.

Alcuenta sind wasserlösliche Alkoholsalben der Chem. Fabrik Helfenberg A.-G. in Helfenberg. Es kommen in den Handel: Alcuentum Hydrargyri mit $33^{1}/_{3}\%$ Quecksilber, Alcuentum Kalii jodati mit 10% Jodkalium, Alcuentum salicylatum mit 30% Salizylsäure.

Aleptontabletten sind Eisenmangantabletten, welche als billiger Ersatz für den bekannten Eisenmanganliquor in den Handel kommen. Es werden P-Aleptontabletten mit kolloidalem Eisenmanganpeptonat und S-Aleptontabletten mit kolloidalem Eisenmangansaccharat unterschieden. In jeder Tablette sind 0,05 Eisen und 0,008 Mangan als Peptonat bzw. Saccharat mit aromatisierter Schokolade enthalten. *Fabrikant:* Chem. Fabrik Helfenberg, A.-G. in Helfenberg in Sachsen.

Aleudrin, der Carbaminsäureester des $\alpha\alpha$-Dichlorisopropylalkohols, CH_2Cl, $CH \cdot OCO \cdot NH_2$ · CH_2Cl, bildet ein weißes, in Wasser sehr schwer, in Weingeist leicht lösliches Pulver vom Schmelzpunkt 82°. Unter Zusatz von 2% Glyzerin läßt sich eine wässerige 2 prozentige Lösung warm herstellen, die bei Körperwärme haltbar ist und keine Kristalle ausscheidet. Es soll als Sedativum und Hypnotikum Verwendung finden. Dosis: 0,5—1,0—2,0 g als Pulver oder Tabletten. *Fabrikant:* Dr. Bruno Beckmann, chem. Fabr. G. m. b. H. in Berlin.

Aleuronatmehl ist ein Pflanzeneiweiß, das zur Darstellung von Diabetikergebäck Anwendung findet.

Aleuronat neu, ein Nebenprodukt der Stärkefabrikation, wird aus Weizen gewonnen, und zwar durch mechanische Trennung des Klebers von der Stärke mittels Wassers. Es wird an Stelle des bisher gebrauchten Aleuronatmehls in den Handel gebracht und enthält im wasserfreiem Zustande etwa 87% Protein, 6% Ätherextrakt, 6,5% Stärke, 1,27% Asche und 0,28% Rohfaser. Außer dem Aleuronat neu kommen in den Handel: Suppen-Aleuronat; ein Eßlöffel voll, mit einer Tasse Wasser aufgekocht, liefert eine gute Suppe mit hohem Nährwert. Tannin-Aleuronat (Aleuronat. tannatum) ist ein mild adstringierendes Nährpräparat, dessen Verwendung bei Brechdurchfall der Kinder sowie bei Durchfall, Ruhr und chronischem Darmkatarrh angebracht ist. Es wird an Stelle des reinen Aleuronates in gezuckertem Haferschleim gegeben. *Fabrikant:* R. Hundhausen, Nährmittelfabrik in Hamm i. W.

Alexin siehe Tuberculocidin.

Alexipon „Richter,, ist Acetylsalizylsäureäthylester mit einer Beimischung von Oleum Pini Sibirici, eine neutrale ölige Flüssigkeit, die auf die Haut keine Reizwirkungen ausüben und zur äußerlichen Salizylbehandlung rheumatischer Erkrankungen Verwendung finden soll. *Fabrikant:* Gideon Richter in Budapest.

Alformin, Liquor Aluminii sub formicici ist nach Zernik eine konzentrierte Lösung von basisch ameisensaurem Aluminium. Das Präparat mit ca. 14% $Al_2(OH)_2$ $(HCOO)_4$ neben 3% freier Ameisensäure wird als ungiftiges Antiseptikum an Stelle des Liquor Aluminii acetici empfohlen. Es ist eine geruchlose Flüssigkeit, die in der Wärme nicht koaguliert. Sie soll zwei bis dreimal stärker adstringierend und desinfizierend wirken, als die essigsaure Tonerdelösung. Zu Umschlägen verdünnt man das Alformin mit 8—10 T. Wasser, zum Gurgeln oder als Mundwasser genügen 5—10 Tropfen auf ein Glas Wasser. *Fabrikant:* Max Elb G. m. b. H. in Dresden.

Alikolin-Tabletten enthalten Kolaextrakt, Kokaextrakt und Glycerophosphate. *Fabrikant:* Laboratorium für chemische Präparate von Aug. Lieske in Dresden-Striesen.

Alizaringelb siehe Gallacetophenon.

Alkarnose, ein lösliches und leicht verdauliches Nährpräparat von angenehmem Geschmack, enthält 23,6% Albumosen, 55,3% Maltose, Dextrin und Dextrose, 17,7% Fett und 3,4% lösliche Nährsalze. Das Präparat kommt in Kapseln zu 12,0 in den Handel. *Fabrikant:* J. D. Riedel A.-G. in Berlin-Britz.

Alkasal, Alkasol, Aluminium-Kaliumsalicylat, angeblich ein Doppelsalz von Aluminiumsalicylat mit Kaliumsalicylat. soll nach D. R. P. 78903 durch Einwirkung von Kaliumacetat auf Aluminiumsalicylat in der Wärme entstehen.

Alkasal-Athenstaedt, Aluminium-Kaliumacetat, $Al_2(OH)_2 \cdot (C_2H_3O_2)_5 K$. Diese von Athenstaedt als Doppelsalze angesehenen Verbindungen sollen nach D. R. P. 94851 entstehen, wenn man die 25 prozentige Lösung des basischen Aluminium ($\frac{2}{3}$) acetats im Verhältnis $Al_2(OH)_2 (CH_3COO)_4$:

$C_2H_3O_2M$ mit Alkaliacetaten zusammenbringt. Eine fast genau 10% des obigen Kalisalzes enthaltende Lösung erhält man durch Auflösen von 98 T. trockenen Kaliumacetats in 4050 T. Liquor Aluminii aceti. D.A.B. *Fabrikant:* Athenstaedt & Redeker in Hemelingen.

Alkasol siehe Alkasal.

Alkohol cetylicus siehe Aethol.

Alkohol-Cellit ist eine starre, alkoholische Lösung eines indifferenten Esters der Zellulose (Protocellit), und zwar von 6% Zellulose in 94% Alkohol (75%). Die Masse ist in Tafeln oder Pergamentbeuteln ausgegossen und läßt sich leicht in Scheiben von beliebiger Dicke schneiden. Das Präparat bildet eine haltbare und sehr bequeme Anwendungsform der Alkoholverbände und bietet noch den Vorteil, daß der Alkohol aus der geleeartigen Masse viel langsamer verdunstet als aus anderen Umschlägen, so daß ein seltenerer Wechsel derselben notwendig ist, andererseits verursacht er keine Reizwirkung, Dermatitis, Blasenbildung, die bei Alkoholumschlägen an Stellen mit zarter Haut nicht selten vorkommen, so daß die Alkoholumschläge eine beliebig lange Zeit fortgesetzt werden können. *Fabrikant:* Chem. Fabrik Helfenberg A.-G. in Helfenberg bei Dresden.

Alkoholsilbersalbe, bestehend aus 0,5% Collargol, 70% Alkohol (96 proz.), Natronseife, Wachs und etwas Glyzerin, wurde von L ö w e als bestes Mittel zur Anwendung des kolloidalen Silbers empfohlen, da die durch den Alkohol erzeugte Hyperämie die Resorbierfähigkeit der Haut bedeutend erhöht und hierdurch die Wirkung des kolloidalen Silbers besser und schneller zur Geltung gelangt. Die Salbe wurde mit Erfolg bei infektiösen und nicht infektiösen Entzündungen, Frostbeulen, Ulcera cruris, Verbrennungen, Ekzem und ähnlichen Hautaffektionen angewendet. *Fabrikant*: Chem. Fabrik Helfenberg A.-G. in Helfenberg bei Dresden.

Alkoholverbände siehe Duralcol.

Allantoin, das wirksame Prinzip der Schwarzwurzel, Symphetum officinale, wird auf synthetischem Wege durch Oxydation der Harnsäure gewonnen. Eine weiße kristallinische Substanz, die bei 226° unter Zersetzung schmilzt, wenig löslich in kaltem, leicht in heißem Wasser, löslich in Alkohol, unlöslich in Äther. Allantoin soll als ephithelisierendes Mittel in 0,3—0,4 prozentiger Lösung zur Anwendung kommen.

Allergin besteht aus Alttuberkulin von bestimmtem Wirkungswert und wird, in Lymphröhrchen steril abgefüllt, gebrauchsfertig und vollkommen haltbar in verschiedenen Konzentrationen geliefert, je nachdem es der sogenannten Ophthalmoreaktion dienen soll oder der kutanen Reaktion nach Dr. v. P i r q u e t. *Darsteller:* Alois Kremel, Adler-Apotheke in Wien.

Allosan ist der Allophansäureester des Santalols mit 72% Santalolgehalt. Es bildet ein geschmackfreies weißes kristallinisches Pulver, das im Darm in seine Komponenten Santalol und die indifferente Allophansäure zerfällt. Seine Wirkung entspricht der des Santalols, reizt aber nicht. Dosis 3mal täglich 1—2 g. *Fabrikant:* Vereinigte Chininfabriken Zimmer & Cie. in Frankfurt a. M.

Almatein, ein Kondensationsprodukt des Hämatoxylins mit Formaldehyd, soll die Zusammensetzung $CH_2O_2 : (C_{16}H_{12}O_5)_2 : CH_2$ besitzen. Es ist ein leichtes, hellrotes, geruch- und geschmackloses Pulver, in Wasser unlöslich, löslich in Glyzerin, Alkohol, Essigäther, Azeton usw. Das Präparat wirkt als Antiseptikum und Darmdesinfiziens. Äußerlich wendet man es als Streupulver oder in Glyzerin gelöst an, innerlich in Dosen von mehrmals täglich 0,5—1 g in Tabletten, Kapseln oder Schüttelmixtur. *Bezugsquelle:* E. Merck in Darmstadt.

Aloin, B a r b a l o i n, $C_{16}H_{16}O_7 + 3H_2O$, das wirksame Prinzip der Barbadosaloe, bildet gelbe, in heißem Wasser und Alkohol lösliche Kristalle. Es wird als Abführmittel innerlich in Dosen von 0,03—0,12 g, subkutan zu 0,05 g (in Formamid gelöst) gegeben. *Fabrikant:* E. Merck in Darmstadt.

Maximaldosis 0,25 g pro dosi, 0,6 g pro die.

Vorsichtig aufzubewahren.

Aloin-Formal, F o r m a l o i n, $CH_2 : C_{17}H_{16}O_7$, wird nach D. R. P. 86449 durch Erwärmen einer Lösung von 1 T. Aloin in 2 T. Wasser mit 1 T. 40prozentiger Formaldehydlösung und 1 T. konzentrierter Schwefelsäure dargestellt. Bildet ein gelbes, amorphes, geschmackloses, in Wasser unlösliches, in Alkohol schwer lösliches Pulver und soll an Stelle des bitteren Aloins angewendet werden. *Fabrikant*: E. Merck in Darmstadt.

Vorsichtig aufzubewahren.

Alophen werden mit Schokolade überzogene Pillen genannt, die pro dosi 0,015 g Aloin, 0,03 g Phenolphthalein, 0,005 g Extr.

Belladonnae, 0,004 g Rad. Ipecacuanhae und 0,0008 g Strychnin enthalten. *Fabrikant:* Parke, Davis & Co. in Detroit in Michigan.
Vorsichtig aufzubewahren.

Alpenkräutertee siehe Webers Alpenkräutertee.

Alphol, a - N a p h t h o l s a l i c y l a t, S a l i c y l s ä u r e a - N a p h t h o l e s t e r, $C_{10}H_7O \cdot CO \cdot C_6H_4 \cdot OH$. Die dem Betol isomere Verbindung wird durch Erhitzen von a-Naphtholnatrium und Natriumsalicylat mit Phosphoroxychlorid dargestellt. Es bildet ein rötlich weißes, kristallinisches, bei 83° schmelzendes, in Alkohol, Äther und fetten Ölen lösliches Pulver, welches im Darm in a-Naphthol und Salicylsäure gespalten wird. Es wird in Gaben von 0,05—1 g dreimal täglich mit Erfolg bei gonorrhoischer Cystitis, Sommerdiarrhöen der Kinder und bei akutem Gelenkrheumatismus angewendet.
Vorsichtig aufzubewahren.

Alsol siehe Aluminium acetico-tartaricum.

Alsol-Creme ist eine kühlende, antiseptische Wundsalbe, deren wirksamer Bestandteil das Alsol (Alumin. aceticotartaric.) bildet. *Fabrikant:* Athenstaedt & Redeker in Hemelingen bei Bremen.

Alstonin siehe Chlorogenin.

Althein siehe Asparagin.

Alumethal-Binden sind mit Alumethallösung getränkte Binden, die bei Geschwüren, nässenden Flechten usw. Anwendung finden sollen. Die Lösung enthält zur Hauptsache Aluminium acetico-tartaricum, Methylenblau und Lysoform. *Fabrikant:* Hamburger Chem. Fabrik.

Aluminiumkaseinat stellt ein gelblichweißes, geschmackloses, in Wasser unlösliches Pulver mit 5% Aluminiumgehalt dar, welches innerlich als Adstringens bei Darmkatarrh angewendet wird, ohne Dyspepsie hervorzurufen. Gabe: 0,25—0,3 g mehrmals täglich.

Aluminium acetico tartaricum, A l s o l, e s s i g w e i n s a u r e T o n e r d e, eine Doppelbindung von essigsaurer und weinsaurer Tonerde, bildet farblose in Wasser l a n g s a m, in Alkohol und Äther nicht lösliche Kristalle, die als ungiftiges Desinfiziens und Adstringens in 1—3 prozentiger wässeriger Lösung Anwendung finden in konzentrierter Lösung auch gegen Frostbeulen und Balanitis. Wässerige Lösungen sind kalt durch längeres Schütteln herzustellen.

Als Liquor Alsoli 50% kommt eine fertige Lösung des Alsols mit einem Zusatz von 5% Essigsäure, um Trübungen durch Kalk- und Magnesiumkarbonate beim Verdünnen mit gewöhnlichem Wasser zu verhindern, in den Handel. Will man die Lösung selbst bereiten, so ist jede Erwärmung zu vermeiden, da sonst Zersetzung eintritt. *Fabrikant:* Athenstaedt & Redeker in Hemelingen.

Das Ergänzungsbuch zum D. Arzneibuch gibt zu Aluminium acetico-tartaricum folgende Vorschrift: 100 T. frischbereitete Aluminiumacetatlösung (D. A. B.) werden mit 3,5 T. Weinsäure auf dem Wasserbade unter Umrühren eingedampft, bis sich eine Salzhaut bildet. Dann wird die Lösung in dünner Schicht auf Glasplatten gestrichen und bei nicht über 30° C ausgetrocknet. Das so erhaltene Präparat bildet farblose, amorphe, durchscheinende, schwach nach Essigsäure riechende, säuerlich adstringierend schmeckende Lamellen, in gleichen Teilen Wasser löslich, unlöslich in Alkohol. Die wäßrige Lösung reagiert sauer. Zur *Prüfung* des Präparates wird vorgeschrieben: die wäßrige Lösung 1:2 werde beim Erhitzen nicht gallertartig und scheide basisches Salz nicht aus. Die wäßrige Lösung 1:10 werde durch Schwefelwasserstoffwasser nicht verändert (Pb, Cu, Zn). Wird ein Gramm des Salzes in 20 ccm Wasser gelöst und mit einigen Tropfen Phenolphthaleïn versetzt, so sollen zur Rötung nicht weniger als 5 und nicht mehr als 7,5 ccm Normalkalilauge erforderlich sein.

Aluminium acetico-tartaricum solutum soll durch Lösen von 3,5 T. Weinsäure in 100 T. Liquor. aluminii acetici zu erhalten sein.

Aluminium boroformicicum, $Al_2O_3 \cdot BO_3H_3 \cdot H_2CO_2 + 5H_2O$, soll ähnlich wie die Tonerdeacetatlösung Anwendung finden. Man stellt es nach J. Martenson, wie folgt, dar: Eine konzentrierte erwärmte Lösung von gewöhnlichem Aluminiumsulfat oder von Alaun wird mit einer recht konzentrierten und erwärmten Lösung von Borax gefällt. Auf 100 T. schwefelsaurer Tonerde sind ca. 100 T. Borax, auf 100 T. Alaun ca. 83 T. Borax erforderlich. Der erhaltene Niederschlag von borsaurer Tonerde wird mit destilliertem Wasser bis zum Verschwinden der Schwefelsäurereaktion gewaschen. Er wird dann in wenig verdünnte Ameisensäure gebracht und bis zur fast vollständigen Lösung erhitzt.

Nach dem Absetzen wird filtriert und die Konzentration bestimmt, entweder durch Eintrocknen von 8—10 g oder durch das spezifische Gewicht. Eine 10prozentige Lösung hat das spez. Gewicht 1,0. Die Anwendung von käuflichem, fabrikmäßig hergestelltem Tonerdehydrat ist für die Darstellung größerer Mengen geeignet, erfordert aber mehr Aufmerksamkeit.

Aluminium borotannicum siehe Cutol.

Aluminium gallicum siehe Gallal.

Aluminium-Kaliumacetat u. -salizylat siehe Alkasal.

Aluminium naphtholsulfonicum siehe Alumnol.

Aluminium-Natriumacetat siehe Acetonal.

Aluminium salicylicum siehe Salumin.

Alumnol, Aluminium naphtholsulfonicum, β-naphtholdisulfosaures Aluminium, $[C_{10}H_5 \cdot OH \cdot (SO_3)_2]_3Al_2$ wurde im Jahre 1892 durch Heinze & Liebrecht zuerst empfohlen. Das Alumnol wird durch Umsetzung von β-naphtholdisulfosaurem Baryum mit Aluminiumsulfat erhalten und bildet ein weißes oder schwach rötliches, nicht hygroskopisches, in Wasser (1:1,5) und auch in Glyzerin leicht lösliches Pulver. In Alkohol ist es schwer löslich, unlöslich in Äther. Die wässerigen Lösungen fluoreszieren und reagieren schwach sauer. Au Zusatz von Eisenchlorid werden sie tiefblau gefärbt. Aus Silbernitrat scheidet Alumnol Silber aus. Es wirkt antiseptisch und adstringierend und wird in 0,5 bis 3 prozentiger Lösung zum Ausspülen von Körperhöhlen, auch bei Gonorrhoe, angewendet, in der Gynäkologie braucht man 2—5 prozentige Lösungen, als Ätzmittel solche von 10—20%. Ferner werden Alumnolstäbchen und -gaze mit je 5—20% empfohlen. *Fabrikant:* Farbwerke vorm. Meister Lucius und Brüning in Höchst a. M. *Unverträglich* mit Ammoniak.

Alypin, im Jahre 1905 eingeführt und nach D. R. P. 168 491 dargestellt, ist das primäre salzsaure Salz des Benzoyltetramethyldiaminoaethyldimethyl-Karbinols, dem folgende Formel zukommt:

$$C_2H_5 \cdot \underset{\underset{CH_2N(CH_3)_2 \cdot HCl}{|}}{\overset{\overset{CH_2N(CH_3)_2}{|}}{C}} \cdot O \cdot COC_6H_5 ,$$

Es bildet bei 169° schmelzende, in Wasser sehr leicht lösliche, luftbeständige Kristalle, deren Lösungen sich ohne Zersetzung sterilisieren lassen, doch muß längeres Kochen vermieden werden. Das Alypin besitzt anästhesierende Eigenschaften und wird an Stelle des Kokains empfohlen und in etwa gleicher Art und Dosierung wie dieses angewendet. Es soll aber bedeutend weniger giftig als dieses sein, keine Mydriase, keine Akkomodationsstörungen der Augen und keine Gefäßverengerung hervorrufen.

Identitätsreaktionen und Prüfung: In der wässerigen Lösung (1 + 99) ruft Jodkaliumlösung einen weißen, Kaliumdichromatlösung einen gelben kristallinischen Niederschlag hervor, der auf Zusatz von Salzsäure verschwindet, Kaliumpermanganatlösung ebenso eine violette kristallinische Fällung, die sich bald unter Abscheidung von Braunstein zersetzt. In der mit Salpetersäure angesäuerten Lösung ruft Silbernitratlösung einen weißen Niederschlag hervor (Zernik).

Wird 0,1 g Alypin mit 1 ccm Schwefelsäure 5 Minuten lang auf etwa 100° erwärmt, so macht sich, nach vorsichtigem Zusatz von 2 ccm Wasser, der Geruch nach Benzoesäureäthylester bemerkbar, und es findet beim Erkalten eine reichliche Ausscheidung von Kristallen statt, die beim Hinzufügen von 2 ccm Weingeist wieder verschwinden. Bei 100° soll das Alypin einen Gewichtsverlust von nicht mehr als 1,5% erleiden und nach dem Verbrennen einen wägbaren Rückstand nicht hinterlassen. *Fabrikant:* Farbenfabriken vorm. Friedr. Bayer & Co. in Elberfeld.

Vorsichtig und trocken aufzubewahren.

Alypinum nitricum, welches eingeführt ist, um eine gleichzeitige Anwendung des Alypin mit Silbernitrat zu ermöglichen, bildet ein weißes kristallinisches Pulver vom Schmp. 159°, leicht löslich in Wasser, Alkohol, Chloroform, schwer löslich in Äther. Die wässerige Lösung reagiert neutral; sie besitzt einen bitteren Geschmack und erzeugt auf der Zunge eine vorübergehende Unempfindlichkeit. Es zeigt dieselben Reaktionen wie das Alypin und ist auch etwa ebenso zu prüfen. *Fabrikant:* Farbenfabriken vorm. Friedr. Bayer & Co. in Elberfeld.

Vorsichtig aufzubewahren.

Amarol siehe Ingestol.

Amasira, ein als Spezifikum gegen Dysmenorrhöe empfohlenes Teegemisch, besitzt nach den Prospekten des Fabrikanten Andreas Locher in Stuttgart jetzt folgende Zusammensetzung: Alchemilla vulg. 4, Foeniculum cap. 5, Succisa pratensis 7, Aquilegia vulg. 6, Paeonia offic. 2, Ocimum Basilicum 2, Rad. Sarsaparillae hond. 13, Rad. Rhei 22. Früher wurden außer diesen Bestandteilen auch noch Bertramwurzel und Krullfarn angegeben.

Ameisine, ameisensaure Tonerde, soll an Stelle der essigsauren Tonerde als Desinfiziens Anwendung finden. *Fabrikant:* Diamaltgesellschaft in München.

Amenyl, Methylhydrastimidchlorhydrat, ein Derivat des Hydrastinins bildet schwach gelbliche, in heißem Wasser und in Alkohol lösliche Nadeln vom Schmelzpunkt 227°. Es gelangt in Form von Tabletten (a 0,05) bei Menstruationsstörungen zur Anwendung. Dosis: 2 mal täglich eine Tablette. *Fabrikant:* E. Merck in Darmstadt.
Vorsichtig aufzubewahren.

Amidin siehe Holocain.

Amidoazotoluol medizinale „Agfa", ein rotbraunes Kristallpulver vom Schmelzpunkt 102°, soll der wirksame Bestandteil des Scharlach-Rot (siehe da) sein und als ephitelisierendes Mittel Anwendung finden. Eine mit diesem Präparat bereitete 8 prozentige Salbe ist unter dem Namen Scharlach - Salbe im Handel. *Fabrikant:* Aktiengesellschaft für Anilinfabrikation in Berlin.

Aminoform siehe Urotropin.

Ammonium benzoicum, Ammoniumbenzoat, $C_6H_5 \cdot COO \cdot NH_4$, bildet weiße Kristalle oder ein kristallinisches Pulver, welches bei 190° schmilzt, in 5 Teilen kalten Wassers und in 28 T. Alkohol sich löst. Das Salz wird in Gaben von 0,6—2 g, drei- bis viermal täglich, bei Bronchitis, Asthma, Gicht und Nephritis angewendet.

Ammonium embelicum, $(NH_4)_2 C_{18}H_{26}O_4$, ist ein grauweißes, in verdünntem Weingeist lösliches Pulver, welches als Taenifugum Anwendung findet. Dosis bei Kindern 0,2 g, bei Erwachsenen 0,4 g in Sirup oder Honig nüchtern genommen. Es muß Rizinusöl nachgegeben werden. Die Kur wird durch eine 3 tägige Milchdiät eingeleitet. *Fabrikant:* E. Merck in Darmstadt.

Ammonium fluoratum, NH_4F, bildet farblose, in Wasser leicht, in Alkohol schwer lösliche Kristalle. Es wurde gegen Milzerweiterung empfohlen, und zwar entweder zu 0,05 g in Pillen oder in einer Lösung 1 : 300, von welcher nach jeder Mahlzeit ein Kaffee- bis Eßlöffel voll zu nehmen ist.

Ammoniumphenylacetamid siehe Phenalgin.

Ammonium sulfoichthyolicum siehe Ichthyol.

Ammonium uranicum, das sog. Uranoxyd des Handels (Ammoniumuranat), welches bisher nur in der Porzellanmalerei Verwendung fand, haben A i l l a u d und J u l l i e n in 5%iger Verreibung mit sterilisiertem Vaselinöl mit gutem Erfolge bei Syphilis angewendet. Man injiziert allwöchentlich 1 ccm (= 0,05 g) der Ölverreibung.
Vorsichtig aufzubewahren.

Es handelt sich hierbei um die Verbindung $(NH_4)_2U_2O_7$, welche aus Uranpecherz gewonnen wird und ein gelbes, in Wasser schwer lösliches Pulver bildet. Nicht zu verwechseln mit dem Urangelb des Handels. Letzteres ist Natriumuranat $Na_2U_2O_7$ und kann zur Darstellung des Ammonsalzes verwendet werden.

Ammonium valerianicum, $(CH_3)_2 \cdot CH \cdot CH_2 \cdot COO \cdot NH_4$, wird durch Neutralisieren von Baldriansäure mit Ammonkarbonat oder Ammoniak dargestellt und bildet farblose, glänzende, wasserlösliche Kristalle. Wird bei Neuralgien, Hysterie, Epilepsie angewendet, äußerlich als Klistier (0,1—0,2 : 200), innerlich in Pillen oder Lösungen 0,05—0,2 g mehrmals täglich.

Ammonol siehe Phenalgin.

Amphotropin, k a m p f e r s a u r e s H e x a m e t h y l e n t e t r a m i n, bildet ein weißes, leichtes, kristallinisches Pulver, das sich leicht in Wasser (1 : 10) mit saurer Reaktion, noch leichter in Alkohol löst. Es vereinigt die Wirkungen seiner Komponenten und soll besonders bei Bakteriurie, bei chronischer und akuter Cystisis, Pyelitis, nicht tuberkulöser Pyelonephritis, bei Nephritis und bei schwächeren Formen von harnsaurer Diathese Anwendung finden. Dosis: 3 mal täglich 0,5 g. *Fabrikant:* Farbwerke vorm. Meister Lucius und Brüning in Höchst a. M.

Amygdophenin, M a n d e l s ä u r e.- P h e n e t i d i d, $C_6H_4 \cdot OC_2H_5 \cdot NH \cdot CO \cdot CH \cdot OH \cdot C_6H_5$, entsteht durch Erhitzen von p-Phenetidin mit Mandelsäure auf 130—170°C. Bildet weiße, bei 140,5° schmelzende, in Alkohol leicht, in Wasser schwer lösliche Blättchen. Wird in Gaben von mehrmals täglich 1 g bis zu Tagesgaben von 6 g wie das Phenacetin als Antineuralgikum und bei Gelenkrheumatismus angewendet. *Fabrikant:* Farbwerke vorm. Meister Lucius und Brüning in Höchst a. M.
Vorsichtig aufzubewahren.

Amylencarbamat siehe Aponal.

Amylenchloral siehe Dormiol.

Amylenhydrat-Isovaleriansäureester siehe Valamin.

Amylenol wird in Frankreich ganz überflüssigerweise der Salicylsäureamylester genannt. Der Ester ist farblos und von eigenartigem Geruche. Er ist optisch schwach rechtsdrehend; spez. Gew. 1,049—1,055. Löslich in etwa 3 Vol. und mehr 90 proz. Alkohols. Amylenol ist mit Erfolg bei rheumatischen Affektionen verwendet worden.

Amyloform. A m y l u m f o r m a l d e h y d i c u m , ist eine Verbindung von Formaldehyd und Stärkemehl, ein weißes, geruchloses Pulver, welches in allen Lösungsmitteln unlöslich ist und sich auch bei einer Erwärmung auf 180° nicht zersetzt. In Berührung mit den lebenden Zellen und dem Wundsekrete wird Amyloform in seine Bestandteile zerlegt. Der freigewordene Formaldehyd übt eine antiseptische Wirkung auf Wunden aus, ohne, dieselben zu reizen. Amyloform wird als ausgezeichnetes Trockenantiseptikum für die Wundbehandlung empfohlen und in Form von Streupulver angewandt. *Fabrikant:* Pharmazeutisches Institut Ludw. Wilh. Gans in Frankfurt a. M.

Amylum formaldehydicum siehe Amyloform.

Anacardiumplaster, C o l l e m p l a s t r u m E x t r. s p i r i t. A n a c a r d i i , enthält als wirksame Bestandteile ein Extrakt aus den Früchten von Anacardium und wird als ein kräftiges, dabei allmählich und schmerzlos wirkendes hautreizendes Pflaster besonders bei Bronchitis, lokalen rheumatischen Beschwerden usw. verwandt. *Fabrikant:* Chem. Fabrik Helfenberg vorm. Eugen Dieterich in Helfenberg i. Sa.

Anaemin, ein Eisenpepsinsaccharat, soll bei anämischen Zuständen mit dyspeptischen Komplikationen Anwendung finden. *Fabrikant: J. P. Liebe in Dresden.*

Anaemosemilch wird eine Jod-Eisen-Buttermilch-Konserve genannt, welche 0,15% Jodeisen enthält. Das Präparat wird bei Bleichsucht als Kombination von Eisenmedikation und Milchdiät empfohlen. *Fabrikant:* W. Lakemeier in Bonn a. Rh.

Anaesthesin, P a r a a m i d o b e n z o e s ä u r e ä t h y l e s t e r siehe D. A.-B. V.

Anaesthesin. solubile siehe Subcutin.

Anaesthesin. sulfophenylicum siehe Subcutin.

Anaesthol, Anésthyle, als lokales Anästhetikum bei Zahnoperationen usw. empfohlen, ist eine Lösung von Methylchlorid in Äthylchlorid. Dieselbe soll sich außer bei Zahnextraktionen auch bei der Behandlung rheumatischer Schmerzen u. dergl. sehr gut bewährt haben. *Fabrikant:* Dr. Speier u. v. Karger in Berlin N.

Unter dem Namen Anästhol wird zur Inhalationsnarkose auch eine Mischung aus Chloroform 43,25 Vol., Äther 56,75 Vol. und Äthylchlorid 20,5 Vol. verstanden.

Anamylbrot, ein kohlehydratfreies Brot für Zuckerkranke, wird nach Angabe von Sarason durch die Konditorei von F. W. Gumpert in Berlin C. dargestellt. Es besteht im wesentlichen aus Mandelmehl, 20% Roborat und etwas Salz und wird mit Hefe gebacken.

Anarkotin siehe Narkotin.

Andolin, ein Injektions-Anästhetikum, stellt eine Mischung dar aus 2%iger β-Eucain- und 1%iger Stovain-Kochsalzlösung im Verhältnis von 3:1, die bis nahe zur Kochhitze erwärmt wird, worauf ihr zwei Tropfen einer 1%igen Adrenalinlösung zugegeben werden. Andolin kommt in zugeschmolzenen Röhren in den Verkehr. *Fabrikant:* Andolingesellschaft G. m. b. H., Berlin S.

Anemonin, Anemonen- oder Pulsatillakampher, $C_{10}H_8O_4$, aus dem Kraute von Anemone Pulsatilla und anderen Ranunculaceen gewonnen, bildet gelblich-weiße, in heißem Alkohol lösliche, bei 152° schmelzende Kristalle. Es wird bei Asthma, Bronchitis, Orchitis, Dysmenorrhöe, Keuchhusten etc. als Antispasmodikum und Anodinum gebraucht. Dosis 0,015 bis 0,05 g zweimal täglich.

Maximaldosis 0,1 g pro dosi, 0,2 g pro die.

Vorsichtig aufzubewahren.

Anesin, Aneson, werden 1 proz. wässerige Lösungen von Acetonchloroform (siehe dieses) genannt, die als Lokalanästhetikum bei Nasen und Kehlkopfleiden sowie leichteren Operationen Anwendung finden. *Fabrikant:* Hoffmann-La Roche & Co. in Basel.

Aneson siehe Anesin.

Anésthyle siehe Anästhol.

Angiers Emulsion ist eine mit Hilfe von Gummi arabicum bereitete Petroleumemulsion, die 34,7 ccm gereinigtes Petroleum, 5,42 ccm Glyzerin, 1,13 g Calcium hypophosphoros, 0,87 g Natrium hypophosphoros, 0,65 g Natrium benzoicum und 60 ccm Wasser enthalten und bei entzündlichen Erscheinungen der Schleimhäute der Atmungs- und Verdauungsorgane innerlich teelöffelweise Anwendung finden soll. *Fabrikant:* Angier chemical Company in Boston. — Als Ersatz für das Original ordinieren deutsche Ärzte: Paraffin liquid. 35,0, Gummi arab. 17,5, Glyzerin 5,5, Calc. hypophosphoros., Natr. hypophosph. aa 0,85, Natr. benzoic. 0,65, Aqu. ad Emulsion. 100,0.

Angina-Pastillen von N e u m e i e r enthalten pro dosi 0,002 g Cocain, 0,2 g Antipyrin, 0,2 g Natr. biboracic., 0,2 g Gummi arab. und 0,4 g Zucker. Sie werden gegen Halsleiden, Rachenkatarrh, Diphtherie etc. empfohlen. *Fabrikant:* Apotheker Neumeier in Frankfurt a. M.

Angina-Pastillen von Dr. E. B l o c h in Basel sollen Borax, Zucker und pro dosi 0,01 g Cocainhydrochlorid enthalten.

Zur Selbstdarstellung von Angina-Pastillen wurden folgende Vorschriften in der Pharm. Ztg. mitgeteilt: I. Cocain. 0,2, Acetanilid. 5,0, Vanillin. 0,1, Sacch. pulv. 95,0, Mucilag. Tragacanth. dilut. q. s. — II. Cocain. 0,2, Antipyrin. 20,0, Vanillin. 0,1, Sacch. pulv. 80,0, Mucilag. Tragacanth. dilut. q. s. In beiden Fällen stellt man 100 Pastillen von je 0,002 Cocaingehalt her.

Angioneurosin siehe Nitroglycerin.

Aniodol, ein Antiseptikum französischer Herkunft, wird als eine Lösung von Formaldehyd in Glyzerin bezeichnet der noch ein Körper aus der Allylreihe zugesetzt ist. Nach Analysen von L. v. I t a l l i e erhält man ein ziemlich identisches Produkt, wenn man ca. 10,7 g Formalin (40%), 14 g Glyzerin, 0,05 g Senföl mit Wasser auf 1000 g verdünnt.

Anisotheobromin, Theobromin-Natriumanisat, $C_7H_7N_4O_2Na \cdot C_6H_4 \cdot OCH_3 \cdot COONa$, besitzt eine weit geringere Wasserlöslichkeit als das Diuretin, zeigt anderseits größeren Widerstand gegen den Kohlensäuregehalt der Luft. Es verhält sich ganz analog wie das Theobromin-Natriumsalizylat, als dessen Ersatz es dienen soll. *Fabrikant:* G. Hell & Co. in Troppau.

Vorsichtig aufzubewahren.

Annidalin siehe Aristol.

Anodyne, angeblich Phenoxypropanediol, bildet weiße, in Wasser und den gebräuchlichen organischen Lösungsmitteln leicht lösliche Nadeln. Es soll zur Behandlung aller schmerzhaften Erscheinungen ansteckender Fieberkrankheiten, sowie bei Nervenleiden, Gicht, Rheumatismus usw. in Dosen von 0,5 g Anwendung finden. *Fabrikant:* Poulene Frères in Paris. *Bezugsquelle:* Theodor Traulsen in Hamburg, Kaufmanns Haus.

Anodynin = Antipyrin.

Anogon ist das Quecksilberoxydulsalz der Jodoxybenzolparasulfonsäure (Dijodparaphenolsulfonsäure). Feines, mikrokristallinisches, in den gewöhnlichen Lösungsmitteln unlösliches, schwefelgelbes Pulver mit einem Gehalt von 48,5% Quecksilber und 30,7% Jod. Das Präparat wird in der Syphilistherapie in einer Suspension von 10,25 Anogon in 90,0 Olivenöl, die sich bei 100° sterilisieren läßt, subkutan verwendet. *Fabrikant:* Chem. Fabrik H. Trommsdorff in Aachen.

Vorsichtig und vor Licht geschützt aufzubewahren.

Anorrhal sind Gelatinesuppositorien folgender Zusammensetzung: Sozojodolnatrium 0,02, Alumnol 0,0024, Extr. Hamamel. dest. 0,5, Extr. suprarenal. 0,002, Zinc. oxydat. 0,4, Glyzerin, Gelatin., Aqu. dest. qu. sat. Sie werden gegen Hämorrhoiden angewendet. *Fabrikant:* Apotheke „zur Austria", Wien IX/3.

Anovarthyreoidin, ein aus dem Blute thyreoid- und ovariektomierten Schafen gewonnenes Serum, soll bei Osteomalazie, Rachitis usw. Anwendung finden.

Ansal ist Antipyrin. salicylicum der Firma G. und R. Fritz-Petzold & Süß, Akt.-Ges. in Wien.

Antacedin, Calciumsaccharat, $C_{12}H_{22}O_{11} \cdot 3\,CaO$, bildet ein amorphes, weißes, in Wasser lösliches Pulver, welches als Gegenmittel bei Vergiftungen mit Mineralsäuren in Dosen von 10 bis 20 g angewendet wird, ferner in Dosen von 1—20 g bei Taenia, Dyspepsie und Flatulenz.

Antemesin wird eine Spezialität gegen Brechreiz, Ulcus ventriculi, Hyperästhesie des Magens und nervöse Dyspepsie genannt, die als wirksamen Bestandteil je 0,1 g Anästhesin pro Kapsel enthält. Man nimmt 1—2 Kapseln ¼ Stunde vor jeder Mahlzeit. *Bezugsquelle:* Chem. Institut in Berlin SW., Königgrätzerstraße.

Anthra-Neol wird eine Seife und Steinkohlenteer enthaltende Salbengrundlage genannt.

Anthrarobin, Dioxyanthranol, Leukoalizarin, $C_6H_4 \cdot C(OH) \cdot CH \cdot C_6H_2(OH)_2$, wird durch Reduktion von Alizarin mittels Zinkstaub erhalten und bildet ein gelblichbraunes bis schokoladenbraunes, in Wasser schwer, in wässerigen Alkalien und heißem Alkohol leicht lösliches Pulver. Die alkalischen Lösungen färben sich unter Rückbildung von Alizarin durch Sauerstoffaufnahme bald grün und schließlich blau. Anthrarobin wird bei verschiedenen Hautkrankheiten, wie Psoriasis, Herpes tonsurans, Erythrema, in Form einer 10—20 prozentigen Salbe oder auch in alkoholischer Lösung angewandt.

Anthrasol, eine Mischung gleicher Teile auf besondere Weise gereinigten Steinkohlen- und Wachholderholzteers mit einem geringen Zusatz von Pfefferminzöl, stellt ein leichtflüssiges, hellgelbes Öl dar, welches den spezifischen Geruch des Teers besitzt. Dasselbe wird von der Haut sehr schnell resorbiert und soll für sich allein oder als Arzneimittelträger oder auch in Form von Pinselungen, Salben usw. überall da Anwendung finden, wo bisher gewöhnlicher Teer gebraucht wurde. Das Anthrasol ist in Alkohol, Aceton, fetten Ölen, flüssigem Paraffin und Vasogen löslich, auch mit Vaselin, Salben und Glycerinleim mischbar. *Fabrikant:* Knoll & Co. in Ludwigshafen a. Rh.

Von G. Hell & Co. in Troppau werden verschiedene Seifen in den Handel gebracht, die Anthrasol als solches wie in Verbindung mit Borax, Schwefel und Petrosulfol enthalten.

Anthrasolin ist eine 20%ige Anthrasol enthaltende Glycerinseife, die vornehmlich bei Hauterkrankungen von Tieren Anwendung finden soll. *Fabrikant:* G. Hell & Cie. in Troppau.

Antiarthrin. Dieses Gichtmittel wird nach D. R.-P. Nr. 111963 wie folgt, dargestellt: 1 Gewichtsteil Gerbstoff wird mit 20 Gewichtsteilen 5 prozentiger Salzsäure so lange auf 90° C. erwärmt, bis sich die Spaltung in Gerbsäure, Glykose usw. vollzogen hat. Man fügt nun 3,8 Gewichtsteile Salicin (oder die entsprechende Menge Saligenin) zu und erwärmt ca. 1½ Stunden im Wasserbade auf 90° C. Die anfangs klare Lösung trübt sich nach und nach und scheidet einen zimtbraunen, harzartigen Körper, das Reaktionsprodukt zwischen Saligenin und Gerbsäure aus, während in der Lösung Glykose, Salzsäure und überschüssiges Saligenin und Salicin verbleiben. Die Ausbeute beträgt ca. 70%, das erhaltene Reaktionsprodukt wird mit Wasser gewaschen und getrocknet.

Das fertige Antiarthrin besteht aus gleichen Teilen Gerbstoffsaligenin und Salicin. Es wird in Form von Pillen gegen Gicht usw. angewendet. *Fabrikant:* Ludw. Sell & Co. in München.

Antiberiberin, eine schwarze, sauer reagierende Flüssigkeit, wird aus dem alkoholischen Extrakt der Reiskleie dargestellt. Es gelangt als Lösung sowie in Form von Pulver und Pillen in den Handel und soll gegen die in den Tropen häufige Beriberikrankheit Anwendung finden. *Fabrikant:* Institut für Beri-Beri in Tokio in Japan.

Antidecubin, eine Schutzplatte gegen das Durchliegen, hat den Zweck, die etwa schon wunden Stellen vor weiterem Druck zu bewahren. Sie besteht aus starkem Filz, der eine Öffnung hat und mittels Klebstoffes fest am Körper haftet. Die Platte wird so aufgelegt, daß die Öffnung gerade die zu schützenden Stellen einschließt. *Fabrikant:* Cosack & Cie. in Düsseldorf.

Antidiabeticum fluidum nennt Wilh. M. S t o c k in Düsseldorf ein Präparat, welches aus 97,78% Extr. Senecionis fuchsii aquos. fluid., 2% Alkalien, 0,2% Salizylsäure und 0,02% Trypsin bestehen und bei Diabetes eßlöffelweise genommen werden soll.

Antidiabetin, eine französische Spezialität für Diabetiker, die den Rohrzucker ersetzen soll, ist eine Mischung aus Saccharin und Mannit. Je nach dem Süßwerte kommen drei Sorten des Präparates in den Handel, Nr. 70, 10 und 1. Diese Zahlen drücken das Verhältnis zum Süßwerte des Zuckers aus. Auch Mischungen von Mandelöl und Saccharin sind Antidiabetin genannt worden.

Antidiarrhöe-Tabletten enthalten pro dosi 0,25 g Albumintannat und gezuckerten Kakao. *Fabrikant:* Max Jasper in Bernau b. Berlin.

Antidiphtherin Klebs wird aus Kulturen der Diphtheriebazillen auf flüssigem Nährboden gewonnen. Es wird zu Einpinselungen verwendet.

A n t i d i p h t h e r i n der Antidiphtheringesellschaft in Berlin ist ein gelbes, pulverförmiges Gemisch aus 91 T. Kaliumchlorat mit 4 T. Ferrichlorid.

Antidysentericum, P i l u l a e a n t i d y s e n t e r i c a e. Aus 0,1 Pelletierin, 7,5 Myrobalan. indic., 1,5 Extr. Granator., 1,5 g Extr. Rosar. werden 100 Pillen angefertigt, welche gegen Dysenterie helfen sollen.

A n t i d y s e n t e r i c u m nach K ö h l e r ist eine Medizin aus Lignum Campechianum, Cort. Granati und Cort. Simarubae, die mit Erfolg bei Dysenterie gegeben worden ist.

Antidysenterie-Serum siehe Serum gegen Kälberruhr.

Antiendotoxin-Serum siehe unter Sera.

Antiferment-Tabletten bestehen aus Bismut. subnitr., Rad. Rhei, Natr. bicarbonic., Magnes. carbon. und Elaeosacch. Menth. pip. Sie sollen die Magentätigkeit anregen und die Verdauung befördern. *Fabrikant:* Dr. H. Müller & Co. in Berlin C., Kreuzstraße.

Antiformin ist eine Mischung von Alkalihypochlorit und Alkalihydroxyd in wässriger Lösung und wird als Desinfiziens und Desodorans sowie wegen seiner Eigenschaft Bakterien mit Ausnahme von Tuberkelbazillen (und anderen säurefesten Bakterien) in kurzer Zeit aufzulösen zum Nachweis von Tuberkelbazillen im Sputum usw. verwendet. *Fabrikant:* Hans Knorr in Berlin-Charlottenburg.

Als Ersatz für Antiformin wird von Wiesenthal eine Mischung von Liquor Natrii hypochlorosi 20,0 und Liquor Kalii caustici 30,0 empfohlen.

Antigermin, ein Desinfektionsmittel, wird als das Kupfersalz einer schwachen organischen Säure bezeichnet, welches eine völlig geruchlose, dickflüssige, gleichmäßige Masse von grünlich-gelber Farbe darstellt. Beim Anrühren mit etwas kochendem Wasser und nachherigem Hinzufügen weiterer Mengen heißen Wassers läßt sich dasselbe leicht vollkommen gleichmäßig verteilen; zur völligen Lösung sind etwa 200 T. Wasser erforderlich. Beim Behandeln mit heißem Wasser scheidet Antigermin infolge Dissoziation ein wasserschwerlösliches basisches Salz ab. *Fabrikant:* Farbwerke vorm. Friedr. Bayer & Co. in Elberfeld.

Anti-Kalkin, Tabletten gegen Arteriosklerose, sollen Natriumkarbonat, Natriumchlorid, Natriumsulfat, Natriumphosphat, Magnesiumphosphat, Calciumkarbonat, Kalziumfluorid, Kieselsäure, Gold(?), Akonit, Arnika und Mistel enthalten. *Fabrikant:* Deutsche Antikalkinwerke in Gr.-Wusterwitz (Prov. Sachsen).

Antikamnia ist ein amerikanisches Geheimmittel, ein Gemisch aus 80 T. Acetanilid mit 20 T. Natriumbikarbonat, zuweilen mit einem Zusatz von Coffein. In Dosen von $\frac{1}{2}$—2 g als Antineuralgikum und Fiebermittel angewendet. Der Luxemburger Apoth.-Verein gibt zu Antipyreticum americanum (Antikamnia) folgende Vorschrift: Natr. bicarbon. 6,0, Coffeini 3,0, Antifebrini 21,0.

Vorsichtig aufzubewahren.

Antikollämin, ein Präparat, welches überschüssige Harnsäure und andere Säuren im Blute neutralisieren und hierdurch zur Verhinderung vieler Krankheiten beitragen soll, besteht nach Zernik aus Natriumbenzoat, Natriumhippurat, Calciumfluorid, Natriumkarbonat und den Phosphaten von Kalium, Natrium, Ammonium, Calcium und Magnesium. *Fabrikant:* Dr. H. Müller & Cie. in Berlin C.

Antileprol, Chaulmoograsäureäthylester, ist gereinigtes Chaulmugraöl. Hellgelbes Öl, gegen Lepra in Dosen von 2,0—5,0 g empfohlen. *Fabrikant:* Farbenfabriken vorm. Friedr. Bayer u. Co. in Elberfeld.

Antimalazin wird das Serum eierstockberaubter Schafe genannt, das bei Osteomalazie Anwendung finden soll. *Fabrikant:* E. Merck in Darmstadt.

Antimellin nennt R. Börsch in Berlin ein von ihm aus den Früchten von Syzygium jambolanum nach D. R. P. Nr. 119864 isoliertes Glykosid (?), ein hellgelbes kristallinisches Pulver, bei 182° schmelzend, welches bei der Behandlung des Diabetes ganz vorzügliche Dienste leisten soll, nach v. Noorden und Studzinski aber nur von zweifelhaftem Wert ist.

Unter dem gleichen Namen Antimellin bringt Börsch aber auch als Spezifikum gegen Diabetes eine Mischung in den Handel, die nach einer Annonce im Amsterdamer Pharm. Weekbl. besteht aus: Acid. salicyl. 3,0, Natr. chlorat. 25,0, Extract. Calami 8,0, Cort. Frangul. 8,0, Fruct. Anis. stell. 8,0, Rad. Gentian. 8,0, Fol. Betulae 50,0, Fol. Lauri 10,0, Fol. Oleae 10,0, Flor. Rosmarin. 10,0, Fruct. Junip. 10,0, Antimellin e Fruct. Syzygii jambul. (siehe oben) 50,0, Mucilag. Lini depurat. ad 1000,0.

Als Ersatzmittel für Antimellin und Djoeat (siehe dieses) empfiehlt M. Dapper in den Fällen, wo die bei Glykosurie bewährten Früchte von Syzygium Jambolanum Anwendung finden sollen, eine Mazeration, zu der v. Noorden folgende Vorschrift gegeben hat: 200 g Früchte inklusive der Samenkerne werden fein zerstoßen und unter Zugabe von 10 g Kochsalz und 4 g Salicylsäure mit 2 l Wasser 24 Stunden lang bei Blutwärme unter häufigem Schütteln mazeriert. Höhere Temperaturen sind zu meiden. Nach 24 Stunden wird abfiltriert. Bei kühler Temperatur hält sich die Mazeration vortrefflich durch die Beigabe der Salicylsäure. Die 2 l Getränk reichen zehn Tage lang; morgens und abends werden je 100 ccm kalt getrunken. Man soll sich aber nicht zu sehr auf das Jambul verlassen; die

Hauptsache in der Diabetesbehandlung bleibt immer die gewissenhafte Befolgung einer den individuellen Verhältnissen angepaßten Diät.

Antimeristem (Kankroidin Schmidt) stellt eine sterile Auspressung des Rasens einer mit dem Schmidtschen Krebsparasiten infizierten Mukokultur dar. Es soll in Form von Injektionen zu diagnostischen Zwecken verwendet werden und in gesteigerter Dosis Krebsgeschwülste auch zur Einschmelzung und Heilung bringen. Kleinste wirksame Dosis: 0,0025 mg. *Fabrikant:* Bakteriol.-chem. Labor. Wolfgang Schmidt, Köln a. Rh.

Antimonyl-Anilintartrat siehe Stibium-Anilinum tartaricum.

Antineon, ein als Mittel gegen Gonorrhöe empfohlenes Präparat, besteht nach Angabe des Fabrikanten aus 40,0 Sarsaparillwurzel, 20,0 Burzelkraut, 10,0 Ehrenpreis, 100,0 Spiritus dilut. und 100,0 Kognak. Der Ortsgesundheitsrat in Karlsruhe sowie das Berliner Polizeipräsidium haben wiederholt vor diesem Präparat gewarnt. *Fabrikant:* Andreas Locher in Stuttgart.

Antinervin, Bromsalifebrin, Salbromalid, soll aus Salicylsäure, Bromammonium je 25 T. und Acetanilid 50 T. bestehen. In Dosen von 0,5 g wird es vier- bis fünfmal täglich als Antinervinum und Antipyretikum empfohlen, bei Rheumatismus gibt man 0,5 g pro dosi, 5 bis 6 bis 8 g pro die. *Fabrikant:* Apotheker Radlauer in Berlin.

Vorsichtig aufzubewahren.

Antineurasthin, Dr. Hartmanns Nervennahrung, besteht in der Hauptsache aus einer Mischung von trockenem Eigelb, Milchzucker und Kleber mit einem geringen Gehalt an Stärke, Dextrin und aromatischen Geschmackskorrigentien (Kochs). Behördlicherseits wurde vor dem Präparat als wirkungslos gewarnt. *Fabrikant:* Dr. med. Hartmann G. m. b. H. in Berlin W. 35.

Antinosin, Nosophen-Natrium, $C_{20}H_8Na_2I_4O_4$, ist ein amorphes, blaues, in Alkohol und Wasser lösliches Pulver, welches sich schon unter dem Einfluß der Kohlensäure der Luft in Nosophen und Natriumkarbonat umsetzt. Es wird, wie das Nosophen, in Form von Streupulver oder Lösung (0,1—0,2%), ferner zu Ausspülungen der Blase sowie in 5 prozentiger Lösung als Mund- und Gurgelwasser angewendet. *Fabrikant:* Chem. Fabrik Rhenania, Akt.-Ges., in Aachen.

Vorsichtig aufzubewahren.

Antiperiostin, als Mercurijodcantharidinat bezeichnet, wird nach DRP. 193 219 bereitet, indem neutralisierte Kantharidinsäure oder Kantharidentinktur mit einem großen Überschuß an Quecksilberchlorid und mit gepulvertem Jod in der Hitze behandelt und das Reaktionsprodukt vom freien ungebundenen Jod befreit wird. Es wird in Form von Einreibungen in der Tierheilkunde bei Überbeinen, Gallen und ähnlichen anormalen Bildungen mit Erfolg angewendet. *Fabrikant:* Dr. A. Klein in Berlin W. 62.

Antiphlogin nennt die Concordia medica (siehe diese) in Erfurt ihr Pyrazolon phenyldimethylicum.

Antiphlogistine wird eine Paste aus etwa gleichen Teilen geglühten natürlich vorkommenden Aluminium-Magnesiumsilikats und Glyzerin genannt, die mit etwas Borsäure und Salizylsäure sowie mit Ol. Menthae pip., Ol. Gaultheriae und Ol. Eucalypti versetzt ist. Die Paste erzeugt Hyperämie der Haut und soll bei rheumatischen Schwellungen sowie bei Ödemen gute Dienste leisten. *Bezugsquelle:* Kade-Denver Co. m. b. H. in Berlin-Wilmersdorf.

Antiputrol, ein Desinfektionsmittel, ist eine Kresolseifenlösung *Fabrikant:* G. Hell u. Co. in Troppau.
Vorsichtig aufzubewahren.

Antipyreticum americanum siehe Antikamnia.

Antipyreticum compositum ist ein dem Migränin in seiner Zusammensetzung entsprechendes Präparat der Firma J. D. Riedel Akt.-Ges. in Berlin. Darstellung usw. siehe unter M i - g r ä n i n.

Antipyrin siehe D. A.-B. V unter Pyrazolonphenyldimethyl.

Antipyrin, mandelsaures siehe Tussol.

Antipyrin, salicylessigsaures siehe Pyrosal.

Antipyrinum coffeino-citricum siehe Migränin.

Antipyrinum salicylicum ist identisch mit Pyrazolon. phenyldimethyl. salicyl. D. A.-B. V.

Antirheumatikum ist nach K a m m eine Verbindung(?) von 52 T. Natriumsalicylat mit 48 T. Methylenblau; Es bildet dunkelblaue, prismatische Kristalle von etwas bitterem Geschmack. Es wird in Dosen von 0,06—0,1 g, mehrmals täglich als Antirheumatikum empfohlen.

Antirheumol ist eine 20 prozentige Lösung von rohem, nach DRP. 186 111 dargestelltem Salizylsäure-Glyzerinester in Glyzerin und Alkohol. Antirheumol concentratum ist die 50 prozentige Lösung des Esters in Glyzerin. Es wird nur äußerlich als Einreibung angewendet. *Fabrikant:* Boehringer und Reuß in Stuttgart-Cannstadt.

Antiscabin, ein Mittel gegen Krätze, enthält als wirksame Bestandteile Balsam. peruvian., Sapo oleac., Glyzerin, Spiritus, Acid. boric. und β-Naphtol. Es bildet eine seifenartige, braune Flüssigkeit, die täglich ein- bis zweimal auf die von der Krätze befallenen Körperteile aufgetragen werden soll. *Fabrikant:* Stephan Ketels in Bremen.

Antisepsin, Asepsin, Para-Bromacetanilid, $C_6H_4 \cdot BrNH \cdot COCH_3$, bildet farblose zwischen 165 und 166° schmelzende, in Wasser schwer, in Alkohol und Äther leichter lösliche Kristalle. Es wird äußerlich als Antiseptikum auf nicht blutende Wunden, innerlich zu 0,02 bis 0,1 g als Antipyretikum, Sedativum und Antineuralgikum angewendet. (Vorsicht wegen Kollaps!)
Vorsichtig aufzubewahren.

Antiseptin, Zincum boro-thymolicum, ist ein Gemisch aus 85 T. Zinksulfat, 2,5 T. Thymol, 2,5 T. Zinkjodid und 10 T. Borsäure. *Fabrikant:* Apoth. Radlauer in Berlin.
Vorsichtig aufzubewahren.

Antiseptol, Cinchoninum jodosulfuricum, Cinchonin-Herapathit. Darstellung: Man versetzt eine Lösung von 25 T. Cinchoninsulfat in 2000 T. Wasser mit einer Lösung von 10 T. Jod und 10 T. Jodkalium in 1000 T. Wasser, wäscht und trocknet den entstandenen Niederschlag, ein leichtes, rotbraunes, in Wasser unlösliches, in Alkohol und Chloroform leicht lösliches, 50% Jod enthaltendes Pulver. Dasselbe wird als Ersatzmittel des Jodoforms empfohlen, innerlich ls Antiseptikum in Dosen von 0,06—0,3 g.
Vorsichtig aufzubewahren.

Antisklerosin werden Tabletten genannt, welche die Salze des Trunecek-Serums und des Blutserums enthalten sollen. Anwendung: Gegen Arteriosklerose usw. *Fabrikant:* Wilh. Natterer in München.

Antispasmin, Narceinnatrium-Natriumsalizylat, $C_{23}H_{28}NO_9 \cdot Na + 3 C_6H_4 \cdot OH \cdot COONa$. Darstellung:

Man löst 10 T. Narcein in 5,3 T. Natronlauge D.A.-B. V, fügt 9,6 T. Natriumsalizylat hinzu und dampft zur Trockne; man erhält so ein weißliches, hygroskopisches Pulver, welches etwa 50% Narcein enthält und an der Luft sich leicht zersetzt. Dasselbe wird als Antispasmodikum und Sedativum bei schmerzhaften Leiden, besonders bei Krampfzuständen, krampfhaftem Husten, Keuchhusten usw., in Dosen von 0,01—0,1—0,2 g dreimal täglich angewendet, am besten in versüßter Lösung. *Fabrikant:* E. Merck in Darmstadt.

Vorsichtig und vor Licht geschützt aufzubewahren.

Antispirochaetenserum siehe Sera.

Antistaphylokokkenserum siehe Sera.

Anti-Staupe-Serum siehe Sera.

Antistreptococcin siehe Sera.

Antistreptokokken-Serum siehe Sera.

Antisudorin soll ein Gemisch aus Salizylsäure, Borsäure, Zitronensäure, Glyzerin, verdünntem Spiritus mit einigen Ätherarten sein. Es wird als Mittel gegen Fußschweiß empfohlen.

Antitaenia, ein Bandwurmmittel, wird hergestellt aus Kürbissamen; in Tablettenform für Erwachsene und Kinder als wirksam, wohlschmeckend und ganz unschädlich empfohlen. *Fabrikant:* K. Habben, Adler-Apotheke, Mühlhausen i. Thür.

Antithermalin siehe Antiphlogistin.

Antithermin, Phenylhydrazin-Lävulinsäure, $C_6H_5 \cdot NH \cdot N \cdot C \cdot CH_3 \cdot CH_2 \cdot CH_2 \cdot COOH$, wird durch Vermischen der essigsauren Lösung von 108 T. Phenylhydrazin mit einer wässerigen Lösung von 116 T. Lävulinsäure dargestellt. Bildet farblose, harte, fast geschmacklose, bei 108° schmelzende Kristalle, welche in kaltem Wasser schwer, in heißem Alkohol leicht löslich sind. Es wird in Dosen von 0,2 g dreimal täglich als Antipyretikum sowie bei Phthisis pulmonum und Morbus Brightii angewendet.

Antithyreoidin siehe Sera.

Antitoxine siehe unter Sera.

Antitulase siehe Sera.

Antituman, chondroitinschwefelsaures Natrium, wird aus der Knorpelsubstanz gewonnen und bildet ein weißes oder schwach gelbliches, in Wasser leicht, in den gewöhnlichen organischen Lösungsmitteln unlösliches Pulver. Es gelangt in Form einer 2,5 prozentigen Lösung mit einem Zusatz von 0,25% β-Eucain in den Handel und soll zur Behandlung krebsiger (karzinomatöser) Neubildungen jeder Art Anwendung finden. *Fabrikant:* J. D. Riedel A.-G. in Berlin-Britz.

Antitussin Verweij nennt die Firma N. V e r w e i j & Co. in Tiel (Holland) einen dem Taeschnerschen Pertussin (siehe dieses) ähnlichen Thymiansirup, der gegen Keuchhusten empfohlen wird.

Als A n t i t u s s i n kommt durch die Firma Valentiner & Schwarz in Leipzig-Plagwitz auch eine Salbe in den Handel, welche besteht aus 5 T. Difluordiphenyl (siehe dieses), 85 T. Adeps Lanae anhydr. und 10 T. Vaselin.

Antityphusextrakt nach V. J e z ist ein Organpräparat, welches gegen Abdominaltyphus angewendet werden soll. Dasselbe wird aus der Milz, dem Knochenmark und dem Gehirn gegen Typhus immun gemachter Kaninchen dargestellt und bildet eine mehr oder weniger rote, helle, klare, alkalisch reagierende Flüssigkeit. Je nach der Schwere des Falles gibt man stündlich oder zweistündlich einen Eßlöffel, bis die ersten Fieberremissionen sich zeigen, alsdann dreistündlich einen Eßlöffel, bis eine vollständige Entfieberung eintritt, und hiernach noch täglich 3 Eßlöffel während einiger fieberfreier Tage. *Bezugsquelle:* Serum-Gesellschaft m. b. H. in Landsberg a. W.

Antivenin siehe Serum gegen Schlangenbiß.

Antorin, ein Mittel gegen übermäßige Schweißabsonderung, soll 10% Borsäure, 3% Weinsäure, 1% Gaultheriaöl, 2% Fruchtäther und 84% Rosenspiritus enthalten. *Fabrikant:* Apotheker Heinrich Noffke in Berlin SW.

Antyase siehe Sera.

Anusol ist j o d r e s o r c i n s u l f o n s a u r e s W i s m u t von unbekannter Formel und Darstellungsweise; die freie Säure ist jedenfalls dem Sozojodol analog. Es wird äußerlich namentlich auf die hyperämische Mastdarmschleimhaut bei Hämorrhoiden und bei Schrunden des Afters angewendet.

A n u s o l - Z ä p f c h e n : Anusol 7,5, Zinkoxyd 6,0, Perubalsam 1,5, Kakaoöl 19,0, Wachssalbe 2,5. Aus der Masse werden 12 Suppositorien geformt. *Fabrikant:* Apotheker Carl Weinreben in Frankfurt a. M. und Goedecke & Co. in Leipzig.

H ä m o r r h o i d a l z ä p f c h e n nach Form. Mag. Berolins, E r s a t z f ü r A n u s o l z ä p f c h e n. Extr. Belladonnae 0,3,

Morphin. hydrochlor., Cocain. hydrochlor. $\overline{aa}$ 0,1, Bismut. subgall. 2,0, Ol. Cacao 28,0, M. f. suppos. Nr. X. Eine andere vom holländischen Apothekenverein herausgegebene Vorschrift lautet: Bismutum oxyjodotogallatum 6,0, Resorcin 1,5, Zincum oxydat. 6,0, Balsam. peruvian. 1,5, Ol. Cacao 19,0, Ung. simpl 2,5, M. f. suppos. Nr. XII.

Anytin ist eine $33^1/_3$ prozentige wässerige Lösung von Ichthyolsulfosäure, in 1—2 prozentiger Lösung für die chirurgische Praxis empfohlen. Die Lösungen von Arzneimitteln in Anytin heißen A n y t o l e. *Fabrikant:* **Ichthyolgesellschaft Cordes, Hermann & Co. in Hamburg.**

Anytole siehe Anytin.

Apallagin ist das Quecksilbersalz des Nosophens (siehe dieses), welches als Antiseptikum empfohlen wird.
Sehr vorsichtig aufzubewahren.

Aperitol, von H a m m e r und V i e t h im Jahre 1908 als Abführmittel in den Arzneischatz eingeführt, ist Isovaleryl-Acetyl-Phenolphthalein, $C_{20}H_{12}O_4(C_5H_9O)_2 + C_{20}H_{12}O_4(C_2H_3O)_2$. Aperitol ist ein G e m i s c h glei. her Teile des Isovaleriansäureesters und des Essigsäureesters des Phenolphthaleins, ein geruch- und ges hmackloses Kristallpulver, in Wasser unlöslich. Das Aperitol soll auch bei sehr empfindlichen Personen eine schmerzlose Stuhlentleerung hervorrufen. Als beste Darreichungsform haben sich Fruchtbonbons mit je 0,2 g Aperitol erwiesen, von denen Erwachsene zwei bis vier, Kinder ein bis zwei Stück nehmen. *Fabrikant:* **J. D. Riedel A.-G. in Berlin-Britz.**

Aphloïa theaeformis. Die Blätter eines in Madagaskar gemein wachsenden Strauches, Aphloïa theaeformis, von den Eingeborenen V o a - F o t s y genannt, werden, wie F o n t o y n o n t im Jahre 1908 mitteilte, von Alters her in ihrer Heimat gegen Hämoglobinurie angewandt. Man benutzt ein Infusum (30 g trockene Blätter auf 1 l Wasser) mit oder ohne Zuckerzusatz und läßt die Kranken möglichst oft davon trinken. F o n t o y n o n t hat damit ausgezeichnete Erfolge erzielt.

Aphthisin besteht aus 9 Teilen guajakolsulfosaurem Kali und 1 Teil Petrosulfol-Ammonium (siehe dieses). Da die Substanz als solche hygroskopisch ist, so wird dieselbe nur in Form eines S i r u p s, der 6% der Substanz enthält und „Syrupus Guajacoli comp. Hell" benannt ist, und in G e l a t i n e k a p -

seln, die 0,25% der Substanz in jeder Kapsel enthalten und "Capsulae Guajacoli comp. Hell" benannt sind, in den Verkehr gebracht. Ein Teelöffel des Sirups entspricht dem Inhalt einer Kapsel. Dosis: drei- bis viermal täglich ein Teelöffel vom Sirup oder zwei- bis viermal täglich 1—2 Stück der Kapseln. *Fabrikant:* G. Hell & Co. in Troppau.

Apiolinum ist eine aus dem ungereinigten ätherischen Öle der Petersilienfrüchte durch Verseifung und Destillation gewonnene gelbliche Flüssigkeit, spez. Gew. 1,125—1,135; Spkt. 280—300°C. Es löst sich in Alkohol und wird bei menostatischen Beschwerden als Analgetikum und Antispasmodikum in Dosen zu 0,2 g angewandt, am besten in Gelatinekapseln.

Apiolum cristallisatum, P e t e r s i l i e n k a m p h e r, $C_{12}H_{14}O_4$. Lange, farblose Nadeln vom Schmelzpunkt 30° und Siedepunkt 295°. Das kristallisierte Apiol wurde bisher in der praktischen Medizin vorzugsweise innerlich als Ersatzmittel des Chinins bei Malaria und bei Dysmenorrhöe gegeben und zwar im ersteren Falle in Dosen von 0,25—1 g, im letzteren Falle von 0,2—0,3 g. Dasselbe kann auch bei Amenorrhöe mit Vorteil auf subkutanem Wege einverleibt werden, und zwar zu 0,2 g pro dosi in Olivenöl gelöst. *Bezugsquelle:* E. Merck in Darmstadt. *Vorsichtig* aufzubewahren.

Apnol ist ein von C h o l e w a empfohlenes Präparat gegen asthmatische Beschwerden, besonders Herzkranker, welches in Form von Einatmungen durch die Nase Anwendung finden soll. Es besteht aus einer haltbaren Lösung von Periplocin (siehe dieses) in Wasser unter Zusatz von Glyzerin, geringen Mengen Jodnatrium und einigen irrelevanten Zusätzen, wie Mentholspiritus, Pyridin usw. Zur Applikation des Apnols ist ein sogenannter Unionzerstäuber nötig. *Bezugsquellen:* Bad Nauheim: Löwen-Apotheke; München: Ludwigs-Apotheke; Berlin W.: Kurfürsten-Apotheke.

Apocodeinum hydrochloricum, $C_{18}H_{19}NO_2HCl$, bildet ein gelbgraues, hygroskopisches, in Wasser leicht lösliches Pulver. Es wird als Expectorans, Sedativum und Hypnotikum bei chronischer Bronchitis angewendet; es wirkt schärfer als Codein. Die sedative Dosis, subkutan und innerlich, liegt zwischen 0,02 und 0,06 g. Bei subkutaner Anwendung hat es sich als brauchbares Abführmittel bewährt. Man injiziert 2 ccm einer Lösung von 0,1 : 10,0. *Bezugsquelle:* E. Merck in Darmstadt. *Vorsichtig und vor Licht geschützt* aufzubewahren.

Apocynamarin-Neu siehe Cymarin.

Apocynum cannabinum. Die Wurzel von Apocynum cannabinum, einer in Nordamerika einheimischen Apocynacee, enthält ein dem Digitalin ähnlich wirkendes Prinzip, das eine spezifische Wirkung auf das Herz besitzt (siehe Cymarin). Zur therapeutischen Verwendung eignet sich das Fluidextrakt am besten (siehe dieses), die Droge läßt sich aber auch in Pulverform oder als Dekokt in Anwendung bringen.

Apolysin ein Monophenetidid der Zitronensäure: $C_6H_4 \cdot OC_2H_5 \cdot NH(C_6H_7O_6)$ entsteht nach D. R.-P. 87428 durch Erhitzen von Zitronensäure mit p-Phenetidin auf 100—200° und bildet ein weißes, bei 72° schmelzendes, in heißem Wasser leicht lösliches Pulver. Es wird als Antipyretikum, Antiseptikum und Analgetikum in Gaben von 0,5—1,5 g bis zu 6 g täglich angewendet. *Fabrikant:* Chem. Fabrik von Heyden, Radebeul bei Dresden.
Vorsichtig aufzubewahren.

Apomorphinbrommethylat siehe Euporphin.

Aponal, A m y l e n k a r b a m a t, der Karbaminsäureester des tertiären Amylalkohols, $NH_2 \cdot CO \cdot O \cdot C \cdot CH_3 \cdot CH_3 \cdot C_2H_5$, wird durch Einwirkung von Harnstoffchlorid auf Amylenhydrat gewonnen. Farblose, angenehm kampferartig riechende und schmeckende Kristalle, schwer löslich in Wasser, leicht in Alkohol, Benzol und Chloroform. Schmelzpunkt 83—86°. Es wird als Hypnotikum in Dosen von 1,0—2,0 g empfohlen. *Fabrikant:* Vereinigte Chininfabriken Zimmer & Co. in Frankfurt a. M.
Vorsichtig aufzubewahren.

Apyonin siehe Pyoktanin. aureum.

Aqua bromoformata wird durch längeres Schütteln und Mal zerieren von 3 g Bromoform mit 1 l Wasser dargestellt und sol an Stelle anderer Bromoformdarreichungsformen innerlich Anwendung finden.

Aqua Zeozoni ist eine 0,3 bzw. 0,5 prozentige mit Borsäure neutralisierte Lösung des Ortho-Oxyderivats des Aeskulins. Gelbbräunliche, ultraviolette Strahlen absorbierende Flüssigkeit, zur Beseitigung der Augenblendung empfohlen. *Fabrikant:* Kopp und Joseph in Berlin.

Arabellawasser ist ein ungarisches Bitterwasser; es enthält in der Hauptsache Magnesiumsulfat (im Liter in abgerundeten Zahlen 22 g), Natriumsulfat (15,4 g), Calciumsulfat (1,5 g), Magnesiumchlorid (0,8 g), Magnesiumkarbonat (1,26 g).

Arausan, ein Einreibungsmittel gegen Tuberkulose und Katarrhe der Atmungsorgane soll 20 % Kampfer, 10 % Perubalsam und 20 % Kaliseife enthalten. *Fabrikant:* Chem. pharm. Labor. in Kitzingen a. M.

Arbutin, $(C_{12}H_{16}O_7)_2 + H_2O$, der Bitterstoff aus den Bärentraubenblättern (Arctostaphylos Uva Ursi), bildet weiße, zwischen 166 und 168° schmelzende Kristalle, welche sich in 8 T. Wasser sowie in 16 T. Weingeist lösen. Arbutin wird in Dosen von 0,15 bis 0,3 g, drei- bis viermal täglich als Diuretikum bei Morbus Brightii angewendet.
Maximaldosis: 1 g pro dosi, 4 g pro die.
Vorsichtig aufzubewahren.

Arecovetrol gegen Pausenparese und ähnliche Erkrankungen der Wiederkäuermagen empfohlen, kommt in Originalschachteln mit 8 rot und grau gefärbten Kapseln in den Verkehr. Die roten Kapseln enthalten je 0,1 g Arecolinum hydrobromicum und Semen Strychni plv., die grauen an Stelle von Arecolin je 0,1 g Veratrinum sulfuricum. *Fabrikant:* Apotheker Halling in Lasdehnen.
Sehr vorsichtig aufzubewahren.

Argaldin ist ein mit abgebautem Eiweiß hergestelltes Silberpräparat, das auf Schleimhäute gebracht, Formaldehyd abspaltet. Es gelangt als Salbe und Lösung in den Handel und soll als bakterientötendes Mittel zur Behandlung der Schleimhäute des Rachens, des Halses und der Harnwege Anwendung finden. *Fabrikant:* A. Dering in Fürth in Bayern.
Vorsichtig aufzubewahren.

Argatoxyl ist eine 10 prozentige Aufschwemmung von Argentum aloxylicum (siehe da) in Olivenöl.
Sehr vorsichtig aufzubewahren.

Argemone mexicana, eine indische Papaveracee wurde von Dr. Fromme-Stellingen als Gegenmittel gegen chronischen Morphinismus empfohlen. Die Pflanze soll ein dem Morphin ähnliches, aber diesem entgegengesetzt wirkendes Alkaloid enthalten und wird innerlich gegeben.

Argentamin, Äthylendiamin-Silberphosphat, Liquor Argentamini, ist eine Lösung von 10 T. Silberphosphat und 10 T. Äthylendiamin in 100 T. Wasser; 10 T. Argentaminlösung entsprechen somit 1 T. festen Silberphosphats. Das Präparat bildet eine farblose, alkalisch reagierende Flüssigkeit, welche weder mit Kochsalz noch mit Eiweiß enthaltenden Flüssigkeiten Niederschläge gibt. Man wendet die Lösung gegen Gonorrhöe an, und zwar zu Einspritzungen in die Urethra anterior in Verdünnung 1 : 500, in die Urethra posterior 1 : 100. Argentaminalbumose, eine mit Argentamin hergestellte Silbereiweißverbindung mit 7% Silber soll in 0,25 prozentiger Lösung wie Argentamin Anwendung finden. *Fabrikant:* Chem. Fabrik auf Aktien, vorm. E. Schering in Berlin-N.

Unverträglich mit Bismutum subnitricum, Chloriden, Norokain, Pyramidon und Tannin.

Vorsichtig und vor Licht geschützt aufzubewahren.

Argentarsyl, eine Eisenkorkodylat und kolloidales Silber enthaltende Lösung, soll zur Behandlung der Malaria subkutan Anwendung finden.

Vorsichtig aufzubewahren.

Argentol, Argentum chinaseptolicum, stellt eine Verbindung des Silbers mit Oxychinolinsulfonsäure dar von der Formel $C_9H_5N \cdot OH \cdot SO_3Ag$. Es ist nach Angabe des Fabrikanten so labil, daß es, mit Wasser gekocht, direkt Silber in höchst feiner Zerteilung abspaltet, welches mittels eines Stäbchens zu glänzenden Plättchen gerieben werden kann. Da das Präparat ein ganz reizloses, ungiftiges, schwer lösliches Pulver darstellt, welches leicht verteilt und verstäubt werden kann, soll es als Ersatz für Jodoform und für Silberpräparate, welche bei ihrer Zersetzung nicht Silber, sondern Silberoxyd abscheiden, Anwendung finden. Man braucht es als Pulver bei Wunden, Granulationen, luetischen und alten Geschwüren, bei Hautkrankheiten, Ulcus molle usw., auch als Salbe mit Vaselin, Lanolin 1 : 50—100, in Mucilago-Emulsionen verrieben als Einspritzung bei Gonorrhöe 1 : 1000—3000. *Fabrikant:* Franz Fritzsche & Co. in Hamburg.

Vorsichtig und vor Licht geschützt aufzubewahren.

Argentum atoxylicum, Silberatyl, das Monosilbersalz der Para-Amidophenylarsinsäure bildet ein in Wasser unlösliches Präparat mit 23% Arsen und 33% Silber. Es gelangt bei gonorrhoischen und septischen Prozessen als Ölemulsion (1 : 10, siehe

Argatoxyl) intramuskulär zur Anwendung. *Fabrikant:* Vereinigte chemische Werke A. G. in Berlin-Charlottenburg.
*Sehr vorsichtig aufzube*wahren.

Argentum caseinicum siehe Argonin.

Argentum chinaseptolicum siehe Argentol.

Argentum citricum siehe Itrol.

Argentum eosolicum siehe eosolsaure Salze.

Argentum fluoratum siehe Tachiol.

Argentum jodatum, J o d s i l b e r, AgJ, ein gelbes, in Jodkalium- und Cyankaliumlösung lösliches, lichtempfindliches Pulver, welches bisher, wenn auch selten, bei Gastralgien und Syphilis in Dosen von 0,005 g in Form von Pillen als Alterans angewendet wurde, hat sich, besonders in frisch gefällter Form als A r g e n - t u m j o d a t u m n a s c e n s, auch als vorzügliches Mittel gegen blennorrhoische Uretritis an Stelle von Argent. nitric. bewährt. Man erhält eine etwa 3% Jodsilber enthaltende Schüttelmixtur aus Argent. nitric. 2,2 g, Kal. jodati 2,2 g, Aquae destillatae 50 ccm, Mucil. Carragheen 3 : 100 qu. s. ad 100 ccm. Will man das J o d s i l b e r i n s c h w e r e r F o r m ausscheiden, so löst man die beiden Salze gesondert in je 5 ccm Wasser, mischt beide Lösungen nach und nach miteinander und verdünnt dann mit Wasser und Carragheenschleim. In sehr feiner Verteilung erhält man es, wenn Silbernitrat und Jodsilber in je 50 ccm Wasser gelöst und die Lösungen gemischt werden. Man gießt dann 50 ccm der überstehenden Flüssigkeit klar ab und ergänzt nun mit Mucilago auf 100 ccm.
Vorsichtig und vor Licht geschützt aufzubewahren.

Argentum lacticum siehe Actol.

Argentum oxydatum, S i l b e r o x y d, Ag_2O, ein braunschwarzes, schweres Pulver, welches als Alterans, Antisepticum, Causticum bei Syphilis, Epilepsie, Dysenterie, Chorea, Cardialgia und Leucorrhoe gebraucht wird. Einzel - Dosis innerlich 0,005—0,01—0,05 g.
Vorsichtig und vor Licht geschützt aufzubewahren.

Argentum phosphoricum wurde zur Behandlung der Gonorrhöe empfohlen. Es wurde das zweifach saure Silbersalz der Orthophosphorsäure in Lösungen von $\frac{1}{4}$ bis $\frac{1}{2}‰$ injiziert.
Vorsichtig und vor Licht geschützt aufzubewahren.

Argentum silicofluoratum siehe Tachiol.

Argentum sulfophenylicum, S i l b e r o l, $C_6H_4(OH)SO_3Ag$ erhält man aus Silberkarbonat und Phenylschwefelsäure in Form weißer, prismatischer Nadeln. Das Präparat soll als Antiseptikum Anwendung finden, in der Augenheilkunde in $2^0/_{00}$iger wässriger Lösung.
Vorsichtig und vor Licht geschützt aufzubewahren.

Argoferment ist ein Silberpräparat, welches aus elektrisch hergestelltem kolloidalen Silber bestehen soll. Es gelangt in reiner Lösung mit 0,02% Silbergehalt in den Handel. *Bezugsquelle:* G. u. R. Fritz-Petzold & Süss in Wien (siehe auch Argentum colloidale).

Argonin, A r g e n t u m c a s e i n i c u m, 1895 von L i e b - r e c h t u. a. eingeführt, ist eine Casein-Alkaliverbindung des Silbers mit 10% Silber. Es bildet ein feines, weißes Pulver, welches sich leicht in warmem Wasser löst, und wird bei Gonorrhöe sowie in der Augenheilkunde in 1—3 prozentigen Lösungen als Desinficiens angewendet. *Lösungen* von gewöhnlichem Argonin, wie sie meist verabreicht werden, lassen sich sehr leicht auf folgende Weise herstellen: 3 g Argonin werden mit 20 ccm Wasser in einem Becherglase gut durchgerührt; dann gibt man 80 ccm k o c h e n - d e s Wasser unter Umrühren hinzu, wobei Lösung stattfindet. Eventuell gießt man durch Gaze oder dgl.

Identitätsreaktionen: Kocht man die wässerige Lösung (0,5 : 10) mit einigen Tropfen verdünnter Salzsäure, so erhält man einen weißen, käsigen Niederschlag. Das Filtrat vom Niederschlag ist heiß klar und trübt sich beim Erkalten. Beim Versetzen mit Natronlauge bis zur alkalischen Reaktion verschwindet die Färbung, und die klare Flüssigkeit liefert mit einigen Tropfen Kupfersulfatlösung eine violettrote Färbung.

Prüfung: Die wässerige Lösung (1 : 20) soll nicht sauer reagieren und soll beim Vermischen mit Chlornatriumlösung klar bleiben. Wird 1 g Argonin mit 10 ccm Alkohol ausgeschüttelt und darauf filtriert, so soll das Filtrat auf Zusatz von verdünnter Salzsäure nicht verändert werden. 2 g Argonin hinterlassen verascht mindestens 0,08 g Silber. (Die Silberbestimmung wird in der Weise ausgeführt, daß man die Asche in wenig verdünnter Salpetersäure löst und das Silber durch Salzsäure ausfällt). *Fabrikant:* Farbwerke Meister Lucius & Brüning in Höchst a. M.

Unverträglich mit Chloriden, Novocain, Pyramidon und Tannin.

Vorsichtig und vor Licht geschützt aufzubewahren.

Argyrol siehe Silbervitellin.

Arhéol wird ein aus dem Santelöl in Menge von 30—90 % gewonnener Alkohol der Formel $C_{15}H_{26}O$ genannt, der in Dosen von 0,2 g (in Kapseln) bei Gonorrhöe usw. Anwendung finden soll. Das Präparat, welches offenbar identisch ist mit S a n t a l o l, bringt Apotheker Astier in Paris in den Handel.

Arhovin, D i p h e n y l a m i n. t h y m i c o - b e n z o i - c u m, T h y m o l u m a e t h y l o b e n z o i c u m wird als das Additionsprodukt des Diphenylamins und der esterifizierten Thymylbenzoesäure bezeichnet. Nach Anselmino ist das Präparat lediglich ein Gemisch aus Thymol, Benzoesäureaethylester und Diphenylamin. Der Geruch ist aromatisch, der Geschmack kühlend-brennend, daher ist das Präparat nur in Kapseln einnehmbar. Es ist unlöslich in Wasser, löslich in Äther, Chloroform und Alkohol. Das Arhovin wird als inneres Antigonorrhoicum empfohlen, ist nach Neißer jedoch ohne Einfluß auf die Gonokokken. Man gibt längere Zeit hindurch mehrmals täglich eine Kapsel mit 0,25 g Arhovin. Auch äußerlich ist es mit Erfolg angewendet worden. *Fabrikant:* Chem. Fabr. Goedecke & Co. in Leipzig und Berlin.

Aristochin, D i c h i n i n k o h l e n s ä u r e e s t e r, im Jahre 1902 in die Therapie eingeführt, ist der neutrale Kohlensäureester des Chinins, $CO{<}{{O-C_{20}H_{23}N_2O}\atop{O-C_{20}H_{23}N_2O}}$. Es wird erhalten durch Einwirkung von Diphenylcarbonat auf Chinin, wobei freies Phenol und das Dichinincarbonat entsteht. Es bildet ein absolut geschmackfreies, in Wasser vollkommen unlösliches, in Chloroform und Alkohol leicht, in Äther schwer lösliches weißes Pulver vom Schmelzpunkt 189°, welches imstande ist, sowohl mit einem mit wie zwei Molekülen Salzsäure lösliche Salze zu bilden. Es enthält von allen Chininpräparaten die größte Menge Chinin (96,1 %).

Trotz des hohen Chiningehaltes erzeugt es die bekannten Störungen des Nervensystems, wie Ohrensausen, Schwindel usw. gar nicht oder nur in geringerem Maße als die Chininbase und auch nicht den sogen. Chininrausch oder Belästigungen der Verdauungs- und Harnorgane.

Das Hauptanwendungsgebiet des Aristochins ist dasjenige des Chinins, insbesondere die Therapie der Malaria; daneben aber kommt eine ausgesprochen günstige Wirkung auf den Keuchhusten, speziell auf die Intensität der Anfälle in Betracht und bei Schnupfen, Kopfschmerzen, Benommenheit und allgemeinem

Unwohlsein. Erwachsenen gibt man 0,5—1 g ein- oder mehrmals täglich, Kindern (bei Pertussis usw.) 0,2—1,5 g pro Tag. *Fabrikant:* Farbwerke vorm. Friedr. Bayer & Co. in Elberfeld und Vereinigte Chininfabriken Zimmer & Co. in Frankfurt a. M.

Aristol, A n n i d a l i n , D i t h y m o l d i j o d i d , $[C_6H_2(OJ)CH_3C_3H_7]_2$, von E i c h h o f f und L a s s a r 1890 in die Therapie eingeführt. Zur D a r s t e l l u n g von J o d t h y m o l als E r s a t z f ü r A r i s t o l gibt die spanische Pharmakopöe folgende Vorschrift: Eine Lösung aus 60 T. Jod, 80 T. Jodkalium und 160 T. Wasser wird portionsweise und langsam unter fortwährendem Rühren in eine Lösung von je 15 T. Thymol und Natronhydrat in 270 T. Wasser eingegossen. Der Niederschlag wird gut ausgewaschen und bei gewöhnlicher Temperatur getrocknet. Er soll 46% Jod enthalten. Aristol stellt ein ziegelrot gefärbtes, voluminöses Pulver von eigenartigem, schwachem Geruche, mit einem Jodgehalt von 45,8% dar, unlöslich in Wasser und Glyzerin, löslich in Alkohol, leicht löslich in Äther, Chloroform und fetten Ölen. Die Darstellung derartiger Lösungen muß u n t e r V e r m e i d u n g h ö h e r e r T e m p e r a t u r e n bewirkt werden; auch empfiehlt es sich, diese Lösungen nur in gefärbten Gläsern aufzubewahren.

Prüfung: Werden 3,5 g Aristol mit 10 ccm Wasser kurze Zeit durchgeschüttelt, so darf das Filtrat nach Zusatz von Salpetersäure durch Silbernitratlösung nur opalisierend getrübt werden. Ferner soll das gleiche Filtrat rotes Lackmuspapier nicht bläuen und mit Stärkekleister keine Jodreaktion geben. Aristol darf beim Veraschen auf dem Platinblech keinen nennenswerten Rückstand hinterlassen, was die Abwesenheit anorganischer Verbindungen beweist.

Das Aristol gelangt teils als Streupulver, teils als 5- bis 10 prozentige Salbe oder in öliger Lösung als leicht Jod abspaltendes Wundheilmittel und Antiseptikum zur Verwendung. Bei Ozaena ist das reine, unverdünnte Pulver einzublasen. Bei Hautkrankheiten empfehlen sich auch Einpinselungen mit Aristoläther oder -Traumaticin im Verhältnis 5—10 g Aristol auf 100 g Lösungsmittel.

A r i s t o l ö l ist eine sterilisierte 10 prozentige Lösung von Aristol in Sesamöl, die unbegrenzt haltbar und jederzeit gebrauchsfertig ist und in der Augenheilkunde Anwendung finden soll. *Fabrikant:* Farbwerke vorm. Friedr. Bayer & Co., in Elberfeld. *Vorsichtig und vor Licht geschützt* aufzubewahren.

Arrhénal, A r s y n a l , N a t r i u m m o n o m e t h y l a r s e n i c i c u m , methylarsensaures Natrium, Metharsinat, $OAsCH_3O_2Na_2 \cdot 6H_2O$, wird durch Einwirkung von Jodmethyl auf arsenigsaures Natrium in Gegenwart von überschüssigem Alkali erhalten. Es stellt ein gut kristallisierendes farbloses, in Wasser leicht, schwer in Alkohol lösliches Salz dar, welches alkalisch reagiert und schmeckt, nicht hygroskopisch ist, aber langsam verwittert. Schmelzpunkt 130—140°. Es wurde mit Erfolg gegeben an Stelle der anorganischen Arsensalze und Kakodylate bei Tuberkulose, Emphysem, chronischer Bronchitis, essentiellem Asthma, Grippe, Chorea, Vomitus gravidarum, Carcinoma, Syphilis, Hautkrankheiten und Malaria. Tagesdosis 0,025 bis 0,1 g. Dieses Arrhénal scheint identisch zu sein mit dem Neo-Arsycodile (siehe dieses). *Bezugsquelle:* Adrian & Cie. in Paris und E. Merck in Darmstadt.

Sehr vorsichtig aufzubewahren.

Arsacetin siehe D. A.-B. V unter Natrium acetyl. arsanilicum.

Arsa-Guajakol-Turiopin, gegen Lungenleiden empfohlen, soll Arsacetin, Kaliumsulfoguajacolat und Turiopin (ein Koniferenextrakt) enthalten (Inhalationsflüssigkeit, Sirup und Tabletten). *Fabrikant:* Dr. R. u. Dr. O. Weil in Frankfurt a. M.

Vorsichtig aufzubewahren.

Arsan, A r s e n g l i d i n, ist die dem bekannten Brom- und Jodglidina analoge Arsenverbindung. Graugelbes in Wasser unlösliches, in Natronlauge mit gelblicher Farbe lösliches Pulver, mit einem Arsengehalt von 3,8—4,4%, wird in Form von Tabletten (à 0,002 g Arsen) an Stelle der arsenigen Säure empfohlen. Dosis für Erwachsene: 2—3 mal täglich 2 Tabletten, für Kinder: täglich ½—2 Tabletten. *Fabrikant:* Chem. Fabrik Dr. Klopfer in Dresden-Leubnitz.

Sehr vorsichtig aufzubewahren.

Arsanämin wird ein flüssiges Arsen-Eisen-Pepsinsaccharat (mit 0,0076% Arsen) genannt. *Fabrikant:* J. Paul Liebe G. m. b. H. in Dresden.

Vorsichtig aufzubewahren.

Arsenanilintartrat wird durch Einwirkung von Anilin und arsenige Säure auf eine wässrige Weinsäurelösung erhalten. Grünlich-gelbe bis rosa, selten weiß gefärbte, wasserfreie Kristalle, die sich leicht in Wasser, weniger leicht in Alkohol lösen.

Sehr vorsichtig aufzubewahren.

Arsen-Blutan siehe Blutan.

Arseneisenheilwasser siehe Mineralheilwässer.

Arsenferratin siehe Ferratin.

Arsenferratose, Sirupus Ferratini arseniati, ist ein wohlschmeckendes Präparat mit 0,3% Fe und 0,003% As. Es besteht aus 12,5 g Arsenferratin (siehe Ferratin), 18 g Weingeist, 50 g Glyzerin, 1,25 g Angosturaessenz und 168,25 g Wasser. Das Präparat wird als leicht assimilierbares Arseneisenmittel empfohlen. *Fabrikant:* C. F. Boehringer & Söhne in Waldhof b. Mannheim. *Vorsichtig* aufzubewahren.

Arsen-Hämatose ist ein Arsen-Eisen-Phosphor-Chinawein mit 0,04% Eisen (in Form eines glyzerinphosphorsauren Salzes) und 0,0026% Arsen. *Fabrikant:* Apotheker R. Paul in Graz. *Vorsichtig* aufzubewahren.

Arsenik-Salicyl-Cannabis-Pflastermull nach Unna besteht aus Acidum arsenicosum, Extractum Cannabis āā 5 g, Acidum salicylicum 20 g auf 1 m. Unna empfiehlt ihn bei Carcinom sowie bei krebsverdächtigen Stellen; unterstützt wird die Behandlung durch Einstreuung von Resorcin und Benzoesäure.

Arsenlecin ist ein Lecin (siehe dieses), welches in einem Teelöffel die einem Tropfen Fowlerscher Lösung entsprechende Menge Arsen enthält. *Vorsichtig* aufzubewahren.

Arsenmetaferrin siehe Metaferrin.

Arsenmetaferrose siehe Metaferrin.

Arsenocerebrin, eine Kombination von Extractum Cerebri und Natrium cacodylicum, kommt als wässerige Lösung in sterilisierten Ampullen in den Handel und soll als Mittel gegen Epilepsie Anwendung finden. Dosis: 3—6 mal wöchentlich je ein bis zwei Ampullen eingespritzt. *Vorsichtig* aufzubewahren.

Arsenogen nennt E. Salkowski ein aus Paranukleinsäure nach D. R. P. 192473 dargestelltes gelbes Pulver, welches etwa 16,4% Eisen, 2% Phosphor und 14% Arsen in chemischer, wenn auch lockerer Verbindung mit Paranukleinsäure enthält. Das Präparat soll entsprechend der Wirkung seiner Komponenten therapeutische Anwendung finden. *Fabrikant:* Knoll & Cie. in Ludwigshafen a. Rh.
Sehr vorsichtig aufzubewahren.

Arsenphenylglycin, Spirarsyl $(NaOOC \cdot CH_3 \cdot NH \cdot C_6H_4)_2$ As_2, bildet ein hellgelbes in Wasser leicht lösliches Pulver, das wegen seiner leichten Zersetzlichkeit unter Luftabschluß (im zugeschmolzenen Glasröhrchen) aufbewahrt werden muß. Es soll an Stelle von Atoxyl gegen Schlafkrankheit Anwendung finden. *Fabrikant:* Farbwerke Meister Lucius und Brüning in Höchst a. M.
Sehr vorsichtig aufzubewahren.

Arsentriferrin ist eine Mischung von Arsenogen (siehe da) und Triferrin (siehe da). Orangefarbenes, in verdünnten Alkalien lösliches Pulver mit 16% Eisen, 0,1% Arsen und 2,5% Phosphor. Es wird in Form von Tabletten (à 0,3) als allgemeines Tonikum empfohlen. Dosis: 3 mal täglich eine Tablette. *Fabrikant:* Gehe & Co. in Dresden und Knoll & Co. in Ludwigshafen a. Rh.
Vorsichtig aufzubewahren.

Arsentriferrol ist eine schwach alkalische, aromatisierte, alkoholhaltige 1,5 prozentige Lösung des Arsentriferrins und wird wie dieses verwendet. Dosis: 3 mal täglich einen Eßlöffel voll. *Fabrikant:* Gehe & Co. in Dresden und Knoll & Co. in Ludwigshafen a. Rh.
Vorsichtig aufzubewahren.

Arsitriol siehe Calcium glycerino-arsenicicum.

Arsoferrin enthält 10% Glyzerinphosphorsäure und 0,5% arsenige Säure und kommt in mit Extr. Gentianae siccum bereiteten Tabletten (Arsoferrin-Tektolettes) à 0,02 g Eisenoxyd und 0,00058 g arseniger Säure in den Handel. Es wird als sicher wirkendes und leicht verträgliches Mittel bei Anämie, Chlorose und Schwächezuständen empfohlen. Dosis: Täglich 3 allmählich steigend bis 12 Tabletten.
Vorsichtig aufzubewahren.

Arsoferrin-Pastillen Barber sollen pro dosi enthalten: Arsoferrin 0,1, Extr. Gentianae 0,05. Sie sind mit Kakao überzogen. *Fabrikant:* Apotheke zum heiligen Geist in Wien.
Vorsichtig aufzubewahren.

Arsojodin werden Pillen genannt, die pro dosi 0,12 g Jodnatrium und 0,001 g arsenige Säure enthalten sollen. *Fabrikant:* Stadt-Apotheke in Schärding i. Österreich.
Vorsichtig aufzubewahren.

Arsotropin werden Tabletten genannt, welche Jodarsen und Belladonnaextrakt enthalten und bei Nervenschmerzen und epileptischen Zuständen Anwendung finden sollen. *Fabrikant:* G. Hell & Co. in Troppau.

Vorsichtig aufzubewahren.

Arsycodile, ein Sammelname für Kakodylpräparate, welche bei Neurasthenie, Hautkrankheiten, Malaria und Diabetes Anwendung finden sollen. Dieselben werden in folgender Form abgegeben: a) Glastuben, enthaltend 0,05 g kakodylsaures Natrium in flüssigem und sterilem Zustande für Subkutaninjektion und zur Anwendung per rectum. b) Pillen mit einem Gehalt von 0,025 g chemisch reinem kakodylsaurem Natron. c) E i s e n h a l t i g e s A r s y c o d i l e, als Spezifikum gegen Anämie und Chlorose empfohlen, besteht aus Pillen mit einem Gehalt von 0,025 g kakodylsaurem Eisen. *Fabrikant:* Dr. E. Bloch in Basel und St. Ludwig i. Els.

Vorsichtig aufzubewahren.

Arsylin ist eine Arsen-Phosphor-Eiweißverbindung (gewissermaßen Arsen-Protylin) mit 0,1 p. c. Arsen und 2,6 p. c. Phosphor. Es ist ein gelblichweißes, geruchloses, in Wasser unlösliches Pulver von schwach saurem Geschmack, dessen Verdauung bezw. Resorption erst im Darm erfolgt. Es wird als Roborans in Dosen von 3 bis 4 mal täglich 1 g (= 0,001 g Arsen) empfohlen. *Fabrikant:* Hoffmann-La Roche & Cie. in Grenzach (Baden) und Basel.

Vorsichtig aufzubewahren.

Arsynal siehe Arrhénal.

Artemidol werden Tabletten genannt, welche ein Extrakt aus Artemisia Abrotanum enthalten und bei Erkrankungen der Atmungsorgane Anwendung finden sollen. *Fabrikant:* D. H. Müller in Berlin C. 19.

Artemisin, O x y s a n t o n i n, $C_{15}H_{18}O_4$, ein in den Samen von Artemisia maritima enthaltener Körper, bildet weiße, in heißem Wasser, Chloroform und heißem Alkohol lösliche Kristalle, die bei 203° schmelzen. Es wird in Verbindung mit Eisenoxalat und Quassin als appetiterzeugendes Mittel empfohlen. In Frankreich wird eine Eisenoxalat-Quassin-Artemisin-Kombination, in nachfolgender Weise zubereitet, als Spezialität unter dem Namen „D r a g é e s d e F e r B r i s s" verkauft: Artemisini 0,0001, Quassini cristallisati 0,0001, Ferri oxalic. oxydulati 0,1. Misce ope Mucilag. g. arab. ut fiat pilula. Obduce saccharo. Dentur tales pilulae Nr. 100. S.: Zweimal täglich vor den Hauptmahlzeiten je 2 Pillen zu nehmen.

Arterenol ist Aminoäthanolbrenzkatechin. Durch Reduktion des Aminoacetobrenzkatechins, $(OH)_2 \cdot C_6H_3 \cdot CO \cdot CH_2 \cdot NH_2$, erhält man das Aminoäthanolbrenzkatechin, $(OH)_2 \cdot C_6H_3 \cdot CHOH \cdot CH_2 \cdot NH_2$, dessen salzsaures Salz kristallinisch, äußerst luftbeständig und in Wasser sehr leicht löslich ist und der Einfachheit halber als **Arterenol-Chlorhydrat** bezeichnet wird.

Die **Wirkung** des Arterenols ist völlig analog derjenigen der aus Organen gewonnenen Nebennierenpräparate, doch besitzt es den Vorzug, mindestens zwei- bis dreimal weniger giftig zu sein. Es wird in der gleichen Konzentration angewendet wie Suprarenin. Das Arterenol-Chlorhydrat kommt in Lösungen 1 : 1000 und in fester Substanz in den Handel. Bei Selbstbereitung von **Arterenollösungen** sind 1,215 Arterenol. hydrochloric. in 1 l Wasser zu lösen, entsprechend einer Lösung von 1 g Arterenolbase in 1000 ccm Wasser. *Fabrikant:* Farbwerke vorm. Meister Lucius & Brüning in Höchst a. M.

Unverträglich mit Alkalien und Eisenchlorid.

Vorsichtig und vor Licht geschützt aufzubewahren.

Arteriose ist ein alkoholfreier Eisen-Mangan-Albuminat-Liquor, der 4% Eisen und 1% Mangan enthält und sowohl mit Brom als **Brom-Arteriose**, als auch mit Jod als **Jod-Arteriose** in den Handel kommt. *Fabrikant:* Sicco, A.-G. in Berlin W. 35.

Arthigon, ein Immunserum zur Behandlung der Gonorrhoe wird durch Emulgierung schon abgetöteter Gonokokken gewonnen. Wasserhelle Flüssigkeit mit einem Gehalt von 0,4% Trikresol als Konservierungsmittel, die vor dem Gebrauch kräftig umgeschüttelt werden muß. *Fabrikant:* Chem. Fabrik auf Aktien vorm. E. Schering in Berlin.

Arthriticin wird das Nitril des Äthylkresols der Amidoessigsäure und des Diäthylenimins genannt. Es soll gegen Gicht usw. Anwendung finden. *Fabrikant:* Chem. Fabrik Falkenberg in Grünau b. Berlin.

Asaprol, Abrastol, β-Naphthol-α-Monosulfosaures Calcium, $Ca(C_{10}H_6OHSO_3)_2 + 3H_2O$. Zur Darstellung werden 10 T. β-Naphthol mit 8 T. konzentrierter Schwefelsäure erwärmt, bis sich die Masse klar in Wasser löst. Die Lösung wird mit Calciumkarbonat gesättigt und das Filtrat zur Trockne gedampft. Ein weißes oder schwachrötliches, neutrales, geruchloses Pulver, leicht löslich in Wasser und in Alkohol. Ferrichlorid färbt die wässerige Lösung blau. Asaprol wirkt als Antiseptikum, Antipyretikum und Antirheumatikum und wird in Dosen zu 0,5—1,0 g mehrmals täglich gegeben. *Fabrikant:* Fabrik chem. Produkte zu Thann und Mülhausen im Elsaß.

Maximaldosis 1,0 g pro dosi, 4,0 g pro die.

Asbradon und Bradon sind versüßte und durch Vanille aromatisierte Nervina- und Antispasmodika. Das B r a d o n enthält als wirksame Bestandteile Extract. fluid. Valerianae, Artemisiae, Aurantii, Melissae und Adonidis neben Bromsalzen. Ein Eßlöffel davon (= 15 g) enthält 3 g Bromsalz, je 3 g der erstgenannten Fluidextrakte und die wirksamen Bestandteile von 0,1 g Adonis vernalis. — A s b r a d o n ist ein Bradon, welches in 15 g noch 0,0005 g Acid. arsenicos. enthält. Beide Präparate werden als Nerventonika tee- oder eßlöffelweise, am besten in Wasser oder Tee, gegeben. *Fabrikant:* Dr. Lutzsche Apotheke in Göppingen, Inh. Apotheker Eugen Krauss.

Aseptinsäure, B o r k r e s o l w a s s e r s t o f f s u p e r o x y d. Eine Lösung von 3 T. Salicylsäure (neuerdings Kresotinsäure) und 5 T. Borsäure in 1000 T. Wasserstoffsuperoxyd von etwa 1,5% H_2O_2-Gehalt. Eine farblose Flüssigkeit. Wird als Antiseptikum und Blutstillungsmittel angewendet.

Aseptol. Als Aseptol bezeichnete man bisher eine etwa 33½%ige wäßrige Lösung von Orthophenolsulfonsäure (Sozolsäure). Dieselbe wird verdünnt als Desinficiens angewendet.

Vorsichtig und vor Licht geschützt aufzubewahren.

Unter dem Namen Aseptol gelangt noch ein weiteres Präparat in den Handel, das aus 0,25—10,00 Gew.-T. oxychinolinschwefelsauren Kali und 0,5—10,0 Gew.-T. Seife auf 1000 Gew.-T. Wasser besteht; es kann auch zugesetzt werden: 1—50 T. aromatischer Substanzen, hierunter 0,5—3,25 T. Terpineol, oder auch 10—200 T. Glyzerin, oder auch 10—200 T. Spiritus. Das Präparat steht unter norwegischem Patentschutz. *Fabrikant:* „Sanct Eriks Tecniska Fabrik", Harald Gustavson in Stockholm.

Aseptolin, P i l o c a r p i n p h e n o l, P i l o c a r p i n u m p h e n y l i c u m, $C_{11}H_{16}N_2O_2 OH \cdot C_6H_5$, eine ölige, in Alkohol und Wasser lösliche Flüssigkeit, die in 0,02 prozentiger wäßriger Lösung, der 2,75% Karbolsäure zugesetzt werden, gegen Malaria und Tuberkulose empfohlen worden ist. Von dieser Lösung

werden täglich einmal 4 ccm injiziert, allmählich um 0,5 ccm steigend bis 8 ccm pro Tag.
Vorsichtig aufzubewahren.

Asferrin siehe Asferryl.

Asferryl, Asferrin, ein organisches Arseneisenpräparat und zwar das saure Eisensalz einer komplexen Arsenweinsäure mit rund 10% Wasser, 23% Arsen und 18% Eisen (Zernik), stellt ein graugelbliches Pulver dar, das in Tabletten (à 0,04 Asferryl) bei Anämie, Chlorose usw. empfohlen wird. Dosis: Täglich 1—2 Tabletten. *Fabrikant:* Dr. Carl Sorger in Frankfurt a. M.
Sehr vorsichtig und vor Licht geschützt aufzubewahren.

Asiphyl, das Quecksilbersalz der Para-Amidophenylarsinsäure, also ein Quecksilberatoxyl, soll die Wirkung seiner Komponenten vereinigen und als Antiluetikum Anwendung finden. Es wird ihm die Formel $(C_6H_7O_3As)_2$ zugesprochen. Asiphyl bildet ein weißes Salz, das an der Luft leicht grau wird; in Wasser ist es wenig löslich, dagegen läßt es sich in Glyzerin und in Paraffinöl sehr leicht suspendieren.
Sehr vorsichtig aufzubewahren.

Asklerosin-Tabletten enthalten pro dosi Sal. physiologic. 1,25 g und Natrium citricum 0,25 g und werden als Mittel gegen Arteriosklerose empfohlen. Dosis: 2—3 mal täglich 1—2 Tabletten. Jod-Asklerosin-Tabletten enthalten außer den angegebenen Bestandteilen noch 0,01 g Natriumjodid. Das zur Darstellung der Tabletten verwendete physiologische Salz soll aus einer Mischung von Natriumchlorid, Natriumsulfat, Natriumkarbonat, Magnesiumphosphat, Natriumphosphat und Calciumglyzerophosphat bestehen. *Fabrikant:* E. Eckert, Spitalapotheke zum heiligen Geist in Nürnberg.

Asklerosol-Tabletten, bei Arteriosklerose und deren Folgezuständen empfohlen, sollen die Salze des Kissinger Rakoczybrunnen und des Truneckschen Serums neben Sajodin bzw. Jodglidin enthalten. *Fabrikant:* Apotheker Dr. Kraft in Kissingen.

Asparamid siehe Asparagin.

Asphalintee siehe Species antidiabeticae Kolluck.

Aspirin siehe D. A.-B. V unter Acidum acetylosalicylicum.

Aspirin „löslich" ist das Calciumsalz des Aspirins, $(C_6H_4 \cdot O \cdot COCH_3 \cdot COO)_2Ca$, und bildet ein weißes, in Wasser 1: 4 mit neutraler bis schwachsaurer Reaktion lösliches Pulver. Die wässerige Lösung ist nahezu geschmacklos, spaltet aber bei längerer Aufbewahrung kleine Mengen Essigsäure ab und ist daher stets frisch zu bereiten. Aspirin „löslich" wird wie Aspirin verwendet. *Fabrikant:* Farbenfabriken vorm. Friedr. Bayer & Co. in Elberfeld.

Aspirophen, nach Angabe der darstellenden Fabrik a c e t y l - s a l i c y l s a u r e s P h e n o k o l l vom Schmp. 200°, ist überhaupt keine einheitliche chemische Verbindung, sondern ein Gemisch aus molekularen Mengen freier Salizylsäure (37%) und Monacetylphenokoll (63%) (Zernik). *Fabrikant:* Chem. Fabrik Falkenberg in Falkenberg-Grünau b. Berlin.

Vorsichtig aufzubewahren.

Monacetylphenokoll, $C_6H_4\!\!<\!\!{{OC_2H_5}\atop{NH \cdot COCH_2NH \cdot COCH_3}}$, kristallisiert in feinen Nadeln vom Schmp. 205°. Empfohlen bei Rheumatismus, Ischias, Influenza, Neuralgie, Gicht zu 1 g 2 bis 5 mal täglich, bei Migräne 1—2 mal 1 g, Kindern 0,5 g (Zernik).

Asquirrol ist ein 56% Hg enthaltendes wasserlösliches Quecksilberpräparat, welches zu Injektionen Verwendung finden soll. *Fabrikant:* Poulenc Frères in Paris. In Deutschland ist Asquirrol von der Firma Theodor Traulsen in Hamburg zu beziehen.

Vorsichtig aufzubewahren.

Assanol siehe Pilocarpinum compositum.

Assmanogen-Tabletten nach M i ß m a h l enthalten die Eindampfrückstände der Assmannshäuser Thermen in Verbindung mit einer ihnen durch Zusatz von Radiumsalzen mitgeteilten Radioaktivität von 75 Maché-Einheiten pro Tablette und sollen als Gichtmittel Anwendung finden. *Fabrikant:* Kurverwaltung Bad Assmannshausen a. Rh. und die Allg. Radium A.-G. in Amsterdam.

Asterol, H y d r a r g y r u m p a r a s u l f o p h e n y l i c u m c u m a m o n i o t a r t a r i c o, p - S u l f o p h e n o l q u e c k - s i l b e r a m m o n i u m t a r t r a t, wird nach D. R. P. Nr. 104 904 dargestellt durch Auflösen von gelbem Quecksilberoxyd in der molekularen Menge einer $33\tfrac{1}{3}$ prozentigen Paraphenolsulfosäure. Hierauf gibt man der Lösung auf 4,32 T. HgO

13,44 krist. Weinsäure zu und neutralisiert mit 20 prozentiger Ammoniaklösung. Diese Lösung des Doppelsalzes wird zur Trockene verdampft. Das Asterol ist ein weißes Pulver mit schwach gelblichem Stiche und in Wasser, besonders beim Erwärmen, bis zu 2% löslich. Höhere, d. h. 6—8 prozentige Lösungen lassen sich durch Zusatz von Borax herstellen.

Asterol hat sich als Antiseptikum in 5 prozentiger Lösung einer 1 prozentigen Sublimatlösung gegenüber als gleichwertig erwiesen und vor letzterer den Vorzug, daß es Instrumente nicht angreift und Eiweißlösungen nicht fällt. Klinisch erprobt wurde Asterol bei Ekzemen, miliaren Abszendierungen an der Haut, Panaritien, tiefgehenden Eiterungen usw. Zu Waschungen benutzt man 2—7 prozentige Lösungen, zur Desinfektion von Instrumenten 4 prozentige. *Fabrikant:* F. Hoffmann-La Roche & Co. in Basel.

Vorsichtig aufzubewahren.

Asthma-Spezialitäten. Neumeiers Asthmapulver enthält nach Angabe des Fabrikanten Stramonium, Lobelia, Herb. und Rad. Brachycladus, Jodkalium, Natrium nitrosum, Saccharum, Kali nitr., und wird hergestellt von Apotheker Neumeier, Frankfurt a. M.

Reichenhaller Asthmapulver von Apotheker Alb. Schmid, J. Macks Nachfolger in Augsburg, besteht nach Angabe des Fabrikanten aus Grindelia robusta, Eucalyptus, Strammon. recens, Kalium nitric. und Benzoe mit Ausschluß von Narcoticis. Wird auch gegen Keuchhusten empfohlen.

Asthmakarbon besteht angeblich aus dem gepulverten, in 5 g schwere Tabletten gepreßten Kraut und Wurzeln einer in ihrer Heimat gegen Asthma und Bergkrankheit vielfach benutzten strauchartigen Pflanze, Punaria Ascochingae, die nach Gilg identisch ist mit der längstbekannten Brachycladus Stuckerti Spegazz. Die Tabletten sind auf einer zylindrisch geformten, feinporösen Holzkohle befestigt. Bei Beginn des Asthmaanfalles wird die Kohle zum Glühen gebracht. Sobald sich die Tablette entzündet hat und weißliche Dämpfe ausstößt, atmet der Kranke die Dämpfe aus einiger Entfernung ein.

Asthmapulver von Dr. Elswirth, Astmol, gegen Asthma empfohlen, besteht nach Angabe des Fabrikanten aus Fol. Stramonii 40,0, Herb. Grindeliae robust. 10,0, Bolet. laricis 10,0, Menthol 3,0, Kal. nitric., Natr. nitric. je 20,0. Man entzündet ein wenig des Pulvers und atmet den Rauch ein. *Bezugsquelle:* D. Szamatólski in Frankfurt a. M.

Asthmapulver nach Martindale: Kal. nitric., Herb. Lobeliae, Fol. Strammonii, Theae nigr. āā 240. Man löst das Kaliumnitrat in 240 T. kochenden Wassers, fügt dann die übrigen Ingredienzen in Pulverform hinzu, vermischt das Ganze, trocknet und setzt 1 T. Ol. Anisi hinzu, oder man mischt die Pulver direkt und verwendet statt Ol. Anisi Fruct. Anisi und Fruct. Foeniculi pulv. āā 30.

Asthmapulver nach Clery: Opium pulv. 3,0, Fol. Stramon. pulv., Fol. Belladonn. pulv. āā 45,0 mischt man mit einer Lösung von Kal. nitric. 7,0 in Aqu. dest. 20,0. Nach dem Trocknen wird diese Masse nochmals pulverisiert.

Harald Hayes' Asthmamittel: Der Patient erhält sieben verschiedene mit Nummern bezeichnete Arzneien für ein recht ansehnliches Honorar. Nach Dr. Schweissinger-Dresden sind dieselben etwa zusammengesetzt: 1 T. 1. Q. vor der Mahlzeit zu nehmen. Jodkaliummixtur mit Pomeranzentinktur und Birnenäther aromatisiert. — 2. T. 2. Q. nach der Mahlzeit zu nehmen. Eisentropfen. Lösung von Kaliumeisentartrat (Ferri et potassii tartras U. St. Ph.) mit wenig Bitterstoff. — 3. 769 A. C. Mixtur aus Jodkal., Jodnatr. und Jodammon, schwach rosa gefärbt. — 4. Nr. 808. Kleine Kapseln mit Cinchonin. — 5. Nr. 781. Hustenmixtur (Coughemulsion). Syrupdicke Terpentinölemulsion mit Ol. Menth. pip. — 6. Nr. 739. Nach Angabe des Prospektes French Thapsiapflaster. — 7. Nr. 763. Kleine überzuckerte Abführpillen.

Asthmamittel von Dr. Daams ist eine Lösung von Jodkalium in aromatischem Wein.

Himrods Asthma-Cure. Englische Vorschrift nach Lorenzen (Pharm. Ztg.). Kal. nitric., Fol. Lobeliae āā 100, Fol. Stramon. 200, Aq. dest. 100.

Asthmapulver von Boom ist ein Gemisch von Stramoniumblättern und Salpeter.

Schiffmanns Asthmapulver soll bestehen aus 34,9% Kaliumnitrat, 51,1% Fol. Daturae arboreae und 14% Rad. Symplocarpi foetidi. Über die Stammpflanzen der beiden letzten Bestandteile schrieb im Jahre 1897 Dr. Potonie: „Symplocarpus foetidus ist eine Arazee, die im Amurlande, in Japan und im atlantischen Amerika vorkommt. Über die medizinische Verwendung der Pflanze vergleiche man Rosenthals

Synopsis plantarum diaphoricarum (Ferdinand Enke. Erlangen 1862) S. 144. Datura arborea gehört zu einer ganz anderen Sektion wie Datura Stramonium; die erstgenannte Art ist ein Baum aus Chile und Peru, die zweitgenannte das bekannte, auch in unserer Flora verbreitete Kraut."

Dr. Aufrecht (Pharm. Ztg. 1897, Nr. 38) schrieb: „Das Präparat besitzt etwa folgende Zusammensetzung: Kal. nitric. 25%, Fol. Stramon. plv. 70%, Fol. Belladonn. (?) plv. 5%. Andere vegetabilische Bestandteile konnten in dem Pulver nicht ermittelt werden. Die Blätter von Datura arborea und die von Symplocarpus foetid. habe ich für Vergleichszwecke durch den Drogenhandel nicht beschaffen können."

Asthmazigaretten von Grimault & Co. in Paris enthalten nach einem Gutachten der Hamburger Sanitätsbehörden im wesentlichen Folia Belladonnae (nicht Fol. Stramonii). Es wird deshalb vor der Abgabe derselben im Handverkauf gewarnt.

Asthmatabletten von Apotheker Fr. Helbing in Sachsenhausen bestehen aus Folia Stramonii und einer Salpeterpapierhülle.

Asthmawasser von H. Burmeister in Lübeck ist eine trübe, schwach gelbliche Flüssigkeit mit starkem weißem, kristallinischem Bodensatz. Dieser bestand aus technischem Kochsalz. Seine Menge betrug zusammen mit dem in Lösung gegangenen Teil ca. 30%. Die Flüssigkeit bestand aus schwach gefärbtem Alkohol von 40 Volumprozenten (Aschoff).

Tuckers Asthmamittel. Nach Bertram enthält Tuckers Asthmamittel in einer wässerigen, mit etwas Glyzerin versetzten Flüssigkeit Atropinsulfat (1:100) und Natriumnitrit (4:100), zu denen ein Pflanzenextrakt (0,52%) tritt, dessen nähere Bestimmung nicht gelang, welches aber dem Mittel nur zugesetzt zu sein scheint, um die obigen wesentlichen Bestandteile desselben zu verdecken.

Da das Originalpräparat in der Hand von Laien nicht ungefährlich und dabei sehr teuer ist, schlägt Bertram vor, zu verschreiben:

Atropini sulfur.	0,15
Natrii nitrosi	0,6
Glycerini	2,0
Aqu. destill. ad	15,0

M. D. in vitro fusco. S. In dem Tuckerschen Apparate 3 Minuten lang zu zerstäuben und einzuatmen. (Siehe auch unter Atropinum nitrosum.)

Der Inhalationsapparat wird von der Firma Borroughs, Wellcome & Cie in London für 6 M. verkauft.

Asthmatol ist ein alkoholfreies Fluidextrakt, welches die wirksamen Alkaloide (0,5%) von Erythroxylon Coca und verschiedenen Solaneen (Belladonna, Datura usw.) enthält. Es wird bei Asthmaanfällen mit Hilfe eines besonderen Zerstäubers in die Nase eingestäubt. *Fabrikant:* Dr. Karl Aschoff in Bad Kreuznach.

Asthmolysin, eine wässerige Lösung von Nebennieren- und Hypophysenextrakt in Ampullen wird zur subkutanen Verwendung bei Asthma empfohlen. Jede Ampulle enthält 0,0008 g Nebennierenextrakt und 0,04 g Hypophysenextrakt. *Fabrikant:* Dr. Kades, Oranienapotheke in Berlin.

Astra, ein Kindernährmittel mit 12,7% Eiweißgehalt, wird als Ersatz der Kuhmilch für Säuglinge empfohlen. *Fabrikant:* Gesellsch. f. diätet. Präparate in Zürich.

Astrolin, Pyrazolonum phenyldimethylicum methylaethylglycolicum, methyläthylglykolsaures Antipyrin, im Jahre 1909 eingeführt, wird durch Vereinigung molekularer Mengen von Methyläthylglykolsäure und Phenyldimethylpyrozalon gewonnen. Farbloses, nicht hykroskopisches, in Wasser und den meisten organischen Lösungsmitteln leicht lösliches Kristallpulver von schwachem Geruch und angenehm säuerlichem, daneben etwas bitterem Geschmack. Schmelzpunkt 64—65,5°. Es wird an Stelle von Migränin in Dosen von 0,5—1,0 g empfohlen. *Fabrikant:* J. D. Riedel A.-G. in Berlin-Britz.

Asurol, Natrium-Mercuri-amido-oxyisobutyrosalizylat, ist das Doppelsalz des Merkurisalizylats und des amido-oxyisobuttersauren Natriums mit einem Gehalt von 40,3% Hg. Es ist in Wasser leicht löslich und wird in 5 prozentiger Lösung mit einem Zusatz von Alypin oder Novokain zur subkutanen oder intramuskulären Injektion bei Syphilis empfohlen. *Fabrikant:* Farbenfabriken vorm. Friedr. Bayer & Co. in Elberfeld.

Sehr vorsichtig und vor Licht geschützt aufzubewahren.

Asyph werden Kakaobutterstäbchen mit Quecksilber (0,02 und 0,05 g pro dosi) genannt, welche an Stelle der Quecksilberschmierkuren durch einfache Einführung in die Balanopräputialfalte verwandt werden sollen. *Fabrikant:* Apotheker Cornelius in Straßburg i. E.

Athensa ist alkoholfreie Athenstädtsche Eisentinktur; siehe Tinct. Ferri composita.

Athenstaedts Eisentinktur siehe Tinctura Ferri composita.

Atophan, 2-P h e n y l - c h i n o l i n - 4 - k a r b o n s ä u r e $C_{16}H_{11}NO_2$, im Jahre 1911 eingeführt, wird durch Kondensation von Anilin, Benzaldehyd und Brenztraubensäure oder Isatin und Azetophenon gewonnen. Gelbliches bitterschmeckendes Pulver, unlöslich in Wasser, leichter in Alkohol, Äther und Alkalien. Schmelzpunkt 208—209°.

Identitätsreaktionen: Atophan wird von konzentrierter Schwefelsäure und von Salzsäure mit gelber Farbe gelöst. Die salzsaure Lösung gibt mit Bromwasser einen orangegelben Niederschlag. Die alkoholische Lösung des Mittels färbt sich auf Zusatz eines Tropfens Eisenchloridlösung braunrot.

Atophan wird als harnsäureausscheidendes Mittel von W e i n t r a u d zur Behandlung der Gicht, sowohl bei akuten Anfällen als auch außerhalb der eigentlichen Gichtanfälle empfohlen. Dosis 4 mal täglich 0,5 g bis 3 mal täglich 1,0 g in Pulver, Tabletten oder Dragées.

Vor Licht geschützt aufzubewahren.

Neben dem Atophan gelangen noch drei Derivate desselben das I s o t o p h a n , P a r a t o p h a n und N o v a t o p h a n in den Verkehr, die vor dem Atophan den Vorzug der Geschmacklosigkeit besitzen, in therapeutischer Hinsicht aber demselben als völlig gleichwertig zu erachten sind.

I s o t o p h a n , O r t h o - M e t h o x y - A t o p h a n , wird durch Kondensation von o-Anisidin, Benzaldehyd und Brenztraubensäure gewonnen. Zitronengelbes Pulver, unlöslich in Wasser, leicht in Alkohol und Alkalien. Schmelzpunkt 216°. Dosis: 4—6 mal täglich 0,5 g.

P a r a t o p h a n , 6 - M e t h y l - A t o p h a n , durch Kondensation von p-Toluidin, Benzaldehyd und Brenztraubensäure gewonnen, bildet ein gelbliches Kristallpulver mit den Lösungseigenschaften des Isotophans. Schmelzpunkt 204—205°. Dosis: wie bei Isotophan.

N o v a t o p h a n , M e t h y l a t o p h a n - ä t h y l e s t e r , durch Veresterung des Paratophans mit Äthylalkohol erhalten,

bildet ein gelblich weißes, in Wasser und Alkalien unlösliches, in den gewöhnlichen organischen Lösungsmitteln dagegen leicht lösliches Pulver. Schmelzpunkt 75—76°. Dosis: 4—8 mal täglich 0,5 g in Pulver, Pillen oder Tabletten.
Fabrikant: Chem. Fabrik auf Aktien (vorm. E. Schering) in Berlin N.

Atoxyl siehe D. A. B. V unter N a t r i u m a r s a n i l i c u m.

Atoxyl-Blaudkapseln enthalten Blaudsche Pillenmasse mit 0,05 g Atoxyl pro dosi und werden gegen anämisch-neurasthenische Zustände empfohlen.
Sehr vorsichtig aufzubewahren.

Atoxyl-Chinakapseln enthalten pro dosi 0,01 g Atoxyl, 0,05 Chinin. hydrochlor., 0,0008 Strychnin. nitr. und 0,3 g massa Pil. Blaudii.
Sehr vorsichtig aufzubewahren.

Atoxyl-Eisen-Tabletten enthalten pro dosi 0,05 g Atoxyl, 0,05 g Ferr. lacticum und 0,15 g Sacchar. Lactis. *Fabrikant:* Kaiser Friedrich-Apotheke in Berlin NW. 6.
Sehr vorsichtig aufzubewahren.

Atoxylsaures Quecksilber ist nach U h l e n h u t h und M a n - t e u f e l das *p*-aminophenylarsinsaure Quecksilber. Die Genannten erzielten mit dem Präparat gute Erfolge, besonders fanden sie die spirochaetenvernichtende Wirkung des Atoxyls durch den Eintritt des Quecksilbers ganz bedeutend erhöht. Das Präparat soll besonders in Form einer Ölemulsion (1 : 9 Ol. Olivar.). Anwendung finden. *Fabrikant:* Vereinigte chem. Werke in Berlin-Charlottenburg.
Sehr vorsichtig aufzubewahren.

Atrabilin ist ein aus der Nebenniere hergestelltes, haltbares Präparat, eine hellgelbe, leicht opaleszierende Flüssigkeit von schwach fleischextraktähnlichem Geruche. Es bringt mit Ausnahme der Mydriasis und Anästhesie alle Symptome, welche das Cocain hervorbringt, in wesentlich stärkerem Grade hervor. Die Indikation für Anwendung des Atrabilins in der Augenheilkunde bilden tiefe Ciliarinjektion, funktionelle Hyperämie. (Überanstrengung, Weinen.) Es wird verschrieben: Atrabilin 2,0, Acid. bor. 0,5, Aqu. destill. (oder Aqu. Rosar.) 10,0. S. Augentropfen. Es kommt auch ein A t r a b i l i n s c h n u p f p u l v e r in den Handel. *Fabrikant:* Apotheker Max Leschnitzer in Breslau I.

Atropinium methylobromatum Merck siehe Methylatropiniumbromid.

Atropinschwefelsäure siehe Pantopon-Atropinschwefelsäure.

Atropinum methylonitricum siehe Eumydrin.

Atropinum nitrosum und **Cocainum nitrosum.** Atropinum nitrosum bildet fast weiße, in Wasser und Alkohol leicht lösliche Kristalle von der chemischen Formel $C_{17}H_{23}NO_3HNO_2$, Cocainum nitrosum schwach gelbliche, in Wasser leicht lösliche Kristalle von der Formel $C_{17}H_{21}NO_4HNO_2$. Letzteres gibt in trockenem Zustande allmählich einen Teil der Säure ab und wird teilweise unlöslich. Aus diesem Grunde gelangt es in konzentrierter, wässeriger Lösung in den Handel. Beide Verbindungen bilden die wirksamen Substanzen des Tuckerschen Asthmamittels. Man kann deshalb an Stelle des genannten Mittels folgende Einhornsche Lösung mit Hilfe eines geeigneten Sprayapparates gebrauchen: Cocainum nitrosum 1,028, Atropinum nitrosum 0,581, Glycerinum 32,16, Aqua destill. ad 100,0. *Fabrikant:* E. Merck in Darmstadt.

Vorsichtig aufzubewahren.

Attritin. In allen Fällen, wo eine Darreichung von Salicylsäurepräparaten per os oder in Form von Einreibungen nicht angezeigt erscheint, ist von Mendel und Behr die Applikation derselben in Form intravenöser oder intramuskulärer Injektionen mit Vorteil angewendet worden. Man bedient sich hierzu am besten einer Lösung aus Natr. salicylic. 17,5, Coffein. 2,5 und Wasser qu. s. ad 100,0, die in Ampullen unter dem Namen „Attritin" in den Handel gebracht wird. Die Dosis für Erwachsene beträgt 2 g in Zwischenräumen von 12 Stunden bis zu 3 Tagen. Nebenwirkungen: Vereinzeltes Auftreten von Schmerzen und Thromben, Ohrensausen und Spannungsschmerzen. *Fabrikant:* Vereinigte Chemische Werke A.-G. in Berlin-Charlottenburg.

Auramin siehe Pyoktaninum aureum.

Aurochinin, Paramidobenzoesäurechininester wird in wässerigen Lösungen 1: 10 bis 1: 15 zur subkutanen Injektion oder auch zu Eingießungen in den Mastdarm bei Malaria empfohlen. *Fabrikant:* Vereinigte Anilinfabriken Zimmer & Co. in Frankfurt a. M.

Aurum colloidale, Collaurin, kolloidales Gold, wird durch Reduktion von Goldchloridlösung mittels Formaldehyds und nachfolgendes Dialysieren gewonnen. Die wässerige Lösung ist rubinrot gefärbt und wird durch Säuren blau, wobei das Gold ausgeschieden wird. Das kolloidale Gold wird innerlich zu 0,03—0,06 g gegen Krebs, Syphilis und skrophulöse Erkrankungen, neuerdings auch intravenös gegen Gelenkrheumatismus angewendet.
Vorsichtig aufzubewahren.

Autan, ein Gemisch von 29 T. Paraform und 71 T. Bariumsuperoxyd, findet zur Raumdesinfektion Verwendung. *Fabrikant:* Farbenfabriken vorm. Friedr. Bayer & Co. in Elberfeld.
Vorsichtig aufzubewahren.

Autoform, ein wie Autan zur Raumdesinfektion empfohlenes Mittel, besteht aus kalium permanganicum und Festoform (eine mit Seife in feste Form gebrachte Formaldehydlösung) in getrennten Packungen. *Fabrikant:* Chemische Werke Reihersteg in Hamburg.
Vorsichtig aufzubewahren.

Autolax, ein wohlschmeckender Abführlikör, enthält die wirksamen Bestandteile von Fol. Sennae, Rhiz. Rhei, Rhiz. Zedoariae, Rhiz. Galangae neben aromatischen Bestandteilen. *Fabrikant:* Dr. Henning & G. Zander, Berlin-Charlottenburg I.

Auxilintabletten, Siegers Antidiabeticum, sollen in 24 Tabletten enthalten: 6,03 g Extr. Fol. Myrtilli, 5,17 Extr. cort. Phaseoli, 3,45 Extr. Tormentillae, 6,05 Extr. Syzig. Jambolani, 6,9 Fol. Myrtilli, 6,9 Rhiz. Tormentilli und 2,4 g eines Gemisches aus Eiweiß, Saccharin und Zitronenöl.

Auxilium medici, Hydrogenium peroxydatum medicinale stabiliate prominens, ist eine haltbar gemachte 3 prozentige Wasserstoffsuperoxydlösung. *Fabrikant:* Königswarter & Ebell in Hannover.

Azodermin „Agfa" ist die Azetylverbindung des Amidoazotoluols (siehe da). Gelblichrotes, in Alkohol und Äther lösliches Pulver, ohne Geschmack und Geruch, soll in Form 8- bis 10 prozentiger Salben zur Wundbehandlung Anwendung finden. *Fabrikant:* Aktiengesellschaft für Anilinfabrikation in Berlin.

Azodolen, ein Gemisch gleicher Teile Pellidol (siehe da) und Jodolen, einer Verbindung von Jodol mit Eiweiß, bildet ein blaßgelbes Pulver ohne färbende Eigenschaften und wird als ephithelisierendes Mittel zur Wundbehandlung empfohlen. *Fabrikant:* Kalle & Co. in Biebrich a. Rh.

Bacillol ist eine Kresolseifenlösung und soll wie diese angewendet werden. *Fabrikant:* Bacillolwerke in Hamburg.

Bactoform wird ein Formaldehydpräparat aus neutraler Natronseife und Kohlenwasserstoffen genannt, welches dem Lysol und Sublimat gleichwertig sein und den Vorzug der Ungiftigkeit besitzen soll. *Fabrikant:* „Kelion", G. m. b. H., Wien und Berlin.

Baldrianäther siehe Aether valerianicus.

Balsamum peruvianum arteficiale siehe Perugen.

Bananin, ein Nähr- und Kräftigungsmittel, soll zur Hauptsache aus präpariertem Bananenmehl, steriler Trockenmilch, Kakao und Zucker bestehen. *Fabrikant:* Ebert & Meincke in Bremen.

Bandwurmtritol siehe Tritole.

Baradiol ist eine fertige Bariumsulfatmahlzeit für röntgenologische Untersuchungen. *Fabrikant:* Bernhard Hadra in Berlin C.

Bardella ist der geschützte Handelsname für Dr. von Bardelebens Wismutbrandbinde. *Fabrikant:* Apoth. Br. Schmidt in Bremen.

Barutin (D. R. P. 164424 und 168293) wird als „Doppelsalz des Barium-Theobromin und Natrium salicylicum" bezeichnet, von dem 1 g je 0,169 $BaCl_2 \cdot 2H_2O$ und 0,255 Theobromin in der Wirkung entsprechen soll. Es bildet ein weißes, kristallinisches, wasserlösliches Pulver von schwach alkalischer Reaktion. Da das Produkt kohlensäureempfindlich ist, so sind die wässerigen Lösungen in gut schließenden, möglichst vollständig durch die betreffende Flüssigkeitsmenge angefüllten Gefäßen herzustellen.

Das Barutin vereinigt die diuretische Wirkung des Theobromins mit der blutdrucksteigernden Wirkung des Bariums, doch ist die Giftigkeit des Barutins sowohl absolut als bei Berechnung auf die gleiche Dosis Barium eine weit geringere als die des Chlorbariums. Anderseits wirkt das Theobromin der gefäßverengernden Wirkung des Chlorbariums entgegen. Barutin kann daher in Fällen von Nierenerkrankungen mit Vorteil ge-

geben werden, in welchen Chlorbarium wegen seiner die Nierensekretion hindernden Wirkung kontraindiziert ist. Als zweckmäßig hat sich bei Herz- und Nierenaffektionen folgende Dosierung erwiesen: Man verschreibt 2,5 g Barutin in 200 g destilliertem Wasser gelöst, läßt hiervon zunächst dreimal täglich einen Eßlöffel nehmen und steigt eventuell bis auf die doppelte Dosis. *Fabrikant:* Akt.-Ges. für Anilinfabrikation in Berlin O.
Vorsichtig aufzubewahren.

Basedowsan ist ein Serum gegen Basedowsche Krankheit von Simons Apotheke in Berlin C.

Basicin, Corticin, wird nach D. R.-P. Nr. 106496 in der Weise erhalten, daß man neutrales salzsaures Chinin und freies Coffein unter Vermeidung höherer Temperatur in Wasser löst und die konzentrierte Flüssigkeit bei gewöhnlicher Temperatur der Kristallisation überläßt. Nach einem A. Kreidmann erteilten amerikanischen Patent Nr. 625886 besteht das Verfahren darin, daß man 2 Gew.-T. salzsauren Chinins und 1 Gew.-T. Coffein in warmem destillierten Wasser löst und die Lösung bei Zimmertemperatur in offenen Gefäßen auskristallisieren läßt. Hierauf mischt man die getrockneten Kristalle mit dem halben Gewicht aus 2 T. salzsauren Chinins und 1 T. Coffein, löst wieder und läßt abermals auskristallisieren. Das Basicin löst sich leicht in Wasser und wirkt nach Kreidmann andauernder und etwa dreimal so stark wie Chinin, ohne dessen unangenehme Nebenwirkungen zu zeigen. Die Lösung wird sowohl für sich als auch in Verbindung mit anderen Alkaloiden als Injektion oder per os gegen akute Infektionskrankheiten, Malaria, chronischen Gelenkrheumatismus, Gicht usw. empfohlen. Das Basicin soll in Dosen von 0,1—0,2 g gegen Migräne, Influenza, Schlaflosigkeit usw. angewendet werden.

Aus dem Basicin. siccum wird nach folgender Formel: Basicin. siccum 5 g, Chloroform 37,5 g, Alkohol 12,5 g, Ol. Olivar. opt. 45 g das Basicinöl angefertigt. Letzteres soll in allen Fällen Anwendung finden, wo der Körper die Darreichung per os oder als Injektion nicht verträgt, oder bei Anwendung, z. B. gegen Erkältungen, Gliederreißen usw.

Fabrikant: Schröder & Krämer in Hamburg.
Vorsichtig aufzubewahren.

Bechicin, aus dem Keuchhustensekret hergestellt, soll bei Tussis convuls. zu 10—20 Tropfen innerlich gebraucht werden.

Bedekur gegen Gallensteine. Nach K. Aschoff enthält Nr. 1 dieses Kurmittels die Extrakte von Faulbaumrinde und anderen Pflanzen sowie Natriumsulfat, Flasche Nr. 2 Kaffeeaufguß mit Fettsäuren.

Belloform ist ein Desinfektionsmittel, daß neben hochsiedenden Kohlenwasserstoffen und Seife als wirksame Substanzen Kresole und Formaldehyd bzw. ein Kondensationsprodukt der letztgenannten Stoffe enthält. Es stellt eine braunrote, in Wasser und Alkohol leicht lösliche Flüssigkeit dar, die selbst in konzentrierter Form auf die Haut keine reizende oder ätzende Wirkung ausüben soll. Das Präparat wird in der Tierheilkunde als Desinfiziens und Antiparasitikum innerlich (3—5 g pro dosi) und äußerlich angewendet. *Fabrikant:* Teerproduktenfabrik „Biebrich".

Bengués schmerzstillender Balsam besteht nach Angabe des Fabrikanten aus 10 T. Menthol, 10 T. Methylsalicylat und 12 T. Lanolin. *Lieferant:* H. Goetz in Frankfurt a. M.

Als Ersatz für Bengués Balsam wurde in der Pharm. Ztg. folgende Mischung empfohlen: 1. Lanolin. anhydric. 1000,0, Aqu. dest. 250,0; 2. Vaselin. flav. 750,0, Ol. Gaultherii 400,0, Menthol. 360,0. Menthol wird in den schwach erwärmten Fetten 2 gelöst und dem halberkalteten Gemisch 1 zugesetzt. In Tuben von 25,0 Inhalt gefüllt, ist dieser schmerzstillende Balsam ein gern begehrter Handverkaufsartikel bei Migräne, Hexenschuß, Rheumatismus, Hautjucken usw. — Der Luxemburg. Apoth.-Verein empfiehlt folgende Vorschrift: Mentholi 5,0, Methyl. salicylic. 25,0, Lanolini 90,0

Benzacetin, Phenacetincarbonsäure, Acetamidoäthylsalizylsäure, $C_6H_3(OC_2H_5)(NH \cdot COCH_3)COOH$. Darstellung: Die durch Einwirkung von Salpetersäure auf Salicylsäure erhaltene Nitrosalizylsäure wird durch naszierenden Wasserstoff zu Amidosalizylsäure reduziert und diese durch Kochen mit Eisessig acetyliert. Benzacetin bildet farblose Nadeln vom Schmelzpunkt 189—190° (nach Thoms 205°), schwer löslich in Wasser, leichter in Alkohol. Es wird in Gaben von 0,5—1 g als Sedativum, Antineuralgikum und Analgetikum gegeben.

Vorsichtig aufzubewahren.

Benzanilid, Benzolanilin, Phenylbenzamid $C_6H_5NH \cdot CO \cdot C_6H_5$, wird durch Einwirkung von Benzoylchlorid auf Anilin erhalten und bildet farblose, bei 160—162° schmelzende Blättchen, die in Wasser fast unlöslich, in Alkohol löslich sind. Es wird als Antipyretikum in der Kinderpraxis angewendet; Dosis 0,1—0,2 g für Kinder von 1—3 Jahren, 0,3—0,6 g für ältere Kinder, 0,6—1,09 g für Erwachsene. *Bezugsquelle:* E. Merck in Darmstadt.

Maximaldosis bei Erwachsenen 3,0 g pro die.
Vorsichtig aufzubewahren.

Benzo-Eugenol, Benzoyl-Eugenol, Eugenolbenzoat, $C_8H_9(OCH_3)O \cdot CO \cdot C_6H_5$, entsteht durch Einwirkung von Benzoylchlorid auf Eugenolnatrium und bildet geruchlose, neutrale, bei 68—70° schmelzende, in Wasser kaum, in Alkohol und Äther lösliche Kristalle. Wird in Gaben von 0,5—1 g an Stelle des Eugenols bei phthisischen Zuständen, zur Behandlung von Husten und tuberkulösen Kehlkopfleiden, auch bei neuralgischem Kopfschmerz angewendet. *Fabrikant:* E. Merck in Darmstadt.

Benzoin, Bittermandelölkampher, $C_6H_5 \cdot CH \cdot OH \cdot CO \cdot C_6H_5$, bildet farblose, in heißem Wasser und Alkohol lösliche, bei 134—136° schmelzende Kristalle. Es wird als Antiseptikum bei Geschwüren usw. in 20 prozentigen Salben angewendet. *Fabrikant:* E. Merck in Darmstadt.

Benzomorphin ist ein englischer Name für Peronin (Benzylmorphin-Hydrochlorid).

Benzonaphthol, Benzoyl-β Naphthol, Naphtholum benzoicum, $C_6H_5 \cdot COO \cdot C_{10}H_7$, wurde im Jahre 1892 durch Ewald eingeführt. Es wird durch Erhitzen von β-Naphthol mit Benzoylchlorid dargestellt, bildet farblose, bei 108° schmelzende, in Wasser kaum, leichter in warmem Alkohol und Chloroform lösliche Kristalle.

Benzonaphthol wird im Darme in Benzoesäure und β-Naphthol gespalten und deshalb als Darmantiseptikum empfohlen, in Dosen von 0,25—0,5 g mehrmals täglich bis 5 g, für Kinder 1—2 g täglich. *Fabrikant:* E. Merck in Darmstadt, Chem. Fabrik von Heyden in Radebeul bei Dresden und Farbwerke vorm. Meister Lucius & Brüning in Höchst a. M.

Unverträglich in flüssiger Mischung mit Antipyrin, Kampfer, Chloralhydrat, Salol und Thymol.

Vorsichtig aufzubewahren. — *Maximaldosis:* 2 g pro dosi, 6 g pro die. (Ph. Helv.).

Benzosalin, im Jahre 1906 eingeführt, wird der Methylester der Benzoylsalicylsäure genannt, der analog der Acetylsalicylsäure als Antirheumatikum und Antineuralgikum in Dosen von 1 g mehrmals täglich empfohlen wird. Das Benzosalin hat die Formel $C_6H_4 \genfrac{<}{}{0pt}{}{O \cdot COC_6H_5}{COOCH_3}$. Das Präparat schmilzt bei 84 bis 85°. Benzosalin wird nach D. R. P. 169 247 erhalten durch Einwirken von Benzoylchlorid auf Natriumdisalizylat in Gegenwart eines Verdünnungsmittels, wie Benzol oder Äther. Das so erhaltene Produkt wird mit Benzol gewaschen, in Wasser gelöst und mit Essigsäure oder dergl. ausgefällt. Durch Umkristallisieren oder Ausfällen aus alkoholischer Lösung werden etwa noch anhaftende Spuren von Salizylsäure gänzlich entfernt, sodann die Säure in üblicher Weise verestert. *Fabrikant:* E. Hoffmann-La Roche und Cie. in Basel.

Benzosol, Guajakolbenzoat, Guajacolum benzoicum, Benzoylguajakol, $C_6H_4 \cdot OCH_3 \cdot COO \cdot C_6H_5$, wurde von Bongartz zuerst dargestellt und 1891 von Walzer & Hughes in die Therapie eingeführt. Es entsteht durch Einwirkung von Benzoylchlorid auf Guajakolkalium und bildet ein fast geruch- und geschmackloses, bei 61° schmelzendes, in Wasser nicht, in heißem Alkohol leicht lösliches Kristallpulver. Das Präparat wird an Stelle des Guajakols und Kreosots angewendet, vor denen es den Vorzug hat, geschmacklos zu sein und den Verdauungstraktus nicht zu reizen; es passiert den Magen unzersetzt und wird im Darm zu Guajakol und Benzoesäure gespalten, welche beide resorbiert werden. Man gibt es zu 0,25—0,8 g dreimal täglich, am besten mit Elaeosaccharum Menthae als Pulver oder in Pillen nach dem Essen und steigt nach je 5 Tagen um 0,05 g in der Einzeldosis. *Maximaldosis:* 2,5 g. *Fabrikant:* Meister Lucius & Brüning in Höchst a. M. Unverträglich mit Alkalien.

Benzoylanilin siehe Bonzanilid.

Benzoyl-Arbutin siehe Cellotropin.

Benzoyl-Eugenol siehe Benzo-Eugenol.

Benzoylguajakol siehe Benzosol.

Benzoyl-para-Kresol, p-Kresolum benzoicum, entsteht durch Behandeln von para-Kresol mit Benzoylchlorid in alkalischer Lösung. Es bildet farblose, bei 70—71° schmelzende, in Wasser unlösliche, in heißem Alkohol und Äther lösliche Kristalle und wurde in Gaben von 0,25 g als Darmantiseptikum empfohlen.

Benzoylacetylperoxyd siehe Benzozon.

Benzoylsuperoxyd, $C_6H_5 \cdot CO \cdot O \cdot O \cdot CO \cdot C_6H_5$, im Jahre 1905 von Loevenhart in den Arzneischatz eingeführt, wird in folgender Weise gewonnen: Käufliches Natriumsuperoxyd (100 g) wird mit einer äquivalenten Menge Benzoylchlorid (180 g) in Wasser bei einer Temperatur von ca. 4° C behandelt. Das Produkt wird abfiltriert und aus heißem Alkohol umkristallisiert. Die Ausbeute beträgt 60—70%. Das Benzoylsuperoxyd ist eine beständige, geruchlose Substanz, die in schönen, weißen Prismen vom Schmp. 103,5° kristallisiert. In Wasser ist es nur wenig löslich, besser in Alkohol. Mit Olivenöl läßt sich mit Leichtigkeit eine 2—3 prozentige Lösung herstellen.

Das Benzoylsuperoxyd wirkt innerlich indifferent, äußerlich leicht anästhesierend und stark desinfizierend. Es hat sich als Wundantiseptikum und bei verschiedenen Hautkrankheiten bewährt und wird am besten in Pulverform, in 10 prozentiger Olivenöllösung oder als 10 prozentige Salbe mit gleichen Teilen Vaselin und Lanolin angewendet.

Benzylum benzoicum siehe Peruol und Peruscabin.

Berberinum hydrochloricum, $C_{20}H_{17}NO_4 \cdot HCl + H_2O$, das salzsaure Salz des in Pflanzen verschiedener Familien vorkommenden Alkaloides Berberin, welches besonders aus der Wurzelrinde von Berberis vulgaris oder dem Rhizom von Hydrastis canadensis gewonnen wird. Ein gelbes, bitter schmeckendes, in kaltem Wasser schwer, in siedendem Wasser leichter lösliches Kristallpulver, welches in Dosen von 0,03—0,05 g als Tonikum und Stomachikum besonders bei Intestinalkatarrh angewendet wird.

Vorsichtig aufzubewahren.

Berberinum sulfuricum ist in Alkohol und Wasser löslich und wird in Dosen von 0,5—1,0 g dreimal täglich als Stomachikum und Tonikum angewendet.

Vorsichtig aufzubewahren.

Dr. Bergmanns Herbosanum, eine Teemischung gegen Bronchialkatarrh usw., soll Herba Galeopsidis grandiflorae, Herba

Polygalae amarae, Herba Tussilaginis Farfarae, Lichen islandicus, Radix Liquiritae, Fructus Anisi, Fructus Foeniculi und Fructus Phellandri aquatici enthalten. *Fabrikant:* Kommandanten-Apotheke E. Taeschner in Berlin.

Bergmanns Kaupastillen enthalten als antiseptische Stoffe je 0,002 Thymol, 0,02 Natr. benzoic. und 0,015 Saccharin, daneben nach A l b u auch Pilocarpin. Siehe auch unter Magenkautabletten. Die Kaumasse besteht hauptsächlich aus Dammar und Guttapercha

Bertolin, ein Präparat gegen Gicht, Rheumatismus, Malaria und andere Leiden, stellt im wesentlichen ein Fluidextrakt aus der Wurzel von Nicotiana Bertolonii (? A.) dar, dem noch Gerbstoff und andere Ingredienzien zugesetzt sind. Das Präparat soll giftfrei sein, ebenso frei von Colchicin und Salizylsäure. Es wird am besten in Tee verabreicht. *Bezugsquelle:* Bertolinwerke M. C. Horn in Wiesenthal bei Berlin.

Betacain ist Eucain B (siehe D. A.-B. V).

Betainum hydrochloricum siehe Acidol.

Betalysol ist ein konzentriertes Desinfektionsmittel für Tierarzneizwecke und die Großdesinfektion. *Fabrikant:* Schülke & Mayr in Hamburg.

Beta-Sulfopyrin als eine Verbindung der Sulfanilsäure mit Antipyrin bezeichnet, wird als Spezifikum gegen Jodismus und als Heilmittel bei Schnupfen, Influenza und Erkältungszuständen empfohlen. Es bildet ein in warmem Wasser leicht lösliches Pulver von säuerlichem Geschmack. Man gibt täglich 3—4 mal 1 g. Nach Z e r n i k ist das Präparat ein Gemisch aus etwa 50% sulfanilsaurem Natr., 45% Antipyrin und 5% Sulfanilsäure. *Fabrikant:* Ebert & Meincke in Bremen.

Betol, N a p h t h a l o l, N a p h t h o l s a l o l, S a l i n a p h t h o l, S a l i z y l s ä u r e n a p h t h o l ä t h e r, $C_6H_4 \cdot OH \cdot COO \cdot C_{10}H_7$, wird durch Erhitzen von β-Naphtholnatrium und Natriumsalizylat mit Phosphoroxychlorid auf 120—130° dargestellt, bildet ein weißes, glänzendes, kristallinisches, bei 95° schmelzendes, in Wasser schwer, in heißem Alkohol lösliches Pulver.

Betol wird wie Natriumsalizylat innerlich in Pulverform zu 0,3—0,5 g viermal täglich gegen Blasenkatarrh, namentlich bei gonorrhoischer Cystitis und akutem Gelenkrheumatismus gegeben, ebenso bei Fäulnisprozessen des Darmkanals, äußerlich in Form von Bougies gegen Gonorrhöe. *Bezugsquelle:* E. Merck in Darmstadt.

Betunephrol ist ein haltbar gemachtes Infusum Betulae, welches als Diuretikum und Nierensteine lösendes Mittel empfohlen wird. *Fabrikant:* Kronen-Apotheke in Breslau.

Biederts natürliches Rahmgemenge, Ramogen, erhält man durch entsprechend rasches Zentrifugieren der Milch, wobei sich bei Verwendung von Rahm 12,0%, bei einer Magermilch 0,3% Fettgehalt im Produkt selbst vorfinden. Aus letzterem werden dann zwei Mischungen hergestellt, von welchen Nr. 1 (210 ccm Rahm, 200 ccm abgerahmter Milch, 590 ccm Wasser und 30 ccm. Milchzucker) bei Beginn der Ernährung; Nr. 2 (220 ccm Rahm, 300 ccm Magermilch, 480 ccm Wasser, 24 g Milchzucker) nach dem dritten Monat in Verwendung kommen. *Fabrikant:* Deutsche Milchwerke zu Zwingenberg in Hessen.

Bigall ist Bismutum subgallicum, D. A.-B. V.

Bilatin, als Nerven-Kraftnahrung bezeichnet, besteht zur Hauptsache aus entfetteter Trockenmilch und 5% Ovolecithin und bildet ein haltbares, angenehm bisquitartig schmeckendes Pulver. *Fabrikant:* Nährmittelwerke des Hessischen Apotheker-Vereins in Rheinhain i. Hessen und Apotheker Ronnefeld in Dresden.

Biocitin besteht im wesentlichen aus Lecithin, Lecithalbumin und sog. Magermilchpulver. Der Gesamtlecithingehalt beträgt etwa 10%. (Zernik.) Es bildet ein geruchloses, in Wasser und anderen wässerigen Flüssigkeiten lösliches Pulver, welches als allgemeines Tonikum Anwendung finden soll. *Fabrikant:* Biocitinfabrik, G. m. b. H. in Berlin SW. 29.

Bioferrin ist ein flüssiges Hämoglobinpräparat. Die Darstellung erfolgt nach einem von den Professoren Cloëtta-Zürich und Siegert-Halle ausgearbeiteten Verfahren in nachstehender Weise: Gekühltes, frisches, tuberkelfreies Blut von gesunden Ochsen wird nach dem Defibrinieren durch Behandeln mit Äther von den ätherlöslichen Bestandteilen befreit. Das vom Äther getrennte, hämoglobinhaltige Serum wird mittels Durchsaugens eines völlig reinen, sterilisierten Luftstromes von zurückgehaltenem Äther befreit und schließlich mit 20% Glyzerin und 4% aromatischer Tinktur versetzt. (D. R. P. 167081.)

Das Präparat stellt eine blutrote Flüssigkeit dar von angenehmem Geruch und Geschmack, das alle Nährsalze des Blutes und die wirksamen Blutserumstoffe in unveränderter Form enthalten soll. Spez. Gew. 1,0816 bei 15°. Bei etwa 55° beginnt Bioferrin sich zu trüben und ist bei etwa 65° zu einer schokoladefarbenen Gallerte erstarrt. Es enthält zur Konservierung: Alkohol etwa 2,5 Volumprozent, Glyzerin 20,0%. Bioferrin wird bei sekundärer Anämie, besonders in der Kinderpraxis empfohlen. *Fabrikant:* Kalle & Co. in Biebrich a. Rh.

Biogen siehe Hopogan.

Bioglobin ist ein weinartiges Getränk aus Hämoglobin, dessen Darstellung nach D. R. P. 174770 folgendermaßen geschieht: Man löst 5 kg frisches, flüssiges Hämoglobinextrakt (33% Hämoglobin) in 75 g lauwarmen Wassers, fügt 20 kg Zucker und 1 kg fein zerschnittener Sultaninen hinzu und läßt die Mischung zwei Tage lang in mit durchlöchertem Pergamentpapier verbundenen großen Glasgefäßen bei 35° R gären. Man gießt dann durch ein Haarsieb in größere Gefäße und fügt unter Umrühren eine Mischung aus 50 g Weinsäure, 1000 g Wasser und 10 kg Spiritus (96%) hinzu, läßt einige Tage absetzen und füllt auf Flaschen. Das Bioglobin wird als Anregungs- und Nährmittel für Blutarme, Nervöse, Rekonvaleszenten usw. empfohlen. *Fabrikant:* Bioglobin-G. m. b. H. in Berlin-Schöneberg.

Bio-Malz ist ein haltbares flüssiges, mit phosphorsauren Salzen versetztes Malzextrakt. *Fabrikant:* Chemische Fabrik Gebr. Patermann in Teltow-Berlin.

Bioson ist eine Eiweiß-Eisen-Lecithinverbindung, welche mit Hilfe von Casein dargestellt wird und 0,24% Eisen neben 1,2% Lecithin enthält, daneben als Geschmackskorrigens Kakao oder Bouillonextrakt. Es bildet ein graubraunes, in wässerigen Flüssigkeiten fast vollkommen lösliches Pulver von nicht unangenehmem Geschmack. Es wird als reizloses Eiweißnährpräparat bei den verschiedensten Krankheiten empfohlen. Man gibt täglich 30—50 g in Milch, Fleischbrühe oder anderen Nährmitteln. *Fabrikant:* Biosonwerke G. m. b. H. in Bensheim a. Bergstr.

Biovar-Poehl, ein Eierstockpräparat, bildet ein gelbliches, in warmem Wasser trübe lösliches Pulver, das die synergetische Gruppe der Eierstöcke enthalten soll. Anwendung: bei Chlorose, Dysmenorrhöe, klimakterischen Ausfallserscheinungen und nach

Ovarektomien in Form von Pulver, Tabletten oder sterilen Lösungen. Dosis: 0,1—0,5 g pro die. *Fabrikant*: Prof. Dr. von Poehl & Söhne in St. Petersburg.

Biox-Sauerstoffbäder siehe Sauerstoffbäder.

Biozyme, ein Hefepräparat, besteht aus hellbraunen, kleinen, angenehm schmeckenden, fadenförmigen Stengelchen, die den typischen kräftigen Geruch nach frischer Hefe besitzen. Es gelangt in Flaschen, die zu einem Drittel mit getrockneter Stärke, welche als Exsikkans- und Konservierungsmittel dienen soll, gefüllt sind, in den Handel und soll wie die übrigen medizinischen Dauerhefepräparate verwendet werden. *Fabrikant:* Wiesbadener Biozyme-Gesellschaft in Wiesbaden.

Bi-Pelotinoids, B i - P a l a t i n o i d s , ist der Handelsname einer Einhüllungsform leicht zersetztlicher Arzneimittel. Dieselbe besteht aus zweifächerigen, leicht löslichen Kapseln aus Glyzerin und Jujubenschleim, in deren beide Fächer die zur gegenseitigen Einwirkung im Magen bestimmten Arzneistoffe gefüllt werden. Die Kapsel sowie die Scheidewand löst sich dann schnell, und die eingeschlossenen Arzneimittel gelangen zur Wirkung. Es gelangen sehr verschiedene Füllungen der Bi-Pelotinoids in den Handel. *Fabrikant:* Oppenheimer, Son & Co. in London, Vertreter für Deutschland: Dr. L. Scholvin & P. L. Langfeld in Berlin SO.

Birkenblättertee siehe Folia Betulae.

Bismal, m e t h y l e n d i g a l l u s s a u r e s W i s m u t , $4C_{15}H_{12}O_{10} + 3Bi(OH)_3$, wird durch Digerieren von Methylendigallussäure mit Wismuthydroxyd erhalten. Ein graubraunes, sehr voluminöses, in Alkalien mit gelbroter Farbe lösliches Pulver, welches als Adstringens in Pulverform gegen langwierige Diarrhöen in Dosen von 0,1—0,3 g dreimal täglich angewendet wird. *Fabrikant:* E. Merck in Darmstadt.

Bismolan-Suppositorien sind mit einem leicht schmelzenden Überzug versehene Stuhlzäpfchen aus Lanolin, welche Bismutoxychlorid und geringe Mengen Adrenalin enthalten und gegen Hämorrhoiden Anwendung finden sollen. *Fabrikant:* Vial und Uhlmann in Frankfurt a. M.

Bismon, B i s m u t u m c o l l o i d a l e , kolloidales Wismutoxyd, ist nach den Angaben der Fabrik eine eigenartige Verbindung des lysalbin- und protalbinsauren Natrons und des Wismutmetahydroxyds, deren chemische Charakterisierung noch aussteht. Es enthält 20% Wismut, entsprechend 22,3% Wismutoxyd. Das kolloidale Wismutoxyd löst sich in kaltem und heißem Wasser. Die Lösungen bis zu 25% haben eine gelbrote Farbe mit schwacher Opaleszenz, sind geschmacklos und noch hinlänglich leicht beweglich, während Lösungen mit höherem Gehalt bis zu 50% eine sirup- bis gallertartige Konsistenz annehmen. In Berührung mit Zink, Zinn, Blei und Eisen scheidet eine 10 prozentige Lösung keinen Niederschlag ab und greift die Metalle nicht an. Schwefelwasserstoff gibt in einer 50 prozentigen Lösung weder in der Kälte noch in der Hitze einen Niederschlag, sondern erzeugt nur eine schwarzbraune Färbung. Die wässerigen Lösungen des kolloidalen Wismutoxydes stellt man sich am besten aus dem Pulver im Wasserbad unter Umrühren bei 5—10 Min. dauerndem Erhitzen dar. Nach Kinner ist das Bismut. colloid. an Stelle der unlöslichen gebräuchlichen Wismutpräparate bei akuten, nicht allzuweit vorgeschrittenen Verdauungsstörungen der Säuglinge als reizloses, leicht darzureichendes und resorbierbares Wismutpräparat zu empfehlen. Man gibt drei- bis viermal täglich 5 ccm einer 10 prozentigen Lösung in Milch oder anderer flüssiger Nahrung. *Fabrikant:* Kalle & Co. in Biebrich a. Rh.

Bismutan, ein Präparat aus Wismut, Resorcin und Tannin, wurde als Antidiarrhoikum empfohlen.

Bismutol, Wismut-Natriumphosphat-salicylat, soll ein Gemisch des Bismut. phosphoricum solubile (s. dieses) mit Natriumsalicylat sein und findet als antiseptisches Streupulver mit Talkum 1:2 bis 5, ferner in Salben 1:5 bis 10 Anwendung. *Fabrikant:* Apotheker S. Radlauer, Kronen-Apotheke in Berlin W.

Bismutose, eine Wismuteiweißverbindung mit etwa 22% Wismut und 66% Eiweißsubstanz bildet ein weißes, in Wasser und Alkohol unlösliches, in Alkalien lösliches Pulver, welches nach D. R.-P. N. 117269 dargestellt wird, indem 242 g kristallsiertes Wismutnitrat in 1200 ccm konzentrierter Kochsalzlösung gelöst und filtriert zu einer Lösung von 500 g reinem Eialbumin in 5 l Wasser allmählich in dünnem Strahle zugesetzt werden, wobei die Koagulation beginnt. Die Masse wird dann mit der gleichen Menge heißen Wassers versetzt, gekocht, abgesaugt und so lange mit Wasser gewaschen, bis das ablaufende Waschwasser säure- und wismutfrei ist. Hiernach wird die entstandene Wismuteiweißverbindung abgepreßt, getrocknet und zum Schluß gemahlen. Das Präparat, welches durch die Einwirkung des Lichtes durch Ausscheidung von Wismutoxydul sich dunkel färbt, soll besonders in der Kinderpraxis bei Magen- und Darmkrankheiten gegeben werden. Dosis 1—2,0 stündlich bei Kindern unter ½ Jahr; größere Kinder nehmen es teelöffelweise. Äußerlich wendet man es als Streupulver bei Intertrigo und Verbrennungen an. *Fabrikant:* Kalle & Co. in Biebrich a. Rh.

Vor Licht geschützt aufzubewahren.

Bismutum albuminatum, W i s m u t a l b u m i n a t , ein graues, 9% Wismut enthaltendes Pulver, wird bei Cholera, Magen- und Darmkrämpfen in Dosen von 0,3—1,0 g dreimal täglich gegeben. *Fabrikant:* E. Merck in Darmstadt.

Bismutum benzoicum, W i s m u t b e n z o a t , $Bi(C_7H_5O_2)_3$ ein in Mineralsäuren lösliches Pulver, wird innerlich bei Störungen des Verdauungstraktus in Gaben von 0,3—1,0 g 3—4 mal täglich gegeben, äußerlich als Wundstreupulver an Stelle von Jodoform. *Fabrikant:* E. Merck in Darmstadt.

Bismutum bisalicylicum, G a s t r o s a n , wird nach D. R. P. 168 508 erhalten durch Umsetzen der Lösung eines normalen Wismutsalzes mit einem Salizylat, dessen Base mit der Säure des Wismutsalzes lösliche Salze bildet, unter Vermeidung höherer Temperatur. Es bildet ein feines weißes geschmackloses Pulver mit schwachem süßen Nachgeschmack. Der mit kaltem Wasser hergestellte Auszug reagiert neutral. Beim Kochen mit Wasser spaltet sich das Präparat in Salizylsäure, welche in Lösung geht und Bismutum subsalicylicum. Gehalt an Bi_2O_3 48—51%, an Salizylsäure 50—52%. Das Präparat verdankt seinen Komponenten eine adstringierende und eine antiseptische, Gärungs- und Fäulnisprozesse beseitigende Wirkung. Man gibt täglich 1—4 Zeltchen zu 0,7—0,8 g pro dosi. *Fabrikant:* Chemische Fabrik von Heyden in Dresden-Radebeul.

Bismutum bitannicum siehe Tannismutum.

Bismutum colloidale siehe Bismon.

Bismutum jodosalicylicum siehe Jodylin.

Bismutum loretinicum, L o r e t i n w i s m u t , m - j o d - o - o x y c h i n o l i n - a n a s u l f o s a u r e s Wismut, wird durch Umsetzung einer wässerigen Lösungs von 10 T. Loretin-Natrium mit einer Löung von 4,4 T. krist. Wismutnitrats erhalten und bildet ein gelbes, in Wasser unlösliches Pulver. Es wird als Adstringens und Antiseptikum innerlich in Gaben von 0,5 g mehrmals täglich gegen die Diarrhöen der Phthisiker, äußerlich in Substanz oder in Form von Salbe und Streupulver (1 : 15) als austrocknendes Antiseptikum auf Wunden angewendet. *Fabrikant*: Farbwerke vorm. Meister, Lucius & Brünning in Höchst a. M. und Dr. Theodor Schuchardt in Görlitz.

Bismutum β-naphtholicum siehe Orphol.

Bismutum nosophenicum siehe Eudoxin.

Bismutum nucleinicum, B i s m u t u m   p a r a n u c l e i n i c u m , P ȧ r a - B i s m u t , ein blaßgelbes, geruchloses, in Wasser und verdünnten Säuren unlösliches Pulver mit einem Gehalt von 50% Wismut, wird als vorzügliches Darmadstringens empfohlen.

Bismutum oxyjodotogallatum und **oxyjodatum subgallicum** siehe Airol.

Bismutum oxyjodotannicum ist ein graugrünes Pulver, das als Airolersatz Verwendung findet. *Fabrikant:* Dr. Arnold Voswinkel in Berlin W. 57.

Bismutum paranucleinicum siehe Bismutum nucleinicum.

Bismutum phosphoricum solubile, B i s o l , ist ein in Wasser leicht lösliches Wismutsalz, welches neben Natriumphosphat etwa 20% Wismutoxyd enthält. Es wird als intestinales Antiseptikum in Dosen von 0,2—0,5 g mehrmals täglich angewendet. *Fabrikant:* Karl Raspe in Weißensee bei Berlin.

Bismutum pyrogallicum, H e l c o s o l ,   P y r o g a l l o l w i s m u t $C_6H_3(OH)_2OBiOH$, ist ein gelbes, geruch- und geschmackloses, nicht ätzendes, in Wasser und Alkohol unlösliches Pulver mit 50—60% Bi_2O_3. Wird als Antisepticum bei Magen- und Darmkrankheiten in Dosen von 0,3—1,0 g, äußerlich in der Dermatologie angewendet. *Fabrikant:* E. Merck in Darmstadt.

Bismutum subgallic. oxyjodatum siehe Airol.

Bismutum tribromphenylicum siehe Xeroform.

Bisol wird eine besondere Art flüssigen englischen Pflasters genannt. Auch Bismutum phosphoricum solubile (siehe weiter oben) kommt unter diesem Namen in den Handel.

Bissulin werden Zäpfchen gegen Scheidenkatarrh der Rinder genannt, welche 0,25% Sozojodolquecksilber enthalten. Es gibt auch B i s s u l i n s t ä b c h e n für Bullen. *Fabrikant:* H. Trommsdorff in Aachen.

Blasentee siehe Species urologicae.

Blaudatoxyl-Kapseln, Gelatinekapseln mit Atoxyl und Blaudscher Pillenmasse, werden gegen Anämie, Chlorose, Leukämie, Malaria usw. als Roborans empfohlen. *Fabrikant:* Vereinigte Chemische Werke A.-G. in Berlin-Charlottenburg.
Vorsichtig aufzubewahren.

Blaudiol, L i q u o r m a s s a e p i l u l a r u m B l a u d i i c o m p o s i t u s, soll die wirksamen Bestandteile der Blaudschen Pillen in flüssiger, schmackhafter und haltbarer Form enthalten. *Fabrikant:* Apotheker W. Bäsell in Bärwalde i. Pommern.

Blaudium, F e r r u m c a r b o n i c u m p u r. f r i g i d e p a r a t u m, ist ein nach D. R. P. 178 878 dargestelltes Eisenkarbonat, welches zu pharmazeutischen Präparaten weiter verarbeitet werden soll. *Fabrikant:* Apotheker A. Flügge in Hannover.

Blaudium-Milch ist eine sterilisierte, Blaudium enthaltende Milch.

Blenal, der Kohlensäureester des Santalols, ist eine gelbliche, ölige, fast geschmackfreie, in Wasser unlösliche, in Alkohol und Äther lösliche Flüssigkeit mit 94% Santalolgehalt. Es wirkt bei Gonorrhöe ungefähr wie das ihm chemisch nahestehende Santyl. Dosis täglich 3 mal 15 Tropfen oder 3 mal täglich 3 Kapseln (mit 0,3 g Inhalt). *Fabrikant:* Chem. Fabrik von Heyden in Radebeul bei Dresden.

Blennaphrosin, eine Mischung aus Kalium nitricum, Hexamethylentetramin und Extraktum Kawa-Kawa, wird in Form von im Magensaft unlöslichen Gelatinekapseln oder Stuhlzäpfchen als unschädliches Antigonorrhoikum empfohlen. Dosis: 3 mal täglich 3—4 Kapseln innerlich oder 2 mal täglich 1 Zäpfchen ins Rektum einzuführen. *Fabrikant:* Einhornapotheke in Berlin.

Bleno-Lenicetsalbe nach Dr. A d a m ist eine zur Behandlung der Augen-Blennorrhoe empfohlene Salbe aus 5 oder 10% Lenicet (siehe dieses) und einer E u v a s e l i n e genannten, resistenten Ceresinvaseline. *Fabrikant:* Dr. Rud. Reiß, Berlin-Charlottenburg.

Blenotin heißen Kapseln, welche pro dosi 0,16 g Ol. Santali, 0,02 g Myrrha, 0,02 g Camphora, 0,12 g Hexamethylentetramin, 0,11 g Borsäure und 0,02 g Champignonextrakt enthalten und als Antigonorrhoikum Anwendung finden. *Fabrikant:* Krewel & Co. G. m. b. H. in Köln a. Rh.

Blindschleichenserum, sogen. Kaltblüterserum gegen Tuberkulose, bringt Dr. med. Möller in Belzig bei Berlin in Anwendung.

Blutacidalbumin ist ein grobes, schwarzes Pulver, das mit weißen Körnchen, den Blutsalzen, durchmengt und schwach mit Zimtgeschmack versetzt ist. Auf Wunsch wird dasselbe auch ohne sichtbare Salze oder ohne Zimtgeschmack sowie auch als feinstes Pulver geliefert. Ein Teil Blutacidalbumin entspricht etwa 6 Teilen defibriniertem frischen Rinderblut, es enthält das Hämoglobin als Hämatin und das Eiweiß als Acidalbumin und saures Albuminat. Es ist in warmem Waser vollständig klar mit saurer Reaktion löslich und gerinnt nicht beim Kochen. Sein Spektrum ist identisch mit demjenigen von mit Pepsin und Salssäure künstlich verdautem Blute.

Blutan ist ein angenehm schmeckender, alkoholfreier, kohlensäurehaltiger Acidalbumin-Eisen-Mangan-Peptonat-Liquor mit 0,6% Eisen und 0,1% Mangan. Das Präparat, welches als billiges und gut bekömmliches Eisenmanganpräparat sich sehr gut eingeführt hat, kommt auch mit Arsen, Jod- und Bromzusatz in den Handel. Arsen-Blutan enthält 0,01% As_2O_3. Brom-Blutan enthält 0,1% Brom und Eisen in organischer, nicht styptischer Form. Jod-Blutan enthält 0,1% Jod in organischer Verbindung. Sein Geschmack ist besser, als der von Jodeisen enthaltenden Präparaten. Außerdem gelangen noch China-Blutan und Diabetiker-Blutan (zuckerfrei) in den Handel. *Fabrikant:* Chemische Fabrik Helfenberg A.-G. in Helfenberg (Sachsen).

Blutegelextrakt siehe Hirudin und Organpräparate.

Bohnenextrakt siehe Extractum Phaseoli.

Boliformin, ein veterinäres Wundheilmittel, wird als ein Kondensationsprodukt des Formaldehyds mit Aluminaten bezeichnet. Angewendet wird es als Streupulver. *Fabrikant:* Apotheker Hirschfeld in Berlin.

Bolus-Seife „Liermann" ist eine, nach den Angaben von Liermann hergestellte, alkohol- und glyzerinhaltige Elain-

Kaliseife mit 60% keimfreiem Bolus, die bei chirurgischen Operationen zur Reinigung der Hände und des Operationsfeldes Anwendung finden soll. *Fabrikant:* Aktiengesellschaft für Anilinfabrikation in Berlin.

Bolus-Wundpaste „Liermann" siehe Pasta Liermann.

Boral, Aluminium boricotartaricum, enthält 3,46 Aluminiumoxyd, 76,5 Borsäureanhydrid, 58,10 Weinsäure, 19,96, Mineralsalze, 21,94 Wasser (Thoms) und bildet in Wasser klar lösliche Kristalle. Es wird als desinfizierendes Adstringens, in Lösung zu Pinselungen, in Pulverform als Einblasung in den Kehlkopf angewendet. *Fabrikant:* Apotheker Leuchter in Berlin W.

Bormelin, eine Salbe aus Borsäure, Menthol und Vaselin, wird zur Behandlung des Heufiebers empfohlen. *Fabrikant:* Fresenius, Hirschapotheke in Frankfurt a. M.

Bornylum valerianicum ist ein dem Bornyval (siehe dieses) ähnliches Präparat der Firma Hoeckert & Michalowsky in Berlin.

Bornylvalerianat siehe Bornyval.

Bornyval, Valeriansäureborneolester, Bornylvalerianat, ist eine wasserhelle, nicht unangenehm, aromatisch und zugleich schwach nach Baldrian riechende und schmeckende Flüssigkeit, welche sich in Alkohol und Äther in jedem Verhältnis löst, in Wasser aber unlöslich ist. Die Flüssigkeit siedet unter gewöhnlichem Druck bei 255—260°, unter 50 mm Druck bei 150—170°. Spez. Gew. bei 20° = 0,951, Drehung: $\alpha D^{20°} = + 4° 12'$ bis $4° 20'$. Das Bornyval besitzt die Zusammensetzung $C_{10}H_{17}-O-C_5H_9O = C_{15}H_{26}O_3$. Das Bornyval wird als Ersatzmittel für Baldrian empfohlen und kommt in Gelatinekapseln mit je 0,25 g in den Handel. *Dosis:* 1—2 mal täglich 1—2 Kapseln. Nebenwirkungen: Das Präparat erregt bei manchen Kranken Aufstoßen und Brennen im Magen; hier und da auch Diarrhöe. *Fabrikant:* J. D. Riedel, A.-G. in Berlin-Britz. Als Bornyvalerianat wird das Präparat auch von G. Pohl in Schönbaum bei Danzig und Hoeckert & Michalowsky in Berlin in den Handel gebracht.

Borochloretone ist eine Mischung aus 1 T. Chloretone (tertiärer Trichlorbutylalkohol) und 3 T. Borsäure, welche als Antiseptikum und Anästhetikum Anwendung findet. *Fabrikant:* Parke Davis & Co. in Detroit (Michigan).

Boroform, ein Desinfektionsmittel, besteht aus einer wässerigen Lösung von Formalin und borglyzerinsaurem Natrium. *Fabrikant:* Philipp Röder G. m. b. H. in Wien.
Vorsichtig aufzubewahren.

Boroglyzerin wird nach einer Vorschrift des vom Deutschen Apothekerverein herausgegebenen Ergänzungsbuches zum Arzneibuch folgendermaßen dargestellt: 62 T. feingepulverter Borsäure werden mit 104 T. Glycerin verrieben und so lange im Sandbade unter öfterem Umrühren auf etwa 150° erhitzt, bis das Gesamtgewicht 100 T. beträgt. Die noch heiße Masse wird auf Glasplatten ausgegossen und nach dem Erkalten abgestoßen. Es bildet eine durchsichtige, hygroskopische Masse, welche sich in 12 Teilen kalten Wassers und in 5 Teilen Alkohol löst. Boroglyzerin wird innerlich zu 2—5 g als Antiseptikum angewendet.

Boroglyzerinlanolin siehe Byrolin.

Borol ist ein als Konservierungsmittel und Antiseptikum gebrauchtes, geschmolzenes Gemisch von Borsäure und Natriumbisulfat. Auch innerlich wird Borol verwendet bei Genickstarre, kruposer Bronchitis, akuter Septikämie, Erysipel, Phlegmone. Dosis für Kinder 10—20 Tropfen, für Erwachsene 30—50 Tropfen der 20%igen Lösung. *Bezugsquelle* E. Merck in Darmstadt.

Unter dem Namen Borol kommt auch ein Präparat in den Handel, welches in 30 ccm (1 Fluidunze) enthält: 0,72 g Borax, 0,72 g Natriumbicarbonat, 0,3 g Natriumbenzoat, 5,4 ccm Glyzerin, 0,0015 ccm Eucalyptol, 0,019 g Thymol, 0,0075 g Menthol und Latschenkiefernöl. Zu seinem Gebrauch wird es mit 4 bis 5 Teilen Wasser verdünnt. Anwendung als Spray bei Nasenkatarrh und Heufieber, als Gurgelwasser bei Hals- und Mundkrankheiten.

Borovertin, Hexamethylentetramintriborat, $(CH_2)_6N_4 \cdot 3\,HBO_2$, im Jahre 1906 von O. Mankiewicz als Harnantiseptikum eingeführt, wird durch direkte Einwirkung von Borsäure auf Hexamethylentetramin erhalten (D. R. P. 188 815). Dabei spaltet sich Wasser ab und die Borsäure geht in Metaborsäure über, welche von Hexamethylentetramin gebunden wird. Das abgeschiedene Wasser wird durch Trocknen entfernt, das erhaltene Produkt gemahlen und gesiebt. Borovertin ist ein weißes, schwach sauer reagierendes, salzig-bitterlich schmeckendes Pulver, in 11 T. Wasser und in 487 T. 96 prozentigen Weingeist löslich, unlöslich in Äther. Beim Erhitzen verkohlt es ohne zu schmelzen unter Entwicklung alkalischer Dämpfe. Beim Kochen mit Wasser wird es zersetzt. L ö s u n g e n v o n B o r o - v e r t i n müssen deshalb stets mit k a l t e m Wasser hergestellt werden. Es hat sich als ungiftiges Harnantiseptikum und Blasendesinfiziens erwiesen. Dosis täglich 1—4 g in Einzeldosen von 0,5 g. Als Nebenwirkungen wurde Eintreten von Appetitlosigkeit gesehen. *Fabrikant:* Akt.-Ges. für Anilinfabrikation in Berlin.

Borsyl, ein Schweißpulver, besteht nach Angabe des Fabrikanten aus 28 Teilen Borsäure, 1 T. Cetylhydroxylat, 1 T. Borax, 0,5 Cetaceum und 69,5 T. Talkum. *Fabrikant:* Chemische Fabrik „Borsyl" in Dahme (Mark).

Bovril-Fleischextrakt ist ein mit unlöslichem Fleischmehl versetztes Fleischextrakt.

Bradon siehe Asbradon.

Brandol soll eine Zusammensetzung von 93% Urtica-Abkochung, 2% Pikrinsäure und 5% Glyzerin sein und wird gegen Brandwunden empfohlen. (Vorsicht! wegen der Pikrinsäure.) *Fabrikant:* Karl Hofbauer in Dortmund.

Brannolin ist ein Wundheilmittel, welches aus Arnikatinktur Walrat, Talg, Wachs, Öl und Myrrhenauszug besteht. *Bezugsquelle:* C. W. Barenthin in Berlin W.

Brauns Suprarenin-Cocain-Tabletten siehe Suprarenin, borsaures.

Brausan sind komprimierte Kohlensäurebäder (wahrscheinlich aus Natriumbikarbonat und Borsäure bestehend) mit Borax in Brikettform. *Fabrikant:* Chem. Fabrik Helfenberg A.-G. vorm. Eugen Dietrich in Helfenberg i. Sa.

Bromäthylformin siehe Bromalin.

Bromalbacid, A l b u m e n b r o m a t u m, ein bromsubstituiertes Eiweiß, bildet ein in Wasser lösliches Pulver, wird an Stelle der gebräuchlichen Bromalkalien empfohlen. Dosis 0,5 g. *Fabrikant:* Ludw. Wilh. Gans in Frankfurt a. M.

Bromalhydrat, T r i b r o m a l d e h y d h y d r a t, $CBr_3 \cdot COH \cdot H_2O$, wird durch Einwirkung von Brom auf Alkohol und weitere Behandlung des entstandenen Bromalkoholats mit Schwefelsäure erhalten; bildet farblose, bei 53° schmelzende, in Wasser, Alkohol und Äther lösliche Kristalle. Wirkt wie das

Chloralhydrat und wird in Dosen von 0,05—0,5—1,0 g mehrmals täglich gegeben.

Vorsichtig aufzubewahren.

Bromalin, Bromäthylformin, Hexamethylentetraminbromäthylat, $(CH_2)_6 N_4 \cdot C_2 H_5 Br$, wird durch Einwirkung von Äthylbromid auf Hexamethylentetramin dargestellt; bildet farblose, bei 200° unter Zersetzung schmelzende, in Wasser leicht lösliche Blättchen. Es wird als Ersatz der Alkalibromide bei Epilepsie und Neurasthenie in Dosen von 2—4 g mehrmals täglich gegeben. *Fabrikant:* E. Merck in Darmstadt.

Vor Licht geschützt aufzubewahren.

Bromatol, eine Bromoform-Lebertranemulsion, gegen Keuchhusten, Bronchitis usw. empfohlen, enthält in jedem Kubikzentimeter einen Tropfen Bromoform. *Fabrikant:* R. Dietrich & Co. in Zürich.

Brom-Blutan siehe Blutan.

Bromeigonpräparate siehe Eigonpräparate.

Bromelin ist ein in Bromelia Ananas, der gewöhnlichen Ananas, vorkommendes Enzym, welches in seiner Wirkung dem Pepsin und dem Papain ähnlich sein soll. *Fabrikant:* Parke, Davis & Co. in Detroit (Michigan).

Bromglidine. Neben der Jodglidine (siehe diese) gelangt auch eine Bromglidine in Form von Tabletten mit 0,05 g Brom pro dosi in den Handel. Das Präparat wird als unschädliches Sedativum empfohlen. *Fabrikant:* Dr. J. Klopfer in Dresden.

Bromidia und Bromidia-Ersatzmittel. Über die Zusammensetzung dieser amerikanischen Spezialität finden sich in den Fachblättern verschiedene Angaben, welche mehr oder weniger voneinander abweichen. Nach Angabe der Fabrikanten Battle & Co., St. Louis, soll ein Teelöffel Bromidia je 1 g reinen Chlorals und gereinigten Bromkaliums sowie je 0,008 g des Extrakts von Cannabis Indica und Hyoscyamus mit aromatischen Extrakten enthalten. Etwas präziser drückte sich Fr. Hoffmann in Pharm. Ztg. 1893, Nr. 48 über die Zusammensetzung von Bromidia aus. Eine Fluiddrachme (3,7 ccm) enthält nach ihm je 15 grains (0,972 g) Bromkalium und Chloralhydrat sowie je $\frac{1}{8}$ grain $= 0,008$ g Extr. Cannabis und Extr. Hyoscyami. Da Bromidia ein spez. Gew. von 1,258 bei 15° besitzt, so wiegt eine Fluiddrachme

4,655 g; 100 g Bromidia müßten demnach je 20,88 g Bromkalium und Chloralhydrat enthalten. In Pharm. Ztg. 1895, Nr. 55 findet sich eine „verbesserte" Vorschrift zu Bromidia von Cabannes, nach welcher man ein Präparat erhält mit einem Gehalte von je 3,33 % Bromkalium und Chloralhydrat, welches mit Bromidia also nicht übereinstimmt.

Nach einer in Pharm. Ztg. 1895, Nr. 92 veröffentlichten Analyse stellt das Originalpräparat eine deutlich sauer reagierende Flüssigkeit vom spez. Gew. 1,258 dar, in welcher etwa je 15% Bromkalium und Chloralhydrat, sowie Zucker und Alkohol mit Sicherheit nachgewiesen wurden. Extractum Cannabis konnte nicht nachgewiesen werden, dagegen mit einiger Wahrscheinlichkeit Extr. Hyoscyami. Morphium, welches in dem Präparat vermutet wurde, war nicht vorhanden.

Nach einer der Ph. Post seinerzeit zur Verfügung gestellten Vorschrift ist das Originalpräparat folgendermaßen zusammengesetzt: Kalii bromati, Chlorali hydrati āā 30,0, Extr Hyoscyami, Extr. Cannab. Ind. āā 0,25, Extr. fluid. Liquir. 90,0, Ol. aurant. cort. gtts. V.

Ein dem Original gleichkommendes Präparat erhält man auf diese Weise jedoch nicht, wie Langkopf nachgewiesen hat (Pharm. Ztg. 1896, Nr. 72). Dagegen kommt man demselben und dem durch Analyse festgestellten Gehalt von je 15% Bromkalium und Chloralhydrat sehr nahe, wenn man die Vorschrift dahin abändert: Kalii bromat, Chlorali hydrati āā 30,0 Extr. Hyoscyami 0,25, Tinct. Cannab. Ind. 5,0, Ol. aurant. cort. gtts. V, Extr. fluid. Liquirit. q. s. ad 200,0.

In der französischen Schweiz wird Bromidia sehr oft nach der folgenden, von O. Korn mitgeteilten, einfachen Vorschrift hergestellt: Chloralhydrat 12,0, Kal. bromat. 25,0, Sir. Hyoscyam. ad 125,0. MDS. Stündlich einen halben oder einen ganzen Kaffeelöffel voll in Wasser oder in Zuckersaft zu nehmen, bis Schlaf erfolgt.

Einen Ersatz für Bromidia bildet ferner nach der Vorschriftensammlung des Münchener Apothekervereins folgende Mischung: Chloralhydrat 8,0, Kal. bromat. 6,0, Extr. Hyoscyami 0,3, Extr. Cannabis Ind. 0,048, Aqu. Menth. pip. 4,0, Aqu. flor. aurant. 30,0, Chloroform gtts. VI, Tinct. Zingib. 3,0, Sirup. Liquiritiae 45,0, Aqu. destill. 32,0.

Der Dresdener Apothekerverein gibt zu einem Liquor Chlorali bromatus dieselbe Formel; nur läßt er nicht 0,048 g Extr. Cannabis verwenden, sondern rund 0,05 g.

Bromil — Bromipin und Jodipin.

Der Luxemburger Apotheker-Verein empfiehlt: Kalii bromati, Chloral. hydrati aa 25,0, Extr. Hyoscyami, Extr. Cannabis Ind. aa 0,25, Succ. Liquirit. dep. 2,50, Ol. Aurantii cort. gtts. V. Aqu. dest. ad 125,0. Man mischt, läßt absetzen und filtriert. S. Als Schlafmittel ½—1 Teelöffel voll zu nehmen, nicht über 3 pro die.

Vorsichtig aufzubewahren.

Bromil, ein organisches Brompräparat mit 24% Brom, bildet farblose, in 8 Teilen Wasser lösliche glänzende Kristalle und wird als wirksames Antiepileptikum empfohlen. In der Wirkung entsprechen 3,0 g Bromil etwa 1,0 g Kaliumbromid.

Bromheilwasser siehe Mineralheilwässer.

Bromipin und Jodipin sind Brom- und Jodadditionsprodukte des Sesamöls. Über die Darstellung der Präparate sagt das D. R. P. Nr. 96495 folgendes: Man läßt Chlorjod oder Chlorbrom bzw. Mischungen, welche Chlorjod oder Chlorbrom abgeben, auf Fettkörper in solchen Mengen einwirken, die zur Bildung der theoretisch möglichen höchst gejodeten oder gebromten Verbindung unzureichend sind. Die therapeutische Wirkung der beiden Arzneikörper beruht darauf, daß sie gleich anderen Fetten zu sehr großem Teile in den Muskeln, der Leber, dem Knochenmark und dem Unterhautzellengewebe abgelagert und erst hier infolge der Einwirkung des alkalischen Blutes und der alkalischen Gewebsäfte in langsamer Weise abgespalten und in ihrer Hauptmenge in Jodalkali bezw. Bromalkali übergeführt werden. Die Präparate werden als leicht resorbierbare Ersatzmittel für Brom- und Jodalkalien empfohlen.

Bromipin kommt 10 und 33⅓prozentig in den Handel. 1 g Bromipin 10% entspricht 0,149 g Kaliumbromid; 1 g Kaliumbromid entspricht 6,7 g Bromipin 10%. — Das 10prozentige Bromipin ist ein hellgelbes, fettes Öl, spez. Gew. 0,995—0,997. Man gibt davon täglich 2—3 Teelöffel voll. Das 33⅓prozentige Bromipin ist ein gelbbraunes Öl; spez. Gew. 1,30—1,302. 1 g Bromipin 33⅓% entspricht 0,491 g Kaliumbromid; 1 g Kaliumbromid entspricht 2 g Bromipin 33⅓%.

Bromipin solidum saccharatum ist trocknes Bromipin (33⅓%) in Tablettenform. Die Tabletten enthalten pro Stück 1,2 g Bromipin (33⅓%) entsprechend 0,4 g Brom = 0,6 g Kaliumbromid, also soviel, als einem Teelöffel voll Bromipin 10% gleichkommt.

Das **Jodipin** kommt 10- und 25prozentig in den Handel. Es zeigt die Eigenschaft, besonders wenn es bei Lichtabschluß aufbewahrt wird, nachzudunkeln, wodurch aber seine Wirkung nicht beeinträchtigt wird. Wenn das Präparat jedoch schwarz geworden ist, darf es nicht mehr verwendet werden, weil dann Zersetzung eingetreten ist. 10prozentiges Jodipin ist ein hellgelbes Öl; spez. Gew. 1,030—1,032. 1 g Jodipin 10% entspricht 0,130 g Kaliumjodid. 1 g Kaliumjodid entspricht 7,70 g Jodipin 10%. — 25prozentiges Jodipin ist ein dunkles gelbes Öl; spez. Gew. 1,228—1,23. 1 g Jodipin 25% entspricht 0,326 g Kaliumjodid; 1 g Kaliumjodid entspricht 3,06 g Jodipin 25%. Jodismus wurde bei Jodipin bei subkutaner Anwendung fast nie, öfter bei innerlicher Darreichung beobachtet.

Fabrikant: E. Merck in Darmstadt.

Jodipinum solidum. Jodipinemulgat bildet eine hellbraune, geruch- und geschmacklose Masse, die in 100 T. 40 T. Jodipin (25%) enthält. Es enthält 10% Jod; 1 g Emulgat entspricht 0,13 g Kaliumjodid. Aus Jodipinemulgat hergestellte, mit Zucker überzogene Tabletten enthalten je 0,2 g Jodipin (25%) = 0,05 g Jod, entsprechend 0,065 g Kaliumjodid. Man gibt 3 oder 4 Tabletten täglich; Kindern weniger.

Jodipinum phosphoratum, Phosphor-Jodipin ist eine Lösung von 0,0033% Phosphor in 10prozentigem Jodipin. Es wird innerlich gegen Rachitis und Skrofulose gegeben. *Dosis:* 2- oder 3 mal täglich einen Teelöffel voll.

Ein Ersatzmittel für Jodipin bezw. ein dem Jodipin ähnliches Präparat erhält man nach Schwank auf folgende Weise: 20 g Rüböl werden mit einer Lösung von 2 g Jod in Äther gemischt und dann erwärmt, bis der Äther verdunstet ist. Darauf leitet man einen Chlorstrom durch die Flüssigkeit, vertreibt durch Erwärmen das überschüssige Chlor und wäscht das Öl so lange mit Wasser, bis Silbernitrat nicht mehr verändert wird.

Bromlecithin bietet entgegen dem reinen Lecithin den Vorteil, daß es durch den Dünndarmsaft nicht gespalten wird, sobald der Bromgehalt etwa 10% beträgt. Es gestattet daher, größere Mengen Lecithin bei innerlicher Einführung zur Resorption zu bringen. Anderseits wird es in der für eine intensive Nervenwirkung günstigsten Form resorbiert. Nach D. R.-P. Nr. 156110 läßt sich das Lecithin bis mit 50% seines Gewichtes Brom leicht verbinden. Man erhält so das Bromlecithin in Form von fast farblosen wachsartigen Massen. Der Bromgehalt des aus Eigelblecithin gewonnenen Bromlecithins wurde zu etwa 30% gefunden. Man gibt es am besten in Form von Pillen mit je 0,1 g Bromlecithin: dreimal täglich 2 Pillen. *Fabrikant:* A.-G. für Anilin-Fabrikation in Berlin.

Bromochinal, Chinin. dibromsalicylicum acidum, $C_{20}H_{24}N_2O_2 — 2(C_6H_2Br_2 — OH — COOH)$. Das Chininsalz der Dibromsalicylsäure bildet gelbliche, bei 197—198 schmelzende Kristalle, die in Wasser, Alkohol und Äther schwer löslich sind. Das Präparat ist bei Fiebernden geprüft worden. Es beeinflußt in Mengen von zweimal täglich 0,6—0,75 g die Temperatur der Patienten ähnlich wie Halbgrammdosen von Chininum muriaticum und wurde sehr gut vertragen, namentlich in solchen Fällen, wo gleichzeitig auf den Schlaf eingewirkt werden sollte. *Fabrikant:* Vereinigte Chininfabriken Zimmer & Co. in Frankfurt a. M.

Bromocoll ist eine Bromtanninleimverbindung und enthält 20% organisch gebundenen Broms, 10% Wasser und 30% Leim. Es wird erhalten durch Fällen von Bromtanninlösungen durch Gelatinelösungen und stellt ein schwach gelbliches, geruch- und geschmackloses Pulver dar, welches sich in sauren Flüssigkeiten (Magensaft) kaum auflöst, während es in alkalischen Flüssigkeiten (Darmsaft) allmählich zur Lösung gelangt. Es ist völlig unschädlich und verursacht selbst in sehr großen Dosen keinerlei Magenstörungen; die Ausscheidung erfolgt durch den Urin. Bromocoll wurde bisher mit Erfolg angewendet bei Epilepsie (starke Gaben bis 30 g täglich), nervösen Affektionen verschiedener Art, Erregungs- und Angstzuständen, Schlaflosigkeit (1—6 g mehrmals täglich). Zur Darreichung wird es am besten in Selterwasser oder anderen kühlen Getränken verrührt. Zur Bestimmung des Bromgehaltes schmilzt man das Präparat mit Kali und Salpeter und fällt aus der Schmelze das Brom mit Silbernitrat. *Fabrikant:* Akt.-Ges. für Anilinfabrikation in Berlin SO.

Bromocollsalbe ist ein mit 20% Bromocoll verriebenes Resorbin, enthält also 4% Brom. Sie hat juckstillende Wirkung und wird bei Pruritus vulvae, Prurigo, Urticaria, Lichen ruber, Ekzemen, Hämorrhoiden usw. angewendet. Siehe auch Frostinsalbe.

Bromocollum solubile. Die Herstellung einer 10prozentigen Bromocollösung geschieht nach folgender Vorschrift: Bromocoll. 10,0 Aqu. dest. 30,0, Mixt. adde solut. fervid.

e Natr. biborac. 6,0, Aqu. dest. 54,0. Filtra. Sie wird bei schweren Formen von Pruritus angewandt.

Bromol, Tribromphenol, $C_6H_2Br_3 \cdot OH$, entsteht durch Einwirkung von Brom auf Phenol, bildet ein weißes oder gelbliches, in Wasser unlösliches, in Alkohol, Chloroform, Glyzerin und Äther lösliches, bei 95° schmelzendes, kristallinisches Pulver. Bromol wirkt äußerlich ätzend und desinfizierend; man benutzt es daher unvermischt oder mit Talcum oder Glyzerin gemischt oder in Salbenform in der Wundbehandlung und bei Diphtherie. Innerlich gegeben passiert es den Magen unzersetzt und wird erst im Darm allmählich gelöst. Man gibt es zur Desinfektion des Darmes bei Typhus, Sommerdiarrhöen, Cholera infantum. Dosis für Erwachsene 0,1 g pro dosi, 0,5 g pro die, für Kinder 0,005—0,015 g. *Fabrikant:* Chem. Fabrik von Heyden in Radebeul bei Dresden.

Vorsichtig und vor Licht geschützt aufzubewahren.

Bromophor, eine Flüssigkeit, welche als wirksamen Körper Dibromlarizinolsäure enthält, wird zu Einpinselungen bei Hautjucken und Wundrose empfohlen. *Fabrikant:* Chem. Fabr. Paul Stoepel in Elberfeld.

Bromopyrin, Monobromantipyrin, $C_{11}H_{11}BrN_2O$, entsteht durch Einwirkung von Brom auf Antipyrin, bildet farblose, in kaltem Wasser unlösliche, in Alkohol und heißem Wasser leicht lösliche Kristallnadeln und wird wie Antipyrin als Antipyretikum und Antiseptikum angewendet.

Bromopyrine ist ein gekörntes Brausepulver französischer Herkunft. 1 Teelöffel enthält angeblich 0,06 g Coffeinbromhydrat, 0,18 g Antipyrin, 1 g Natriumbromid.

Bromotan ist Bromtannin-Methylen-Harnstoff. Es bildet ein hellbraunes, geruch- und geschmackloses Pulver. Anwendung: bei Ausschlag, Hautjucken, Nesseln usw. als 10 prozentige Salbe oder 10 prozentiges Streupulver. *Fabrikant:* Dr. A. Voswinkel in Berlin W.

Bromothymin, eine Spezialität, die bei Keuchhusten und Emphysem gute Dienste leistet, besteht aus Sirup. Thymi comp. 200,0, Bromoform 0,5 und Ammonium bromat., Kal. bromat., Natr. bromat. je 5,0. Der Thymiansirup wird aus dem Fluidextrakt von frischem Thymiankraut nach besonderer Vorschrift hergestellt. *Fabrikant:* Dr. Ad. Kopp in Straßburg i. Els.

Bromphenol, Phenolum monobromatum, Orthomonobromphenol, $C_6H_4Br \cdot OH$, entsteht durch Einwirkung von Brom auf Phenol bei 150—180°, bildet eine ölige, dunkelgelbe, stark riechende, zu 1—2% in Wasser, leicht in Äther und Chloroform lösliche Flüssigkeit, welche zwischen 194 und 195° siedet. Es wird zur Behandlung des Erysipels in Form ein- oder zweiprozentiger Salben sowie zur Desinfektion tuberkulöser Sputa angewendet. *Bezugsquelle:* E. Merck in Darmstadt.

Vorsichtig aufzubewahren.

Bromprotylin siehe Protylin.

Bromsalifebrin siehe Antinervin.

Bromural wurde im Jahre 1907 durch Krieger und v. d. Velden eingeführt. Durch Kondensation des Harnstoffes mit dem aus der Isovaleriansäure gewonnenen Bromisovalerylbromid erhält man nach D. R. P. 185 962 den a-Monobromisovalerianylharnstoff = Bromural $(CH_3)_2CH \cdot CHBr \cdot CONH \cdot CONH_2$ als weiße, fast geschmackfreie Nädelchen, die in heißem Wasser, Äther und Alkohol, auch in Alkalien löslich sind, schwer löslich in kaltem Wasser. Aus seiner Lösung in 10 prozentiger Natronlauge wird Bromural durch Säuren wieder ausgefällt. Beim Erhitzen sublimiert es; der Schmelzpunkt des Handelspräparates liegt zwischen 147 und 145°, ist aber nicht scharf; die reine Substanz schmilzt bei 154° (Zernik). Die Bromuraltabletten bestehen aus je 0,3 g Bromural und 0,2 g Milchzucker und Stärke. Das Bromural wirkt als ungiftiges Nervinum in Dosen von 0,15—0,3 g, als Hypnotikum einschläfernd in Gaben von 0,3—0,6 g meist nach 5—25 Minuten. Es versagt aber in allen Fällen, wo Schmerzen, Hustenreiz, Erregungszustände usw. den Schlaf behindern. Nebenwirkungen: Leichte Benommenheit, Gefühl von Unlust, Schwere beim Erwachen. *Fabrikant:* Knoll & Cie. in Ludwigshafen a. Rh.

Vorsichtig aufzubewahren.

Bromvalidol werden Tabletten genannt, die pro dosi 1 g Natr. bromat., 0,1 g Magnesia usta und 5 Tropfen Validol enthalten. Sie werden als Nervinum empfohlen. *Fabrikant:* Chininfabriken Zimmer & Co. in Frankfurt a. M.

Brom- und Jodserum siehe Serum bromatum u. jodatum.

Bromyl ist die englische Bezeichnung für Bromalin (Hexamethylentetramin-Äthylbromid).

Bronchisan, ein Hustenmittel, enthält nach K u h n etwa 4% Pyrenol neben Elixir e Succo Liquiritiae in wässeriger Lösung. *Fabrikant:* Apotheker Dr. Silberstein in Berlin NW.

Bronchitin, ein Heilmittel gegen Husten, Bronchialkatarrh, Bronchitis usw., besteht aus Extract. Thymi sacch. comp. Dr. L ü d y und guajakolsulfosaurem Kalium. Nach der Gebrauchsanweisung nehmen Erwachsene davon 3—5 Teelöffel, Kinder 1—3 Teelöffel voll täglich. *Fabrikanten:* Lüdy & Cie., chemische Fabrik, Burgdorf (Schweiz).

Brophenin, B r o m i s o v a l e r y l - a m i n o a c e t a t - p a r a p h e n i t i d i n, $C_2H_5O \cdot C_6H_4 \cdot NH \cdot CO \cdot CH_2 \cdot NH \cdot CO \cdot NHBr \cdot C_2H_7$, bildet ein weißes, in Wasser wenig lösliches, nahezu geruch- und geschmackloses Pulver. Es wird als prompt wirkendes Mittel bei fieberhaften Zuständen, Neuralgien, Kopfschmerzen usw. empfohlen. Dosis: 2—4 mal täglich 0,5 bis 1,5 g in Pulver oder Tabletten (à 0,3 g). *Fabrikant:* Dr. R. Scheuble & Co. in Tribuswinkel (Nied.-Österr.).

Brozon-Bäder siehe Sauerstoffbäder.

Dr. Brügelmannsche Lösung, D i o m o r p h i n, zum Einatmen bei Asthma als Ersatz für Stramonium, ist ein Kokapräparat, welches außerdem Atropin, Cocain, Glyzerin und eine Säure enthält und mit Hilfe eines Sprayapparates eingeatmet werden soll. (Siehe auch unter Asthmaspezialitäten, Tuckers Asthmamittel.) *Fabrikant:* Askanische Apotheke in Berlin SW. *Vorsichtig* aufzubewahren:

Buccavacedrol werden als Antigonorrhoikum empfohlene Gelatinekapseln genannt, welche Extr. Fol. Bucco Ol. ligni Cedri und Kawaextrakt enthalten. *Fabrikant:* Dr. K. Fragner in Prag III.

Buccosperinkapseln sind Geloduratkapseln (siehe da), welche die wirksamen Bestandteile des Copaivabalsams und der Buccoblätter, sowie geringe Mengen Hexamethylentetramin und Salizylsäure enthalten und als Antigonorrhoikum Anwendung finden sollen.

Bu-Co wird eine Buttermilchkonserve (siehe diese) der Deutschen Milchwerke in Zwingenberg i. H. genannt.

Bürgers Digestiv-Salz soll aus 27,5 T. Magnesiumsulfat, 12,69 T. Magnesiumtartrat, 24,5 T. Natriumbikarbonat, 9,86 T. Natriumbitartrat, 12,48 T. Natriumzitrat und 12,89 T. Magnesiumzitrat bestehen. *Fabrikant:* A. Heimbürger Nachf. in Münster i. W.

Butipyrinum siehe Trigemin.

Buttermilchkonserve bringen die Deutschen Nährmittelwerke in Berlin-Strehlen in den Handel. Zur Darstellung einer Dauernahrung aus Buttermilch wird nach D. R. P. 182 276 von Ph. Müller in Vilbel und J. Peters in Massenheim bei Vilbel ein Gemisch von roher Buttermilch, deren Säuregehalt 5% nach Thörner nicht übersteigen darf, mit Mehl und Zucker unter fortwährendem Umrühren dreimal aufgekocht, bei etwa 90° in vorher sterilisierte Gefäße gefüllt und, nachdem die Gefäße geschlossen sind, etwa 10 Minuten auf 100° erhitzt. Nach sechswöchiger Lagerung bei 18° wird schließlich zur Trockene eingedampft. (Siehe auch Lactoserve.)

Byrolin ist eine Borsäure-Glycerinlanolincreme der Firma Dr. Graf & Co. in Berlin-Neubabelsberg.

Cacaol. Ein nach Kakao riechendes, bräunliches Pulver, welches als diätetisches Nährpräparat vielfach angepriesen wird, ist nach J. Kochs ein Gemisch von Kakao mit etwa 2,5% Chlornatrium, 15—17% Zucker und 20—25% Hafermehl. *Fabrikant:* Wilhelm Pramann in Radebeul bei Dresden.

Cacodyliacol siehe Guajacolum kakodylicum.

Cadogel wird ein nahezu geruchloses, reizloses Teerpräparat genannt, das durch fraktionierte Destillation von Oleum Cadinum gewonnen wird.

Calcinol siehe Calcium jodicum.

Calciron, ein Malzsirup mit 4% Calcium glycero-lactophosphoricum und 5% Kaliumsulfoguajacolicum soll in Dosen von täglich 3—4 Kaffeelöffel voll (für Kinder die Hälfte) bei Tuberkulose Anwendung finden. *Fabrikant:* F. Trenka in Wien.

Calciumphosphatcasein siehe Kalkcasein.

Calcium benzoïcum, Calciumbenzoat, $Ca(C_7H_5O_2)_2 + 3H_2O$, ein weißes in Wasser lösliches Kristallpulver, wird bei Skrofeln und Rhachitis als Alterans und Antiseptikum angewendet. Einzeldosis 0,6—2,0 g.

Calcium boricum, Calciumborat, ist ein weißes, in heißem Wasser lösliches Pulver, welches antiseptisch und adstringierend wirkt und innerlich gegen Kinderdiarrhöe Anwendung findet. Man gibt es zu 0,06—0,3 g dreimal täglich. Äußerlich wird es in 10—20 prozentigen Salben oder als Streupulver bei nässenden Ekzemen und Bromhydrosis angewendet.

Calcium chlorhydrophosphoricum, Calciumchlorphosphatlösung 25%, bildet eine gelbliche, mit Wasser mischbare Flüssigkeit vom spez. Gew. 1,225, die bei Tuberkulose, Rhachitis, Skrofulose und beginnender Phthisis als Alterans und Tonikum Anwendung findet. Dosis 5—10 Tropfen mehrmals täglich in Wasser verdünnt. *Fabrikant:* E. Merck in Darmstadt.

Calcium chlorhydrophosphoricum siccum ist ein weißes, in Wasser lösliches Pulver.

Calcium eosolicum siehe eosolsaure Salze.

Calcium ferro-phospholacticum, Calciumferrophospholaktat, ist ein weißes, in 5 Teilen kochenden Wassers lösliches Pulver, welches bei Rhachitis und Skrofulose in Dosen von 0,2—0,5 g mehrmals täglich gegeben wird, am besten in Zuckersaft oder als Sirupus Calcii ferrophospholactici, phosphorsaurer Kalkeisensaft: Calc. ferrophospholactici 6,0, Aquae destill. fervid. 30,0, Sirupi simpl. 70,0.

Calcium glycerinoarsenicicum ist ein weißes, krümeliges Pulver, das in Wasser und Weingeist unlöslich ist, von Säuren leicht und von Zitronensäure nur teilweise gelöst wird. Anwendung findet es bei der Schwindsucht in Form von Granules, die je 0.01 g des Präparats enthalten.

Sehr vorsichtig aufzubewahren.

Calcium glycerinophosphoricum neutrale, Calziumglyzerophosphat, Neurosin, $PO \cdot O_2 \cdot CaO \cdot C_3H_5(OH)_2$, bildet ein weißes, in 40 Teilen Wasser mit alkalischer Reaktion lösliches Kristallpulver. Es ist, wie alle Glyzerophosphate, ein ausgezeichnetes nervines Tonikum, und ist in allen Fällen indiziert, wo es sich um eine Hebung des Phosphorgehaltes im Organismus handelt. Dosis 0,05—0,5 g subkutan oder 0,5—1,0 g täglich innerlich in Wasser oder Zuckersaft.

Die Firma E. Merck in Darmstadt bringt außer dem reinen Salz und Tabletten (à 0,1 g) noch folgende Spezialpräparate in den Handel:

Calcium glycerinophosphoricum solubile ein mit Hilfe von Zitronensäure hergestellte 5 prozentige Lösung, und

Calcium glycerinophosphoricum granulatum mit 6, 10 und 95%, sowie brausend mit 30% Calciumglyzerophosphat.

Calcium hippuricum, ein weißes kristallinisches Pulver, in 27 Teilen Wasser löslich; wird als harntreibendes Mittel und gegen Gelenkentzündungen angewendet. *Dosis:* 0,3—1,2 g.

Calcium jodicum, Calcinol, Calciumjodat, $Ca(JO_3)_2 + 6H_2O$, bildet ein kristallinisches, weißes Pulver, das sich in ca. 400 T. Wasser löst und als Ersatzmittel des Jodoforms sowie als gastrointestinales Antiseptikum empfohlen worden ist. Man gibt es innerlich zu 0,2—0,3 g pro dosi. Äußerlich wird es zu Wundverbänden sowie zu Mund- und Gurgelwässern (1—3 : 100) oder in Form von Salben und Streupulver angewendet.

Calcium permanganicum, Acerdol, Monol, $Ca(MnO_4)_2 + 5H_2O$, bildet violette, in Wasser leicht lösliche Kristalle. Es wird innerlich in Dosen von 0,05—0,1 g bei Gastroenteritis und Diarrhöen gegeben, äußerlich an Stelle des Kaliumsalzes, dessen Wirksamkeit es um das Hundertfache übertreffen soll, als Antiseptikum angewendet.

Calcium phospholacticum, Calciumphospholaktat. Diese Verbindung kommt sowohl kristallinisch als auch als amorphes Pulver in den Handel. Es löst sich in Wasser und wird bei Rhachitis und Ernährungsstörungen der Kinder als Stimulans in Dosen von 0,2—0,6 g dreimal täglich gegeben. Es ist ein Hauptbestandteil von Vials tonischem Wein (siehe diesen).

Calcium salicylicum, Calciumsalicylat, $(C_6H_4 \cdot OH \cdot COO)_2Ca + 2H_2O$, bildet ein kristallinisches, weißes, geruch- und geschmackloses, in reinem Wasser schwer, in kohlesäurehaltigem Wasser leichter lösliches Pulver. Es wird bei Kinderdiarrhöen und bei Gastroenteritis in Dosen von 0,5—1,2 g entweder für sich oder m t Wismutsalicylat gegeben.

Calcium sulfoichthyolicum stellt man nach A. Hegland auf folgende Weise dar: Man löst 100 g Ammon. sulfoichthyolic. in 100 g Wasser und mischt die so erhaltene Flüssigkeit unter stetem Umrühren mit einer Lösung von 20 g Calciumchlorid in 200 g Kalkwasser. Darauf läßt man einige Stunden absetzen, dekantiert und wäscht den Niederschlag zweimal gut mit destilliertem Wasser aus. Nach dem Trocknen auf dem Wasserbade erhält man so eine schokoladebraune, leicht zerreibliche Masse. Um derselben den unangenehmen Ichthyolgeruch und Geschmack zu nehmen, schüttelt man sie einigemal mit Petroleumäther aus und trocknet von neuem. Man erhält so etwa 25 % des in Arbeit genommenen Ichthyols als Calciumverbindung. Letztere läßt sich nach Zufügung von 20—25% Kakaomasse le cht zu Tabletten verarbeiten. Das Präparat findet wie die anderen Ichthyolpräparate Anwendung.

Calcium sulfurosum, Calciumsulfit, $CaSO_3$; ist als prophylaktisches Mittel gegen Influenza empfohlen worden und soll in Pillenform zu 0,06 g pro Tag genommen werden. Nach dreitägigem Gebrauche soll (!) Immunität gegen Influenza eingetreten sein.

Califig ist ein Feigensirup, der als Abführmittel empfohlen wird. *Fabrikant:* California Fig Syrup Co. in San Francisko; *Vertreter* für Europa: Fassett & Johnson in London, Snow Hill.

Zu Ersatzmitteln für Califig sind folgende Vorschriften bekannt geworden:

I. 60 g zerschnittene Feigen werden mit 568 g (1 Pint) Wasser bis etwa zur Hälfte dieses Volumens eingekocht. Dann seiht man durch und löst in der Kolatur von 300 g 453 g (1 engl. Pfund) Zucker. Aus dem so gewonnenen Rohsaft wird dann das Califig wie folgt gemischt: Extr. Sennae dulc. (Sirup. Sennae) 75,0, Extr. Cascar. sagrad. iquid. 301,0 Tinct. Cinnamomi 15,0, Spirit. Menth. pip. 5,3, Spirit. Caryophyllor. (1:50) 5,3, Spirit. Myristicae 5,3, Ol. Gaultheriae gtts. III. Sirup. Figorum (Rohsaft wie oben angegeben) qu. s. ad 480 g. Man mischt erst die beiden Extrakte, löst die Öle in den Spiritusarten, gibt die Zimttinktur hinzu und mischt dann nochmals.

II. 480,0 Feigen werden zerschnitten mit 1920,0 Wasser abgekocht. In der Kolatur löst man 4000,0 Zucker. Der fertige Saft wird dann gemischt aus: Alkohol (90 proz.) 390,0, Extr. Liquirit. liquid. 180,0, Infus. Sennae 1 : 3 2280,0. Ol. Coriandri 3,5 und Feigenrohsaft (wie oben) 4560,0.

III. Sirupus Caricarum (Praescript. Viennens.): Fruct. Sennae 60,0, Fruct. Caricarum 120,0, Aquae 580,0, macera per 12 horas tum cola. In colatura 330,0, solve Sacchari 450,0, et coque clarificando in syrupum. Post refrigerationem adde Aquae Aurantii florum 10,0, Spiritus Vini 20,0.

IV. Nach Weydenberg: Man bereitet sich einen Sirup. Sennae nach dem Arzneibuch aus 200 g Fol. Sennae auf 1 kg und setzt pro Kilogramm hinzu 50 g Tinct. Resin. Jalap. und 40 g einer Tinktur, bestehend aus Sem. Myristic. plv. 25,0, Caryophyll. plv. 50,0, Cort. Cinnam. plv. 125,0, Spirit. 91prozentig 600,0, Aqua destill. 400,0 (Das ist ein Abführsirup, aber kein Feigensirup. A.).

Calmette Serum, siehe Serum gegen Schlangengift.

Calmin soll eine Verbindung (?) des Antipyrins mit Heroin sein. Das Präparat wird als sicheres Mittel gegen Neurosen wie Keuchhusten, Asthma, Bronchialkatarrh, Menstruationskolik empfohlen. *Fabrikant:* Chemisches Laboratorium Gropengießer in Osterode a. H.

Vorsichtig aufzubewahren.

Calmyren, besonders als Antihysterikum empfohlen, besteht aus Extract. Valerianae, Chinin. ferrocitric., Camphor., Extr. Condurango āā 5,0, Pepsini 10,0. *Fabrikant:* Apotheke zur Austria in Wien.

Calomelol, löslicher, kolloidaler Calomel, stellt ein weißgraues, geschmack- und geruchloses Pulver dar, welches in Alkohol, Äther, Benzol und Wasser zu einer milchähnlichen Flüssigkeit löslich ist. Es löst sich auch in schwachen Salzlösungen, in Blutserum usw. Es enthält 80% Quecksilberchlorür und 20% Eiweißsubstanzen, reagiert neutral und soll keine Reizerscheinungen hervorrufen. Der sogen. lösliche Calomel wird als Streupulver bei luetischen Ulzerationen, als feuchter 2prozentiger Verband und als 30prozentige Quecksilbersalbe (in Dosen zu 4,0, 5,0, 6,0) zu Inunktionen verwendet. *Fabrikant:* Chem. Fabrik von Heyden in Radebeul-Dresden.

Vorsichtig und vor Licht geschützt aufzubewahren.

Calomelol-Opium-Tabletten, die innerlich bei Syphilis Anwendung finden sollen, enthalten je 0,01 g Calomelol und 0,006 g Opium. *Fabrikant:* Chemische Fabrik von Heyden, A.-G. in Radebeul-Dresden.

Vorsichtig aufzubewahren.

Calystegia Soldanella, die bekannte Konvolvulacee des Mittelmeergebietes, deren Kraut (Herba Soldanellae) in früheren Zeiten als Abführmittel bereits Anwendung gefunden hat, wird neuerdings von französischen Ärzten zu demselben Zweck wieder empfohlen. Man verschreibt folgende

Tinctura Soldanellae composita:

Succ. herbar. Soldanellae recent. . . . 40,0
Rad. Soldanellae 60,0
Rad. Bryoniae 20,0
Spiritus (80%) 1000,0
M. f. maceratione tinctura.

Auch in Form von Pillen wird der frisch gepreßte Saft des Krautes empfohlen, und zwar in Verbindung mit Rad. Bryoniae und Fol. Digitalis.

Camphoroxol ist eine 1% Kampher enthaltende 3%ige Wasserstoffsuperoxydlösung mit 33% Alkohol. Das Präparat soll als Antiseptikum Anwendung finden. Siehe auch unter Menthoxol.

Camphosan, im Jahre 1908 eingeführt, ist eine Lösung von 15 T. neutralem Kamphersäuremethylester in 85 T. reinem Santalol. Der Kamphersäuremethylester, $C_{12}H_{20}O_4$, bildet ein wasserklares, farbloses Öl von schwach aromatischem Geruch und kühlend bitterem Geschmack. Das fertige Camphosan ist eine klare, ölige, aromatisch riechende und bitterlich schmeckende Flüssigkeit vom spez. Gew. 0,991 bei 18,5°, deren optisches Drehungsvermögen $\alpha_D = -8°$ beträgt. Es kommt in Gelatinekapseln mit 0,3 g pro dosi in den Handel und wird als Prophylaktikum gegen Gonorrhöe empfohlen. *Fabrikant:* J. D. Riedel A.-G. in Berlin-Britz.

Cancroin, K r e b s s e r u m , nach A d a m k i e w i c z , bezeichnete H e e r m a n n als Phenolneurincitrat, dessen Stammlösung (Cancroin I) nach folgender Vorschrift jeder Apotheker sich selbst herstellen könne: Neurin (25 prozentige Lösung) 10,0, Acid. citric. q. sat. ad saturationem (1,82), Acid. carbolic. q. sat. (1,25), mit Wasser auf 27 g verdünnt. Die von A. empfohlenen Verdünnungen stellt man her, indem man zur Bereitung des Cancroin II 1 T. Cancroin I + 1 T. Aqu. dest., zur Bereitung des Cancroin III 1 T. Cancroin I + 3 T. Aqu. dest. mischt.

Candol, eine Diastase und Eiweiß enthaltendes, kristallinisches oder dickflüssiges Malzpräparat, soll bei atrophischen Kindern als Nährmittel Verwendung finden. *Fabrikant:* Deutsche Diamalt-Gesellschaft m. b. H. in München.

Cannabinum tannicum. Indischem Hanf wird durch Destillation mit Wasserdämpfen das ätherische Öl entzogen, derselbe alsdann mit Wasser ausgezogen und der Auszug mit Gerbsäure gefällt. Das Präparat bildet ein gelblich-graues oder bräunliches, in Wasser wenig lösliches Pulver, welches nicht betäubend riechen darf. Es wird bei leichten Formen der Schlaflosigkeit als Hypnotikum in Dosen von 0,25—1 g gegeben.

Maximaldosis 1,0 g pro dosi, 2 g pro die.

Vorsichtig aufzubewahren.

Capsicin, das Ölharz aus Capsicum annuum, bildet eine dickflüssige, rotbraune, in Alkohol und Äther lösliche Masse, die als Stimulans und Anodinum innerlich in Dosen von 0,006 bis 0,015 g mehrmals täglich in Pillen gegeben wird; äußerlich als Reizmittel in Öl gelöst oder in Form der bekannten Capsicinpflaster. *Fabrikant:* E. Merck in Darmstadt.
Vorsichtig aufzubewahren.

Capsiphor ist ein Capsicumpflaster für zahnärztliche Zwecke. *Fabrikant:* Chem. Fabrik Helfenberg A.-G. in Helfenberg i. Sachs.

Capsula duplex stomachica Bour. Um bei der gleichzeitigen Darreichung von Argentum nitricum mit anderen Arzneimitteln die Zersetzung des ersteren zu vermeiden und die fraglichen Arzneimittel nicht gleichzeitig, sondern nacheinander zur Wirkung kommen zu lassen, füllt Dr. B o u r den Höllenstein in besondere kleine Gelatineperlen, die dann ihrerseits in größere Kapseln eingeschlossen werden, welche die übrigen Arzneistoffe enthalten. Im Magen gelangt dann zuerst die größere Kapsel zur Auflösung und darauf erst die kleinere. Jede solche Doppelkapsel enthält Argent. nitr. 0,01 mit Bolus gemischt, Bism. subnitr. 0,25, Natr. carbon, Natr. phosphoric. āā 0,1. Die Kapseln sollen bei den verschiedensten Magenkrankheiten Anwendung finden. *Fabrikant:* Dr. med. Bour in Trier a. Mosel.

Capsulae geloduratae nach Dr. R u m p e l sind durch Formaldehyd gehärtete Gelatinekapseln, mittels welcher die in ihnen enthaltenen Arzneimittel den Magen unversehrt passieren und unverändert in den Darm gelangen. Nach den Untersuchungen von d e J a g e r kommen den Geloduratkapseln die ihnen zugeschriebenen Eigenschaften jedoch nicht zu. Geloduratgelatine verhält sich in ihren Lösungseigenschaften zwar anders als gewöhnliche Gelatine, doch lassen die Geloduratkapseln die mit ihnen eingeführten Medikamente schon im Magen mehr oder weniger vollständig austreten. Auch nach Angabe des Fabrikanten ist die Magenunlöslichkeit der Geloduratkapseln nur eine beschränkte, doch bei der normalen, kurzen Verweilungsdauer der Kapseln im Magensaft, praktisch völlig ausreichend. *Fabrikant:* G. Pohl, Kapselfabrik in Schönbaum (Danzig).

Capsulae Guajacoli compos. siehe Aphthisin in Kapseln.

Capsulae Libanoli enthalten je 0,5 g Libanol und werden gegen Gonorrhöe empfohlen. Unter Libanol versteht man das

Öl aus dem Holze der Atlasceder (Cedrus atlantica Manetti), welches an Stelle des Sandelholzöles therapeutische Anwendung finden soll. *Fabrikant:* Apotheker E. Taeschner in Berlin C. 19.

Capsulae Olei diuretici Kobert. Als Ersatz der obsoluten harntreibenden Teesorten empfiehlt R. Kobert ein Gemisch aus gleichen Teilen Ol. Juniperi, Ol. Levistici, Ol. Angelicae, Ol. Fol. Jaborandi, Apioli, Safroli, Guajoli, Terpineoli, Borneoli. Von diesem Gemisch werden Kapseln mit 0,1 g Inhalt als Capsulae Oleidiuretici (Kobert) in den Handel gebracht. Sie sind in Mengen von zwei bis vier Stück mehrmals täglich zu nehmen, wenn man entweder den Körper entwässern (Wassersucht) oder die Harnwege reichlicher durchspülen will (Blasenkatarrh, steinbildender Bodensatz im Harn, Neigung zur Harnzersetzung usw.). *Fabrikant:* Schimmel & Co. in Miltitz b. Leipzig.

Capsulae Olei Olivarum asepticae „Hell" enthalten in einer mit einem Antiseptikum sterilisierten Gelatinehülle pro dosi 3 und 5 g Olivenöl. Diese Kapseln haben sich an Stelle der üblichen Öltrinkkur bei Ulcus ventriculi und Hyperazidität des Magensaftes sehr gut bewährt. Man gibt nach A. Köhler die kleineren Kapseln in Fällen von inklompizierter Gastritis hyperacida, die zu 5 g Inhalt in Fällen von Ulcus pylori und Gastrektasie. *Fabrikant:* G. Hell & Cie. in Troppau

Capsules Cognet, eine französische Spezialität, enthalten in je einer Gelatinekapsel: Eucalyptol. absol., Kreosot. $\overline{aa}$ 0,03 g, Jodoform 0,05 g.
Vorsichtig aufzubewahren.

Captol wird dargestellt aus Tannin und Chloralhydrat in Gegenwart starker Säuren. Zu einer heißen wässerigen Lösung von Tannin fügt man Schwefelsäure und nach der Abscheidung des Tannins eine konzentrierte Lösung von Chloralhydrat. Das Ganze wird bis zur Bildung einer Paste erhitzt. Der Niederschlag wird abfiltriert, gewaschen, getrocknet; er stellt ein graubraunes, amorphes Pulver dar, welches in heißem Wasser löslich ist, beim Erkalten sich aber zum Teil abscheidet. Die Lösung gibt eine olivengrüne Farbe mit Eisenchlorid. D. R.-P. Nr. 98 273 und Engl. Pat. 2882 von Farbenfabriken vorm. Friedrich Bayer & Co., Elberfeld. *Fabrikant:* Ferd. Mühlens in Köln a. Rh.

Captolhaarwasser nach Twisselmann: Captoli, Chloral. hydrat., Acid. tartaric. $\overline{aa}$ 1,0, Ol. Ricini 0,5, Spir.

rectif (65proz.) 100,0, Essent. flor. 9,5. — Captolpomade: Captolhaarwasser, Acid. tartaric. āā 1,0, Lanolin. 5,0, Vaselin 90,0, Essent. flor. aether. 9,5.

Als Ersatz für C a p t o l h a a r w a s s e r empfiehlt der Luxembg. Apoth.-Verein folgende Vorschrift: Chloral. hydrati 2,0, Acidi tannici 1,0, Acidi tartarici 1,0, Ol. Ricini 0,25, Spiritus 65,0, Aqu. dest. 35,0, Essent. odor. Violae 5,0. M. S. Mittels eines Schwämmchens täglich einmal die Kopfhaut zu waschen.

Carbenzym ist ein tryptisches Kohlepräparat (Pflanzenkohle, welche steriles Trypsin absorbiert hat) in Pulver und Tablettenform. Anwendung: Äußerlich bei jauchigen Wunden, Tumoren, tuberkulösen Infektionen usw. als Streupulver oder in dünner Aufschwemmung zu Injektionen; innerlich bei gastrointestinalen Störungen, Meteorismus usw. in Tabletten täglich 3—5 Stück. *Fabrikant:* Dr. Freund und Dr. Redlich in Berlin NW.

Carbo ossium sterilisatus. Von A. F r a e n k e l wurde seinerzeit empfohlen, bei der Behandlung von Gelenktuberkulose an Stelle des Jodoforms, das oft schwere Vergiftungserscheinungen hervorruft, sterilisierte Knochenkohle, und zwar in Form von Pulver, Kohlengaze und 10 prozentiger Kohlenglycerinemulsion zu verwenden. Der Heilwert des Kohlepulvers und des Jodoforms ist nach der Auffassung von Fraenkel der gleiche.

Carbollysoform siehe Lysoform.

Carboneol wird durch Auflösen von Steinkohlenteer in Tetrachlorkohlenstoff und Verdampfen des letzteren gewonnen. Es bildet eine tiefschwarze, dünne Flüssigkeit vom spez. Gew. 1,328 und nicht unangenehmem Geruch. Sie kann konzentriert, in Spiritus gelöst oder mit Pasten, Salben usw. vermischt angewendet werden und hat sich als wirksames und reizloses Mittel bei der Ekzembehandlung erwiesen. *Fabrikant:* Hirschapotheke in Frankfurt a. M.

Carbosotpillen sind gelatinierte Pillen mit vegetabilischer Kohle und 0,05 Kreosot pro dosi. Anwendung: Gegen Tuberkulose, Bronchiektasien und Bronchialkatarrh. *Fabrikant:* Laboratorium F. Augsberger in Straßburg i. E.

Vorsichtig aufzubewahren.

Cardin ist ein Extract aus dem Herzfleisch der Rinder; als Herztonikum empfohlen.

Cardiotonin, im Jahre 1908 in den Arzneischatz eingeführt, enthält die herzanregenden Stoffe aus der Convallaria majalis (vornehmlich das den Blutdruck steigernde Convallamarin, siehe dieses) neben 2,5% Coffeinum Natriobenzoicum. Es wirkt stark diuretisch, ist angezeigt bei Herzleiden und wird physiologisch auf seinen Wirkungswert eingestellt in den Handel gebracht. Einzeldosis: 1 bis 2 ccm bis dreimal täglich. *Fabrikant:* Dr. Degen & Kuth in Düren i. Rhld.

Vorsichtig aufzubewahren.

Caricin ist ein als mildes Abführmittel empfohlener Feigensaft von folgender Zusammensetzung: Sirup. Caricar. 75%, Extract. Sennae 20%, Elixir. Aurantii 5%. *Fabrikant:* Ebert & Meincke in Bremen. (Siehe auch unter Califig.)

Cariesan sind Tabletten mit Rhodanalkalien und Diastase „Merck", die als innerliches Mittel gegen Zahnkaries Anwendung finden sollen. Dosis: täglich 4 Tabletten. *Fabrikant:* Contor chem. Präparate in Berlin C.

Carniferrin wird als das Eisensalz der Phosphorfleischsäure bezeichnet. Es bildet ein rotbraunes, geschmackloses, in Säuren und Alkalien lösliches Pulver. Es soll leicht resorbierbar sein und wird gegen chlorotische Zustände Erwachsenen zu 0,5 g, Kindern zu 0,2—0,3 g täglich gegeben.

Die Darstellung des Carniferrins geschieht auf folgende Weise: 5 Pfund englischen Fleischextrakts werden in 30 l Wasser gelöst, mit konzentrierter Barythydratlösung von 40° Temperatur unter gutem Umrühren versetzt, bis eine filtrierte Probe mit Barytwasser in der Kälte keinen Niederschlag erzeugt. Man braucht gewöhnlich 1100 g Barythydrat. Nachdem sich der voluminöse Niederschlag abgesetzt hat, wird filtriert und ausgewaschen. Das Filtrat reagiert stark alkalisch, enthält aber beträchtliche Mengen Baryt, der nicht durch Kohlensäure, sondern durch Alkalicarbonate oder Schwefelsäure fällbar ist. Es enthält außerdem organisch gebundenen Phosphor, der durch Kochen mit Barytwasser als Baryumphosphat abgeschieden ist. Aus dem mit dem Waschwasser vereinigten Filtrate wird durch Kochen mit Eisenchlorid der Eisenniederschlag gefällt, filtriert, von Chlor gereinigt und auf dem Wasserbade getrocknet. Der Eisengehalt der bei 105° getrockneten Verbindung beträgt etwa 30% und ist abhängig von der Menge des zugesetzten Eisenchlorids und der Konzentration der Extraktlösung. Vollständig in Alkali lösliche Eisenniederschläge enthalten 35% Eisen und 1% Phosphor. *Fabrikant:* Farbwerke vorm. Meister, Lucius & Brüning in Höchst a. M.

Caropan, eine pulverförmige Mischung gleicher Teile Malzextrakt und Somagen (siehe dieses), wird als angenehm schmekkendes, leicht lösliches Kräftigungs- und Nährmittel für Kinder empfohlen. *Fabrikant:* Sudbracker Nährmittelwerke von Dr. A. Wolff in Bielefeld.

Carvacrol, Oxycymol, Cymophenol, aus dem ätherischen Öl des Origanum cretic. gewonnen, bildet eine farblose, in Alkohol lösliche Flüssigkeit, spez. Gew. 0,981. Dieselbe wird in Form von Carvacrolwatte gegen Zahnschmerzen angewendet.

Carvacrolphthalein, $C_6H_4 \cdot CO \cdot O \cdot C \cdot (C_6H_2 \cdot CH_3 \cdot OH \cdot C_3H_7)_2$, bildet farblose, in Wasser unlösliche, in den meisten organischen Lösungsmitteln lösliche Kristalle, die von Natronlauge mit tiefblauer Farbe aufgenommen werden. Schmelzpunkt 246—247°. Anwendung als Abführmittel in Dosen von je 0,5 g. *Fabrikant:* Dr. Ehrlich und Lener, Vereinigte Werke G. m. b. H. in Berlin.

Carvis ist sterilisierter Fleischsaft, der aus frischem Rindfleisch durch künstliche Pepsin-Salzsäure-Verdauung, nachfolgendes Kochen unter Druck und Auspressen gewonnen wird. *Fabrikant:* Dr. Chr. Brunnengräber in Rostock i. M.

Casanthrol. Mit diesem Namen bezeichnet Unna eine Mischung des Ungt. Caseini mit 10% Extr. Lithanthracis, d. i. den in Äther und Benzol löslichen Bestandteilen des Steinkohlenteers. Das Casanthrol ist eine dickliche, zähe Emulsion, welche auch beim Erwärmen kein Fett abscheidet. Es soll bei Ekzemen der Kinder, Prurigo usw. Anwendung finden.

Cascara Diefenbach, ein Cascara sagrada-Extrakt, wird nach einem geschützten Verfahren in der Weise gewonnen, daß wässerige Auszüge der Cascara sagrada-Rinde mit Neutralsalzlösungen gesättigt werden, worauf aus der geklärten salzhaltigen Lösung das Salz möglichst entfernt und die Flüssigkeit in bekannter Weise zum Extrakt eingedampft wird. Auf diese Weise wird nach Flury und Diefenbach eine Trennung der milde abführenden Stoffe von den drastisch wirkenden Bestandteilen der Rinde, die in konzentrierten Salzlösungen unlöslich sind, erreicht. Das Präparat bildet ein gelblichbraunes, hygroskopisches, in Wasser leicht lösliches, körniges Pulver. Es wird an Stelle des Cascara sagrada-Extraktes als milde wirkendes Abführmittel empfohlen. *Fabrikant:* Ad. Diefenbach in Bensheim a. B. (Hessen).

Cascara Barber werden von Apotheker B a r b e r in Wien Pastillen aus Extr. Cascarae sagradae genannt. *Bezugsquelle* für Deutschland: H. Goetz in Frankfurt a. M., Schleußenstraße 17.

Cascarin nennt L e p r i n c e einen von ihm aus der Cascara sagrada isolierten chemischen Körper, dem die abführende Wirkung der Droge zukommen soll. Mit Cascarin erzielt man bei Vermeidung der brechenerzeugenden und reizenden Wirkungen der Droge die abführende Wirkung derselben. Man verwendet das Präparat am besten in Form von Pillen zu 0,1 g Cascarin oder als Elixier. Für Erwachsene variiert die Dosis pro die von 0,1—0,3 g. Kindern über 2 Jahren gibt man je nach dem Alter 0,01—0,05. *Bezugsquelle:* C. W. Barenthin in Berlin.

Cascoferrin, L i q u o r F e r r i c o m p. l a x a n s, enthält Triferrin (siehe dieses) und einen entbitterten Auszug aus Rhamnus Purshiana. Es wird als ein die Darmtätigkeit anregendes Eisenpräparat angewendet. *Fabrikant:* Apotheker E. Weigert in Breslau.

Caseinammoniak siehe Eucasin.

Caseinnatrium siehe Nutrose.

Caseinquecksilber. Fällt man eine Lösung von neutralem Caseinalkali und Quecksilberchlorid mit Alkohol oder dampft diese Mischung ein, so erhält man eine Quecksilbercaseinverbindung, die in Alkalien löslich ist. Dieselbe soll als Ersatz für andere Quecksilberpräparate Verwendung finden.

Vorsichtig aufzubewahren.

Caseinsalbe siehe Unguentum Caseini.

Castanin, Extrakt. fluid. Castaneae vescae, ist der bekannte Keuchhustensaft von Dr. Schmidt-Achert in Edenkoben (Pfalz).

Castoreum-Bromid (W e i g e r t), S a l. b r o m a t u m e f f e r - v e s c e n s c u m V a l e r i a n o e t C a s t o r e o, enthält Kalii bromati, Natrii bromati ana 10,0, Ammonii bromati 5,0, Baldrian-Extrakt 15,0, Castoreumauszug 7,5, Pulv. aerophori 30,0. Es wird als Antiepileptikum und Sedativum ($^1/_3$—1 Teelöffel 2—3 mal täglich) angewendet. *Fabrikant:* E. Weigert in Breslau I.

Cataplasma arteficialis ambulans nach Dr. Simrock besteht aus einer Cataplasmascheibe, die man in heißem Wasser aufquellen läßt und auf die erkrankte Stelle auflegt. Sie wird dann mit einem passend zugeschnittenen Heftpflaster, welches in der Mitte mit wasserdichtem Stoff versehen ist, so überdeckt, daß der wasserdichte Stoff gerade über das Cataplasma zu liegen kommt, und das Ganze rund herum durch Heftpflaster festgehalten wird. *Fabrikant:* Lüscher & Bömper in Fahr (Rheinl.)

Cearin ist eine von Ißleib in Vorschlag gebrachte Salbengrundlage aus 1 T. Carnaubawachs, 3 T. Ceresin und 16 T. flüssigem Paraffin. *Fabrikant:* J. D. Riedel, Akt.-Ges. in Berlin-Britz.

Cecropia obtusa, eine Ulmacee Brasiliens (Hartwich zählt die Gattung Cecropia in seinen „Neue Arzneidrogen" zu den Moraceae), ist von Gilbert und Carnot auf ihren therapeutischen Wert geprüft worden, wobei sich ergab, daß die Pflanze in Form eines alkoholischen Extraktes aus frischen Blättern (2 : 1) in ganz bedeutender Weise die Energie der Herzmuskelkontraktion erhöht; diese Wirkung hält ziemlich lange an, ohne daß toxische Dosen nötig sind. Das alkoholische Extrakt besitzt auch ausgesprochen diuretische Eigenschaften und scheint demnach ein sehr gutes Herztonikum, besonders bei vorhandener Asystolie, zu sein.

Cedrarinum hydrochloricum siehe Orexin.

Cellaton-Watte ist ein kombiniertes Verbandmaterial, bestehend aus reiner Charpiebaumwolle, mehreren Lagen Zellstoff und einer deckenden Mullschicht. *Fabrikant:* Moritz Böhme in Berlin N. 24.

Cellosa, hygienische Handwaschtabletten, bestehen nach Utz im wesentlichen aus fein gepulvertem Koniferenholz mit Seife. *Fabrikant:* Saponia-Werke in Offenbach a. M.

Cellotropin, Monobenzoyl-Arbutin, $C_6H_4 \cdot OC_6H_5CO \cdot OC_6H_{11}O_5$, wird erhalten durch Einwirkung von Benzoylchlorid auf Arbutin in neutraler Lösung. Es bildet ein weißes, geruchloses und geschmackloses Kristallpulver, löslich in 80 T. Wasser von 100°, in 1300 T. von 15° und in 1800 T. von 9°; leicht löslich in Alkohol, unlöslich in Äther, Benzol und Chloroform. Die wässerige Lösung zeigt neutrale Reaktion. Der Schmelzpunkt liegt bei 184,5°. Mit verdünnten Säuren längere Zeit in der Wärme behandelt, zersetzt sich der Körper in Benzoesäure, Hydrochinon und Glykose, jedoch viel schwieriger als Arbutin. Mit Eisenchlorid gibt Cellotropin nicht die für Arbutin charakteristische Reaktion. Fehlingsche Lösung wird nicht reduziert.

Das Cellotropin soll Verwendung finden gegen verschiedene Infektionskrankheiten, hauptsächlich Tuberkulose und Skrofulose Es ist völlig ungiftig und zeigt keine unangenehmen Nebenwirkungen. Man gibt es in Dosen von 0,3—0,5 g täglich dreimal. *Fabrikant:* H. Finzelbergs Nachf. in Andernach a. Rh.

Ceolatpräparate enthalten Cersalze der Fettsäurereihe und sollen an Stelle der Tonerdepräparate Anwendung finden. Es kommen in den Handel: C e o l a t l ö s u n g mit 10% Ceracetat C e o l a t p u l v e r, bestehend aus stearinsaurem Cer und C e o l a t s a l b e, eine weiße fettfreie Paste mit 30% Cerstearat. *Fabrikant:* Kunheim & Co .in Berlin-Niederschönweide.

Ceral ist der als Warenzeichen eingetragene Name für verschiedene von Dr. S c h l e i c h empfoh.ene Externa. Siehe auch unter Schleichs Praeparate.

Cerebrin ist ein aus der grauen Hirnsubstanz von Kälbern dargestelltes Extrakt. Cerebrin sowie die anderen Gehirnpräparate, wie C e r e b r i n i n und O p o c e r e b r i n, werden gegen nervöse Leiden: Kopfschmerz, allgemeine Neurasthenie, Psychosen, Gehirnstörungen, Hysterie, Melancholie angewendet. Es ist das also nicht der stickstoffhaltige, aber phosphorfreie Körper „Cerebrin" von der Formel $C_{80}H_{160}N_2O_{15}$, der ebenfalls in der Gehirnmasse vorkommt, therapeutisch aber nicht angewendet wird.

C e r e b r i n e wird eine als Antineuralgikum angewendete alkoholische Lösung von Antipyrin, Coffein und Cocain genannt, deren genaue Zusammensetzung nicht bekannt ist.

Cerebrinin siehe Cerebrin.

Cerebrum siccatum siehe Organpräparate.

Cerolin wird die abführend wirkende Fettsubstanz der Hefe genannt, welche deren therapeutische Wirkung bedingen soll. Wird das alkoholische Extrakt der Hefe nach dem Eindampfen in der Wärme in Natronlauge gelöst und mit Äther behandelt, so entsteht in der alkalisch wässerigen Flüssigkeit auf Zusatz von Chlorcalciumlösung ein voluminöser Niederschlag, welcher nur zum kleineren Teil aus kohlensaurem Kalk besteht. Der Niederschlag wird abfiltriert, ausgewaschen, langsam an der Luft getrocknet und zu Pillen mit je 0,1 g der gefällten Substanz verarbeitet. Cerolin, das in reinem Zustand eine honigartige, zähflüssige Masse von bräunlicher Farbe und schwachem Hefegeruch ist, kommt außer in Pillen auch in Form von Milchzuckertabletten (à 0,025 Cerolin) in den Handel. Meist beträgt der Gehalt der getrockneten Hefe an dieser Fettsubstanz etwa 3%. *Fabrikant:* C. F. Böhringer & Söhne in Waldhof bei Mannheim.

Cerolinzäpfchen und -Vaginalkugeln mit je 5% Cerolin, gegen Leukorrhoe empfohlen, stellen Heinr. Noffke & Co. in Berlin dar.

Ceromentum, eine mit Eucerin (siehe dieses) hergestellte 30—40 prozentige Mentholsalbe, soll zur Inunktionskur bei chronischer Lungentuberkulose dienen. *Fabrikant:* Eucerinfabrik in Aumund bei Bremen.

Cetosan ist eine Salbengrundlage aus Vaselin, 30% Wasser und hochmolekularen Alkoholen des Walrates. Cetosanum anhydricum enthält kein Wasser. *Fabrikant:* Hirsch-Apotheke (Dr. Fresenius) in Frankfurt a. M.

Cetylalkohol siehe Alkohol cetylicus.

Chaulmugraöl siehe Oleum Gynocardiae.

Chaulmugrasäure siehe Acid. gynocardicum.

Chavosot, Paraallylphenol, $C_6H_4 \cdot C_3H_5 \cdot OH: C_6H_4 \cdot OH \cdot CH_2 \cdot CH:CH$, der Methyläther des Estragols, bildet eine bei gewöhnlicher Temperatur aromatisch riechende lichtbrechende Flüssigkeit, die aber bereits bei 15,1° zu einer kristallinischen Masse erstarrt. Siedepunkt 229°. Es soll als bakterientötendes Mittel besonders in der Zahnheilkunde Anwendung finden. *Fabrikant:* Chem. Fabriken von Thann und Mühlhausen in Thann i. E.

Vor Licht geschützt aufzubewahren.

Chelidoninum phosphoricum bildet farblose, in Wasser leicht lösliche Kristalle; Gehalt an reinem Alkaloid 53,5%. Die Chelidoniumsalze werden an Stelle von Opiaten gegen Magen- und Darmschmerzen empfohlen, auch bei Magengeschwüren u. dgl. Man gibt sie in Dosen zu 0,1—0,2 g.

Vorsichtig aufzubewahren.

Chelidoninum sulfuricum, $(C_{20}H_{16}NO_5)_2 H_2SO_4$, wird wie die anderen Chelidoninumsalze bei Magen- und Darmschmerzen, Magenkrebs usw. angewandt. Dosis 0,1—0,15 g zweimal täglich in Oblaten. Es wurde auch als mildes Narkotikum in der Kinderpraxis empfohlen.

Vorsichtig aufzubewahren.

Chelidoninum tannicum, ein gelblichweißes, in Wasser fast unlösliches, in Weingeist lösliches Pulver, wird, wie die anderen Chelidoniumsalze in Dosen von 0,1 bis 0,2 g gegeben.
Vorsichtig aufzubewahren.

Chemidentopräparate nennt die Firma Hoeckert & Michalowsky in Neukölln-Berlin pharmazeutische Präparate unter dem Namen ihrer chemischen Grundgestaltung, also sog. Ersatzpräparate, für die sich die Firma zum Teil eigne Namen hat schützen lassen.

Chenopodium anthelminthicum. Die Samen dieser als Wurmmittel bekannten, in Nord- und Südamerika heimischen Pflanze sind in neuerer Zeit als Ersatz für Flores Cinae angeboten worden.

Chiferrin, C h i n a f e r r i n , wird ein als Tonikum und Roborans empfohlenes Eisenpräparat genannt, welches neben organisch gebundenem Eisen die wirksamen Bestandteile der China- und Condurangorinde enthält. *Fabrikant:* J. Weirich in Straßburg i. Els.

Chimaphila umbellata, eine Pirolacee Nordamerikas, Rußlands und Sibiriens, deren Blätter in den Vereinigten Staaten offizinell sind, soll nach S o u l e s als Antidiabetikum vorzügliche Dienste leisten. Es wird ein mit 50 prozentigem Weingeist hergestelltes Fluidextrakt empfohlen, von dem täglich 8 g eine Zeitlang genommen werden.

China-Atoxyl-Kapseln enthalten pro dosi 0,01 g Atoxyl (siehe dieses), 0,05 g Chinin. hydrochloric., 0,0008 g Strychnin. nitric. und 0,3 g Blaudsche Pillenmasse. *Fabrikant:* Kaiser Friedrich-Apotheke in Berlin NW. 6.
Sehr vorsichtig aufzubewahren.

China hydrobromata ist ein Chinafluidextrakt holländischer Herkunft, zu dessen Darstellung statt der Chlorwasserstoffsäure Bromwasserstoffsäure benützt wird. Es enthält 5% Chinaalkaloide, 12% Chinatannate und 4% gebundenes Brom. In ihm ist die Wirkung der Chinabasen und des Broms vereinigt. (Nicht zu verwechseln mit Chinin. hydrobromicum, siehe dieses.)

China-Calisaya-Elixir siehe Dungs China-Calisaya-Elixir.

Chinacinnol-Lebertran siehe Lymphol.

Chinaeisenbier von Apotheker J. S t r o s c h e i n in Berlin ist ein stark eingebrautes, 20% Extrakt enthaltendes Bier, welches neben dem wässerigen Auszuge von 10% Cortex Chinae, Cortex Aurantii, Cortex Cinnamomi, Fructus Cardamomi und Fructus Vanillae 2% Ferrum bicarbonicum oxydalatum enthalten soll.

Chinaeisenwein „Tokayin" siehe Tokayin.

Chinaferrin siehe Chiferrin.

China La-Roche siehe Quina La-Roche.

China-Lecin (siehe Lecin) enthält im Liter den Auszug von 30,0 Chinarinde. Es soll dort verwendet werden, wo China mit Eisen verordnet wird. Dosis: 3 mal täglich 4,0—8,0 vor den Mahlzeiten. *Fabrikant:* Dr. E. Laves in Hannover.

Chinaphenin, Chininkohlensäurephenetidid, im Jahre 1903 durch v. Noorden eingeführt, wird durch Einwirkung von Chinin auf Paraaethoxyphenylkarbaminsäurechlorid oder auf Paraaethoxyphenylisocyanat erhalten. Es zeigt die Formel $CO\begin{cases} HN \cdot C_6H_4 \cdot OC_2H_5 \\ O \cdot C_{20}H_{23}N_2O \end{cases}$.

Das Chinaphenin bildet ein weißes, geschmackloses, in Wasser schwer, dagegen leicht in Alkohol, Äther, Benzol, Chloroform und Säuren lösliches Pulver. *Identitätsreaktionen:* Mit den gebräuchlichen Alkaloidreagentien gibt Chinaphenin Niederschläge; auch liefert es die Thalleiochinreaktion, dagegen einen gelben Herapathit. Durch Kochen mit alkoholischer Kalilauge wird der Körper zersetzt.

Es wird bei Keuchhusten in Dosen von 0,15—0,2 g dreimal täglich (für Säuglinge), bei älteren Kindern zu 0,2—0,3 g mehrmals täglich empfohlen. Als Antipyretikum gibt man es vorteilhaft in Mengen von 1,5 bis 2,0 g (auf zweimal verteilt), ebenso bei Neuralgien und Malaria. *Fabrikant:* Vereinigte Chininfabriken Zimmer & Co. in Frankfurt a. M.

Chinaphthol, β-naphthol-monosulfosaures Chinin, $(C_{20}H_{24}N_2O_2) \cdot (C_{10}H_6 \cdot OH \cdot SO_3H)_2$, wird durch Fällen einer Chininhydrochloridlösung mit einer Lösung von β-naphthol-α-monosulfosaurem Natrium erhalten und bildet ein gelbes, kristallinisches, bei 185—186° schmelzendes, in heißem Wasser und Alkohol etwas lösliches Pulver. Es enthält etwa 42% Chinin. Das Präparat wird bei Typhus abdominalis, Darmtuberkulose, Dysenterie, akutem Gelenkrheumatismus zu 0,5 g pro dosi bis zu 3 g pro die gegeben. *Fabrikant:* E. Merck in Darmstadt.

Chinarsanil, eine Mischung von 33% Chininum hydrochloricum und 67% Natrium arsanilicum (Atoxyl), gelangt in steriler Lösung (in Ampullen) in den Handel. Anwendung: Gegen Maul- und Klauenseuche. *Fabrikant:* Chem. Fabrik Aubing in Aubing bei München.
Vorsichtig aufzubewahren.

Chinasäure siehe Acid. chinicum.

Chinatrocin, ein Asthmamittel, soll bestehen aus Extr. e fol. Cocae 50,0, Extr. Belladonn. 0,015, Kal. nitric., Aq. Lauroc., Extr. Apocyn. ana 5,0, Extr. Grindeliae, Extr. Stramonii, Extr. Euphorb., pilulifer. ana 20,0, Aq. dest., Glyzerin. ana 10,0, Acid. carbol. gtts. X, Ol. Gaultheriae gtt. I. Das Chinatrocin ist eine dunkelbraune, ölige Flüssigkeit. Zum Gebrauch des Chinatrocins ist ein eigener Zerstäubungsapparat „Atomizer" hergestellt worden. Die damit zerstäubte Flüssigkeit wird durch einen Nasenansatz eingeatmet. *Fabrikant:* Hirschapotheke in Frankfurt a. M.

Chineonal, diäthylbarbitursaures Chinin, $\begin{smallmatrix}C_2H_5\\C_2H_5\end{smallmatrix}\!\!>\!\!C\!\!<\!\!\begin{smallmatrix}CO-NH\\CO-NH\end{smallmatrix}\!\!>\!\!CO \cdot (C_{20}H_{24}N_2O_2)$, im Jahre 1912 eingeführt, enthält 63,78% Chinin und 36,22% Diäthylbarbitursäure (Veronal). Weiße, nadelförmige, bitterschmeckende Kristalle, schwer löslich in Wasser (1: 500) mit schwach alkalischer Reaktion, leichter in Alkohol und Chloroform. Schmelzpunkt 132°. Chineonal soll gegen fieberhafte Infektionskrankheiten (Typhus, Influenza usw.), septischen Rheumatismus, Keuchhusten sowie als allgemein nervenberuhigendes Mittel Anwendung finden. Dosis: Je nach Lage des Falles pro die 0,6 g für Erwachsene, 0,2 g für Kinder; bei Keuchhusten diese Gabe 2—3 mal täglich zu wiederholen in Pulver oder Tabletten (à 0,2 und 0,3 g). *Fabrikant:* E. Merck in Darmstadt.
Vorsichtig aufzubewahren.

Chinetum chinotannicum nannte de Vrij die unter dem Namen Quinetum seit langem bekannte Verbindung der Rohchinaalkaloide der Cinchona succirubra mit Chinagerbsäure. Dieses in Holland vielfach gebrauchte Präparat soll ein sehr wirksames Arzneimittel sein, da es eine natürliche Verbindung sämtlicher Cinchonaalkaloide darstellt.

Chinidinum, Conchinin, β-Chinin, Cinchotin, Chinotin, Pitayin, ein Alkaloid aus Cinchonarinden, $C_{20}H_{24}N_2O_2 + 2\tfrac{1}{2}H_2O$, bildet weiße, in Alkohol und Äther lösliche

Prismen, die wasserfrei bei 168—170° schmelzen. Chinidin und seine Salze wird als Antiperiodikum, Antiseptikum, Antipyretikum und Tonikum, z. T. als Ersatz für Chinin angewendet. Einzeldosis für Kinder 0,03—0,3 g, für Erwachsene 0,2—2,0 g.

Maximaldosis 2,5 g pro die.

C h i n i d i n u m   s u l f u r i c u m erzeugt bei Kindern Kollaps.

C h i n i d i n u m   t a n n i c u m, ein in Alkohol etwas lösliches Pulver, wird bei Dyspepsie, Diarrhöe, Albuminurie und Malaria gebraucht; Einzeldosis 0,2—0,8 g. In der Veterinärpraxis gibt man es zu 1,5 g dreimal täglich bei Erysipel der Schweine.

β-Chinin siehe Chinidinum.

Chininharnstoff siehe Chinin. bimuriatic. carbamidatum.

Chininkohlensäureäthylester siehe Euchinin.

Chininkohlensäureester siehe Aristochin.

Chininphytin siehe Phytin.

Chininum äthylocarbonicum siehe Euchinin.

Chininum amidobichloratum siehe Chinin. bimuriatic. carbamidat.

Chininum acetylosalicylicum, weiße Nadeln von bitterem Geschmack und der Zusammensetzung $C_{20}H_{24}N_2O_2 \cdot C_6H_4 \cdot OC_2H_3O \cdot COOH$. Das Salz riecht etwas nach Essigsäure, wie es scheint infolge der leichten Zersetzlichkeit der Acetylsalizylsäure. Schmelzpunkt 157°. Es ist identisch mit dem von S a n t i fälschlich als Chininum acetylosalicylicum b a s i c u m bezeichneten Präparat. *Fabrikant:* Zimmer & Co., Frankfurt a. M.

Chininum aesculinicum siehe Äsco-Chinin.

Chininum arsenicosum, C h i n i n a r s e n i t, $3(C_{20}H_{24}N_2O_2) \cdot H_3AsO_3 + 4H_2O$, entsteht durch Wechselwirkung äquivalenter Mengen von arsenigsaurem Silber und Chininhydrochlorid. Es bildet seidenglänzende, farblose, schwer in Wasser, leicht in Alkohol lösliche Kristallnadeln. Es vereinigt die Chinin- mit der Arsenwirkung und wird besonders bei schweren, intermittierenden Fiebern angewendet.

Maximaldosis 0,01 g pro dosi, 0,02 g pro die.
Sehr vorsichtig aufzubewahren.

Chininum bijodicum, $C_{20}H_{24}N_2O_2(HJO_3)_3$, bildet ein weißes, in Wasser leicht lösliches Pulver, welches in Form subkutaner Injektionen Anwendung finden soll.

Chininum bimuriaticum carbamidatum, C h i n i n u m u r e a t o - h y d r o c h l o r i c u m, C h i n i n h a r n s t o f f, $(C_{20}H_{24}N_2O_2) \cdot HCl + CO(NH_2)_2 HCl + 5 H_2O$ wird durch Auflösen molekularer Mengen von Chininhydrochlorid und salzsaurem Harnstoff in heißem Wasser und Auskristallisieren gewonnen. Es bildet farblose, wasserlösliche, bei 70—75° unter Wasserverlust schmelzende Kristalle und soll besonders zu subkutanen Injektionen geeignet sein, weil es leicht löslich ist und an der Applikationsstelle nur geringe Reizerscheinungen verursacht. Dosis 1 g.

Chininum camphoricum, k a m p h e r s a u r e s Chinin, von der Formel $(C_{20}H_{24}N_2O_2)_2 \cdot C_{10}H_{16}O_4 \cdot 4H_2O$ wird erhalten, wenn man eine siedende Lösung von Kamphersäure zu frisch gefälltem Chininsulfat hinzufügt, wobei darauf zu achten ist, daß die Säure nicht im Überschuß ist, und dann filtriert und kristallisieren läßt. Das Produkt soll die therapeutischen Wirkungen seiner Komponenten zeigen. (Engl. Pat. Nr. 8640 von Lorimer & Co. und T. G. Joyce in Islington, Middlesex.)

Chininum carbonicum siehe Aristochin.

Chininum cinnamylicum, ein weißes, in Alkohol lösliches Pulver, wird von H e c h t zur Behandlung der Tuberkulose, besonders in Kombination mit anderen Tonicis und Helenin empfohlen. *Fabrikant:* Vereinigte Chininfabriken Zimmer & Co. in Frankfurt a. M.

Chininum dibromsalicylicum siehe Bromochinal.

Chininum eosolicum siehe eosolsaure Salze.

Chininum glycerophosphoricum von der Formel $C_3H_7O_3PO_3$ $(C_{20}H_{24}N_2O_2)_2$ bildet ein weißes, in heißem Wasser und Alkohol klar lösliches Pulver mit einem Gehalt von ca. 72% Chinin. Dasselbe wird als Tonikum angewendet. *Fabrikant:* E. Merck in Darmstadt.

Von F a l l i è r e s sind zwei weitere Chininglycerophosphate dargestellt worden, ein sogen. n e u t r a l e s C h i n i n g l y c e r o - p h o s p h a t: $C_3H_7O_3PO_3 C_{20}H_{24}N_2O_2 + 10 H_2O$ ein feuchtes Pulver, welches man durch Fällung berechneter Mengen Chinin in ätherischer Lösung und Glyzerinphosphorsäure in

90 prozentigem Alkohol erhält, und ein **basisches Chininglycerophosphat**: $C_3H_7O_3PO(OC_{20}H_{24}N_2O_2)_2 + 7H_2O$. Letzteres erhielt er in derselben Weise als weißes, leichtes, an der Luft unveränderliches Pulver, welches in warmem Wasser und warmem, verdünnten Weingeist sowie in kaltem, absolutem Alkohol löslich ist, unlöslich in Äther. Schmelzpunkt 120—130°. In diesen Präparaten sollen die Wirkungen der Komponenten sich vereinigen. Dosis 0,1—0,3 g dreimal täglich in Pillen, gegen Malaria und Neuralgie.

Chininum hydrobromicum, $C_{20}H_{24}N_2O_2HBr + H_2O$, ein in neuerer Zeit besonders in Aufnahme gekommenes Chininsalz, welches die Wirkungen des Chinins mit denen des Broms vereinigt, enthält etwa 76,61% Chinin und 19,13% Bromwasserstoff und 4,26 T. Kristallwasser. Es löst sich in 55 T. Wasser von 15°, leichter in Alkohol und Chloroform, während es sich erst in 1730 T. Äther von 0,720 löst. Es wird angewendet und dosiert wie Chininsulfat. (Nicht zu verwechseln mit China hydrobromata, siehe dieses).

Chininum lygosinatum siehe Lygosin.

Chininum nucleinicum mit 60% Chinin und 40% Nukleinsäure ist ein weißes, bitter schmeckendes, in Wasser sehr schwer lösliches Pulver. Dasselbe wurde von R. Lenzmann gleichzeitig mit Chinin. hydrochloric. mit Erfolg bei der Behandlung der Syphilis angewendet. Man injiziert 0,5 g pro dosi intramuskulär (als Olivenölaufschwemmung 1:20) jeden zweiten Tag abwechselnd mit 0,8 g Chinin. hydrochloric. Letzteres wird intravenös eingespritzt. *Fabrikant:* E. Merck in Darmstadt.

Chininum purum praecipitatum pulv. ist ein leichtes, grobpulveriges Präparat, das trotz seiner fast völligen Unlöslichkeit in Wasser auffallend schnell und vollkommen resorbiert wird. Es wirkt wie die gebräuchlichen Chininsalze, bietet aber den Vorteil, daß es fast geschmacklos ist. Man nimmt es trocken auf die Zunge und trinkt Milch oder Wasser hinterher. *Fabrikant:* E. Merck in Darmstadt.

Chininum salicylicum siehe Salochinin.

Chininum sulfoichthyolicum erhält man durch Behandlung von Chinin. hydrochlor. mit Ammon. sulfoichthyolic., wobei Chlorammonium als leicht lösliches Salz in Lösung geht, während das Chininsulfoichthyolat sich in Form einer festen dunkeln Masse ausscheidet.

Chininum sulfoguajacolicum, orthoguajakolsulfosaures Chinin, $C_{20}H_{24}N_2O_2 \cdot C_6H_3 \cdot OH \cdot OCH_3 \cdot SO_3H$, bildet gelbliche, leicht in Wasser, schwer in Alkohol, Äther und Chloroform lösliche Kristallblättchen von bitterem Geschmack. Es vereinigt die Wirkung seiner Komponenten und soll gegen eine Reihe von Infektionskrankheiten, wie Influenza, Typhus, Tuberkulose, akutem Gelenkrheumatismus, Syphilis, Krebs, Malaria usw. Anwendung finden. Dosis: Innerlich bis 4,0 g täglich, rektal in Form von Suppositorien à 0,1—0,4 g und subkutan bis 0,5 g in 2 ccm Wasser.

Chininum sulfonaphtholicum siehe Chinaphthol.

Chinocol, ein aus Chininum sulfoguajacolicum und Extractum Piscidiae erythrinae fluidum bestehendes Präparat, wird als brauchbares Mittel gegen Lungentuberkulose empfohlen.

Chinoform bildet eine antiseptisch wirkende Verbindung der Chinagerbsäure mit Formaldehyd. Unter dem Namen Chinoform kommt aber auch reines ameisensaures Chinin in den Handel, das auch in Form subkutaner Einspritzungen für solche Patienten, die eine innerliche Anwendung nicht vertragen, empfohlen wird. Eine Lösung von 0,2 g in 2 ccm Wasser soll bei der subkutanen Applikation weder Schmerzen verursachen, noch sonst schädlich sein.

Chinoformin siehe Chinotropin.

Chinolincarbonsäure siehe Atophan.

Chinolinum purum, Chinolin, Leucolin, $C_6H_4\begin{smallmatrix}CH=CH\\N=CH\end{smallmatrix}$, bildet eine farblose, mit Alkohol und Äther mischbare Flüssigkeit vom spez. Gew. 1,098, die als Antiseptikum, Antipyretikum und Antizymotikum Anwendung findet. Man braucht es in alkoholischer Lösung als Gurgelwasser bei Diphtherie, ferner als Mundwasser, als Darmantiseptikum bei Dysenterie (zu 15—30 Tropfen). *Fabrikant:* E. Merck in Darmstadt u. a. m.

Maximaldosis pro dosi 1,0 g, pro die 2,0 g.

Vorsichtig und vor Licht geschützt aufzubewahren.

Chinolinum rhodanatum siehe Chinolin. sulfocyanatum.

Chinolinum salicylicum, Chinolinsalicylat, $C_9H_7N \cdot C_7H_6O_3$, ein grauweißes, in Alkohol, Äther und Ölen lösliches Pulver, welches als Antiseptikum und Antineuralgikum, innerlich

bei Keuchhusten usw., äußerlich in 0,7%igen Lösungen gegen Gonorrhöe Anwendung findet. Dosis 0,5—1,0 g.
Vorsichtig und vor Licht geschützt aufzubewahren.

Chinolinum sulfocyanatum, Chinolinrhodanid, entsteht durch Wechselwirkung von Chinolinhydrochlorid und Rhodankalium, und bildet farblose, wasserlösliche Kristalle. Es wird in 1prozentiger Lösung zum Einspritzen gegen Gonorrhöe angewendet.
Vorsichtig und vor Licht geschützt aufzubewahren.

Chinolium sulfosalicylicum, Erséol Prunier, $C_6H_3 \cdot SO_3H \cdot OH \cdot COOH \cdot C_9H_7N + H_2O$, bildet weiße seidenartige Kristalle. Schwer löslich in kaltem, leicht in heißem Wasser und Alkohol, nahezu unlöslich in Äther und Chloroform. Schmelzpunkt 220°.
Vorsichtig aufzubewahren.

Chinolinum tartaricum, Chinolintartrat, $(C_9H_7N)_3 \cdot (C_4H_6O_6)_4$, ein weißes, in 80 T. Wasser lösliches, bei 125° schmelzendes Kristallpulver, welches als Antipyretikum und Antiseptikum, besonders bei intermittierenden Fiebern, Anwendung findet. Dosis 0,3—1,0 g. Drei Stunden vor dem Eintritt des Paroxismus. Bei Gonorrhöe braucht man es wie Chinol. salicylic.
Maximaldosis 2,0 g pro dosi, 4,0 g pro die.
Vorsichtig und vor Licht geschützt aufzubewahren.

Chinolin-Wismutrhodanid siehe Crurin.

Chinopyrin ist eine Mischung von Antipyrin mit salzsaurem Chinin, die nach folgender Formel mit Vorteil subkutan angewendet wird: Chinin. hydrochlor. 3 g, Antipyrin 2 g, Aqua destill. 6 g. Bei innerlicher Darreichung soll die Mischung stark giftig wirken.

Chinorol ist ein als Antiphthisikum und Antiseptikum empfohlenes Präparat, welches als wesentliche Bestandteile Chinin, Coffein und Chloral enthält. *Fabrikant:* Apotheker K. Meyer in Altona.

Chinosol, Orthooxychinolinsulfat, $(C_9H_7NO)_2 \cdot H_2SO_4$ bildet ein hellgelbes, schwach nach Safran riechendes, brennend schmeckendes, kristallinisches Pulver. Es löst sich leicht in Wasser, schwer in Alkohol und ist unlöslich in Äther. Schmelzpunkt 175—177,5°. Chinosol gelangt nur in Tablettenform in den Handel und findet als Desinfiziens und Antiseptikum in Lösungen von 1:100 bis 1:1000 bis 1:2000 in der Gynaekologie, sowie zur Händedesinfektion, Verwendung. Chinosol-Deci-Plättchen, Tabletten à 0,1 g (1 Dezi) Chinosol sollen — 1 Stück in ein Glas Wasser gebracht — zur Herstellung von Mund- und Gurgelwasser dienen. *Fabrikant:* Franz Fritzsche & Co. in Hamburg.

Chinotin siehe Chinidinum.

Chinotropin, Urotropinum chinicum, chinasaures Hexamethylentetramin, ein weißes, in Wasser leicht lösliches Pulver, ist als Harnsäure lösendes Mittel bei gewissen Formen der Gicht empfohlen worden und kommt in Form von Tabletten zu 0,5 g in den Handel. Man verordnet in der Regel 5—7 Tabletten pro Tag, verteilt auf 2—3 Einzelgaben, jede Einzelgabe gelöst in ¼ Liter gewöhnlichem oder kohlensaurem Wasser. Bei größeren Dosen nimmt man reichlichere Wassermengen. *Fabrikant:* Chem. Fabrik auf Aktien vorm. E. Schering in Berlin N. Unter dem Namen Chinoformin kommt das gleiche Präparat der Firma Adrian & Co. in Paris in den Handel.

Vorsichtig aufzubewahren.

Chiralkol, eine hochprozentige Alkoholseifenpaste (mit 86% Alkohol) von teigiger Konsistenz, wird als Händedesinfektionsmittel empfohlen. *Fabrikant:* Chem. Fabrik Marquart in Beuel b. Bonn.

Chirol ist eine Auflösung von Hartharzen und fetten Ölen in einem Gemisch leicht siedender Äther und Alkohole. Das Präparat soll zur Desinfektion bzw. zum Schutze der Hände vor Infektion bei chirurgischen Operationen und in der Hebammenpraxis dienen. *Fabrikant:* J. D. Riedel, Akt.-Ges. in Berlin-Britz.

Chirosoter ist eine Lösung verschiedener wachs- und balsamartiger Körper in Tetrachlorkohlenstoff, welche als Schutz gegen Ansteckung bei Operationen, sowie zur aseptischen Abschließung des Operationsfeldes empfohlen wird. Nach dem Verdunsten des Lösungsmittels hinterbleibt eine schützende Decke, die beim Waschen mit Wasser nicht zu entfernen ist. *Fabrikant:* Krewel & Cie. in Köln.

Chloräthyl siehe Aether chloratus.

Chloräthyliden siehe Aethylidenum chloratum.

Chloralamid „Schering" ist Chloralum formamidatum (siehe D. A.-B V).

Chloralbacid, Albumen chloratum, ist ein Chloreiweißpräparat mit 3% intramolekular gebundenem Chlor, welches es im Körper abzugeben vermag. Es ist ein gelblichweißes Pulver, leicht in Wasser löslich und frei von jedem unangenehmen Geruch und Geschmack. Es wird besonders bei denjenigen Erkrankungen des Magendarmtraktus empfohlen, die einerseits mit Appetitlosigkeit, Salzsäuremangel, abnormer Bildung organischer Säuren, anderseits mit mangelhafter Darmresorption und Verstopfung einhergehen. Man gibt es dreimal täglich zu 1—2 g in Form von Pulvern oder in Tabletten zu 0,5 g. *Fabrikant:* Pharmazeutisches Institut Ludw. Wilh. Gans in Frankfurt a. M.

Chloralcoffein siehe Coffeinchloral.

Chloralhydratantipyrin siehe Hypnal.

Chloralimid, $CCl_3 \cdot CH : NH$, entsteht durch Erhitzen von Chloralammonium, $CCl_3 \cdot CH \cdot OH \cdot NH_2$, auf 100° und wird durch Erhitzen von Chloralhydrat mit trocknem Ammonacetat dargestellt. Es bildet farb- und geruchlose, bei 150—155° schmelzende, in Wasser kaum, in Alkohol und Äther lösliche Kristallnadeln und wird als Hypnotikum bei Kopfschmerzen und Fieber in Gaben von 1—3 g dreimal täglich angewendet. Nebenwirkungen: Auftreten von Übelkeit, Erbrechen, Kopfschmerzen.
Maximaldosis 3,0 g pro dosi, 6,0 pro die.
Vorsichtig aufzubewahren.

Chloralin siehe Chlorolin.

Chloralose, Anhydrogluko-Chloral, $C_8H_{11}Cl_3O_6$, wird aus Chloral und Traubenzucker dargestellt und bildet farblose, bei 184—186° schmelzende, in kaltem Wasser schwer, in heißem Wasser leichter, in Alkohol, Äther und Eisessig leicht lösliche Kristallnadeln. Es wird als Hypnotikum angewendet und steigert die Erregbarkeit des Rückenmarkes. Die Wirkung ist nicht lediglich dem vorhandenen Chloral zuzuschreiben, da man schon mit 0,5 g mehrstündigen, ruhigen Schlaf erzeugen kann.
Maximaldosis 0,8 g pro dosi.
Vorsichtig aufzubewahren.

Chlorcalciumgelatine, Kalzine, enthält 5% Kalziumchlorid und 10% Gelatine und wird von A. Müller und P. Saxl zur subkutanen Injektion bei hämorrhagischen Diathesen,

Blutungen aus inneren Organen, rezidivierender exsudativer Pleuritis, Basedowscher Krankheit und Asthma bronchiale empfohlen. Durch die Gelatine wird die lokale Reizwirkung des subkutan gegebenen Chlorkalziums abgeschwächt. *Fabrikant:* E. Merck in Darmstadt.

Chloretone siehe Acetonchloroform.

Chloriden siehe Aethylidenum chloratum.

Chlormethylmenthyläther siehe Forman.

Chlorobrom ist eine Lösung von 6 T. Bromkalium und 6 T. Chloralformamid in 58 T. Wasser, die als Schlafmittel empfohlen wurde. Dosis 1 Eßlöffel voll.
Vorsichtig aufzubewahren.

Chloroform, colloidale siehe Desalgin.

Chlorogenin, Alstonin, das Alkaloid aus der Rinde von Alstonia constricta ($C_{21}H_{20}N_2O_4 + 3\frac{1}{2}H_2O$), bildet ein braunes, in Alkohol und Chloroform lösliches Pulver. Es wird bei intermittierenden Fiebern und Typhus angewendet und scheint dem Chinin und Strychnin ähnlich zu wirken. *Fabrikant:* E. Merck in Darmstadt.

Chlorolin (= **Chloralin**), ein Gemisch der gechlorten Phenole, soll in 2—3 prozentiger Lösung in der Gynäkologie, in 0,5—1 prozentiger Lösung zu Gurgelwässern Anwendung finden.

Chlorolinpillen mit 0,002 g Chlorphenolen sollen bei Magen- und Darmleiden, hauptsächlich aber gegen Tuberkulose Anwendung finden. Flüssiges Chlorolin mit 20% Chlorphenolen soll in wässerigen Lösungen zu 0,5—3% als Desinfektionsmittel in der Wundbehandlung gebraucht werden. *Fabrikant:* J. Weirich in Straßburg i. Els.

Chlorsalol, Chlorosalol, Salicylsäurechlorphenylester, $C_6H_4 \cdot OHCOOC_6H_4Cl$, entsteht durch Einwirkung von Phosphorpentachlorid auf ein Gemisch von Ortho- bezw. Para-Chlorphenol und Salicylsäure. Es wird an Stelle des Salols, vor dem es sich durch energischere antiseptische Wirkung auszeichnen soll, empfohlen. Dosis 4—6 g pro die.

Chocolin, eine abführende Schokolade, ist nach Görges ein Gemisch aus gezuckertem Kakaopulver und gepulverter Manna mit einem Zusatz von 0,5% Phenolphthalein. *Fabrikant:* Gebr. Stollwerck in Köln a. Rh.

Chocoricin ist ein wohlschmeckendes Abführmittel aus Rizinusöl (70%) und Schokolade in Stangenform.

Chocosana enthält Lebertran, Schokolademasse, Lecithinphosphorsäure und phosphorsauren Kalk. Das Präparat, welches braune, bleistiftdicke, etwas glacierte Stangen darstellt, wird in allen Fällen empfohlen, in denen Lebertran angezeigt ist. *Fabrikant:* Chocosana-Compagnie J. & J. Ostertag in Stuttgart.

Choleglycerin soll ein mit dem Ferment der Bauchspeicheldrüse sowie mit Pepsin gesättigtes Glyzerin sein. Anwendung: bei Leberstauung und Gallenblasenleiden.

Choleinsäure siehe Acidum taurocholicum.

Cholelithmin Marpmann besteht aus einer schwach alkoholischen Auflösung der frischen Galle von Tieren, die mit recentem Gallensaft vorher gefüttert waren. Es ist im wesentlichen eine schwache spirituöse Lösung von gallensauren Salzen und Eiweißkörpern, die bei Gallensteinkoliken Anwendung finden soll. *Fabrikant:* Institut Marpmann, Leipzig, Salomonstraße.

Cholelysin, ein Cholagogum, kommt in fester und flüssiger Form in den Handel. Das C h o l e l y s i n s i c c u m (in Tablettenform) ist eine Kombination aus ölsaurem Natrium und Eiweiß. Es enthält etwa 13—20% Eiweiß und im übrigen ölsaures Natrium. Das C h o l e l y s i n. l i q u i d u m enthält 20% ölsaures Natrium und 2,86% Eiweiß. *Fabrikant:* J. E. Stroschein in Berlin SO.

Choleraserum siehe unter Serum.

Cholesterin aus Galle, Gehirnsubstanz usw. gewonnen, bildet perlmutterartige Blättchen, die in Äther, Chloroform, fettem Öle und heißem Alkohol löslich sind. Formel: $C_{27}H_{43}OH$. Schmelzpunkt 145—148°. Es ist in Form subkutaner Injektionen bei Tieren mit Erfolg als Spezifikum gegen Tetanusfälle angewendet worden.

Choleval ist eine 2 prozentige Lösung von kolloidalem Silber mit 7,5% choleinsaurem Natrium als Schutzkolloid. Es soll als Antigonorrhoikum, in die Harnröhre eingespritzt, verwendet werden. *Fabrikant:* E. Merck in Darmstadt.

Chologen. Unter diesem Namen kommen drei Mischungen in den Handel, die als Chologen 1, 2 und 3 bezeichnet werden und bei Gallensteinerkrankungen mit Erfolg anzuwenden sein sollen. Es sind verschiedene Kombinationen von Quecksilber mit aromatischen Pflanzenstoffen aus den Gruppen der abführenden und zugleich gallentreibenden Mittel (Podophyllinum) und der blähungtreibenden und krampfstillenden Gewürze und Öle (Melisse, Kampher, Kümmel). Die Präparate kommen in Tabletten von je 0,1 g Gewicht in den Handel und sind nach einer Analyse von C. Strzyzowski wie folgt zusammengesetzt:

Chologentabletten Nr. 1 enthalten pro dosi: Quecksilberchlorür (HgCl) 0,0054 g, Podophyllin ca. 0,01 g. Chologentabletten Nr. 2: Quecksilberchlorür 0,0023 g, Podophyllin ca. 0,006 g. Chologentabletten Nr. 3: Quecksilberchlorür 0,0025 g, Podophyllin ca. 0,003 g, Kampher ca. 0,005 g, Kümmelöl Spuren (?). Als Vehikel dient stets Süßholzpulver. *Fabrikant:* Chem. Laboratorium Hugo Rosenberg in Berlin W. 50.

Vorsichtig aufzubewahren.

Der holländische Apothekerverein veröffentlicht zur Herstellung eines Ersatzpräparates (Tabulett. calomelanos compositae) folgende Vorschriften: Nr. I. Calomel 0,25, Podophyllin 0,5, Rad. Liquirit. 2,5, f. tabulettae No. 50. No. II. Calomel 0,15, Podophyllin 0,25, Rad. Liquirit. plv. 4,6, f. tabulettae No. 50. No. III. Calomel 0,125, Podophyllin 0,125, Camphora 0,5, Ol. Carvi gtt. 1, Rad. Liquirit. plv. 4,25, f. tabulettae No. 50.

Chrysarobintetracetat siehe Lenirobin.

Chrysarobintriacetat siehe Eurobin.

Chrysoidin, salzsaures Diamidoazobenzol, $C_6H_5N = N \cdot C_6H_3(NH_2)_2 \cdot HCl$, ist ein rotbraunes, in Wasser mit brauner Farbe lösliches, kristallinisches Pulver. Es wird zur Desinfektion größerer Wassermengen (Brunnen) sowie des Mundes, der Speiseröhre und des Magens verwendet.

Cimicifugin, Macrotin, ein Resinoid aus der Wurzel von Cimicifuga racemosa, bildet ein gelbbraunes, in Alkohol lösliches Pulver, welches als Antispasmodikum und Nervinum bei Gicht, Rheumatismus, Hysterie, Chorea, Dysmenorrhöe usw. gebraucht wird. Dosis 0,06—0,1 g viermal täglich.

Vorsichtig aufzubewahren.

Cinchona-Elixier, verstärktes, nennt C. Fr. Hausmann in St. Gallen (Schweiz) eine aromatische Chinatinktur, welcher Glyzerinphosphorsäure und Strychnostinktur zugesetzt ist.

Cinchonidin-Bismutum jodatum siehe Erythrol.

Cinchonin-Herapathit siehe Antiseptol.

Cinchoninum jodosulfuricum siehe Antiseptol.

Cinchotin siehe Chinidinum.

Cinerol nach L e s z c z y n s k i ist eine Emulsion aus Hydrargyrum pur. 4,0, Ol. Palmae steril. 20 ccm und Ol. Sesami steril. 20 ccm, welche bei intramuskulären Injektionen keine Quecksilbervergiftung hervorrufen soll.

Cinnabarsana siehe Z e l l e r'sche Krebsmittel.

Cinnamyl-Eugenol, E u g e n o l z i m t s ä u r e e s t e r, $C_6H_3 \cdot C_3H_5 \cdot O \cdot CH_3 \cdot OCO \cdot (CH)_2 \cdot C_6H_5$, bildet farblose, bei etwa 91° schmelzende, in Wasser kaum, in Alkohol, Äther, Chloroform leichter lösliche Kristalle. Es wird bei Phthisis in Dosen von 0,3—0,6 g mehrmals täglich angewendet.

Circuloitabletten nach Dr. C a r o s s a in München enthalten pro dosi 0,000125 g Kalomel. Sie sollen gegen allgemeine Zirkulationsstörungen Anwendung finden. *Bezugsquelle:* Ludwigs-Apotheke in München.

Citarin, a n h y d r o m e t h y l e n z i t r o n e n s a u r e s N a t r i u m, $NaOOC \cdot CH_2 \cdot C \cdot (O \cdot CH_2 \cdot COO) \cdot CH_2 \cdot COONa$, im Jahre 1907 durch L e i b h o l z in die Therapie eingeführt, ist ein neutrales Natriumsalz der zweibasischen Anhydromethylenzitronensäure, welche u. a. nach D. R. P. Nr. 150 949 bei der Einwirkung von Chlormethylalkohol auf Zitronensäure in der Wärme entsteht. Das Citarin bildet ein weißes, körniges, mildsalzig schmeckendes Pulver, das sich in kaltem Wasser sehr leicht löst (1:1,5). Beim Erhitzen für sich verkohlt es unter Entwicklung von Formaldehydgeruch, ohne zu schmelzen, ebenso spaltet die Lösung beim Erwärmen Formaldehyd ab. Die Lösungen müssen also k a l t bereitet werden.

Das Citarin besitzt die Fähigkeit, Harnsäureausscheidungen zu lösen, sowie die Aufnahmefähigkeit des Harns für Harnsäure zu erhöhen, wodurch deren Entfernung aus dem Körper begünstigt wird. Es wird in Gaben von 2 g 3—4 mal täglich bei der echten Gicht und zur Schmerzstillung bei veraltetem Rheumatismus in kaltem Wasser oder in Mineralwasser gegeben.

Citarin kommt auch als Ci t a r i n - B r a u s e s a l z in den Handel. *Fabrikant:* Farbenfabriken vorm. Friedr. Bayer & Co. in Elberfeld.

Aufbewahrung: Vor Feuchtigkeit geschützt in gutverschlossenen Gefäßen.

Citontabletten werden als Abführmittel empfohlen; es gibt weiße und braune. Erstere enthalten nach Angabe des Fabrikanten 0,1 g Paraphthalein (nach A u f r e c h t ist es Phenolphthalein) 0,5 g Zucker, 0,01 g Menthol, die braunen: 0,1 g Paraphthalein, 0,5 g Zucker, 0,002 g Vanillin und 0,1 g Kakao. *Fabrikant:* Apotheker G. Stambach in Colmar i. E.

Citostypan - Tabletten enthalten salzsaures Kotarnin und Hydrastinin. *Fabrikant:* Dr. Laboschin in Berlin NW. 87.

Citrocoll, als z i t r o n e n s a u r e s A m i d o a c e t p a r a p h e n e t i d i n von der Formel $(C_6H_4 \cdot OC_2H_5 \cdot NH \cdot CO\, CH_2NH_2)_3 \cdot C_6H_8O_7$ vom Schmelzpunkt 193° bezeichnet, ist nach Z e r n i k kein einheitlicher Körper. Er läßt sich durch Auskochen mit Alkohol vielmehr in zwei Stoffe trennen. In Lösung geht dabei eine noch nicht näher untersuchte Substanz vom Schmelzpunkt 192—193°. Die Hauptmenge des Citrocolls bleibt indes ungelöst und besteht aus einfach zitronensaurem Phenokoll von der Formel $2C_{10}H_{14}N_2O_3 + C_6H_8O_7$. Citrocoll wird als unschädliches Antifebrile, Antirheumatikum, Nervinum und Migränemittel empfohlen. Dosis 4—6 g pro die, bei Kindern 2—4 g. *Fabrikant:* Chem. Fabrik Falkenberg in Falkenberg-Grünau bei Berlin.

Citroferrol ist ein flüssiges, angeblich 1 Prozent zitronensaures Eisenoxyd enthaltendes, verzuckertes Eisenpräparat mit 4% Alkohol.

Citronalpillen, zur Vereinfachung der sog. Zitronenkur empfohlen, enthalten neben Zitronensäure Chinin, Cort. Frangulae und Fol. Myrtillor. *Fabrikant:* Laboratorium Bavaria von Apoth. R. Schoellkopf in München.

P i l u l a e A c i d. c i t r i c i e t C h i n i n i (Ersatz für Citronalpillen) bereitet man nach Angabe des holländischen Apothekenvereins nach folgender Vorschrift: Chinin. hydroklor. 0,5, Acid. citricum 10,0, Extr. Frangulae 6,0, Extr. Fol. Myrtilli 4,0, Succus et Radix Liquiritiae plv. āā 1,0 f. pil. Nr. 100 obduce saccharo.

Citrophen, M o n o p h e n e t i d i n c i t r a t, entsteht bei der Einwirkung von 210 T. Citronensäure auf 411 T. p-Phenetidin. Es bildet ein weißes, kristallinisches, in 40 T. kalten Wasser, in heißem Wasser leichter lösliches, bei 188° schmelzendes Pulver. In Gaben von 0,5—1 g wird es als Antipyretikum und Neuralgikum wie Phenacetin angewendet. Nebenwirkungen: Beobachtet wurden Vergiftungserscheinungen, besonders in Herz-

schwäche, Cyanose, kühle Extremitäten, Schweiß, Hinfälligkeitsgefühl. *Fabrikant:* Dr. Isr. Roos in Frankfurt a. M.
Maximaldosis pro die 6 g.
Vorsichtig aufzubewahren.

Citrospirinum, eine Mischung von Acetylsalizylsäure und Coffeinum citricum, wird als Antipyreticum und Antineuralgicum empfohlen.

Citrospirinum compositum sind Tabletten, welche je 0,005 g Morphium hydrochloricum und 0,5 g Citrospirin enthalten und bei Ischias, Nervenschmerzen, Rheumatismus usw. Anwendung finden sollen.
Fabrikant: Dr. R. u. Dr. O. Weil in Frankfurt a. M.
Vorsichtig aufzubewahren.

Citrovanille wird ein gegen Migräne, Zahnschmerzen, Kopfschmerzen usw. empfohlenes Präparat genannt, welches nach dem Prospekt des Fabrikanten aus (1) Phenyl (2) (3) Dimethyl amino (5) Pyrazolon-Citrat (mit Geschmackskorrigentien versetzt) besteht. Danach dürfte es sich um zitronensaures Pyramidon (Dimethylamidoantipyrin) handeln. *Fabrikant:* Apotheker R. Otto in Frankfurt a. M. — Sachsenhausen.

Citrozon siehe Vanadiumpräparate.

Citrullin siehe Colocynthin.

Citrurea soll eine Mischung von Harnstoff, Zitronensäure und Lithiumbromid sein. *Fabrikant:* Apotheker Radlauer in Berlin.

Dr. Clausens „Black and White" ist ein Höllensteinstift, der zugleich einen Entferner der entstandenen schwarzen Silberflecke (wahrscheinlich aus Kaliumjodid bestehend) enthält. *Fabrikant:* B. Braun, Fabr. pharm. Präparate in Melsungen.

Clavin, von Vahlen 1905 eingeführt, ist ein Bestandteil des Mutterkorns, der dessen spezifische, wehenerregende Wirkung in ausgesprochenem Maße besitzt, dagegen weder Gangrän noch Krämpfe erzeugt. Das Clavin ist kein einheitlicher Körper, sondern ein Gemenge aus Leucin (a-Aminoisobutylessigsäure) und einem basischen Körper der Zusammensetzung $C_5H_{11}O_2N$. Es wird nach D. R. P. 175 590 und 175 591 in nachstehender Weise gewonnen: Ein wässeriger Mutterkornauszug wird mit gesättigter Barytlösung gefällt, so lange noch ein Niederschlag entsteht. Nach dem Absitzen wird abfiltriert, das Filtrat nach Entfernung des Baryts mittels Kohlensäure zu Sirupdicke eingedampft und mit heißem absoluten Alkohol, etwa 500 ccm auf soviel Extrakt, als man aus 500 g Mutterkorn erhält, extrahiert. Die alkoholische Lösung wird vorsichtig bis zur beginnenden Kristallisation eingedampft. Die Kristalle werden abgesogen und aus Weingeist umkristallisiert. Die Ausbeute beträgt in der Regel mehrere Gramm auf 1 kg Mutterkorn. Man kann das Verfahren unter Weglassung der Barytfällung auch vereinfachen, wenn man Weingeist von 75% in der Siedehitze auf den trocknen Rückstand eines wässerigen Mutterkornauszuges wirken läßt.

Clavin bildet ein weißes, in 25 T. kaltem und in 15 T. siedenden Wassers und in verdünntem Alkohol lösliches, in konz. Alkohol, Äther und Petroläther unlösliches kristallinisches Pulver. Die wässerige Lösung reagiert gegen Lackmuspapier neutral und wird weder durch Ätzalkalien noch durch kohlensaure Alkalien gefällt. Clavin wird intern und subkutan in Dosen von 0,01—0,03 g gegeben. Die Darreichung ist je nach Bedarf zu wiederholen. Die Lösungen des Clavins müssen jedesmal frisch hergestellt werden; es empfiehlt sich deshalb die Benutzung der genau dosierten Kochsalz-Clavintabletten zu 0,02 und 0,03 g Clavin, die behufs Auflösung mit etwas Wasser verrieben werden. Zum innerlichen Gebrauch kommen Clavintabletten aus Zucker mit einem Gehalt von 0,02 und 0,03 g Clavin in den Handel. *Fabrikant:* E. Merck in Darmstadt.

Vorsichtig aufzubewahren.

Clins kakodylsaure Natrontropfen siehe Natr. kakodylicum.

Cocain-Aluminiumcitrat ist eine aus 3 Mol. zitronensaurer Tonerde und 1 Mol. Cocain bestehende, in kaltem Wasser schwer lösliche Verbindung, welche zunächst adstringierend, dann anästhesierend wirkt. *Fabrikant:* Chem. Fabrik J. D. Riedel Akt.-Ges. Berlin - Britz.

Vorsichtig aufzubewahren.

Cocainolpräparate enthalten kein Cocain, sondern Anästhesin Ritsert. In den Handel kommen Cocainolbonbons mit 0,1 Anästhesin, Cocainoltabletten mit 0,15 Anästhesin und 0,15 Extr. Condurango, Cocainoldrops mit 0,02 Anästhesin, Cocainol-Lanolin mit 10% Anästhesin, Cocainolzäpfchen mit 10% Anästhesin usw. Cocainolcreme enthält außer Anästhesin β-naphtholdisulfosaures Aluminium, Zinkazetat und Thymol. *Fabrikant:* Chemisches Institut in Berlin W.

Vorsichtig aufzubewahren.

Cocainum nitrosum siehe Atropin. nitrosum.

Cocainum phenylicum werden verschieden zusammengesetzte Präparate genannt.

1. Phenol-Cocain Merck-Oefele, $C_{17}H_{21}NO_4 \cdot C_6H_6O$, wird durch Auflösen von 76 T. Cocainbase in 24 T. geschmolzenen Phenols erhalten, bildet eine honiggelbe Masse von Butterkonsistenz, von Kristallen durchsetzt, fast unlöslich in Wasser, löslich in Alkohol und Äther. Lokales Anästhetikum bei Zahnoperationen. Äußerlich zu Einblasungen bei Kehlkopfkatarrh; innerlich zu 0,005—0,01 g in Kapeln bei Magenkatarrh.

2. Cocain. phenylicum Poinsot: 1 T. Phenol, 2 T. Cocainbase, 40 T. Vaselinöl und 20 T. Arachisöl werden in der Wärme gemischt. Die Mischung kommt in Tuben zu 1 g in den Handel.

3. Cocain. phenylicum Viau ist eine Mischung von Cocainhydrochlorid mit Phenol.

Vorsichtig aufzubewahren.

Coca-Wein siehe Marianis Coca-Wein.

Codeinbrommethylat siehe Eucodin.

Codeinum hydrojodicum erhält man nach Labadie-Lagrave und Rollin, indem man zwei Äquivalente Jodwasserstoffsäure in der Wärme auf ein Äquivalent Codein einwirken läßt, in Form gelblicher Kristalle, die sich in 60 Teilen kaltem und drei Teilen heißem Wasser lösen, sehr leicht auch in Alkohol, dagegen fast gar nicht in Äther. Man gibt das Codeinjodhydrat in Dosen von 0,01 g mehrmals täglich in Form von Sirup, Pillen oder subkutanen Injektionen bei den verschiedensten Lungenaffektionen analog dem Codeinphosphat.

Vorsichtig aufzubewahren.

Codeonal besteht aus 11,76% Codeinum diäthylbarbituricum und 88,24% Natrium diäthylbarbituricum. Es bildet ein weißes, in 30 Teilen Wasser und in Alkohol lösliches, geruchloses Pulver von schwach aromatischem hinterher vorübergehend bitterlichen Geschmack und wird als Sedativum und Hypnotikum, besonders in jenen Fällen, in denen der Schlaf durch Hustenreiz gestört wird, empfohlen. Dosis: Als Beruhigungsmittel täglich 2—3 mal 0,3—0,4 g, als Schlafmittel abends 0,6—0,8 g in Pulver oder verzuckerten mit Pfefferminzöl aromatisierten Tabletten à 0,17 g. *Fabrikant:* Knoll & Co. in Ludwigshafen a. Rh.

Vorsichtig aufzubewahren.

Codöl siehe Retinol.

Codrenin, eine Lösung von Cocainhydrochlorid und Adrenalin, welche in je 1 ccm 0,02 g des ersteren und 0,00006 g Adrenalinchlorhydrat enthält, soll als lokales Anästhetikum und Hämostatikum, besonders in der Zahnheilkunde, gebraucht werden. Bei kleinen Operationen wendet man es unverdünnt an und injiziert etwa 0,5 ccm. Sollen größere Körperpartien anästhesiert werden, so verdünnt man das Codrenin 1:9 mit physiologischer Kochsalzlösung. *Fabrikant:* Parke, Davis & Cie. in Michigan (Detroit U.-St.).
Vorsichtig aufzubewahren.

Coeliacin werden Tabletten aus präparierten Mesenterialdrüsen des Schafes genannt, deren jede 0,3 g frischer Drüse entspricht. Dieselben wurden mit Erfolg bei verschiedenen Formen der Hautverdickung (Sklerodermis) angewendet. Dosis: 3—4mal täglich eine Tablette. *Fabrikant:* E. Merck in Darmstadt.

Coffein-Chloral, Chloral-Coffein, entsteht durch Verdunsten einer konzentrierten, wässerigen oder alkoholischen Lösung von 10 T. Coffein mit 7,8 T. Chloralhydrat in Form glänzender Blättchen und wird bei hartnäckiger Verstopfung subkutan angewendet; Dosis 0,2—0,9 g pro die.
Vorsichtig aufzubewahren.

Coffein-Jodnatrium siehe Jodocoffein.

Coffein-Jodol siehe Jodolum coffeinatum.

Coffeinum-Natrium cinnamylicum siehe Hetolcoffein.

Coffeinum trijodatum, $(C_8H_{10}N_4O_2J_2 \cdot HJ)_2 + 3H_2O$, entsteht durch Einwirkung von Jodwasserstoff auf eine schwach alkoholische Lösung von Coffein in Form metallglänzender, graugrüner Prismen. Es wird innerlich zu 0,12—0,24 g als mild wirkendes Jodpräparat empfohlen.
Vorsichtig und vor Licht geschützt aufzubewahren.

Coffeinum valerianicum wird bei hysterischer Migräne in Dosen von 0,05—0,2 g gegeben.
Vorsichtig aufzubewahren.

Colchicinum purissimum „Merck", das Alkaloid aus Colchicum autumnale, bildet ein gelbes kristallinisches amorphes, in Wasser, Alkohol und Äther lösliches Pulver und wird gegen Gichtanfälle an Stelle der in der Wirkung schwankenden Tinctura Colchici verwandt. Die Dosis des meist in Form von Pillen ge-

gebenen Mittels beträgt für Erwachsene 0,0005—0,001—0,002 g 2 bis 3 mal täglich. *Fabrikant:* E. Merck in Darmstadt.
Sehr vorsichtig aufzubewahren.

Colchisal, eine amerikanische Spezialität gegen Gicht usw., innerlich anzuwenden, enthält Colchicin und Salicylsäuremethylester. *Fabrikant:* E. Fougera in Newyork.
Vorsichtig aufzubewahren.

Colla tannica siehe Tanocol.

Collaetina sind Collemplastra (Lanolin-Kautschukpflaster) von H. Turinsky in Wien.

Collaform ist pulverförmige Formaldehydgelatine zur Wundbehandlung, also dem Glutol analog (siehe dieses). *Fabrikant:* C. Fr. Hausmann in St. Gallen (Schweiz).

Collargol siehe D. A.-B. V unter Argentum colloidale.

Collaurin ist ein Handelsname für Aurum colloidale (s. dieses). *Fabrikant:* Chemische Fabrik von Heyden in Radebeul-Dresden.
Vorsichtig aufzubewahren.

Colligamen, L e i m b i n d e , bildet ein von E. D i e t e r i c h erfundenes Verbandmaterial. Mullbinden werden einseitig mit Leimlösungen bestrichen. Zum Gebrauche werden die Binden rasch in kaltes Wasser eingetaucht, mit der Strichseite auf die Hautstelle aufgeklebt und mit Watte oder einer Binde bedeckt. Sie ermöglichen die Anlegung eines Unnaschen Dauerverbandes. *Fabrikant:* Chem. Fabrik Helfenberg Akt.-Ges. in Helfenberg b. Dresden.

Collosin, F i l m o g e n , ist eine mit Kampher versetzte Lösung von Cellulosenitrat in Aceton. Ersatz für Collodium.

Colocynthin, C i t r u l l i n , $C_{56}H_{84}O_{23}$ (?), ist das wirksame Glykosid der Koloquinthen, in denen es, neben Colocynthidin, zu etwa 0,6% enthalten ist. Es bildet ein amorphes, intensiv bitter schmeckendes, in Wasser und Alkohol lösliches Pulver. Wird als Abführmittel für Tiere angewendet und je nach Größe derselben zu 0,025—1 g als Klistier in Glyzerin und Alkohol gelöst gegeben. Menschen nehmen 0,01—0,03 g innerlich.
Vorsichtig aufzubewahren.

Combretum siehe Folia Combreti.

Comprimés Blancard bestehen aus Exalgin. 0,05 g, Natr. bicarbonic. 0,05 g pro dosi.

Conchinin siehe Chinidinum.

Concordia medica-Präparate. Die von Dr. Weitemeyer in Erfurt gegründete „Concordia medica" bringt außer gangbaren Verbandstoffen und Arzneimitteln folgende eigenen Spezialitäten zu teilweise recht hohen Preisen in den Handel:

Ferrustan nach Dr. med. E. Mueller ist eine Mischung von 2 T. Ferrum oxydatum saccharatum und 1 T. stark mit Magnesiumkarbonat verunreinigter Magnesia usta. (Mannich.)

Liquor Ferri Mangano-peptonati Marke C. m. Liquor Ferri Mangano-saccharati Marke C. m. Hämatogen Marke C. m.

Liquor Ferri citrici Marke C. m. (Orangen-Eisenwein) enthält ebenso wie die Tinctura Ferri composita ca. 0,2% met. Eisen.

Pilulae laxantes Marke C. m.: Extract. Aloes 4,0, Radic. Liquir., Kal. sulfuric. āā 1,0. 1 Schachtel mit 50 Stück 80 Pf.

Pilulae laxantes cum Ferro Marke C. m.: Extract. Aloes 5,0, Extract. Rhei compos., Ferr. oxydat. fusc. āā 2,5. 1 Schachtel mit 50 Stück 80 Pf.

Salbengrundlage Fundal ist ein etwa 6% Wasser enthaltendes Gemenge aus Adeps Lanae, Vaselin. alb. und Vaselin. flav.

Salicol, als Acid. acetylo salicylic. c. Ol. Menthae piper. bezeichnet, sind nach den Analysenbefunden lediglich Azetylsalizylsäuretabletten, die in mit einer Spur Pfefferminzöl befeuchteten Glasröhrchen verpackt sind (Mannich).

Siccoderm, ein Mittel gegen Fuß-, Hand- und Achselschweiß, besteht aus einer Mischung von Formaldehydlösung und Spiritus coloniensis (Mannich).

Solutio Solveoli spirituosa aromatica Marke C. m. besteht im wesentlichen aus einer alkoholischen Solveollösung mit aromatischen Stoffen. Preis für das Originalglas von 100 g 1 M.

Species laxantes Marke C. m.: Fol. Senn. conc. 30,0, Flor. Chamomill. 16,0, Herb. Veronic., Herb. Fragariae, Fol. Meliss., Fol. Aurant., Lign. Santal. āā 2,5, Flor. Cyani, Flor. Calendul. āā 0,75. 1 Karton mit ca 60 g Inhalt 60 Pf.

Species pectorales Marke C. m.: Herb. Hyssopi, Herb. Betonicae āā 8,0, Fol. Althaeae 6,0, Fruct. Anisi stellati 2,0,

Flor. Arnicae 1,0, Herb. Veronicae, Herb. Polygon. persic., Herb. Thymi āā 15,0, Herb. Asperul. 5,0. 1 Karton mit ca 75 g Inhalt 50 Pf.

Tinct. Ferr. composita Marke C. m. besteht aus einer dunkelbraunen, in der üblichen Weise aromatisierten Flüssigkeit mit einem Gehalt von 0,126 p. c. Fe, 8,84 p. c. Alkohol und 13,45 p. c. Zucker (Mannich).

Urolysin, Gichtlikör, als „Jod-paraphenetidinacetocolchicein" deklariert, enthält ca. 2,5 p. c. Kaliumjodid, zirka 3 p. c. Natriumsalizylat, sehr geringe Mengen Colchicin, 1,6 p. c. pflanzliche Extraktivstoffe in wässerig-alkoholischer, mit Salizylsäuremethylester aromatisierter Lösung. Der Alkoholgehalt beträgt 18 p. c. (Mannich).

Conephrin ist eine Cocain und Paranephrin enthaltende Lösung zu anästhetischen Zwecken. *Fabrikant:* Dr. Thilo & Cie. in Mainz. *Vorsichtig* aufzubewahren.

Coniferol-Tabletten, jede für ein Vollbad berechnet, sind als Fichtennadelextrakt in fester Form zu bezeichnen. *Fabrikant:* Emil Langbein & Co. in Mellenbach in Thür.

Coniinum hydrobromicum, $C_8H_{17}N \cdot HBr$, entsteht beim Neutralisieren von wässeriger Bromwasserstoffsäure mit Coniin. Es bildet farblose, in 2 T. Wasser und Alkohol lösliche bei 211° schmelzende Kristalle und wird innerlich zu 0,001—0,002 g dreimal täglich bei Magenkrampf, Magenkrebs, Neuralgien und Keuchhusten gegeben. Kinder erhalten 0,0001—0,00015 g 2—4 mal täglich. Als Injektion wird es in Dosen zu 0,003—0,004 g angewendet.

Maximaldosis 0,01 g.
Sehr vorsichtig aufzubewahren.

Contratussim wird ein gegen Keuchhusten empfohlenes, etwas Bromnatrium enthaltendes Thymianpräparat genannt. *Fabrikant:* Antal Bayer in Budapest.

Contratussin ist ein Fluidextrakt aus den Blättern der Edelkastanie und des Gartenthymian. *Fabrikant:* Hofapotheke in Dresden.

Convacocta Bahr sind in der Luftleere eingedickte wässerige Pflanzenauszüge, die auf das Ausgangsgewicht eingestellt sind und statt frischer Aufgüsse bzw. Abkochungen verwendet werden sollen. *Fabrikant:* Georg Bahr in Wetzlar.

Convallamarin, $C_{23}H_{44}O_{12}$, und **Convallarin,** $C_{34}H_{62}O_{11}$, sind Glykoside der Convallaria majalis, welche beide bei Herzschwäche und Kompensationsstörungen innerlich zu 0,05—0,1 g gegeben werden; Convallamarin auch subkutan zu 0,005—0,01 g

Maximaldosis innerlich 0,06 g pro dosi, 0,3 g pro die.

Vorsichtig aufzubewahren.

Convulsin, ein gegen Husten, Keuchhusten und andere Erkrankungen der Atmungsorgane mit Erfolg angewendetes Präparat, stellt ein Fluidextrakt der Eukalyptusblätter dar, welches Sirup. Vanillae als Geschmackskorrigens enthält. *Fabrikant:* Apotheker E. B. Kowalewski in Berlin O.

Cordol, Tribromsalol, $C_6H_4 \cdot OH \cdot COO \cdot C_6H_2Br_3$, durch Einwirkung von Salicylsäure auf Tribromphenol erhalten, wird als Sedativum, Antirheumatikum und Darmantisepticum empfohlen. Es ist ein in Wasser unlösliches, in Alkohol und Äther schwer lösliches, kristallinisches Pulver, dessen Schmelzpunkt bei 195° liegt. Die Einzelgabe beträgt 0,5 bis 1,5 g; pro die kann man 6 g geben.

Cornutin siehe Ergotinpräparate.

Cornutinum citricum siehe Ergotinpräparate.

Corona, ein Lokalanästhetikum für zahnärztliche Zwecke, soll eine Lösung von weniger als 1% Cocain in destilliertem Wasser, der Salpetersäure, Pikrinsäure, Kaliumoxydhydrat, Gaultheria, Baptisia, Thymian, Mentha arvensis, Eukalyptus, Benzoesäure und Borsäure zugesetzt sind, sein. *Bezugsquelle:* C. A. Lorenz in Leipzig.

Coronillin, $(C_7H_{12}O_5)x$, das Alkaloid aus der Kronwicke (Coronilla, Papilionaceae) hat sich als sehr energisches Herzgift erwiesen. Es kann ebenso wie Strophanthus, Convallaria majalis und andere zur Digitalisgruppe gehörige Substanzen als Ersatzmittel für Digitalin betrachtet werden. Für den Gebrauch per os werden 0,6 pro die in 4—6 Gaben abgeteilt empfohlen, während zur subkutanen Injektion die Dosen noch um die Hälfte kleiner sein müssen als beim Digitalin.

Maximaldosis 0,6 g pro die.

Vorsichtig aufzubewahren.

Corpora lutea sicca siehe Organpräparate.

Corpulin sind Entfettungspralinees, welche Extractum Fuci vesiculosi, Extractum Cascarae sagradae und Tamarindenmus enthalten. *Bezugsquelle:* Gustav Henke, König Salomo-Apotheke in Berlin W.

Corrosol ist eine Kombination aus Hydrargyrum succinicum, Hydrargyr. kakodylic. und Novocain bzw. Eucain, die in Phiolen zu 2 ccm mit je 0,0075 g Quecksilbergehalt (entsprechend 0,0101 g Sublimat) in den Handel gelangt. Es wird bei Lues in Form subkutaner Injektionen angewendet, die meist schmerzlos sind.
Sehr vorsichtig aufzubewahren.

Cortex Plumierae acutifoliae von Pl. acutifolia, Apocyneae, eine indische Droge, welche bei Wechselfieber, Diarrhöe und Gonorrhöe Anwendung finden soll, enthält einen kristallinischen Bitterstoff von der Formel: $C_{57}H_{72}N_{33} + 2H_2O$. *Bezugsquelle:* E. Merck in Darmstadt.

Cortex Syzygii jambolani siehe Syzygium Jambolanum.

Corticin siehe Basicin.

Corvult, D i g i t a f e r m , ist ein Digitalispräparat nach W i n c k e l in Tabletten (à 0,05) oder Pulver zur Herstellung von Infusen, Mixturen, Pillen, Suppositorien und abgeteilten Pulvern. Es soll sich besonders durch prompte gleichmäßige Wirkung auszeichnen und an Stelle der Digitalisblätter verwendet werden. *Fabrikant:* Krewel & Co. G. m. b. H. in Cöln a. Rh.
Vorsichtig aufzubewahren.

Coryfin, M e n t h o l u m   a e t h y l g l y c o l i c u m , der Äthylglykolsäure-Mentholester der Formel $C_{10}H_{19}O \cdot CO \cdot CH_2 \cdot O \cdot C_2H_5$, wird erhalten durch Einwirkung des Chlorides der Äthoxyessigsäure auf Menthol und nachherige Reinigung durch Destillation im luftverdünnten Raum. Coryfin bildet eine farblose, nahezu geruchlose Flüssigkeit vom Siedepunkt 155° (bei 20 mm Druck). Nur schwierig löslich in Wasser, leicht in Alkohol, Äther und Chloroform. Durch Ätzalkalien wird es in seine Komponenten gespalten.

Das Coryfin ist angezeigt in allen Fällen, in denen eine nicht zu schroffe, lang andauernde äußerliche Mentholwirkung erwünscht ist; als Linderungsmittel bei Nervenkopfschmerzen, Katarrhen der Nase und des Rachens. Man zerreibt einige Tropfen auf der Stirn oder gurgelt einige Tropfen (in Wasser verteilt) oder pinselt damit oder inhaliert. *Fabrikant:* Farbenfabriken vorm. **Friedr. Bayer & Co.** in Elberfeld.

Unverträglich mit Ätzalkalien.

Vor Licht geschützt aufzubewahren.

Coryl ist eine Mischung von Aethylchlorid mit Methylchlorid und wird als Lokalanästhetikum verwendet.

Coryloform, ein Anästhetikum, soll aus Chloräthyl, Chlormethyl und Bromäthyl bestehen. *Fabrikant:* Pharmacie Centrale de France in Paris.

Coryzol, gegen Schnupfen empfohlen, enthält als wirksame Bestandteile Eukalyptusöl und Formaldehyd. *Fabrikant:* Gesellschaft Wolo in Zürich.

Cosaprin, A c e t p a r a s u l f a n i l s a u r e s N a t r i u m, welches als Ersatzmittel für Antifebrin empfohlen wurde, wird durch Acetylierung des sulfanilsauren Natriums erhalten.

$$C_6H_4\diagup_{SO_3Na\qquad(4)}^{NH(CO\cdot CH_3)\,(1)}$$

Das Produkt stellt eine weiße Masse von kleinkristallinischem Gefüge dar, die in Wasser äußerst leicht, bei weitem schwerer in Alkohol, in Äther so gut wie unlöslich ist. Sie scheidet erst bei anhaltendem Kochen mit Säuren nach dem Erkalten Sulfanilsäure aus unter Entwicklung von Essigsäure; bei Gegenwart von Alkohol bildet sich Essigäther. Cosaprin wird wie Acetanilid angewendet. *Fabrikant:* F. Hoffmann-La Roche & Co. in Grenzach i. Bd. und Basel (Schweiz).

Vorsichtig aufzubewahren.

Cotargit ist ein Doppelsalz aus salzsaurem Cotarnin (siehe Stypticin) und Eisenchlorid. Es stellt rubinrote Kristalle vom Schmelzpunkt 104—105° dar. Anwendung: zur Blutstillung. *Fabrikant:* Apotheker Dr. A. Voswinkel in Berlin W. 57.

Cotarninum hydrochloricum siehe Stypticin.

Cotarninum phthalicum siehe Styptol.

Cotoinum, $C_6H_2(OH)_2(OCH_3)COC_6H_5$, das wirksame Prinzip aus der echten Cotorinde, bildet ein gelbes, in Alkohol, Chloroform und Äther lösliches Pulver, welches bei 130—131° schmilzt und als Antidiarrhoikum und Antisudorifikum bei Cholera, Dysenterie, Diarrhöe und Phthisis Anwendung findet. Man gibt mehrmals täglich 0,1—0,2 g.

Maximaldosis 0,3 g pro dosi, 1,0 g pro die.

Vorsichtig aufzubewahren.

Crataegus oxyacantha, unser einheimischer Weißdorn, dessen Blüten und Früchte vor Zeiten als Volksheilmittel einige Bedeutung besaßen, ist nach neueren Untersuchungen von H u c h a r d ein mildes, ungiftiges Herztonikum, ohne irgend welche giftigen Wirkungen zu besitzen. Siehe E x t r a c t u m und T i n c t u r a Crataegi.

Cratos Muttermilchersatz, ein Nährpräparat der Firma Dr. Crato & Co. in Bielefeld, soll im wesentlichen aus aufgeschlossenem Weizenmehl bestehen und 17,5% Eiweiß sowie 10% Fett enthalten.

Crealbin, C r e o l a l b i n , C r e o l i n e i w e i ß , ist ein von R i s s e l d a dargestelltes, dem Ichthalbin und Tannalbin analoges Creolineiweißpräparat, welches für die innere Darreichung von Creolin bestimmt ist. Zur Darstellung desselben fügt man zu 1000 Teilen einer Eiweißlösung (enthaltend 10% trocknes Eiweiß) eine Mischung von 100 T. Creolin Pearson mit 1000 T. Wasser und schüttelt gut durch. Dann setzt man von verdünnter Schwesäure (1 : 10) so viel zu, als zur Ausscheidung des Crealbins nötig ist, so daß letzteres sich vollkommen absetzt, während die darüberstehende wasserhelle Flüssigkeit das überschüssig angewendete Eiweiß gelöst enthält. Den Niederschlag sammelt man auf einem Tuch, wäscht ihn gut aus und preßt ab. Dann trocknet man ihn auf dem Wasserbade und pulvert fein. Das so erhaltene feine Pulver wird nochmals durch dreistündiges Erhitzen im Trockenkasten auf 115—120° C getrocknet. Man erhält so aus 100 T. Eiweiß etwa 100 T. Crealbin, welches als Darmadstringens Anwendung findet.

Cremor Hydrargyri saponatus siehe Hageen.

Creolalbin siehe Crealbin.

Creolin. Unter Creolin versteht man ein Präparat, in welchem Teeröle mit verhältnismäßig geringem Gehalt an Kresolen durch geeignete Hilfsmittel derart in Lösung gebracht worden sind, daß die Lösung beim Verdünnen mit Wasser eine Emulsion gibt. Diese Hilfsmittel sind entweder Harzseife oder die Behandlung der Teeröle bzw. Kresole mit konzentrierter Schwefelsäure. Anwendung findet Creolin meist als Desinfektionsmittel, seltener innerlich zu 0,3 g in Kapseln. *Fabrikant:* William Pearson in Hamburg.

Creolineiweiß siehe Crealbin.

Creosapol nennt die chemische Fabrik List vor Hannover E. de Haen ein dem Creolin ähnliches, diesem in medizinischer und technischer Beziehung gleichwertiges Desinfektionsmittel.

Creosokampher siehe Kreosotum camphoricum.

Creosolin ist ein Gemisch von Kresol mit Harzseife, steht also zwischen Creolin und Lysol.

Creosotal, K r e o s o t k a r b o n a t, K r e o s o t u m c a r b o n i c u m, wird nach D. R.-P. Nr. 58129 so dargestellt, daß man Kreosot durch eine entsprechende Menge Natronlauge in Lösung bringt und in diese Chlorkohlenoxyd einleitet; das sich ausscheidende Öl wird zunächst mit stark verdünnter Sodalösung, darauf mit Wasser gewaschen. Creosotal ist ein Gemenge der Karbonate der Kresole des Guajakols und des Kreosots. Es bildet ein farbloses bis gelbes, in Wasser nicht, wohl aber in Alkohol und Äther sowie in ätherischen und fetten Ölen lösliches Öl, welches 91% Kreosot enthält, und wird wie dieses angewendet.

Vor dem Kreosot besitzt das Creosotal die Vorzüge, fast geruch- und geschmacklos zu sein, nicht ätzend zu wirken und schnell resorbiert zu werden. Man gibt es Kindern zu 0,2—1 g pro die, Erwachsenen 2—5 g pro die.

Fabrikant: Chem. Fabrik von Heyden, Radebeul bei Dresden und Farbwerke vorm. Friedr. Bayer & Co. in Elberfeld.

Haltbare und im Geschmack vorzügliche K r e o s o t a l - E m u l s i o n e n erhält man nach G e o r g i nach folgenden Vorschriften: I. Traganth. pulv., Gummi arab. pulv. $\overline{aa}$ 3,0, Ol. Amygdal. dulc. 50,0, Creosotal 20,0, Glyzerin 27,0, Aqu. dest. 35,0, f. emuls. adde, Ol. aromatic. gtt. 30,0, ½prozentiges Sol. Saccharini gtt. 20,0, Spirit. e vino (Cognac) 20,0, Aqu. dest. ad 200,0, — II. Traganth., Gummi arab. $\overline{aa}$ 2,0, Creosotal 20,0, Aqua dest. 12,0, f. emuls. adde, Ol aromatic. gtt. 30, ½proz. Sol. Saccharini gtt. 20, Aqu. dest. ad 100,0. Beide Vorschriften bieten den Vorteil, daß spirituöse Lösungen, Tinkturen oder, wie bei Nr. I, Kognak bis zu 20%, ferner Salzlösungen zugefügt werden können, ohne das Ausscheiden von Creosotal befürchten zu müssen; auch ermöglichen sie die Herstellung von Emulsionen mit noch höherem Creosotalgehalt.

Creosotal-Ichthyol wird ein Gemisch von Kreosoti carbon., Ichthyoli āā 15, Glycer. puri 30, Aqu. Menth. pp. 10, zur Behandlung der Lungentuberkulose genannt. Verabreicht wird das Mittel: Erwachsenen 20—30 Tropfen in Wein oder Zitronenwasser dreimal täglich; Kinder oder solche Kranke, welche das Medikament mit Widerwillen nehmen, erhalten dreimal täglich 10 Tropfen, nach Wochen steigend 20 Tropfen.

Cresolum saponificatum wird ein Creolinersatzmittel genannt.

Crotalin, ein Schlangengiftpräparat, wird durch Auspressen der Giftdrüsen der Klapperschlange (Crotalus adamanteus), Eintrocknen der erhaltenen Flüssigkeit und Pulverisieren des Rückstandes gewonnen. Es gelangt in sterilen Lösungen verschiedener Stärke in Ampullen in den Handel und wird von Fackenheim zur subkutanen Injektion bei Epilepsie empfohlen. *Bezugsquelle:* Engel-Apotheke am Rathaus in Cassel. *Sehr vorsichtig* aufzubewahren.

Crurin, Chinolin-Wismut-Rhodanid, von der Zusammensetzung $(C_9H_7N \cdot HSCN)_2 Bi(SCN)_3$, ist ein rotgelbes Pulver von schwach chinolinartigem Geruch, unlöslich in Alkohol, Wasser und Äther. Zur Darstellung des Crurins verreibt man 48,5 T. kristallisiertes Wismutnitrat $Bi(NO_3)_3 \cdot 5H_2O$ mit 30 T. Kaliumrhodanid und fügt vorsichtig (!) nur so viel Wasser (40 bis 60 ccm) zu, daß eine rotgelbe Lösung ohne Niederschlag entsteht. Diese gießt man tropfenweise unter Umrühren in eine kalt bereitete Lösung von 38 T. Chinolinrhodanid in ca. 1000 T. Wasser. Der entstandene Niederschlag wird nach kurzem (!) Absetzen abfiltriert, mit wenig kaltem Wasser ausgewaschen und auf porösen Tonplatten bei gewöhnlicher Temperatur getrocknet. Die Verbindung ist sehr beständig und kann lange Zeit aufbewahrt werden. Sie kommt als Crurinum purum und als 50 prozentiges Streupulver (Stärke und Crurin) in den Handel.

Crurin ist vorzugsweise indiziert bei Unterschenkelgeschwüren. Es regt eine kräftige Granulation an und führt selbst hartnäckige Geschwüre in kurzer Zeit zum Verschlusse. Um Reizerscheinungen zu vermeiden, empfiehlt es sich, unter allen Umständen das Crurin mindestens mit einer gleichen Menge Amylum zu vermischen. Bei Gonorrhöe sind 0,5 prozentige, mit etwas Glyzerin versetzte Schüttelmixturen indiziert. Ist Crurin in **wässeriger Suspension** verschrieben, so muß es zunächst mit der zehnfachen Menge eines Gemisches aus gleichen Teilen Wasser und Glyzerin sehr sorgfältig angerieben und das übrige Wasser in kleinen Portionen allmählich unter starkem Schütteln zugegeben werden; die Suspensionen sollen rein schwefelmilchartig erscheinen und keinen rötlichen Bodensatz zeigen. *Fabrikant:* Kalle & Co. in Biebrich a. Rh.

Vorsichtig aufzubewahren.

Cryogénine siehe Kryogenin.

Cuprase ist ein kolloidales Kupferoxydhydrat, das in Form einer Suspension in Ampullen zu 5 ccm in den Handel kommt und gegen Krebs unter die Haut eingespritzt werden soll. *Fabrikant:* Laboratoire Ducatte in Paris.

Vorsichtig aufzubewahren.

Cuprocitrol siehe Cuprum citricum.

Cuprol, Cuprum nucleinicum, ist eine Verbindung von Nuklein und Kupfer mit 6% Kupfer. Es bildet ein grünes, in Wasser lösliches Pulver. *Fabrikant:* Parke, Davis & Co. in Detroit N.A., Vertreter: Brückner, Lampe & Co., Berlin C.

Vorsichtig aufzubewahren.

Cuprum citricum, Cuprocitrol, Kupfercitrat, ($Cu_2 C_6 H_5 O_7 \cdot 2\frac{1}{2} H_2O$), soll neben dem Silbercitrat (Itrol) mit Vorteil in der Augenheilkunde angewendet worden sein. Bei Trachom bringt man Cuprum citricum in 5- oder 10 prozentiger Salbe mittels Glasstäbchens in den Bindehautsack.

Vorsichtig aufzubewahren.

Cuprum nucleinicum siehe Cuprol.

Curaril ist eine genau dosierte, auf Tiere eingestellte haltbare und reine Curarelösung 0,5 : 100, welche in Form subkutaner Injektionen bei Tetanus Anwendung finden soll und nach Erfahrungen von Bergell und Levy auch imstande ist, Tetanusanfälle zu mildern bzw. gänzlich aufzuheben. Man beginnt mit einer Dosis von 2,4 ccm der im Handel befindlichen Lösung. Falls nach $\frac{1}{2}$ Stunde keine Wirkung auf die Krämpfe aufgetreten ist, steigt man alle 2—3 Stunden um $\frac{2}{10}$ ccm, bis eine Wirkung eintritt. Ist die wirksame Dosis erreicht, so wiederholt man die Injektion nach Bedarf, im Anfang etwa vierstündlich. *Fabrikant:* Chemische Werke vorm. Dr. Heinr. Byk in Berlin.

Sehr vorsichtig aufzubewahren.

Cusolpräparate sollen durch Zusatz von Natriumchlorid und Natriumborocitrat löslich gemachtes Kupferzitrat enthalten und bei Hautkrankheiten Anwendung finden. Es gelangen Cusollösungen, Cusolsalben und Cusolpulver in den Handel. *Fabrikant:* Ferd. von Arlt in Wien.

Cutol, A l u m i n. b o r o - t a n n i c o t a r t a r i c u m. Zur Darstellung dieses Präparartes wird eine wässerige Lösung von Gerbsäure und Borax unter Umrühren in eine wässerige Aluminsulfatlösung eingetragen, der Niederschlag gewaschen und getrocknet. Man erhält so ein hellbraunes, in Wasser unlösliches, mit Hilfe von Weinsäure lösliches Pulver, welches 13,8 T. Aluminiumoxyd 39,2 T. Borsäureanhydrid und 47 T. Gerbsäure enthält. Es wird als desinfizierendes Adstringens gegen Gonorrhöe, bei Hautkrankheiten in 10—20 prozentigen Salben angewendet. *Fabrikant:* Apotheker Leuchter in Berlin W. Ein C u t o l - L a n o l i n - W u n d p u d e r wird von Dr. Laboschin in Berlin SW., Leipziger Str., in den Handel gebracht.

Cycloform, P a r a a m i n o b e n z o e s ä u r e i s o b u t y l - e s t e r, $C_6H_4(NH_2)COO \cdot C_4H_9$, ist ein weißes geruch- und geschmackloses, in Wasser nur spurenweise (zu 0,022%), in Alkohol und Äther leicht lösliches Kristallpulver. Es wird durch Veresterung von p-Amidobenzoesäure und Isobutylalkohol gewonnen und findet als Anästhetikum und antiseptisches Wundpulver bei schmerzhaften Wunden, besonders bei Brandwunden usw. im 5—10 prozentigen Salben oder als Streupulver Verwendung. *Fabrikant:* Farbenfabriken vorm. Friedr. Bayer & Co. in Elberfeld.

Cyclorenal, eine Mischung von Cycloform, Adrenalin, Perubalsam und Coryfin soll in Form von Suppositorien und Salben zur Behandlung rektaler Erkrankungen Anwendung finden. *Fabrikant:* Schäfers Apotheke in Berlin W.
Vorsichtig aufzubewahren.

Cygotabletten werden aus den durch Extraktion der einzelnen Bestandteile eines Teegemisches aus Fol. Uvae Ursi, Rad. Ononidis, Fol. Bucco, Fol. Betulae, Herba Herniariae, Fruct. Petroselini, Fol. Menthae pip., gewonnenen und eingedickten Auszügen hergestellt und so dosiert, daß eine Tablette 5,0 g Tee entspricht. Sie sollen an Stelle der diuretischen Tees zur Unterstützung der Gonorrhoetherapie Verwendung finden. *Fabrikant:* E. Schoemann in Dortmund.

Cyllin wird als ein verstärktes Creolin bezeichnet, welches die Jeyes Sanitary Compounds Co. Ltd. in London darstellt.

Cymarin, Apocynamarin-Neu, wird ein aus der Wurzel von Apocynum cannabinum gewonnener kristallinischer Körper vom Schmp. 140° genannt, der nach M. E. Schubert als Herzmittel an Stelle von Digitalis sowie als ein die Nierenfunktion anregendes Mittel mit Vorteil verwendet werden kann. Cymarin gelangt in Dragees, sowie in sterilen Lösungen zur intravenöser oder intramuskularer Anwendung in Ampullen in den Handel. Die Dosis beträgt ca. 0,3 mg. *Fabrikant:* Farbenfabriken vorm. Friedr. Bayer & Co. in Elberfeld.

Vorsichtig aufzubewahren.

Cymophenol siehe Carvacrol.

Cypressenöl ist nach Soltmanns ein vorzügliches Mittel gegen Keuchhusten, dessen Anwendung in Form von Einatmungen besonders in den Anfangsstadien der Krankheit angezeigt erscheint. *Fabrikant:* Schimmel & Co. in Miltitz bei Leipzig.

Cystamin und **Cystogen** sind identisch mit Hexamethylentetramin.

Cystopurin ist ein Doppelsalz aus einem Molekül Hexamethylentetramin und zwei Molekülen Natriumacetat nebst Kristallwasser, $(CH_2)_2N_4 \cdot 2\,CH_3COONa + 6\,H_2O$. Man erhält es durch Eindampfen der wässerigen Lösung, zum Teil im Vakuum, als weiße Kristallmasse, die sehr leicht in Wasser (1:1), schwer in Alkohol löslich ist. Es sintert bei 60°, schmilzt bei etwa 115° unter Aufschäumen und wird bei etwa 120° wieder fest. Ein von Zernik untersuchtes Präparat entsprach in seiner Zusammensetzung nicht ganz der obigen Formel, lieferte vielmehr Werte, die auf ein Gemisch hindeuten. Cystopurin ist angezeigt bei allen Erkrankungen der Harnwege, welche die Diagnose Cystitis, Pyelitis und Pyelonephritis umfassen. Dosis: Mehrmals täglich 1—2 g. Nebenwirkungen: hier und da Auftreten von Diarrhöen. *Fabrikant:* Joh. A. Wülfing in Berlin SW. 48.

Damiacitin, ein Aphrodisiakum in Pillenform, soll pro Dosi Damianaextrakt, Muira-Puamaextrakt, Ovo-Lezithin je 0,05 g, Yohimbinum hydrochloricum 0,002 g, Rhabarber- und Süßholzpulver enthalten. *Fabrikant:* Apotheker E. Cornelius in Straßburg i. E.

Vorsichtig aufzubewahren.

Darman-Abführtabletten enthalten pro dosi 0,17 Extr. Cascarae sagradae und 0,03 Phenolphthalein. *Fabrikant:* Max Penschuk in Offenbach a. M.

Decilan, ein Antiseptikum und Desinfiziens, welches als Formaldehydkaliumoleinatlösung bezeichnet wird, ist eine klare, alkalisch reagierende, mit Wasser, Weingeist und Glycerin in jedem Verhältnis mischbare Flüssigkeit mit etwa 6 % Formaldehyd. *Fabrikant:* Goedecke & Co. in Leipzig und Berlin.
Vorsichtig aufzubewahren.

Dedasol, ein Digitalispräparat, soll die gesamten wirksamen Bestandteile der Digitalisblätter enthalten und so eingestellt sein, daß 1,0 g genau 1,0 g der Blätter entspricht. *Fabrikant:* Dr. Arnold Voswinkel in Berlin W.
Vorsichtig aufzubewahren.

Degrasin ist ein haltbares Schilddrüsenpräparat in Tablettenform der Firma Dr. Freund und Dr. Redlich in Berlin N. 37.

Deleol, als Prophylaktikum gegen Gonorrhöe empfohlen, soll Methylenblau, Extr. Equiseti siccum und Extr. Graminis enthalten. *Fabrikant:* Schweizer-Apotheke in Berlin, Friedrichstraße.

Delpho-Curarin ist ein Alkaloid aus Delphinium scopulorum, welches mit den Alkaloiden aus Delphinium staphisagria nicht identisch ist. Das salzsaure Salz desselben, Delpho-Curarin genannt, dürfte dazu berufen sein, das Curare aus der muskelphysiologischen Technik zu verdrängen, da es mit unwesentlichen Abweichungen die gleichen Lähmungserscheinungen der peripheren Endigungen der motorischen Nerven in den willkürlichen Muskeln bedingt, wie das Curare.
Vorsichtig aufzubewahren.

Dericin-Öl. Mit diesem Namen wird das Floricin-Öl der Firma Dr. H. Noerdlinger in Flörsheim a. M. bezeichnet. Die daraus hergestellte Salbe wird entsprechend Dericin-Salbe genannt. Ebenso werden die aus dem Dericin-Öl gewonnenen Fettsäuren als Dericin-Fettsäuren und die Salze dieser Säuren als Dericinate bezeichnet.

Dermagummit, eine sterilisierte Kautschuklösung mit 0,2% Jod, soll zum Überziehen der Hände und des Operationsfeldes mit einer keimfreien Kautschukschicht verwendet werden. Der eingetrocknete Überzug läßt sich mit Tetrachlorkohlenstoff, Äther und Benzin leicht wieder entfernen. *Fabrikant:* Dr. Degen und Kuth in Düren (Rheinland).

Dermalavon, eine weiche medizinische Seife, wird als eine mit Wasser und Fetten in jedem Verhältnis mischbare Salbengrundlage empfohlen. *Fabrikant:* Oswald Wiegand, Chem. Fabrik in Leipzig.

Dermalin ist eine dem Lanolin ganz ähnliche, reizlose, sterile Salbengrundlage der Dermalin-Gesellschaft in Berlin-Schlachtensee.

Dermasan siehe Ester-Dermasan.

Dermaseife, eine homöopathische Schwefelseife, wird in 3 Stärken mit einem Schwefelgehalt von 0,25, 0,5 und 1% hergestellt. *Fabrikant:* Homöopathische Central-Apotheke Dr. Wilmar Schwabe in Leipzig.

Dermatol siehe D. A.-B. V unter Bismutum subgallicum.

Dermocrucin ist ein Salbenpräparat mit 50% Kreuznacher Mutterlauge. *Fabrikant:* Dr. K. Aschoff, Schwanen-Apotheke in Bad Kreuznach.

Dermogen ist ein für die Wundbehandlung empfohlenes weißes Wundstreupulver, welches 55% Zinkperoxyd (ZnO_2) enthalten und durch Sauerstoffabspaltung auf den Wundflächen desinfizierend und heilend wirken soll (siehe auch Zinkperhydrol). *Fabrikant:* Kirchhoff & Neirath in Berlin.

Dermol, chrysophansaures Wismut, $Bi(C_{15}H_9O_4)_3 \cdot Bi_2O_3$ (?), ist nach E. Merck ein Gemenge von ziemlich unreinem Chrysarobin und Wismutydroxyd. Wird bei Hautkrankheiten in Salbenform angewendet.

Dermosapol-Präparate nennt B. R o h d e n Arzneimischungen, in welchen die verschiedenartigsten Arzneimittel mit einer überfetten Seife gemengt enthalten sind, um durch Applikation auf die Haut zur Resorption gebracht zu werden, z. B. Perubalsam, Jodkalium, Formaldehyd, Thiocol, Kreosot, Guajakol, Ferrum jodatum u. a. m. Die hierzu verwendete Seifenmasse, welche aus Ölen, Fetten, Wollfett und Erdwachs durch Hinzufügung einer unzureichenden Menge von Alkali hergestellt wird, heißt D e r m o s a p o l. *Fabrikant:* Engelapotheke in Mühlheim a. Ruhr.

Dermozon wird ein Lanolinsauerstofftoilettecream von Radauers Kronenapotheke, Dr. Homeyer, in Berlin W. genannt.

Desalgin, Chloroformium colloidale, soll 25% durch Eiweiß gebundenes Chloroform enthalten. Es wird gegen Gallenstein-, Darm- und Unterleibskoliken empfohlen, auch bei Asthma und katarrhalischen Erkrankungen der Luftwege. Dosis: 3 mal täglich 0,25 g bis zu 1,0 g in Oblaten oder in Wasser, Tee, Kaffee. *Fabrikant:* Vertriebsgesellschaft Prof. Dr. Schleichscher Präparate in Berlin SW.
Vorsichtig aufzubewahren.

Descompa-Peru, eine schwach aromatisch riechende und schmeckende Flüssigkeit, soll die wirksamen Bestandteile des Perubalsams enthalten und zu Inhalationszwecken Anwendung finden. *Fabrikant:* Dr. E. Schreiber in Köln a. Rh.

Desinfectol, Izal, ist ein Gemenge von Harzseifen mit kresolhaltigen Teerölen oder mit Rohkresol, welches mit Wasser milchig trübe Mischungen ergibt.
Desinfectol von Löwenstein-Rostock ist ein Gemisch von Harzseifen, Teerölen und Natriumkresolen.
Auch ein Nebenprodukt der Kampherdarstellung wird Desinfectol genannt. Dasselbe enthält in schwankenden Mengen Kampherterpen, Naphthalin, Thymol, Saffrol, Kresol und Harz. In Japan wird es als Antiseptikum, gegen Parasiten der Pflanzen und Tiere, wie auch zur Desinfektion der Aborte angewendet. Neuerdings benutzt man eine 50prozentige wässerige Lösung desselben zur Behandlung der Krätze.

Desinfektionssalbe Neißer-Siebert siehe unter Neißer-Siebert.

Deutschmann-Serum siehe Hefeserum.

Dextroform, eine Mischung von Formaldehyd und Dextrin, bildet ein in Wasser und Glyzerin lösliches Pulver, das in 10 bis 20 prozentiger Lösung bei Gonorrhoe und in 5—10 prozentiger Lösung zu Ausspülungen bei Empyem sowie als antiseptisches Mittel bei der Wundbehandlung Anwendung finden soll. *Fabrikant:* Chem. Laboratorium Ludw. Wilh. Gans in Frankfurt a. M.
Vorsichtig aufzubewahren.

Dextronsäure siehe Acidum glyconicum.

Diabeteserin, eine von M. Fraenkel im Jahre 1905 empfohlene Kombination von Eserin mit Trunececks Serum, soll vornehmlich bei Arteriosklerose Anwendung finden und zwar in zwei Stärken. Diabeteserin I enthält die Salze von Trunececks Serum mit 0,07% Eserinum salicylic. Davon entsprechen zwei Tabletten 0,0005 g Eserin und dem Salzgehalt von etwa 100 ccm Blutserum. **Diabeteserin II** besteht aus Diabeteserin I und einem Zusatz von 0,0118 % Atropin = 0,0001 g Atropin in zwei Tabletten. Das Atropin soll dabei die Eserinwirkung lediglich verstärken und besonders dann Anwendung finden, wenn krampfartige Schmerzen vorhanden sind. Man gibt von beiden Mischungen 3 mal täglich 1—2 Tabletten. *Fabrikant:* Wilh. Natterer in München II.

Vorsichtig aufzubewahren.

Diabetes-Heilserum siehe unter Serum.

Diabetesmilch siehe Roses Diabetesmilch.

Diablastin, ein Krebsmittel, soll aus ameisensauren Salzen in Kombination mit dem Fluidextrakt einer Papaveracee bestehen und innerlich in Dosen von 4 mal täglich einen Teelöffel voll angewendet werden.

Diäthylbromacetamid siehe Neuronal.

Diäthylendiamin siehe Piperazin.

Diäthylmalonyl-Urea heißt ein Schweizer Konkurrenzpräparat des V e r o n a l.

Dialon ist der geschützte Handelsname für den Dyachylon-Wundpuder von Karl Engelhard in Frankfurt a. M.

Dialysata werden von Apotheker G o l a z in Vevey Pflanzenauszüge genannt, welche in einem Gewichtsteile die wirksamen Bestandteile von genau einem Teile der f r i s c h e n Pflanze enthalten und nach einem besonderen Dialysierverfahren erhalten werden. Daß es sich tatsächlich um Dialysate handelt, in welche die Alkaloide der betreffenden Pflanzen übergegangen sind, konnte Prof. K u n z - K r a u s e bestätigen. Auch die Haltbarkeit der neuen Präparate wurde bereits nachgewiesen. G o l a z bezeichnet als Vorteil seines Verfahrens: 1. die Verarbeitung der frischen, eben erst gepflückten Pflanze, 2. das Vermeiden aller starkwirkenden Mittel bei der Extraktion der Pflanzen, 3. die genaue Dosierung der Mittel.

Außer diesen Dialysaten aus einfachen Drogen werden auch D i a l y s a t a c o m p o s i t a dargestellt, welche den gebräuchlichen Species entsprechen, z. B. Dialysata specierum amararum, pectoralium, nervinarum, diureticarum, für deren Darstellung die gleichen Prinzipien maßgebend sind wie für die Simplicia. *Bezugsquelle:* Gehe & Co., Akt.-Ges. in Dresden.

Dianole werden die drei Glyzerinester der Milchsäure genannt, und zwar bezeichnet man mit Dianol I das Glyzerinmonolaktat, mit Dianol II das Dilaktat und mit Dianol III das Trilaktat. Sirupdicke, farblose oder blaßgelb gefärbte Flüssigkeiten von schwach obstähnlichem Geruch und säuerlichem, leicht bitterm Geschmack. Sie sind leicht löslich in Wasser, Alkohol und Azeton, unlöslich in Äther und Kohlenwasserstoffen. Das spezifische Gewicht beträgt für Dianol I 1,25, für II 1,27, für III 1,28—1,29. Die Dianole sollen an Stelle der Milchsäure als Ätzmittel Anwendung finden. *Fabrikant:* Kalle & Co. A. G. in Biebrich a. Rh.
Vor Feuchtigkeit geschützt aufzubewahren.

Diaphanit, eine nach dem Verrühren mit heißem Wasser gebrauchsfertige Mischung zu diagnostischen Zwecken bei der Röntgenuntersuchung, enthält Magneteisenstein, Salep und Kakao.

Diaphtherin, Oxychinaseptol, $(C_9H_6N \cdot OH)_2 \cdot C_6H_4 \cdot OH \cdot SO_3H$, entsteht durch Sättigung von Ortho-Phenolsulfosäure mit berechneten Mengen Ortho-Oxychinolin; es bildet bernsteingelbe, bei 85° schmelzende Kristalle und ist in Wasser leicht, in absolutem Alkohol schwer löslich. Es wird als ungiftiges Antiseptikum in 0,5—2 prozentiger wässeriger Lösung empfohlen. Zur Desinfektion vernickelter Instrumente ist es unbrauchbar, weil diese damit schwarz anlaufen. Innerlich gibt man es bei Gelenkrheumatismus. Dosis für Kinder 0,01—0,02 g pro dosi, für Erwachsene 0,5—1,0 g pro die. *Fabrikant:* Farbwerke vorm. Meister Lucius & Brüning in Höchst a. M.
Vorsichtig aufzubewahren.

Diaspirin, Succinylsalizylsäure, der Bernsteinsäureester der Salizylsäure $(CH_2CO \cdot O \cdot C_6H_4 \cdot COOH)_2$, wird nach D. R. P. 196 634 erhalten aus Bernsteinsäuredichlorid und Salizylsäure. Er stellt ein weißliches Kristallpulver von schwach säuerlichem Geschmack dar. Der Schmelzpunkt liegt zwischen 176 bis 180°. Er ist in Wasser sehr schwer, in Alkohol, Aceton, Eisessig leichter löslich; der Salicylsäuregehalt beträgt 77,1%. Diaspirin wird empfohlen bei all den Krankheiten, bei denen Salizylpräparate indiziert sind, besonders wegen seiner ausgeprägt schweißtreibenden Wirkung bei Influenza, Erkältungskrankheiten und entzündlichen exsudativen Prozessen. Dosis 0,5—1 g mehrmals täglich, Kindern entsprechend weniger. Kontraindiziert bei Phthisis pulmonum und solchen Erkrankungen, bei denen eine Diaphorese nicht erwünscht ist. *Fabrikant:* Farbenfabriken vorm. Fr. Bayer & Co. in Elberfeld.

Diastase absoluta. Die absolute Diastase ist ein aus dem Weizen- und Gerstenmalz gewonnenes Ferment, das ein gelbweißes bis braungelbes, amorphes, in Wasser trübe lösliches Pulver bildet. Das Stärkelösungsvermögen des Präparates beträgt 1:300.

Diastase-Tabletten, enthaltend 0,1 g Diastase und 0,1 g Malz, werden bei ungenügender Verdauungskraft des Mundspeichels angewendet, erkenntlich an Amylorrhöe in den Faeces. Man gibt fünfmal täglich eine Tablette zu jeder Mahlzeit. *Fabrikant:* E. Merck in Darmstadt.

Diastase-Malzextrakt siehe Tritol.

Diathesin siehe Saligenin.

Diazellose ist ein aus Agar-Agar hergestelltes Hemizellulosepräparat, welches als Abführmittel Verwendung finden soll, ein hellgelbes, trockenes, in kaltem Wasser lösliches Pulver. Dosis 25—50 g. *Fabrikant:* Chemische Fabrik Helfenberg A.-G. in Helfenberg i. S.

Dibrombehensaures Calcium siehe Sabromin.

Dibromdihydrozimtsäureborneolester siehe Adamon.

Dibromgallussäure siehe Gallobromol.

Dichininkohlensäureester siehe Aristochin.

Dichlormethan siehe Methylenchlorid.

Dichondra brevifolia, Convolvulaceae, hat sich in Form eines dicken Extractes aus den Samen und Stengeln als Mittel gegen Diphtheritis bewährt. Man löst einen Teil des Extraktes in drei Teilen Glyzerin, tränkt einen Wattebausch mit der Lösung und betupft mit Hilfe einer Pinzette die diphtheritische Membran in schweren Fällen zweistündlich, in leichteren Fällen nur vier- bis sechsmal täglich. Die Bräune wird in gleicher Weise behandelt und zwar, bis jede Rötung der erkrankten Stelle verschwunden ist. Das genannte Extrakt wirkt nach Aramian zerstörend auf die Diphtheriebazillen und kann auch gleichzeitig mit der Serumtherapie Anwendung finden.

Didymin sind die vom Fett befreiten, getrockneten und gepulverten Hoden junger Stiere. Das Präparat kommt in Form von Tabletten in den Handel, von denen jede 0,3 g frischer Substanz entspricht. *Fabrikant:* Burroughs, Welcome & Cie. in London.

Didymium chloratum, Didymchlorid, $DiCl_3 \ 6H_2O$ kann nach Droßbach als kräftiges Desinfektions- und Konservierungsmittel dienen. Es bildet violettrote Kristalle und kommt als konzentrierte, rosarote Lösung von 25—30% in den Handel. *Fabrikant:* Chininfabriken Zimmer & Co., G. m. b. H., Frankfurt a. M.

Didymium salicylicum siehe Dymal.

Didymium sulfuricum, Didymsulfat, $Di_2(SO_4)_3 \cdot 6H_2O$, ein blaßrosarotes Pulver, kann als Streudesinfektionspulver für Rohdesinfektion gebraucht werden.

Difluor-Diphenyl, $F-C_6H_4-C_6H_4-F$, bildet farblose, bei 87° schmelzende, in Wasser nicht, in Alkohol, Äther und fetten Ölen leicht lösliche Kristalle und wird in Form von Salben und Streupulver verwendet bei akuten Keuchhustenanfällen, Mandelentzündungen, Hals- und Rachenkrankheiten. Die Einreibungen wirken schlaferregend, der Anfall wird kupiert, ein Keuchhusten geht in gewöhnlichen Husten über. Siehe auch unter Antitussin. *Fabrikant:* Valentiner & Schwarz in Leipzig-Plagwitz.

Digacoffein „Zelluc" kommt in Ampullen in den Handel, von denen jede 1 ccm Digalen (s. d.) und 0,07 g zitronensaures Koffein enthält. *Bezugsquelle:* Laboratorium Zelluc in Zürich.

Digalen siehe Digitalisstoffe.

Digifolin, ein Digitalispräparat, enthält die wirksamen Bestandteile der Digitalisblätter, hauptsächlich Digitoxin und Digitalein (bzw. Gitalin) im natürlichen Mischungsverhältnis und gelangt in sterilen, farblosen Lösungen (in Ampullen) und in Tablettenform in den Handel. 1 ccm der Lösung sowie eine Tablette sollen den Wirkungswert von 0,1 g Fol. Digitalis titrata entsprechen. *Fabrikant:* Gesellschaft für Chem. Industrie in Basel.
Vorsichtig aufzubewahren.

Digipuratum, ein physiologisch eingestelltes, die Ballaststoffe des gewöhnlichen Digitalisextraktes nicht enthaltendes, haltbares, trockenes Digitalisextrakt, kommt in Tabletten in den Handel, deren jede den Wirkungswert von etwa 0,1 g Folia Digitalis entspricht. *Fabrikant:* Knoll & Co. in Ludwigshafen a. Rh.
Vorsichtig aufzubewahren.

Digistrophan werden Tabletten genannt, welche die wirksamen Bestandteile der Digitalisblätter und der Strophanthussamen enthalten. Jede Tablette entspricht etwa 0,1 g Folia Digitalis und 0,05 g Semen Strophanthi. *Fabrikant:* Goedecke & Co. in Leipzig und Berlin.
Vorsichtig aufzubewahren.

Digistrophan diureticum kommt in Tabletten in zwei verschiedenen Zusammensetzungen in den Handel. Tabletten Nr. I entsprechen je 0,1 g Digitalisblätter und 0,05 g Strophanthussamen und enthalten 0,2 g Natriumazetat, Tabletten Nr. II enthalten an Stelle des letzteren Koffeino-Natriumazetat. *Fabrikant:* Goedecke & Co. in Leipzig und Berlin.
Vorsichtig aufzubewahren.

Digital-Golaz, Digitalis Dialysatum Golaz, ist ein Dialysat aus frischen Digitalisblättern. 1,0 g Digital-Golaz entspricht 0,1 g Fol. Digitalis. *Fabrikant:* La Zyma A. G. in Aigle (Schweiz) und St. Ludwig (Elsaß).
Vorsichtig aufzubewahren.

Digitaliol werden Gelatinekapseln verschiedener Dosierung mit eingestelltem Digitalispulver und Öl genannt. *Fabrikant:* Laboratorium Funck in Radebeul b. Dresden.
Vorsichtig aufzubewahren.

Digitalisblätter, eingestellte, Fol. Digitalis titrata, d. h. solche, die nach ihrer physiologischen Wirkung an Fröschen geprüft und eingestellt sind, bringen die Firmen Cäsar & Loretz in Halle a. S., Dr. Chr. Brunnengräber in Rostock und Dr. Siebert und Dr. Ziegenbein in Marburg in den Handel. Die Droge der letzteren Firma hat einen stets gleichen Wirkungswert von 0,04 g Droge auf 100 g Froschgewicht, Tinct. Digitalis „S. u. Z." einen Giftwert von 0,4 g Tinktur auf 100 g Froschgewicht.
Vorsichtig aufzubewahren.

Digitalis grandiflora. Diese durch eine gelbe Blumenkrone ausgezeichnete, in der Schweiz besonders häufig vorkommende Digitalisart soll nach neueren Versuchen, die Boudgest angestellt hat, in ihrer Wirkung auf das Herz der gebräuchlichen Digitalis purpurea durchaus gleichkommen. Diese Ansicht ist bekanntlich schon früher von verschiedenen Gelehrten vertreten worden, so daß eigentlich kein Grund mehr vorliegt, die Blätter der Digitalis grandiflora aus dem Arzneischatz auszuschließen.
Vorsichtig aufzubewahren.

Digitalisleim siehe Gelina Digitalis.

Digitalisstoffe. Die Blätter und Samen von Digitalis purpurea und Digitalis grandiflora enthalten nach K o b e r t sowohl Glykoside der Digitalingruppe als auch Glykoside der Saponingruppe, und zwar die Blätter die wirksamen Stoffe Digitoxin, Digitophyllin und Gitalin sowie die inaktiven Saponine Gitin und Digitsaponin, die Samen von den Glykosiden der Digitalingruppe Digitalin und Gitalin, ferner die aktiven Saponine Digitonin Schmiedeberg und Digitonin Kiliani. Somit ist die Zahl der wirklichen Digitalisstoffe nur gering und es dürften auch die außer diesen noch bekannten Digitalisstoffe zum größten Teil nur als unreine resp. mit den obigen identische Produkte aufzufassen sein.

Sämtlich sehr vorsichtig aufzubewahren.

Unverträglichkeit: Digitaliszubereitungen dürfen nicht mit Metallsalzen und adstringierenden Dekokten und anderen adstringierenden Präparaten zusammengebracht werden. Aus physiologischen Gründen sind ferner zu vermeiden Antipyrin, Belladonna, Opium, Chinin, Jodverbindungen und Nitroglycerin.

D i g a l e n, D i g i t o x i n u m s o l u b i l e, von Cloëtta im Jahre 1904 in die Therapie eingeführt, bildet einen weißen, amorphen Körper, der seiner chemischen Zusammensetzung nach vollkommen identisch mit dem kristallisierten Digitoxin sein soll.

Nach K o b e r t kommt dem Digalen die Bezeichnung Digitoxinum solubile jedoch nicht zu, sondern es ist nur ein geschickt gemachtes Extraktum Digitalis aquosum, das als wirksames Prinzip hauptsächlich Gitalin enthält.

Das Digalen kommt in wässeriger Lösung mit 25% Glyzerin versetzt in kleinen Fläschchen zu 15 ccm in den Handel. Jedes Kubikzentimeter der Lösung entspricht genau 0,15 g Folia Digitalis. Das Präparat soll sowohl per os als auch subkutan und per rectum Anwendung finden und die volle Wirkung der Digitalis entfalten. Die gewöhnliche Dosis für Erwachsene beträgt 0,3 mg (1 ccm). Nebenwirkungen: Nach subkutaner Anwendung zuweilen örtliche Schmerzhaftigkeit, Erytheme, Fieber; nach intravenöser Injektion zuweilen Übelkeit und Erbrechen. Kontraindiziert ist Digalen bei Degeneration, Atrophie und Dilatation des Herzens. *Fabrikant:* Hoffmann-La Roche & Cie. in Basel.

Maximaldosis: 2 ccm = 0,6 mg pro dosi, 4 ccm = 1,2 mg pro die. Siehe auch D i s o t r i n.

D i g i t a l e i n, ein Glykosid, aus Digitalis purpurea, bildet ein weißes, amorphes, bitterschmeckendes Pulver, löslich in Wasser und Alkohol, Herzgift. Nach Kobert ist es lediglich ein unreines Gitalin (siehe da).

Digitalin Schmiedeberg, $C_5H_8O_2$, aus Digitalinum germanicum gewonnen, bildet eine weiße, in Alkohol, heißer verdünnter Essigsäure und Alkoholchloroformmischungen leicht, in Wasser, Äther und Chloroform wenig lösliche Masse.

Digitalinum pur. amorph. Ph. Gallica und Ph. Belgica (Digitaline chloroformique, vollkommen löslich in Chloroform, Homolles amorphes Digitalin, Digitalinum gallicum). Besteht der Hauptsache nach aus einem amorphen, dem Digitoxin ähnlich wirkenden Glykosid. Gelbes Pulver, löslich in Alkohol und Chloroform sowie in 2000 T. Wasser. Gebrauch und Gegengifte wie bei Digitalis. Dosis 0,00025 schnell steigend bis zu 0,0015 pro die.

Maximaldosis 0,002 g pro die.

Digitalinum pur. pulv. germanic. Ist ein Gemenge der Glykoside Digitalin (Kiliani), amorphem Digitonin und Digitalein, welches durch Kochen mit verdünnten Säuren in Digitalose und Digitaligenin, Digitogenin und amorphe Spaltungsprodukte zerlegt wird. Gelbweißes Pulver, löslich in Wasser und Alkohol, fast unlöslich in Chloroform. Herztonikum und Diuretikum, das der Kumulativwirkung entbehrt. Gebrauch gleich der Digitalis, auch zu subkutanen Injektionen geeignet. Dosis per os und subkutan 0,001—0,002, zwei- bis dreimal täglich.

Maximaldosis 0,004 pro dosi, 0,002 g pro die.

Digitalinum cryst. (Digitonin cryst.) Glykosid aus Digitalis purpurea. $C_{27}H_{46}O_{14} + 5H_2O$. Zersetzt sich oberhalb 235° C ohne scharfen Schmelzpunkt. Fast unlöslich in Wasser, Äther und Chloroform, wenig löslich in Alkohol. Optisch linksdrehend. Physiologisch ohne Herzwirkung.

Digitalinum verum ist Digitalin Schmiedeberg.

Digitonin ist im wasserfreien Zustande ein amorpher und mit $5 H_2O$ ein kristallisierter, chemisch einheitlicher Körper von der Formel $C_{54}H_{92}O_{28}$ bzw. $C_{54}H_{92}O_{28} + 5H_2O$. Digitonin Kiliani ist wasserhaltiges und Digitonin Schmiedeberg amorphes, wasserfreies Digitonin.

Digitoxin cryst. Merck. Das wirksamste der in der Digitalis enthaltenen Glykoside. $C_{28}H_{46}O_{10}$. Weißes kristallinisches Pulver, fast unlöslich in Wasser, löslich in Alkohol und Chloroform. Zerfällt beim Kochen mit verdünnten Säuren in Digitoxose $C_6H_{12}O_4$ und Digitoxigenin ($C_{22}H_{32}O_4$). Das beste und vertrauenswürdigste Herztonikum, vollkommener Ersatz der Digitalis und aller übrigen Digitalinpräparate. 1 mg Digitoxin entspricht in seinem Wirkungswerte etwa 1,0 Folia Digitalis. Gebr. bei Herzkrankheiten. Dosis ¼ mg zwei- bis dreimal täglich.

Maximaldosis 0,002 pro dosi, 0,004 g pro die.

Digitoxin cryst. comprim., Tabletten à 0,00025 g Zur Einführung mittels Klysmen nach Wenzel-Unvericht. Die Tabletten können auch innerlich genommen werden. 1 Tablette = ¼ mg dreistündlich oder 3—4 mal täglich. Für Klysmen löst man 1—2 Tabletten in ca. 1 ccm Alkohol und fügt 100 ccm lauwarmes Wasser zu.

Digitoxin. solubile siehe Digalen.

Gitalin ist ein von Kraft aus den Digitalisblättern gewonnenes in 600 Teilen kaltem Wasser lösliches Glykosid, das nach Schmiedeberg in seiner physiologischen Wirkungsstärke dem Digitalinum verum entspricht. Nach Kobert ist Gitalin der einzige im Digitalisinfus enthaltene wirksame Stoff. In unreiner Form ist es als Digitalein im Handel.

Digitalis Winkel sind Tabletten, welche je 0,05 g Fol. Digitalis in titrierter, haltbarer, von Zersetzungsstoffen freier Form enthalten. *Fabrikant:* Krewel & Co. in Köln a. Rh.

Vorsichtig aufzubewahren.

Digitalon ist ein aus frischen Digitalisblättern 1 = 10 hergestelltes Dialysat mit 0,6% Chloreton. Es gelangt in sterilisierten Ampullen (à 2 ccm = 0,2 g Fol. Digitalis) in den Handel und soll subkutan oder intravenös angewendet werden. *Fabrikant:* Parke, Davis & Co. in Detroit.

Vorsichtig aufzubewahren.

Digitalysatum Bürger wird ein aus frischen, an trocknen, sonnigen Tagen gesammelten Blättern hergestelltes Digitalispräparat von gleichbleibendem eingestellten Wirkungswert genannt, von dem 10 g etwa der Menge von zwei der gebräuchlichen Infusa entsprechen. In 1 g sind 0,7 gm Rohdigitoxin (= 1 g frischer und 0,2 g trockner Blätter) enthalten. Das Präparat wird mit gleichem Erfolg innerlich und subkutan angewendet. *Fabrikant:* Apotheker Joh. Bürger in Wernigerode a. H.

Maximaldosis pro dosi 1 g, pro die 5 g.

Vorsichtig aufzubewahren.

Digitan, ein Dialysat aus frischen Digitalisblättern, soll die wirksamen Bestandteile derselben in reiner Form enthalten. 1,0 g Digitan entspricht 0,001 g wirksamer Stoffe. *Fabrikant:* La Zyma in Aigle (Schweiz) und Erlangen.
Vorsichtig aufzubewahren.

Digityl stellt ein konzentriertes Digitalisinfus dar, dem zur Aufhebung der Digitalisnebenwirkungen Stoffe wie Baldrian und Pfefferminz, wahrscheinlich Tinct. Valerian. und Menthol, zugesetzt sind. Dosis: 2 stündlich 20 Tropfen.
Vorsichtig aufzubewahren.

Dimethylacetal, Äthylidendimethyläther, $CH_3 \cdot CH \cdot (OCH_3)_2$, findet sich im rohen Holzgeist und entsteht bei der Oxydation eines Gemenges von Äthyl- und Methyl-Alkohol. Es bildet eine farblose, bei 62—63° siedende, mit Wasser, Alkohol, Äther und Chloroform mischbare Flüssigkeit vom spez. Gew. von 0,879 und wird als Anästhetikum zu Narkosen benutzt; besonders wird eine Mischung von 2 T. Dimethylacetal und 1 T. Chloroform empfohlen. (Mehrings Mischung) *Bezugsquelle:* E. Merck in Darmstadt.

Dijodparaphenolsulfonsaures Quecksilber siehe Anogon.

Diomorphin siehe Brügelmannsche Lösung.

Dionin siehe D. A.-B. V. unter Aethylmorphinum hydrochloricum.

Dioradin siehe Radiumpräparate.

Diosmal ist ein petrolätherisch-alkoholisches Extrakt der Folia Bucco, welches an Stelle der sonst üblichen Buccoblätteraufgüsse Anwendung finden soll. Zur Darstellung des Präparates werden die Blätter zunächst mit niedrig siedendem Ligroin völlig erschöpft und dann mit siedendem Alkohol (70—80 prozentig) mehrfach extrahiert. Die nach Abdestillieren der Extraktionsmittel erhaltenen Rückstände werden zu einem dünnen Extrakt eingedickt und gemischt. Das so erhaltene Extrakt wird in Form von Pillen (0,15 g Einzelgabe) und Gelatinekapseln (0,3 g und 0,5 g) verordnet, von denen dreimal täglich 2—4 Stück zu nehmen sind. *Fabrikant:* Apotheker Dr. P. Runge in Hamburg.

Dioxyanthrachinon siehe Istizin.

Dioxydiamidoarsenobenzolchlorhydriat siehe Salvarsan.

Diphenylaminum thymico-benzoicum wird ein Ersatzmittel für Arhovin genannt. *Fabrikant:* Hoeckert & Michalowsky in Berlin SW. 48.

Diphtherieheilserumpastillen zum innerlichen Gebrauch siehe Martinsche Pastillen.

Diphtherie-Streptokokken-Serum siehe unter Serum.

Diplosal, im Jahre 1908 eingeführt, ist Salizylosalizylsäure d. h. der Salizylsäureeester der Salizylsäure: $OH \cdot C_6H_4 \cdot COO \cdot C_6H_4 \cdot COOH$. Es wird durch Einwirkung wasserentziehender Mittel auf Salizylsäure oder Salizylate erhalten. Da aus 100 Teilen Diplosal theoretisch 107 Teile Salizylsäure erhalten werden können, bezeichnet die darstellende Firma ihr Präparat auch als „107 prozentige Salizylsäure". Diplosal bildet weiße, geruchlose Nädelchen vom Schmelzpunkt 147°, welche schwach bitterlich schmecken, fast unlöslich in Wasser und verdünnten Säuren, schwer löslich in kaltem Benzol, leichter löslich in Äther und Alkohol sind. Diplosal wird in gleicher Weise angewendet wie Salizylsäure, Salizylate und deren Ersatzpräparate. Dosis 0,5 in 1 g mehrmals täglich. Nebenwirkungen: Es wurden beobachtet leichtes Ohrensausen, leichter Salizylrausch. *Fabrikant:* C. F. Boehringer & Söhne in Waldhof bei Mannheim.

Dipropäsin, der Kohlensäureester des Propäsins (siehe dieses) zeigt die Zusammensetzung $CO \cdot (NH \cdot C_6H_4 \cdot COOC_3H_7)_2$, Schmelzpunkt 171—172°, ein geruch- und geschmackloses, weißes, in Wasser unlösliches Pulver, leicht löslich in Alkohol. Dipropäsin wirkt an sich nicht anästhesierend. Es spaltet aber in kalter physiologisch-alkalischer Lösung das anästhesierend wirkende Propäsin ab. Dipropäsin dient zur Beseitigung krampfartiger Schmerzen im Intestinaltraktus und sonstiger Magenschmerzen. Es besitzt in Dosen von 0,5 g außerdem eine stark sedative Wirkung und verursacht Müdigkeit, welche nach 1 g in eine hypnotische ohne unangenehme Nachwirkungen übergeht. *Fabrikant:* Franz Fritzsche & Co. in Hamburg.

Dipropylbarbitursäure siehe Proponal.

Disotrin, Digitoxinum solubile titratum ist ein Digalenersatz, der indes nicht amorphes, sondern kristallisiertes Digitoxin enthalten soll. *Fabrikant:* Hoeckert & Michalowsky in Berlin SW. 48.

Sehr vorsichtig aufzubewahren.

Dispnontabletten enthalten pro dosi Diuretin 0,25, Agurin 0,10 und Extr. Quebracho 0,10 g. Sie werden gegen asthmatische Beschwerden empfohlen. Dosis 3—4 mal täglich je 2 Tabletten. *Fabrikant:* Apotheke zur Austria in Wien.

Ditainum hydrochloricum, E c h i t a m i n c h l o r h y d r a t, ist das salzsaure Salz eines Alkaloides der Ditarinde von Echites scholaris (Alstonia scholaris). Es bildet farblose, wasserlösliche Kristalle und dient als Febrifugum in Dosen von 0,01—0,05 g. *Vorsichtig* aufzubewahren.

Dithion siehe Natrium dithiosalicylium.

Dithymoldijodid siehe Aristol.

Diuretin siehe D. A.-B. V. unter Theobromino-natrium salicylicum.

Djamboe siehe Folia Djamboe.

Djoeat, ein mit großer Reklame angebotenes Heilmittel gegen Diabetes, soll bestehen aus: Jambulfrucht 14 g, Jambulrinde 14 g, Arthanthe-Extrakt 14 g, Leinsamen 42 g, Lorbeerblätter $3\frac{1}{2}$ g, Rosmarinblüten 7 g, Kalmusextrakt 14 g, Enzianextrakt 14 g, Weingeistiges Chinaextrakt 28 g, Sternanis $3\frac{1}{2}$ g, Kochsalz 28 g. Preis 12 Mk. die 2 Literflasche. Nach einer Analyse von A u f r e c h t dürfte das Präparat im wesentlichen aus einer Abkochung von Syzygiumfrüchten, Leinsamen und anderen indifferenten Drogen bestehen, welche Kochsalz und Diuretin enthält. *Bezugsquelle:* Chem. Laboratorium Bauer in Kötzschenbroda bei Dresden (Ersatzmittel für Djoeat siehe bei Antimellin).

Dolonephran ist ein für zahnärztliche und chirurgische Zwecke bestimmtes Anästhetikum, welches Alypin und Suprarenin enthält. *Fabrikant:* Chemisches Institut in Berlin W. 50.

Doloranttabletten sollen in wässeriger Lösung als Anästhetikum bei Zahnextraktionen angewendet werden. Jede Tablette enthält angeblich 0,0001 g Adrenalin, 0,01 g Cocain und 0,00199 g Natriumchlorid. *Fabrikant:* Chemische Industrie, A.-G. in St. Margarethen, Schweiz.

Dormiol, A m y l e n c h l o r a l, D i m e t h y l ä t h y l c a r b i n o l c h l o r a l $CCl_3 \cdot CH \cdot OH \cdot O \cdot C \cdot (CH_3)_2 \cdot C_2H_5$. Unter geeigneten Bedingungen (deren Art in D. R.-P. Nr. 99469 und Zusatzpatenten angegeben wurde) vereinigen sich molekulare Mengen Chloral und Amylenhydrat zu dem betreffenden Alkoholat, dem Dimethyläthylcarbinolchloral (Amylenchloral). Farblose, ölige Flüssigkeit vom spez. Gew. 1,24, eigenem, kampferartigem Geruch und kühlend brennendem Geschmack. Das Präparat ist mit Alkohol, Äther, Aceton, fetten Ölen usw. in jedem

Verhältnis mischbar. Beim Schütteln löst es sich schwer aber vollkommen in Wasser; mit heißen Lösungsmitteln tritt Zersetzung ein. Dormiol kommt als 50prozentige Lösung (Sol. 1:1) mit dem spez. Gew. 1,12—1,13 oder in Kapseln mit 0,5 g Dormiol in den Handel. Es wird als unschädliches Schlafmittel in Dosen von 1,5—3 g gegeben. Nebenwirkungen: Schon nach einmaligen therapeutischen Gaben wurden zuweilen Intoxikationserscheinungen, wie Leibschmerzen, Übelkeit, Schmerzen im Kopf usw. beobachtet. *Fabrikant:* Kalle & Co. in Biebrich a. Rh.

Unverträglich mit Alkalien und Kalkwasser.

Vorsichtig und vor Licht geschützt aufzubewahren.

Ein Amylen-Chloralhydrat solut. 1:1 bringt als Dormiolersatz Dr. A. Voswinkel in Berlin W. 57 in den Handel.

Dragées de Fer Briss siehe Artemisin.

Dragolet, ein angeblich aus Malzextrakt unter Zusatz von entöltem Kakao hergestelltes Nährpräparat, wird bei Schwächezuständen, Blutarmut, Skrophulose usw. empfohlen. *Fabrikant:* M. Hoff in Hamburg.

Dreiaform, Formaldehyd-Aluminiumsilicat, vereinigt die Wirkung seiner Bestandteile und soll als Wunddesinfektionsmittel Anwendung finden. *Fabrikant:* Chem.-techn. Labor. Maschke in Berlin.

Dr. Dreuws Guttapercha-Pflastermull enthält neben einer entsprechend zusammengesetzten Pflastergrundmasse eine Mischung aus Acid. salicylic. 5,0, Chrysarobin 10,0, Ol. Rusci 10,0 und Sapo medicatus 12,5. *Fabrikant:* P. Beiersdorf & Cie. in Hamburg.

Dr. Dreuws Klebesalbe, aus Dreuws Psoriasissalbe entstanden, wird aus Acidum salicylicum 10,0, Pyrogallol, Liquor Carbonis detergens, Zincum oxydatum ā̄ā 20,0, Sapo viridis und Adeps Lanae anhydricus ā̄ā 25,0 bereitet und bildet eine weißgraue Salbe von klebriger Beschaffenheit, welche der Haut intensiv anhaftet. Sie soll bei allen chronischen Infiltraten der Hautekzematöser, psoriatischer oder anderer Natur verwendet werden.

Dr. Dreuws Psoriasissalbe besteht aus Acid. salic. 10,0, Chrysarobin, Ol. Rusci āā 20,0, Sapo virid., Ad. Lanae āā 25,0. Die Psoriasisstellen werden mit einem Borstenpinsel morgens und abends eingerieben, etwa 4—6 Tage lang. (Darüber kann man nach leichtem Antrocknen etwas Amylum oder Zinkpuder bringen.) Am 5. oder 6. Tage läßt man dann 1—3 Tage lang täglich warm baden und täglich 1—3mal Vaseline gründlich einreiben. Diesen Turnus von ungefähr 8 Tagen wiederholt man dann noch 1—3mal bzw. öfter, je nach der Schwere des Falles und wird in den meisten Fällen ein Verschwinden der psoriatischen Effloreszenzen beobachten.

Drosan, Sirupus Droserae bromatus, ist ein 1% Natriumbromid enthaltender Sirup aus Herba Droserae. Anwendung: Gegen Keuchhusten. *Fabrikant:* Apotheker Gustav Meuschel in Metz.

Droserin, ein Keuchhustenmittel in Tablettenform, soll angeblich aus dem peptonisierenden Ferment und den wirksamen Bestandteilen der Droseraceen hergestellt werden. *Fabrikant* Dr. R. und Dr. O. Weil in Frankfurt a. M.

Drusenserum siehe Gurmin und unter Serum.

Duboisinum purum crystallisat. ist ein Alkaloid aus den Blättern von Duboisia myoporoides und nach Ladenburg sowie nach den neueren Untersuchungen von H. Beckurts mit dem Hyoscin identisch. Es findet meist in Form seiner Salze als Sedativum, Hypnotikum und Mydriatikum Verwendung. Dosis innerlich 0,0002—0,001 g.

Sehr vorsichtig aufzubewahren.

Maximaldosis: 0,001 pro dosi 0,003 pro die.

Gegengifte: Emetica, Pilocarpin, Muscarin, Magenpumpe usw.

Duboisinum purum amorph Merck ist nach H. Beckurts kein einheitliches chemisches Produkt, sondern besteht aus i-Scopolamin neben geringen Mengen eines anderen Alkaloides.

Sehr vorsichtig aufzubewahren.

Duboisinum sulfuricum ist das Sulfat des Duboisinum purum amorph und stellt ein gelblich-weißes, sehr zerfließliches Pulver dar, das in Wasser und Alkohol leicht löslich ist. Es findet hauptsächlich als Mydriaticum in Dosen wie das Duboisinum purum crystallisatum Verwendung. Man benützt 0,2—0,8 prozentige Lösungen. Auch wird es bei Aufregungszuständen von Geisteskranken subkutan (0,0002—0,001 pro dosi) angewendet.

Sehr vorsichtig aufzubewahren.

Dulcinol-Schokolade für Diabetiker, Fettleibige und andere Kranke, denen der Genuß von Zucker schädlich ist, ist mit Mannit gesüßt und soll mild abführend wirken. *Fabrikant:* J. D. Riedel Akt.-Ges. in Berlin.

Dungs China-Calisaya-Elixir. *Fabrikant:* Apoth. A. C. Dung in Freiburg i. B. Der Luxemburger Apoth.-Verein empfiehlt folgendes Elixir. Chinae als Ersatzmittel für diese beliebte Spezialität: Fruct. Anisi stell. cont., Coccionellae pulv., Fruct. Carvi cont., Cardamom. min. cont. $\overline{aa}$ 7,50, Fruct. Coriandri cont. 30,0, Cort. Cinnam. Zeylan. cont. 30,0, Cort. fruct. Aurant. conc. 60,0, Cort. Chinae calisayae 120,0, Aqu. dest. 1500,0, Kognak 12500,0, Spiritus 500,0. Mazeriere 8 Tage lang, presse aus, gieße in die Seihflüssigkeit 1250 g kochend heißen Sirup. simpl. und filtriere die noch warme Flüssigkeit. S. dreimal täglich ein Likörgläschen voll zu nehmen.

In der Pharmazeut. Zeitung wurden ferner folgende Vorschriften in Vorschlag gebracht:

I. Tinct. Chin. comp. 300,0, Sirup. Aur. cortic. 300,0, Vin. malacens. 400,0, Tinct. aromat. 3,0, Tinct. Macidis 3,0, Tinct. Cinnamom. 1,0, Tinct. Vanillae 1,0, Aeth. acetic. gtts. V.

II. Extr. Chin. fluid. 50,0, Rum 150,0, Spir. Vini 100,0, Sirup. simpl. 300,0, Aquae destill. 300,0, Tinct. aromatic. 40,0, Tinct. Anis. stell. 10,0, Tinct. Macidis 10,0, Tinct. Aurant. 15,0, Tinct. vanillae 2,5, Aeth. acetic. gtts. IV. Man lasse 3 bis 4 Wochen ruhig stehen und filtriere alsdann.

D u n g s C h i n a e l i x i r m i t E i s e n soll 0,5% Ferrum citric. ammoniat. enthalten.

Dungs Rhabarberelixir ist ein Elixir. Rhei aromaticum, welches in 5 Teilen die wirksamen Stoffe von 1 Teil Rhabarber enthält und gewürzhaft schmeckt. *Fabrikant:* Apotheker A. C. D u n g in Freiburg i. B. hergestellt.

Duotal siehe D. A.-B. V. unter Guajacolum carbonicum.

Duralcol (A l k o h o l v e r b ä n d e). Ähnlich den bekannten Salbenmullbinden stellt der Duralkol Mullbinden mit festem Alkohol, festem Opodeldok, 5 prozentigem Ichthyolalkohol usw. dar, welche gestatten, diese Alkoholpräparate ohne jeden Verlust auf einer ganz bestimmten Stelle zur Wirkung zu bringen. An Stelle der üblichen Einreibungen legt man einfach ein entsprechend großes Stück der betreffenden Binde auf und überdeckt mit Billroth-Battist, Guttaperchapapier oder einer ähnlichen undurchlässigen Masse. Die Binden werden in dicht schließenden Blechdosen in den Handel gebracht und sind in diesen längere Zeit haltbar. *Fabrikant:* Chem. Fabrik Helfenberg Akt.-Ges. in Helfenberg i. Sachsen.

Duran wird ein Präparat genannt, welches die Karbonate und Phosphate des Calciums und Magnesiums in Verbindung mit Eiweiß enthält und bei Rhachitis und ähnlichen Erkrankungen vornehmlich in der Kinderpraxis Anwendung finden soll. Das Duran ist ein weißes Pulver, kommt aber auch in Form von Schokoladetabletten in den Handel. Nach einer Analyse von Aufrecht dürfte Duran wahrscheinlich im wesentlichen ein Gemenge von etwa 30% Kakao, 50% Rohrzucker, 10% Calciumkarbonat und 10% Calciumphosphat darstellen. *Fabrikant:* Ludwig Sell & Cie. in München.

Durana werden Guttapercha-Pflastermulle und Pflaster-Battiste nach Dr. Unnas Prinzip genannt. *Fabrikant:* Dr. Degen & Kuth in Düren (Rheinland).

Durinum wird ein Nabelpflaster genannt, welches aus mehreren verschieden großen Scheiben von Kautschukheftpflaster besteht, so daß es in der Mitte verdickt erscheint. *Fabrikant:* Chem. Fabrik Helfenberg Akt.-Ges. vorm. Eug. Dieterich in Helfenberg (Sachsen).

Durplast. Unter diesem Namen bringt die Chemische Fabrik Helfenberg A.-G. in Helfenberg ein englisches Pflaster in verschiedenen Packungen in den Handel.

Dymal ist im wesentlichen salicylsaures Didym, welches als Nebenprodukt bei der Fabrikation der Glühstrümpfe gewonnen wird und noch etwas Cersalicylat enthält. Es ist ein sehr feines, geruchloses, in Wasser und Alkohol sehr schwer lösliches Pulver, welches teils als einfaches Streupulver, teils als 10 prozentige Lanolinsalbe als reizloses, antiseptisches und sekretbeschränkendes Wundstreupulver bei Ekzem, Herpes usw. Anwendung finden soll. *Fabrikant:* Chininfabriken Zimmer & Co., G. m. b. H., in Frankfurt a. M.

Dymal-Brandbinden sollen an Stelle der bekannten Wismutbrandbinden sehr gute Dienste leisten. *Fabrikant:* Vereinigte Chininfabriken Zimmer & Co., G. m. b. H. in Frankfurt a. M.

Dynamogen ist ein flüssiges Blutpräparat, das 70% Hämoglobin, 10% Magenelixier, 10% Glyzerin und 10% Vin. Xerens.

enthält. Anwendung bei Anämie und Schwächezuständen. Im Handel befinden sich außerdem folgende Dynamogenkombinationen: 1. mit 1% Lezithin; 2. mit 0,2% Kal. arsenicos.; 3. mit 6% Kal. sulfoguajacol.; 4. mit Calc. und Natr. hypophosphoric. *Fabrikant:* Apotheke in Schneidemühl.

Dysenterieheilserum siehe unter Sera.

Dyspeptine nach Dr. H e p p ist reiner natürlicher Magensaft. Derselbe wird gesunden Tieren (Schweinen) vermittels der P a w l o w s chen Magenfistel entnommen, nachdem es gelungen ist, die betreffenden Tiere am Leben zu erhalten. Dieser natürliche Magensaft, der ohne jeden fremden Zusatz sterilisiert und in sterile Flaschen abgefüllt wird und kühl aufzubewahren ist, soll bei allen Formen von Verdauungsstörungen Anwendung finden. Man nimmt anfangs 2—3, später nur einen Eßlöffel nach jeder Mahlzeit. *Bezugsquelle:* H. Derenburg in Frankfurt a. M.

Dysphagietabletten, gegen Schlingbeschwerden bei Halsleiden werden nach Angaben von T r e i t e l in Hobes Apotheke in Berlin angefertigt. Sie enthalten pro dosi 0,005 g Cocain muriat. und 0,01 g Menthol. Auch die Vorschriftensammlungen des D. Apoth.-Ver. und der Sächs. Kreisvereine enthalten Vorschriften zu Dysphagietabletten.

Vorsichtig aufzubewahren.

Dysphagin Nr. I sind Tabletten, die Kokain, Menthol, Anästhesin, Natriumbiborat und Aromatika enthalten sollen. In Nr. II fehlt das Kokain. Nr. III soll aus Anästhesin, Zitronensäure, Tannin und polymerem Aluminiumacetat bestehen. Anwendung: bei Angina sowie Halsleiden. *Fabrikant:* Goedecke & Co. in Leipzig und Berlin.

Vorsichtig aufzubewahren.

Ebaga, eine angeblich aus den Kaliumverbindungen der Palmitin- und Stearinsäure und geruchlosen Mineralölen bestehende weiche Salbengrundlage, kommt mit verschiedenen medikamentösen Zusätzen als Arsen-Ebaga, Jod-Ebaga, Kalomel-Ebaga, Quecksilber-Ebaga (mit 15% metallischem Quecksilber) usw. in den Handel. *Fabrikant:* Bayer & Co. in Budapest.

Echinacea angustifolia. Die frische Wurzel dieser Pflanze steht bei den Siouxindianern als Mittel gegen Schlangenbiß in hohem Ansehen. Nach S t i n s o n besitzen wir in dieser Droge, welche auch als Sialagogum wirken soll, nicht nur ein mildes, ungiftiges Antiseptikum, sondern vor allem ein brauchbares Aphrodisiakum. Die homöopathische T i n k t u r ist bei Diphtherie und Scharlach mit Erfolg angewendet worden, das F l u i d e x - t r a k t (2stündlich 10 Tropfen) bei Karbunkeln, Abszessen, Typhus und Meningitis. *Bezugsquelle:* E. Merck in Darmstadt.

Ecrassol, eine klare, braune, honigdicke Flüssigkeit, enthält 40% Styrax liquidus und wird als leicht abwaschbares Antiscabiosum empfohlen. *Fabrikant:* Apotheker Carl Peltzer, chem. pharm. Labor. in Köln a. Rh.

Ecthol wird ein Antiseptikum genannt, welches die wirksamen Prinzipien der Echinacea und Thuja enthalten soll. *Fabrikant:* Battle & Co. in Missouri.

Eggose, ein Kraft- und Nährpräparat von Lauser in Regensburg, ist nach K o c h s ein Gemisch von ungefähr gleichen Teilen Hafermehl (mit etwas Weizenstärke), Zucker und Kakao. Auch scheinen kleinere Mengen Lecithin oder eines lecithinhaltigen Bestandteiles zugegen zu sein.

Eglatol, als Hypnotikum empfohlen, soll aus 70% Chloralhydrat-Antipyrin, 10% Koffein, 25% Karbaminsäurementhylester und Alkohol bestehen. Es ist eine farblose Flüssigkeit und nach F r e r i c h s lediglich ein Gemisch aus Chloralhydrat, Antipyrin, Koffein, Urethan und Menthol. *Fabrikant:* Goedecke & Co. in Leipzig und Berlin.

Vorsichtig aufzubewahren.

Egole, die von G a u t r e l e t so benannten o-nitrophenol (kresol-, thymol-) p-sulfosauren Quecksilbersalze, sind sehr beständige Vrebindungen; das Quecksilber darin kann nur durch Calcination mit Natronkalk nachgewiesen werden oder durch Kaliumchlorat und Salzsäure in der Wärme. Beim Kochen mit Ferrosulfat werden die Egole zu farblosen Amidosalzen reduziert. Sie stellen braunrote Pulver dar, sind schwer kristallisierbar im rhomboedrischem System. In Wasser sind sie in jedem Verhältnis löslich, unlöslich in absolutem Alkohol. Die wässerigen Lösungen sind ohne Geruch und Geschmack, neutral, weder kaustisch noch reizend. Sie fällen die Toxine, sind nicht giftig, reizen jedoch zum Brechen und sind stark bakterientötend. Siehe auch unter Phenegol.

Vorsichtig aufzubewahren.

Eierlebertran siehe Ossin.

Eifelfango ist ein Mineralschlamm, der in der Nähe des Bades Neuenahr gefunden und ebenso zu Bädern und Umschlägen angewendet wird, wie der bekannte Fangoschlamm von Battaglia.

Eigonpräparate sind Jod- und Bromeiweißpräparate von konstanter Zusammensetzung mit hohem Gehalt an fest gebundenem Jod oder Brom. Dieselben werden zu den verschiedensten Arzneiformen für den äußerlichen und innerlichen Gebrauch verarbeitet und sollen z. T. die Stelle der bisher üblichen Jod- und Brompräparate vertreten.

Alpha- (α)- Eigon stellt ein hellbraunes Pulver dar, dasselbe enthält 20% Jod festgebunden. Das Jod wird sowohl durch Alkalien wie durch Säuren abgespalten. (Durch Säuren noch leichter als durch Alkalien.)

Alpha- (α)- Eigonnatrium, Natrium jodoalbuminatum, ist ein helles, fast weißes, vollkommen geruch- und geschmackloses Pulver, das ca. 15% Jod fest nicht an Natrium, sondern an Eiweiß gebunden enthält und in kaltem, noch besser in heißem Wasser leicht löslich ist.

Beta- (β-) Eigon, Peptonum jodatum. Über die Eigenschaften, Jodgehalt, Jodbindung usw. dieses Präparates ist dasselbe zu sagen wie von den beiden vorher genannten. Dieses Betaeigon soll dort, wo große Mengen Jod und eine noch leichtere und schnellere Resorption infolge von angegriffenem Magen oder infolge von schlechtem oder schwachem Verdauungstraktus erwünscht ist, gute Dienste leisten.

Bromeigon stellt ein weißes, fast geruch- und geschmackloses Pulver dar, welches in Wasser — zum Unterschied von Peptobromeigon — unlöslich ist. Dasselbe kommt mit einem durchschnittlichen Gehalt von ca. 11% Brom in den Handel. Es enthält neben Spuren von Bromwasserstoffsäure nur Brom in gebundener Form. Die quantitative Bestimmung des Broms wird so vorgenommen, daß man das Bromeigon mit festem Silbernitrat und Salpetersäure vom spez. Gew. 1,5 im beiderseits zugeschmolzenen Glasrohr im Schießofen 2—3 Stunden bei ca. 18° C. erhitzt und dann das Bromsilber auf die gewöhnliche Weise bestimmt.

Peptobromeigon ist ein peptonisiertes Bromeiweiß und ist in Wasser ziemlich leich löslich. Dasselbe stellt ein fast geruch- und geschmackloses weißes Pulver dar und enthält ebenfalls ca. 11% gebundenes Brom. Das Präparat enthält, wie das Bromeigon, von der Fabrikation herrührende, äußerst geringe Spuren von Bromwasserstoffsäure.

Eigonseife, Sapo Eigonis, mit 5% Jodeigon wird als Spezifikum gegen Ekzem, Erythem und andere Hautkrankheiten empfohlen.
Fabrikant: Chem. Fabrik Helfenberg Akt.-Ges. in Helfenberg i. Sachsen.

Einhorns Asthma-Inhalationsmittel. Unter dieser Bezeichnung kommt eine von Prof. Dr. E i n h o r n als Ersatz für Tuckers Asthmamittel empfohlene Mischung aus Cocaini nitrosi 1,028%, Atropini nitrosi 0,581%, Glycerini 32,16% und Aquae 66,23% gebrauchsfertig in den Handel. Ein besonderer Asthma-Spray-Apparat wird dazu geliefert. *Fabrikant:* Dr. Alb. Bernard Nachf., Einhorn-Apotheke in Berlin C.

Eisen siehe auch Ferrum.

Eisen-Bromocitin werden Tabletten genannt, welche pro dosi 0,006 Brom und 0,0015 Eisen in anorganischer Bindung, sowie 0,0425 Lecithin enthalten und bei Neurasthenie, Hysterie, Epilepsie usw. Anwendung finden sollen. Die Tabletten gelangen auch mit 0,0002 Acidum arsenicosum (Eisen-Bromocitin cum Arsen) in den Handel. *Fabrikant:* Dr. Max Hasse & Co. G. m. b. H. in Berlin NW.

Eisenchina-Maltonwein siehe Maltaferrochin.

Eisenchlorid-Gelatine, aus je 100 T. Gelatine, Glyzerin und Wasser, sowie 50 T. Liquor. Ferri sesquichlorati bereitet, wird in Form von Würfeln (à 1 ccm) zur Therapie des runden Magengeschwürs empfohlen. Dosis: 2—3 Stunden nach den Mahlzeiten 2—3 Stück.

Eiseneiweiß Laves siehe Lecin.

Eisenhaemol siehe Haemol.

Eisenmanganliquor siehe Liquor Ferri mangan. sacch.

Eisennuklein siehe Ferratogen.

Eisenpeptonatliquor siehe Liquor Ferri peptonati.

Eisenpeptonmanganliquor siehe Liquor Ferri pepton. c. Mangano.

Eisenroborat siehe Roborat.

Eisensajodin, eine Eisenverbindung des Sajodins (siehe da) bildet ein rotbraunes, amorphes, nahezu geruch- und geschmackloses Pulver mit einem Gehalt von ca. 5,6% Eisen und 25% Jod, das in Wasser und Alkohol unlöslich, dagegen in Äther, Chloroform und fetten Ölen leicht löslich ist. Es gelangt in Form von Tabletten à 0,5 g in den Handel und wird als reizloses Jodeisenpräparat empfohlen. Dosis: 3 mal täglich 1 Tablette nach den Mahlzeiten, Kindern je nach dem Alter ½ bis 1 Tablette. *Fabrikant:* Farbwerke vorm. Meister Lucius und Brüning in Höchst a. M. und Elberfelder Farbwerke vorm. Friedr. Bayer & Co. in Elberfeld.

Eisensajodin-Lebertran und **Eisensajodin-Emulsion,** von Görges als Ersatz für Jod-Eisenlebertran und Scotts Emulsion empfohlen, sollen in 10 ccm ca. 0,02 g Jod und ca. 0,008 g Eisen enthalten. *Fabrikant:* Schweizer Apotheke in Berlin.

Eisensomatose siehe Somatose.

Eisensorisin ist ein Sorisin (siehe dieses), in welchem die Hälfte des guajakolsulfosauren Kali durch guajakolsulfosaures Eisen ersetzt ist. Dasselbe enthält demnach je 5 T. der genannten Sulfoguajakolate in 130 T. Pomeranzenschalensaft gelöst. Es wird zur Behandlung der Anämie empfohlen. *Fabrikant:* Sorisinwerke Herbabny-Scholz in Wien I.

Eisentropon siehe Tropon.

Eisenvalerianat Riebel, Liquor Ferri valerianatus, ein flüssiges, angenehm schmeckendes Baldrianpräparat von nicht näher bekannter Zusammensetzung, soll bei Anämie, Neuralgie, Migräne, Herzklopfen usw. Anwendung finden. *Fabrikant:* Apotheker F. Riebel in Woldegk in Mecklenburg.

Eiweißgelatinekapseln, aus Proteingelatine mit 60% Eiweiß hergestellt, sollen an Stelle der bisherigen Gelatinekapseln Verwendung finden, um dem Organismus weniger Ballast (in Form von Gelatine) bei Verabreichung dieser Arzneiform zuzuführen. *Fabrikant:* Gelatinekapselfabrik G. Pohl in Schönbaum-Danzig.

Eka-Jodoform, eine Mischung von Jodoform und Paraform, hat Thomalla in der Wundbehandlung erprobt und es als reizloses, sehr gut antiseptisch wirkendes Wunddesinfiziens erkannt. *Fabrikant:* Chem. Fabrik auf Akt. vorm. E. Schering in Berlin.

Vorsichtig aufzubewahren.

Ektogan, Zincum peroxydatum, ZnO_2, soll analog dem MgO_2 (Hopogan) als Sauerstoff abgebendes Mittel Anwendung finden. Es enthält 45—60% Zinksuperoxyd neben Zinkhydroxyd und bildet ein gelbliches, geruch- und geschmackloses, in Wasser unlösliches Pulver, welches in der Wundbehandlung als Antiseptikum und Desinfiziens und zu anderen Zwecken der Darstellung von H_2O_2 ex tempore empfohlen wird. Am besten schüttelt man 3 g Ektogan mit einer Lösung von 4 g Weinsäure. *Fabrikant:* Kirchhoff & Neirath in Berlin N. 24. (Siehe auch Zinkperhydrol).

Ektogangaze mit 10% Zinksuperoxyd (= Ektogan) bildet ein bequemes Mittel zur Applikation des als Wundantiseptikum geschätzten Ektogans. Sie kommt in luftdichten Patentdosen in den Handel durch Max Kahnemann in Berlin N.

Elan-Watte ist eine mit Capsicumauszug imprägnierte Watte, die an Stelle der Capsicumpflaster empfohlen wird. *Fabrikant:* Georg Hanning in Hamburg.

Elarson, das Strontiumsalz der Chlor und Arsen gebunden enthaltenden Behenolsäure, bildet ein nahezu farbloses in Wasser unlösliches, in Alkohol, Äther und Olivenöl schwer lösliches, geschmackloses Pulver mit ca. 13% Arsen. Es soll bei Anämie, Chlorose, Chorea, Basedowscher Krankheit, Tuberkulose usw. Anwendung finden und gelangt in Tabletten mit je 0,0005 g Arsen in den Handel. Dosis 3—5 Tabletten pro Tag, Einzeldosis 1—2 Tabletten, Kindern die Hälfte. *Fabrikant:* Farbenfabriken vorm. Friedr. Bayer & Co. in Elberfeld.

Sehr vorsichtig aufzubewahren.

Elastin ist sogen. flüssiges englisches Pflaster von Apotheker Dr. Stephan in Berlin S. O.

Elaylchlorür siehe Äthylenchlorid.

Elbon Ciba, Cinnamoyl-para-oxyphenylharnstoff, $C_6H_5 \cdot CH \cdot CH \cdot COO \cdot C_6H_4 \cdot NH \cdot CO \cdot NH_2$, bildet leichte, weiße, in Wasser nahezu unlösliche, in Alkohol, Aceton und fetten Ölen etwas leichter lösliche Nadeln, ohne Geruch und Geschmack. Schmelzpunkt 204°. Es wird als phthisotherapeutisches Mittel in Form von Tabletten empfohlen. Dosis: 3,0—4,0 g pro Tag. *Fabrikant:* Ges. f. Chem. Industrie in Basel.

Elektrargol nennt die Firma Clin in Paris ein auf elektrischem Wege hergestelltes kolloidales Silber; Elektraurol, Elektroplatinol und Elektropalladiol die entsprechenden Gold-, Platin- und Palladiumpräparate. Die Produkte gelangen in Form eines feinen körnigen Pulvers in den Handel.

Eleptin, ein Epilepsiemittel in Tablettenform, soll aus 20 T. Natriumbromid, 30 T. Kaliumbromid, 1 T. Zinkoxyd, 2 T. Piperazin, 2 T. Phenazetin, 1 T. Sulfonal, 10 T. physiologisches Salz, 30 T. Borax und 4 T. glyzerophosphorsaurem Natrium bestehen. *Fabrikant:* Laboratorium für Therapie G. m. b. H. in Dresden. *Vorsichtig* aufzubewahren.

Elixir antineuralgicum von Kwizda, welches nur auf ärztliche Verordnung abgegeben werden darf, enthält Antipyrin, Coffein und Cocain. hydrochlor. gelöst in Tinctura aromatica. *Vorsichtig* aufzubewahren.

Elixir Cinchonae peptonatae ist ein Pepton enthaltendes, alkoholarmes, wohlschmeckendes Chinapräparat. *Fabrikant:* Ratsapotheke von Dr. Hof in Pforzheim.

Elixir Glasser, ein Eisen-Condurangoelixier von Apotheker J. Glasser in Türkheim, enthält nach Angabe des Fabrikanten neben Aromaticis im wesentlichen Condurangorinde, Chinarinde je 25 T., Ferriammoncitrat, Orangenschalen, Hoffmannsches Elixir je 5 T., Malagawein 1000 T. Es wird bei Schwächezuständen, Blutarmut und Bleichsucht empfohlen und auf Wunsch auch ohne Eisen geliefert.

Elixir Kola (Elixir Monavon à la Kola). Vorschr. des Luxembg. Apothekervereins: Extr. fluid. Kolae 50,0, Glycerini 60,0, Spirit. dilut. 60,0, Vin. Malac. 500,0, Sirup. simpl. 200,0, Tinct. Vanillae 20,0, Aqu. dest. q. s. ad 1000,0. S. 3—4 mal täglich ein Likörglas voll zu nehmen.

Elixir Rhei aromat. Dung siehe Dungs Rhabarberelixir.

Ellagsäure siehe Gallogen.

Ellimans Royal Embrocation for horses ist eine englische Spezialität, die als Einreibung gegen die verschiedensten Krankheiten der Haustiere Anwendung finden soll. Über ihre Zusammensetzung sind voneinander abweichende Angaben bisher veröffentlicht worden. Nach Pharmazeut. Ztg. besteht das Präparat aus: Kal. caust. 1,0, Sap. ven. 13,0, Ol. Terebinth 24,0 Ol. Thymi 18,0, Ol. Succin. 6,0, Aq. q. s. ad 768,0.

Als Ersatz für Ellimans Embrocation empfiehlt der Luxemb. Ap.-V. folgende Vorschriften: a) **für Menschen**: Albumin. recent. ovi 25,0, Acet. pyrolign. dep. 50,0, Ol. Terebinth. 50,0. M. f. emulsio. b) **für Pferde**: Album. recent. ovi 25,0, Acet. pyrolign. depur. 50,0, Ol. Terebinth. 75,0. (Diese Vorschrift soll dem Original sehr nahe kommen.)

Ferner soll bei Pferdebesitzern folgende Mischung sehr beliebt sein: Camphor. trit. 20,0, Ol. Papaveris 460,0, Liqu. Amm. caust. 120,0, Tinct. Arnicae 75,0, Ol. Rosmarini, Acid. carbol. $\overline{aa}$ 12,5.

Emanosal, ein Radiumpräparat, kommt in leicht löslichen Badetafeln zu 30 g, deren jede eine konstante Emanation entwickelt, in den Handel. Die Emanation kann mittels des Elektroskops festgestellt werden. Die Emanosalbäder werden besonders zur Behandlung rheumatischer und gichtischer Erkrankungen, Neuralgien u. dergl. empfohlen. *Fabrikant:* Farbwerke vorm. Meister Lucius & Brüning in Höchst a. M.

Embarin, eine $6^2/_3$ prozentige Lösung von mercurisalicylsulfonsaurem Natrium mit $^1/_2\%$ Akoin in Ampullen, bildet eine klare hellgelbe Flüssigkeit mit einem Quecksilbergehalt von 3% und wird von von Hayek als Antisyphilitikum besonders in Kombination mit Salvarsan (siehe da) empfohlen. *Fabrikant:* Chem. Fabrik von Heyden in Radebeul b. Dresden.

Vorsichtig aufzubewahren.

Emetin, $C_{30}H_{40}N_2O_5$ (nach Kunz-Krause), das Alkaloid der Ipekakuanhawurzel, wird als Emetikum zu 0,005—0,01 g in Pulverform oder Lösung, als Expectorans und Antipyretikum bei Lungenentzündung zu 0,001—0,002 g angewendet.

Vorsichtig und vor Licht geschützt aufzubewahren.

Emetinum hydrochloricum cryst. (nach Paul) $C_{15}H_{21}NO_2 \cdot HCl$, bildet ein weißes, in Wasser und Alkohol lösliches Pulver. Wird wie Emetin angewendet, jedoch meist als Expectorans zu 0,005—0,01 g.

Vorsichtig und vor Licht geschützt aufzubewahren.

Emodin, $C_{14}H_4O_2 \cdot CH_3(OH)_3$, Trioxymethylanthrachinon, ein rotgelbes, in Alkohol, Eisessig, Amylalkohol und Alkalien mit roter Farbe lösliches Pulver, ist bekanntlich in verschiedenen gebräuchlichen Abführmitteln enthalten und bedingt zum Teil deren laxative Wirkung. Es wirkt in der Dosis von 0,1 g als ein ziemlich sicheres und angenehmes Eccoprotikum.

Emol, eine in England gewonnene Specksteinart, soll in folgender Zusammensetzung bei tiefen Hautrissen mit Erfolg anzuwenden sein: Emoli 7,0 g, Zinci oxydati 3,5 g, Lanolini, Vaselini āā 15,0 g, Glycerini, Liqu. Plumb. acetic. āā gtts. X. Man legt die Salbe des Nachts auf und umwickelt die Hände mit einer Leinenbinde.

Emplastrum Hydrarg. colloidalis siehe Hyrgol.

Empyroform, ein Formaldehyd-Teerpräparat, stellt ein trockenes, braunes Pulver dar, das in Wasser unlöslich, dagegen in Aceton und kaustischen Alkalien leicht und in Chloroform noch leichter löslich ist. Es hat vor dem Teer den Vorzug, daß es weder lokale Reizungen noch Intoxikationen hervorruft, die Wäsche nicht beschmutzt und nicht den lästigen, unangenehmen Teergeruch aufweist. Man wendet es am besten in 1—20 prozentiger Empyroform-Bleivaseline, 10—20 prozentiger Empyroform-Zinkpaste und 25 prozentiger Empyroformpaste (Empyrof. und Amyl. āā 25,0, Vaseline 50,0), ferner als sogen. Trockenpinselung (Empyrof. 15,0, Talc. venet., Glycerin āā 10,0, Aq. dest. 20,0) und als Firnis bezw. Tinktur (Empyrof. 5,0 bis 10,0, Chloroform, Tinct. Benzoes āā 50,0) bei Ekzem an. Es wirkt in hohem Grade juckstillend und austrocknend und ruft weder lokale Reizung noch Intoxikation hervor. *Fabrikant:* Chem. Fabrik Akt.-Ges. vorm. E. Schering in Berlin.

Energetene (E n e r g é t è n e s) werden die frischen Säfte verschiedener Arzneipflanzen französischen Ursprungs genannt, welche ohne jede Zuhilfenahme von Alkohol oder Wärme gewonnen werden und die wirksamen Prinzipien der betreffenden Pflanzen in unverändertem Zustande enthalten sollen. Sie bilden bräunliche Flüssigkeiten mit dem Geruch und Geschmack der Pflanzen und enthalten in 1 g (= 36 Tropfen) die wirksamen Stoffe aus 1 g der frischen Pflanze. Bisher hat man solche „Energétènes" aus Convallaria, Colchicum, Digitalis und Valeriana hergestellt.

Energin heißt ein aus Reis gewonnenes Nährpräparat, welches im wesentlichen die Proteinstoffe des Reises darstellt. Der Reis wird mit Alkalien behandelt und die gelösten Proteinstoffe durch Neutralisation mittels einer Säure erhalten. Das Energin bildet ein feines, fast geruch- und geschmackloses grauweißes, in Wasser wenig lösliches, aber quellbares Pulver.

E n e r g i n heißt auch eine mit Hilfe von Schokoladenmasse in feste Form gebrachte calcium-phosphathaltige Lebertranemulsion; sie soll frei sein von dem widerlichen Geschmack des Lebertrans. Dosis: 2—3 Tabletten täglich. *Fabrikant*: Energinwerke in Fünfkirchen (Ungarn).

Enesol, s a l i c y l a r s i n s a u r e s   Q u e c k s i l b e r, $(C_6H_4 \cdot OH \cdot COO)_2 \cdot As \cdot Hg$, wird erhalten durch Einwirkung eines Moleküls Methylarsinsäure auf 1 Molekül basisches Quecksilbersalizylat. Es bildet ein weißes, amorphes, in Wasser zu ca. 4% lösliches Salz, dessen wässerige Lösung sterilisiert werden kann, ohne daß Zersetzung eintritt. Es enthält 36,46% Quecksilber neben 14,4% Arsen. Das Enesol wirkt weniger giftig als seine Komponenten und soll bei Syphilis die bekannte Wirkung des Quecksilbers mit der tonischen Wirkung des Arsens verbinden. Man injiziert je 2 ccm einer 3 prozentigen Lösung. Injektionen mit Enesol sind schmerzlos. *Fabrikant:* Clin & Co. in Paris.

Maximaldosis: subkutan 0,12 g.
Sehr vorsichtig aufzubewahren.

Dr. Engelscher Nektar besteht nach Angabe des Fabrikanten Hubert Ullrich in Leipzig aus 300 g Malagawein, 50 g Weinsprit, 200 g Rotwein, 100 g Ebereschen- und 200 g Kirschsaft, 200 g Schafgarbenblüte, 30 g Walderdbeeren, 30 g Wermutkraut und je 10 g Fenchel, Anis, Helenen-, Enzian- und Kalmuswurzel, sowie Kamillen. Ist also ein abgeänderter U l l r i c h s c h e r   K r ä u t e r w e i n.

Englisches Pflaster, flüssiges, siehe Elastin.

Enterokresol siehe Enterol.

Enterol, E n t e r o k r e s o l, T r i k r e s o l, ist eine Mischung der drei isomeren reinen Kresole aus dem Steinkohlenteeröl, welche die dreifache antiseptische Wirkung der Karbolsäure besitzen soll. Es bildet eine farblose, ölige, in etwa 40 Teilen Wasser lösliche Flüssigkeit vom spez. Gew. 1,045. Die 1 prozentige Lösung dient zur Wundbehandlung. Ferner wird es als Antiseptikum bei Darmerkrankungen empfohlen; Dosis 1—5 g einer Lösung von 0,02 in 100. *Fabrikant:* Chem. Fabrik auf Aktien vorm. E. Schering in Berlin.

Vorsichtig aufzubewahren.

Enterophor ist eine Pflasterbinde, welche bei Erkrankungen des Magens, Darmes oder Unterleibes und bei Graviden zum Stützen des Unterleibes verwendet wird. *Fabrikant:* P. Beiersdorf & Co. in Hamburg.

Enterorose, ein bei Diarrhöe, akuten und chronischen Magendarmkrankheiten u. dergl. empfohlenes diätetisches Mittel, enthält nach Angabe der Fabrikanten nur Pflanzeneiweiß, welches mit einer Fleischlösung und Diastase versetzt ist. *Fabrikant:* Gesellschaft für diätetische Präparate in Zürich.

Entéroseptyl nennt das Laboratoire Clerambourg-Delondre in Paris das Phosphat des Trinaphthyls. Es wird als inneres antiseptisches Mittel empfohlen.

Entfettungstabletten siehe Tablettae Extracti Fuci vesiculosi.

Entkalkungstabletten gegen Sklerose enthalten pro dosi 0,5 g Natriumchlorid, 0,05 g Natriumsulfat, 0,02 g Magnesiumphosphat, 0,02 g Natriumkarbonat, 0,02 g Natriumphosphat und 0,05 g Calciumglycerophosphat. *Fabrikant:* Dr. H. Müller & Co. in Berlin C. 19.

Enwekain wird das gereinigte Wollfett der Norddeutschen Wollkämmerei in Delmenhorst b. Bremen genannt. Der Name ist gebildet aus N. W. K.

Enzytol, Borcholin, eine lockere Bor-Cholinverbindung wird von Mehler und Ascher als bakterientötendes Mittel zur Behandlung der Tuberkulose empfohlen. Es gelangt in 10%iger Lösung in den Handel. Dosis 0,01—0,25 g intravenös. *Fabrikant:* Vereinigte chemische Werke in Berlin-Charlottenburg.

Eosolsaure Salze, die Salze der Sulfosäuren aliphatischer Kreosotester, werden nach D. R.-P. 94078 dargestellt.

Calcium eosolicum, das Calciumsalz des Trisulfoacetylguajakols von der Formel $(C_9H_7S_3O_{12})_2 Ca_3$ ist ein graues Pulver mit etwas stechendem ätherischen Geruch und wenig scharfem Geschmack, löslich in 8—10 T. kalten und in 7 T. heißen Wassers, wenig löslich in Alkohol und unlöslich in Chloroform und Terpentin, aber sehr leicht löslich in Salz- und Zitronensäure, während es sich nur langsam in Essigsäure löst. Das Präparat soll als Antiseptikum sowie bei Diabetes, Phthisis, Nephritis usw. Anwendung finden. Dosis 0,3—0,75 g mehrmals täglich.

Außer dem Kalksalz wird das Silbersalz, das Argentum eosolicum, $C_6HO \cdot CH_3 \cdot OC_2H_3O \cdot Ag_3(SO_3)_3$, resp. $C_9H_7Ag_3S_3O_{12}$ und das Chininsalz, Chininum eosolicum $(C_9H_7S_3O_{12})(C_{20}H_{24}N_2O_2)_3$ in den Handel gebracht, ersteres als Mittel gegen Gonorrhöe, letzteres zur Behandlung von Malaria, Influenza usw. *Fabrikant:* Berliner Capsules-Fabrik Joh. Lehmann, Berlin.

Eosot, K r e o s o t u m v a l e r i a n i c u m, der Kreosotester der Valeriansäure, wird auf folgende Weise dargestellt: Zu 15 T. Kreosot und 20 T. Valeriansäure werden 7 T. Phosphoroxychlorid gegeben. Die Masse wird alsdann langsam erwärmt und zum Kochen gebracht, anfangs auf dem Wasserbade und später über freier Flamme, bis die Salzsäureentwicklung aufgehört hat. Danach wird die Masse mit 3 prozentiger Natronlösung gewaschen, mit Benzol ausgeschüttelt und endlich vom Wasser befreit. Der Ester stellt ein indifferentes, leicht bewegliches Öl dar und siedet im Vakuum (2—3 mm Druck) zum größten Teile zwischen 81—85° C. Der Ester ist leicht löslich in Alkohol, Äther und Benzol und hat einen aromatischen Geruch. Eosot wird bei der Bekämpfung der Tuberkulose sowie bei Magen- und Darmerkrankungen angewendet. Man gibt es in Kapseln mit 0,2 g pro dosi, anfänglich dreimal täglich 1 Kapsel mit reichlich Milch, später 6—9 Kapseln. *Fabrikant:* Berliner Capsules-Fabrik J. Lehmann in Berlin.

Vorsichtig und vor Licht geschützt aufzubewahren.

Eosserin ist ein Antitoxin des Schweinerotlaufes. *Fabrikant:* Farbwerke vorm. Meister Lucius & Brüning in Höchst a. M.

Ephedrinum (Pseudo-)hydrochloricum, $C_{10}H_{15}NO \cdot HCl$, das an Salzsäure gebundene Alkaloid aus den Blättern von Ephedra vulgaris Rich., bildet farblose, in Wasser leicht lösliche, bei 116° schmelzende Kristalle und wird in 10 prozentiger Lösung als Mydriatikum empfohlen. Dosis 1—2 Tropfen. (Siehe auch Mydrin.)

Sehr vorsichtig aufzubewahren.

Epicarin, β - O x y n a p h t h y l - o - O x y - m - T o l u y l - säure $C_6H_3{<}^{COOH}_{OH}_{CH_2-C_{10}H_6OH}$. Seiner chemischen Konstitution nach gehört das Epicarin einer neuen Gruppe von Verbindungen an, welche als Kresotinsäuren aufzufassen sind, in denen ein Wasserstoffatom der Methylgruppe durch einen Phenolrest ersetzt ist, und zwar ist das Epicarin die entsprechende β-Naphtholverbindung. Es besitzt den Charakter einer starken Säure, welche Kohlensäure, Essigsäure usw. austreibt, und gibt gut kristallisierte Salze, von denen namentlich das Natriumsalz in Wasser schwer löslich ist. Das Epicarin stellt ein schwach rötlich gefärbtes Pulver dar, in heißem Wasser, Essigsäure, Benzol und Chloroform schwer löslich, dagegen sehr leicht in Alkohol, Äther und Aceton sowie in Seifen. In Ölen allein löst sich das Epicarin nicht, wohl aber in einem Gemisch von Ölen und Aceton oder Äther; mit Vaselin, Lanolin usw. läßt es sich gut zu Salben verarbeiten. In kleinen Mengen läßt sich das Epicarin durch Umkristallisieren aus Eisessig auch farblos erhalten. Es nimmt indessen beim Liegen an der Luft allmählich rötliche Färbung an, die von einem durch Oxydationswirkung des Luftsauerstoffes in geringer Menge entstehenden Farbstoffe herrührt. Der Schmelzpunkt der reinen Verbindung liegt bei 199°. Die durch Kristallisation aus Essigsäure erhaltenen, bei 166° schmelzenden Blättchen enthalten Kristalleisessig, den sie erst beim Erhitzen auf 120° abgeben.

Epicarin wirkt als starkes Antiseptikum und wird als Salbe, ölige oder spirituöse 10 prozentige Lösung bei Scabies, Herpes tonsurans, Prurigo usw. empfohlen. *Fabrikant:* Farbwerke vorm. Friedr. Bayer & Co. in Elberfeld.

Epidermin ist eine Salbe aus 1 T. Fluorpseudocumol, 4 T. Difluordiphenyl, 85 T. wasserfreiem Lanolin und 10 T. Vaseline. Sie wird bei eiternden Wunden, Brandwunden, überhaupt als Heilsalbe angewendet. *Fabrikant:* Valentiner & Schwarz in Leipzig-Plagwitz.

E p i d e r m i n wird auch eine Salbengrundlage aus weißem Wachs, Wasser, Gummi arabicum und Glyzerin genannt. K r e m e l gab dazu folgende Vorschrift: Man schmilzt 4 g Cera flava, mischt 6 g Mucilago Gummi arabic. hinzu, erwärmt von neuem bis zum Schmelzen und rührt alsdann bis zum Erkalten.

Epilepsie-Heilserum siehe unter Sera.

Epileptin, ein Antiepileptikum in Tabletten (à 1,0 g) soll 12,5 T. Borsäure, 30 T. Borax, 9 T. Zinkoxyd, 60 T. Kaliumbromid, 20 T. Natriumbromid, 12,5 T. Ammoniumbromid, 35 T. Natriumchlorid, 2 Teile Phenacetin, 2 T. Natriumlactat, 2,5 T. Pepsin und 4 T. Stärke enthalten. *Fabrikant:* Laboratorium für Therapie G. m. b. H. in Dresden-A.

Epileptol, als „A c i d u m a m i d o f o r m i c i c u m c o n d e n s a t u m" (!) bezeichnet und von Dr. R o s e n b e r g als Antiepileptikum empfohlen, ist nach Z e r n i k kein einheitliches Präparat, sondern ein geringe Mengen Hexamethylentetramin enthaltendes Gemisch aus Formamid mit einer Verbindung von Formamid und Formaldehyd, welches rund 4% leicht abspaltbaren Formaldehyd enthält. *Fabrikant:* Chem. Labor. Dr. J. Rosenberg in Berlin C.

Epinephrin ist identisch mit Suprarenin (siehe D. A.-B. V).

Epinine, D i h y d r o x y p h e n y l a e t h y l m e t h y l a m i n, $C_6H_3 \cdot (OH)_2 \cdot CH_2 \cdot CH_2 \cdot NH \cdot CH_3$, bildet farblose, in Wasser lösliche Krystalle. Es gelangt in 1 prozentigen Lösungen in den Handel und wird als blutdrucksteigerndes Mittel an Stelle von Adrenalin empfohlen. Physiologisch wirkt es 10 mal schwächer als Adrenalin, zeichnet sich aber durch länger anhaltende Wirkung aus. *Fabrikant:* Burroughs, Wellcome & Co. in London.

Vorsichtig und vor Licht geschützt aufzubewahren.

Epiosin ist ein Derivat des Morphigenins, welches in glashellen Prismen kristallisiert, bei 195° schmilzt, in Alkohol und Chloroform leicht löslich, in Wasser dagegen und in Äther unlöslich ist und in Dosen von 0,05—0,1 g beruhigend und schlafbringend wirken soll. *Fabrikant:* Dr. Ad. Heinemann in Elberfeld.

Vorsichtig aufzubewahren.

Epithol. Unter der Bezeichnung „E p i t h o l g o l d" und „E p i t h o l s i l b e r" kommen Metallegierungen, aus Zinn und Kupfer bestehend und durch Stampfwerke in ein außerordentlich feines Pulver umgewandelt, in den Handel, welche in der Tierarzneikunde als Wundheilmittel **empfohlen** worden sind.

Epocol, eine Mischung von annähernd 45% Natriumbenzoat, 30% Ammoniumsulfoguajakolat und 25% Kaliumsulfoguajakolat, bildet ein weißes, schwach nach Kreosot riechendes und salzig, zuletzt bitterlich schmeckendes Pulver, das als Kreosotersatzmittel Verwendung finden soll. *Fabrikant:* Victor Adler in Wien und Oberlaa.

Vor Licht geschützt aufzubewahren.

Erepton, ein aus vollständig bis zu den Aminosäuren abgebautem Fleisch bestehendes Nährpräparat, wird nach A b d e r h a l d e n dargestellt, indem man auf bestes, fett- und sehnenfreies Fleisch der Reihe nach Pepsinsalzsäure, Trypsin und Erepsin einwirken läßt und das Endprodukt in geeigneter Weise zur Trockne bringt. Es bildet ein bräunliches, in Wasser leicht lösliches hygroskopisches Pulver mit an Fleischextrakt erinnerndem Geruch und Geschmack und wird bei verminderter oder ausgesetzter Verdauungstätigkeit als Zusatz zu Speisen sowie in Form von Nährklysmen empfohlen. *Fabrikant:* Farbwerke vorm. Meister Lucius & Brüning in Höchst a. M.

Ergotin-Coffein siehe Mycardol.

Ergotinol siehe Ergotinpräparate.

Ergotinpräparate (Mutterkornpräparate). Im Handel befindet sich neben den verschiedenen Pharmakopöepräparaten eine ganze Anzahl von Ergotinen, über deren pharmakodynamische Eigenschaften und Dosierung vielfach Unklarheit herrscht. Eine Zusammenstellung dieser Präparate mit den für Apotheker und Ärzte notwendigen Angaben erscheint daher von praktischem Wert. E. Merck hat in seinem Bericht über das Jahr 1899 eine derartige Übersicht veröffentlicht, deren wesentlicher Inhalt im folgenden wiedergegeben und noch durch einige weitere Präparate ergänzt wurde.

Aseptisches Secale cornutum bereitet E. Hougthon aus einem durch physiologische Versuche als wirksam erprobten Mutterkornaufguß, indem er aus demselben die Sklerotinsäure entfernt, die freien Säuren und sauren Salze neutralisiert, dann auf die Hälfte eindampft und in kleine Fläschchen füllt, in denen das Präparat sterilisiert wird. Die Wirksamkeit dieses für subkutane Injektionen bestimmten Präparates soll nach Jahresfrist noch unverändert sein.

Cornutin, ein Alkaloid aus dem Mutterkorn, ist nach Kobert der Träger von dessen spezifischer Wirkung auf den Uterus. Es wird in Form des C. citricum zur Erregung von Kontraktionen, vor und nach der Geburt, sowie subkutan bei Metro- und Neuralgien, zu 5—10 mg subkutan angewendet. Bei Harnröhren-, Blasen- und Uterusblutungen gibt man fünfmal täglich 0,002 g. *Fabrikant:* E. Merck in Darmstadt u. Gehe & Co. A.-G. in Dresden.

Cornutinum citricum, von Kobert in den Arzneischatz eingeführt, hat sich als die beste Form der Anwendung des Cornutins (siehe dieses) erwiesen. Es wird in zugeschmolzenen Röhrchen in steriler Lösung in den Handel gebracht. Es gewährleistet prompten und sicheren Erfolg bei atonischen Blutungen nach der Geburt, bei Metro- und Menorrhagien infolge von Endometritis, Metritis, Erkrankungen der Uterusadnexa und Spermatorrhöe als Ersatz des Mutterkorns und seiner als minder zuverlässig befundenen Extrakte. *Fabrikant:* Gehe & Cie A.-G. in Dresden.

Cornuticum ergoticum siehe Ergotinum Bombelon fluidum.

Ergotina styptica. Unter dem Namen „Ergotina styptica Egger" empfiehlt L. H a j o s ein Extractum fluidum Secalis cornuti mit 5% Stypticin zur Behandlung von Gehirnzirkulationsstörungen, ferner von Neurosen infolge von Menstruationsstörungen. Als Dosis gibt der Autor mehrmals täglich 10—15 Tropfen an.

Ergotinol ist ein Mutterkornpräparat, welches auf folgende Weise dargestellt wird: Gepulvertes und entöltes Mutterkorn wird mit Wasser erschöpft. Die erhaltenen Auszüge werden mit Säuren versetzt und der Hydrolyse unterworfen. Sodann wird die Säure abgestumpft und die alkoholische Gärung eingeleitet. Nachdem diese beendet, wird das Produkt der Dialyse unterworfen und so weit eingeengt, daß 1 ccm Ergotinol 0,5 g Extrakt Secalis cornut. (D. A.-B.) entspricht. Das Ergotinol eignet sich nach A b e l als Ersatzmittel für das Extrakt. Secalis cornuti, da es ebenso sicher als dieses wirkt, ohne dessen unangenehme Eigenschaften und Nebenwirkungen zu zeigen. *Fabrikant:* Apotheker Voßwinkel in Berlin W.

Ergotinum Bombelon fluidum. (Cornutinum ergoticum.) Schwarzbraune Flüssigkeit, sowohl für Einspritzungen unter die Haut wie für innerlichen Gebrauch bei Geburten geeignet. Dosis pro usu interno: 2,0 g ($\frac{1}{2}$ Teelöffel) pro dosi, nach 10 Minuten wiederholt. Zur subkutanen Anwendung werden in eine 1 ccm haltende Pravazspritze 0,2—0,5 ccm des Präparates eingesaugt, wonach man die Spritze mit Aqua fontana füllt, umschüttelt und die stets ganz frisch bereitete Mischung injiziert.

Ergotinum Bombelon spissum. Dieses Präparat besitzt die Gestalt eines gewöhnlichen Extraktes und ist ausschließlich zur Darreichung in Pillenform und überhaupt für den innerlichen Gebrauch bestimmt.

Lösungen des Ergotins in destilliertem Wasser sind sehr gute Nährmedien für Pilze, und es empfiehlt sich daher, die Lösungen zum Gebrauche entweder stets frisch zu bereiten oder denselben Alkohol zuzusetzen. Eine sehr haltbare Lösung erreicht man nach folgender Vorschrift: Rp.: Ergotini Bombelon spiss. 10,0, Aqua Laurocerasi 7,5, Spiritus Vini rectificatissimi 2,5. MDS.: Nach Bedarf 4—15 Tropfen zu nehmen.

Ergotinum Bonjean. Aus Secale cornutum bereitetes, wäßriges, rotbraunes, weiches Extrakt, das durch Zusatz von Alkohol gereinigt ist. 1 T. entspricht etwa 5—6 T. Mutterkorn. Dosis 0,1—0,3 g in Pillen oder subkutan mehrmals täglich.

Ergotinum Bonjean depur. pro injectione. Nach Bonjeans Methode dargestelltes und weiter gereinigtes Extrakt. 1,5 T. entspricht 1 T. Ergotin Bonjean. Dosis 0,5—0,6 g subkutan bei Uterusblutungen und internen Hämorrhagien.

Ergotinum Bonjean sicc. cum. dextrino ist Ergotin Bonjean, das mit gleichen Teilen Dextrin gemengt ist. Braunes Pulver. Gebraucht wie Ergotin Bonjean, jedoch in doppelter Dosis.

Ergotinum Bonjean sicc. cum saccharo lactis. Ergotin Bonjean, das zu gleichen Teilen mit Milchzucker gemengt ist. Braunes, hygroskopisches Pulver, löslich in Wasser. Gebrauch und Dosis wie beim vorigen.

Ergotinum Denzel fluidum. Gereinigtes Extrakt aus Secale cornutum, das wie das offizinelle Extrakt der Pharmacopoea Germ. dosiert wird. Folgende Formeln empfehlen sich für seine Darreichung: a) innerlich: Rp. Ergotini Denzel 2,0, Aquae Cinnamomi 180,0. MDS.: Täglich 2—3 Eßlöffel voll zu nehmen; b) subkutan: Rp. Ergotini Denzel 2,5, Boracis 0,25, Aquae destillatae 7,25. MDS.: 0,5—1,0 ccm zu injizieren.

Ergotinum Fromme ist ein nach den bekannten Arbeiten von G. Fromme über die Inhaltsstoffe des Secale cornutum dargestelltes, gehaltreiches und haltbares Mutterkornextrakt. 1 T. Ergotin Fromme entspricht 5 T. Droge; die Dosis ist 0,1—0,4 g bei subkutanen Injektionen. Als Ersatz des Infusum Secalis sowie zur Bereitung von Pillen sind folgende Formeln empfohlen: 2,5 g Ergotin Fromme, 200 g Aqua Cinnam. (Dosis 1 Eßlöffel à ca. 15 g); oder 2,5 g Ergotin Fromme, 20 g Sir. Cinnam., Aqu. Cinnam., Aqu. dest. q. s. ad 200 g; oder 5 g Ergotin Fromme, Rad. Althaeae s. Liquirit. q. s. u. f. pil. 100 (Dosis 1 bis 4 Pillen). Die einmalige Gabe von 0,4 g und die Tagesgabe von 1,5 g ist als Maximaldosis zu betrachten. *Fabrikant:* Cäsar & Loretz in Halle a. S.

Ergotinum gallicum ist eine Mischung von gleichen Teilen Ergotin und Gallussäure. Wird bei starken Lungenblutungen als Hämostatikum angewendet; Dosis: 2stündlich einen Teelöffel der 4prozentigen Lösung.

Ergotinum Kohlmann fluidum. Schwarzbraune, mit Wasser mischbare Flüssigkeit. 10 Tropfen (1 g) dieses Präparates entsprechen einem Gramm unentfetteten Mutterkorns. Die Wirkung gleicht der des frischen Mutterkorns. Einmalige Dosis bei Uterusatonie nach der Entleerung 4,0—5,0 g; bei Hämorrhagien wird die gleiche Dosis über den Tag verteilt. Bei Geburten gibt man zur Erzeugung von Wehen anfänglich 8—12 Tropfen stündlich und erhöht diese Dosis nach Bedarf allmählich auf 20—30 Tropfen.

Ergotinum Lipsiense St. Jakob ist ein nach Angabe von Dr. C. Stich dargestelltes Mutterkornpräparat, welches von verschiedenen hervorragenden Klinikern sehr günstig beurteilt worden ist. Das spezifische Gewicht des Präparates beträgt 0,9899 15° C., die Extraktmenge 0,816 g in 100 ccm (ohne Glyzerinzusatz), der Aschegehalt 0,020 g in 100 ccm, K, Ca, P_2O_5 enthaltend. Sphacelinsäure und Sklerotinsäure sind nicht vorhanden. Farbstoffe, bis auf Spuren des gelben, und Kohlehydrate fehlen, was auch durch die hellgelbe Farbe angedeutet ist. *Fabrikant:* Apotheker Dr. C. Stich in Leipzig.

Ergotinum purum dialysatum Wernich spissum ist ein dialysiertes wässeriges Extrakt aus Mutterkorn, das vorher sukzessive mit Äther und Alkohol behandelt worden ist. Es löst sich sehr leicht in Wasser und wird daher besonders zur subkutanen Anwendung empfohlen. Das Wernichsche dialysierte Ergotin ist reich an Salzen und wird in relativ großen Dosen (bis zu 2,0 g und darüber) gegeben.

Ergotinum pur. dialys. Wernich liquidum. Ungefähr 2 Teile dieses Ergotins kommen 1 Teil des obigen Präparates gleich. Diesem Verhältnis entsprechend würde auch die Dosierung zu erfolgen haben.

Ergotinum pur. dialys. Wernich siccum. Enthält die wirksamen Bestandteile von 1 T. Ergotin Wernich spissum schon in 0,7 T. seiner Substanz. Sonach darf die Einzeldosis dieses Präparates 1,4 g nicht übersteigen.

Ergotinum purum siccum Wiggers ist ein getrocknetes alkoholisches Extrakt, aus unvollkommen entfettetem Mutterkorn bereitet, das nach Kobert meist nur Sphacelinsäure enthält. Es stellt ein braunrotes Pulver

dar, das sich in erwärmtem Alkohol löst; die Lösung kann beliebig mit Wasser verdünnt werden, ohne daß Ausfällung erfolgt. Dosis 0,02—0,05—0,1 g pro dosi.
Maximaldosis 0,5 g pro die.

Ergotinum Yvon. Schwarzbraunes, einen Zusatz von Aqua Laurocerasi enthaltendes Fluidextrakt, das aus entfettetem Secale cornutum durch Erschöpfung mittels verdünnter Weinsäurelösung gewonnen wird. 1 ccm Ergotin Yvon entspricht 1 g Secale cornutum pulverisatum. Dosis pro usu interno: 10—20 Tropfen pro dosi; subkutan 1 ccm pro die; die Injektionen sind jeden zweiten oder dritten Tag zu wiederholen.

Der Antwerp. Apothekerverein hat hierzu folgende Vorschrift gegeben: Secal. cornuti gr. pulv. 1000,0, Spiritus 20% qu. s., Acid. hydrochloric. diluti 75,0. Das Mutterkornpulver wird mit 600,0 verdünntem Weingeist befeuchtet, 4 Stunden stehen gelassen, in einen Perkolator gepackt und mit 20 prozentigem Weingeist perkoliert. Die ersten 750,0 Perkolat setzt man beiseite und perkoliert dann weiter mit einer Mischung aus 75,0 verdünnter Salzsäure und 1500,0 20 prozentigem Weingeist. Ist die gesamte saure Flüssigkeit aufgegossen, so unterbricht man die Perkolation, läßt 24 Stunden mazerieren und perkoliert dann mit 20 prozentigem Weingeist bis zur Erschöpfung. Die so gewonnenen Flüssigkeiten (mit Ausnahme der beiseite gestellten ersten 750,0) werden vereinigt, auf 250,0 eingedampft und diese mit dem ersten Perkolat gemischt. Das nunmehr fertige Extrakt soll mindestens 15% Trockenrückstand enthalten.

Ernutin ist ein an Ergotoxin besonders reiches Mutterkornpräparat der Firma Burroughs Wellcome & Co. in London.

Ergoxanthin wird von Wenzel eine im Fluidextrakt des Mutterkorns zu 0,25% enthaltene, in Alkohol und Äther lösliche, in Wasser und Chloroform unlösliche Substanz von orangegelber Farbe und blutdrucksteigernder Wirkung genannt.

Ericin siehe Mesotan.

Ernutin siehe Ergotinpräparate.

Erseol Prunier ist Chinolinsulfosalicylat (siehe da). *Generaldepot:* Chassing & Co. in Paris.

Ervasin, Acetylparakresotinsäure, $C_6H_3 \cdot CH_3 \cdot O \cdot CH_3 \cdot CO \cdot COOH$, bildet weiße, in Wasser nahezu unlösliche, in organischen Lösungsmitteln lösliche Krystalle vom

Schmelzpunkt 140—141°. Es wird als Antirheumatikum usw. als Ersatz der Acetylsalicylsäure empfohlen und gelangt in Tablettenform in den Handel.

Ervasin-Calcium, das Calciumsalz der Acetylparakresotinsäure, ist in Wasser leicht löslich und soll in gleicher Weise wie Ervasin Anwendung finden. *Fabrikant:* Goedecke & Co. in Leipzig und Berlin.

Erystypticum „Roche", eine Kombination von Hydrastisextrakt, synthetischem Hydrastinin „Roche" und Secacornin „Roche" (siehe da) in flüssiger Form, vereinigt die Wirkung seiner Komponenten und soll in der Gynäkologie Anwendung finden. *Fabrikant:* F. Hoffmann-La Roche & Co. in Grenzach i. Baden und Basel (Schweiz).
Vorsichtig aufzubewahren.

Erythrit, Erythroglucin, Erythromannit siehe Erythrol.

Erythrocytin, ein Nähr- und Kräftigungsmittel, soll aus den Erythrocyten (roten Blutkörperchen) hergestellt werden und 30 °/₀ lösliches Eiweiß enthalten. *Fabrikant:* Apotheker A. Swoboda in Wien VI. e.

Erythrol, Erythrit, Erythromannit, Erythroglucin, Phycit, $C_4H_6(OH)_4$, eine dem Glyzerin und Mannit nahestehende Verbindung, wird aus dem in verschiedenen Flechten vorkommenden Erythrin durch Einwirkung von Basen gewonnen. Wird therapeutisch nicht verwendet, wohl aber seine Nitratverbindung (siehe weiter unten).

Als Erythrol, Cinchonidin-Bismutum jodatum kommt auch ein Doppelsalz aus Bismut. jodat. und Cinchonidin hydrojodicum in den Handel, welches bei gewissen Formen von Dyspepsie als schmerzstillendes, die Verdauung beförderndes Mittel empfohlen worden ist. Ein braunrotes, in Wasser und Alkohol unlösliches Pulver.

Erythrolnitrat, Erythroltetranitrat, Tetranitrol, $C_4H_6(NO_3)_4$. Dasselbe bildet farblose, bei 61° schmelzende, in kaltem Wasser unlösliche, in Alkohol leicht lösliche Kristallblätter. Es wird bei Angina pectoris, Asthma, Herzkrankheiten, chronischer Nierenentzündung in alkoholischer Lösung 1:60 als gefäßerweiterndes Mittel oder in Form von Tabletten in Gaben von 0,03—0,06 g angewendet. *Fabrikant:* E. Merck in Darmstadt.
Vorsichtig aufzubewahren.

Erythrophloeinum hydrochloricum ist das Alkaloidsalz der Sassyrinde (Erythrophlaeum guineense Don). Es bildet farblose, alkohol- und wasserlösliche, in Lösung leicht zersetzliche Kristalle und wird als lokales Anästhetikum und Herztonikum empfohlen. Es zeigt reine Digitalinwirkung. Dosis 0,002—0,004 g innerlich.
Vorsichtig aufzubewahren.

Escalin ist eine Aluminium-Glyzerinpaste, welche in Form von Pastillen (je 0,25 g) in den Handel gelangt und als künstlicher Schorfbildner bei Magengeschwüren und Magendarmblutungen als Ersatzmittel für Bismutum subnitricum dienen soll. Anwendungsweise: 4 Pastillen in ½ Glas Wasser verrührt, bis eine gleichmäßige, milchige Aufschwemmung entstanden ist; nüchtern zu trinken und hinterher 1—2 Stunden ohne Nahrung zu bleiben. Neuerdings werden auch Escalin-Suppositorien, die bei Rhagaden und Tumoren des Anus, sowie als Hämostatikum bei Hämorrhoidalblutungen Anwendung finden sollen, in den Verkehr gebracht. *Fabrikant:* Vereinigte Chem. Werke, Akt.-Ges. in Berlin-Charlottenburg.

Eseridin, $C_{15}H_{23}N_3O_3$ (?), das neben Physostigmin und Calabarin in der Calabarbohne vorkommende Alkaloid, besitzt eine sechsmal schwächere Wirkung als das Physostigmin und kann, wo dieses indiziert ist, ebenfalls angewendet werden. Das Tartrat wird subkutan bei Erkrankungen der Vormagen der Rinder angewendet; 0,3 g entsprechen 0,2 g des Alkaloides.
Sehr vorsichtig aufzubewahren.

Essentia Spermini siehe Sperminpräparate.

Essolpin, ein dem Thiopinol nahe stehendes, flüssiges Präparat, aus Schwefel und den ätherischen Ölen der Nadelhölzer hergestellt, soll zur Desinfektion der Hände und Instrumente, sowie zur Ausspülung der Vagina in 0,5—1 prozentiger Lösung Verwendung finden. *Fabrikant:* Chemische Fabrik Vechelde in Vechelde (Braunschweig).

Ester-Dermasan besteht aus einer 10% Salicylsäure haltenden Seifengrundlage, welche mit 10% Salicylestern mit Benzyl-Phenylradikalen angereichert ist. Ester-Dermasan für „Tiere", beruht auf den gleichen Prinzipien bezüglich der pathologischen Wirkung unter zweckentsprechender Änderung für den Veterinärgebrauch. *Fabrikant:* Dr. Rudolf Reiß in Berlin-Charlottenburg

Eston, Formeston und **Subeston** sind feste Tonerdepräparate, welche in alkalischer Flüssigkeit (langsam und dauernd) essigsaure Tonerde abspalten und desinfizierend und adstringierend wirken sollen. Eston ist (nach Angabe der Darsteller) ein basisches $^2/_3$-Aluminiumacetat $Al(OH)(CH_3COO)_2$, ein feines, weißes, in Wasser fast unlösliches Pulver. Die Anwendung des reinen Estons erwies sich nicht als zweckmäßig; es wurde in verdünnter Form entweder mit indifferenten Pulvern oder Salben verordnet. Formeston, $Al(OH)(CH_3COO)(HCOO)$ wird als ein basisches Aluminiumacetat-Formiat beschrieben. Dasselbe besitzt die gleichen Eigenschaften wie das Eston, soll aber wirksamer sein, da die Abspaltung der Komponenten rascher vor sich geht. Subeston, angeblich $^1/_3$ Acetat, $Al(OH_2)(CH_3COO)$, soll austrocknend, aber nicht so energisch antiseptisch und adstringierend wirken, wie die beiden vorgenannten Präparate. Dasselbe wird nur rein, nicht mit anderen Mitteln gemischt, angewandt. Es eignet sich besonders für Patienten mit empfindlicher Haut und als Streupulver für die Kinderpraxis. An Stelle des verdünnten Estons wird das milder wirkende Subeston angewendet. Soll die Wirkung erhöht werden, so bedient man sich des kräftigeren Formestons. Zur Behandlung von Hautkrankheiten, ulcus molle, tuberkulösen Wunden usw. dient Peru-Eston bzw. Peru-Formeston, ein trockenes Pulver aus 10% Bals. Peruv., 40% Eston bzw. Formeston und 50% Talkum. Der Bals. Peruv. wird in der doppelten Menge Alkohol gelöst und bis zum Verdunsten des Alkohols mit dem Pulvergemisch verrieben. Nach Untersuchungen von Zernik entsprechen Eston, Subeston und Formeston in keinem Falle den von den Darstellern angegebenen Formeln. Diese Präparate haben sich vielmehr als Gemische von verschiedenen mehr oder weniger löslichen basischen Verbindungen des Aluminiums mit Essigsäure, bzw. Ameisensäure erwiesen, die außerdem noch über 10% von Aluminiumsulfat enthalten. (Letzteres kommt nach Angabe des Fabrikanten neuerdings in Fortfall.) *Fabrikant:* Chem. Werke Dr. Albert Friedländer, G. m. b. H. in Berlin.

Estoral, Mentholum boricum, Borsäure-Mentholester, $BO_3(C_{10}H_{19})_3$ wird nach Am. P. 841 738 durch Einwirkung von Borsäure auf Menthol erhalten. Ein weißes, geschmackloses, kristallinisches Pulver, das nur einen schwachen Mentholgeruch aufweist und bei trockener Aufbewahrung beständig ist. In Wasser und Alkohol ist es so gut wie unlöslich, löst sich aber leicht in Äther und Chloroform. In Lösung und in

Berührung mit den Schleimhäuten spaltet es sich ziemlich schnell in seine Komponenten, Borsäure und Menthol, worauf seine Wirkung als Antiseptikum und Schnupfenmittel beruht. *Fabrikant:* Chininfabr. Zimmer & Co., G. m. b. H., in Frankfurt a. M.

Ethomorphine ist ein englischer Name für Dionin (Äthylmorphin-Hydrochlorid).

Ethylol wird das als Anästhetikum empfohlene reine Äthylchlorid der Firma H. Goetz in Frankfurt a. M. genannt.

Eubilein, ein aus glykocholsäurereicher tierischer Galle hergestelltes Präparat in gehärteten Gelatinekapseln, wird als Cholagogum empfohlen. *Fabrikant:* Dr. R. und Dr. O. Weil in Frankfurt a. M.

Eubiol ist ein reines, aktives Hämoglobin mit den wichtigen Salzen und Eiweißstoffen des Blutes; geruchlos und in kaltem Wasser mit dunkelroter Farbe löslich. Eubiol liquid. 1 + 1 ist eine im Vakuum hergestellte Lösung von Eubiol in Glyzerin und wird namentlich zur Darstellung von Hämatogen vielfach verwendet. *Fabrikant:* Apotheker Heinrich Schweitzer in Hamburg.

Eubiose ist ein durch Behandeln mit Kohlensäure haltbar gemachtes, glyzerinfreies, flüssiges Hämatogen. *Fabrikant:* Eubiose Ges. m. b. H. in Altona.

Zur Darstellung von kohlensaurem Hämatogen werden in 1000 T. nach untenstehender Vorschrift aromatisiertem glyzerinfreien Hämatogen 3 g Natr. bicarb. gelöst und die Flüssigkeit auf Flaschen gefüllt. Vor dem Verkorken fügt man jeder Flasche eine Mischung aus 0,2 Acid. tartaric. und 0,4 Nart. bicarb. hinzu. Man schüttelt nach dem Verkorken um. — Glyzerinfreis Hämatogen: 1 Vanillin, 10 Spiritus, 25 Aqua werden gemischt mit 1000 Solutio Haemoglobini „Sicco".

Eubornyl nennt die Firma Lüdy & Cie. in Burgdorf i. Schweiz ihren α-Bromisovaleriansäure-Borneolester, der als Spezifikum bei Neurosen und Nervenleiden aller Art empfohlen wird, also ein Konkurrent des Bornyvals ist.

Eucain B siehe D. A.-B. V.

Eucainum lacticum, $C_{15}H_{21}NO_2 \cdot CH_3 \cdot CH(OH) \cdot COOH$, stellt ein weißes, nicht hygroskopisches, bei 155° schmelzendes Pulver dar, welches sich leicht in Wasser (29:100) löst. In Alkohol löst es sich zu 13% auf. Die wässerige Lösung reagiert ganz

schwach alkalisch. Der Eucaingehalt des Laktats ist etwas geringer als der des Chlorhydrats. 119 g Eucainum lacticum enthalten so viel Eucainbase, wie 100 g Eucainum hydrochloricum. Man hat das Präparat mit Erfolg bei Ohren- und Nasenkrankheiten angewendet in 10—15prozentigen Lösungen. *Fabrikant:* Chemische Fabrik auf Aktien vorm. E. Schering in Berlin.
Vorsichtig aufzubewahren.

Eucain-Schnupfpulver besteht aus 2—3% Eucainhydrochlorid und Milchzucker. Dasselbe mit Adrenalin wird aus 0,2 g Eucainhydrochlorid, 0,001 g Adrenalin und Milchzucker bis zu 10 g Gesamtgewicht dargestellt.

Eucalypteol (nicht zu verwechseln mit Eucalyptol) ist salzsaures Eucalypten, welches aus dem ätherischen Öle der Eucalyptusblätter dargestellt wird. Es ist ungiftig und soll zum Zwecke der sogen. inneren Antisepsis als Ersatzmittel für Eucalyptol in Dosen von 1,5—2,0 g pro die Anwendung finden.

Eucalyptine, eine französische Spezialität, ist ein öliges Extrakt aus den Blättern von Eucalyptus globulus, dem etwas Guajakol und Jodoform zugesetzt ist. Es stellt ein grünes, klares Öl dar, welches subkutan injiziert bei den verschiedensten Infektionskrankheiten (Influenza, Erysipel, Keuchhusten usw.) gute Dienste leisten soll.

Eucalyptol-Anytol siehe Eucasol.

Eucalyptol-Jodoform ist eine Lösung von 5 Teilen Jodoform in 95 Teilen Eucalyptol.

Eucapren ist eine Adrenalinlösung 1 : 5000 mit 1% ß-Eukainlaktat.
Vorsichtig aufzubewahren.

Eucarbon heißen Kohletabletten, welche neben Holzkohle und Zucker. Fol. Sennae dep. plv., Sulfur depur. und ätherische Öle enthalten und als Abführmittel und Darmdesinfiziens Anwendung finden sollen. *Fabrikant:* F. Trenka, Apotheke zum Schutzengel in Wien.

Eucasin, Casein-Ammoniak, wird durch Überleiten von Ammoniakdämpfen über trockenes, feingepulvertes Casein bereitet, bis eine Probe sich in Wasser fast klar auflöst. 30—40 g Eucasin entsprechen 24—32 g Eiweiß. Es wird als Nährmittel empfohlen für Bleichsüchtige, Magen- und Lungenleidende; man gibt es 2—4 mal täglich zu je 1 Eßlöffel in heißem Kaffee oder Schokolade oder in Suppen. Da es keine Nukleinverbindungen enthält, eignet es sich besonders auch zur Ernährung bei gichtischen Prozessen. Auch soll es die Harnsäureabscheidung herabsetzen. *Fabrikant:* Deutsche Hartspiritus- und Chemische Fabrik A.-G. in Berlin.

Eucasol, E u c a l y p t o l - A n y t o l , enthält 75% Anytin (siehe dieses) und 25% Eucalyptol.

Eucathymin, eine Spezialität gegen Keuchhusten, enthält in konzentrierter Form die wirksamen Bestandteile von Thymus vulgaris, Thymus Serpyllum und Eucalyptus globulus. *Fabrikant:* Dr. Heinrich Halle in Berlin N. 24.

Eucerinum anhydricum nennt U n n a eine Mischung aus 95% Paraffinsalbe und 5% der aus dem Wollfett abgeschiedenen Oxycholesterinkörper. Dieser wird nach D. R. P. 163 254 in nachstehender Weise gewonnen: Es werden 160 kg Wollfett in 900 l Benzin gelöst auf geglühte Knochenkohle gegeben. Das Gefäß wird 5—6 Stunden auf 50—60° erwärmt. Die Lösung wird dann in eine Destillierblase abgelassen und die Kohle so lange mit Benzin berieselt, bis letzteres den Grad des reinen Benzins zeigt. Nach dem Abdestillieren des Benzins erhält man ein Fett, das eine nur mangelhafte Wasseraufnahmefähigkeit besitzt. Die Knochenkohle wird nach dem Ablassen des Benzins mit Spiritus ausgezogen und ergibt ein fettartiges, sehr zähes und klebriges Produkt von so starker Wasseraufnahmefähigkeit, daß schon 2 T. bei 98 T. Paraffinsalbe eine hohe Wasseraufnahmefähigkeit hervorrufen. Mischt man diesen Fettkörper mit der gleichen Menge Wasser, so erhält man eine E u c e r i n genannte, haltbare, weiche, geruchlose, mit Arzneistoffen leicht mischbare Salbengrundlage, die ohne weiteren Zusatz nach U n n a eine vorzügliche Kühlsalbe abgibt. Für die Behandlung von Augen-, Nasen-, Ohren- und Scheidenkrankheiten ist das Eucerinum anhydricum besser geeignet. *Bezugsquelle:* P. Beiersdorf & Co. in Hamburg.

Euchinin, C h i n i n u m a e t h y l o c a r b o n i c u m , C h i n i n k o h l e n s ä u r e ä t h y l e s t e r :

$$CO\begin{cases} O \cdot C_2H_5 \\ O \cdot C_{20}H_{23}N_2O \end{cases}.$$

Es bildet weiße, zarte, nadelförmige Kristalle, welche bei 95° C. (91—92° nach Ph. Helv.) schmelzen und sich schwer in Wasser, leicht in Alkohol und Äther lösen. Das Euchinin besitzt in seinem chemischen Verhalten eine große Ähnlichkeit mit dem Chinin, es reagiert basisch, bildet mit Säuren gut kristallisierende Salze, liefert die sog. Thalleiochin-Reaktion; auch fluoresziert das Euchinin in schwefelsaurer Lösung stark blau. Von Chinin unterscheidet es sich in chemischer Beziehung dadurch, daß es die Herapathit-Reaktion nicht gibt und viel lichtbeständiger ist als die Chininsalze.

Prüfung nach Pharm. Helvet.: In Schwefelsäure löse es sich mit schwachgelblicher Farbe; die Lösung in verdünnter Salpetersäure darf weder durch Baryumnitrat, noch durch Silbernitrat verändert werden.

Euchinin wurde von v. N o o r d e n als wertvolles Ersatzmittel für Chinin empfohlen, besonders gegen Malaria, Influenza, Keuchhusten usw. Es wird zu 0,25—0,5 g pro dosi am besten in Pulverform mit etwas Wasser oder in Oblaten genommen, doch kann es infolge seiner Geschmacklosigkeit auch sehr leicht in Milch, Suppe, Brei, Kakao, Sherry oder einer anderen nicht sauren Flüssigkeit verabreicht werden. Nebenwirkungen: Hier und da Ohrensausen, Eingenommensein des Kopfes, Schwindel usw. *Fabrikant:* Vereinigte Chininfabriken Zimmer & Co., G. m. b. H., in Frankfurt a. M.

Unverträglich mit Jodalkalien.

Euchininum salicylicum, S a l i z y l s a u r e r C h i n i n k a r b o n s ä u r e ä t h y l e s t e r, ist in Wasser fast unlöslich. Schmelzpunkt 195°. Der Euchiningehalt beträgt 74,15%. Anwendung: Statt Chininsalizylat bei Kindern. *Fabrikant:* Verein. Chininfabr. Zimmer & Co., G. m. b. H., in Frankfurt a. M.

Eucodin, C o d e i n u m m e t h y l o b r o m a t u m, C o d e i n b r o m m e t h y l a t, $C_{18}H_{21}NO_3$ ($BrCH_3$), wird nach D. R. P. Nr. 175 795 durch Behandeln von Kodein mit Dimethylsulfat und Umsetzung des erhaltenen Reaktionsproduktes mittels Bromkaliums erhalten. Es bildet farblose bei 261° schmelzende Kristalle, welche sich in Wasser leicht lösen. Konzentrierte Schwefelsäure (1,84) löst das Eucodin mit gelbgrüner Farbe (Unterschied von Kodein: farblos). Ebenso wie Atropin und Apomorphin beim Übergang von tertiären zu quaternären Basen eine ausgesprochene Herabminderung der Giftigkeit erfahren, während ihre therapeutische Wirkung voll erhalten bleibt, so zeigt auch das Kodein bei dieser Umwandlung unter Verlust der charakteristischen Krampfwirkung volle narkotische Wirkung. Bei Phthisikern wirkt Eucodin hustenreizmildernd,

auch zeigt sich zuweilen eine Beförderung der Sekretion, die ein leichteres Abhusten ermöglicht. Die wirksame Dosis beträgt 0,2—0,3 g, doch können auch Gaben von 0,4 g pro die wochenlang ohne jede Nebenwirkung vertragen werden. Die Darreichung erfolgt am besten in Lösung, weniger gut in Tablettenform. *Fabrikant:* J. D. Riedel, Akt.-Ges. in Berlin-Britz.
Vorsichtig aufzubewahren.

Eucol, Guajacolum aceticum, Essigsäure-Guajakolester, $C_6H_4{<}{OCH_3 \atop O \cdot CH_3CO}$, bildet eine farblose, etwas nach Guajakol riechende Flüssigkeit vom spez. Gew. 1,138, die bei 235—240° unter teilweiser Zersetzung siedet. Es ist in allen Verhältnissen mit Äther und Alkohol mischbar und löst sich zu 20% in Mandelöl. Das Präparat soll innerlich und in Form subkutaner Injektionen als leicht resorbierbares Guajakolpräparat Anwendung finden. *Fabrikant:* Carlo Erba in Mailand.

Eudermol, Nicotinum salicylicum, salicylsaures Nikotin, $C_{10}H_{14}N_2 \cdot C_7H_6O_3$, bildet farblose, durchsichtige Kristalle, schmilzt bei 118°, ist leicht in Wasser und den meisten organischen Lösungsmitteln löslich und hat einen leicht brenzlichen Geruch. Das Eudermol wurde als Spezifikum gegen Scabies empfohlen. Am besten bedient man sich einer Salbe aus 0,1% Eudermol (nicht mehr) und Lanolin oder Vaselin. *Fabrikant:* Chem. Fabr. Dr. L. C. Marquart in Beuel b. Bonn a. Rh.
Sehr vorsichtig und vor Licht geschützt aufzubewahren.

Eudoxin, Bismutum nosophenicum, wird durch Umsetzung der Lösungen des Natriumsalzes des Nosophens (Tetrajodphenolphthaleins) mit Lösungen des Wismutnitrates dargestellt und bildet ein rötlichbraunes, geruch- und geschmackloses, in Wasser unlösliches Pulver. Es wird innerlich als Antiseptikum bei Magen- und Darmkatarrhen in Gaben von 0,3—0,5 g für Erwachsene, von 0,05—0,2 g für Kinder mehrmals täglich angewendet. *Fabrikant:* Chem. Fabrik Rhenania Akt.-Ges. in Aachen.

Eudrenin soll in Form von Einspritzungen als Lokalanästhetikum in der Zahnheilkunde und kleineren Chirurgie Anwendung finden. Je 1 ccm enthält 0,01 g Beta-Eucainhydrochlorid und 0,033 mg (!) Adrenalinhydrochlorid. *Fabrikant:* Parke, Davis & Co. in Detroit (U. St.)
Vorsichtig aufzubewahren.

Euferin ist ein Thymiansirup, der angeblich Thymianextrakt, Guajakol und Glyzerinphosphorsäure enthält. *Fabrikant:* Laboratorium Dr. Fr. Koltscharch & Co. in Wien-Neustadt.

Euferrol wird ein lösliches Eisenpräparat genannt, welches die wirksamen Bestandteile des Levicowassers enthält. Es kommt in Gelatinekapseln in den Handel, deren jede etwa 0,012 g Eisen und 0,000006 g arsenige Säure enthält. Man gibt täglich 1—3 mal drei Kapseln. *Fabrikant:* J. D. Riedel A.-G. in Berlin-Britz.

Eugallol, eine rotbraune aus 67 % Pyrogallolmonoacetat und 33 % Aceton bestehende Flüssigkeit wurde als Ersatz des Pyrogallols bei der Behandlung der Psoriasis empfohlen. Eugallol ist in Wasser, Aceton, Äther, Chloroform, Alkohol und Rizinusöl klar löslich. Am besten benutzt man eine Verdünnung mit Aceton (1+1) zum Bepinseln. *Fabrikant:* Knoll & Co. in Ludwigshafen a. Rh.

Eugenoform, E u g e n o l c a r b i n o l n a t r i u m, bildet farblose, bei 160°C schmelzende Kristalle, welche in Wasser leicht, in Alkohol schwer löslich sind, wird infolge seiner bakteriziden Eigenschaften zur Desinfektion des Magendarmkanals bei Cholera, Typhus und anderen Infektionen empfohlen. Es kann in viel höheren Dosen als Karbolsäure gegeben werden. Dosis 0,5—1,0 g, morgens und abends zu geben.

Eugenolacetamid, $CH_3 \cdot C_3H_5 \cdot OCH_3 \cdot OCH_2 \cdot CONH_2$, bildet glänzende, bei 110° schmelzende Blättchen und wird in Form des sehr feinen Pulvers an Stelle des Cocains als Anästhetikum auf Schleimhäuten sowie als Antiseptikum bei der Wundbehandlung angewendet.

Eugenolbenzoat siehe Benzo-Eugenol.

Eugenolum cinnamylicum siehe Cinnamyl-Eugenol.

Euguform, teilweise acetyliertes Methylendiguajakol, ist ein fein verteiltes, fast geruchloses, grauweißes Pulver, das durch Einwirkung von Formaldehyd auf Guajakol und nachfolgende Acetylierung gewonnen wird. Es wirkt schmerzlindernd und reizstillend und wird in Form von Streupulver oder als 5—10 prozentige Salbe bei den verschiedensten Krankheiten, wie Lupus vulg., Bubonen, Furunkeln, Brandwunden, Unterschenkelgeschwüren usw. angewendet. Euguform wurde neuerdings auch als brauchbares Mittel gegen Maul- und Klauenseuche empfohlen. Die von Prof. H o f f m a n n beobachteten günstigen Erfolge wurden von anderer Seite jedoch nicht bestätigt.

Euguformum solubile ist eine 50 prozentige Lösung des Euguforms in Aceton. Es wird wie das trockene Präparat in Form von Pasten, Salben oder auch unverdünnt angewendet. *Fabrikant:* Chemische Fabrik Güstrow (Dr. Hillringhaus und Dr. Heilmann).

Euhämose, ein flüssiges Nähr- und Kräftigungsmittel, wird als reines, in Hämokarbon (? A) übergeführtes Bluteiweiß bezeichnet. *Fabrikant:* Kohrs & Co. Nachf. in Hamburg.

Eukinase und Pankreatokinase. Von der Überzeugung ausgehend, daß das im Pankreassaft seine Wirkung entfaltende Trypsin an sich nicht wirken könnte, wenn seine proteolytischen Fähigkeiten nicht erst durch ein in der Schleimhaut des Duodenums enthaltenes besonderes Ferment (von Pawlow Enterokinase genannt) ausgelöst würden, haben H a l l i o n und C a r r i o n sich bemüht, dieses Ferment zu isolieren und therapeutisch nutzbar zu machen. Die so gefundene E u k i n a s e wurde aus dem Duodenum des Schweins als gelbes Pulver erhalten, welches in besonders aktiver Form die Enterokinase Pawlows enthält. Als P a n k r e a t o k i n a s e bezeichnen die genannten eine Mischung von Eukinase mit Pankreatin. Beide Präparate kommen in gehärteten Gelatinekapseln in den Handel, die den Magen unversehrt passieren.

Eulactol, ein Nährpräparat, stellt ein aus Vollmilch und Pflanzeneiweiß zubereitetes Pulver dar, welches sämtliche dem Menschen notwendigen Nährstoffe (Fett, Eiweiß, Kohlehydrate und Salze) in rationellem Verhältnisse enthalten soll. *Fabrikant:* Nährmittelwerke Akt.-Ges. in Köln a. Rh.

Eulatin, ein Keuchhustenmittel, soll amidobrombenzoesaures Dimethylphenylpyrazolon sein; es wird in Dosen von 0,5—1 g mehrmals täglich empfohlen. Nach Z e r n i k ist es ein Gemisch aus etwa zwei Teilen Antipyrin und p-Brombenzoesäure im molekularen Verhältnis einerseits und einem Teile o-Amidobenzoesäure und Antipyrin, ebenfalls im molekularen Verhältnis, anderseits. *Fabrikant:* Chem. Institut Dr. L. Oestreicher in Berlin.

E u l a t i n - M a l z - S c h o k o l a d e t a b l e t t e n enthalten 0,25% Eulatin und trocknes Malzextrakt und sind mit Schokolade überzogen.

Eulaxans, ein Abführmittel in Form verzuckerter Tabletten, enthält Phenolphthaleinnatrium. *Fabrikant:* G. Hell & Co. in Troppau und Wien.

Eulimen, künstliches Limonen, $C_{10}H_{16}$, bildet ein wasserhelles, leicht bewegliches Öl mit mildem, zitronenartigen Geruch und Geschmack. Spez. Gew. 0,850 bei 15°; Siedepunkt 175°. Es wird innerlich bei allen Krankheitsprozessen der Lunge, ferner als Stomachikum in Verbindung mit einem Bittermittel sowie als Zusatz zu Einreibungen empfohlen. *Fabrikant:* Anton Deppe Söhne, Fabriken äther. Öle in Hamburg-Billwärder.

Euman, ein Serum gegen sogen. Gripssche Schweineseuche (Ferkelseuche), wird unter Verwendung des Gripsschen Schweineseuchenbazillus gewonnen und sowohl gegen die genannte Krankheit, als auch bei Pneumonie der Kälber als Prophylaktikum und Heilmittel angewendet. Man injiziert subkutan 3—20 ccm. *Fabrikant:* Serum-Laboratorium Ruete-Enoch in Hamburg.

Eumattan anhydricum, ein mit Wasser mischbares Fett, soll die Fettgrundlage des Mattan (siehe da) sein. *Fabrikant:* Fritz Kripke in Neukölln-Berlin.

Eumenol ist das Fluidextrakt aus der in China seit alten Zeiten als Amenorrhoikum und Dismenorrhoikum mit sicherem Erfolg angewendeten Radix Tang-kui, einer Araliacee. Über die Stammpflanze dieser Wurzel verlautete bisher nichts näheres, Fr. Hirth empfiehlt das Extrakt jedoch angelegentlich als Spezifikum gegen Amenorrhöe in Dosen von dreimal täglich einen Kaffeelöffel voll. *Fabrikant:* E. Merck in Darmstadt.

Eumorphol, Serum gegen Morphiumvergiftung, hat Dr. Hirschlaff dargestellt. Er spritzte Tieren langsam steigende Mengen einer Morphiumlösung ein. Den auf diese Weise an das Morphium gewöhnten Tieren entnahm er ein Serum, welches ein brauchbares Hilfsmittel bei der Bekämpfung des Morphinismus bilden soll, da es gegen Morphiumvergiftung innerhalb gewisser Grenzen immun macht. *Fabrikant:* J. D. Riedel, Akt.-Ges., in Berlin-Britz.

Eumydrin, Atropinum methylonitricum, Atropinmethylnitrat, wurde im Jahre 1903 von Erbe, Goldberg u. a. eingeführt. Es besitzt die Formel

$$\begin{matrix} C_6H_5 \\ CH_2OH \end{matrix} \Big\rangle CH-CO \cdot O-C_7H_{11}N \Big\langle \begin{matrix} (CH_3)_2 \\ NO_3 \end{matrix}.$$

Das **Eumydrin** bildet ein weißes, mikrokristallinisches Pulver, das nach dem Trocknen bei 100° den Schmelzpunkt 163° zeigt. Beim Erwärmen mit conc. Schwefelsäure färbt es sich violett und gibt im übrigen die bekannten Atropinreaktionen. Eumydrin ist leicht löslich in Wasser und in Alkohol, kaum löslich in Äther und in Chloroform.

Die Darstellung des Eumydrins erfolgt nach den D. R. P. 137622 bzw. 138433, indem das durch Methylierung von Atropin erhaltene Atropiniummethyljodid oder -sulfat mit den salpetersauren Salzen der Schwermetalle ($NO_3 Ag$, $(NO_3)_2 Pb$) umgesetzt wird. Man filtriert sodann von dem ausgeschiedenen unlöslichen Metalljodid oder -sulfat ab und dunstet das Filtrat, zweckmäßig im Vakuum, zur Kristallisation ein.

Das Eumydrin soll als Ersatz des Atropins Anwendung finden, sowohl in der Augenheilkunde als auch zum inneren Gebrauch, zumal in den Fällen, wo Atropin nicht vertragen wird. Insbesondere wird es auch als schweißhemmendes Mittel bei Schwindsüchtigen empfohlen. Nach Dreser soll es 50 mal weniger giftig sein als Atropin; demzufolge kann bei seiner Anwendung die Maximaldosis des Atropins überschritten werden; gewöhnlich sind für den inneren Gebrauch Einzeldosen von 0,001 bis 0,0025 g ausreichend. Für die Augenheilkunde kommen im allgemeinen 1—5 prozentige Lösungen in Betracht. *Fabrikant:* Farbwerke vorm. Friedr. Bayer & Co. in Elberfeld.

Sehr vorsichtig und vor Licht geschützt aufzubewahren.

Eunatrol, Natrium oleinicum, ölsaures Natron, $(C_{18}H_{33}O_2)_3 Na_2$. Das Eunatrol bildet eine gelblichweiße, in Wasser lösliche Masse und hat nicht jenen unangenehmen, ranzigen Beigeschmack, welcher den sonstigen ölsauren Salzen anhaftet, es läßt sich daher leicht einnehmen und macht keinerlei Beschwerden. Es hat sich als ein gutes Cholagogum erwiesen. In Form der Eunatrolpillen zu 0,25 g pro dosi kann das Präparat ohne jede Belästigung des Intestinaltraktes oder des Allgemeinbefindens monatelang gegeben werden. Dosicrung: zweimal 1 g Eunatrol pro die. *Fabrikant:* Vereinigte Chininfabriken Zimmer & Co. in Frankfurt a. M.

Eunol siehe Naphthol-Eucalyptol.

Euonymin siehe Evonymin.

Eupepsin wird ein alkoholschwacher Pepsinwein mit Chartreusegeschmack genannt. *Fabrikant:* Apotheker Leon Kammerer in St. Blasien.

Euphorbia Peplus L., die auch in Deutschland ziemlich verbreitete Gartenwolfsmilch, wurde im Jahre 1908 von Artault als vorzügliches Mittel gegen Asthma und Bronchialkatarrh empfohlen. Man kocht 5 g der getrockneten ganzen Pflanze (nicht mehr, weil sie sonst brechenerregend wirkt) in 1 l Wasser, filtriert die Abkochung und trinkt täglich 3—4 Tassen davon. Man kann aber auch ein wässeriges Extrakt oder eine Tinktur aus der Droge bereiten und diese dann in entsprechender Dosierung anwenden.

Euphorine, Phenylurethan, Phenylcarbaminsäureäthylester, $CO(HN \cdot C_6H_5)(OC_2H_5)$, entsteht durch Einwirkung von Anilin auf Chlorameisensäureäthylester. Es bildet ein weißes, bei etwa 50° schmelzendes, in kaltem Wasser schwer, in alkoholischen Flüssigkeiten leicht lösliches Pulver, welches als Antipyretikum in Dosen von 0,1—0,5 g, als Antirheumatikum zu 0,4—0,5 g, als Analgetikum zu 0,4 g drei- bis fünfmal täglich gegeben wird. Äußerlich hat man es bei schmerzhaften Prozessen, wie Brandwunden, Ulcera, Analgeschwüren, auch als pulverförmiges Antiseptikum an Stelle des Jodoforms angewendet. *Fabrikant:* Chem. Fabrik von Heyden in Radebeul bei Dresden.

Vorsichtig und vor Licht geschützt aufzubewahren.

Euphthalmin, Euphthalminum hydrochloricum, ist das salzsaure Salz des Phenylglykolyl-n-methyl-β-vinyl-diacetonalkamins, $C_{17}H_{25}NO_3 \cdot HCl$. Die freie Base steht in engem Zusammenhange mit dem Eucain B. Doch steht an Stelle der Benzoylgruppe beim Euphthalmin der Rest der Mandelsäure und ist das Wasserstoffatom im Stickstoff durch die Methylgruppe ersetzt. Das Euphthalmin bildet ein farbloses, kristallinisches, bei 183° schmelzendes, in Wasser leicht lösliches Pulver. In seiner Wirkung unterscheidet es sich wesentlich vom Eucain B; während dieses nämlich anästhesierend wirkt, aber eine mydriatische Wirkung auf das Auge nicht ausübt, erzeugen die Lösungen des Euphthalmins, in das Auge eingeträufelt, Pupillenerweiterung, aber keine Anästhesie. 2—3 Tropfen einer 5prozentigen Lösung erzeugen nach 15—20 Minuten eine 3—6 Stunden anhaltende Mydriasis. Innerlich wirkt es wie Atropin. *Fabrikant:* Chem. Fabrik auf Akt. vorm. E. Schering in Berlin N.

Vorsichtig aufzubewahren.

Euphyllin, eine Verbindung des Theophyllins mit Äthylendiamin, besteht aus gleichen Teilen der primären und sekundären Verbindung. Weißes kristallinisches, in Wasser leicht lösliches

Pulver mit 78% Theophyllin. Seine große Löslichkeit macht es zur subkutanen und intramuskulären Anwendung besonders geeignet; man kann wässerige Lösungen herstellen, die einem Gehalt von etwa 40% Theocin entsprechen. Bei der Anwendung per os empfiehlt sich Tinct. Cort. Aurant. als Geschmackskorrigens. Das Präparat gelangt auch in Form von Tabletten in den Handel. *Fabrikant:* Chem. Werke vorm. Dr. Hch. Byk in Berlin-Charlottenburg.

Vorsichtig aufzubewahren.

Eupneuma wird ein Asthmamittel genannt, welches neben den wirksamen Prinzipien der Stramoniumblätter Anästhesin, Subkutin und Methylatropinbromid enthalten soll. Es wird in die Nase eingestäubt. *Fabrikant:* Dr. E. Ritsert in Frankfurt a. M.

Euporphin. Apomorphinium methylobromatum, Apomorphinbrommethylat, $C_{17}H_{17}O_2N \cdot CH_3 \cdot Br$. Weiße oder gelblichweiße Kristallnädelchen, sehr leicht und mit neutraler Reaktion in Wasser löslich, schwerer in Alkohol, kaum löslich in Äther und Chloroform. Schmelzpunkt 156—158°. An feuchter Luft, besonders unter Mitwirkung von Licht, färbt sich Euporphin bräunlich, ebenso nehmen die Lösungen allmählich eine bräunliche Farbe an.

Die Darstellung des Apomorphinbrommethylates erfolgt nach D. R. P. 158 620 bzw. 167 869 folgendermaßen: Apomorphin wird mit Dimethylsulfat behandelt; das zuerst entstandene methylschwefelsaure Salz des Methyl-Apomorphins wird sodann mit einer gesättigten Bromkaliumlösung umgesetzt und gleichzeitig ausgesalzen.

Im Gegensatz zu Apomorphin besitzt das Euporphin den Vorzug, in geringerem Grade Brechreiz hervorzurufen, auf das Herz bedeutend weniger einzuwirken und länger ohne Schaden für die Kranken gebraucht werden zu können. Michaelis wandte das Präparat an in Verbindung mit kleinen Dosen Morphin gegen die verschiedensten Affektionen der Respirationsorgane, und zwar in Lösung oder in Tabletten zu 0,005 g. Die Tagesgabe beträgt 0,01—0,05 g. *Fabrikant:* J. D. Riedel A.-G. in Berlin-Britz.

Maximaldosis: 0,02 g pro dosi, 0,06 g pro die.

Vorsichtig und vor Licht geschützt aufzubewahren.

Eupyrin, Vanillinäthylkarbonat-p-phenetidin, kristallisiert in blaß grünlichgelben, nach Vanille duftenden, völlig geschmackfreien Nadeln. Es schmilzt bei 87—88°, ist in Wasser schwer, in Alkohol, Äther, Chloroform leicht löslich, bildet mit einigen Säuren Salze, hat die Strukturformel:

$$C_6H_4{<}{OC_2H_5 \atop N=CH} \cdot C_6H_3{<}{O \cdot COOC_2H_5 \atop OCH_2}.$$

Das Eupyrin ist in der Hauptsache indiziert als mildes und ungiftiges Antipyretikum, speziell bei Kindern, bei alten Leuten und bei Fieberfällen mit erheblicher Schwäche. Man gibt das Präparat Erwachsenen in Dosen von 1—1,5 g. *Fabrikant:* Vereinigte Chininfabriken Zimmer & Co. in Frankfurt a. M.

Euresol, Resorcinmonoacetat, ist dickflüssig, honiggelb, von angenehmem Geruch, löst sich unter anderem auch in Aceton und soll bei Bartflechte und bei Talgfluß sowie in allen Fällen, wo Resorcin angezeigt ist, besonders auch als Zusatz zu Kopfwässern in Form einer Acetonlösung Anwendung finden. *Fabrikant:* Knoll & Co. in Ludwigshafen a. R.

Euricinol Grischow ist eine wohlschmeckende Rizinusölemulsion mit 80% Ol Ricini. *Fabrikant:* Apotheker E. Grischowt, Adler-Apotheke in Altendorf a. Rh.

Eurobin, Chrysarobintriacetat, als Ersatz für Chrysarobin empfohlen, soll vor dem letzteren mancherlei Vorzüge besitzen. Es bildet ein rotgelbes, in Wasser unlösliches Pulver, färbt die Wäsche nicht, hat keine toxischen Eigenschaften, ruft keine Dermatitis hervor und ist weniger kostspielig, da man schon mit 2—3 prozentigen Lösungen analoge Wirkung wie mit den üblichen Chrysarobingemischen erhält. *Fabrikant:* Knoll & Co. in Ludwigshafen a. Rh.

Europhen, Isobutyl-ortho-kresoljodid, HO $\cdot CH_3 \cdot C_4H_9 \cdot C_6H_2 \cdot C_6H_2 \cdot C_4H_9 \cdot CH_3 \cdot OJ$ im Jahre 1891 von Siebel und Eichhoff eingeführt, wird wegen seines Gehaltes an Jod und der Fähigkeit, dasselbe im Kontakt mit alkalischen Flüssigkeiten bei Körperwärme abzuspalten, als Ersatzmittel des Jodoforms empfohlen, vor dem es die Vorzüge der Geruchlosigkeit und sehr geringen Toxizität besitzt. Es entsteht bei der Einwirkung von Jod-Jodkalium auf eine alkalische Lösung von Isobutylorthokresol, ist ein gelbes, spezifisch leichtes, schwach nach Safran riechendes Pulver, in Wasser unlöslich, leicht löslich in Alkohol, Äther, Chloroform und auch schon in der Kälte reichlich in fetten Ölen. Der Jodgehalt des über Schwefelsäure getrockneten Präparates beträgt ca. 25%. Er ist in der bei Aristol angegebenen Weise zu ermitteln.

In trockenem Zustande ist Europhen beständig; mit Wasser auf ca. 70° erwärmt, spaltet es freies Jod ab, im Kontakt mit Feuchtigkeit auch schon bei gewöhnlicher Temperatur. Bei Gegenwart von Alkali wird die Jodabscheidung noch bedeutend erleichtert, was wahrscheinlich durch die leicht spaltbare Sauerstoffbindung des Jodatoms bedingt ist. Zum äußerlichen Gebrauche wird das Europhen entweder direkt als Pulver aufgestreut — am besten mit der gleichen Menge fein gepulverter Borsäure vermischt — oder in Form einer 5—10prozentigen Salbe aus Lanolin aufgelegt. Bei verschiedenen Hautausschlägen, bei Rhinitis atrophic. simpl. und foetid., in der Zahnheilkunde, sowie bei erfrornen Händen sind Einreibungen mit einer Lösung von 5,0 Europhen in 95,0 Ol. Olivar. zu empfehlen. *Fabrikant:* Farbenfabriken vorm. Friedr. Bayer & Co. in Elberfeld.

Vorsichtig und vor Licht geschützt aufzubewahren.

Eusanose wird ein diäthetisches Präparat des Hessischen Apotheker-Vereins genannt.

Euscopol ist chemisch reines S c o p o l a m i n u m   h y d r o b r o m i c u m, welches sich von dem Präparate des deutschen Arzneibuches dadurch unterscheidet, daß es optisch inaktiv ist. Das Eusecopol erweicht bei 165—170°, schmilzt bei 180—181° und bildet bei 185° eine klare Flüssigkeit. Der Schmelzpunkt des D. A.-B. V-Präparates liegt bei 190°. Zur U n t e r s c h e i d u n g   d e s   E u s c o p o l s vom aktiven Scopolaminum hydrobromicum des Arzneibuches dienen außer dem Schmelzpunkte und dem optischen Verhalten auch die Pikrate. Das Pikrat des aktiven Präparats kristallisiert in dünnen Nadeln, während das des Euscopols längliche, gezackte Blättchen bildet. Die Schmelzpunkte der beiden Pikrate differieren nicht wesentlich; das Pikrat des aktiven Scopolamins schmilzt bei 190—191°, das des Euscopols bei 192—194°. Zur Darstellung der Pikrate löst man 0,1 g des Salzes in 4 ccm Wasser und gibt 10 ccm wässerige, gesättigte Pikrinsäurelösung hinzu. Die entstandene Emulsion wird durch Erwärmen zur Lösung gebracht, worauf sich nach ruhigem Stehen das Pikrat kristallinisch abscheidet. Das Euscopol wird etwa in denselben Dosen und zu denselben Zwecken angewendet, wie das Scopolamin. hydrobromic. D. A.-B. V. *Fabrikant:* J. D. Riedel, Akt.-Ges. in Berlin-Britz.

Sehr vorsichtig aufzubewahren.

Eusemin, ein Präparat zur Injektionsanästhesie gegen Hyperästhesie des Zahnbeins, enthält in 100 T. physiologischer Kochsalzlösung 5 g Adrenalinlösung (1:1000) und 0,75 g Cocain hydrochlorid. *Hauptversand:* Hugo Rosenberg in Berlin W. 50, Schadowstraße.

Vorsichtig aufzubewahren.

Eustenin, Theobrominnatrium-Jodnatrium von der Formel $C_7H_7N_4O_2Na \cdot NaJ$ ist im Jahre 1908 eingeführt, und mit Erfolg gegen Arteriosklerose, Angina pectoris und Aortenaneurysma angewendet worden. Es enthält 51,1 % Theobromin und 36,05 % Jodnatrium und ist ein hygroskopisches leicht lösliches Pulver. Dosis: 0,5—1,0 in Oblaten oder Lösung. *Fabrikant:* Vereinigte Chininfabriken Zimmer & Co., G. m. H., in Frankfurt a. M.

Vorsichtig aufzubewahren.

Eutannin, wird als ein der Gerbsäure chemisch nahe verwandter Körper bezeichnet, der im Magensaft unlöslich ist, den Magen unzersetzt passiert und erst im Darmsaft sich unter Abspaltung von Gerbsäure löst. Es kommt mit gleichen Teilen Milchzucker gemischt in den Handel und hat sich in Dosen von 0,25—0,75 g drei- bis viermal täglich bei Brechdurchfall, akuten und chronischen Darmkatarrhen bewährt. *Fabrikant:* Fogtenberger & Foehr in Feuerbach bei Stuttgart.

Nach Thoms ist der gerbstoffhaltige Körper als Chebulinsäure $C_{28}H_{22}O_{19}$, die aus Myrobalanen zu gewinnen ist, zu betrachten.

Eutectan, eine Guajakol-Wismutverbindung mit einem Überschuß an Guajakol, bildet ein dunkelbraunes, schwach aromatisch riechendes Pulver. Es wird innerlich bei Magengeschwüren in Dosen von 0,2—1,0 g, äußerlich als Antigonorrhoikum in 2 prozentiger Lösung, sowie bei Brandwunden, Furunkeln, Phlegmonen usw. als Streupulver oder in Form von Salben empfohlen. *Bezugsquelle:* Apotheke in Lübbenau.

Eutonicin, Elixir Condurango comp. ferratum, wird als blutbildendes Stomachikum empfohlen. *Fabrikant:* Apoth. R. Rudolphson in Berlin W.

Euvaseline siehe bei Bleno-Lenicet.

Evonymin, Euonymin, das (meist mit Milchzucker gemischte) Glykosid der Rinde von Evonymus atropurpureus, bildet ein gelbliches Pulver, welches als Cholagogum und Kathartikum bei chronischer Konstipation infolge von Leberschwellung

und bei anderen Leberleiden Anwendung findet. Dosis 0,03—0,2 g in Pillen oder Mixturen mit Extr. Belladonnae kombiniert, um etwa auftretende Kolikschmerzen zu bekämpfen. *Fabrikant:* E. Merck in Darmstadt.
Vorsichtig aufzubewahren.

E v o n y m i n. a m e r i c a n. f u s c. u n d v i r i d e wird das mehr oder weniger chlorophyllhaltige Harz des Evonym. atropurpureus genannt. Dasselbe wird zu 0,1—0,4 g als Cholagogum gegeben.

Exalgin, M e t h y l a c e t a n i l i d, $C_6H_5N \cdot CH_3 \cdot COCH_3$, bildet farblose, bei 101° schmelzende, bei 240° ohne Zersetzung siedende, in kaltem Wasser schwer, in heißem Wasser und in Alkohol leicht lösliche Kristalle. Das Präparat wird als Antineuralgikum in Gaben von 0,25 g zweimal täglich gegeben. *Fabrikant:* E. Merck in Darmstadt.
Maximaldosis 0,5 g pro dosi, 4,0 g pro die.
Vorsichtig aufzubewahren.

Exodin (nicht zu verwechseln mit E x o d y n e, siehe dieses), ein sehr wirksames, nicht reizendes Abführmittel, ist als Gemisch von etwa 30% Rufigallussäurehexamethyläther, 23% Diacetylrufigallussäuretetramethyläther und 47% Acetylrufigallussäurepentamethyläther zu betrachten (Z e r n i k). Es wird nach D. R. P. Nr. 151 724 durch Einwirkung von Acidylierungsmitteln (z. B. Essigsäureanhydrid, Benzoylchlorid) auf Rufigallussäurealkyläther erhalten. Das Präparat stellt ein gelbes Pulver dar, welches bei etwa 180 bis 190° schmilzt. Es ist unlöslich in Wasser, schwer löslich in Alkohol, geruch- und geschmacklos. Es wird in Tabletten zu 0,5 g zu ein bis drei solcher Tabletten gegeben, die innerhalb 8—12 Stunden wirken. *Fabrikant:* Chem. Fabrik auf Aktien vorm. E. Schering in Berlin N.

Exodyne ist ein Gemisch aus 90 T. Acetanilid, 5 T. Natriumbikarbonat und 5 T. Natriumsalicylat.
Vorsichtig aufzubewahren.

Extractum Apocyni cannabini fluidum aus der Wurzel von Apocynum cannabinum hat P a w i n s k i mit Erfolg an Stelle von Digitalis in allen für letztere in Frage kommenden Fällen angewendet. Die diuretische Wirkung desselben äußerte sich sehr bald (am folgenden Tage) nach Einnehmen der Fluidextraktes, in der Dosis von 10 Tropfen zwei- bis dreimal täglich. Kumulative

Wirkung hat das Apocynum nicht, bei sehr hohen Dosen zeigen sich zuweilen Nebenerscheinungen von seiten des Magendarmkanals (Übelkeit, Erbrechen, Diarrhöe). A. R o b i n sah großen Vorteil vom Apocynum cannabinum als Adjuvans des Theobromins, welche beide Mittel abwechselnd zur Verhütung der Angewöhnung gegeben wurden, das Apocynum als Fluldextrakt in der Dosis von 30 Tropfen dreimal täglich. *Fabrikant:* E. Merck in Darmstadt.
Vorsichtig aufzubewahren.

Extractum Araribae rubr. fluid., bereitet aus der Rinde von Pinkneya rubescens, einer Rubiacee Brasiliens, soll gegen Wechselfieber angewendet werden. Es enthält ein den Cinchonabasen verwandtes Alkaloid Arribin. *Fabrikant:* E. Merck in Darmstadt.

Extractum Arenariae rubrae aquosum, spiss. und fluidum. Aus dem ganzen Kraut der der Familie Caryophyllaceen, Unterabteilung Sperguleen, angehörigen Arenaria (Spergularia) rubra bereitete Extrakte. Nach B e r t h e r a n d s klinischen Versuchen äußert die Arenaria rubra einen günstigen Einfluß auf den akuten und chronischen Blasenkatarrh; sie wirkt ferner vorteilhaft bei Dysurie, Cystitis und Harnsteinen. Dosis 2 g dreistündlich in Wasser gelöst. *Fabrikant:* E. Merck in Darmstadt.

Extractum Aspidii spinulosi ist ein dem Extractum Filicis ähnlich dargestelltes ätherisches Extrakt aus Aspidium spinulosum, welches ein zuverlässigeres Bandwurmmittel als dieses sein soll. Die Dosis beträgt 4 g; das Extrakt wird nüchtern genommen und darauf ein Laxans gegeben. *Bezugsquelle:* Apotheker Koponen in Nurmijarvi (Finnland) und E. Merck in Darmstadt.

Extractum Cacti grandiflor. fluid. wird statt Digitalis und Strophantus als Herzmittel empfohlen; Dosis dreimal täglich 30 Tropfen.
Vorsichtig aufzubewahren.

Extractum Cannabis indicae aquos. fluid. wird aus den blühenden Zweigspitzen der weiblichen Cannabis indica bereitet. Das wässerige Extractum Cannabis indicae besitzt alle wohltätigen Wirkungen dieser Heilpflanze, ohne den an Intoxikation grenzenden rauschartigen Zustand hervorzurufen, welcher schon auf mittlere Gaben der weingeistigen Auszüge erfolgt. Das Medikament ist auch von Wert bei den mit Stuhlverhaltung verknüpften Verdauungsstörungen und als Soporifikum bei Kinderkrankheiten. Die mittlere Einzeldosis ist für Erwachsene 2,0 bis

4,0 g; die Einzeldosis für Kinder unter einem Jahre ist 1—2 g pro Monat. *Fabrikant:* E. Merck in Darmstadt.

Extractum Cannabis indicae pingue, Extr. Cannab. indic. butyric., ist eine Lösung des Haschischins in Fett (Butter). Es zeichnet sich nach See besonders durch seine sedative Wirkung bei Magenkrämpfen, nervösen Schmerzen, habituellem Erbrechen, Schleimhauthyperästhesien usw. aus. Dosis: 0,05 g pro die.

Vorsichtig aufzubewahren.

Extractum Cannabis indicae butyricum siehe Extractum Cannabis indicae pingue.

Extractum Caryophyllorum aquosum, aus den Blütenknospen von Caryophyllus aromaticus bereitetes, dünnflüssiges, wässeriges Extrakt, wurde mit Erfolg zur Beseitigung von Hornhautflecken benutzt. Man träufelt es zweimal täglich in Zwischenräumen von 5—10 Minuten ein. *Fabrikant:* E. Merck in Darmstadt.

Extractum Cecropiae siehe Cecropia obtusa.

Extractum Chelidonii aquos. spissum, von Chlorophyll befreites, wässeriges Extrakt aus dem frischen Kraute von Chelidonium majus, soll in Dosen zu 1,5—5,0 g täglich als Mittel gegen krebsartige Geschwüre Anwendung finden, scheint aber in seiner Wirkung sehr unzuverlässig zu sein.

Extractum Chinae Nanning wird vom Darsteller Apotheker H. Nanning in s'Gravenhage (Holland) wie folgt charakterisiert: „Dieses Extrakt wird aus bester roter Chinarinde nach einer eigenen Methode, im Vakuum ohne jeden Alkoholzusatz hergestellt und nur jene Stoffe extrahiert, welche therapeutisch von Wichtigkeit sind, während Harze und wachsartige Substanzen in demselben nicht enthalten sind. Die Chinagerbsäure ist als solche enthalten und nicht in Chinarot umgewandelt. Der Alkaloidgehalt ist durchgehends 5%, und haben zahlreiche Untersuchungen gezeigt, daß die Zusammensetzung des Präparates eine stets gleiche ist."

Wie v. d. Wielen später mitteilte, wird das Extractum Chinae Nanning nach der bekannten Vorschrift zu China liquida von de Vrij, aber mit weniger Salzsäure, dargestellt und zwar unter vollkommenem Ausschluß von Spiritus. — Die Sächsischen Kreisvereine empfehlen folgende Vorschrift zu einem Extractum Chinae loco Nanning, die ein gutes, haltbares Präparat liefert: 1000 g grobgepulverte Chinarinde werden durchfeuchtet mit einer Mischung aus je 50 T. Salzsäure und Glyzerin, 300 T. Weingeist und 100 T. Wasser und nacheinander perkoliert mit 1. 1000 g verd. Weingeist, 2. mit 1000 g einer Mischung gleicher Raumteile Weingeist und Wasser, 3. mit 1000 T. Wasser. Es werden 700 g Vorlauf aufgefangen, die sämtlichen Nachläufe auf 200 g eingedampft, mit 100 g Weingeist aufgenommen und dem Vorlauf zugefügt. In fortlaufender Bearbeitung wird jede neue Rindenmenge mit der Flüssigkeit durchfeuchtet, wie oben aufgeführt. Man fängt dann auf a) 700 g Vorlauf, b) 800 g Nachlauf I, c) 800 g Nachlauf II, d) Preßflüssigkeit und perkoliert den zweiten und die folgenden Ansätze mit 1. einem Gemisch von 800 g Nachlauf I und 200 g Weingeist, 2. mit einem Gemisch von 800 g Nachlauf II und 200 g Weingeist, 3. mit 1000 g Wasser. Die Preßflüssigkeiten werden nicht zum Perkolieren verwendet, sondern für sich (mit den letzten Nachläufen) auf $1/5$ der gesamten verarbeiteten Chinarinde eingedampft, mit der Hälfte ihres nunmehrigen Gewichtes Weingeist aufgenommen und den vereinigten Vorläufen zugesetzt.

Extractum Crataegi fluidum. Crataegus oxyacantha, unser einheimischer Weißdorn, dessen Blüten und Früchte vor Zeiten als Volksheilmittel einige Bedeutung besaßen, ist allem Anschein nach vielleicht berufen, wieder eine Rolle im Arzneischatz zu spielen. Die aus den Blüten gewonnene Tinktur soll nach Huchard ein mildes Herztonikum sein, ohne irgendwelche giftigen Wirkungen zu besitzen. Man kann lange Zeit hindurch täglich drei- bis fünfmal etwa 10 Tropfen davon nehmen.

Aber auch die Früchte sind als Herztonikum geschätzt, so daß neuerdings M. Beringer vorschlägt, ein Fluidextrakt nach folgender Vorschrift daraus darzustellen:

Fruct. Crataegi oxyacanth. gr. pulv. 1000,0, Glycerini 50 ccm, Alkohol, Aqu. dest. qu. s. ad 1000 ccm.

Man mischt das Glyzerin mit 600 ccm Alkohol (90%) und 250 ccm Wasser, befeuchtet damit das Pulver, überschichtet dasselbe dann im Perkolator mit der gleichen Mischung und läßt das Ganze 2—3 Tage stehen. Dann wird mit einer Mischung aus 1 T. Wasser und 2 T. Spiritus perkoliert und aus den Perkolaten in üblicher Weise ein Fluidextrakt 1 : 1 hergestellt.

Extractum Cynosbati fluidum tamarindinatum. Das Hagebuttenextrakt dient als Hausmittel gegen Steinkrankheiten aller Art und hat durch den Zusatz von Tamarinden eine schmerzlos abführende Wirkung erhalten. Man nimmt 1—2 Teelöffel voll auf eine Tasse heißen Wassers, mit oder ohne Zusatz von Zucker.

Extractum Digitalis liquidum (Denzel) ist ein Fluidextrakt, von welchem 5 g 1 g Folia Digitalis entsprechen. Es hat sich als ein wirksames, haltbares und von schädlichen Nebenwirkungen fast freies Präparat erwiesen. *Fabrikant:* Apoth. Dr. Denzel in Tübingen.
Vorsichtig aufzubewahren.

Extractum Djamboë fluidum siehe Extr. Psidii pyriferi.

Extractum Echinaceae angustifoliae rad. fluid., aus der Wurzel von Echinacea angustifolia bereitetes Fluidextrakt. Mit diesem Extrakt sollen sich bei Hämorrhoidalbeschwerden vorzügliche Erfolge erzielen lassen. Das Präparat wird zu gleichen Teilen mit Extract. Hamamelidis virg. fluid. vermischt, nach jedem Stuhlgang in Dosen von 7 ccm in das Rektum injiziert. *Bezugsquelle:* E. Merck in Darmstadt.

Extractum Eriodictyonis siehe Yerba santa.

Extractum Erodii Cicutarii aquos. spiss., aus dem ganzen Kraute der in Mittel- und Nordeuropa wachsenden Geraniacee Erod. cicutar., ist ein starkes Hämostatikum und wird in Dosen von 0,15—0,3 g zweistündlich in wässeriger Lösung verordnet. *Fabrikant:* E. Merck in Darmstadt.

Extractum Foliorum Bucco siehe Diosmal.

Extractum Fomitis fluid. siehe Fomitin.

Extractum Fumariae parviflorae aquos. spiss. aus der weißblühenden, in Südeuropa und Ostindien heimischen Fumaria parviflora, wird in Dosen von 0,5—2,0 g als Specifikum gegen Lepra, Krebs, Ekzem und ähnliche Krankheiten empfohlen und wirkt als Laxans und Diuretikum.

Extractum Galegae siehe Galega officinalis.

Extractum glandulae suprarenalis siehe Organpräparate.

Extractum Glaucii fluidum, ein aus Wurzel und Kraut von Glaucium luteum dargestelltes Fluidextrakt, hat sich als brauchbares Mittel gegen Diabetes erwiesen. Man gibt davon anfangs dreimal täglich $\frac{1}{2}$ Teelöffel voll, später etwas mehr und braucht die sog. Diabetikerkost nicht einzuhalten. *Fabrikant:* Gehe & Co. A.-G. in Dresden und G. Marpmann in Leipzig.

Extractum Guajavae siehe Extr. Psidii pyriferi.

Extractum Hippocastani fluidum, aus den Samen der Roßkastanie, also nicht das bekannte Keuchhustenmittel, welches aus den Blättern der Edelkastanie dargestellt wird, hat B. Schürmayer als ein ungiftiges Mittel bei der Behandlung von Rheumatismus, Neuralgien usw. erkannt. Es wird unverdünnt und verdünnt als Einreibung angewendet.

Extractum Jambulani comp. siehe Saltarin.

Extractum Jurubebae siehe Extr. Solani paniculati.

Extractum Kanakugi fluidum wird aus dem Holz und der Rinde von Lindnera Kanakugi hergestellt. Von Cowers wurde dieses Mittel im Jahre 1896 gegen Syphilis empfohlen, nachdem er es als ein Geheimmittel der Malaien gegen diese Krankheit erkannt hatte. Es sind täglich zwei Teelöffel voll in Wasser längere Zeit fortgesetzt zu nehmen.

Extractum Muirae Puamae fluid. aus Acanthea virilis, einer brasilianischen Acanthacee, soll bei allgemeinen neurasthenischen Beschwerden in Dosen zu 15—20 Tropfen drei- bis viermal täglich gebraucht werden.

Extractum Myrtilli Winternitz siehe Myrtillin.

Extractum Nardostachys fluidum wird aus dem ganzen Kraute der Nardostachys, die den Alten schon ihr Nardenöl lieferte, gewonnen. Seit einigen Jahren hat man das Extrakt gegen Epilepsie, Chorea, Neurasthenie und allgemeine Nervenleiden versucht. Dosis für Erwachsene 20—30 Tropfen auf Zucker oder in Getränken. Nachteilige Wirkungen sind nicht beobachtet worden.

Extractum-Pankreatis nennt die Chem. Fabrik Rhenania in Aachen ihr Pancreatinum absolutum. Siehe auch Pankreatin.

Extractum Pareirae liquidum, welches als Diuretikum, Emmenagogum und Febrifugum vornehmlich in England und Amerika Anwendung findet, stellt man nach Greenish aus dem groben Wurzelpulver (von Chondodendron tomentosum) dar, indem man 100 T. desselben mit 40 T. eines Gemisches aus 20 T. Alkohol (90%), 20 T. Glyzerin und 60 T. Wasser durchfeuchtet, dann in den Perkolator packt und die übrigen 60 T. des genannten Gemisches darüber gießt. Dann läßt man abtropfen und perkoliert mit 20 prozentigem Alkohol nach bis zur Erschöpfung. Die ersten 75 ccm des Perkolats werden gesondert aufgefangen und das übrige Perkolat zum dicken Extrakt eingedampft, welches man in den ersten 75 ccm löst. Dann ergänzt man mit 20 prozentigem Weingeist auf 100 ccm, stellt 14 Tage beiseite und filtriert.

Extractum Periplocae graecae fluidum wird als Herzmittel empfohlen; es wirkt wie andere analoge Präparate und verdankt seinen Erfolg dem darin enthaltenen Glykosid Periplocin. Dosis 5—10 Tropfen.
Vorsichtig aufzubewahren.

Extractum Phaseoli, B o h n e n e x t r a k t , ein Extractum Phaseoli via frigida paratum, von dem 75—100 g mit ¾—1 l Wasser verdünnt werden, um das umständliche Abkochen der Bohnenhülsen zur Bereitung des Teeaufgusses, der bekanntlich vielfach als Mittel gegen Gicht empfohlen worden ist, zu vermeiden. *Fabrikant:* Apotheker C. Stephan in Dresden-N.

Extractum Pichi-Pichi fluidum, ein aus den Zweigen von Fabiana imbricata bereitetes Extrakt, wird bei Gonorrhöe und Zystitis mit starker Eiterung empfohlen.

Extractum Psidii pyriferi (G u a j a v a , D j a m b o e) **fluid.,** aus den Blättern von Psidium pyriferum, einer Myrtacee der Tropen, gewonnen, stellt ein wirksames Styptikum, besonders bei hartnäckigen Durchfällen dar. Man gibt es zweistündlich zu 20 Tropfen in Wasser. *Bezugsquelle:* E. Merck in Darmstadt.

Extractum Rhinacanthi communis fluid., aus der frischen Wurzel des in Ostindien heimischen Rhinacanthus communis (Justitia nasuta), welcher der Familie der Acanthaceen angehört, wird in Form von Aufpinselungen gegen verschiedenartige Hautkrankheiten empfohlen.

Extractum Rhois aromaticae fluidum, aus der Wurzelrinde von Rhus aromatica bereitet, wurde angelegentlich gegen die Incontinentia urinae der Kinder empfohlen. Die Dosis beträgt für dieselben im Alter von 2—5 Jahren 5—10 Tropfen, von 5 bis 10 Jahren 10—15 Tropfen, über 10 Jahre 20 Tropfen des Extraktes.

Extractum Sambuci nigr. fluid., aus der Rinde von Samb. nigra, findet als Diuretikum Anwendung in Dosen von 25 g.

Extractum Sanguisugae siehe Organpräparate **und Hirudin.**

Extractum Solani carolinensis fluidum, aus den Früchten des krautartigen Solanum carolinense, einer in Florida und Carolina wachsenden Solanee, bereitet, war an Stelle von Brompräparaten gegen Epilepsie empfohlen worden, doch hat es nur geringen Wert und ist nur dann angezeigt, wenn es sich darum handelt, die Brommedikation einmal auszusetzen. *Fabrikant:* E. Merck in Darmstadt.

Extractum Solani paniculati (Jurubebae) fluid., aus der brasilianischen Solanee, Solanum paniculatum Jurubeba (Jurumbeba) bereitet, wurde von amerikanischen Ärzten vielfach als Tonikum, Alterans, Drastikum und besonders bei Blasenkatarrh empfohlen. K o b e r t fand das Mittel unwirksam, während M i c h a e l i s dasselbe als gutes Stomachikum in Dosen von 1—3 g dreimal täglich empfiehlt. *Fabrikant:* E. Merck in Darmstadt.

Extractum Sorbi aucupariae fluidum, welches als Abführmittel empfohlen wird, stellt man auf folgende Weise dar: 1000 g frischer, zerriebener Beeren werden mit 500 g Spiritus (60 proz.) gemischt einige Zeit bei mäßiger Wärme stehen gelassen. Dann perkoliert man mit gleich starkem Spiritus und bereitet in üblicher Weise ein Fluidextrakt 1:1. Dabei müssen natürlich alle metallenen Gefäße und Gegenstände vermieden werden. Von dem fertigen Präparat gibt man täglich zwei- bis dreimal 20 Tropfen bis zu $\frac{1}{2}$ Eßlöffel voll.

Extractum suprarenale haemostaticum, ein alkoholfreies Extrakt aus der Nebenniere des Rindes und Schafes, welches dem Sphygmogenin (siehe dieses) und anderen Nebennierenextrakten ähnlich wirken soll. Das Präparat bildet braune, voluminöse, schollige Partikelchen, die in Wasser trübe löslich sind. Zum Gebrauche zerreibt man das Extrakt in einer Reibschale mit der gleichen Gewichtsmenge destillierten Wassers; die gewonnene trübe Lösung wird ohne weiteres verwendet. *Fabrikant:* E. Merck in Darmstadt.

Extractum Syzygii Jambolani e cort. fluidum zeigt nach neueren Versuchen von Dr. von O e f e l e zuckervermindernde Wirkungen bei Diabetikern, nur darf es nicht gleichzeitig mit Neuenahrer Sprudel oder mit Eisen und Arsen gegeben werden. *Fabrikant:* E. Merck in Darmstadt.

Extractum Thymi Kern wird in drei Stärken hergestellt. Nr. 1 ist ein reines, konzentriertes Fluidextrakt ohne jeden Zusatz von Zucker u. dergl. Nr. 2 und 3 enthalten 25% Zuckersirup. *Fabrikant:* Apotheker Dr., Kern (Firma F. Walther) in Straßburg i. E.

Extractum Thymi saccharatum, fluidum oder compos. siehe Pertussin.

Extractum Veratri viridis fluidum, aus dem Rhizom von Veratrum viride Aiton, der amerikanischen Nieswurz, bereitet, ist als Spezifikum gegen puerperale Eklampsie empfohlen worden. Man gibt 10—20 Tropfen per os oder injiziert dieselbe Menge subkutan.
Vorsichtig aufzubewahren.

Extractum Viburni prunifolii fluidum, aus Cort. Viburni prunifolii (amerikan. Schneeball) hergestellt, findet bei Dismenorrhöe und drohendem Abort in Dosen von 1,0—4,0 mehrmals täglich Verwendung.

Extractum Yerbae santae siehe Yerba santa.

Extradigin, ein Digitalispräparat (Pulver und Tabletten à 0,1 g) soll die gesamten wirksamen Bestandteile der Digitalisblätter enthalten. 1,0 g Extradigin entspricht 1,0 g Blätter.
Vorsichtig aufzubewahren.

Faex medicinalis sicca, H e f e , gereinigte untergärige Bierhefe galt seit altersher als ein Tonikum und Antiseptikum und wurde innerlich als gelinde abführendes Mittel, ferner bei Skorbut und typhösem Fieber sowie äußerlich als desodorierendes fäulniswidriges Mittel bei offenen übelriechenden Geschwüren gebraucht. In neuerer Zeit haben verschiedene Autoren auf ihre Nützlichkeit bei Purpura, Cholera, Ruhr, Kinderdurchfällen, Tuberkulose, Diphtherie, Scharlach, Masern und Krebsleiden aufmerksam gemacht. Man gibt 1—2—3 Kaffeelöffel voll täglich, am besten in etwas Bier verrührt vor den Mahlzeiten. (Siehe auch **Furunculin, Levurin, Levurinose, Mycodermin, Zymin** usw.) *Bezugsquelle:* E. Merck in Darmstadt.

Fagacid, ein nach D. R. P. 163 446 aus Buchenholzteer isolierter, fester, in Alkalilaugen löslicher Körper von pechartiger Farbe und Struktur, bildet Alkalisalze, die antiseptische Eigenschaften besitzen. Wegen der leichten Löslichkeit des Fagacids und seiner Salze im Mundspeichel soll dasselbe als inneres Antiseptikum sowie zur Herstellung von Seifen, Pflastern, Verbandstoffen u. dergl. Verwendung finden, auch zur Bereitung teerhaltiger diätetischer Präparate (Fagacid-Kakao) u. dergl. *Fabrikant:* Chemische Fabrik Dr. H. Noerdlinger in Flörsheim a. M.

Fagol, ein Kreosotderivat, wird durch Kondensation von Kreosot und Formalin als weißes, geruchloses, in Wasser unlösliches kristallinisches Pulver erhalten.
Vorsichtig aufzubewahren.

Falkenberger Spezialitäten siehe Gichtmittel, Falkenberger.

Fanghi di Sclafani ist eine Erde vulkanischen Ursprungs, die in Sizilien (in Sclafani) gefunden wird. Dieselbe besteht hauptsächlich aus elementarem Schwefel in sehr feiner, kristallinischer, in Schwefelkohlenstoff löslicher Form; daneben sind Strontiumsulfat, Baryumsulfat, Calciumsulfat und verschiedene Silikate vorhanden und Reste pflanzlichen und tierischen Ursprungs. An Wasser gibt die Erde ab: lösliche Sulfate von Aluminium, Eisen und Magnesium, freie Schwefelsäure und etwas organische Substanz. Der Rest besteht aus unlöslichen Mineralien und organischen Stoffen. Das Präparat hat bei Acne rosacea sich sehr wirksam gezeigt. Man verreibt es mit wenig Wasser zu einem ganz dünnen Brei, trägt die milchtrübe Flüssigkeit abends auf die kranken Hautstellen auf und läßt eintrocknen. Des Morgens wäscht man ab und wiederholt die Behandlung. *Bezugsquelle:* Apotheker A. Janssen in Florenz, Via dei Fossi. — (Nicht zu verwechseln mit F a n g o, dem Schlamm der heißen Quellen von Battaglia, siehe dieses.)

Fango, L i n i m e n t u m   m i n e r a l e, ist der Schlamm der heißen Bäder von Battaglia in Italien, welcher zu Bädern bezw. Umschlägen gegen Rheumatismus, Frauenkrankheiten usw. angewendet wird. Fango enthält: Wasser 50%, organische Substanz 8%, Mineralbestandteile (Sand, CaO, MgO, Fe_2O_3, Al_2O_3, Cl, SO_3, CO_2, P_2O_5, K_2O, Na_2O) 42%. *Bezugsquelle:* Fango-Importgesellschaft, Berlin W., Behrenstraße. Siehe auch F i n g e r s   F a n g o m o o r e x t r a k t.

Fapackkompressen sind gebrauchsfertige Fangopackungen. *Fabrikant:* Paul Hartmann, Verbandstoffabriken in Heidenheim.

Farase, ein Immunisierungsmittel gegen Rotz der Pferde, wird in Dosen von 100—200 mg subkutan injiziert. Das Präparat ist auch in den Tropen verwendbar, da es durch höhere Temperaturen nicht geschädigt wird und daher nichts an seiner Wirksamkeit einbüßt. Darstellung siehe bei Antyase. *Fabrikant:* Chem. Fabrik auf Aktien (vorm. E. Schering) in Berlin N.

Fascol-Hämmorrhoidalkapseln sind Gelatinekapseln, die je $1\frac{1}{4}$ g einer weichen, grünlichen Masse von folgender Zusammensetzung enthalten sollen: Wollfett 5,65, Eibischsalbe 8,2, Olivenöl 0,4, Resorcin 0,45, Wismutsubgallat 0,3, Sennesblätterpulver 0,45 und Fascol 14,4.

Nach **Kochs** ist der Inhalt der Kapseln qualitativ der gleiche wie der der **Fascolsalbe** (siehe diese).

Das **Fascol** ist ein bituminöses Mineral, welches im wesentlichen aus Calciumoxyd 46,5%, Kohlensäure 41,56%, Eisenoxydul 1,09%, Kieselsäure 0,74%, sowie Stickstoff und Schwefel enthaltendem Bitumen besteht.

Die Kapseln werden möglichst tief in den Mastdarm eingeführt, wo sie schmelzen und ihren Inhalt zur Wirkung bringen. *Fabrikant:* Apotheker Wimmer in Merchingen (Baden).

Fascolsalbe der chem. Fabrik Otto Hütter in Köln a. Rh. enthält nach J. **Kochs** 33% Wollfett, etwa 6% Dermatol, etwa 2% Blattpulver, etwas Resorcin und im übrigen eine körnige, hauptsächlich aus Calciumkarbonat bestehende Mineralsubstanz. Der Gehalt an benzollöslichem Bitumen ist nur sehr gering.

Feigol, als Abführmittel empfohlen, soll bestehen aus 60 T. Extract. Frangulae et Caricae, je 19 T. Sirupus Sennae comp. und Sirupus Menthae pip. und 2 T. Elixir aromaticum. *Fabrikant:* Fritz Schulz, Chem. Fabrik in Leipzig.

Fellitin ist eine fast geruchlose, medizinische Seife, welche konservierte gereinigte Ochsengalle enthalten soll. Sie wird gegen Frostbeulen empfohlen. *Fabrikant:* Karl Fr. Töllner in Bremen.

Fellows compound syrup of hypophosphites, Sirupus hypophositum compositus. I. Englische Vorschrift nach **Lorenzen** (Pharm. Ztg.): Chinin. hydrochlor. 1,0 Strychnin. nitr. 0,02, Mangan. hypophosphoros. 1,2, Ferr. hypophosphoros. 1,1, Calc. hypophosphoros. 1,2, Kal. citric. 1,4, Aq. flor. Aurant. 7,6, Sir. simpl. 90. Eisen und Kal. citr. werden in Aq. flor. aurant. gelöst, Chinin, Strychnin, Calcium und Mangan mit dem Sirup nicht zu stark erwärmt, das Ganze gemischt und filtriert.

II. Vorschrift der hessischen Apotheker-Vereine: 35,0 unterphosphorigsaures Calcium, 12,0 unterphosphorigsaures Kalium, 12,0 unterphosphorigsaures Natrium, 2,0 unterphosphorigsaures Mangan, 5,0 milchsaures Eisen, 1,0 Chinin, 0,06 Strychnin, 10,0 Zitronensäure, 600,0 gepulverter Zucker und soviel destilliertes Wasser, daß das Gesamtgewicht 1000,0 beträgt. Chinin, Strychnin und Zitronensäure werden zuerst in wenig Wasser gelöst, dann die anderen Salze im Reste des Wassers ohne Anwendung von Wärme. Mit den gemischten Flüssigkeiten schüttelt man den Zucker bis zur Lösung, läßt gut absetzen und filtriert.

III. Vorschrift des Luxemburger Apoth.-Vereins: Sir. simpl. 30,0, Aqu. fervidae 100,0, Ferr. sulfurici 5,0, Mangan. sulfurici 3,0, Chinin. sulfurici 1,0, Strychnin. sulfurici 0,125. Man mische die beiden Lösungen, lasse absetzen und filtriere in 500 g Sir. simpl. Man setze 500 g Sacch. albi hinzu, löse und filtriere. S. Teelöffelweise zu nehmen.

Fenchyval, Fenchylisovaleriansäureester, eine fast geschmacklose, schwach baldrianähnlich riechende Flüssigkeit vom spez. Gew. 0,945 bei 15°, soll bei Hysterie, Schwindel, Angstgefühl usw. als Beruhigungsmittel Anwendung finden. *Fabrikant:* Anton Deppe Söhne in Hamburg-Billwärder.

Feolathan, Ferroammoniumlactat, eine dunkelbraune, in Wasser leicht lösliche, hygroskopische Masse von der Konsistenz eines dicken Elektuariums, gelangt in Form von Pillen (à 0,1 g Feolathan) in den Handel und soll in der Eisentherapie Verwendung finden. *Fabrikant:* Goedecke & Co. in Leipzig und Berlin.

Fer crémol, eine Verbindung des Blutfarbstoffes mit Eisen, wird nach einem E. Merck in Darmstadt patentierten Verfahren erhalten durch Zusammenbringen einer verdünnten, möglichst neutralen Eisenlösung mit Blutlösung. Ein braunes, fast geschmackloses Pulver, welches in ganz schwach ammoniakalischem Wasser ohne Rückstand zu einer roten Flüssigkeit löslich ist. Das Präparat enthält etwa 3% Eisen.

Fermangol, ein Eisenmanganpräparat, enthält 0,5% Eisen, 0,1% Mangan neben Glyzerinphosphorsäure, Zucker, Aromatika usw. Es soll analog den übrigen Eisenmanganpräparaten Anwendung finden. *Fabrikant:* Apotheker Meyer in St. Goar a. Rh.

Fermentin besteht nach Dreuw aus den Protoplasma- und Kernbestandteilen der Hefe und bildet ein gelblichweißes, leicht nach Hefe riechendes feines trockenes Pulver. Es soll bei Hautkrankheiten innerlich teelöffelweise oder in Tabletten in Verbindung mit Eisen, Eisen und Arsen und mit Phenolphthalein, äußerlich in Form von Streupulver, Salben, Pasten und Seifen Anwendung finden. *Fabrikant:* Goedecke & Co. in Leipzig und Berlin.

Fermocyltabletten sollen das zuckerspaltende Hefeenzym enthalten und werden als ein die Toleranz für Kohlehydrate erhöhendes Mittel bei Diabetes empfohlen. Dosis: 2—3 Tabletten pro die. *Fabrikant:* Vial und Uhlmann in Frankfurt a. M.

Dr. Fernests Lebensessenz wird nach Angabe des Verfertigers in folgender Weise dargestellt: 75,0 Aloe, 120,0 Rad. Rhei, 75,0 Flor. Cinae, 65,0 Ammoniacum, 65,0 Agaricus, 80,0 Elect. Theriaca, 37,0 Rad. Gentianae und 7,5 Crocus werden mit 1500,0 Spiritus 14 Tage lang digeriert, ausgepreßt und der Kolatur so viel Wasser zugesetzt, daß die Essenz 30 Volumprozent Alkohol enthält.

Ferombil ist ein nicht hautreizendes Nabelpflaster. *Fabrikant:* Chem. Fabrik Helfenberg Akt.-Ges. in Helfenberg i. Sachsen.

Ferrakon ist ein flüssiges Eisenpräparat. *Fabrikant:* Ludwig Bellinger in Köpenick.

Ferralbol, ein Eiseneiweißpräparat mit 3% Eisen und 1% Lecithin, wird in Form von Pulver oder Tabletten (à 0,5 Ferralbol) mit Kakao oder Schokolade als ein die Zähne nicht angreifendes Eisenpräparat empfohlen. *Fabrikant:* Fabr. chem. Präparate, Wilh. Natterer in München.

Ferralbumin siehe **Ferratin.**

Ferralbumose, ein holländisches Fleischpeptoneisenpräparat, wird aus zerhacktem, von Fett befreitem Fleisch durch Behandlung desselben mit künstlichem Magensaft, Befreien der filtrierten Flüssigkeit von Eiweiß, Neutralisation mittels Natriumkarbonats und Eindampfen der nochmals filtrierten Lösung im Vakuum dargestellt. Die so gewonnene trockene Albumose wird 1 : 10 in Wasser gelöst, durch Eisenchloridlösung (10%) gefällt, der Niederschlag getrocknet und pulverisiert. Das fertige Präparat soll etwa 10% Eisen enthalten.

Ferramat werden Dr. Stockmanns Eisenpillen genannt, die außer Eisen Bitterstoffe und Gewürze enthalten. *Fabrikant:* A. Sarfert-Stockmann in Reichenbach i. V.

Ferratin wird von O. Schmiedeberg als künstliche Ferrialbuminsäure bezeichnet und bildet ein milde wirkendes Eisenpräparat. Es wird nach folgendem Verfahren dargestellt: Hühnereiweiß wird in Wasser gelöst, mit Alkali-Ferritartrat vermischt und nach Zusatz von Natronlauge erhitzt. Nach dem Erkalten wird mit Weinsäure die Ferrialbuminsäure ausgefällt. Dieselbe bildet ein rotbraunes, nahezu geruch- und geschmackloses neutrales Pulver mit etwa 6% Eisengehalt, welches sich in warmen Alkalilösungen langsam auflöst und wie andere Eisenmittel Anwendung findet. Dosis 3—4 mal täglich 0,5 g für Erwachsene, für Kinder die Hälfte.

Arsen-Ferratin ist ein rotes Pulver mit dem eigentümlichen Ferratingeruch, welches 7% Eisen und 0,06% arseniger Säure enthalten soll. Anwendung findet es als Arseneisenmittel. *Fabrikant:* C. F. Böhringer & Söhne in Waldhof b. Mannheim. *Vorsichtig* aufzubewahren.

Ferratogen, Eisennuklein, wird in der Weise dargestellt, daß man Hefe auf eisenhaltigen Nährböden kultiviert, das gebildete Fe-Nuklein isoliert, mit Magensaft verdaut und dann mit salzsäurehaltigem Alkohol bis zum Verschwinden der Fe-Reaktion auswäscht. Trotz dieser biologischen Darstellung ist der Eisengehalt ein ziemlich konstanter und beträgt 1%. Das Präparat stellt ein gelbgrauliches Pulver dar, das sich in Wasser gar nicht und bei Zusatz von Soda nur nach tagelangem Stehen löst. Nach Cloetta ist das Ferratogen als leicht resorbierbares Eisenpräparat vornehmlich bei Chlorosen zu empfehlen, bei denen andere Eisenpräparate nicht vertragen werden. *Fabrikant:* Baseler chemische Fabrik in Basel.

Ferratonal wird das Ferrum glycerino-phosphoricum der Chem. Fabrik auf Aktien vorm. E. Schering in Berlin genannt.

Ferratose (Liquor Ferratini) wird eine Lösung des Ferratins (siehe dieses) genannt, welche aus 5 T. Ferratin, 68 T. Wasser, 20 T. Glycerin, 6 T. Weingeist und 1 T. Angosturaessenz hergestellt wird und gegen Bleichsucht, Blutarmut und verwandte Zustände Anwendung finden soll. Im Handel ist auch eine Arsenferratose (siehe dieses). *Fabrikant:* C. F. Boehringer & Söhne in Waldhof bei Mannheim.

Ferrhämin, als organisches Eisenalbuminat bezeichnet, soll 4,750% Eiweiß und 0,124% Eisen enthalten und eine Verbindung von frischem Rinderblut mit Eisen darstellen. Es enthält als Konservierungsmittel 20% spanischen Wein. *Fabrikant:* Apotheker J. Hertel in Mitau.

Ferrialbuminsäure siehe Ferratin.

Ferrichthol, eine Ichthyoleisenverbindung, stellt ein amorphes, nicht hygroskopisches, braunschwarzes und spezifisch leichtes

Pulver dar, welches nahezu geruch- und geschmacklos ist und sich weder in den gewöhnlichen Lösungsmitteln noch in verdünnten Säuren oder Alkalien auflöst. Das Eisen ist organisch fest gebunden und beträgt im Mittel von zwei Analysen 3,5 %. Das Präparat wird in Tablettenform zu 1—2 g bei Blutarmut und Bleichsucht gegeben. *Fabrikant:* Ichthyolgesellschaft Cordes, Hermanni & Co. in Hamburg.

Ferricodile ist Ferrum cacodylicum oxydatum, das in Form steriler Lösungen (Ampullen mit je 0,005 g) und Pillen zu je 0,025 g in den Handel gelangt. *Fabrikant:* Dr. M. Leprince in Paris. *Sehr vorsichtig* aufzubewahren.

Ferrinol ist eine Verbindung von Nuklein und Eisen, ein braunes, in Wasser lösliches Pulver, welches nach dem amerikan. Patent No. 637354 von K. Schwickerath wie folgt dargestellt wird: Zu einer alkalischen Lösung von Nuklein setzt man ein lösliches Eisensalz in Lösungen zu, fällt die resultierende Verbindung von Nuklein und Eisen, scheidet den Niederschlag ab, wäscht und trocknet ihn. Die so erhaltene neue lösliche Verbindung von Nuklein und Eisen enthält ca. 4,5% Eisen und 4,5% Phosphor, im Nuklein gebunden, sie wird nicht gefällt durch Alkalien, Ammoniumsulfid, noch durch verdünnte Säuren, ist geschmacklos und nicht adstringierend. *Fabrikant:* Parke, Davis & Co. in Detroit N.-A. *Vertreter* in Deutschland: Brückner, Lampe & Co. in Berlin C.

Ferripton ist ein konzentriertes, sogen. künstlich verdautes Eisenpräparat aus Hühnereiweiß, welches tropfenweise in Wasser genommen oder subkutan injiziert werden soll. Das Präparat ist säurefrei und greift infolge der vorgeschriebenen starken Verdünnung die Zähne nicht an. Es findet wie alle anderen Eisenpräparate Anwendung. *Fabrikant:* Apotheker E. Kunze in Serkowitz bei Radebeul.

Ferripyrin siehe Ferropyrin.

Ferrogen wird ein Mangan-Eisenpeptonatliquor der Firma C. Bolzau & Co., G. m. b. H. in Bernburg, genannt.

Ferro-Glidine, eine dem bekannten Brom- und Jodglidine analoge Eisenpflanzeneiweißverbindung, bildet ein rotbraunes Pulver und gelangt in Tabletten mit je 0,025 g Eisengehalt in den Handel. Es soll bei Anämie, Chlorose usw. in Dosen von 2 mal täglich 1—2 Tabletten Anwendung finden. *Fabrikant:* Dr. O. Klopfer in Dresden-Leubnitz.

Ferrolecin ist ein flüssiges Eisenpräparat, das Ovo-Lecithin in Verbindung mit Eisensaccharat enthalten soll. *Fabrikant:* Pharmazeutisches Laborat. H. Wicke in Reinbeck i. H.

Ferromanganin ist eine Eisenmangan-Zubereitung mit 0,5% Eisen, 0,1% Mangan an Zucker gebunden, 18% Zucker, 15% Kognak, Wasser und aromatischen Bestandteilen. *Bezugsquelle:* Apotheker D. Szamatólski in Frankfurt a. M.

Ferroplasma $(C_{12}H_{10}O_{10})nFe$ (?) soll organisches Eisen aus der kultivierten Rumex crispus-Pflanze mit 3% Eisengehalt sein und bei Anämie Anwendung finden. *Fabrikant:* C. Haubners Engel-Apotheke in Wien I.

Ferropyrin, Ferripyrin, $(C_{11}H_{12}N_2O)_3 \cdot 2\,Fe_2Cl_6$, entsteht beim Mischen alkoholischer Lösungen von Antipyrin und Eisenchlorid als graurotes, kristallinisches, in 5 T. Wasser mit dunkelblutroter Farbe lösliches Pulver. Der Gehalt an Eisen beträgt 12%, an Antipyrin 64%. Alkalien zersetzen es in seine Bestandteile. Es wird bei chlorotischen und anämischen Zuständen, besonders in solchen Fällen, welche mit Kopfschmerzen, Gastralgien und ähnlichen Neuralgien verbunden sind, in Dosen von 0,04—0,1 g 3—4 mal täglich in wässeriger Lösung gegeben. Äußerlich wendet man es als Styptikum in 10—20 prozentiger Lösung in Form von Pinselungen mit Glyzerin und Wasser an. *Fabrikant:* Knoll & Co. in Ludwigshafen a. Rh.; unter dem Namen Ferripyrin: Farbwerke vorm. Meister Lucius & Brüning in Höchst a. M.

Unverträglich mit Alkalien und Salicylsäure.

Ferropyrinverbandstoffe sollen vor der Eisenchloridwatte und ähnlichen hämostatischen Mitteln den Vorzug besitzen, daß sie intensiver und beinahe schmerzlos wirken. Auch erzeugen sie nicht die durch Eisenchloridpräparate oft hervorgerufenen Reizerscheinungen. *Fabrikant:* P. Hartmann in Heidenheim in Württemberg.

Ferrosol, Liquor Ferri oxydati natronati saccharati, wird als Doppelsaccharat von Eisenoxyd-Chlornatrium mit 0,77% Fe bezeichnet. Der Liquor mischt sich vollkommen klar mit Wasser und soll lange Zeit unzersetzt haltbar sein. Das Präparat wurde gegen Bleichsucht, Blutarmut und deren

Folgeerscheinungen empfohlen. *Fabrikant:* Chem. Fabr. F. Stahlschmidt in Hagen i. W.

Ferrostyptin ist ein Doppelsalz von salzsaurem Hexamethylentetramin und Ferrichlorid, $(CH_2)_6 N_4 \cdot HCl \cdot FeCl_3$; zur Darstellung mischt man eine Lösung von 14 T. Hexamethylentetramin in 14,6 T. Salzsäure von 1,124 mit 56 T. Eisenchloridlösung von 1,282 spez. Gew., gießt die Mischung in die 4—5 fache Menge Alkohol ein, sammelt die ausgeschiedenen Kristalle und trocknet sie nach dem Absaugen bei gewöhnlicher Temperatur. Ferrostypin bildet gelbbräunliche, bei etwa 111° schmelzende, in Wasser leicht lösliche Kristalle mit etwa 15% metallischem Eisen. Es besitzt antiseptische Eigenschaften und wird auch als Styptikum an Stelle des Eisenchlorids, namentlich in der Zahnheilkunde, verwendet. Im Gegensatz zum Eisenchlorid wirkt es nur styptisch, nicht ätzend. *Fabrikant:* Dr. L. C. Marquart in Beuel-Bonn.

Ferrozon, Ferrum oxydulatum vanadinicum, soll nach B. Rohden die bekannten Wirkungen von Vanadin und Eisen vereinigen. Es kommt in Form verzuckerter Pillen mit 0,2 g pro dosi in den Handel. *Fabrikant:* Firma „Pharmako" in Lippspringe.

Ferrum arseniato-citricum ist ein lösliches Arseneisenpräparat, welches subkutan gegen Pellagra Anwendung finden soll. *Sehr vorsichtig* aufzubewahren.

Ferrum arseniato-citricum ammoniatum ist ein Doppelsalz aus arsensaurem Eisen und Ammoncitrat mit 1,4% arseniger Säure und 15—18% Eisen, leicht löslich in Wasser. Es wird als vorzügliches Eisenmittel, besonders bei Anämie, wenn diese mit Malaria verbunden ist, ferner bei perniziöser Anämie und Pellagra empfohlen und fast ausschließlich in Form subkutaner Injektionen gebraucht. Dosis innerlich 0,003—0,007 g; subkutan injiziert man jeden zweiten bis dritten Tag 0,035 g in 1 ccm Wasser gelöst. *Fabrikant:* E. Merck in Darmstadt.
Sehr vorsichtig aufzubewahren.

Ferrum caseinatum, Ferrum nucleo-albuminatum, wird durch Umsetzung von Calciumcaseinat mit einer frisch bereiteten Lösung von milchsaurem Eisenoxydul erhalten. Bildet ein geruch- und geschmackloses, in Wasser nicht, wohl aber in schwacher Sodalösung und Ammoniak lösliches, $2\frac{1}{2}$% Eisenoxyd enthaltendes Pulver. Es wurde als leicht resorbierbares Eisenpräparat empfohlen.

Ferrum glycerinoarsenicicum siehe Marsitriol.

Ferrum glycerinophosphoricum, g l y c e r i n p h o s p h o r -
s a u r e s E i s e n o x y d , kommt in Lamellen- und Pulverform
sowie in 50 prozentiger wässeriger Lösung als Ferrum glycerinophosphoricum liquidum in den Handel. Es wird als vorzügliches
Mittel bei Anämie, Chlorose, Neurasthenie, Phosphatose usw.
empfohlen. Dosis: 0, 1g 3 mal täglich. *Fabrikant:* E. Merck in
Darmstadt.
Vor Licht geschützt aufzubewahren.

Ferrum kakodylicum, $[(CH_3)_2AsO_2]_3Fe$, eignet sich als Ersatzmittel für arsenige Säure und die üblichen Eisenpräparate
in Dosen von 0,05—0,3 g pro die oder subkutan zu 0,03—0,1 g
täglich zur Behandlung von Chlorose und ihren Folgeerscheinungen.
Es soll besser vertragen werden als das Natriumkakodylat und
wird am besten durch Wechselzersetzung aus dem in Wasser
löslichen Baryumkakodylat und Ferrosulfat erhalten. Es ist
amorph und wasserlöslich und enthält 32 % As_2O_3 und 45 % Fe_2O_3.
Sehr vorsichtig aufzubewahren.

Ferrum nucleinicum siehe Ferrinol.

Ferrum nucleoalbuminatum siehe Ferrum caseinatum.

Ferrum oxydatum lactosaccharatum ist ein dem Ferrum
oxydatum saccharatum entsprechendes, jedoch mit Milchzucker
an Stelle von Rohrzucker hergestelltes Präparat mit einem Gehalte von 0,25 % Eisen (als Metall berechnet). *Fabrikant:* Apotheker
A. Hübler in Dresden-N.

Ferrum peptonatum, E i s e n p e p t o n a t. Vorschrift des
Berliner Apotheker-Vereins: 10,0 Pept. sicc. puriss., 100,0 Aq.
dest., 120,0 Liquor Ferri oxychlorat. Das Pepton wird in Wasser
gelöst, die Lösung mit der Eisenoxychloridflüssigkeit versetzt
und mit verdünnter Natronlauge genau neutralisiert. Der ausgewaschene Niederschlag wird in 1,5 Acid. hydrochloric. unter
Erwärmen gelöst, die Lösung zu Sirupkonsistenz eingedampft,
auf Glasplatten gestrichen und getrocknet.

Ferrum vanadinicum siehe Ferrozon.

Fersan soll eine in den Erythrozyten des frischen Rinder-
blutes enthaltene Eisenverbindung sein, welche in chemischem
Sinne eine eisenhaltige Paranucleoproteidverbindung darstellt.
Das Fersan ist löslich in Wasser, koaguliert nicht beim Kochen,
geht durch den Magen unverändert durch, wird im Darme voll-

ständig resorbiert und enthält Eisen und Phosphor in organischer, hochmolekularer Form, daneben etwa 90% lösliche Eiweißkörper. Das Präparat soll als Nähr- und Kräftigungsmittel Anwendung finden. Jod-Fersanpastillen enthalten pro dosi 0,1 g Jodkalium und 0,4 g Fersan. *Fabrikant:* Fersan-Werke in Wien.

Festoform, ein Hartformaldehyd, wird durch Mischen von 3 T. Formaldehydlösung mit 1 T. Natronseife oder durch Einleiten von Formaldehydgas in Seifenlösung erhalten. Verwendet man eine Stearinseife, so genügen schon 2 T. zur Härtung von 100 T. Formaldehydlösung (D. R. P. Nr. 163 323). Das Festoform bildet eine weiße, in Wasser zu einer schwach opalisierenden, neutralen Flüssigkeit lösliche Masse, welche in Form parfümierter Tabletten und Pastillen als Wunddesinfiziens und zu anderen Desinfektionszwecken in den Handel kommt. Auch ein Festoform-Riechsalz (gegen Entzündungszustände der Nasenschleimhaut), sowie eine Festoform-Hautcreme ist hergestellt worden. *Fabrikant:* Chemische Fabrik Dr. Hirschberg in Berlin.

Vorsichtig aufzubewahren.

Fetron ist eine Salbengrundlage, welche bezüglich ihrer Resorptionsfähigkeit zwischen Vaseline und Lanolin steht. Es ist eine Mischung von 3% Stearinsäureanilid und 97% amerikanischem Vaselin. Die Darstellung geschieht nach D. R. P. Nr. 136 917 von O. Liebreich. *Fabrikant:* Chem. Fabrik Hansa in Hemelingen b. Bremen.

Als Ersatz für Fetron wird vom holländischen Apothekerverein ein Unguentum stearanilidi nach folgender Vorschrift empfohlen: Stearanilidum 3,0, Vaselinum flavum 97,0. M. f. unguentum.

Fibrolysin ist ein wasserlösliches Doppelsalz des Thiosinamins mit Natr. salicylicum, welches 1 Mol. Thiosinamin mit einem halben Molekül Natrium salicylicum verbunden enthält (D. R. P. 163804). Diese Verbindung stellt ein weißes kristallinisches Pulver dar, welches in warmem wie in kaltem Wasser leicht löslich ist. Die Lösungen sind aber bei Luft und Lichtzutritt nicht haltbar. Das Präparat kommt deshalb gebrauchsfertig in Ampullen mit je 2,3 ccm einer Lösung von 1,5 T. Fibrolysin in 8,5 T. Wasser in den Handel, welche bei 115° sterilisiert ist. Jede Ampulle entspricht der Wirksamkeit von 0,2 g Thiosinamin. Wie letzteres, so ist auch das Fibrolysin, dessen

Injektionen keinen Schmerz verursachen, ein die Gewebe auflösendes Mittel, welches bei Lupus, chronischen Drüsentumoren, Sclerodermie und zur Beseitigung von Narbengeweben mit Erfolg angewendet worden ist. *Fabrikant:* E. M e r c k in Darmstadt.

Filicin, Filicinsäure u. Filixsäure siehe Acidum filicicum.

Filixtritol siehe Tritole.

Filmaron, ein ungiftiges Ersatzmittel für Extractum Filicis, wird die von K r a f t aus dem Filixextrakt isolierte amorphe Säure genannt, welche nach J a q u e t s Untersuchungen die Trägerin der anthelminthischen Wirkungen des Filixextraktes darstellt. Diese amorphe Säure findet sich zu ca. 5% in einem guten Filixextrakte; sie bildet ein hell bräunlichgelbes, bei 60° schmelzendes Pulver, ist unlöslich in Wasser, schwer löslich in kaltem Methyl- und Äthylalkohol und Petroläther, äußerst löslich in den übrigen gebräuchlichen Solventien. In indifferenten Lösungsmitteln bleibt das Präparat längere Zeit unzersetzt. Man gibt das Filmaron in Dosen von 0,5—0,7 g, hinterher ein Abführmittel. Das Filmaron zeigt in trockner Form große Neigung zum Zusammenbacken. Da sich infolge dieser unangenehmen Eigenschaft die Dispensation schwierig und verlustbringend gestaltet, so wird das Präparat in Ricinusöllösung in den Handel gebracht: 10 Gew.-T. dieser als „F i l m a r o n ö l" bezeichneten Lösung enthalten 1 Gew.-T. Filmaron. Nebenwirkungen: Zuweilen Leibschmerzen und heftige Koliken. *Fabrikant:* C. F. B o e h r i n g e r & S ö h n e in Mannheim-Waldhof.

Ein fertiges F i l m a r o n - B a n d w u r m m i t t e l bringt die Firma Karl Engelhard in Frankfurt a. M. in den Handel.

Filmogen siehe Acetoncollodium.

Fingers Fangomoor-Extrakte kommen in 2 Formen in den Handel: a) M o o r l a u g e , flüssige Form. b) M o o r s a l z , trockenes Extrakt. Beide nach besonderem patentierten Verfahren gewonnen aus Fango-Medizinal-Moor. Anwendung: bei Blutarmut, Rachitis, Gelenkerkrankungen und Frauenleiden. *Fabrikant:* Erste deutsche Medizinalmoor- und Moorextraktfabrik Ph. Finger in Landstuhl (Pfalz). *Bezugsquelle:* Bassermann & Cie. in Mannheim.

Flatulin-Pillen sollen aus je 4 Teilen Natrium bicarbonicum, Rad. Rhei, Magnesium carbonicum je 3 Tropfen Fenchel-, Kümmel und Pfefferminzöl auf je 100 Pillen bestehen. Bei Verdauungsstörungen, Blähungen, Säurebildung und Sodbrennen empfohlen. *Fabrikant:* Dr. J. Roos, Frankfurt a. M.

Fleischsaft Puro siehe Puro.

Fleischsaft Visbovis siehe Visbovis.

Fleischsaftwein von Dr. H. Scholl in Thalkirchen bei München ist ein Portwein, der sämtliche Bestandteile von Puro im Verhältnis 1:5 gelöst enthält.

Floricin siehe Dericin.

Flügges Patent-Mantel-Stuhlzäpfchen enthalten einen inneren wasserlöslichen festen Kern und eine starkwandige, bei Körpertemperatur leicht schmelzende fette Hülle, die beide mit medikamentösen Zusätzen versehen werden können, wodurch es möglich wird, dem Körper in einem Zäpfchen nacheinander zwei verschiedene Stoffe zuzuführen. Mantelsuppositorien Nr. I sind Abführzäpfchen mit Glycerinkern. *Fabrikant:* A. Flügge, Rosen-Apotheke in Hannover.

Fluinol ist eine 0,7 prozentiges Fluorescin, ca. 6—7% Oleum Pini Pumilionis und Oleum Pini silvestris, sowie Ammoniak enthaltende Lösung, die als Badezusatz Verwendung finden soll. *Fabrikant:* Apotheker A. Schmidt in Düsseldorf-Oberkassel.

Nach Wolf soll man ein ähnliches Präparat nach folgender Vorschrift erhalten: Fluorescin Merck 0,5, Ammoniak 1,0, Ol. Pini Pumil., Ol. Pini silvest. āā 2,5, Spiritus ad 100.

Fluoralbin nennt die Hof-Apotheke in Dresden ihre elastischen Vaginalstäbchen, die das Dauerhefepräparat Zymin enthalten.

Fluoroformwasser, eine gesättigte Lösung von Fluoroform in Wasser, empfiehlt Stepp als ein gutes Mittel gegen die verschiedenen Formen der Tuberkulose 4—5mal täglich kaffee- bis eßlöffelweise zu nehmen. Als Keuchhustenmittel, stündlich 1 Kaffee- bis 1 Kinderlöffel voll, soll es ganz vorzüglich wirken. Das Fluoroform $CHFl_3$ ist bekanntlich gasförmig und löst sich in Wasser zu 2,8%. Als Fluoroformwasser ist es nahezu geruch- und geschmacklos und hinterläßt beim Schlucken nur ein leichtes Kratzen im Gaumen. *Fabrikant:* Valentiner und Schwarz in Leipzig-Plagwitz.

Fluorol siehe Natrium fluoratum.

Fluorsilber siehe Tachiol.

Folia Betulae albae, Birkenblättertee, werden als ausgezeichnetes, unschädliches besonders die Nierensteine auflösendes Diuretikum empfohlen. Dieselben müssen im Frühjahre gesammelt und in einem trockenen, luftigen, dunklen Raume in nicht zu dicker Schicht ausgebreitet und getrocknet werden. Man übergießt 25—35 g mit 200 g Wasser, läßt 1—2 Stunden ziehen und genießt eine solche Portion des Aufgusses ein oder mehrere Male täglich.

Folia Combreti Raimbaultii von C. Raimbaultii, einer Combretacee Westafrikas. Die als Kinkelibah bekannte Droge hat in Form von Dekokten sich als Mittel gegen das in Westafrika auftretende Schwarzwasserfieber bewährt. Man läßt ein Dekokt 24 : 1500 im Laufe eines Tages trinken. *Bezugsquelle:* E. Merck in Darmstadt.

Folia Djamboe, die Blätter von Psidium guyava oder pyrifera, Myrtaceae, Djamboeblätter, enthalten Harz 3,15%, Fett 5,90%, flüchtiges Öl 0,365, Gerbstoff 9,15% usw. Die Blätter werden bei Magen- und Darmkatarrhen, sowie gegen Appetitlosigkeit empfohlen, und zwar in folgenden Formen: 1. Folia Djamboe subt. pulv. 1—2 stündlich für Kinder 0,5, für Erwachsene 1,0 (es gibt auch Tabletten zu ¼ g). 2. Inf. Djamboe (5 : 80 mit 20 Sirup) 1—2stündlich für Kinder 1 Teelöffel, für Erwachsene 1 Eßlöffel. 3. Tinct. Djamboe vinos. (1 : 10) 1—2 stündlich für Kinder 1 Teekinderlöffel, für Erwachsene 1 Eßlöffel. 4. Extr. Djamboe fluid. (1:1) 1—2stündlich für Kinder 20 Tropf., für Erwachsene 30 Tropfen bis 1 Teelöffel (für Erwachsene am besten in Kognak, für Kinder in Wein).

Folia Jacarandae, von Jacaranda procera Spr. (Bignoniaceae), enthalten Carobin, Carobaharz, Carobon, Steacarobasäure, Bitterstoffe und Gerbstoffe und werden besonders in Form eines Fluidextraktes bei eitrigen Blasenaffektionen in Dosen von 2—6 g pro die empfohlen.

Folia Lantanae odoratae von Lantana odorata L., einer in Westindien und Südamerika heimischen Verbenaceae, werden in ihrer Heimat vielfach zu aromatischen Bädern bei rheumatischen Leiden, ferner als Tee bei katarrhalischen Erkrankungen sowie zu Gurgelwässern verwendet. Sie enthalten 0,16% eines zitronengelben ätherischen Öles von ysopartigem, an Ambra erinnerndem Geruche.

Folia Leucodendri concini von L. concinum, einer Proteazee des Kaplandes, werden in ihrer Heimat als Mittel gegen Malaria angewendet und enthalten ein dem Saligenin nahestehendes Glykosid Proteacin. Die Droge wird als Antiperiodikum empfohlen. *Bezugsquelle:* E. Merck in Darmstadt.

Folia Lithreae causticae. Von Lithrea caustica (Lithrea venenosa Miers). Familie: Anacardiaceae. Heimat: Chile. Die chilenische Lithrea caustica besitzt gleich dem Giftsumach die Eigenschaft, die Haut entzündlich zu verändern. Diese giftigen Eigenschaften dürften nach H e r r e r a auf ein flüchtiges Prinzip (Cardol?) zurückzuführen sein, das durch die Wärmeeinwirkung in Freiheit gesetzt wird; bis jetzt ist in der Pflanze nur ein Harz und ein ätherisches Öl nachgewiesen worden. *Bezugsquelle:* E. Merck in Darmstadt.

Folia Mayteni Vitis Idaei von Maytenus Vitis Idaei, Familie der Celastraceae. Heimat: Argentinien. Über diese argentinische Droge wird berichtet, daß dieselbe in ihrer Heimat mit Erfolg gegen Ohrensausen, Augenstaar und Zahnfleischentzündungen gebraucht werde. *Bezugsquelle:* E. Merk in Darmstadt.

Folia Oleandri wurden als Infusum (0,5 : 50,0) mit gutem Erfolg in Fällen angewendet, wo eine unüberwindliche Idiosynkrasie gegen Digitalis bestand. (Siehe auch Tinctura Oleandri.) *Vorsichtig* aufzubewahren.

Folia Orthosiphonis staminei, J a v a t e e, die Blätter einer zu den Labiaten gehörigen Pflanze, heimisch in Ostindien, Java und Australien, haben auch in Europa als Mittel gegen Gicht, Blasenleiden und Nierengries Beachtung gefunden. Sie enthalten in geringer Menge ein Glykosid Orthosiphonin und geringe Mengen ätherisches Öl.

Folia Psidii pyriferi siehe Folia Djamboe.

Folliculin ist ein mit destilliertem Wasser hergestelltes Fluidextrakt aus Folliculi Sennae mit 0,05% Saccharin. Es soll als Abführmittel in Dosen von 1—3 Teelöffel voll pro die Anwendung finden. *Fabrikant:* Lucaes Apotheke in Berlin NW.

Fomitin ist ein auf kaltem Wege gewonnenes Fluidextrakt aus den beiden einheimischen Baumparasiten Fomes cinnamomeus und Fomes igniarius. Das Fomitin ist eine rotbraune klare Flüssigkeit von pilzähnlichem Geruch und etwas bitterem Geschmack. Nach R o s e n b a u m ist das Präparat in Dosen von

1—2 Eßlöffel voll mehrmals täglich bei Blasenleiden, Dismenorrhöe Menorrhagien und Hämorrhoiden oder hämorrhoidalen Reizzuständen mit Erfolg angewendet worden. *Fabrikant:* M. Hellwig in Berlin.

Formal siehe Methylal.

Formal-Aloin siehe Aloin-Formal.

Formaldehyd-Casein ist ein Kondensationsprodukt aus Casein und Formaldehyd. Es bildet ein geruchloses, gelbliches, in verdünnten Säuren langsam lösliches Pulver. Es wurde zur antiseptischen Wundbehandlung empfohlen.
Vorsichtig aufzubewahren.

Formaldehydgelatine siehe Glutol.

Formaldehydseife stellt Apotheker Dr. R. Groppler durch Auflösen von Seife in Formaldehydlösung in der Wärme dar.

Formaldehydseifenlösung siehe Lysoform und Sapoform.

Formaldehyd-Thiolin ist ein Ichthoformersatz. *Fabrikant:* J. H. Wolfensberger in Basel (Schweiz).

Formaminttabletten enthalten pro dosi 0,01 g Formaldehyd. Sie zergehen leicht im Munde, haben angenehmen Geschmack und sollen an Stelle von Gurgelwässern bei infektiösen Halserkrankungen (Angina, Diphtherie), ferner bei Schnupfen und Rachenkatarrh Anwendung finden. *Fabrikant:* Bauer & Co. in Berlin SW. 48.

Formamint stellt nach Harrison in reinem Zustande eine lockere Verbindung zwischen Laktose und Formaldehyd von der Formel $C_{12}H_{22}O_{11}(CH_2O)_5$ dar. Es bildet farblose, äußerst hygroskopische, in Wasser sehr leicht lösliche Kristalle, die zunächst geschmacklos erscheinen, nach kurzer Zeit aber den brennenden Geschmack des Formaldehyds erkennen lassen. Nach längerem Trocknen im Exsikkator schmelzen sie bei 88° C., sintern aber vorher schon zusammen.

Forman, Chlormethylmenthyläther, wird durch den Einfluß von Wasser, wie auch schon durch die Feuchtigkeit der Luft rückwärts in seine drei Generatoren Formaldehyd, Menthol und Salzsäure zerlegt, worauf sich die therapeutische Verwendung des Chlormethylmenthyläthers gegen katarrhalische Affektionen der Luftwege gründet; derselbe wird zu diesem Zwecke mit indifferenten Lösungsmitteln, wie Kiefernöl, Mandelöl oder dergl., verdünnt und entweder in Form von imprägnierter Watte, **Formanwatte**, oder durch Inhalation aus geeignet konstruierten Gläsern zur Darreichung gebracht. *Fabrikant:* Lingners Chem. Laboratorium in Dresden-A.

Formanilid, Phenylformamid, $C_6H_5 \cdot NH(HCO)$, wird durch rasches Destillieren von Anilin oder Oxalsäure oder durch Erhitzen von Ameisensäure mit Anilin dargestellt. Es bildet farblose, bei 46° schmelzende, in Wasser, Alkohol und Glyzerin lösliche Kristalle. Es wird als Analgetikum, Anästhetikum, Antipyretikum und Hämostatikum empfohlen. Zu Einblasungen in den Kehlkopf mischt man es mit gleichen Teilen Amylum oder Lycopodium; zu Pinselungen wird die 10—20 prozentige Lösung gebraucht, zu Einspritzungen in die Urethra und Blase die 2—3 prozentige Lösung. Innerlich gibt man 0,15—0,25 g dreimal täglich bei Malaria, Typhus und Rheumatismus. Vorsicht wegen Cyanose!
Vorsichtig aufzubewahren.

Formatol ist ein Desinfektionsstreupulver, dessen Wirksamkeit auf seinem Gehalt an etwa 12% Formaldehyd beruhen soll. *Fabrikant:* Chem. Fabrik Seelze in Seelze bei Hannover.
Vorsichtig aufzubewahren.

Formeston siehe Eston.

Formicin, Formaldehydacetamid, als Ersatz für Jodoform empfohlen, ist eine schwach gelblich gefärbte, dickliche, sirupöse Flüssigkeit vom spez. Gew. 1,14—1,18. Es besitzt einen schwachen, eigenartigen Geruch und löst sich in Wasser, Alkohol, Chloroform in jedem Verhältnis, auch von Glyzerin wird es reichlich aufgenommen, dagegen ist es in Äther fast unlöslich. *Fabrikant:* Kalle & Co. in Biebrich a. Rh.

Formidin, ein als Wundantiseptikum an Stelle von Jodoform empfohlenes Kondensationsprodukt aus Jod, Formaldehyd und Salizylsäure, wird als Methylendisalizylsäurejodid $C_{15}H_{10}O_2J_6$, bezeichnet, enthält aber nach Zernik weniger Jod, als dieser Formel entsprechen würde, ist also kein einheitlicher chemischer Körper, vielmehr als Reaktionsgemisch anzusehen. In vitro tritt eine Formaldehydabspaltung nicht ein. Es ist ein rotgelbes, in Wasser unlösliches, in Alkohol teilweise lösliches Pulver, welches in Berührung mit den alkalischen Sekreten des Organismus sich unter allmählicher Lösung in seine Komponenten spalten soll. *Fabrikant:* Parke, Davis & Cie. in Detroit (Michigan).

Formin siehe Urotropin.

Formopyrin, Methylendiantipyrin, $(C_{11}H_{11}N_2O)_2 \cdot CH_2$. Zur Darstellung erhitzt man 5 T. Antipyrin mit 4 T. Formaldehydlösung mehrere Stunden lang auf 120°. Die nach dem Erkalten erhaltenen Kristalle schmelzen bei etwa 156°, im wasserfreien Zustande bei 176—177°, sind in Wasser fast unlöslich, in Alkohol leicht löslich. Es vereinigt die Wirkung der beiden Komponenten.

Vorsichtig aufzubewahren.

Formphenetidid siehe Formylphenetidin.

Form-Saprol, ein aus Saprol (siehe da) und Formaldehyd bestehendes Desinfektionsmittel gelangt in verschiedener Stärke in den Handel. Das wirksamste Präparat soll ca. 45% Kresole und ca. 4% Formaldehyd enthalten. *Fabrikant:* Chem. Fabrik Flörsheim, Dr. H. Noerdlinger in Flörsheim a. M.

Vorsichtig aufzubewahren.

Formurol, als zitronensaures Hexamethylentetramin-Natrium der Zusammensetzung $C_6H_7O_7Na \cdot C_7H_{12}N_4$ bezeichnet, bildet ein weißes, kristallinisches, in Wasser leicht lösliches Pulver von angenehmem Geschmack, welches die Wirkungen des Urotropins mit denen der Alkalicitrate vereinigt. Es wird in Dosen von 1 g 2—5 mal täglich bei Gicht, Nierenentzündung und Entzündungen der Harnwege, sowie gegen Phosphaturie und Harnsteine empfohlen. Nach Zernik ist das Formurol ein Gemisch aus etwa 37,5% Hexamethylentetramin und 62,5% eines Gemenges aus neutralem und saurem Natriumzitrat. *Fabrikant:* Chem. Fabrik Falkenberg in Falkenberg-Grünau b. Berlin.

Formylphenetidin, Formphenetidid, p-Oxyäthyl-Formanilid, $C_6H_4 \cdot OC_2H_5 \cdot NH \cdot HCO$, entsteht durch Erhitzen von salzsaurem p-Phenetidin mit wasserfreiem Natriumformiat und Ameisensäure und bildet glänzende, bei 69° schmelzende Nadeln oder Blättchen, welche sich in heißem Wasser und in Alkohol leicht lösen. Formylphenetidin wirkt krampfstillend, Dosis 0,2—0,4 g.

Vorsichtig aufzubewahren.

Formysol ist eine etwa 40 prozentige wässerige Formaldehydlösung der Firma Th. Hahn & Cie. in Schwedt a. d. O.

Fortoin, Methylendicotoin, $CH_2(C_{14}H_{11}O_4)_2$, wird erhalten durch Einwirkung von Formaldehyd auf Cotoin, bildet schöne gelbe, im Geruche zart an Zimt erinnernde, geschmackfreie Kristalle bezw. ein gelbes Pulver. Sein Schmelzpunkt liegt bei 211—213° C. Leicht löslich ist Fortoin in Chloroform, Aceton und Eisessig, schwer löslich in Alkohol, Äther, Benzol, unlöslich in Wasser, sehr leicht löslich in Alkalien. Man gibt das Präparat als sicheres Antidiarrhoikum Erwachsenen dreimal täglich in Dosen von 0,25—0,5 g, äußerlich braucht man es zu Pinselungen in 1 prozentigen Lösungen oder zu Spülungen in 0,6 prozentigen Lösungen. *Fabrikant:* Vereinigte Chininfabriken Zimmer & Co., G. m. b. H., in Frankfurt a. M.

Vorsichtig aufzubewahren.

Fortose ist eine aus Fleisch hergestellte Hemialbumose, ein fast geruch- und geschmackloses, in wässerigen Flüssigkeiten leicht lösliches, weißes Pulver. Sie wird als leicht verdauliches, gut ausnutzbares Nähr- und Kräftigungsmittel empfohlen. Man gibt täglich 1—3 Kaffeelöffel voll in Milch, Fleischbrühe usw. *Fabrikant:* Friedrich Witte in Rostock i. M.

Fortossan wird ein Nährpräparat für kleine Kinder genannt, welches im Wesentlichen aus Phytin (siehe dieses) und Milchzucker besteht. Es kommt in Form von Tabletten in den Handel. *Fabrikant:* Ges. f. chem. Industrie in Basel.

Fragners Kontrarheuman, Extractum Hippocastani Mentholi salicylatum, soll aus Ammonium jodatum 0,5, Mentholum 1,0, Acidum salicylicum 5,0, Extractum Hippocastani spir. 27,0, Lanolinum 5,5 und Glycerin 11,0 bestehen.

Frangol, ein angenehm schmeckendes Fluidextrakt aus der Faulbaumrinde, hat sich nach Fritsch als ein schmerzlos und prompt wirkendes Abführmittel bewährt und wird als vollwertiger Ersatz für Cascara-sagradapräparate empfohlen. *Fabrikant:* Julius Denzel in Tübingen.

Frostinbalsam, Tannobromin-Collodium, ist eine Lösung von 1 T. Tannobromin (siehe dieses) in 10 T. 4 prozentigem Collodium, der 1 T. Alkohol und 0,5 T. Benzoetinktur zugesetzt sind. Der Balsam dient zum Bepinseln der von Frost befallenen Stellen mit Ausnahme offener Frostwunden. *Fabrikant:* A.-G. für Anilinfabrikation in Berlin.

Frostinsalbe, Bromocollsalbe, ist eine 10prozentige Bromocollresorbinsalbe und eignet sich besonders zum Bedecken offener Froststellen. *Fabrikant:* A.-G. für Anilinfabrikation in Berlin.

Fructus Blepharis capensis siehe Herba Blepharis cap.

Fructus Hyaenanchis globosae von H. globosa, einer Buxazee des Kaplandes, enthalten ein dem Strychnin ähnliches Gift, welches aber viermal schwächer wirkt als dieses. Die Droge wird als cerebrales Tonikum angewendet. *Bezugsquelle:* E. Merck in Darmstadt.

Fructus Prosopis strombuliferae von Prosopis strombulifera Benth. Familie Leguminosae-Mimosae. Heimat: Argentinien. Die in der Heimat Mastuerzofrüchte genannte Droge wirkt adstringierend und findet in Form eines wässerigen Infuses sowohl innerlich wie äußerlich bei Diarrhöen und Gonorrhöe Verwendung, sie sollen indessen auch abortive Wirkungen besitzen. *Bezugsquelle:* E. Merck in Darmstadt.

Fructus Syzygii Jambolani siehe Syzygii Jambolani Fructus.

Fucol, ein Ersatzmittel für Lebertran, wird nach D. R.-P. 157292 dargestellt durch Extraktion des gerösteten Fucus vesiculosus und anderer Seealgen mit Sesamöl. Es bildet ein olivgrünes, klares, angenehm und schwach nach gerösteten Kaffeebohnen schmeckendes Öl, welches sehr geringe Spuren Jod enthalten soll. Als F u c o l p r ä p a r a t e kommen in den Handel Fucol mit Jodeisen, Guajakol, Phosphor (0,01%) und Malzextrakt, sowie mit Malzextrakt und Kalk, welche sämtlich analog den entsprechenden Lebertranpräparaten anzuwenden sind. *Fabrikant:* Deutsche Fucol-Werke G. m. b. H. in Bremen.

Fucosin-Tabletten enthalten 0,1 g Extractum Fuci vesiculosi, 0,05 g Extractum Rhei und 0,05 g Extractum Cascarae sagradae. Entfettungsmittel. *Fabrikant:* Dr. Blell, Ratsapotheke in Magdeburg.

Fulgural, als Blutreinigungsmittel, Stomachikum und mildes Laxans empfohlen, wird nach Angabe der Fabrikanten hergestellt aus Cort. Frangul., Fol. Senn., Rad. Ononid., Lignum Sassafras, Lignum Guajaci, Herb. Centaur., Herb. Menth. pip. āā 10,0, Rad. Sarsaparill. 20,0, Magnes. sulfuric. 100,0, Extr. Trifolii, Extr. Primul. ver., Extr. Junip., Extr. Liquir. āā 5,0, Sacch. 50,0, Spiritus 100,0, Vinum ad 1000,0. Nach K o c h s ist Fulgural ein etwa 10% Alkohol enthaltender, mit etwas Zucker versetzter, weiniger Auszug verschiedener pflanzlicher, u. a. emodinhaltiger, nicht starkwirkender Drogen, der etwa 10% Bittersalz gelöst enthält. *Fabrikant:* Dr. A. Steiner & Schulze in Braunschweig.

Fumiform-Tabletten enthalten nach H. F l o e t z gereinigten Asphalt, sowie in geringen Mengen Myrrhen- und Benzoeharz. Sie sollen in Dampfform gegen Tuberkulose und Keuchhusten Anwendung finden. Die Verdampfung geschieht in besonderen Apparaten in geschlossenen Räumen, in denen sich die an Tuberkulose und Keuchhusten Leidenden aufhalten. *Fabrikant:* Dr. E. Ritsert in Frankfurt a. M.

Fundal siehe Concordia medica.

Furounculine, F u r u n c u l i n , ist ein trockenes Bierhefepräparat (siehe auch Faex medicinalis), hergestellt nach dem Verfahren von H. d e P u r y. Dasselbe wird bei allgemeiner Furunculosis, Hautfinnen, Milchgrind, Ekzema (namentlich gastrischen Ursprungs), Dyspepsie usw. sehr empfohlen. Es kommt in Blechbüchsen, die 200 g des Präparates enthalten, in den Handel. *Fabrikant:* Akt.-Ges. La Zyma in Aigle (Schweiz) und St. Ludwig (Elsaß). Als weitere Bezugsquelle wird die Firma E. Nadolny in Basel angegeben.

Gadiol ist ein wohlschmeckender Lebertran. *Fabrikant:* Vial u. Uhlmann in Frankfurt a. M.

Gadol ist eine 50 prozentige, haltbare Lebertranemulsion mit angenehmem Geschmack. *Fabrikant:* Reitmeister & Mäusert in Leipzig.

Gadose ist eine Salbengrundlage aus Dorschleberfett und Wolfett. *Fabrikant:* J. E. Stroschein in Berlin SO. 36.

Gaduol siehe Morrhuol.

Galactochloral, G a l a c t o c h l o r a l o s e ist eine der Chloralose (siehe diese) ähnliche Verbindung von Chloral mit Galactose. Sie bildet glänzende, in Wasser und Äther nicht, wohl aber in Alkohol lösliche Blättchen. Galactochloral wird in Dosen von 0,1—1,0 g als Hypnotikum gegeben.

Vorsichtig aufzubewahren.

Galactogen ist ein Caseinnährpräparat der Firma Thiele & Holzhausen in Barleben.

Galega officinalis. H e r b a G a l e g a e werden bekanntlich in der Volksmedizin hin und wieder als Galactagogum angewendet, und zwar bediente man sich früher des ganzen Krautes, welches in Form von Infusionen 10 : 200 eßlöffelweise gegeben wurde, seltener eines trockenen wässerigen Extraktes. An Stelle dieser unzweckmäßigen Arzneiformen wurden folgende Präparate empfohlen:

Extractum Galegae aquos. siccum, aus dem ganzen, frisch gesammelten und getrockneten Kraute der Leguminose Galega officinalis bereitet. Man gibt das Extrakt zwei- bis viermal täglich zu 0,5 bis 1,0 g in Form von Sirup, Mixtur oder Pastillen.

Extractum fluidum Galegae: Man befeuchtet 1000 g des grob gepulverten Krautes mit 500 g Spiritus dilutus, gibt die Masse in einen Perkolator, überschichtet mit Spiritus dilutus, läßt 2—3 Tage mazerieren, perkoliert mit Spiritus dilutus und stellt die ersten 900 ccm des Perkolats beiseite. Dann wird weiter perkoliert und in üblicher Weise ein Fluidextrakt 1 : 1 hergestellt.

Sirupus Galegae: Extract. Galegae fluid. 15 ccm, Sirup. simpl. 105 ccm, Ol. Foeniculi 1 ccm.

Galegol wird aus Galega officinalis (Papilionaceae) durch Extraktion, Eindampfen des erhaltenen Extraktes und Granulieren mit Milchzucker gewonnen. Braune, in Wasser leicht lösliche Granula von angenehmem Geschmack. Das Präparat wird als Galaktagogum empfohlen. *Fabrikant:* Laboratorium Dr. K. Fragner in Prag.

Gallacetophenon, Gallactophenon, Trioxyacetophenon, Alizaringelb, Methylketo-Trioxybenzol, $CH_3 \cdot CO \cdot C_6H_2(OH)_3$, wird durch Einwirkung von Eisessig und Chlorzink auf Pyrogallol erhalten. Es bildet ein schmutzig fleischfarbiges, bei 170° schmelzendes, in heißem Wasser Alkohol und Glyzerin lösliches Pulver. Gallacetophenon wirkt gegen Mikroorganismen stark antiseptisch, ist aber, im Gegensatz zum Pyrogallol, verhältnismäßig ungiftig. Es wird in Form von 10 prozentigen Salben bei Psoriasis empfohlen. *Fabrikant:* Badische Anilin- und Sodafabrik in Ludwigshafen a. Rh.

Vorsichtig und vor Licht geschützt aufzubewahren.

Gallal, Aluminium subgallicum, ist basisch gallussaure Tonerde, die beim Fällen einer Aluminiumsalzlösung mit gallussaurem Natrium erhalten wird. Ein amorphes, braunes, in Wasser unlösliches Pulver, welches sich in Salzsäure, verdünnter

Schwefelsäure, auch in Weinsäure auflöst. Als Desinfiziens bei Ozaena empfohlen. *Fabrikant:* Chem. Fabrik J. D. Riedel in Berlin-Britz.

Gallanilid siehe Gallanol.

Gallanol, Gallussäureanilid, Gallinol, Gallanilid, $C_6H_5 \cdot NH \cdot CO \cdot C_6H_2(OH)_3 + 2H_2O$, entsteht beim Erhitzen von Gallussäure mit Anilin auf 150° und bildet farblose, bei 205° schmelzende, in heißem Wasser, Äther und Alkohol lösliche Kristalle. Gallanol dient als Ersatz des zu stark reduzierenden Pyrogallols bei Hautkrankheiten, da es weniger reizt und wenig giftig ist. Auf Wunden reizt es. In alkoholischer Lösung dient es zur Desinfektion der Hände der Operateure, in Salbenform 1 : 30 bis 1 : 4 bei Psoriasis und Ekzemen, ebenso in alkoholischen Lösungen oder als Streupulver. *Fabrikant:* E. Merck in Darmstadt.

Vor Licht geschützt aufzubewahren.

Gallicin, Gallussäuremethylester, $C_6H_2(OH)_3 \cdot COO \cdot CH_3$, wird durch Erwärmen einer methylalkoholischen Lösung von Gallussäure oder Tannin mit Salzsäuregas dargestellt und bildet bei 202° schmelzende, in heißem Wasser und in Alkohol und Äther lösliche Kristalle. Es wird als Antiseptikum bei Augenkrankheiten, wie Conjunctivitis, in Pulverform aufgestäubt. *Fabrikant:* Sandoz & Co. in Basel.

Gallinol siehe Gallanol.

Gallisol, ein Gallensteinmittel, besteht nach den Angaben des Erfinders aus Schwefelleber, Rizinusöl, Birkenteer, Spiritus und Pfefferminzöl. *Fabrikant:* Louis Lasson in Berlin NW., Altonaerstr. 21.

Gallobromol, Dibromgallussäure, $C_6Br_2(OH)_3 \cdot COOH$, wird durch Zusammenreiben von 1 T. Gallussäure mit 2,5 T. Brom und darauffolgendes Umkristallisieren aus Wasser dargestellt. Es bildet farblose, bei 140—150° schmelzende, in Alkohol und Äther lösliche Kristalle. Man gibt es innerlich als Ersatz der Alkalibromide in Tagesgaben von 2—3 g in wässeriger Lösung mit einem säuerlichen Sirup, äußerlich wird die wässerige 1—4 prozentige Lösung zu Einspritzungen bei Gonorrhöe und Umschlägen bei Ekzem angewendet. *Fabrikant:* E. Merck in Darmstadt.

Galloformin, $C_6H_2(OH)_3COOH \cdot (CH_2)_6N_4$, entsteht aus Gallussäure und Hexamethylentetramin und bildet harte, stark lichtbrechende Nadeln, welche in kaltem Wasser, Alkohol, Äther und Glyzerin schwer löslich und in Chloroform, Benzol und Olivenöl unlöslich sind. Die Lösungen dürfen nur in der Kälte bereitet werden. Anwendung innerlich bei Haematurie, Albuminurie und Cystitis und äußerlich bei Hautkrankheiten. *Fabrikant:* Dr. G. F. Henning in Berlin SW.

Gallogen, Ellagsäure, $C_{14}H_6O_8$, ein gelbes, geruch- und geschmackloses Pulver, ist unlöslich in allen Lösungsmitteln saurer oder neutraler Natur, löslich dagegen in alkalischen Flüssigkeiten, jedoch nur bis zu 2%. Die Lösungen zeigen alle Gerbsäurereaktionen mit Eisensalzen, Leimlösung usw. Das Präparat wird als Darmadstringens empfohlen. Dosis für Kinder 0,3—0,5 g, für Erwachsene 1 g drei- bis fünfmal täglich, am besten in Kochsalzlösung.

Die Ellagsäure wird als Nebenprodukt bei der Fabrikation der Gallussäure erhalten oder direkt aus gerbstoffhaltigen Rohstoffen (Dividivi, Algarobilla usw.) erhalten, indem man einen wässerigen Auszug der letzteren auf die Dichte von etwa 1,2 einkocht, wobei alle Ellagsäure aus dem amorphen in den kristallinischen Zustand übergeht und sich in dieser Form vollständig ausscheidet. Dasselbe Ziel erreicht man, wenn man den wässerigen Auszug der Rohstoffe anhaltend kocht, wobei alle Ellagsäure sich in kristallinischem Zustande ausscheidet, und dann die Säure von der Flüssigkeit trennt. (D. R. P. Nr. 137033 und 137034). *Fabrikant:* Dr. Ad. Heinemann in Eberswalde.

Gallussäureanilid siehe Gallanol.

Gallussäuremethylester siehe Gallicin.

Gasterin wird der Magensaft genannt, den Frémont von Hunden gewinnt, und der als Mittel zur künstlichen Verdauung empfohlen worden ist.

Gasterogen wird ein zur Hebung des Appetits und der Verdauung empfohlenes Präparat genannt, welches Hundemagensaft enthält und auch mit Zusätzen von 5% Rad. Rhei oder 5% Cort. Chin. oder 10% Cort. Condurango geliefert wird. *Fabrikant:* Chem. Laborat. Weydenberg in Berlin NW. 21.

Gastricin nach J. Traub ist ein bei Magenkrankheiten anzuwendendes Gemisch aus Ammon. carb., Ammon. chlorat $\overline{aa}$ 1,0,

Kal. bitartar. 6,0, Tartar. natronat. 2,0, Lapid. Cancror. 5,0, Magnes. carbon. 3,0, Magnes. citr. 10,0, Magnes. lact. 5,0, Natr. chlorat., Natr. sulf. aa 3,0, Natr. bicarb. 60,0.

Gastrin-Magentabletten bestehen aus Lindenkohle, Magnesiumkarbonat und Sagradarinde zu gleichen Teilen. Sie werden gegen Magenleiden angewendet. *Fabrikant:* Apotheker Kurtzwig in Berlin N. 21.

Gastrosan siehe Bismutum bisalicylicum.

Gastrosot wird an Stelle des Pepsinweins als Verdauungsmittel empfohlen und als eine Pepsin-Salzsäure-Eiweißverbindung bezeichnet. 10 T. Gastrosot sollen 1 T. Pepsin und 1 T. an Eiweiß gebundene Salzsäure enthalten. Man gibt zwei- bis dreimal täglich 0,25—0,5 g nach den Mahlzeiten. *Fabrikant:* J. E. Stroschein in Berlin SO. 36.

Gasu-Basu siehe Nervocidin.

Gaudafil, ein Ersatzmittel für Silk, ist ein guttaperchaähnliches Präparat, das in Wasser gekocht und im Dampfstrom sterilisiert werden kann, ohne seine Durchsichtigkeit, Glätte und Festigkeit zu verlieren. *Bezugsquelle:* Herm. Katsch in München.

Gaudanin, eine sterile Paragummilösung in Formalinbenzin mit Jodzusatz soll bei Operationen zum Überziehen der Haut mit einer keimfreien Gummidecke Verwendung finden. *Fabrikant:* Zieger und Wiegand in Leipzig.

Gelanthum wird ein Hautfirnis genannt, der aus gleichen Teilen Gelatine und Traganth, unter Zusatz der erforderlichen Menge einer Mischung von gleichen Teilen Glyzerin und Rosenwasser, nebst etwas Thymol bestehen soll. *Fabrikant:* Apotheker W. Mielck in Hamburg.

Gelastoid-Präparate sind aus Gelastoidmasse (wahrscheinlich zur Hauptsache aus keimfreiem Gelatineleim bestehend) hergestellte, elastisch-medikamentöse Präparate wie Vaginalkugeln, Bougies und Suppositorien. *Fabrikant:* Apotheke zur Austria in Wien.

Gelatina sterilisata „Merck", Gelatineinjektion. Infolge der mehrfach beobachteten Fälle von Tetanus nach subkutaner Injektion von Gelatine bei Blutungen stellt E. Merck in Darmstadt eine Gelatine aus frischem Material (Kalbsfüßen) her. Dieselbe wird unter besonderen aseptischen Kautelen bereitet und aufs sorgfältigste sterilisiert. Sie gelangt in zugeschmolzenen Glasröhren à 100 g in den Handel. Gelatine wirkt als treffliches Hämostatikum. Man injiziert von der auf Blutwärme gebrachten Lösung bei Epistaxis 20—40 ccm in die Nasenhöhlung, bei Aneurismen, zur Stillung cholämischer Blutungen, bei Variola hämorrhagica usw. 200 ccm subkutan in die Lumbargegend.

Gelatosesilber siehe Albargin.

Gelina Digitalis, Digitalisleim, wird nach M. Herz durch Mazerieren titrierter Digitalisblätter mit erhitzter Gelatinelösung, oder mit heißem Wasser und nachträglichem Gelatinezusatz erhalten. Der Leim, dessen Härte durch Wasserentziehung erhöht und der durch Glycerinzusatz geschmeidig gemacht werden kann, wird nach dem Erkalten in Bohnenform gepreßt und mit Formaldehyd gehärtet. Jede Bohne entspricht 0,05 g Digitalisblätter. In ähnlicher Weise wird auch Gelina Strophanti gewonnen.

Vorsichtig aufzubewahren.

Gelina Strophanti siehe Gelina Digitalis.

Gelocal-Kapseln sind Gelodurat-Kapseln (siehe Capsulae Geloduratae), welche pro dosi Kaliumjodid 0,2 oder 0,5 und Quecksilberjodid 0,002 oder 0,005 enthalten. Anwendung: Gegen Syphilis. *Fabrikant:* G. Pohl, Schönbaum b. Danzig.

Vorsichtig aufzubewahren.

Geloduratkapseln siehe Capsulae geloduratae.

Gelonida werden Tabletten genannt, welche an Stelle von Amylum und Talcum als Grundsubstanz Formalichydgelatine enthalten und sich durch schnelle Zerfallbarkeit auszeichnen. Gelonida Aluminii subacetici Nr. I enthalten Aluminiumsulfat neben Aluminiumsubacetat. Nr. II sind technisch sulfatfrei und Nr. III enthalten einen Zusatz von 0,1 g Phenolphthalein. Gelonida antineuralgica enthalten pro dosi 0,01 g Codeinphosphat, 0,25 g Phenacetin sowie 0,25 g Acetylsalicylsäure und werden bei Nervenleiden, Rheumatismus und Influenza angewendet. *Vorsichtig* aufzubewahren. Gelonida antipyretica enthalten Phenyldimethylpyrazolon und Coffein. *Vorsichtig* aufzubewahren. Gelonida stomachica enthalten 0,005 g Belladonnaextrakt, 0,15 g basisches Wismutnitrat und 0,15 g gebrannte Magnesia. *Vorsichtig* aufzubewahren. *Fabrikant:* Goedecke & Co. in Leipzig und Berlin.

Gelose wird der aktive Bestandteil der aus Agar-Agar gewonnenen Nährgelatine genannt.

Gelsemin, das Resinoid aus der Wurzel von Gelsemium sempervirens (nicht mit Gelseminin zu verwechseln!) ist ein bräunliches, in Alkohol lösliches Pulver, das als Analgetikum, Antipyretikum, Anodinum, Hypnotikum und Herzmittel bei Fieber, Dysenterie, Rheumatismus, Dysmenorrhöe, Neuralgie, Epilepsie, Chorea usw. Anwendung findet. Dosis 0,005—0,05 g mehrmals täglich. *Fabrikant:* E. Merck in Darmstadt.

Vorsichtig aufzubewahren.

Gelseminin, das Alkaloid aus dem Rhizom von Gelsemium sempervirens, $C_{22}H_{26}N_2O_3$, bildet weiße, in Wasser, Alkohol, Äther und Chloroform lösliche Kristalle, die bei 158—160° schmelzen. Es wird als Antineuralgikum und Antispasmodikum bei Neuralgie, Rheumatismus und Dismenorrhöe angewendet. Dosis 0,0005—0,002 g mehrmals täglich. *Fabrikant:* E. Merck in Darmstadt.

Maximaldosis 0,002 g pro dosi, 0,01 g pro die.

Sehr vorsichtig aufzubewahren.

Gentianin, das bittere Prinzip aus Radix Gentianae, bildet ein braunes, in Alkohol lösliches Extrakt, welches als Tonikum bei Dyspepsie, Hysterie und Schwächenzuständen Anwendung finden soll. Dosis 0,25—1,0 g mehrmals täglich. *Fabrikant:* E. Merck in Darmstadt.

Geoform siehe Guajaform.

Geosot, Guajacolum valerianicum, Valeryl-Guajakol, $C_6H_4(OCH_3)O \cdot CO \cdot C_4H_9$, der Guajakolester der Valeriansäure, wird auf folgende Weise dargestellt: 5 T. Guajakol werden mit 7½ T. Valerylchlorid vermengt und langsam erwärmt, bis die Masse ins Sieden gerät, und zwar zuerst auf dem Wasserbade, zuletzt auf freier Flamme, bis die Salzsäureentwicklung aufgehört hat. Alsdann wird die Masse mit 3 prozentiger Natronlösung gewaschen, mit Benzol aufgenommen, vom Lösungsmittel befreit und getrocknet.

Die physikalischen und chemischen Eigenschaften dieses Esters sind in der Hauptsache die gleichen wie die des analogen Kreosotesters (siehe unter Eosot). Der Siedepunkt liegt unter gewöhnlichem Atmosphärendruck bei ca. 260°. Etwas andere Ester resultieren bei der Esterifikation von Handelsguajakol mit

Valeriansäure und beginnen bereits bei ca. 240° zu destillieren. Geosot wird bei der Bekämpfung der Lungentuberkulose sowie als Darmdesinfiziens usw. angewendet. Bei Erwachsenen sind die gebräuchlichsten Dosen 0,6—1,8 g pro die, bei akuten Affektionen wird die Dosis bis 3,6 g pro die gesteigert, ebenso zum Zweck der Darmdesinfizierung usw. Bei Kindern wird je nach dem Alter 3—5 mal 2—15 Tropfen verordnet, und zwar in Schleim usw. *Fabrikant:* Berliner Capsules-Fabrik J. Lehmann in Berlin.

Gicht- und Rheumatismusmittel der Chem. Fabrik Falkenberg in Falkenberg-Grünau bei Berlin. Einem Prospekt der Firma sind folgende Angaben entnommen:

Piperazinwasser (Gichtwasser I) enthält: Piperacinum purum 1,0 in Aqua carb. 600,0. Gegen Gicht, Nierengries, Blasensteine usw.

Piperazin-Phenocoll-Lithionwasser (Gichtwasser II) enthält: Piperacinum purum 1,0, Phenocollum purum 2,0, Lithium carb. purum 0,1, Aqua carb. 600,0. Gicht, Nierengries, Nieren-und Blasensteine heilend und schmerzstillend wirkend.

Piperazin-Lithionwasser (Gichtwasser III) enthält: Piperacinum purum 1,0, Lithium carb. purum 0,1, Aqua carb. 600,0. Gegen schmerzlose Gicht, Nierengries, Blasensteine und zur Vorbeuge usw.

Phenocollwasser I (Rheumatismuswasser I) enthält: Phenocollum purum 1,3, Phenocollum salicylicum 0,5, Phenocollum aceticum 0,2, Aqua carb. 600,0. Anwendbar bei leichteren Fällen des chronischen Gelenkrheumatismus, Muskelrheumatismus und rheumatischen Leiden.

Phenocollwasser II (Rheumatismuswasser II) enthält: Phenocollum purum 2,6, Phenocollum salicylicum 1,0, Phenocollum aceticum 0,4, Aqua carb. 600,0. Anwendbar bei akutem Gelenkrheumatismus, akut auftretenden rheumatoiden Leiden und bei schwereren Formen des chronischen Gelenkrheumatismus.

Pinocapsinfluid zum äußerlichen Gebrauch enthält in 100 T.: Ol. Pini silv., Liqu. Ammon. caust. $\overline{aa}$ 10 T., Fruct. Capsic. ann. 20 T., Alcohol methyl. pur. 50 T., Äther pur. 5 T., Camphor. 3 T., Ol. aether. (Rosmar., Thymi, Lavand. usw. usw.) 2 T.

Falkenberger Kräutermischung, als Abführmittel empfohlen, enthält: Frangula, Cascar. sagrad., Fol. Senn.

āā 20, Flor. Malv. vulg., Flor. Calendul., Fol. Menth. pip. āā 5, Rhiz. Gramin, Rad. Liquiritiae āā 10.

Gichtwasser von Apotheker Dr. A. Voswinkel in Berlin W. ist ein kohlensaures Wasser, welches etwa 1% chinasaures Piperazin enthält.

Givasanpaste, zur Mundpflege bei Quecksilberkuren empfohlen, enthält als wirksames Prinzip Hexamethylentetramin. *Fabrikant:* J. D. Riedel Akt.-Ges. in Berlin-Britz.

Glanduitrin ist ein Hypophysenextrakt in Ampullen (siehe auch Pituglandol und Pituitrin) 1 ccm = 0,2 g frischer Infundibularsubstanz. *Fabrikant:* Gideon Richter in Budapest.
Vorsichtig aufzubewahren.

Glandulae pituitariae, prostaticae, suprarenales, Thymi, Thyreoideae siehe Organpräparate.

Glandulen ist ein zur Behandlung der Lungentuberkulose empfohlenes Präparat, welches in Tabletten zu 0,25 g in den Handel kommt (= je 0,05 g frischer Bronchialdrüse). Über die Darstellung desselben sagt das D. R.-P. Nr. 95193: Bronchialdrüsen, vorzugsweise von Schafen, werden mit Wasser oder Alkohol extrahiert. Aus dem Extrakt wird die wirksame Substanz (Glandulen) mit Säuren ausgefällt, gewaschen und getrocknet und das erhaltene Produkt gewünschten Falles mit Milchzucker vermischt und zu Tabletten komprimiert. *Fabrikant:* Hofmann Nachf. in Meerane i. S.

Glandulohypophysol siehe Hypophysispräparate Poehl.

Glidin (Glidine), Lecithin-Eiweiß, Dr. Klopfers Weizeneiweiß oder Weizenmehlextrakt. Bildet ein geschmack- und geruchloses Pulver, welches in Wasser und wässerigen Flüssigkeiten aufquillt. Es wird wie folgt gewonnen: Weizenmehl wird unter Zusatz von Wasser zu einer dickflüssigen, salbenartigen Masse verarbeitet, letztere wird zentrifugiert, wobei die schwerere Stärke gegen den Trommelmantel getrieben, an diesen sich in dichter Schicht anlegt, während das das Eiweiß und die Nährsalze enthaltende Weizenmehlextrakt im Innenraum der Trommel zurückbleibt.

Dieses Weizenmehlextrakt wird im Vakuum getrocknet und ergibt ein Kraftsuppenmehl, das leicht verdaulich ist und sich für die Ernährung von heruntergekommenen Personen und Kindern sehr eignet. Es wird ferner zur Darstellung von Diabetikerbrot, Suppen, Konserven u. dgl. angewendet. Erwachsene nehmen 2—3, Kinder 1 Eßlöffel voll täglich. *Fabrikant:* Dr. Volkmar Klopfer in Dresden-Leubnitz.

Globularin, $C_{15}H_{20}O_8$, das Alkaloid aus den Blättern von Globularia alypum und vulgaris, wirkt ähnlich dem Coffein auf das Herz und Nervensystem.

Vorsichtig aufzubewahren.

Glonoin siehe Nitroglyzerin.

Glutannin, eine Tanninpflanzeneiweißverbindung, gelangt in Pulverform sowie in Tabletten à 0,3 g in den Handel. Es wird als reizloses Mittel gegen Diarrhoe in Dosen von 3—5 mal täglich 2—3 Tabletten empfohlen. *Fabrikant:* Chem. techn. Labor. Dr. Israel Roos in Frankfurt a. M.

Glutannol ist eine Verbindung von pflanzlichem Fibrin mit Gerbsäure, die als Darmadstringens Verwendung findet, da sie im Magensaft unlöslich, aber leicht löslich im Darmsaft ist. Angezeigt ist es bei Ruhr, Darmtuberkulose, besonders beim Brechdurchfall der Kinder. Erwachsene nehmen 0,25—1 g, Kinder 0,25—0,5 g in Pulvern oder schleimigen Schüttelmixturen. Im Bedarfsfall kann die Gabe auf einen Teelöffel voll gesteigert werden. *Fabrikant:* Dr. R. Hundhausen, Hamm i. W.

Glutektone, L e i m s t i f t e , enthalten Glyzerinleim mit Zusätzen von Alpha-Eigon, Zinkoxyd, Salizylsäure oder Ichthyol. Zum Gebrauche wird die zu behandelnde Hautstelle mit einem feuchten Schwamme genäßt und dann mit dem Glutekton so lange gerieben, bis sich ein dünner Überzug einer Leimdecke gebildet hat. Die Glutektone werden bei Ekzemen angewendet. *Fabrikant:* Chemische Fabrik Helfenberg Akt.-Ges. vormals E. Dieterich in Helfenberg.

Glutin-Pepton-Sublimat, H y d r a r g y r u m g l u t i n o p e p t o n a t u m h y d r o c h l o r i c u m , H y d r a r g y r u m p e p t o n a t u m P a a l , kommt als gelbe Flüssigkeit mit 1% Quecksilberchlorid in den Handel und bildet eine Doppelverbindung aus Sublimat und salzsaurem Glutinpepton (Leimpepton). Das Präparat wird bei Syphilis in Dosen von je 1 ccm (= 0,01 g Sublimat) injiziert. Zu einer erfolgreichen Kur braucht man 20 Injektionen. *Fabrikant:* E. Merck in Darmstadt.

Sehr vorsichtig aufzubewahren.

Glutinum ceratum siehe Schleichs Präparate.

Glutoform siehe Glutose.

Glutoidkapseln sind durch Formaldehyd gehärtete Gelatinekapseln, welche in drei Härtegraden von verschiedener Widerstandsfähigkeit gegen Pepsin-Salzsäure hergestellt werden. Für therapeutische Zwecke kommen die Glutoidkapseln hauptsächlich dann zur Anwendung, wenn die Arzneisubstanzen vor der Einwirkung des Magensaftes geschützt werden sollen, oder für antiseptisch wirkende Stoffe, welche ihre Wirkung erst im Darm entfalten sollen. Auch zu diagnostischen Zwecken gibt man die Kapseln (mit Jodoform gefüllt), um den Zeitpunkt des Eintritts der Jodreaktion im Speichel oder in ausgeheberten Speisen die Magenemotilität zu kontrollieren. *Fabrikant:* C. Fr. Hausmann in St. Gallen.

Glutol, Glutoform, Formaldehydgelatine. Zur Darstellung dieses Präparates werden 500 g Gelatine in 375 g Wasser aufgelöst, man gibt 25 Tropfen Formaldehydlösung zu, gießt die Masse aus und trocknet sie in einem geschlossenen Kasten, in welchem sich ein mit Formalin getränkter Wattebausch befindet, über Ätzkalk so weit, daß man eine plastische Masse erhält. In diesem Zustande zerkleinert man das Präparat durch Reiben im Mörser und trocknet dann vollständig. Die Darstellung von Glutol ist dem unten stehenden Fabrikanten patentiert. Glutol bildet ein gröbliches, weißes Pulver, in Wasser beim Erhitzen unter Druck löslich; die Lösung gelatiniert beim Erkalten. Die pulverförmige Formaldehydgelatine wird als Trockenantiseptikum auf Wunden angewendet; durch die biologische Tätigkeit des Organismus wird aus dem Präparate Formaldehyd abgespalten, welches antiseptisch wirkt. *Fabrikant:* Chem. Fabrik auf Aktien vorm. E. Schering in Berlin.

Gluton ist ein aus reiner Gelatine gewonnenes, wasserlösliches, nicht gelatinierendes Leimnährpräparat. Um eine Tagesportion von Gluton von 40 g zu lösen, rührt man dieses Quantum mit vier Eßlöffeln Wasser an, setzt sodann weitere fünf Eßlöffel Wasser hinzu und erwärmt auf dem Wasserbade oder dem Ofen, bis die Masse klar gelöst ist; ihr Volumen beträgt dann ca. zehn Eßlöffel. Es wird am besten den üblichen flüssigen Nahrungsmitteln zugesetzt und bei Diabetes und anderen Krankheiten als stark eiweißsparendes Nährmittel empfohlen. *Fabrikant:* Akt.-Ges. für Anilinfabrikation in Berlin SO.

Glutubes, werden aus Kleber hergestellte Deckelkapseln (Capsulae operculatae) genannt, welche sich nicht im Magen, wohl aber im Darm lösen und sich daher zum Einhüllen solcher Medikamente eignen, die erst im Darm zur Wirkung gelangen sollen.

Glycasine, eine Gleitmasse zum Schlüpfrigmachen der Finger und ärztlicher Instrumente, bildet eine im wesentlichen aus stearinsauren Alkalien und Glycerin bestehende, weiche Salbe. *Fabrikant:* Chem. Fabr. P. Beiersdorf u. Co. in Hamburg.

Glycerinum salicylicum siehe Glycosal.

Glcirenan, eine Lösung von 1,0 Epirenan in einer Mischung von 750,0 Wasser und 250,0 Glycerin, wird zu Einatmungen mittels Vernebelungsapparat empfohlen. *Fabrikant:* Kaiser-Friedrich-Apotheke in Berlin.

Glycobacter-Tabletten Dr. Klebs sollen den von Metschnikoff entdeckten und von ihm Glycobacter genannten, aus stärkehaltigen Stoffen Zucker abspaltenden Bazillus enthalten und zur Ergänzung der Yoghurtkur dienen. *Fabrikant:* Dr. Ernst Klebs in München.

Glycocithin werden Lecithin-Schokoladetabletten mit je 0,1 g Lecithin genannt. *Fabrikant:* Dr. H. Müller & Co. in Berlin C 19.

Glycoformal ist eine Mischung von 75 T. Formaldehydlösung, 15 T. Wasser und 10 T. Glyzerin, welche als Antiseptikum Anwendung finden soll. *Fabrikant:* Lingner & Kraft in Dresden.

Glycogen, der als „tierische Stärke" bezeichnete bekannte Inhaltstoff der Leber, des Muskels (besonders des Pferdefleisches), des Blutes usw., der auch in der Hefe und vielen Pilzen vorkommen soll und nach E. Schmidt die Formel $(C_6H_{10}O_5)^n$ besitzt, wurde von J. de Nittis zur Bekämpfung von Infektionskrankheiten empfohlen. Besonders bei Kachexie, Tuberkulose, Scharlach, Neurasthenie, Überanstrengung usw. hat derselbe nach längerer subkutaner Darreichung von täglich etwa 0,07—0,16 g Glycogen (in wenig warmen Wassers gelöst, auch per Klysma) sehr schnelle Kräfte- und Gewichtszunahme beobachtet. Das Glycogen ist ein weißes, geruch- und geschmackloses im Wasser sich opalisierend lösendes Pulver, in Alkohol unlöslich.

Glycogenal ist ein dem Glycogen (siehe dieses) verwandter Körper, ein in Wasser lösliches gelbes Pulver, welches als Tonikum und Bactericidium bei Tuberkulose, eitrigen Geschwüren, Typhus, Wochenbettfieber, Scharlach usw. angewendet wird. Dosis innerlich 0,3—0,5 g zweimal täglich, subkutan 0,04 g in Wasser gelöst, per Klysma: Glycogenal 2,0, Ammon. carbonic. 0,5, Aqua 50,0. *Fabrikant:* E. Merck in Darmstadt.

Glycoheptonsäurelacton siehe Hediosit.

Glycophal siehe Sirupus glycerophosphoricus compositus.

Glycosal, Aether glycerino-salicylicus, Glycerinum salicylicum, Salizylsäureglyzerinester, $C_6H_4OH \cdot COO \cdot C_3H_5(HO)_2$, bildet ein weißes Kristallpulver, das bei 71° C schmilzt, sich in kaltem Wasser zu etwa 1%, in heißem Wasser aber außerordentlich leicht löst; auch in Alkohol ist es leicht löslich, während es von Äther und Chloroform etwas weniger leicht aufgenommen wird. Mit Glyzerin ist das Glycosal mischbar; von Alkalien und kohlensauren Alkalien wird der Ester sehr leicht verseift. Das Glycosal besitzt die antiseptischen und antirheumatischen Eigenschaften der Salizylsäure und soll in der Medizin an Stelle anderer Salizylate Verwendung finden, da es vor diesen den Vorzug besitzt, den Magen weit weniger zu belästigen und nur selten Ohrensausen hervorzurufen. Nebenwirkungen: Bei reichlichen Einpinselungen zuweilen starke Schweißausbrüche, außerdem Hautjucken, Schwindelgefühl, Kopfschmerzen und Brechneigung.

Nach D. R. P. Nr. 126311 und 127139 läßt man zur Herstellung von Salizylsäureglyzerinester auf Gemische von Salizylsäure und Glyzerin Mineralsäuren in einer der angewendeten Salizylsäuremenge höchstens äquivalenten Menge einwirken. Man kann die Mineralsäuren aber auch durch saure Salze oder Ester von Mineralsäuren oder durch organische Sulfosäuren ersetzen. *Fabrikant:* E. Merck in Darmstadt.

Goldhammer-Pillen, welche als Darmdesinfiziens bei allen Formen des Darmkatarrhs empfohlen werden, enthalten pro dosi Bismut. salicyl. 0,1, Ol. Menth. Mitch. 0,07, Rad. Rhei, Fr. Carvi 0,03, Carbo veg. 0,04, Extr. Gent. 0,05, Gelatin. 0,02. *Bezugsquelle:* Engel-Apotheke F. Augserger in Straßburg i. Els.

Ersatz für Goldhammer-Pillen. Die Firma Hausmann, Akt.-Ges. in St. Gallen, bringt als Ersatz für genannte Pillen sogenannte Pilulae keratoidatae in den Handel nach folgender Vorschrift: Bismut. salicyl. 0,1, Carbo 0,1, Ol.Menth. pip. 0,05, Magnes. ust. 0,06, M. f. pil. I.

Goldkorn ist ein Nähr- und Kräftigungsmittel für Säuglinge, Kinder, Kranke und Genesende. *Fabrikant:* Pfister, Mayr & Co. in München, Sonnenstraße 19.

Gomenol wird das ätherische Öl von Melaleuca viridiflora, Myrtaceae, genannt, welches gegen Lungentuberkulose und Erkrankungen der Atmungsorgane zu 0,25 g in Kapseln (täglich 4—10 Stück) gegeben werden soll. Ebenso brauchbar soll sich das Mittel bei Rheumatismus und Nervenschmerzen und als 2 prozentige Einspritzung bei Blasenentzündung erwiesen haben. *Fabrikant:* Schimmel & Co. in Miltitz bei Leipzig.

Gonargin, eine aus verschiedenen, zur aktiven Immunisierung besonders geeigneten, jungen Gonokokkenkulturen hergestellte Vaccine, gelangt mit einem Zusatz von 0,5% Phenol als Konservierungsmittel in kleinen Fläschchen oder Ampullen à 1 ccm in verschiedenen Stärken in den Handel. Es wird zur intramuskulären Injektion bei allen gonorrhoischen Erkrankungen empfohlen. *Fabrikant:* Farbwerke vorm. Meister Lucius und Brüning in Höchst a. M.

Gonaromat Taeschner, ein internes Antigonorrhoicum, sind gehärtete, erst im Duodenum lösliche Kapseln, welche ca. 94% Oleum Santali und außerdem Oleum Macidis, -Chamomillae, -Cinnamomi, -Menthae piperitae, und Oleum Caryophyllorum entfalten. *Fabrikant:* Kommandanten-Apotheke E. Taeschner in Berlin.

Gonojodin, Onotoxin, eine angeblich ca. 1,5% teils freies, teils organisch gebundenes Jod enthaltende, klare, dunkelbraune Flüssigkeit, soll zu Einspritzungen bei Gonorrhoe Verwendung finden. *Fabrikant:* Laboratorium für Therapie G. m. b. H. in Dresden A.
Vorsichtig aufzubewahren.

Gonorol, Santalol. Das in der Industrie verwendete Öl von Santalum album besteht der Hauptmenge nach (90%) aus alkoholischen Produkten, welche zur Gruppe der Sesquiterpene ($C_{15}H_{26}O$) zählen und Santalol genannt werden. Das reine Santalol kann nach dem französischen Patent Nr. 285317 auf folgende Weise gewonnen werden: Das ätherische Öl des Sandelholzes wird mit Alkalien verseift und zur Trennung des Alkohols von allen Verunreinigungen und nichtalkoholischen Verbindungen durch Destillation unter vermindertem Drucke oder unter Anwendung von überhitztem Wasserdampfe rektifiziert. Man löst 6 kg Santelöl mit 0,6 kg Kaliumhydrat in 2 kg Alkohol von 90% und kocht 2—3 Stunden. Nach der Entfernung des Alkohols und des Alkalis wird das verseifte Öl mehrmals fraktioniert übergetrieben. So gereinigtes Santalol ist ein ungefärbtes Öl, dessen Geruch an den des Sandelöles erinnert. Es siedet bei 303—306° und hat ein spezifisches Gewicht von 0,979—0,980 bei 15°. Es löst sich in 3 T. Alkohol von 70%. Von dem gewöhnlichen Sandelholzöl des Handels unterscheidet sich das gereinigte Santalol durch einen schwachen Geruch und durch seine vollständige Durchsichtigkeit. Santalol wird bei Gonorrhöe wie Sandelöl angewendet. *Fabrikant:* Heine & Co. in Leipzig.

Gonosan, Kawasantal, ist eine grünlichgelbe, ölige durchscheinende, in Weingeist, Äther und Chloroform lösliche Substanz von stark aromatischem Geruch, welche die aus der Wurzel von Piper methysticum (Kawa-Kawa) extrahierten pharmakodynamisch wirksamen Harze (α- und β-Harz) in reinem ostindischen Sandelöl gelöst enthält (D. R. P. 185 330). Die indifferenten Inhaltstoffe der Kawa-Kawa (Kawahin und Yangonin) enthält das Präparat dagegen nicht. Auf 80 T. Sandelöl kommen 20 T. α- und β-Kawaharz. Das Präparat kommt in Form von Gelatinekapseln mit je 0,3 g Inhalt in den Handel und ist bei der Behandlung der Gonorrhöe mit gutem Erfolg angewendet worden. Man gibt täglich etwa 8—10 Kapseln. *Fabrikant:* J. D. Riedel A.-G. in Berlin-Britz.

Als Ersatz für Gonosan werden vom holländischen Apothekerverein folgende Kapseln empfohlen: Resina Kowa-Kawa 0,05, Ol. Santali 0,25, Chlorophyll. 0,002 Misce et filtra. d. t. d. Nr. 50 in caps. gelatinos.

Gonostyli sind Urethral-Stäbchen aus Dextrin, Zucker und Stärke, welche mit verschiedenen Arzneimitteln, wie Argonin, Protargol, Ichthyol, Zincum sulfuricum usw. hergestellt werden und bei Gonorrhoe an Stelle der Einspritzungen verwendet werden sollen. *Fabrikant:* P. Beiersdorf & Co. in Hamburg.

Gonotoxin und Gonokokkenserum hat de Christmas im Institut Pasteur dargestellt. Um das Gonotoxin zu erhalten, legte er mit Hilfe von blennorrhagischem Eiter auf koaguliertem Serum von Kaninchen Kulturen des Neißerschen Gonokokkus an, die sich innerhalb 12 Stunden gut entwickelten und nach einmaligem Überimpfen rein erhalten wurden. Größere Mengen derselben erhielt er durch Überpflanzen der Kulturen in Ascitesflüssigkeit, die mit peptonisierter Bouillon und etwas Glykose versetzt worden war. In diesen neuen Kulturen sammelte sich ein giftiges Prinzip an, das G o n o t o x i n, so daß die Injektion von 10—20 ccm der Kulturen bei Kaninchen starkes Fieber und rasche Abnahme des Körpergewichtes zur Folge hatte. Durch Eindampfen der Kulturen und Aufnehmen des Rückstandes mit Glycerin erhielt Verfasser eine für Kaninchen stark giftige Lösung, die er dann weiter zur Immunisierung von Ziegen verwendete. Das den Ziegen später entnommene Serum war imstande, die giftigen Wirkungen des Gonotoxins auf den Organismus kleinerer Tiere vollkommen zu unterdrücken. Gonotoxin wird auch von der Firma Laboratorium für Therapie in Dresden-A. hergestellt.

Gorit ist Calciumsuperoxyd, welches als Darmantiseptikum empfohlen wurde.

Graminin, G r a m i n o l, wird ein Serum gegen Heufieber genannt. *Fabrikant:* Serum-Laboratorium R u e t e - E n o c h in Hamburg. (Siehe auch Pollantin.)

Graminol siehe Graminin.

Graminose-Brust-Sirup wird aus Karottenextrakt und Zucker, G r a m i n o s e - B r u s t - T a b l e t t e n aus Karottenextrakt, Kakao und Zucker von der Chemischen Fabrik J. E. Stroschein in Berlin SO. 36, hergestellt.

Granules de Catillon mit je 0,0001 g Strophanthin wirken nur auf das Herz und nicht harntreibend, während die Granules de Catillon mit je 0,001 g titriertem Strophanthusextrakt bei einer Tagesgabe von 2—4 Stück starke Harnabsonderung hervorrufen und die Herztätigkeit heben. *Bezugsquelle:* Dr. E. Bloch in Basel.

Sehr vorsichtig aufzubewahren.

Gravidin, ein Fluidextrakt aus Fucus serratus, wird gegen das Erbrechen der Schwangeren empfohlen. Dosis: Zweistündlich 10 Tropfen.

Grisalpillen gegen Gonorrhoe enthalten Sandelholzöl, Extr. Uvae Ursi spiss., Extr. Cubebar. und Hexamethylentetramin. *Fabrikant:* Gustav E. Meyer in Hamburg 4 Grisal-Laboratorium.

Grotan wird eine komplexe Verbindung des Parachlormetakresols mit dem Natriumsalz dieses Körpers genannt. Festes, geruchloses, nicht hygroskopisches Präparat kommt in Tabletten à 1,0 g in den Handel. Es wird in 0,5—2 prozentigen Lösungen als relativ ungiftiges und wirksames Desinfektionsmittel empfohlen. *Fabrikant:* Schülke & Mayr in Hamburg.
Vorsichtig aufzubewahren.

Guacamphol, Guajakolkamphersäureester, $C_8H_{14}(COO \cdot C_6H_4 \cdot O \cdot CH_3)_2$, ist eine in schönen weißen Nadeln kristallisierende geruch- und geschmacklose Verbindung, die unlöslich in Wasser ist, dagegen verhältnismäßig leicht löslich in heißem Alkohol und Chloroform. Beim Kochen der Substanz mit Natronlauge tritt intensiver Moschusgeruch auf, nach dem Übersättigen mit verdünnter Schwefelsäure Guajakolgeruch. Der Schmelzpunkt des Präparates liegt bei 126—127°. Guacamphol leistet bei Nachtschweiß und Diarrhöe der Phthisiker gute Dienste. Es soll in Dosen von 0,2—1,0 g abends genommen werden und keinerlei Nebenwirkungen zeigen. *Fabrikant:* Dr. G. F. Henning in Berlin SW. 48.
Vorsichtig aufzubewahren.

Guacetin siehe Guajacetin.

Guaethol siehe Äthacol.

Guajacetin, Guacetin, brenzkatechinmonoacetsaures Natrium, Phenoxyacetsaures Natrium, $C_6H_4{\genfrac{}{}{0pt}{}{OCH_2 \cdot COONa(1)}{OH\qquad\qquad (2)}}$, bildet ein weißes, geruchloses, in Wasser lösliches Pulver, welches in Dosen von 0,5 g bei Lungentuberkulose empfohlen wird. *Fabrikant:* Dr. von Gember u. Dr. Fehlhaber in Weißensee-Berlin.

Guajacolphosphal siehe Phosphoguajakol.

Guajacolade, eine Guajakol-Haemacolade mit 5% Kal. sulfoguajacolicum, wird als Mittel gegen Tuberkulose empfohlen. *Fabrikant:* Fritz Sauer in Berlin W. 30.

Guajacolum aethylenatum, $CH_3O \cdot C_6H_4O \cdot C_2H_4 \cdot OC_6H_4OCH_3$, bildet in Wasser schwer, in Alkohol leicht lösliche, farblose, bei 138—139° schmelzende Kristallnadeln. Es wird bei Phthisis in gleicher Weise wie andere Guajakolderivate angewendet. Dosis 0,5—1 g zweimal täglich. *Fabrikant:* E. Merck in Darmstadt.
Vorsichtig aufzubewahren.

Guajacolum benzoicum siehe Benzosol.

Guajacolum cinnamylicum siehe Styracol.

Guajacolum kakodylicum, C a c o d y l i a c o l, soll ein ganz ausgezeichnetes Mittel gegen die Tuberkulose sein. Man gibt es am besten in öliger oder wässeriger 5prozentiger Lösung in Form subkutaner Injektionen, alle 2—3 Tage 1 ccm. Es bildet weiße, in Wasser, Alkohol, Glyzerin und Alkoholäther lösliche, in reinem Äther unlösliche Kristalle von der Formel $As(CH_3)_2O_2(C_6H_4OCH_3)$ und schwach ätzendem Geschmack. *Fabrikant:* E. Merck in Darmstadt.

Sehr vorsichtig aufzubewahren.

Guajacolum phosphoricum, P h o s p h o r s ä u r e g u a j a - c y l e s t e r, $(C_3H_4OOCH_3)_3PO$. Ein weißliches Kristallpulver, löslich in Alkohol, Chloroform und Aceton. Schmelzpunkt gegen 98° C. Für das Guajakolphosphat gelten im allgemeinen dieselben Indikationen wie für das Guajakol, mit dem es auch die Dosierung teilt. Es soll die therapeutischen Eigenschaften der Phosphorsäure und des Guajakols in sich vereinigen.

Vorsichtig aufzubewahren.

Guajacolum salicylicum siehe Guajakolsalol.

Guajacolum tanno-cinnamylicum siehe Guatannin.

Guajacolum valerianicum siehe Geosot..

Guajacose, f l ü s s i g e G u a j a k o l - S o m a t o s e, enthält nach Angabe der Fabrikanten etwa 5% guajakolsulfosaures Calcium und wird bei Erkrankungen der Atmungsorgane empfohlen. Dosis 3—4 Teelöffel pro die (im Anschluß an die Mahlzeiten), Kindern 1—2 Teelöffel tagüber. *Fabrikant:* Farbenfabriken vorm. Friedr. Bayer & Co., Elberfeld.

Guajadol, P a r a j o d g u a j a c o l, ein in Wasser schwer löslicher kristallinischer Körper, vereinigt die Wirkung des Jods mit denen des Guajakols und kommt in 1 prozentiger Glycerinlösung bei Diabetes, Lebercirrhose, Aortenaneurisma und Tuberkulose subkutan zur Anwendung. *Fabrikant:* Carlo Erba in Mailand.

Vorsichtig aufzubewahren.

Guajaform, G e o f o r m wird eine Verbindung von Guajakol mit Formaldehyd genannt. Das Guajaform ist ein gelbes, geschmackloses Pulver, in frischem Zustande auch geruchlos. Wird es einige Tage trocken aufbewahrt, so nimmt es einen vanilleartigen Geruch an. In Wasser und Äther ist es unlöslich, löslich in Alkohol sowie Kali- und Natronlauge. Es wirkt nicht giftig oder ätzend und ist nicht, wie man früher annahm, als Additionsprodukt der Komponenten zu betrachten, sondern als Methylendiguajakol von der Zusammensetzung

$$\begin{matrix}CH_3O\\ OH\end{matrix}\Big> C_6H_3 - CH_2 - C_6H_3 \Big<\begin{matrix}OH\\ OCH_3\end{matrix}.$$

Guajaform wird als ungiftiges Guajakolpräparat empfohlen. *Fabrikant:* Dr. G. F. Henning in Berlin SW.

Guajakolglycerylester siehe Guajamar.

Guajakol-Hämatose, eine Kombination von Arsen-Hämatose (siehe da) mit Guajakol, bildet eine klare goldgelbe, stark gezuckerte aromatische Flüssigkeit mit einem Gehalt von angeblich 3,12% Guajakol und 0,01% Arsen und soll bei tuberkulösen Erkrankungen Anwendung finden. *Fabrikant:* Mohren-Apotheke in Graz.

Vorsichtig aufzubewahren.

Guajakoljodoform wird durch Digerieren von 4 T. Guajakol und 1 T. Jodoform mit 1 T. Mandelöl erhalten. Nach Mercks Index ist es eine Lösung von Jodoform in Guajakol, die, mit 16 T. Olivenöl verdünnt, zu subkutanen Injektionen (pro dosi 3 ccm) bei Tuberkulose und Pleuresie empfohlen wird.

Vorsichtig und vor Licht geschützt aufzubewahren.

Guajakolkamphersäureester siehe Guacamphol.

Guajakolphosphit siehe Phosphoguajakol.

Guajakolpiperidin, Guajaperol, Guajaperon, Piperidin. guajacolicum, $C_5H_{11}NH \cdot OH \cdot C_6H_4 \cdot OCH_3$ entsteht durch Einwirkung der Komponenten in Benzol- oder Petroleumätherlösung. Es kristallisiert in Nadeln oder Blättchen, schmilzt bei 79—80° und löst sich bis zu 3,5% in Wasser, auch in Alkohol und Äther. Mineralsäuren und Alkalien spalten es in Guajakol und Piperidin. Wegen seiner Löslichkeit in Wasser soll es an Stelle von Guajakol und Guajakolkarbonat in Dosen von 0,3—1,8 g täglich gegeben werden.

Vorsichtig aufzubewahren.

Guajakolsalol, Guajacolum salicylicum, $C_6H_4OCH_3 \cdot C_7H_5O_3$, bildet weiße, in Alkohol lösliche Kristalle, die bei

65° schmelzen. Es wird als Darmantiseptikum, Antirheumatikum und Antituberkulosum angewendet. Dosis 1,0 g mehrmals täglich. *Fabrikant:* Chem. Fabrik von Heyden in Radebeul bei Dresden.

Maximaldosis 10 g pro die.

Vorsichtig aufzubewahren.

Guajakolsesamin siehe Sesamin.

Guajakolsomatose siehe Guajacose.

Guaiamar, Guajakolglycerylester, Oreson, Oresol, $C_6H_4 \cdot OC_3H_7O_2 \cdot OCH_3$, wird durch Einwirkung von Guajakol auf wasserfreies Glycerin, erhalten, stellt ein trocknes, weißes, kristallinisches Pulver dar, welches bei 75° schmilzt und bei gewöhnlicher Temperatur in Alkohol, Chloroform, Äther, Glycerin sowie in 20 T. Wasser löslich ist. Es schmeckt bitterlich-aromatisch und soll in reinem Zustande antiseptisch wirken, weshalb es als Darmdesinfiziens empfohlen worden ist. Im Magen spaltet es sich in Glyzerin und Guajakol. Man gibt das Guaiamar entweder rein in Dosen von 0,2—1,0 g oder gemeinsam mit Chinin, Lebertran, Pepsin usw.

Vorsichtig aufzubewahren.

Guajaperol, Guajaperon siehe Guajakolpiperidin.

Guajasanol siehe Gujasanol.

Guakalin ist Liquor Kalii sulfoguajacolici saccherat. D. Ap. V. identisch mit Guajasul der sächsischen Kreisvereine. Neu-Guakalin ist Liquor Kalii sufoguajakol. saccharat. nov. D. Ap. V.'

Guakamphol, der Kampfersäureester des Guajakols, ist ein weißes, in Wasser und den gewöhnlichen Lösungsmitteln unlösliches, geschmack- und geruchloses Pulver. Guakamphol soll als Mittel gegen Nachtschweiß der Phthysiker Anwendung finden.

Guarapheninpastillen, sind mit Schokolade überzogene Pastillen, deren jede Phenacetin und Guarana je 0,25 g und Koffein 0,05 g enthält. Anwendung: Bei Kopfschmerzen, Migräne usw. *Fabrikant:* C. Brady, Apotheke zum König von Ungarn in Wien I.

Vorsichtig aufzubewahren.

Guatannin, Guajacolum tanno-cinnamylicum ein gegen Lungenschwindsucht, Bronchialkatarrh usw. angepriesenes Präparat, stellt eine Verbindung von Guajakol, Zimtsäure und Tannin dar, welche nach dem D. R.-P. No. 133299, wie folgt erhalten wird. Man behandelt Guajakol, Tannin und Zimtsäure in äquimolekularen Mengen in alkoholischer Lösung unter Kühlung mit Phosphorpentachlorid oder Phosphoroxychlorid und erhitzt schließlich am Rückflußkühler. Hierbei scheidet sich ein feines Pulver aus, welches durch Filtration und wiederholtes Auswaschen mit Alkohol gereinigt wird. Das so gewonnene Guatannin ist in kaltem und heißem Wasser und den gebräuchlichen organischen Lösungsmitteln unlöslich. In Natronlauge löst es sich klar mit gelbroter Farbe und wird aus dieser Lösung durch Mineralsäuren in reinem Zustande ausgefällt. Es löst sich auch in heißem Pyridin und kristallisiert daraus als Pyridinsalz in prachtvollen rhombischen Nadeln. Das Präparat kommt in Form von Pillen mit je 0,05 g Guatannin in den Handel. *Fabrikant:* Chem. Laboratorium Berlin O., Gr. Frankfurterstr. 80.

Guathymin, gegen Erkrankungen der Atmungsorgane empfohlen, soll 7% Kal. sulfoguajacolic., 4% Thymianextrakt, 2% aromatische Substanzen und als Hauptbestandteile Honig und Glyzerin enthalten. *Fabrikant:* Apotheker G. Lepehne in Königsberg i. Pr.

Guderin ist eine Eisenmanganpeptonatflüssigkeit, welche nach Angabe der Fabrikanten 0,4% Eisen, 0,1% Mangan, ca. 4,5% Eiweißstoffe, 5% Zucker, 10% Wein, Wasser, Aromatisierung, Glyzerin und Weingeist enthält. *Fabrikant:* A. Gude & Co. in Berlin N. 20.

Gujasanol, salzsaures Diaethylglycocoll-Guajakol:

$$C_6H_4 \Big\langle \begin{array}{l} OCH_3 \\ O \cdot CO \cdot CH_2 \cdot N(C_2H_5)_2 \cdot HCl \end{array},$$

wird dargestellt, indem man auf Guajakol Chloracetylchlorid einwirken läßt und das so erhaltene Reaktionsprodukt mit Diaethylamin umsetzt. Guajasanol kristallisiert in weißen Prismen vom Schmelzpunkt 183—184°, die schwach nach Guajakol riechen, einen salzigen, bitteren Geschmack haben und in Wasser außerordentlich leicht löslich sind. Im Organismus spaltet das Präparat Guajakol ab. Es ist ungiftig, ätzt nicht, wird leicht resorbiert und wirkt anästhesierend, antiseptisch (etwa wie Borsäure) und desodorisierend. Es kann in großen Dosen bis zu 12 g täglich per os (Dosierung 3 g in Oblate) oder subkutan verabreicht werden und soll bei der Behandlung der Tuberkulose Anwendung finden. In Form von Klysmen (bei Kindern in 2,5—3, bei Erwachsenen in 4—5 prozentigen Lösungen) gilt es als Spezifikum gegen Oxyuris vermicularis.

Fabrikant: Farbwerke vorm. Meister Lucius und Brüning in Höchst a. M.

Unverträglich mit Alkalien.

Gummi arabicum resiccatum Glass, aus dem offizinellen Gummi arabicum durch Lösen, Filtrieren und Wiedertrocknen im Vakuum gewonnen, bildet ein in Wasser leicht und schnell lösliches Präparat, das die Darstellung von Mucilago Gummi arabici ex tempore gestattet. *Fabrikant:* Glass in Leipzig.

Dr. Gurlands Kohlensäure-Kompressen enthalten die Kohlensäure entwickelnden Komponenten durch eine Schirtingeinlage getrennt in einer durchlässigen Umhüllung. Zum Gebrauch werden sie in ein flaches Gefäß mit Wasser gelegt, bis sie gut durchfeuchtet sind und reichlich Kohlensäure entwickeln. *Fabrikant:* Deutsche Patentbank G. m. b. H. in Berlin W. 57.

Gurmin, D r u s e n s e r u m , ein Antistreptokokkenserum für tierärztliche Zwecke, wurde im Jahre 1903 von J e l k m a n n empfohlen. Es wird durch Behandeln von Pferden mit verschiedenen Stämmen von Drusen-Streptokokken gewonnen und hat sich bei der Druse der Pferde als Schutz- und Heilmittel bewährt. Das Serum besitzt einen konservierenden Zusatz von 0,5% Karbolsäure. *Fabrikant:* Farbwerke vorm. Meister Lucius und Brüning in Höchst a. M.

Guttectol, H e l f e n b e r g e r   S c h u t z v e r b a n d , besteht aus einem hautreizenden Pflaster, z. B. Capsin-Porous, Capsicin-, Oxycroceumpflaster usw., auf dessen Rückseite eine Lage Watte und auf dieser wiederum eine Lage Flanell aufgebracht ist. Das Pflasterstück selbst ist noch mit der bekannten Gazeschicht zum Schutz der Pflasterstreichung beklebt, die vor Auflegen des Pflasters auf die menschliche Körperstelle abgezogen wird. An dem Flanellstück sind seitlich vorstehend ringsum mehrere Heftpflasterstreifen festgeklebt, mittels deren der ganze Verband festgehalten wird. *Fabrikant:* Chem. Fabrik Helfenberg A.-G. vorm. Eug. Dieterich in Helfenberg (Sachsen).

Gymnematabletten, aus den gepulverten Blättern von Gymnema sylvestre zu 0,1 g pro dosi dargestellt, sind als wirksames Mittel gegen Parageusie empfohlen worden (siehe auch Acid. gymnemic.). Man nimmt eine Tablette in den Mund, behält sie 10—15 Minuten darin und spuckt den während dieser Zeit entstandenen Brei wieder aus. Jeder falsche Geschmack ist dann für einige Zeit beseitigt.

Gynesan, eine Nährsalzmischung, soll die in der Frauenmilch enthaltenen Mineralstoffe mit Ausnahme des Magnesiums enthalten und als allgemeines Mineralnährpräparat, besonders stillenden und schwangeren Frauen gegeben werden. *Fabrikant:* Adler-Apotheke in Herford.

Gynocardiaseife empfiehlt U n n a an Stelle des wegen seiner unangenehmen Nebenwirkungen schwer zu nehmenden Chaulmoogra- oder Gynocardiaöles, welches als wirksames Mittel gegen Lepra gerühmt wird. Er läßt aus dem Öl eine Natronseife und aus dieser keratinierte Pillen darstellen. Als Pillenmasse benutzt U n n a neben Kieselgur ein Gemenge von Wachs und Rindstalg, für welches er folgende Vorschrift angibt: Sebum taurinum crudum recens 500 g werden zerstoßen und mit Cera flava 100 g geschmolzen und koliert. Der Kolatur wird eine Lösung von 0,5 g Cumarin in 5 g Spiritus zugesetzt. Mittels dieser Masse bereitet man nun

P i l u l a e S a p o n i s G y n o c a r d i a e : Saponis gynocardiae 300 g, Aquae destillatae 200 g, solve in balneo vaporis; tum adde Massae Sebi pro pilulis keratinatis 200 g, Terrae siliceae 100 g. M. f. massa e qua form. pil. keratinatae ponderis 0,45 g. Jede Pille enthält 0,18 g Gynocardiaseife, entsprechend 0,15 g Oleum Chaulmoograe. Die gewöhnliche Tagesdosis von 10 Pillen entspricht mithin 1,8 g Gynocardiaseife und 1,5 g Chaulmoograöl.

Gynoval, I s o v a l e r i a n s ä u r e - I s o b o r n e o l e s t e r , bildet eine farblose, in Wasser sehr schwer, in den gebräuchlichen organischen Lösungsmitteln leicht lösliche, neutrale Flüssigkeit von aromatischem Geruch und mild öligem Geschmack und gelangt in smaragdgrün gefärbten Gelatineperlen (à 0,25) in den Handel. Es wird bei funktionellen Neurosen als ein unschädliches, verläßlich wirkendes Baldrianpräparat empfohlen. Dosis: Täglich 4 bis 6 Perlen, immer 2 auf einmal nach dem Essen. *Fabrikant:* Farbwerke vorm. Friedr. Bayer & Co. in Elberfeld.

Hämacolade soll aus Kakao, Zucker, Kartoffelmehl, etwas Hämatogen oder Hämoglobin und Salz bestehen. *Fabrikant:* Fritz Sauer in Berlin.

Hämaformyl, ein Kondensationsprodukt aus dem Farbstoff des Blauholzes und Formaldehyd, wird äußerlich zur Wundbehandlung, bei Hauterkrankungen usw., innerlich bei Magendarmkatarrh und Durchfällen bei Haustieren empfohlen. *Fabrikant:* Chem. Labor. Dr. A. Klein in Berlin.

Hämalbumin von Dr. Dahmen ist ein aus Blut bereitetes Eisenpräparat, welches aus Hämatin, Hämoglobin, Serumalbumin und Paraglobulin neben den Mineralsalzen des Blutes besteht. Es bildet ein schwarzbraunes, in heißem Wasser und verdünntem Alkohol lösliches Pulver. Man gibt es bei Chlorose, Tuberkulose, Schwächezuständen u. dergl. zu 1—3 g drei- bis viermal täglich. *Fabrikant:* F. W. Klewer in Köln a. Rh.

Hämalbumin, peptonfreies, gewinnt man nach Kottmayer durch Einrühren einer Mischung von 50—55 ccm offizineller konzentrierter Salzsäure und einer gleichen Menge Wasser in 1 kg defibrinierten Blutes, das dann sofort in kochendem Wasser klar löslich wird. Nach einstündigem Stehen resultiert eine schwarze, zerreibliche Gallerte, die, mit den Händen zerkleinert, bei ca. 50° zu trocknen ist.

Peptonhaltiges Hämalbumin wird erhalten, wenn man vor dem Salzsäurezusatz pro 1 kg Blut 5,0—10,0 Pepsin, in 50,0 Wasser gelöst, dem Blute zumischt. Nach dem Salzsäurezusatz läßt man bei gewöhnlicher Temperatur 3—4 St. stehen und trocknet dann in dünner Schicht bei ca. 50—60°. Beide Präparate sollen in Aussehen, Löslichkeit und chemischem Verhalten dem Hämalbumin Dahmen völlig gleichen, bis auf die makroskopisch darin wahrnehmbaren Kristalle, welche Kottmayer als Chlorkalium anspricht, die aber in Wirklichkeit wohl ein den natürlichen Blutsalzen nachgebildetes Salzgemisch sein dürften.

Ein reineres und weniger stark nach Blut riechendes Präparat erhält man nach Kottmayer, indem man defibriniertes Blut mit $\frac{1}{8}$ seines Volumens Äther durchschüttelt und in verschlossener Flasche mehrere Tage stehen läßt. Man trennt dann die klar abgesetzte Flüssigkeit von den zusammen mit dem überschüssigen Äther oben schwimmenden Gerinnseln, dampft den Äther im Vakuum bei ca. 20—30° ab und verfährt mit dem Rückstand, wie bei der Verarbeitung ungereinigten Blutes angegeben. Dampft man diesen von Äther befreiten Rückstand auf $\frac{3}{4}$ seines Volumens ein und versetzt ihn mit 30% seines Gewichtes reinen Glyzerins und 10—12% Kognak, so erhält man nach Kottmayer ein dem Hämatogen Hommel gleichwertiges Produkt.

Liquor haemino-albuminatus wird ein Ersatzmittel für Hämalbumin genannt, welches nach Bedall als wohlschmeckende Flüssigkeit nach folgender Vorschrift erhalten wird: 30,0 Ferralbumin (von R. Harras in Augsburg) werden in 652,0 lauwarmem Wasser gelöst und mit 5,0 Vanilletinktur, 10,0 Arak, 2,0 versüßtem Salpetergeist, 0,2 Cumarinzucker (1 : 1000), 0,4 Bittermandelölzucker (1 : 50), 0,4 Rosenölzucker (1 : 50), 100,0 Weingeist und 200,0 weißem Sirup versetzt.

Hämalbumin-China-Elixir und **Hämalbumin-Condurango-Elixier** sind zwei von Apotheker P. Kocks in Mainz dargestellte pharmazeutische Präparate, enthaltend 3% Hämalbumin und 5% der wirksamen Bestandteile der China- resp. Condurangorinde.

Hämatacid ist ein von der chemischen Fabrik Robert Harras in Augsburg in den Handel gebrachtes Hämalbumin.

Hämaticum Glausch. Als Ersatz für diese verbreitete Spezialität wurde folgende Mischung empfohlen: Spiritus 90 proz. 100,0, Tinct. Aurant. cort. 2,0, Tinct. Chinae comp. 0,3, Tinct. Gentianae 0,1, Sirup. simpl. 50,0, Aquae destill. 648,0, Liquor. Ferri mangan. sacch. decempl. (Sicco) 100,0.

Hämatin-Albumin ist ein eisenhaltiges Eiweißpräparat, welches aus getrockneten Blutalbuminstoffen (Fibrin) besteht und ein feines, braunrotes, haltbares, geschmack- und geruchloses Pulver darstellt. Man gibt dreimal täglich 1—2 Teelöffel in Wasser oder Milch nach den Mahlzeiten. *Fabrikant:* Apotheker Benzon in Kopenhagen.

Hämatin-Albumin Dr. R. Finsen wird aus Ochsen- oder Schweineblut gewonnen und besteht lediglich aus dem auf besondere Art koagulierten Hämoglobin und Serumalbumin, nachdem die Salze und Extraktivstoffe des Blutes entfernt und etwa vorhandene Mikroorganismen abgetötet worden sind. Es ist ein bräunliches, geruch- und geschmackloses Pulver. In Wasser ist es unlöslich und kann nur als Aufschlämmung genommen werden. *Fabrikant:* Fabrik Friedrich Feustel Nachf. in Altona.

Hämatineiweiß, ein Bluteiweißpräparat der internationalen Heil- und Nährmittel-Kompagnie in Leipzig, bildet ein haltbares, geruch- und geschmackloses, in Wasser unlösliches Pulver, welches teelöffelweise in Milch oder anderen Getränken genommen werden soll.

Hämatogen Dr. Hommels, ein als Stärkungsmittel und leicht resorbierbares Eisenmittel empfohlenes Blutpräparat, wird nach D. R.-P. Nr. 81391, wie folgt, dargestellt: Frisches, defibriniertes

Tierblut wird durch Zentrifuge von dem Serum befreit, entgast, im Vakuum ohne Erwärmung mit einem 20 prozentigen Zusatz von aufgekochtem und auf 20° wieder abgekühltem Wasser, welches mit stark verdünntem Alkohol vermischt ist, versehen. Der Gesamtgehalt der Mischung an Alkohol soll etwa 7% betragen. Die Mischung wird darauf im Vakuum bei möglichst niederer Temperatur abgedampft; dabei muß aber so lange ein Wasserzusatz erfolgen, bis die roten Blutkörperchen völlig gelöst sind. Später darf die Temperatur erhöht werden, da die Gefahr der Zersetzung des Blutes nur so lange besteht, als die Zersetzungsprodukte noch in demselben enthalten sind; bei Kreosotzusatz muß auf etwa 55—60° erhitzt werden, um das schwerer als Alkohol flüchtige Kreosot zu entfernen. Hierbei wird der Harnstoff zersetzt; die Hippursäure zerfällt durch Aufnahme von Wasser in Benzoesäure und Glykokoll: $C_6H_9NO_3 + H_2O = C_7H_6O_2 + C_2H_5NO_2$. Die Benzoesäure verflüchtigt sich; Glykokoll bleibt als konservierende Substanz in dem Präparate. Die Eindampfung geschieht bis auf 60% der ursprünglichen Menge des Blutes. Als Endprodukt erhält man, nachdem alle Spuren der fäulniswidrigen Substanz entfernt sind, eine noch gut flüssige, klare, dunkelrote Masse, welche sich bei bakteriologischer Untersuchung als völlig frei von im Blute kreisenden Mikroorganismen erweist. Das fertige Hommelsche Hämatogen enthält 70% derartig gereinigtes Hämoglobin, 20% Glyzerin, 10% Wein und 0,001% Vanillin. *Fabrikant:* Nicolay & Co. in Hanau a. M.

Eine das vorstehende Verfahren bezw. Patent nicht verletzende Darstellungsmethode nach S c h m i d t ist folgende: Rinderblut wird durch Klopfen defibriniert. Dieses gelingt am besten, wenn man das Blut unmittelbar nach dem Schlachten vom Fleischer bearbeiten läßt. Alsdann schüttelt man das Blut in einer Flasche mit ⅓ seines Volumens Äther und trennt es nach mehrtägigem Stehen im Scheidetrichter vom Äther. Das Blut wird nun in offener Schale auf dem Wasserbade bei nicht höherer Temperatur als 35° C. auf ¾ seines Volumens eingedampft. Alsdann setzt man 30% Glyzerin und 10% Kognak zu und bewahrt die Mischung in braunen Flaschen an einem kühlen Orte.

Zur Darstellung von Hämatogen aus S i c c o (siehe dieses) hat der Hamburger Ap.-V. empfohlen, 80,0 Haematogen. sicc. in 400,0 destilliertem Wasser kalt zu lösen, dieser Lösung eine Mischung von 2,0 Natronlauge in 278,0 Wasser zuzusetzen und nach fernerem Zusatz von 120,0 Sirup. simplex, 120,0 Weingeist und 5,5 Mixt. aromatica drei Tage stehen zu lassen und dann durchzugießen. Die Firma Sicco, med.-chem. Instit. in Berlin, gibt den Käufern ihres Sicco folgende Vorschriften an die Hand:

I. 200 g Sicco werden in 1000 g kalten Wassers gelöst. Zu der fertigen Lösung wird eine Mischung von 500 g Glyzerin, 250 g Malaga, 100 g Spiritus, 350 g Aqua hinzugefügt. Nach 4—7 tägigem Absetzen füllt man auf Flaschen.

II. 200 g Sicco werden in 1000 g kalten Wassers gelöst. Zu der fertigen Mischung wird allmählich eine Mischung von 300 g Spiritus, 300 g Sir. simpl., 700 g Aqua, 3 g Tinct. aromatic., 20 g Tinct. Vanillae hinzugesetzt. Die fertige Flüssigkeit läßt man 4—5 Tage absetzen und füllt alsdann auf Flaschen. Diese Vorschrift ist ohne das oft unerwünschte Glyzerin vollkommen haltbar und sehr wohlschmeckend.

Der Luxemburger Apoth.-Verein empfiehlt folgende Vorschrift: Hämoglobin. Sicco 80,0 werden auf 420 g kaltes Wasser aufgestreut. Nach ½ Stunde schüttelt man die Flüssigkeit um und fügt folgende Mischung hinzu: Glyzerini 80,0, Aqu. dest. 125,0, Spiritus 125,0, Sirup. simpl. 160,0, Tinct. cort. Aurant. 4,0, Tinct. Vanillae 4,0, Tinct aromaticae 1,0, Tinct. Cinnamomi Zeyl. 1,0, Aether. acet. gtts. V. Nach dreitägigem Stehen füllt man auf Flaschen.

Der Els.-Lothr. Apoth.-Verein empfiehlt folgende Vorschrift: Extr. Haemoglob. (Sicco) 100,00, Aqu. dest. 150,00, Glyzerin 30,00, Spirit. e Vino 20,00, Tinct. Aurant. 1,20, Tinct. Vanillae 1,20, Tinct. aromatic. gtts. VI, Tinct. Cinnamomi Zeylan. gtts. VI, Aether acetici gtts. II.

Siehe auch unter Hämalbumin.

Alkoholfreies Hämatogen Hommel enthält 80% bei 55—60° sterilisiertes gereinigtes Hämoglobin (D. R. P. 81 391) und 20% reines Glyzerin neben Geschmackskorrigentien.

Hämatogen, kohlensaures siehe Eubiose und Korysan.

Hämatol ist ein aus Ochsenblut hergestelltes sterilisiertes Hämoglobinpräparat mit einem Zusatz von Glyzerin und Kognak. Das Präparat gelangt auch als H ä m a t o l k a k a o und H ä m a t o l s c h o k o l a d e in den Handel. *Fabrikant:* Apotheker A. Müller in Kreuznach.

Haematopan, ein H ä m o g l o b i n m a l z e x t r a k t, wird dargestellt, indem man Blut defibriniert, durch Behandlung mit Äther von Zersetzungsprodukten und Mikroorganismen befreit und darauf nach Zusatz von 50% Malzextrakt im Vakuum zur Trockne eindampft. *Fabrikant:* Sudbracker Nährmittelwerke in Bielefeld.

Hämogallol wird aus dem Hämoglobin durch Reduktion mit Pyrogallol dargestellt. Es bildet ein rotbraunes Pulver, das Eisen in leicht resorbierbarer Form enthält und sich als blutbildendes Mittel bei Anämie, Chlorose und Schwächezuständen besonders im Kindesalter vortrefflich bewährt. Dosis 0,5 g $\frac{1}{2}$ Stunde vor den Mahlzeiten zu nehmen, mit Zucker verrieben oder in Pillenform. Einzeldosis bei Kindern, je nach dem Alter, 0,05—0,2 g. *Fabrikant:* E. Merck in Darmstadt.

Hämoglobin, der rote Farbstoff des Blutes, bildet ein braunrotes in Wasser lösliches Pulver. Es wird als eisenbildendes, leicht resorbierbares Tonikum angewendet. Dosis 5—10,0 g täglich in Wein oder Sirup. *Fabrikant:* E. Merck in Darmstadt.

Hämoglobin Nardi ist ein Blutpräparat italienischer Herkunft. Es stellt ein braunes, in Wasser oder Milch leicht lösliches Pulver dar und soll gegen Blutarmut und deren Folgeerscheinungen Anwendung finden. *Bezugsquelle:* Ritter & Schmidt in Berlin W.

Hämoglobin Poehl kommt in Tabletten zu 0,2 g in den Handel und hat sich vorzugsweise bei Tuberkulose als Roborans bewährt. *Fabrikant:* Prof. Dr. v. Poehl & Söhne in St. Petersburg.

Hämoglobinextrakt Pfeuffers bildet eine blutrote, sirupartige Masse, die ca. 33% Hämoglobin enthalten soll.

Hämoglobin-Gral-Nahrung von der Kakao Compagnie Theodor Reichardt in Wandsbek stellt eine flüssige Schokolade mit 10 p. c. Hämoglobin dar.

Hämoglobin-Gral-Speise ist eine trockene Schokoladenpaste mit $12^{1}/_{2}$% Hämoglobin. *Fabrikant:* Kakao-Compagnie Theodor Reichardt in Wandsbek.

Hämoglobin-Kakao Poehl kommt in Form von Tabletten mit je 0,2 g reinem Hämoglobinum Poehl in den Handel. Man gibt 3—5 Tabletten 2—3 Mal täglich für Blutarme und Rekonvaleszenten. *Fabrikant:* Prof. Dr. v. Poehl & Söhne in St. Petersburg.

Hämoglobin-Malzextrakt siehe Hämatopan.

Hämoglobintabletten von Radlauer enthalten pro Tablette ca. 0,5 g Hämoglobineiweiß. Sie sind in kaltem Wasser löslich. *Fabrikant:* Kronen-Apotheke in Berlin W., Friedrichstr.

Hämol wird aus dem Hämoglobin durch Reduktion mit Zinkstaub bereitet. Es bildet ein schwarzbraunes Pulver. Leicht resorbierbares Eisenmittel. Gebraucht bei Anämie und Chlorosis. Dosis 0,1—0,5 g, 3 mal täglich bei den Mahlzeiten. *Fabrikant:* E. Merck in Darmstadt.

Folgende Hämolpräparate, die sämtlich von E. Merck in Darmstadt dargestellt werden, sind von Kobert und anderen zu therapeutischen Zwecken empfohlen worden:

Arsen-Hämol, Arseno-Haemolum, enthält 1,0% Acid. arsenicosum. Trefflich wirkendes Mittel gegen Hautkrankheiten, Anämie und Neurosen. Dosis innerlich 0,1, 2—3 mal täglich in Pillenform, jeden 4. Tag um 1 Pille steigend bis zu 10 Pillen pro die.

Sehr vorsichtig aufzubewahren.

Bromhämol, Haemolum bromatum, enthält 2,7% Brom. Braunes Pulver, bei Epilepsie gebr., besonders bei schwächlichen Individuen. Dosis 1,0, 3 mal täglich.

Eisenhämol, Haemolum ferratum, mit etwa 3% Eisen ist ein braunes, in verdünnten Alkalien lösliches Pulver. Man gibt bei Chlorose täglich dreimal 0,5 g.

Jodhämol, Haemolum jodatum, Hämol mit 16% Jod. Entfaltet alle Jodwirkungen in bedeutendem Grade. Gebraucht bei tertiärer Syphilis, chronischer Bleivergiftung, Skrofulose, Asthma, Psoriasis etc. Dosis 0,2—0,3 in Pillenform, 3 mal täglich zu nehmen.

Vorsichtig aufzubewahren.

Jodquecksilberhämol, Haemolum Hydrargyro jodatum, braunes Pulver, das 12,35% Quecksilber und 28,60% Jod enthält. Zur Darstellung desselben wird nach D. R. P. Nr. 86146 eine mit Salzsäure angesäuerte Blutlösung mit einer verdünnten Lösung von Quecksilberjodid und Jodkalium in Wasser bei einer 0° nicht erheblich übersteigenden Temperatur gefällt. Es entfaltet die vollkommene Quecksilberwirkung, ohne dessen Unannehmlichkeiten zu teilen. Gebraucht innerlich bei allen Formen der Syphilis, besonders, wenn sie durch Skrofulose oder darniederliegenden Ernährungszustand und Anämie kompliziert sind. Gegeben in Pillen, welche 0,03 bis 0,06 Haemol. hydrarg.

jod. pro dosi enthalten, 4 Pillen steigend bis zu 6 Pillen täglich. Subkutan ebenso wirksam, und zwar in Form einer 1—2 prozentigen, mit 0,6% Kochsalz versetzten Gelatinelösung, die 6—10% des Präparates suspendiert enthält. Erwärmt zu injizieren.

Vorsichtig aufzubewahren.

Kupferhämol, Haemolum cupratum, enthält 2% Kupfer in leicht assimilierbarer Form. Milde wirkendes Kupferpräparat. Gebraucht wird es bei Tuberkulose, Skrofeln, Lues, Ekzemen, Anämie, Chlorose usw. Dosis 0,1 3 mal täglich. Das Kupferhämol erhält man nach D. R. P. Nr. 86146 durch Fällung einer Blutlösung mit einer neutralen verdünnten Lösung eines Kupfersalzes oder eines Kupferalkaloiddoppelsalzes bei einer 0° nicht erheblich übersteigenden Temperatur.

Maximaldosis: 3 mal täglich 0,5 g.

Vorsichtig aufzubewahren.

Zinkhämol, Haemolum zincatum, Haemol mit 1% Zink. Dunkelbraunes Pulver. Mildes Zinkpräparat, das vor allen zur Resorption bestimmten Zinksalzen den Vorzug verdient. Gebraucht bei Diarrhöen und Chlorose. Dosis 0,5, 3 mal täglich.

Hämo-Lecithin siehe Hämoprotagon.

Hämol-Malzextrakt ist eine besonders leicht assimilierbare Form des Eisenmalzextraktes. Dasselbe enthält 2% Hämol und wird als zweckmäßige Darreichungsform für Hämol empfohlen. *Fabrikant:* Dr. Chr. Brunnengraeber in Rostock.

Hämomaltin wird eine „Oxyhaemoglobinmaltose" genannt, welche die wirksamen Bestandteile des Hämatogens und des Malzes enthalten soll. *Fabrikant:* Apotheker P. Hentschel in Zwönitz i. S.

Hämophosphintabletten (Aschoff): Jede Tablette enthält das natürliche Bluteisen aus 1 Teelöffel Blut und Phosphorsäure in organischer Bindung, als Roborans empfohlen. *Fabrikant:* Apotheker Dr. K. Aschoff in Bad Kreuznach.

Hämoprotagon ist ein Lecithinblutpräparat mit 8,3% Lecithin, welches in Form von Tabletten in den Handel kommt. Es wird als allgemeines Tonikum empfohlen. Man nimmt 3 mal täglich 1—3 Tabletten. *Fabrikant:* Chem. Institut Berlin S.W., Königgrätzerstr. 55.

Hämorrhoisid heißt ein Hämorrhoidenmittel, dessen wirksames Prinzip das Extract. Pantjansonae, einer in Asien heimischen Pflanze sein soll. *Fabrikant:* Chem. Fabrik Erfurt in Erfurt-Ilversgehofen.

Hämostan, als Hämostatikum empfohlen, besteht aus überzuckerten Tabletten, von denen 100 Stück aus je 3 g Extractum Hydrastidis, Extr. Gossypii und Extr. Hamamelidis, 1 g Chininum hydrochloricum und 9 g Radix Hydrastidis bereitet werden. Dosis: innerlich 3 mal täglich 3 Tabletten nach dem Essen. *Fabrikant:* Dr. Grohs & Feigély in Wien.

Hämostasin soll ein dem Adrenalin identisches Nebennierenpräparat sein, welches sowohl als Pulver, wie auch in Lösung 1: 1000 in den Handel gebracht wird. *Fabrikant:* Schweiz. Serum- und Impfinstitut in Bern.

Hämostat, ein Mittel gegen Nasenbluten, enthält schwefelsaures Chinin, Gerbsäure und Benzoefett. Das Mittel wird auf die Seitenflächen und die Nasenwurzel eingerieben, nicht in die Nasenlöcher. *Fabrikant:* C. F. Hausmann in St. Gallen.

Hämostogen ist ein als allgemeines Tonikum empfohlenes Blutpräparat, welches Malzextrakt, Milchzucker und Geschmacksmittel enthält. *Fabrikant:* Falken-Apotheke in Striesen-Dresden.

Hämostypticum Brüninghausen, welches bei Blutungen innerlich angewendet werden soll, wird nach Monheim aus 2 T. Secale cornutum und 1 T. Rhizoma Hydrastis canad. unter Anwendung von Alkohol, Äther und Glyzerin unter Druck bei Luftabschluß dargestellt. Es ist ein Fluidextrakt mit einem Gesamtalkaloidgehalt von 2,6%, von dem täglich viermal 30 Tropfen genommen werden sollen. *Fabrikant:* Engelapotheke von Fr. Junker in Köln-Ehrenfeld.

Hämotrophinum neurotonicum wird das als Nervenmittel bekannte Hämotrophin genannt, ein Hämoglobinpräparat mit Zusatz von glycerophosphorsauren Salzen. Außerdem werden noch dargestellt:

Haemotrophinum arsenicatum mit 0,005% Arsen, ferratum, guajacolatum und jodatum. *Fabrikant:* C. Fr. Hausmann in St. Gallen.

Hämulsogen, Lezithin-Ovo-Lebertran, ist eine Lebertranemulsion, welche neben den üblichen Bestandteilen noch 20,0 Eier-Lezithin und 20,0 Kakao pro Liter enthält. *Fabrikant:* Chem. Fabr. Delta, G. m. b. H. in Hamburg.

Hafusi-Bäder sind kohlensaure Teilbäder (Hand-, Fuß- und Sitzbäder), die von der Firma Chemische Fabrik Max Elb, G. m. b. H. in Dresden, hergestellt werden.

Hageen, Cremor Hydrargyri saponatus 33½%, kommt in graduierten Glastuben zu 30 g Inhalt in den Handel als Ersatz des Ungt. Hydrargyri cinereum. *Fabrikant:* Werner & Co. in Berlin NW. 5.

Haiman, eine analog den bekannten Bluteisenpräparaten anzuwendende Spezialität, enthält in 100 ccm Flüssigkeit nachfolgende Bestandteile: Eisensalze 1%, Kalksalze 1,5%, Hämoglobin 5%, Blutsalze 1%, animalisches Eiweiß 2,5%, Glyzerinphosphorsäure 2,5%, Kochsalz 1%, Glyzerin 14%, Südwein und Excitantia 21,5%, destilliertes Wasser 50%. Man gibt dreimal täglich einen Kaffee- resp. Eßlöffel voll. *Fabrikant:* Apotheker A. Müller in Bad Kreuznach.

Haimogen, ein Nährpräparat, enthält 2,5% Eisen neben lezithinhaltigem Eiweiß, Kakao und physiologischen Nährsalzen. *Fabrikant:* Hess. Apoth.-Verein.

Haimose ist ein Blutpräparat von hellrotbrauner Farbe, nahezu geruch- und geschmacklos, in Wasser fast unlöslich, löslich im Darmsaft. Es enthält 0,286% Eisen, 0,17% Phosphorsäure neben den wesentlichen Bestandteilen des Blutes. *Fabrikant:* Dr. Hermann Stern in Berlin O.

Halén, als allgemeines Tonikum empfohlen, soll enthalten: 30% Kohlehydrate, 20% Albuminate, 10% Fettsubstanz, 8% Casein, 2% Cholesterin, 15% Lecithin, 1% Fibrin, 2% Nuklein, 4% Gallerte und 8% anorganische und organische Salze verschiedener Art. *Fabrikant:* Kratz & Leypoldt in Stetten bei Lörrach.

Harnstoff, chinasaurer, siehe Urol.

Harnstoff, salicylsaurer, siehe Ursal.

Hectargyre ist eine Verbindung des Quecksilbers mit Hectine (siehe da) und soll wie dieses angewendet werden.

Sehr vorsichtig aufzubewahren.

Hectine, b e n z o e s u l f o - p - a m i n o p h e n y l a r s e n s a u r e s N a t r i u m, bildet lange, leicht in Wasser lösliche Nadeln. Es soll weniger giftig wirken als Atoxyl und gegen Syphilis Anwendung finden. Dosis: Innerlich 20—30 Tropfen einer 0,1 prozentigen Lösung pro die, subkutan beginnend mit 1 ccm derselben Lösung, steigend täglich 1 ccm mehr, bis 2—3 g einverleibt sind. Die wässrigen Lösungen können ohne Zersetzung sterilisiert werden.

Vorsichtig aufzubewahren.

Hediosit, a - G l y k o h e p t o n s ä u r e l a k t o n, $C_7H_{12}O_7$. bildet stark glänzende, leicht in Wasser, schwer in Alkohol lösliche trimetrische Kristalle. Schmelzpunkt 145—148°. Es gelangt als Pulver sowie in Würfeln à 2,5 g oder in Lösung in den Handel und wird als ein für den Diabetiker unschädlicher, völlig resorbierbarer, meist die Glykoserie herabsetzender Süßstoff empfohlen. In den meisten Fällen werden Gaben bis zu 30,0 g pro die gut vertragen. *Fabrikant:* Farbwerke vorm. Meister Lucius und Brüning in Höchst a. M.

Hedonal, M e t h y l p r o p y l c a r b i n o l u r e t h a n, im Jahre 1899 von D r e s e r als Hypnotikum erkannt, besitzt die Formel

$$CO{<}{{NH_2}\atop{O\cdot CH{<}{{CH_3}\atop{C_3H_7}}}}.$$

Hedonal ist ein weißes Kristallpulver von schwach aromatischem Geruch und Geschmack. Sein Schmelzpunkt liegt bei 76°, der Siedepunkt bei ca. 215°. In Wasser von 37° löst es sich im Verhältnis 1 : 102, doch lassen sich bei höheren Temperaturen leicht übersättigte Lösungen herstellen. In den üblichen organischen Lösungsmitteln ist es leicht löslich. Die Reinheit des Hedonals bestimmt sein Schmelzpunkt. Durch Kochen mit Alkalien zerfällt das Hedonal in Karbonat, Alkohol und Ammoniak, was durch die entsprechende Identitätsreaktionen nachgewiesen werden kann. Es wird als völlig unschädliches Hypnotikum empfohlen. Dosis 1,5—2,0 g in Lösung. Pulver oder Oblaten. Jedes Kochen des Hedonal mit Flüssigkaiten ist zu vermeiden, da die Substanz mit Alkohol- und Wasserdämpfen flüchtig ist. Nebenwirkungen: Schwindel, Kopfschmerzen, Schwäche des Pulses. *Fabrikant:* Farbwerke vorm. Friedr. Bayer & Co. in Elberfeld.

Vorsichtig aufzubewahren.

Hefe siehe auch Faex medicinalis, Furunculine, Levurinose, Mycodermine, Trygase und Zymin.

Hefe, arsenhaltige siehe unter A.

Hefeextrakt wird aus Bierhefe durch Waschen mit angesäuertem Wasser (25 g Weinsäure auf 100 Liter Wasser), dann mit 5 prozentiger Chlornatriumlösung, zuletzt mit reinem Wasser und Erwärmen auf 72—92° durch 7 bis 8 Stunden hergestellt und ist dem Fleischextrakt ähnlich.

Hefe-Kataplasmen, die sich vorzüglich zur örtlichen Behandlung von Geschwüren, Erysipel, Gangrän usw. eignen sollen, stellt man dar, indem man 250,0 Bierhefe mit 500,0 Weizenmehl mischt, dann erwärmt, bis die Masse beginnt, sich aufzublasen, und nun noch 50—60 g fein pulverisierte Holzkohle zumischt.

Hefe-Seifen werden als Mittel gegen Acne, Folliculitis, Furunculose usw. empfohlen. *Fabrikant:* George Heyer & Co. in Hamburg 4.

Hefe-Serum siehe unter Sera.

Hefonat wird ein flüssiges Hefepräparat genannt, das bei Zuckerkrankheit in Dosen von 3 mal täglich $1/2$ Teelöffel voll Anwendung finden soll. *Fabrikant:* P. Reiche in Magdeburg.

Hegonon, S i l b e r n i t r a t a m m o n i a k a l b u m o s e, mit einem Gehalt von etwa 7% Silber, bildet ein in Wasser bis über 10% mit alkalischer Reaktion lösliches Pulver. Die Lösungen werden so hergestellt, daß man das Hegonon im Verlauf von 1 bis 2 Minuten unter Rühren mit einem Glasstab in die abgewogene Menge Wasser einstreut. In weiteren 1—2 Minuten ist alles gelöst. Es wird in $1/4$ prozentiger Lösung (dunkle Flasche) zu Einspritzungen gegen Gonorrhoe empfohlen. *Fabrikant:* Chem. Fabr. auf Aktien vorm. E. Schering in Berlin.

Vorsichtig aufzubewahren.

Heidelbeerelixir. (Siehe auch Heidyl.) Hierzu sind in der Pharmazeutischen Zeitg. folgende Vorschriften gegeben worden: I. Inf. Fruct. Myrtill. 30/200,0, Vin. Xerens. 100,0, Tinct. aromat. 2,5, Elix. Aur. cps. 2,5, Tinct. Menth. pip. 5,0, Acid. mur. dil. gtts. XV, Tinct. Opii spl. gtts. X (kann auch fortbleiben), sepone nonull. dies, tum filtra et adde Sir. Papaveris, Sir. Cinnamomi, Sir. simpl. $\overline{aa}$ 50,0.

II. Fruct. Myrtill. 100,0, Cort. Cascarill., Cort. Cinnam. aa 5, Rad. Colombo 5,0 infunde c. Aqua fervida 300,0 adde infusum e Fol. Menth. pip. 10,0, Acid. tannic. 2,0, Cognac 100,0, sepone per horas XXIV, expr. colatura 300,0 et adde: Pepsin 3,0, Acid. mur. 1,0, Glycerin 10,0, Vin. rubrum 100,0, Sacchari q. s.

Heidelbeerextraktsuppositorien empfiehlt H. Strauß bei Behandlung kolitischer Darmerkrankungen nach folgender Formel: Extract. Vaccinii myrtilli 30,0, Kal. carbonici 3,0, Aquae destill. 7,0, Ol. Cacao 60,0, M. f. supp. No. XXX. D. S. täglich 2 Stück.

Heidelbeerpastillen siehe Myrtillapastillen.

Heidelbeertinktur wird nach J. Touchkin durch Mazeration gleicher Teile frischer Beeren mit 90 prozentigem Alkohol dargestellt. Die Tinktur wird je nach Bedarf abfiltriert. Man gibt das Mittel zu 15 Tropfen bis 1 Kaffeelöffel voll in warmem Zuckerwasser, dreimal täglich, Kindern von 4—14 Monaten bei Diarhöe.

Heidelbeerwein siehe Sanguigenweine.

Heidyl besteht aus 90 T. Extrakt. Myrtilli comp. und 10 T. Elixir aromaticum. *Fabrikant:* Fritz Schulz, Chem. Fabrik in Leipzig.

Helcosol siehe Bismutum pyrogallicum.

Helenin, Alantkampfer, Alantsäureanhydrid, Alantolakton, $C_{15}H_{20}O_2$, wird neben Alantol bei der Destillation der Alantwurzel (Inula Helenium) mit Wasserdämpfen erhalten. Es bildet farblose in Wasser kaum, in Alkohol und Äther leicht lösliche Kristalle. Helenin wird als innerliches Antiseptikum, bei Malaria, Tuberkulose, katarrhalischen Diarrhöen, Keuchhusten und chronischer Bronchitis zu 0,01—0,02 g 5—10 mal täglich in Pillenform oder 0,1 zweistündlich, äußerlich in 2 prozentigen öligen Lösungen bei Geschwüren, Diphtherie usw. angewendet.

Helfin, Helfenberger Wurmmittel, welches vornehmlich zur Vertreibung des Verursachers der Wurmkrankheit: Anchylostomum duodenale sowie des Trichocephalus dispar, Ascaris lumbricoides, Oxiuris vermicularis und anderer Darmparasiten Anwendung finden soll, enthält für Erwachsene 4 g frisches Farnwurzelextrakt mit 8 g Rizinusöl gemischt. Außerdem noch 11 Kapseln, in denen 3 g Terpentinöl und 30 g Rizinusöl gemischt verteilt sind. Kindern gibt man entsprechend weniger Kapseln. *Fabrikant:* Chem. Fabrik Helfenberg vorm. Eug. Dieterich in Helfenberg.

Nicht zu verwechseln mit dem bekannten Helfenberger B a n d w u r m m i t t e l !

Helfoplast. Unter dieser Bezeichnung gelangt das Collemplastrum adhaesivum mite der Chem. Fabrik Helfenberg A.-G. in Helfenberg in den Handel.

Helgotan ist eine Methylen-Tanninverbindung, die schwach gefärbt und in Wasser unlöslich ist und an Stelle von Tannoform angewendet werden soll. Es kommt auch ein H e l g o t a n u m b r o m a t u m in den Handel. *Fabrikant:* Dr. A. Voswinkel in Berlin W.

Helkomen, ein Jodoformersatzmittel, wird als basisches dibrom-β-oxynaphthoesaures Wismut bezeichnet. Es wird erhalten durch Bromieren der β-Oxynaphthoesäure in essigsaurer Lösung und Überführung der Dibromoxynaphthoesäure in das basische Wismutsalz durch Kochen mit Wismuthydroxyd. Helkomen bildet ein feines, gelbliches, geruchloses Pulver, das in den gebräuchlichen Lösungsmitteln unlöslich ist und etwa 73% Bi enthält. Es läßt sich ohne Zersetzung auf $110°$ erhitzen. *Fabrikant:* Gideon Richter in Budapest.

Heliodont ist ein Munddesinfiziens und Zahnreinigungsmittel, dessen wirksamer Bestandteil das Mercksche Magnesiumperhydrol (MgO_2) darstellt. *Fabrikant:* Theodor Teichgraeber in Berlin.

Helleborein, ein aus den Wurzeln von Helleborus niger und Helleborus viridis gewonnenes Glykosid, bildet ein gelbliches in Wasser und Alkohol lösliches, in Äther unlösliches, zum Niesen reizendes Pulver von süßlichem Geschmack. Es wird als Ersatz der Digitalis in Dosen von 0,01—0,02 g mehrmals täglich, sowie als örtliches Anästhetikum empfohlen.

Vorsichtig aufzubewahren.

Helmitol, U r a p u r g o l , a n h y d r o m e t h y l e n z i t r o n e n s a u r e s H e x a m e t h y l e n t e t r a m i n , $C_7H_8O_7(CH_2)_6N_4$ (also identisch mit Neu-Urotropin, siehe dieses) wurde im Jahre 1902 eingeführt. Man erhält es, indem man Zitronensäure mit Formaldehyd oder mit Chlormethyl kondensiert und die so gewonnene Anhydromethylenzitronensäure in ihr **Hexamethylentetraminsalz** überführt. Diese Anhydromethylenzitronensäure unterstützt durch ihre Fähigkeit, im Organismus die Methylengruppe in Form freien Formaldehyds abzuspalten, die bekannte Wirkung des Hexamethylentetramins (Urotropins) als Blasenantiseptikum. Es ist ein weißes Kristallpulver von säuerlichem Geschmack, in Wasser zu ca. 7% löslich, fast unlöslich dagegen in Alkohol. Durch verdünnte Säuren wird es nur langsam gespalten, leicht dagegen durch Alkalien, durch welche die Bildung von freiem Formaldehyd erfolgt.

Die Vorzüge des Helmitols vor dem Hexamethylentetramin bestehen darin, daß es prompt schmerzstillend wirkt, den Harn rasch sauer macht und klärt, energischer desinfiziert, einen angenehmen Geschmack besitzt und gut vertragen wird. Es wird in Gaben von 1 g dreimal täglich in Wasser gereicht. Als Nebenwirkungen wurden zuweilen Leibschmerzen, Diarrhoen, Reizerscheinung von seiten der Blase, Hämaturie, Exanthem beobachtet. *Fabrikant:* Farbenfabriken vorm. Friedr. Bayer & Co. in Elberfeld. Als U r o t r o p i n - N e u gelangt es durch die Chem. Fabrik auf Aktien vorm. E. Schering in Berlin in den Handel.

Maximaldosis pro die: 5—6 g.

Hemicranin soll ein Gemisch aus 5 T. Phenacetin mit 1 T. Coffein und 1 T. Zitronen- oder Weinsäure sein. Es wurde in Dosen von 6—10 g pro die gegen Icterus empfohlen. *Fabrikant:* Farbwerke vorm. Friedr. Bayer & Co. in Elberfeld.

Vorsichtig aufzubewahren.

Hemisine wird das gefäßverengende, adstringierende, anästhesierende, hämostyptische Prinzip der Nebenniere genannt. Hemisine wird in Form von Soloids und Tabloids durch Linkenheil & Cie. in Berlin W. 35 in den Handel gebracht. *Fabrikant:* Burroughs Wellcome & Co. in London.

Hempels Gonorrhoe-Tabletten sollen aus 6 T. Salol, 5 T. Pichi-Extrakt und 1 T. Stärke bestehen. Anwendung: Innerlich bei gonorrhoischen Erkrankungen 3 mal 3 bis 3 mal 5 Tabletten pro die. *Fabrikant:* Hilgenberg und Götze, vorm. Franz Gustav Geiss, G. m. b. H. in Leipzig.

Hensels physiologische Präparate. In seinem Buche „Makrobiotik" gibt Hensel an, daß seine p h y s i o l o g i s c h e E r d e aus einem Gemisch von amorpher Kieselsäure, Calcium- und Magnesiumphosphat, Eisen, Fluorcalcium und Schwefel bestehe.

Die **physiologischen Salze** dagegen sollen aus phosphorsaurem und kohlensaurem Kalium und Natrium zusammengesetzt sein. Die Zusammensetzung der letzteren soll übrigens wechseln. Dr. Ullersberger gibt folgende Vorschrift: Calc. phosphor. 40,0, Magnes. phosph. 5,0, Kal. sulfur. 2,5, Sal. Therm. Carol. sicc. 60,0, Natr. phosphos. 20,0, Acid. silicic. amorph. 10,0, Sulf. praecipit. 5,0, Calc. fluor. ex solut. praecip. 2,5, Natr. chlorat. 60,0. — Eine andere Vorschrift lautet: Kal. sulfur., Natr. sulfuric. sicc., Natr. phosphoric. sicc., Natr. formicic. āā 8,0, Natr. chlorat. 50,0. (Wie mir aus neuester Zeit mitgeteilt wird, soll diese Vorschrift dem Original am nächsten kommen, doch enthält dasselbe **kein** Natr. formicicum [Arends].) Für Veterinärzwecke als Vorbeugungsmittel gegen Maul- und Klauenseuche soll sich folgende Salzmischung bewährt haben: Natr. sulfuric., Natr. bicarbonic. āā 40,0. Diese Menge ist in 10 l kalten Wassers zu lösen und wird dem Vieh als häufiges Getränk gegeben. Besser schmecken soll es, wenn die Hälfte der Salzmischung durch Natr. chlorat. ersetzt wird. Bourquin teilte über die physiologischen Salze weiter mit, daß die Zusammensetzung derselben den Salzen des Blutserums entspreche. Blutserum aber (von Rindern) enthält nach Abderhalden (Chem. Zentr.-Bl. 1897, II 1030) an Mineralstoffen in 1000 T.: Natron 4,312, Kali 0,255, Kalk 0,1194, Magnesia 0,0446, Chlor 3,69, Phosphorsäure 0,244, Phosphorsäure als Nuklein 0,0133, anorganische Phosphorsäure 0,0847.

Hensels Nervensalz soll bestehen aus Natr. chlorat., Natr. sulfuric. āā 50,0, Ammon. phosphoric. 25,0. Hensel gibt ihm die Formel $3(P_2O_5 \cdot H_2O \cdot 2NH_3)$ und bezeichnet es einfach als neutrales Ammonphosphat.

Hensels Tonikum wird auf folgende Weise dargestellt: 30,0 Marmorpulver werden in 55,0 Ameisensäure (spez. Gew. 1,200) und 300,0 Wasser gelöst und eine Lösung von 21,0 Ferr. sulf. pur., 100,0 Liqu. ferri sulf. oxyd. (spez. Gew. 1,318) und 100,0 Eisessig in 300,0 Wasser sowie 400,0 Spiritus hinzugefügt und filtriert. Apotheker Dörrien (unterdessen verstorben) in Celle teilte seinerzeit mit, daß ihm unter Nr. 8797, Klasse II, die Warenbezeichnung „J. Hensels Tonikum Original" gesetzlich geschützt worden ist.

Die Originalvorschrift zu Hensels Tonikum lautet nach Görg: Gleiche Äquivalente schwefelsaures Eisenoxydul und schwefelsaures Eisenoxyd in gemeinsamer Lösung versetzt man mit 4 Äquivalenten aufgelösten ameisensauren Kalks unter Anwendung von so viel Wasser, daß 650 g der Lösung 10 g metallisches Eisen enthalten. Hierzu werden 80 g Acid. acet. glacial., 300 g Alkohol und 10 g Äther. acetic. gemischt. Nach Absetzen des ausgeschiedenen Calc. bisulfuric. wird filtriert. (Pharm. Ztg. 1905, Nr. 72.)

Zu einer Tinctura Ferri acetico — formicata als Ersatz für Hensels Tonikum enthält die Vorschriftensammlung des Münchener Apothekervereins folgende Vorschrift: 60 T. Calciumkarbonat werden mit einer Mischung aus 200 T. Ameisensäure und 155 T. Wasser übergossen und unter Umrühren so lange stehen gelassen, bis Kohlensäure nicht mehr entweicht. Hierauf wird eine Lösung von 21 T. Ferrisulfat in 80 T. Ferrisulfatlösung, 80 T. Wasser und 320 T. verdünnter Essigsäure zugesetzt. Die Mischung wird in eine Flasche gebracht, gut durchgeschüttelt und mit 400 T. Weingeist und 15 T. Essigäther versetzt, 4 Wochen lang unter bisweiligem Lüften des Stöpsels an einen kühlen Ort zum Absetzen gestellt und hierauf filtriert. Eine braunrote, nach Essigäther riechende Tinktur.

Hensels Hämatineisen soll die festen Bestandteile von Hensels Tonikum enthalten.

Hensels physiologisches Backpulver enthält Kaliumoxyd 105 T., Natriumoxyd 390 T., Calciumoxyd 583 T., Magnesiumoxyd 29 T., Fluor 2 T., Eisenoxyd 40 T., Manganoxyd 2 T., Phosphorsäure 70 T., Schwefelsäure 130 T., Salzsäure 455 T., Kieselsäure 780 T., Kohlensäure 390 T. Das Pulver soll zur Herstellung eines sogen. physiologischen Brotes oder Zwiebacks Verwendung finden. *Fabrikant:* Jul. Hensel in Stuttgart.

Hepar siccum siehe Organpräparate.

Heparaden ist ein aus Schweinslebern hergestelltes Extrakt. 1 T. dieses Präparates entspricht 2 T. frischer Leber. *Fabrikant:* Knoll & Co. in Ludwigshafen a. Rh.

Hepin-Sauerstoffbäder siehe Sauerstoffbäder.

Herba Acalyphae, von Acalypha Indica L., Euphorbiaceae, Heimat Ostindien, wird als Ersatz der Radix Senegae empfohlen. Die Droge soll als Expectorans und Diureticum wertvoll sein und bei Bronchitis, Asthma und Pneumonie sowie bei Rheumatismus gute Dienste leisten.

Herba Adonidis siehe Adonis vernalis.

Herba Adonidis aestivalis. Von Winogradow wurde Adonis aestivalis neuerdings als Mittel gegen Fettleibigkeit wieder empfohlen, und zwar in Form eines wässerigen Aufgusses 5 : 100, welcher mit Sirupus Aurant. cortic. versüßt wird. *Bezugsquelle:* Caesar & Loretz in Halle a. S.

Herba Baccharis cordifoliae. Von Baccharis cordifolia Lam., Familie: Compositae. Heimat: Argentinien und Urugay. Diese Droge enthält ein außerordentlich giftiges Alkaloid, „Baccharin", dessen physiologische Wirkung noch nicht festgestellt ist. *Bezugsquelle:* E. Merck in Darmstadt.

Herba et Fructus Blepharis capensis, von Blepharis capensis. Pers. Familie der Acanthaceae. Heimat: Südafrika. Die Blepharis steht bei den Kolonisten Südafrikas in hohem Ansehen als ein Mittel zur Bekämpfung der Blutvergiftung, welche durch den Genuß des Fleisches milzbrandkranker Tiere verursacht ist. Sie dient ferner als Gegengift gegen die Bisse giftiger Schlangen (Puffotter-Chlotho arietans) und der Tarantel sowie gegen Zahnschmerzen. Zur Behandlung der Bisse wird die gepulverte Droge, mit Wasser zu einem Brei angerührt, auf die Wunde gelegt und zugleich ein wenig von einer Abkochung des Mittels innerlich gegeben. Gegen Milzbrandinfektion wird ein Dekokt (6,0 auf 600,0 Wasser) verordnet, das in Dosen von 6—8 Eßlöffeln täglich genommen werden soll. *Bezugsquelle:* E. Merck in Darmstadt.

Herba et Radix Brachycladi Stuckerti, von Brachycladus Stuckerti, nov. Spec. Familie: Compositae, Heimat: Argentinien. Der wässerige Aufguß der ganzen Droge wird von den Eingeborenen Argentiniens mit außerordentlich gutem Erfolge gegen die beim Aufenthalt in hochgelegenen Regionen auftretende Bergkrankheit (Puna, Soracho) verwandt; das Infusum wirkt auch bei Asthma lindernd. Im geschnittenen Zustande als Zigarette geraucht, verschafft die Pflanze sofortige Linderung des Asthmaanfalles. Die Brachycladuszigaretten duften angenehm nach Cumarin und können mit einer minimalen Menge Salpeter versetzt werden, wodurch sie besser im Brand zu halten sind. In dieser Form angewandt, wirkt die Droge allerdings schwächer als Cannabis indica, entbehrt aber auch der unangenehmen Nebenerscheinungen (Kratzen im Halse usw.), welche das Rauchen des indischen Hanfkrautes meist nach sich zieht. Andauernder Genuß der

Brachycladuszigaretten bewirkt Schlaf, wonach eine gewisse Eingenommenheit des Kopfes zurückbleibt, während die Asthmaanfälle zuweilen tagelang pausieren. Die Droge ist identisch mit der im Asthmakarbon (s. d.) angeblich enthaltenen Punaria Ascochingae (G i l g). *Bezugsquelle:* E. Merck in Darmstadt.

Herba Ephedrae nevadensis. Von Ephedra nevadensis (Ephedra antisyphilitica, King.) Familie: Gnetaceae. Heimat: Von Kalifornien und Nevada bis Utah und zum Rio Grande. Die Ephedra nevadensis sowie die ihr sehr nahestehende, wenn nicht mit ihr identische, Ephedra trifurcata Torr. genießen bei den texanischen Ansiedlern einen großen Ruf als Blutreinigungsmittel und allgemeine Tonika. Ganz besonders geschätzt wird ihre Wirksamkeit bei Gonorrhöe.

Herba Galegae siehe Galega officinalis.

Herba Polygoni dumetorum siehe Polygonum dumetorum.

Herba-Seife, O b e r m e i e r s, gegen Hautkrankheiten empfohlen, soll bestehen aus 90% Seife, 3% Arnica, 2% Salbei, 1,5% Wasserbecherkraut, 3,5% Harnkraut. *Fabrikant:* Gioth in Hanau.

Herbabnys Kalkeisensirup, H e r b a k o l, der Apotheke zur Barmherzigkeit in Wien VII wird nach K r e y t s c h y wie folgt dargestellt: Herb. Centaur. min., Rad. Calam, Fruct. Aur. immat. a͞a 40,0, Flor. Papav. Rhoead. 20,0, Coccionell. 10,0, Kali carb. 0,6, Aluminis 0,4 werden mit Aqu. dest. 2000,0 und Spir. Vini 200,0 24 Stunden mazeriert und die filtrierte Kolatur unter Zusatz von 50,0 Calc. hypophosphor., 20,0 Ferr. citric., 3,0 Acid. phosphoric. und 3 kg Sacch. zu Sirup verkocht.

Herbakol siehe Herbabnys Kalkeisensirup.

Herbosanum, bei Katarrhen der Luftwege empfohlen, besteht aus Herba Galeopsidis grandifl., Herba Polygalae amarae, Herba Farfarae, Lichen islandicus, Radix Liquiritiae, Semen Phellandrii aquatici, Semen Anisi und Semen Foeniculi. *Fabrikant:* Kommandanten-Apotheke in Berlin C.

Herbstkatarrhserum siehe unter Serum.

Heritin ist ein in Äther lösliches Alkaloid aus der Wurzel einer auf den Sundainseln heimischen Pflanze Heritiera javanica, aus der Familie der Sterculiaceae. Außer bei Migräne und ner-

vösen Kopfschmerzen findet Heritin bei Epilepsie, Chorea usw. Anwendung. *Fabrikant:* Gehe & Cie. Akt.-Ges. in Dresden.
Vorsichtig aufzubewahren.

Heritin Marpmann (nicht zu verwechseln mit dem Alkaloid Heritin! siehe weiter oben), ist ein aus der Radix Heritierae durch Tierpassage eines ätherischen Extraktes der Wurzel erhaltenes Organpräparat. Die Einzelheiten der Herstellung wurden bisher nicht bekannt gegeben. Das Präparat bildet eine wasserhelle Flüssigkeit mit 45—46% Alkohol, ohne besonderen Geschmack und Geruch. Beim Verdampfen größerer Versuchsmengen erhält man einen Rückstand, der sich mit konzentrierter Schwefelsäure intensiv rot färbt. Außerdem gibt die konzentrierte Lösung die bekannten Alkaloidreaktionen. Geringe Mengen von Eiweißsubstanzen und Mineralstoffen sind daneben nachzuweisen. Das Heritin, welches demnach eine Lösung des Rohalkaloides „Heritin" zu sein scheint, wird in Dosen von 5—10 Tropfen morgens nüchtern bei Kopfschmerz, nervösen Zuständen, Schlaflosigkeit usw., die durch Anämie bedingt sind, mit Vorteil gegeben. *Fabrikant:* Institut G. Marpmann, Leipzig, Salomonstraße.

Hermophenyl, Hydrargyrum hermophenylicum, Natriumquecksilberphenoldisulfonat. Wenn man ein phenoldisulfonsaures Alkali mit Quecksilberoxyd in äquimolekularem Verhältnis behandelt, so erhält man sehr leicht lösliche Verbindungen, in denen die bekannten Quecksilberreaktionen maskiert sind. Das auf solche Weise gewonnene Natriumquecksilberdisulfonat, welches mit dem Namen Hermophenyl belegt worden ist, bildet ein amorphes, weißes, in 5 T. Wasser bei 15° C lösliches Pulver mit etwa 40% Quecksilbergehalt. In wässeriger Lösung soll dasselbe als Wundantiseptikum Anwendung finden. Subkutan bei Syphilis. *Fabrikant:* Société anonyme des produits chimiques speciaux in Lyon-Monplaisir und E. Merck in Darmstadt.
Sehr vorsichtig aufzubewahren.

Herniol, gegen Nieren- und Blasenerkrankungen, ist nach Lenz und Lucius ein wässerig-alkoholischer Auszug, in dem sich der wirksame Bestandteil der Bärentraubenblätter nachweisen ließ. *Fabrikant:* Dr. Banholzer & Hager, G. m. b. H. in München.

Heroinum hydrochloricum siehe D. A.-B. V unter Diacetylmorphinum hydrochloricum.

Heroinum purum, vom selben Aussehen wie das Heroin. hydrochloric. (D. A.-B. V), weist einen niedrigeren Schmelzpunkt (171—172°) auf und besitzt alkalische Reaktion. In Wasser ist es so gut wie unlöslich, wird aber schon von ganz schwachen Säuren (Essigsäure und Magensalzsäure) sehr leicht gelöst. Von kaltem Alkohol wird nur wenig, von heißem dagegen reichlich Heroin aufgenommen; in Chloroform und Benzol ist es sehr leicht, in Äther schwer löslich, unlöslich in fetten Ölen.

Herzheilbäder werden Kohlensäurebäder genannt, die nach den Angaben Mendelsohns von Henri Laasers Fabrik medizinischer Präparate in Berlin SW. 68 hergestellt werden. Die Bäder bestehen aus perforierten Blechdosen, die innen einen festen geschmolzenen Kern von Säure (Kaliumbisu:fat?) enthalten, um den herum das kohlensaure Salz den übrigen Raum ausfüllt.

Hetokresol, Zimtsäuremetakresol, ($C_6H_5CH = CHCOOC_6H_4CH_3$), soll besonders in der chirurgischen Behandlung der Tuberkulose Anwendung finden. Es bildet in Alkohol sowie in Äther, Benzol, Chloroform und Eisessig lösliche, in Wasser, Glyzerin und Öl unlösliche Kristalle, die bei 65° schmelzen. Nach D. R.-P. Nr. 99567 wird das Präparat auf folgende Weise dargestellt: m-Kresol wird bei Gegenwart eines indifferenten Verdünnungsmittels (z. B. Toluol) mit Zimtsäure und einem Kondensationsmittel, z. B. Phosphoroxychlorid bezw. mit Zimtsäurechlorid oder -Anhydrid erhitzt. Nach dem Umkristallisieren des Reaktionsproduktes aus Alkohol erhält man den neuen Ester in bei 65° C. schmelzenden Kristallen.

Im Vergleich zu den Zimtsäureestern der Karbolsäure, des o- und p-Kresols und des Guajakols ist das Cinnamyl-m-Kresol ungiftig und erzeugt selbst auf offenen Wunden keine Entzündung. Man benutzt es am besten als Pulver oder Ätherspray (10%).
Fabrikant: Kalle & Co. in Biebrich a. Rh.

Hetol, zimtsaures Natrium ($C_6H_5CH = CHCOONa$), findet ebenso wie die freie Zimtsäure als Mittel zur Bekämpfung der Tuberkulose Anwendung. Es bildet ein weißes, wasserlösliches Pulver, welches im wesentlichen in Form intravenöser Injektionen wässeriger, 1—5 prozentiger, steriler Lösungen gebraucht wird. An Nebenwirkungen wurden Schlaflosigkeit, nervöse Erregungszustände, Fieber, Cyanose und kalter Schweiß beobachtet. Die Lösungen des Hetols werden fertig in Glastuben eingeschmolzen geliefert. Anfangsdosis 0,0025 g. *Fabrikant:* Kalle & Co. in Biebrich a. Rh.

Maximaldosis: 0,015—0,025 g (beides intravenös).
Vor Licht geschützt aufzubewahren.

Hetolcoffein, Coffeinnatriumcinnamylat, zimtsaures Coffeinnatrium, erhält man nach G. Griggi durch Auflösen von 10,6 g Coffein und 8,5 g Hetol in 40 ccm warmen Wassers und Eindampfen der heiß filtrierten Lösung zur Trockne, wobei die Temperatur 60—70° nicht übersteigen darf. Das so dargestellte Präparat bildet ein amorphes, geruchloses, bitteres, alkalisch reagierendes Pulver, welches sich in 2 T. Wasser und in 50 T. Alkohol löst. Es unterscheidet sich von Coffeinnatrium benzoic. und salicylic. durch folgende *Reaktionen:* Die wässerige Lösung 1 : 20 gibt mit Eisenchlorid eine orangegelbe Färbung und später einen ebensolchen Niederschlag, der in salzsäurehaltigem Alkohol löslich ist. Mit Urannitrat in sehr geringem Überschuß gibt die wässerige Hetolcoffeinlösung eine rein grüne Ausscheidung.

Das Hetolcoffein soll an Stelle von Coffein. natriosalicylic. in Form subkutaner Injektionen Anwendung finden und die unangenehmen Nebenwirkungen des genannten Salzes auf das Herz nicht zeigen. *Fabrikant:* Knoll & Co. in Ludwigshafen a. Rh.
Vorsichtig aufzubewahren.

Hetolsanguinal-Pillen siehe Sanguinalpräparate.

Hetralin, Resorcinhexamethylentetramin, $C_6H_6O_2 \cdot C_6H_{12}N_4$, ein weißer, nadelförmiger Körper, löslich in Alkohol und in heißem Wasser im Verhältnis von 1 : 4, in kaltem Wasser im Verhältnis von 1 : 14, vollständig luftbeständig und haltbar. Es zersetzt sich bei über 160° C. Das Hetralin, dessen Ungiftigkeit durch Tierversuche nachgewiesen wurde, macht den Harn sehr stark sauer und soll speziell als Spezifikum bei Cystitis gonorrhoica wirken, im übrigen aber das Urotropin ersetzen. Es wird wie Urotropin in Tagesdosen von 1—1½ g gegeben. *Fabrikant:* Chas. Zimmermann & Co. in Hamburg.
Vorsichtig und vor Licht geschützt aufzubewahren.

Heufiebermittel nach Dr. v. Borosini ist ein Nebennierenextrakt, welches in Form steriler 5 prozentiger Lösungen in den Handel kommt. Man tränkt damit etwas Watte und schiebt diese in die Nasenhöhle. Bei Augenkatarrh werden 1—2 Tropfen täglich ins Auge geträufelt. *Fabrikant:* Dr. Freund & Dr. Redlich in Berlin NW. 6.

Hexal, sulfosalicylsaures Hexamethylentetramin, $(CH_2)_6N_4 \cdot SO_3H \cdot C_6H_3OH \cdot COOH$, bildet weiße, in Wasser leicht, in Alkohol kaum, in Äther schwer lösliche Kristalle von angenehm säuerlichem Geschmack. Es soll bei akuten und chronischen Blasenentzündungen, gonorrhoischen Erkrankungen, harnsaurer Diathese usw. Anwendung finden. Dosis: 1,0 g oder 2 Tabletten à 0,5 g 3—6 mal täglich nach den Mahlzeiten. *Fabrikant:* J. D. Riedel A. G. in Berlin-Britz.

Hexamekol, Guajakol-Hexamethylentetramin, $(CH_2)_6N_4(C_6H_4OH \cdot OCH_3)_3$, bildet ein weißes, nach Guajakol riechendes, kristallinisches Pulver mit 65% Guajakol. Es soll bei Pleuraschmerzen in Dosen von je 2,0 g 1—2 mal täglich in die Haut eingerieben werden. *Fabrikant:* Hoffmann-La Roche & Co. in Grenzach (Bad.) und Basel (Schweiz).

Hexamethylentetraminbromäthylat siehe Bromalin.

Hexamethylentetraminum camphoricum siehe Amphotropin.

Hexamethylentetramin-Jodoform siehe Jodoformin.

Hexamethylentetraminum methylencitricum heißt ein von Greiner & Co. in Glarus dargestelltes Helmitolsurrogat (siehe Helmitol).

Hexamethylentetramin, salicylsaures siehe Saliformin.

Hexamethylentetraminum sulfosalicylicum siehe Hexal.

Hexamethylentetramin-Tannin siehe Tannopin.

Hillesolkapseln und -pillen nennt die Firma Boltzmann & Dr. Poppe in Hannover-Limmer neuerdings die bekannten Dr. Hillebrechts Solveolpräparate (siehe diese).

Hippol, Methylenhippursäure, soll als Harnantiseptikum bei bakteriellen Erkrankungen der Harnorgane Anwendung finden, da sie leicht Formaldehyd abspaltet. Die Methylenhippursäure bildet farblose, prismatische Kristalle, die bei 151° C schmelzen. Sie ist geruch- und geschmacklos und löst sich in der Kälte leicht in Chloroform und in der Wärme gut in Benzol, Essigäther und Alkohol. In Wasser ist sie nur schwer löslich (1 : 460 bei 23° C). Nach D. R.-P. Nr. 148669 erhält man sie dadurch, daß man entweder die Hippursäure in konzentrierter Schwefelsäure löst und polymeren Formaldehyd im Überschuß hinzufügt, oder daß man Hippursäure mit Formaldehydlösung mit oder ohne Anwendung von Kondensationsmitteln erhitzt. Da die Methylenhippursäure vollkommen ungiftig ist, können größere Mengen ohne Schaden genommen werden. Bei Blasenentzündung wurden mit Erfolg viermal täglich 1,5 g gegeben. *Fabrikant:* Chem. Fabrik auf Aktien vorm. E. Schering in Berlin.

Hirudin ist der die Blutgerinnung aufhebende Bestandteil des Blutegels, welcher aus dem Extrakte der Köpfe und Schlundringe (einschließlich der Mundlippen) gesunder Blutegel nach D. R.-P. Nr. 147637 u. 150805 wie folgt dargestellt wird: Die zerkleinerten Köpfe oder die aus den Köpfen präparierten Schlundringe der Blutegel werden bei 38—40° mit physiologischer Kochsalzlösung extrahiert. Die durch Zentrifugieren klar erhaltene Lösung wird darauf 4—6 Tage lang in einem geschlossenen Gefäße den Dämpfen irgendeiner neutralen, leicht flüchtigen, organischen Substanz, z. B. von Chloroform, Schwefeläther, Petroläther, Schwefelkohlenstoff, ausgesetzt, wobei sich die fremden Eiweißstoffe als flockiger Niederschlag zu Boden setzen. Nach Abtrennung des Niederschlags wird die klare Lösung dialysiert und darauf im Vakuum über Schwefelsäure bei 40° nicht übersteigenden Temperaturen zur Trockne gebracht.

Das Hirudin bildet bräunliche, trockene Lamellen oder lockere Massen, die in Wasser sehr leicht löslich, in Alkohol und Äther unlöslich sind, und soll in der Frauenpraxis und überall da, wo es sich um Verhinderung der Blutgerinnung handelt, Anwendung finden. 1 mg genügt, um 7,5 ccm Blut sicher und dauernd ungeronnen zu halten, ohne die Beschaffenheit des Blutes zu beeinflussen. Zur Verwendung wird das Hirudin in destilliertem Wasser oder physiologischer Kochsalzlösung gelöst, im Verhältnis von 0,01 g Hirudin zu 2 ccm Lösungsmittel. *Fabrikant:* E. Sachsse & Co. in Leipzig.

Histogénol. Um die Wirkung des als Arrhénal in den Handel gebrachten methylarsinsauren Natrons noch zu erhöhen, wurde dasselbe mit einer organischen Phosphorverbindung vereinigt, und zwar mit Nukleinsäure, die aus Heringsmilch dargestellt wird. Man mischt 5 T. methylarsinsauren Natrons mit 20 T. Nuklein-

säure. Dieser Mischung werden ganz ausgezeichnete Wirkungen auf das Allgemeinbefinden Tuberkulöser nachgerühmt.
Vorsichtig aufzubewahren.

Histopin besteht nach A. von Wassermann aus den immunisierenden Stoffen lebender Staphylokokken, die aus letzteren durch Extraktion mit Wasser gewonnen und zur Haltbarmachung mit einer verdünnten Gelatinelösung als Schutzkolloid und 0,5% Phenol versetzt werden. Es soll äußerlich, auch in Form einer Salbe, hauptsächlich bei Furunkulose Anwendung finden.
Fabrikant: Nitritwerke A. G. in Köpenik.

Histosan wird ein zur Behandlung der Tuberkulose empfohlenes Präparat genannt, dessen wesentlicher Bestandteil Triguajacolalbuminat von der Formel $C_{72}H_{109}(C_6H_4OCH_3)_3N_{18}SO_{22}$ sein soll, gewonnen nach Am. Pat. Nr. 784 107 durch Einwirkung einer Eiweißlösung auf alkalische Guajakollösung; man scheidet das Reaktionsprodukt ab, wäscht und trocknet; dann erhitzt man auf 115—120°. Das so erhaltene Produkt ist löslich in Alkalilösungen und unlöslich in Wasser, Alkohol und verdünnten Säuren. Histosan kommt als Histosansirup und -pulver in den Handel. Von ersterem gibt man täglich drei- bis viermal einen Tee- oder Eßlöffel voll, von letzterem ebenso oft 0,25—0,5 g.
Fabrikant: Fabrik chemischer und diätischer Produkte in Schaffhausen.

Hoden siehe Organpräparate.

Hoffmanns Abführpulver von Apotheker G. Hoffmann in Dresden, Storchapotheke, besteht aus Rhabarber, Glaubersalz, Cremortartari, Magnesia, Schwefel und Pfefferminzzucker.

Hoffmanns Asthma-Räucherpulver „Vesuv" von Apotheker G. Hoffmann in Dresden, enthält Stramonium, Digitalis, Hyoscyamus, Belladonna, Salpeter, Anis und Fenchel.

Hoffmanns Verdauungspulver von Apotheker G. Hoffmann in Dresden-A., enthält als wesentliche Bestandteile doppeltkohlensaures Natron, Chlornatrium, kohlensauren Kalk, Magnesia, phosphorsauren Kalk, Pepsin, Lithiumcitrat.

Holocain, salzsaures p-Diäthoxyäthenyldiphenylamidin wurde zuerst von Kuthe und Guttmann im Jahre 1897 empfohlen. Es hat die Formel

$$CH_3 \cdot C\begin{matrix}N \cdot C_6H_4OC_2H_5 \\ NH \cdot C_6H_4OC_2H_5\end{matrix} \Big\rangle HCl.$$

Das salzsaure Holocain bildet farblose, glänzende Kristalle oder ein weißes Kristallpulver, geruchlos und wasserfrei, in 50 T. Wasser, leicht in Weingeist zu neutral reagierenden Flüssigkeiten löslich. Die Lösung besitzt schwach bitteren Geschmack und ruft auf der Zunge eine vorübergehende Unempfindlichkeit hervor. Beim Kochen in Glasgefäßen trübt sich die wässerige Lösung durch Ausscheidung einer geringen Menge der freien Base. Man nimmt die Auflösung des Holocains daher am besten in Porzellangefäßen vor und filtriert die vollkommen erkaltete Lösung in gut mit Salzsäure ausgekochte Glasfläschchen.

Holocain. hydrochloric. wird als lokales Anästhetikum in der Augenheilkunde empfohlen. Man tröpfelt 2—3 Tropfen einer 1prozentigen Lösung ein. *Fabrikant:* Farbwerke vormals Meister, Lucius & Brüning in Höchst a. M.

Unverträglich mit Alkalien.

Vorsichtig aufzubewahren.

Homoguajakol siehe Kreosol.

Homorenon, Äthylaminoacetobrenzkatechin, wird dargestellt, indem man Brenzkatechin und Chloressigsäure aufeinander wirken läßt. Es entsteht Chloracetobrenzkatechin von der Formel: $(OH)_2 \cdot C_6H_3 \cdot CO \cdot CH_2Cl$. Durch Umsetzung dieses Körpers mit Ammoniak und primären aliphatischen Aminen gelangt man zu dem Amino-, Methylamino- und Äthylaminoacetobrenzkatechin. Dem letzteren, Homorenon genannten, kommt folgende Konstitutionsformel zu: $(OH)_2C_6H_3 \cdot CO \cdot CH_2 \cdot NH \cdot C_2H_5$. Mit Salzsäure bildet es ein ausgezeichnet haltbares, gut kristallisierendes und in Wasser spielend leicht lösliches Salz, das Homorenon-Chlorhydrat. Dasselbe bildet ein weißes, lockeres Kristallmehl oder gut ausgebildete, farblose, zarte Kristallnadeln, die unscharf bei 260° schmelzen. Sie sind leicht löslich in Wasser, etwas schwerer in Weingeist. Die bitter schmeckenden Lösungen rufen auf der Zunge eine vorübergehende Unempfindlichkeit hervor. Eisenchloridlösung ruft in der wässerigen Homorenon-Chlorhydratlösung eine schöne smaragdgrüne Färbung hervor, die auf Zusatz von etwas Ammoniak in karminrot umschlägt. Die *Prüfung* erfolgt ganz analog wie die des synthetischen Suprarenins (siehe D. A.-B. V). Homorenon entspricht in seiner Wirkung qualitativ dem Suprarenins, ist aber 50mal weniger giftig als dieses. Demgemäß gelangt es in 5 prozentiger Lösung zur Anwendung überall da, wo Suprarenin indiziert ist.

Fabrikant: Farbwerke vorm. Meister Lucius & Brüning in Höchst a. M.
Unverträglich mit Alkalien, Eisenchloridlösung, Natriumacetat.
Vorsichtig und vor Licht geschützt aufzubewahren.

Honthin ist ein als Darmadstringens empfohlenes, mittels Keratin gehärtetes Tannineiweißpräparat, ein graubraunes, geruch- und geschmackloses Pulver, das in Wasser unlöslich ist, dagegen in Alkohol und in Lösungen von Alkalien sich zum Teil mit lichtbrauner Farbe löst. Es soll bedeutend langsamer im Magensaft löslich sein als Tannalbin. Säuglingen gibt man 0,3—0,6 g Honthin 3—5 mal täglich, größeren Kindern 0,5—1,0 g, Erwachsenen 1,0—2,0 g mehrmals täglich. *Fabrikant:* G. Hell & Co. in Troppau.

Hopogan, B i o g e n. Unter diesem Namen wird zur Unterstützung der in neuerer Zeit vielfach empfohlenen internen Sauerstofftherapie ein Präparat in den Handel gebracht, welches in zwei Stärken in den Handel kommt, nämlich mit 15% M a g n e s i u m s u p e r o x y d und mit 25—30%. Nach Z e r n i k ist es ein Gemisch aus diesem und Magnesiumoxyd. J e s e r i c h fand darin 26% MgO_2. Die H o p o g a n p a s t i l l e n enthalten daneben noch Milchzucker. *Bezugsquelle:* Kirchhoff & Neirath in Berlin N. (siehe auch Magnesiumperhydrol).

Hordeninum sulfuricum, das schwefelsaure Salz des aus den bei der Gerstenmalzbereitung abfallenden Malzkeimen isolierten, neuerdings auch synthetisch dargestellten Alkaloides Hordenin, bildet farblose, in Wasser leicht, in Weingeist schwer lösliche Nadeln. Es eignet sich besonders für die Behandlung der Ruhr und Diarrhoe der heißen Länder, wirkt wie Opium und Morphin, kann jedoch in weit größeren Dosen gegeben werden. Dosis 0,5—2,0 g pro die. *Fabrikant:* Burroughs Wellcome & Co. in London.

Hormonal, P e r i s t a l t i k h o r m o n, ist ein aus der Milz gewonnenes Hormon. Unter Hormonen versteht man gewisse, in einzelnen Organen gebildete Reizstoffe, die, auf dem Wege des Kreislaufes zu entfernteren Organen geführt, dort eine bestimmte Tätigkeit auslösen. Hormonal hat die Eigenschaft, die normale Darmperistaltik anzuregen und gelangt in sterilen Lösungen mit 0,4% Trikresol in den Handel. Es wird von Z u e l z e r bei chronischer Obstipation und akuter Darmlähmung empfohlen und kommt intramuskulär (mit 0,25% β-Eucainhydrochlorid) und subkutan zur Anwendung. *Fabrikant:* Chem. Fabr. auf Aktien vorm. E. Schering in Berlin.

Hühnerkropfpepsin siehe Ingluvin.

Huile digitalique Nativelle siehe Oleum Digitalini.

Husinol, Ennan, nach Dr. med. Huh's und Apotheker Kümmel ist ein Kresolseifenpräparat in Tablettenform. Dasselbe ist nach Angabe der Darsteller „eine Verbindung des Kresols mit stearinsaurem Natrium unter Zusatz von Alkohol und freiem Alkali". Jede Tablette enthält 0,5 g Kresol. *Fabrikant:* B. Braun in Melsungen.

Hycyan sind halbkreisförmige, bläulich gefärbte Quecksilberoxycyanid-Tabletten mit je 0,5 g Hydrarg. oxycyanat., welche in ½ Liter Wasser gelöst zu Desinfektionszwecken Verwendung finden sollen. *Fabrikant:* Dr. R. u. Dr. O. Weil in Frankfurt a. M.

Sehr vorsichtig aufzubewahren.

Hydracetin, Pyrodin (Acetylphenylhydrazid), $C_6H_5 \cdot NH \cdot NH \cdot COCH_3$, wird durch Erhitzen von Phenylhydrazin mit Essigsäureanhydrid dargestellt. Es bildet farblose, glänzende, bei 128° schmelzende, in Alkohol und heißem Wasser leicht lösliche Kristalle. Es wurde innerlich zu 0,03—0,2 g als Antipyretikum und Analgetikum gegeben und äußerlich in 10prozentiger Vaselinsalbe gegen Psoriasis angewendet, soll aber stark giftig wirken und Methämoglobin im Blute erzeugen. *Fabrikant:* E. Merck in Darmstadt.

Vorsichtig aufzubewahren.

Hydragogin ist eine Mischung von Tinct. Digitalis und Tinct. Strophanthi mit Lösungen von Scillipikrin, Scillitoxin und Oxysaponin. Die diuretische Wirkung der vier erstgenannten Mittel, welche neben der Digitalis und dem Strophantus die hier in Betracht kommenden wirksamen Bestandteile der Scilla maritima enthalten, ist lange bekannt. Wird dieser Mischung aber noch das Oxysaponin hinzugefügt, so soll man selbst noch in Fällen, wo jene Gruppe ohne Erfolg angewandt worden ist, eine häufig überraschend hohe Wasserausscheidung erreichen. Das Präparat soll bei Wassersucht als ausgezeichnetes Diuretikum wirken. *Fabrikant:* Karl Raspe in Weißensee bei Berlin.

Vorsichtig aufzubewahren.

Hydrargol, Quecksilbersuccinimid, kommt in Glasröhrchen, die 1 ccm Quecksilbersuccinimidlösung (entspre-

chend 7 mg Quecksilber) enthalten, in den Handel. Es soll zur schmerzlosen intramuskulären Einspritzung Anwendung finden.
Fabrikant: Apotheker Tardieu & Co. in Paris.
Vorsichtig aufzubewahren.

Hydrargolent ist ein Ersatz der grauen Quecksilbersalbe in elastischen Gelatinekapseln zu 3, 4 und 5 g mit $33\frac{1}{3}$ und 50% Quecksilbergehalt.

Hydrargotin. Mit diesem Namen bezeichnet die Firma G. Hell & Comp. in Troppau ihr Hydrargyrum tannicum.
Vorsichtig und vor Licht geschützt aufzubewahren.

Hydrargyrol, das Quecksilbersalz der Paraphenolsulfosäure, $C_6H_4 \cdot OH \cdot SO_3Hg$, bildet braunrote Schuppen von pfefferkuchenartigem Geruch. Es ist unlöslich in absolutem Alkohol, löslich in Wasser und Glyzerin. Durch die gewöhnlichen Reagentien auf Quecksilber oder Phenol wird es weder gefällt, noch gibt es eine Färbung damit. Es fällt die meisten Alkaloide, koaguliert aber nicht das Eiweiß (Vorzug vor Sublimat), ist nicht ätzend, weniger giftig als Sublimat und wirkt als starkes Antiseptikum. Man gewinnt das Präparat durch Auflösen von überschüssigem, frisch gefälltem Quecksilberjodid in Phenolschwefelsäure durch 24stündiges Digerieren auf dem Wasserbade, Filtration von ungelöstem Quecksilberoxyd und Eindampfen des Filtrates zur Trockne. Hydrargyrol wurde als Sublimatersatz empfohlen.
Sehr vorsichtig aufzubewahren.

Hydrargyrum äthylochloratum, Q u e c k s i l b e r ä t h y l c h l o r i d, Ä t h y l s u b l i m a t, $HgCl \cdot C_2H_5$, wird durch Behandlung alkoholischer Sublimatlösung mit Quecksilberäthyl $[Hg(C_2H_5)_2]$ dargestellt. Es bildet weiße, schuppenförmige, an der Luft sich allmählich verflüchtende, eigentümlich riechende Kristalle, die sich in Wasser schwer, in heißem Alkohol leicht lösen. Die Lösung koaguliert Eiweiß nicht und wirkt weniger reizend als Sublimat. Das Präparat wird in den gleichen Dosen wie letzteres gegeben, und zwar meist in Form subkutaner Injektionen.
Sehr vorsichtig aufzubewahren.

Hydrargyrum anilinicum, $Hg(C_6H_4NH_2)_2$ oder nach A l t h a u s e n $C_6H_5NH_2HgCl_2$, ist bei Syphilis mit Erfolg in Form von Injektionen angewendet worden. Das Präparat wird erhalten durch Ausfällen einer Sublimatlösung mit Anilin. Es stellt ein lockeres, weißes, in Wasser unlösliches, geruch- und geschmackloses Pulver aus mikroskopisch feinen Nadeln dar und enthält 52,1% Quecksilber. Die Anwendung geschieht in verschiedener Form: mit Vaselinöl verrieben zu Injektionen in die Muskeln, mit Salbenkörpern zu 30—35% vereinigt als Einreibung oder auch als schwache Salbe zu ½—2—3% zum Auflegen auf Wunden und Schorfe, als Pflaster an Stelle des gewöhnlichen Merkurialpflasters, endlich innerlich zu etwa 0,015 g drei- bis viermal täglich in Form von Pillen. *Fabrikant:* W. K. Ferrein in Moskau.

Vorsichtig aufzubewahren.

Hydrargyrum atoxylicum siehe atoxylsaures Quecksilber.

Hydrargyrum bibromatum, Q u e c k s i l b e r b r o m i d, $HgBr_2$, welches in neuerer Zeit zu Injektionen und auch innerlich als Spezifikum gegen Syphilis Anwendung findet, stellt man dar durch Einwirkung von Brom auf Quecksilber bei Gegenwart von Wasser. Es unterscheidet sich vom Quecksilberchlorid durch seine geringe Löslichkeit in Wasser, Alkohol und Äther, durch Entwicklung von Brom in Berührung von Chlorwasser sowie dadurch, daß es mit chromsaurem Kali keinen Niederschlag gibt. Die w ä s s e r i g e n L ö s u n g e n dürfen nicht heiß hergestellt werden, weil sich das Bromid dabei unter Bildung von Bromwasserstoffsäure und von gelbem Oxybromür teilweise zersetzt. Wegen seiner sehr geringen Löslichkeit in kaltem Wasser stellt man Lösungen des Quecksilberbromids am besten unter Zusatz von Natrium- und Kaliumbromid oder von Natriumchlorid her. Auf 1 g Hydrarg. bibromat. nimmt man etwa 0,6 g Natr. bromat. Nimmt man 2 Mol. NaBr, so erhält man eine auch in der Kälte haltbare Lösung von $HgBr_2 \cdot 2\,NaBr$, die neutral reagiert und ohne Zersetzung bei 120° sterilisiert werden kann. Mit 2 Mol. Chlornatrium erhält man analoge Lösungen. Die Bildung von Quecksilberchlorid ist bei der gleichzeitigen Auflösung von $HgBr_2$ mit NaCl nicht zu befürchten. Zur *Prüfung* auf Quecksilberbromür behandelt man das Bromid mit Ammoniak oder Alkalien, welche das Bromür schwärzen. Durch verdünnte Salzsäure wird das Bromür unter Abscheidung von metallischem Quecksilber zersetzt.

Sehr vorsichtig aufzubewahren.

Hydrargyrum bichloratum carbamidatum solutum, Q u e c k s i l b e r c h l o r i d - H a r n s t o f f l ö s u n g, $CO(NH_2)HgCl_2$, wird durch Auflösen von 0,5 g Harnstoff in 100 g einer 1prozentigen Quecksilberchloridlösung dargestellt und zur subkutanen

Injektion verwendet. Die Lösung hält sich nur einige Tage unzersetzt. Das trockene Salz bildet weiße, in heißem Alkohol und Wasser lösliche Kristalle. Es wird als Antisyphilitikum, bei Skrofeln und chronischem Rheumatismus subkutan zu je 0,5—1,0 ccm der 1prozentigen Lösung angewendet.
Sehr vorsichtig und vor Licht geschützt aufzubewahren.

Hydrargyrum carbolicum siehe Hydrargyr. phenylicum.

Hydrargyrum caseinicum siehe Caseinquecksilber.

Hydrargyrum citricum-Äthylendiamin wurde als Antiseptikum zur Desinfektion der Hände empfohlen. Das Mittel besteht aus einer Lösung von 10,0 g Hydrargyrum citricum und 4,0 g Äthylendiamin in 86,0 g Wasser und soll hiervon eine 0,3 prozentige Lösung verwendet werden. Diese soll einer 1 promilligen Sublimatlösung überlegen sein. *Fabrikant:* Zimmer & Co., Frankfurt a. M.
Sehr vorsichtig und vor Licht geschützt aufzubewahren.

Hydrargyrum colloidale siehe Hyrgol.

Hydrargyrum formamidatum solutum, Quecksilberformamidlösung, enthält das Salz $Hg(HCONH)_2$ neben freiem Formamid. Zur Darstellung wird das aus 10 g Quecksilberchlorid mittels Natronlauge frisch gefällte, chlorfrei gewaschene Quecksilberoxyd mit der nötigen Menge Formamid unter Erwärmen auf 30—40° aufgelöst; die erhaltene filtrierte Lösung wird auf 1 l aufgefüllt. Das Präparat wird subkutan bei Lues angewendet; 1 ccm enthält die 0,01 g Quecksilberchlorid entsprechende Menge Quecksilber. Man injiziert jeden zweiten Tag 1 ccm der 1prozentigen Lösung (= 0,01 HgO).
Sehr vorsichtig und vor Licht geschützt aufzubewahren.

Hydrargyrum glutino-peptonatum siehe Glutinpeptonsublimat.

Hydrargyrum glycocollicum, amidoessigsaures Quecksilber, Hydrargyrum glycocholicum genannt, $Hg(COO \cdot CH_2 \cdot NH_2)_2$, wird durch Auflösen von frisch gefälltem Quecksilberoxyd in Glycocolllösung dargestellt. Es kommt in Form haltbarer 1prozentiger Lösungen in den Handel und wird bei Syphilis zu Injektionen angewendet. Dosis 1 ccm (= 0,01 HgO) jeden zweiten Tag.
Sehr vorsichtig aufzubewahren.

Hydrargyrum hermophenylicum siehe Hermophenyl.

Hydrargyrum imido-succinicum, Hydrargyrum succinimidatum, Mercurisuccinimid, $Hg[C_2H_4(CO_2)]_2$, wird durch Auflösen von frisch gefälltem Quecksilberoxyd mit Succinimid bereitet. Es bildet ein weißes, seidenglänzendes, in Wasser lösliches Kristallpulver und wird als Antiseptikum und Antisyphilitikum subkutan angewendet. Dosis 1 ccm der 1,5- bis 2 prozentigen Lösung täglich (siehe auch Hydrargol).
Sehr vorsichtig aufzubewahren.

Hydrargyrum jodokakodylicum wird in Lösung als Antisyphilitikum angewendet. Man löst 1,0 g Hydrargyrum kakodylicum und 2,0 g Acid. kakodylicum in 75 g destillierten Wassers, setzt dazu eine Lösung von 1,0 g Natr. jodatum in 3,0 g Aqu. destillat., neutralisiert die Mischung mit verdünnter Natronlauge und füllt mit destilliertem Wasser auf 100 g auf. Die so erhaltene klare Lösung ist haltbar und sterilisierbar. Sie wird zu Einspritzungen bei Syphilis gebraucht, anfangs 1 ccm, später 2 ccm. Es werden 18—20 Einspritzungen in vier Wochen gemacht.
Sehr vorsichtig und vor Licht geschützt aufzubewahren.

Hydrargyrum kakodylicum, Mercurikakodylat $[(CH_3)_2AsO_2]_2Hg$, welches bei Syphilis Anwendung finden soll, stellt ein weißes, kristallinisches, hygroskopisches Salz dar, welches in Alkohol und Wasser löslich, in Äther unlöslich ist. Es reagiert sauer und enthält 16% Quecksilber. Dosis 0,03 g pro die intramuskulär injiziert.
Sehr vorsichtig aufzubewahren.

Hydrargyrum-Kalium thiosulfuricum, Kaliumquecksilberhyposulfit. Durch Auflösen von gelbem Quecksilberoxyd in Kaliumhyposulfitlösungen erhält man weiße in Wasser leicht lösliche Kristalle von der Formel $3Hg(S_2O_3)_2 + 5K_2S_2O_3$. Das Salz ist Warmblütlern gegenüber ebenso giftig wie Sublimat, doch tritt die Giftwirkung erst viel langsamer ein. Das Präparat wurde in Form von subkutanen Injektionen gegen Syphilis mit Erfolg angewendet. Man benutzt eine Lösung von 0,25 Hydrarg. Kal. hyposulfuros. in 10,0 Aqu. dest. und injiziert täglich eine Pravazspritze davon.
Vorsichtig aufzubewahren.

Hydrargyrum lacticum, Mercurilactat $(C_3H_5O_3)_2Hg$, als Ersatz für die anderen gebräuchlichen Quecksilbersalze zu innerlichem Gebrauch empfohlen, erhält man durch Behandeln von rotem Quecksilberoxyd mit 10 prozentiger Milchsäure. Es bildet ein weißes, kristallinisches, in Wasser lösliches Pulver. Man gibt täglich viermal einen Kaffeelöffel voll einer 0,1prozentigen Lösung in Zuckerwasser oder Milch. Zu subkutanen Injektionen empfiehlt Gaucher 1prozentige Lösungen, von denen je 1 ccm injiziert wird. Wässerige Lösungen des Salzes sind kalt zu bereiten und dürfen nicht sterilisiert werden.

Sehr vorsichtig aufzubewahren.

Hydrargyrum β-naphtholicum, β-Naphtholquecksilber, $Hg(C_{10}H_7O)_2$, wird durch Fällen einer natronalkalischen Naphthollösung mit Quecksilberoxyd-Acetatlösung als gelblichweißes, geruchloses Pulver erhalten. Wird als unlösliches Quecksilberpräparat, wie das Salicylat, innerlich bei Typhus in Dosen von 0,01—0,06 g angewendet; äußerlich bei Wunden und Hautkrankheiten.

Sehr vorsichtig aufzubewahren.

Hydrargyrum naphtholico-aceticum, $HgC_{10}H_7O \cdot C_2H_3O_2$, entsteht durch Behandeln des noch feuchten Naphthol-Quecksilbers mit überschüssigem Mercuriacetat und wird wie das vorige Präparat angewendet. Es bildet ein gelbliches, in verdünnten Alkalien lösliches Pulver.

Sehr vorsichtig aufzubewahren.

Hydrargyrum nucleinicum siehe Mercurol und Lévurargyre.

Hydrargyrum oxycyanatum, nach K. Holdermann $Hg(CN)_2 \cdot HgO$, kann erhalten werden, wenn man 100 g Quecksilbercyanid mit 70 g gelbem Quecksilberoxyd (theoretisch erforderlich 85,2 g) und 1 l Wasser 3 Stunden lang am Rückflußkühler kocht. Dabei bleibt etwas Quecksilberoxyd ungelöst. Man filtriert die Lösung siedend heiß; beim Erkalten scheidet sich ein kristallinisches weißes Pulver von der Zusammensetzung $Hg(CN)_2 \cdot HgO$ ab. Aus der Mutterlauge erhält man Produkte mit höherem Cyangehalt, aus denen die bisherige Handelsware besteht. Das reine Salz, daß von E. Merck in Darmstadt unter der Bezeichnung „Hydrargyrum oxycyanatum K. Holdermann" (neben dem bisherigen Handelsprodukt) dargestellt und verkauft wird, ist ein weißes, aus feinen Kristallnadeln bestehendes Pulver, löslich in 75 T. kaltem, leichter in siedendem Wasser. Die Auflösung des Quecksilberoxycyanids in heißem Wasser muß unter beständigem Schütteln der Lösung geschehen, da sonst Zersetzung unter Abscheidung von Quecksilberoxyd stattfindet.

Die wässerige Lösung des Salzes 1:75 reagiert gegen Lackmuspapier alkalisch. In Alkohol ist die Verbindung wenig löslich.

Rupp und Lehmann empfehlen zur Darstellung einer 1 prozentigen Lösung folgende Vorschrift: 5,8 g Sublimat und 5,4 g Quecksilbercyanid werden in 800,0 Wasser gelöst, dann wird 42,8 ccm Normal-Kalilauge unter fortwährendem Umschwenken zugefügt und die Lösung mit Wasser auf 1000 g ergänzt.

Reaktionen und Prüfung. Versetzt man 3 ccm einer Lösung 1:75 mit 0,5 ccm Kaliumjodidlösung 1:20, so entsteht langsam ein blaßroter Niederschlag von flimmernden Kristallblättchen, der durch weiteren Zusatz von 1—3 ccm der Kaliumjodidlösung farblos gelöst wird. 3 ccm einer Lösung 1:75 geben mit 0,5 ccm Ammoniumchloridlösung 1:10 einen weißen Niederschlag, der durch weiteren Zusatz von 7 ccm der Ammoniumchloridlösung noch nicht ganz klar gelöst wird (Unterschied von Quecksilbercyanid, das mit Ammoniumchloridlösung keinen Niederschlag gibt), aber in reichlichem Überschusse von Ammoniumchlorid sich löst. 20 ccm der wässerigen Lösung 1:75 dürfen nach dem Ansäuern mit Salpetersäure durch Silbernitratlösung höchstens schwach opalisierend getrübt werden. 0,5 g des Salzes sollen beim Erhitzen im Porzellantiegel keinen wägbaren Rückstand hinterlassen.

Quantitative Bestimmung. Man löst 0,5 g Quecksilberoxycyanid in 50 g Wasser, fügt 1 g Natriumchlorid zu und titriert unter Anwendung von Methylorange als Indikator mit $n/_5$-Salzsäure; bis zum Farbenumschlage sollen 10,5—10,7 ccm der Säure verbraucht werden. 1 ccm $n/_5$-Salzsäure = 0,0468 g $Hg(CN)_2 \cdot HgO$.

Unverträglich mit Säuren und sauren Salzen.

Sehr vorsichtig und vor Licht geschützt aufzubewahren.

Hydrargyrum peptonatum Paal siehe Glutinpeptonsublimat.

Hydrargyrum praecipitatum pultiforme, eine neue breiartige Form des weißen Praecipitats, gestattet (nach H. Vörner) eine bessere Ausnützbarkeit, reizt weniger und eignet sich auch für Schmierkuren.

Hydrargyrum et Lithium jodatum bildet zitronengelbe, zerfließliche Kristalle, die sich ohne Zersetzung in Wasser, Alkohol, Äther lösen und zu Desinfektionszwecken gebraucht werden sollen.

Vorsichtig und vor Licht geschützt aufzubewahren.

Hydrargyrum resorcinoaceticum, Resorcinquecksilberacetat, ein gelbes, in Wasser und Alkohol unlösliches Kristallpulver mit etwa 69% Quecksilber, welches als Antisyphilitikum Anwendung findet, und zwar in Form einer Anreibung von 5,0 g des Salzes mit der gleichen Menge Paraffin. liquid. und 2,0 Lanolin. anhydric. Man injiziert hiervon subkutan 1 ccm (25° warm) wöchentlich zweimal.
Sehr vorsichtig und vor Licht geschützt aufzubewahren.

Hydrargyrum sozojodolicum, Sozojodol-Quecksilber, $C_6H_2 \cdot J_2 \cdot SO_3 \cdot OHg$, wird durch Fällung konzentrierter Lösungen von Mercurinitrat und Sozojodolnatrium erhalten. Es bildet ein orangegelbes, in 500 T. Wasser, in Natriumchloridlösung sehr leicht lösliches, 32% Quecksilber enthaltendes Pulver. Es wird als Antiparasitikum und bei Lues angewendet; die 10 prozentige Lösung wirkt ätzend, die 2,5 prozentige tötet die Räudemilbe schon nach 20—30 Minuten. In 1 prozentiger Salbe wird es bei den verschiedensten Hautkrankheiten angewendet, namentlich bei Ulcus cruris; subkutan in 8 prozentiger Lösung, der man das doppelte Quantum Jodkalium zusetzt, in Dosen zu 0,05 bis 0,08 g.
Maximaldosis 0,05 g pro dosi; 0,15 g pro die.
Sehr vorsichtig und vor Licht geschützt aufzubewahren.

Hydrargyrum succinimidatum siehe Hydrargyrum imidosuccinic. und Hydrargol.

Hydrargyrum sulfoguajacolicum, das Quecksilberoxydsalz der Orthoguajakolsulfosäure, $Hg(C_6H_3 \cdot OH \cdot OCH_3 \cdot SO_3)_2$, bildet in Wasser leicht lösliche, braune Kristalle, die sich in wässeriger Lösung ohne Zersetzung sterilisieren lassen. Anwendung: Gegen Syphilis.
Vorsichtig aufzubewahren.

Hydrargyrum thymoloaceticum, Quecksilberthymolacetat $(CH_3COO)_2Hg \cdot (CH_3COO \cdot C_{10}H_{13}O)Hg$, ein weißes, in Wasser unlösliches Pulver, wird als Antisyphilitikum, Antituberkulosum und Alterans bei Tuberkulose, Syphilis, Skrofeln usw. in Form intramuskulärer Injektionen gebraucht. Dosis 0,1 g wöchentlich einmal in Paraffin oder Glyzerin gelöst, mit oder ohne Zusatz von 0,1 g Cocain. Bei Tuberkulose wird es mit Jodkalium kombiniert angewendet. *Fabrikant:* E. Merck in Darmstadt.
Sehr vorsichtig und vor Licht geschützt aufzubewahren.

Hydrargyrum tribromphenolo-aceticum, Tribromphenolquecksilberacetat, bildet ein gelbes, in Wasser unlösliches Pulver mit etwa 30% Quecksilber, welches als Antisyphilitikum und Antiseptikum Anwendung findet, am besten hypodermatisch nach folgender Formel: Hydrarg. tribromphenolacetic.·6,5, Paraffin. liquid. 18,0, Agitatur! Man injiziert wöchentlich je 0,5 ccm an zwei verschiedenen Körperstellen.
Sehr vorsichtig und vor Licht geschützt aufzubewahren.

Hydrargyrum-Zincum cyanatum, Quecksilberzinkcyanid (Listers Doppelsalz). Dieses Präparat wurde von Lister als nicht reizendes Antiseptikum empfohlen und wird zur Herstellung von Verbandstoffen benutzt. Es wird durch Vermischen einer Lösung von 25 T. Mercuricyanid und 130 T. Kaliumcyanid mit einer Lösung von 28 T. Zinksulfat als in Wasser unlöslicher Niederschlag erhalten; die Zusammensetzung ist je nach der Konzentration der Lösungen wechselnd, der Quecksilbergehalt schwankt zwischen 15 und 36%. Als Antiseptikum wird es in Form von Streupulver oder zur Imprägnierung von Wundverbänden gebraucht.
Sehr vorsichtig und vor Licht geschützt aufzubewahren.

Hydrastininum entsteht aus dem Hydrastin (siehe dieses durch Einwirkung von Oxydationsmitteln neben Opiansäure:

$$C_{21}H_{21}NO_6 = C_{11}H_{11}NO_2 + C_{10}H_{10}O_5$$
Hydrastin Hydrastinin Opiansäure

Hydrastinin hat vor dem Hydrastin den Vorzug, kein ausgesprochenes Herzgift zu sein.
Vorsichtig aufzubewahren.

Hydrastininum bitartaricum, welches in Wasser leicht lösliche Kristallnadeln bildet, wird in Dosen von 0,03—0,06 g als Hämostatikum empfohlen.
Vorsichtig aufzubewahren.

Hydrastininum hydrochloricum „Bayer", ein auf synthetischem Wege hergestelltes salzsaures Hydrastinin, gelangt in angenehm schmeckender, genau auf Extr. Hydrastis canadensis D. A.-B. V eingestellter Lösung (Liquor Hydrastini „Bayer") sowie in verzuckerten oder versilberten Tabletten (Tablettae Hydrastinini „Bayer") in den Handel.
Fabrikant: Farbenfabriken vorm. Friedr. Bayer & Co. in Elberfeld.
Vorsichtig aufzubewahren.

Hydrastinum, $C_{21}H_{21}NO_6$, ein neben Berberin im Rhizom von Hydrastis canadensis vorkommendes Alkaloid, bildet weiße, in Chloroform und Alkohol lösliche, bei 132° schmelzende Kristalle. Es wird als Alterans, Tonikum und Antiperiodikum bei Gonorrhöe, Leucorrhöe, Konstipations- und besonders bei Uterusblutungen angewendet.

Maximaldosis 0,1 g pro dosi, 0,3 g pro die.

Vorsichtig aufzubewahren.

Hydrastinum hydrochloricum, $C_{21}H_{21}NO_6 \cdot HCl + aqu.$, wird durch Einleiten von trocknem Salzsäuregas in eine Lösung von Hydrastin in Äther erhalten. Es bildet ein weißes geruchloses, in Wasser lösliches, sehr bitter schmeckendes, bei etwa 117° schmelzendes, kristallinisches Pulver. Hydrastin soll die Energie, Zahl und Dauer der Uterusbewegungen erhöhen und wird deshalb gegen Metrorrhagien empfohlen. Innerlich zu 0,03—0,06 g pro dosi bei typhösen Zuständen, dyspeptischen Leiden, äußerlich als Adstringens in Salben zu 0,1—0,2 g auf 10 g Fett bei Hämorrhoiden, Aphthen, Hautkrankheiten, oder in 0,1—0,5 prozentiger Lösung.

Maximaldosis 0,1 g pro dosi, 0,3 g pro die.

Vorsichtig aufzubewahren.

Hydrochinin, M e t h y l h y d r o c u p r e i n, $C_{20}H_{26}O_2N_2 + 2 H_2O$, unterscheidet sich von Chinin durch ein Mehr von 2 H im Molekül und wird aus den Mutterlaugen der Chininfabrikation oder auf synthetischem Wege gewonnen. Es bildet ein weißes, in Wasser schwer, in Alkohol, Äther und Chloroform leicht lösliches kristallinisches Pulver, gibt die Thalleiochinreaktion und schmilzt bei 148°. Das salzsaure Salz ist in Wasser und Alkohol leicht löslich. Es wird rein oder als salzsaures Salz an Stelle der Chininsalze, sowie besonders zur subkutanen Anwendung bei Trypanosomen-Erkrankungen empfohlen. *Fabrikant:* Vereinigte Chininfabriken, Zimmer & Co. in Frankfurt a. M.

Hydropyrin Grifa ist das L i t h i u m salz der Acetylsalicylsäure (das früher mit Hydropyrin bezeichnete Natriumsalz kommt nicht mehr in den Handel) und wird nach D. R. P. 218 467 durch Absättigung einer Aufschwemmung von Acetylsalicylsäure in Methylalkohol mit Lithiumcarbonat und nachherige Ausfällung mit Äther gewonnen. Das Handelsprodukt bildet ein weißes, in Wasser leicht, in Alkohol, Äther und Chloroform schwer lösliches Pulver von säuerlichem Geschmack, das neben acetylsalicylsaurem Lithium, geringe Mengen freier Essig- und Salicylsäure, sowie salicylsaures Lithium und Natrium enthält. Es soll an Stelle von Azetylsalicylsäure in Dosen von 0,5—1,0 g in Pulver oder Tabletten Anwendung finden. *Fabrikant:* Gideon Richter in Budapest.

Hydrosol und **Organosol** sind Lösungen von Argent. colloidale in Wasser bzw. Alkohol.

Hydroxylaminum hydrochloricum, $NH_2 \cdot OH \cdot HCl$, bildet farblose, leicht in Wasser, sowie in 15 T. Alkohol und in Glyzerin lösliche Kristalle. Es wird äußerlich an Stelle des Chrysarobins und Pyrogallols bei Psoriasis, Lupus, Herpes, Pruritus und anderen Hautkrankheiten in 0,1—0,5 prozentigen wässerigen oder alkoholischen Lösungen angewendet.

Hygiama, Dr. Theinhardts, ist ein aus Milch, Malz, Weizenmehl, Kakao und Zucker zusammengesetztes diätetisches Nährpräparat mit einem Durchschnittsgehalt von ca. 22% Eiweiß, 60% meist löslichen Kohlehydraten, 10% Fett und 3,5% Nährsalzen. Einzeldosis für Kinder 1 Kaffeelöffel, für Erwachsene 1 Eßlöffel voll Hygiama auf ¼ Liter Milch. *Fabrikant:* Dr. Theinhardts Nährmittelgesellschaft in Cannstadt (Württemberg).

Hygienol, ein Desinfiziens und Desodorans, bildet eine dunkelrote Flüssigkeit, welche Kresol und schweflige Säure enthält. *Fabrikant:* Chem. Fabrik Vahrenwald bei Hannover.

Vorsichtig aufzubewahren.

Hygiopon, ein auf elektrolytischem Wege hergestelltes Eisenpräparat, enthält in 100 ccm durchschnittlich 20 g Eisenchlorür, 3,76 g Eisenchlorid, 2,8 g Natriumchlorid und 6,67 g freie Salzsäure. Aktiver Sauerstoff ist entgegen den Angaben der Darsteller in dem Hygiopon nicht enthalten. (Zernik.) Das Hygiopon bildet eine grüngelbe, sauer reagierende Flüssigkeit und soll als allgemeines Tonikum in Dosen von 2—5 Tropfen mehrmals täglich in Wasser gegeben werden (ist aber als sehr teuer zu bezeichnen A.). *Fabrikant:* Berliner elektrochemische Werke G. m. b. H. in Berlin W. 9.

Hyperol, ein festes Wasserstoffsuperoxydpräparat mit 34% H_2O_2, ist eine in Wasser und Alkohol leicht lösliche Verbindung von Wasserstoffsuperoxyd und Harnstoff, die durch geringe Mengen Zitronensäure beständig gemacht ist und als kristallinisches Pulver oder Tabletten à 1,0 g in den Handel kommt (siehe auch Ortizon und Perhydrit). *Fabrikant:* Gideon Richter in Budapest.

Hypnal, Chloralhydratantipyrin, Monochloral-Antipyrin, $C_{11}H_{12}N_2O \cdot CCl_3 \cdot CH \cdot (OH)_2$, wurde im Jahre 1890 von Bardet dargestellt und als Hypnotikum empfohlen. Es entsteht durch Zusammenreiben von 188 T. Antipyrin mit 165,5 T. Chloralhydrat und darauffolgendes Umkristallisieren. Es bildet alsdann farblose, bei 67° schmelzende, in 10 T. kaltem Wasser und in 3,5 T. Alkohol lösliche fast geschmacklose Kristalle. Hypnal wird an Stelle des Chlorals in Gaben von 3—6 g täglich gegeben in Einzeldosen von 1—2 g.

Identitätsreaktion und Prüfung: Hypnal gibt die Reaktionen des Antipyrins und des Chloralhydrats. Zur Bestimmung des letzteren werden 2 g Hypnal (genau gewogen) in einer Glasstöpselflasche mit 50 ccm Wasser und 7 ccm Normalnatronlauge so lange geschüttelt, bis vollständige Zersetzung eingetreten ist. Hierauf wird unter Anwendung von Phenolphthalein als Indikator der Überschuß an Normallauge mit $^1/_{10}$-n.-Salzsäure zurücktitriert. Es sollen hierzu 13,0—13,5 ccm $^1/_{10}$-n.-Säure verbraucht werden = 0,945—0,936 g Chloralhydrat.

Fabrikant: Farbwerke vorm. Meister Lucius & Brüning in Höchst a. M.

Unverträglich mit Amylnitrit.

Vorsichtig aufzubewahren.

Hypnon, Acetophenon, Phenyl-Methylaceton, $C_6H_5 \cdot CO \cdot CH_3$, wird durch trockne Destillation von Calciumbenzoat und Calciumacetat oder durch Kochen von Benzol mit Acetylchlorid und Aluminiumchlorid erhalten und bildet eine farblose oder gelbliche, ölartige, bei 198—200° siedende Flüssigkeit vom spez. Gewicht 1,0285. Es wird als Hypnotikum in Dosen von 0,2—0,5 g in Kapseln oder Emulsion angewendet.

Maximaldosis 0,5 g pro dosi, 1,5 g pro die.

Vorsichtig aufzubewahren.

Hypnopyrin soll ein Chlorderivat des Chinins sein, stellt aber nach französischen Autoren nur ein Gemisch von nicht näher bezeichneten Chininsalzen dar. Es ist sehr bitter, löst sich in Wasser, Alkohol und Säuren, dagegen nicht in Äther und Chloroform. Es soll zu denselben Zwecken wie Chinin in Dosen von 0,25 g dreimal täglich gegeben werden.

Hypnoval, Bromisovaleryl-Amido-Chloral, wird als Schlafmittel in Dosen von 1,0 g empfohlen.

Vorsichtig aufzubewahren.

Hypophysin ist eine wässerige Lösung, welche in 1000 T. 1 T. der reinen schwefelsauren Salze der aus der Hypophyse isolierten, wirksamen, basischen Bestandteile enthält. Es soll an Stelle der Hypophysenextrakte wie Glanduitrin, Pituglandol und Pituitrin (siehe diese) Anwendung finden. *Fabrikant:* Farbwerke vorm. Meister Lucius & Brüning in Höchst a. M.

Hypophysis cerebri siehe Organpräparate.

Hypophysispräparate Poehl. Von der Firma Prof. von Poehl & Söhne in St. Petersburg werden folgende Hypophysenpräparate in den Handel gebracht: **Hypophysol** soll der Gesamthypophyse entsprechen und bei zerstörenden Vorgängen des Hirnanhangs Verwendung finden. Dosis: 2—3 mal täglich 0,3 bis 0,5 g in Tabletten innerlich oder in Lösung subkutan. **Neurohypophysol** soll das Hormon des **hinteren** infundibulären Lappens der Hypophyse sein und als wehenbeförderndes Mittel subkutan Anwendung finden. **Glandulohypophysol** soll das **Hormon** des **vorderen** drüsigen Lappens sein und bei Dystrophia adiposo-genitalis subkutan Anwendung finden.

Hypophysol siehe Hypophysispräparate Poehl.

Hyrgol, **Hydrargyrum colloidale, Mercurcolloid, colloidales Quecksilber**, ist von dunkler, fast schwarzer Farbe, in kaltem Wasser ziemlich leicht löslich, unlöslich in Alkohol und Äther. Das Handelsprodukt läßt beim Lösen eine kleine Menge eines ungelösten Rückstandes zurück. Die wässerige Lösung ist neutral und frei von Ätzwirkung. Aus derselben wird das Metall durch Säuren, Basen, ferner durch Salze der Schwermetalle und Erdalkalien in unlöslichem Zustande gefällt. Die Alkalisalze und Ammoniumsalze solcher Säuren, welche lösliche Quecksilbersalze bilden, fällen das Metall aus der wässerigen Lösung als feinen weißen Niederschlag aus, welcher aber in Wasser wieder mit brauner Farbe löslich ist. Durch Zusatz von Eiweißlösung zur Lösung des Hyrgols wird die eben angegebene Fällung verhindert resp. verzögert. Setzt man reduzierbare Metallchloride, z. B. Quecksilberchlorid, zu Hyrgollösung, so werden dieselben reduziert unter Bildung von Kalomel. Führt man diese Reaktion in verdünnter Lösung aus, so entsteht eine Lösung des in seiner gewöhnlichen Form unlöslichen Kalomels. *Fabrikant:* Chem. Fabrik von Heyden in Radebeul b. Dresden.

Folgende Präparate aus colloidalem Quecksilber sind in Vorschlag gebracht worden.

Unguentum Hyrgoli, eine dünne Salbe von schwärzlicher Farbe, welche sich leichter als die gewöhnliche graue Salbe in die Haut einreiben läßt, soll niemals Hautreizungen oder Merkurialekzeme erzeugen. Vorzuziehen ist die 10prozentige Salbe. Man stellt dieselbe her, indem man 50 g Hygrolum mit etwa 25 g destilliertem Wasser zusammenreibt und hierauf sehr innig mit 425 g irgend einer Salbengrundlage, sei es Mollin, sei es mit 20% Vaselin versetztes Lanolin, oder mit 10% Wachs versetztes Schweinefett, anreibt. Selbstverständlich kann man die Salbe auch noch mit den üblichen Geruchskorrigentien, z. B. Adeps benzoatus, parfümieren.

Solutio Hydrargyri colloidalis, eine 1- bis 2prozentige wässerige, dunkelbraune Lösung, für subkutane Injektionen;

Pilulae Hydrargyri colloidalis, enthaltend 0,3 Hydrargyrum colloidale auf 30 Pillen, zur innerlichen Darreichung;

Tablettae Hydrargyri colloidalis, komprimierte Tabletten aus 1 g des reinen Hydrargyrum colloidale, zur Selbstbereitung von Lösungen, sowie für Bäderbehandlung in der Kinderpraxis;

Emplastrum Hydrargyri colloidalis zur lokalen Applikation auf Drüsentumoren und Ulcerationen.

Diese Präparate werden als Spezialität von der Ebelschen Apotheke in Berlin NO., Neue Königstraße angefertigt.

Hysterol nennt die Firma G. Pohl in Schönbaum-Danzig ihr Bornylvalerianat, welches in Gelatineperlen mit je 0,25 g in den Handel gelangt und analog dem Bornyval (siehe dieses) an Stelle der üblichen Baldrianpräparate Anwendung finden soll.

Ibit, Wismutoxyjodidtannat, ist eine dem Airol (Wismutoxyjodidgallat) sehr nahestehende Verbindung. Das Präparat ist unlöslich in den üblichen Lösungsmitteln und soll als baktericides und geruchbindendes Wundantiseptikum Anwendung finden. *Fabrikant:* Gesellschaft für chem. Industrie in Basel.

Ibogaïn ist ein Alkaloid von der Formel $C_{52}H_{66}N_6O_2$, welches aus der im französischen Kongogebiete heimischen Iboga Taber-

nanthe (Apocyneae) isoliert worden ist. Das Alkaloid ist ein kristallinischer Körper von schwach gelblicher Farbe, der bei 152° schmilzt, in Wasser fast unlöslich ist, löslich dagegen in heißem Alkohol. Es findet Anwendung gegen Schlafkrankheit.
Sehr vorsichtig aufzubewahren.

Ibogainum hydrochloricum, ist von französischen Ärzten als heftiges Nervengift erkannt und in Dosen von 0,01 bis 0,03 g täglich in Form von Dragees und Pillen bei Influenza, Neurasthenie, verschiedenen Herzaffektionen und Angina mit Erfolg angewendet worden.
Sehr vorsichtig aufzubewahren.

Vinum Ibogaini: Ibogaini hydrochlorici 0,1, Vini malacensis 450 ccm. D. S. Nach jeder Mahlzeit ein Weinglas voll (enthaltend 0,01 g Ibogainchlorhydrat) bei Neurasthenie, Nerven- und Muskelschwäche, nach überstandenen Krankheiten u. dgl.

Ichden, Piscarol, ist ein Ichthyolersatzmittel, welches dieselben physikalischen und chemischen Eigenschaften, wie das als Ammonium sulfoichthyolicum in der schweizerischen und anderen Pharmakopöen beschriebene Präparat zeigen soll. *Fabrikant:* Lüdy & Co. in Burgdorf (Schweiz).

Ichtammon wird ein Ichthyolersatz genannt. Das Präparat besitzt die äußeren Eigenschaften des Ichthyols, hat einen hohen Schwefelgehalt und soll auch die therapeutischen Eigenschaften des Ichthyols besitzen. *Fabrikant:* F. Reichelt G. m. b. H. in Breslau.

Ichthalbin, Ichthyoleiweiß, eine dem Tannalbin analoge Ichthyoleiweißverbindung mit einem Gehalt von 40 % Ichthyolsulfosäure, soll vollkommen dieselben Wirkungen entfalten, wie reines Ichthyol, ohne die lästigen Nebenerscheinungen desselben (Aufstoßen, Brechen usw.) hervorzurufen. Es wird nach dem englischen Patent Nr. 11344 auf folgende Weise dargestellt: Ichthyol wird einer Lösung von Eiweiß zugesetzt und verdünnte Schwefelsäure in die Mischung eingerührt. Der so erzeugte Niederschlag wird abgepreßt, getrocknet und gepulvert. Um den widerlichen Geruch und Geschmack, welcher von Spuren eines ätherischen Öles herrührt, zu entfernen, wird das Produkt 24 Stunden lang auf ca. 120° C erhitzt, oder es wird mit Alkohol, Benzol, Ligroin, Chloroform usw. behandelt, wodurch das ätherische Öl extrahiert wird. Caseïn, Pepton und andere eiweißartige Substanzen können anstatt des gewöhnlichen Eiweiß verwendet werden. Man erhält so ein Präparat, welches ein äußerst feines, graubraunes Pulver darstellt und nicht nur geruchlos, sondern auch beim Einnehmen beinahe geschmacklos ist. Es wird in sauren Flüssigkeiten (Pepsinsalzsäure) nicht gelöst, löst sich aber vollständig und ohne Rückstand in alkalischen Flüssigkeiten. Man gibt das Ichthalbin trocken messerspitzenweise. 4 g Ichthalbin entsprechen 3 g Ichthyol. *Fabrikant:* Knoll & Co. in Ludwigshafen a. Rh.

Ichthargan, Argentum thiohydrocarburo-sulfonicum solubile, soll als starkes Antiseptikum wirken. Das Ichthargan ist ein braunes, amorphes, geruchloses und beständiges Pulver; es enthält 30% Silber, das an organische, aus der Ichthyolsulfosäure gewonnene, stark schwefelhaltige (15% Schwefel) Körper gebunden ist. Das Präparat löst sich leicht und vollkommen in Wasser, in Glyzerin und in verdünntem Spiritus; es ist unlöslich in absolutem Alkohol, Äther und Chloroform. Die wäßrige Lösung färbt sich, dem Licht ausgesetzt, allmählich dunkler; in braunen Gläsern aufbewahrt, ist sie beständig. Man braucht es bei Gonorrhöe in Form von Injektionen (0,02—0,2%) oder als Janetsche Spülung (0,025—0,05%). *Fabrikant:* Ichthyolgesellschaft Cordes, Hermanni & Co. in Hamburg. *Vor Licht geschützt* aufzubewahren.

Ichthocalcium ist Ichthyolcalcium.

Ichthoferrum ist Ichthyoleisen.

Ichthoform ist eine völlig geruch- und geschmacklose, in Wasser unlösliche Verbindung von Formaldehyd und Ichthyol, welche das Jodoform und analoge Antiseptika an desinfizierender Kraft übertreffen soll und namentlich als energisches Darmantiseptikum anzusehen ist. Nach E s c h l e ist das Präparat ungiftig. Man gibt es bei akuten Diarrhöen, Gärungsprozessen im Magen und Darm und tuberkulösen Diarrhöen. Dosis bei Kindern 0,25 bis 0,5 g, bei Erwachsenen 1—2,0 g, je 3—4 mal täglich. *Fabrikant:* Ichthyolgesellschaft Hermanni, Cordes & Co. in Hamburg.

Ichthosodium ist Ichthyolnatrium.

Ichthosotpillen enthalten pro dosi 0,1 g Ichthyolammonium und 0,04 g Creosotal. Man nimmt bei Lungenleiden und Verdauungsstörungen 3—9 Pillen täglich.

Ichthozincum ist Ichthyolzink.

Ichthynat, Ammonium ichthynatum, ist ein Ichthyolersatzmittel, zu welchem das Rohmaterial am Achensee im Karwendelgebirge gewonnen wird. *Fabrikant:* Chem. Fabrik v. Heyden in Radebeul-Dresden.

Ichthyodin siehe Isarol.

Ichthyol. Die Ichthyolpräparate werden gewonnen durch trockene Destillation von bituminösem Gestein, das vornehmlich bei Seefeld in Tirol gefördert wird. Die Ichthyolsalze sind Salze der Ichthyolsulfosäure $C_{28}H_{36}S_3O_6H_2$, welche man durch Behandlung des aus der Destillation resultierenden Ichthyolrohöls mit Schwefelsäure erhält. Unter dem Namen „Ichthyol" versteht man stets ohne weiteres ichthyolsulfosaures Ammonium, Ammonium sulfoichthyolicum,

$$C_{28}H_{36}S_3O_6(NH_4)_2,$$

eine rotbraune, in Wasser, Äther, Alkohol und Glyzerin lösliche Flüssigkeit.

Zusammensetzung. Außer dem „Ichthyol" der Firma Cordes, Herrmanni & Co. in Hamburg sind noch zahlreiche Ichthyolersatzpräparate im Handel, die in ähnlicher Weise wie das Ichthyol aus bituminösem Schiefergestein gewonnen werden, die aber nach den Untersuchungen von Beckurts und Frerichs in ihrer Zusammensetzung sowohl voneinander als auch von Ichthyol nicht unerheblich abweichen. Auch das letztgenannte Präparat ist, bedingt durch die Natur des Ausgangsproduktes, gewissen Schwankungen in der Zusammensetzung unterworfen. Dieselben betrugen bei 7 von Beckurts und Frerichs untersuchten verschiedenen Mustern im Höchstfalle jedoch nur 2,85% von Trockenrückstand, ferner auf Trockensubstanz berechnet beim Gesamtschwefelgehalt 0,6%. Die durchschnittliche Zusammensetzung des „Ichthyols" wird von Thal wie folgt angegeben: Trockensubstanz 55,66%, Gesamtammoniak 3,15%, Gesamtschwefel, 9,70%, schwefelsaures Ammon 5,72%. Es unterscheidet sich von den anderen Handelspräparaten vornehmlich durch einen höheren Gehalt an Trockenrückstand und Schwefel.

Die sämtlichen Ichthyolpräparate wirken als Antiseptika, Anodina, Alterantia und Antigonorrhoika. Gebraucht werden sie hauptsächlich äußerlich in Form von 5—50% Salben, Lösungen (Pinselungen), Watte, Seife, Pflaster etc. Bei Gonorrhöe spritzt man 2%ige wässerige Lösungen ein; gegen Insektenstiche pinselt man es unvermischt auf. Innerlich wird Ichthyol gegeben bei: Lungentuberkulose, Chylurie, Hautkrankheiten, Rheumatismus, Skrofeln, Nephritis, Gonorrhöe usw. meist in Form des Ammon-, Na- und Lithiumsalzes. Dosis: 0,2—0,6 g mehrmals täglich in Pillen und Kapseln, bei Tuberkulose sind Tagesgaben von 2—6,0 g angezeigt, bei Dysenterie als Clysma 800 ccm einer 3% Lösung. Als Desodorans und Geschmackskorrigens für Ichthyol hat sich Aqua Menthae pip. bewährt.

Zur Prüfung und Identifizierung des Ichthyols empfiehlt E. Merck die folgende Vorschrift: In destilliertem Wasser löst Ichthyol sich in jedem Verhältnis klar auf; es ist in Weingeist und Äther nur teilweise, in einem Gemisch gleicher Raumteile Weingeist, Äther und Wasser bis auf wenige Öltropfen löslich. Beim Trocknen bei 100° C. verliert es höchstens 50% an Gewicht; der Trockenrückstand löst sich in Wasser. Bei höherer Temperatur verbrennt das Ichthyol unter Aufblähen; die zurückbleibende Kohle hinterläßt beim Glühen keinen Rückstand. Die wässerige Lösung des Ichthyols gibt beim Mischen mit konzentrierter Kochsalzlösung ein neutral oder schwach sauer reagierendes Filtrat; beim Mischen mit Salzsäure fällt aus der wässerigen Lösung des Ichthyols eine schwarzgrüne, dicke Masse aus, die in Wasser, sowie auch in einer Mischung gleicher Raumteile Weingeist und Äther löslich ist. Beim Erwärmen mit Alkalien entwickelt das Ichthyol Ammoniak. Wird letztere Mischung zur Trockne gebracht und durch Erhitzen verkohlt, so entwickelt die Kohle, mit Salzsäure übergossen, Schwefelwasserstoff.

Außer dem Ammonsalz sind vornehmlich noch in Gebrauch das Natrium sulfoichthyolicum $C_{28}H_{36}S_3O_6Na_2$. braune, teerartige, in Wasser, Glyzerin und Ätheralkohol lösliche Massen, sowie das Lithium sulfoichthyolicum $Li_2C_{28}H_{36}S_3O_6$ und das Zincum sulfoichthyolicum $(C_{28}H_{36}S_3O_6)_2Zn$. Neuerdings werden auch geruchlose und fast geschmacklose Ichthyoltabletten, die 97,5% Ichthyolsulfosäure und 2,5% Calcium enthalten, sowie Ferrichthyoltabletten mit 3,5% organisch gebundenem Eisen neben 96,5% Ichthyolsulfosäure in den Verkehr gebracht. Erstere haben sich bei Verdauungsstörungen, letztere bei Anämie und Chlorose bewährt. *Fabrikant:* Ichthyolgesellschaft Cordes, Hermanni & Co. in Hamburg.

Unverträglich mit Säuren und Jodsalze.

Ichthyolum austriacum siehe Petrosulfol.

Ichthyoleiweiß siehe Ichthalbin.

Ichthyolidin, Piperazinumthiohydrocarburosulfonicum, wird das Piperazinsalz der Ichthyolsulfosäure genannt, ein braunschwarzes, in Wasser nicht, in alkalischen Flüssigkeiten lösliches Pulver von geringem Geruch und bitterlichem Geschmack. An reinem Handespiperazin enthält es 15% und 16% Schwefel. Verwendung findet es in Mengen von täglich 3—4 g bei Gicht und harnsaurer Diathese in Form von Tabletten zu 0,25 g. *Fabrikant:* Ichthyol-Gesellschaft Cordes, Hermanni & Cie. in Hamburg.

Ichthyopon nennt die Firma Lüdy & Cie. in Burgsdorf (Schweiz) ihr Ammon. sulfoichthyolic. Pharm. Helvet.

Idonaftan wird eine Naphta-Salbe genannt, welche in ihrer Wirkung dem Naftalan ähnlich sein soll. Es wird als ein mildes, jodhaltiges Naphtaprodukt, in welchem das Jod zu 3% in aufgeschlossener Form enthalten sein soll, bezeichnet und stellt eine schwarzbraune, im durchscheinende Lichte dunkelgrüne, zarte Salbe von angenehmem Geruch dar. *Fabrikant:* Apotheker Brandt in Hamburg-Altona.

Igbusan wird ein Kinderwundcreme genannt, der aus einer Mischung von Vaselin, Wollfett, Stärke, Wasser, Zinkoxyd und Olivenöl bestehen soll und mit Pomeranzenblütenöl parfümiert ist. *Fabrikant:* J. G. Braumüller & Sohn in Berlin SW.

Igebin soll zur Hauptsache aus Dimethylaminophenyldimethylpyrazolon sowie geringen Mengen eines Chinaalkaloides und dem wirksamen Prinzip der Kolanuß bestehen. Es gelangt in Tabletten à 0,2 g in den Handel und soll als Antipyretikum und Antirheumatikum Anwendung finden. *Fabrikant:* J. G. Braumüller & Sohn in Berlin SW.

Imido-Roche ist eine 1⁰/₀₀ige Lösung des im Mutterkorn nachgewiesenen β-Imidoazolyläthylamins, das sich durch außerordentliche, dem Adrenalin ähnliche physiologische Wirksamkeit auszeichnet. *Fabrikant:* F. Hoffmann-La Roche & Co. in Grenzach i. Baden und Basel (Schweiz).

Vorsichtig aufzubewahren.

Impfstoff gegen Schweineseuche (Pneumoenteritis oder Cholera der Schweine) von Perroncito und Bruschettini wird in ähnlicher Weise gewonnen wie alle übrigen Immunsera, besitzt aber nur Präventivwirkung. Die Dosis beträgt für ein

Tier 3 ccm; jedes Fläschchen enthält die zur Impfung von drei Tieren notwendige Dosis. Die Injektion wird an der inneren Oberfläche eines Oberschenkels nach deren Sterilisierung mit 1 promilliger Sublimatlösung oder mit einer 5 prozentigen Karbollösung ausgeführt. 10 Tage nach der Injektion können die Tiere für immunisiert angesehen werden. *Fabrikant:* E. Merck in Darmstadt.

Indoform, als Salizylsäuremethylenacetat bezeichnet, wird erhalten durch Einwirken von Formaldehyd auf Acetylsalizylsäure. Es ist ein weißes, bei 108—109° schmelzendes, säuerlich adstringierend schmeckendes Pulver, welches in kaltem Wasser schwer, in heißem Wasser leichter löslich ist. Das Präparat spaltet im alkalischen Darmsaft Formaldehyd ab und soll bei Gicht, Ischias und Neuralgien Anwendung finden. Man gibt 1—3 Tabletten zu 0,5 g während der Mahlzeiten oder gleich nach denselben. Nach Frerichs ist Indoform ein Gemisch von rund $1/3$ Salizylsäure und $2/3$ Acetylsalizylsäure und enthält außerdem Spuren einer Formaldehydverbindung und wahrscheinlich Spuren von Salizylsäuremethylester. Eine Mischung von 1 T. Salizylsäure und 2 T. Acetylsalizylsäure läßt sich nach Frerichs durch einfaches Befeuchten mit wenig Formaldehydlösung, Wiedertrocknen und nachfolgendes Parfümieren mit einer äußerst geringen Spur Salizylsäuremethylester in ein Präparat verwandeln, welches alle Eigenschaften des Indoforms zeigt. *Fabrikant:* Chemische Fabrik Fritz Schulz in Leipzig.

Infantina siehe Theinhards lösliche Kindernahrung.

Ingestol, Amarol, soll folgende Zusammensetzung zeigen: Magn. sulfuric. 2,5 Natr. sulfuric. 1,5, Kal. sulfuric. 1,0, Magn. chlorat. 0,5, Natr. chlorat. 0,7, Ferr. citric. efferv. 0,01, Spir. aether. 0,1, Glyzerin 1,5, Aq. aromat. 100,0. Eine früher angegebene Vorschrift enthielt noch Calc. sulfuric., Natr. carbonic., Magn. bromat., Calc. carbonic., Acid. silicic., Ferr. oxydat., außerdem von einigen der anderen Bestandteile andere Mengen. *Fabrikant:* G. T. B. Richter in Berlin S.O.

Eine andere, ebenfalls Amarol genannte ganz ähnliche Spezialität enthält: Magn. sulf. 1,5, Natr. sulf. 0,5, Kal. sulf. 0,1, Calc. sulf. 0,1, Magn. chlor. 0,5, Natr. chlor. 0,75, Natr. carb. 0,05, Magn. bromat. 0,001, Calc. carbon. 0,025, Acid. silic., Ferr. oxyd., Ferr. citr. $\overline{aa}$ 0,001, Spir. aeth. 0,5, Glyzerin 1,3, Aqu. aromat.

artef. 100,00. Man gibt Kindern 2—50 g, Erwachsenen bis zu 150 g täglich. *Fabrikant:* Apotheker S. Rucker in Lemberg.

Ingluvin, Hühnerkropfpepsin, ist ein aus dem Hühnerkropf bereitetes, nach Art des Pepsins gewonnenes Verdauungsferment. Es besteht nach Gawalowski aus: 8,5 T. Wasser, 3 T. Natriumchlorid, 27 T. Pepsin und 60 T. Stärkemehl, Fleischfasern und Extraktivstoffen; nach Jul. Müller aus 3,3 T. Kochsalz, 10,2 T. Rohrzucker und 86,5 T. tierischer Membran (Hühnermagen?). Es bildet in Wasser lösliche, gelbe körnige Massen und wird bei Verdauungsstörungen und Brechreiz der Schwangeren angewendet. Dosis 0,3—0,6 g vor jeder Mahlzeit, unmittelbar gefolgt von 2 Eßlöffeln einer 1prozentigen Salzsäurelösung. *Bezugsquelle:* E. Merck in Darmstadt.

Injektion Hirsch ist eine sterilisierte Akoin-Quecksilberlösung mit 1% Quecksilberoxycyanid und 0,4% Akoin. *Fabrikant:* Chem. Fabrik von Heyden in Radebeul-Dresden.

Vorsichtig aufzubewahren.

Jnsipin, das Sulfat des Chinindiglykolsäureesters, $O \cdot (CH_2 \cdot CO \cdot C_{20}H_{23}O_2N_2)_2 \cdot H_2SO_4 + 3 H_2O$, bildet ein weißes, in Wasser und Alkohol in der Kälte unlösliches, in der Wärme schwerlösliches, geschmackloses Kristallpulver mit 72% Chinin. Es wird bei Malaria, besonders in der Kinderpraxis empfohlen. Dosis: 6—9 mal bzw. 3—6 mal 0,4 g pro die. *Fabrikanten:* C. F. Boehringer & Söhne in Mannheim-Waldhof, Vereinigte Chininfabriken Zimmer & Co. in Frankfurt a. M. und Farbenfabriken vorm. Friedr. Bayer & Co. in Elberfeld.

Vor Licht geschützt aufzubewahren.

Intestin soll eine Mischung aus 50 T. Naphthalin, 50 T. Wismutbenzoat und 0,5 T. Vanillin sein, welche als Darmantiseptikum empfohlen wurde. *Fabrikant:* Apotheker Radlauer, Kronen-Apotheke in Berlin.

Intolin ist trockene Bierhefe in Pulver- und Tablettenform. *Fabrikant:* O. Schliepe & Co. in Fürstenfeldbruck in Bayern.

Iridin, Irisin, ein Resinoid aus dem Rhizom der Iris versicolor (nicht zu verwechseln mit dem gleichnamigen Glykosid aus Iris florentina!), ein bräunliches Pulver, wird als Cholagogum, Catharticum, Emeticum und Diureticum gebraucht, besonders in England. Man gibt bei Verstopfung, Amenorrhöe und Leberanschwellung 0,05—0,2 g mit Fel tauri zu gleichen Teilen gemischt in Pillenform. *Bezugsquelle:* E. Merck in Darmstadt.

Irrigal-Tabletten, die Holzessig in fester Form darstellen sollen, werden zu Scheidenspülungen u. dergl. empfohlen. Nach Z e r n i k bestehen die Tabletten im wesentlichen aus einem parfümierten Gemisch von teilweise entwässertem Natriumacetat mit geringen Mengen Holzteer und Kreosot nebst Magnesia als Bindemittel. A u f r e c h t fand darin Stärke ca. 9%, Magnesia 0,5%, Natriumacetat 86%, organische Stoffe 4,5%. *Fabrikant:* H. Barkowski in Berlin.

Irisin siehe Iridin.

Isapogen, ein Jodpräparat mit 6% Jod und 6% Kampfer, bildet eine klare, sirupdicke Flüssigkeit und soll bei rheumatischen Erkrankungen als Einreibungsmittel Verwendung finden. Das Präparat gelangt auch mit 10% Salizylsäure in den Handel. *Fabrikant:* Apotheker Carl Peltzer in Köln a. Rh.

Isarol, I c h t h y o d i n , entspricht in seinen Eigenschaften dem Ammonium sulfoichthyolicum der Pharm. Helv. *Fabrikant:* Gesellsch. f. chem. Industrie in Basel.

Isatophan siehe Atophan.

Ischaemin wird eine gebrauchsfertige Lösung des Adrenalins (1 : 1000) genannt. *Fabrikant:* Armour & Company, Ltd. in Hamburg-B.

Isn wird ein wohlschmeckendes flüssiges Eisenpräparat genannt, welches angeblich 0,2% Eisenoxydulsaccharat enthalten soll; nach K o c h s enthält das Präparat zwar gelöstes Eisenoxydul in organischer Bindung, jedoch nicht, wie behauptet wird, als Eisenoxydulsaccharat von der Formel $C_{12}H_{22}C_{11} \cdot FeO$, sondern als neutrales oxydhaltiges Ferrum citricum oxydulatum cum Saccharo. *Fabrikant:* J. G. W. Opfermann in Aachen.

Isoform, P a r a j o d o a n i s o l , $C_6H_4OCH_3JO_2$, wird nach D. R. P. Nr. 161 725 durch Oxydation von p-Jodanisol erhalten. Es bildet eine silberglänzende, in kaltem Wasser, Weingeist und Äther nahezu unlösliche Blättchen. Isoform löst sich aber vollständig in 100 T. heißem Wasser und in 30 T. Eisessig. Es kommt nur in Form von I s o f o r m p u l v e r (aus gleichen Teilen Isoform und Calciumphosphat) und als I s o f o r m - p a s t e (gleiche Teile Isoform und Glyzerin) in den Handel, ferner als **Isoformkapseln** und 1-, 3- und 10prozentige **Isoformgaze** (durch die Verbandstoffabriken zu beziehen). Das Isoformpulver ist ein außerordentlich wirksames Antiseptikum. Es dient zur Herstellung von Wundstreupulvern und Salben, z. B. Isoformpulver 10,0, Calc. carbon. 40,0 resp. Isoformpulver 1,0, Vaselin oder Lanolin 50,0, kann aber auch unverdünnt auf stärker sezernierende Wunden gebracht werden. Die Isoformkapseln enthalten je 0,5 g Isoformpulver. Sie kommen als ungehärtete, im Magen lösliche, und als gehärtete, erst im Darm lösliche Kapseln in den Handel und bezwecken die Erzielung einer antiseptischen Wirkung im Magen-Darmtraktus. Dosis: 1—4 Kapeln täglich. *Fabrikant:* Farbwerke vorm. Meister Lucius & Brüning in Höchst a. M.

Unverträglich mit reduzierenden Substanzen wie Tannin u. dgl.
Vor Licht geschützt aufzubewahren.

Isopral, Trichlorisopropylalkohol, $CCl_3CHOHCH_3$, im Jahre 1904 durch Urstein in die Therapie eingeführt, bildet farblose, durchsichtige, bereits bei gewöhnlicher Temperatur flüchtige Kristallprismen von stechendem, an Kampher erinnerndem Geruch und brennendem Geschmack. Es löst sich leicht in Alkohol, Äther und in fetten Ölen, schwerer in Wasser. Schmp. 49°. Isopral soll bei bedeutend geringerer Giftigkeit im Durchschnitt zweimal so wirksam sein wie das Chloralhydrat. Man gibt es als Schlafmittel in leichteren Fällen in Dosen von 0,75—1 g, die auf 1,25—2 g, sogar bis zu 3 g pro dosi erhöht werden können. *Fabrikant:* Farbenfabriken vorm. Friedr. Bayer & Co. in Elberfeld.

Vorsichtig aufzubewahren.

Isovalerylglycolsäure-Bornylester siehe Neubornyval.

Istizin, 1,8-Dioxyanthrachinon, bildet goldgelbe bis orangegelbe Blättchen (oder ein orangegelbes Pulver) vom Schmp. 190—192°. Schwer löslich in Wasser und den gebräuchlichen organischen Lösungsmitteln, leichter in Eisessig. Es wird als zuverlässiges Abführmittel in Dosen von 0,15—0,45 g empfohlen und gelangt in Form von mit Bruchrille versehenen Tabletten à 0,3 g in den Handel. *Fabrikant:* Farbenfabriken vorm. Friedr. Bayer & Co. in Elberfeld.

Isuralstäbchen, wasserlösliche, zur Behandlung der Gonorrhöe der Frauen, empfohlene Stäbchen enthalten, 5, 10 und 20% Isoform (siehe da). *Fabrikant:* Kgl. Hof-Apotheke in Dresden.

Itrol, Argentum citricum, zitronensaures Silber, $C_6H_5O_7Ag_3$, wird durch Vermischen einer mit 12 T. Natriumkarbonat neutralisierten Lösung von 10 T. Zitronensäure in 150 T. Wasser mit einer Lösung von 24,3 T. Silbernitrat in 100 T. Wasser als weißes, geruchloses, in 3800 T. Wasser lösliches Pulver erhalten. Es wird als nicht ätzendes Antiseptikum in 0,2—0,25% Lösungen verwendet (bei Gonorrhöe injiziert man täglich viermal eine Lösung 0,025 : 200) und zum Ausspülen von Körperhöhlen in 0,1—0,5 $^0/_{00}$ Lösungen.

Itrol Credé pro oculis ist höchst fein gepulvertes Silbercitrat, das sich nicht zusammenballt. Es wird in schwarzen, versiegelten Flaschen zu 0,5 und 1 g in den Handel gebracht. *Fabrikant:* Chem. Fabrik von Heyden in Radebeul bei Dresden.
Vorsichtig, vor Licht und Luft geschützt aufzubewahren.

Izal siehe **Desinfektol.**

Jalon, eine braune, geruchlose Flüssigkeit von angenehmem Geschmack, enthält 0,1% Collargol. Es soll bei allgemeinen Infektionskrankheiten, besonders des Magens und Darms Anwendung finden. Dosis: Einen Teelöffel bis einen Eßlöffel voll 6 mal täglich. *Fabrikant:* Chem. Fabrik Helfenberg A.-G. vorm. Eug. Dietrich in Helfenberg i. Sachsen.

Jatrevin ist ein Kondensationsprodukt von Menthol und Isobutylphenol, das sich leicht in Alkohol, schwerer in Wasser und Äther löst. Eine helle, klare Flüssigkeit mit aromatischem, pfefferminzartigen Geruch. Es soll bei akuten oder chronischen Katarrhen der oberen Luftwege bzw. Tuberkulose angewendet werden. Zur Verstäubung werden $2\frac{1}{2}$ bis 5 prozentige Lösungen benutzt.

Java-Tee siehe **Folia Orthosiphonis.**

Jecorin ist ein als Lebertranersatz empfohlenes Präparat, welches in 20 T. je 0,1 T. Calcium chlorhydrophosphoricum und lactophosphoricum, 0,05 T. Acid. lacticum, 0,6 T. Acid. phosphoricum, je 0,01 T. Brom und Jod, 0,075 T. Ferrum jodatum und 1 T. Extractum Artemisiae compositum enthalten soll. *Fabrikant:* Apotheker Berkenheier in Diedenhofen.

Jecorol ist eine mit Schokolade und einem indifferenten Geruchskorrigens versetzte, wohlschmeckende Lebertranemulsion der Firma C. Fr. Hausmann in St. Gallen.

Außer dem reinen Jecorol kommen noch folgende Präparate in den Handel:

Jecorol. guajacolat. mit 2% Guajacolkarbonat; ein Eßlöffel voll enthält 0,30 g Guajakol. carbonic.

Jecorol. jodat. enthält 10% Jodipin. Ein Eßlöffel voll entspricht genau 2 g Jodipin pur. 10 prozentig.

Jecorol. lecithinat. enthält in 100 T. 0,6 T. Lecithin. Ein Eßlöffel voll entspricht einer Menge von 0,10 g Lecithin.

Jequiritol ist ein von Römer in die Augenheilkunde eingeführtes, aus den Samen von Abrus Precatorius bereitetes Abrinpräparat, welches zur Behandlung chronischer Augenentzündungen verschiedener Ätiologie dient, bei denen früher das Jequirityinfus verwandt wurde. Es ist eine sterile, mit 50% Glyzerin versetzte Flüssigkeit von stets gleichbleibender physiologischer Wirkung, die eine genaue Dosierung gestattet. Anfangsdosis 1 Tropfen der Lösung Nr. 1, jeden Tag um 1 Tropfen steigend, bis die typische Jequiritolentzündung eintritt. *Fabrikant:* E. Merck in Darmstadt.

Vorsichtig aufzubewahren.

Jequiritolserum ist ein nach Behringschem Prinzip hergestelltes Heilserum, das die Wirkung des Jequiritols im menschlichen Körper jederzeit schnell und sicher zu paralysieren vermag. Die Wirkung tritt sowohl bei lokaler Anwendung wie bei subkutaner Injektion ein. *Fabrikant:* E. Merck in Darmstadt.

Vorsichtig aufzubewahren.

Jer-Präparate sollen die wirksamen Bestandteile des Paraguaytees enthalten. Es kommen in den Handel: Jer, ein Extrakt, Jermate, präparierter Paraguaytee (Mate), Jermeth ein kohlensaures Getränk, Jer-Bonbons, Jercolade, Jer-Wein und Jer-Likör. *Fabrikant:* Dr. Graf & Co., in Berlin-Schöneberg.

Jocasin ist eine Jodcaseinverbindung. *Fabrikant:* Apotheker P. Weinreich in Davos-Platz.

Jodaceton, Monojodaceton, entsteht beim Zusammenbringen von Aceton und Jod. Dasselbe wirkt besonders in frischer Lösung stark ätzend. Man benutzt eine Lösung von 4 g Jod in 10 g Aceton zu Aufpinselungen vermittels eines Wattepinsels auf im Entstehen begriffene Furunkel beziehentlich bei größeren Knoten auf ihre Basis. Infolgedessen bildet sich ein schwarzer Schorf, unter dem in den nächsten 24 Stunden eine Rückbildung stattfindet. Ist es schon zur Geschwürbildung gekommen, so verursacht die Pinselung heftige aber kurz andauernde Schmerzen. Bei empfindlicher Haut können Geschwürchen entstehen, dieselben heilen aber unter Hinterlassung einer kleinen Vertiefung.

Vorsichtig aufzubewahren.

Jodalbacid, Albumen jodatum, ist ein Jodeiweißpräparat, welches 10% intramolekular gebundenes Jod enthält. Es ist ein gelblichweißes Pulver, leicht in Wasser löslich und frei von jedem unangenehmen Geruch und Geschmack. Das Jodalbacid ist bei allen Krankheiten indiziert, bei denen man Jodkalium oder ein anderes Jodpräparat zu verabreichen gewöhnt ist. Das Präparat ist dem Jodkalium insofern überlegen, als es bei gleicher Wirksamkeit niemals Intoxikationserscheinungen oder Schädigungen des Magendarmtraktus hervorruft und als die Resorption und die Zerlegung des Jodalbacids im Organismus eine langsamere, die Ausnutzung des Halogengehaltes eine vollere ist, so daß das Jodalbacid sich besonders für die Behandlung derjenigen Krankheiten eignet, in denen eine protahierte Jodwirkung angestrebt wird, besonders bei Syphilis. Das Jodalbacid soll in Dosen von 3—6 × 1 g pro die längere Zeit gereicht werden. *Fabrikant:* Ludw. Wilh. Gans in Frankfurt a. M.

Jodalbin wird eine Jodeiweißverbindung mit 21,5% Jod genannt, die sich in alkalischen Flüssigkeiten löst, dagegen nicht in Wasser und Säuren. Es soll an Stelle von Jodalkalien Anwendung finden. *Fabrikant:* Parke, Davis & Cie. in Detroit (Michigan).

Jodameisensäure, Acidum jodoformicicum, die nach Stern bei der Behandlung der chronisch ulzerativen Phthisis gute Dienste leistet, wird in folgender Form angewendet: Eine sog. Stammlösung (10%) besteht aus 40 prozentiger Ameisensäure 25 ccm, Jod q. s., Glycerin ad 100. Die Behandlung geschieht mit einer 1 prozentigen Lösung, von der täglich 10—30 Tropfen intramuskulär injiziert werden. Weniger wirksam ist die Behandlung per os: täglich 3—4 Teelöffel folgender Lösung: Stammlösung 10 ccm, Glyzerin 90 ccm, Aqu. destill. 1400 ccm.

Jodanisol, Orthojodanisol, $C_6H_4 \cdot OCH_3 \cdot J$ [1:2], bildet eine gelbe, bis rötlichgelbe Kristallmasse, welche schon bei 47° C. schmilzt und in Alkohol und Äther löslich ist. Es wirkt antiseptisch.

Jodantipyrin siehe Jodopyrin.

Jodarsotropin heißen Tabletten, von denen je 24 Natriumjodid 6,0 g, Natriumbikarbonat 6,0 g, arsenige Säure 0,036 g, Extr. fol. Belladonnae 0,012 g und Saccharum Lactis 1,15 g enthalten sollen. Anwendung: Als krampf- und schmerzstillendes Mittel bei Nervenschmerzen und epileptischen Zuständen. *Fabrikant:* G. Hell & Co. in Troppau u. Wien.
Vorsichtig aufzubewahren.

Jodarsyl ist eine sterile Lösung von 0,4 Natriumjodid und 0,1 Atoxyl pro dosi. Sie soll zu intravenösen Einspritzungen bei Basedowscher Krankheit verwendet werden. *Fabrikant:* Bernhard Hadra, Apotheke zum weißen Schwan in Berlin.
Sehr vorsichtig aufzubewahren.

Jodatoxyl ist das Natriumsalz der Jodphenylarsinsäure (siehe da). Es löst sich leicht in Wasser und soll als Antisyphilitikum Anwendung finden.
Sehr vorsichtig aufzubewahren.

Jod-Benzinoform, eine Lösung von 0,1% Jod in Benzinoform (Tetrachlorkohlenstoff), wird zur Händedesinfektion empfohlen.

Jodcaseïn ist eine Verbindung von Jod mit Caseïn, welche durch Fällen einer Caseïnnatriumlösung mit Jodjodkalium bereitet wird und ein gelbliches Pulver darstellt. Es dient zur örtlichen Wundbehandlung.

Jodchloroform, d. h. eine 5—6 prozentige Lösung von Jod in Chloroform soll ein vorzügliches Hämostatikum für äußerliche Zwecke sein.

Jodchromkatgut wird durch 8 tägiges Behandeln von rohem Katgut mit einer wässerigen Lösung von Jod, Kaliumjodid und Kaliumbichromat āā 1% hergestellt und in einer Jodjodkaliumlösung āā 1/2% aufbewahrt. Jodchromkatgut soll stärker und schwerer resorbierbar als jede andere Art Katgut sein.

Jodeigon siehe Eigonpräparate.

Jodeisenlebertran siehe Lahusen's Jodeisenlebertran.

Jodeisensesamin siehe Sesamin.

Jodella und Jodella phosphorata wird Lahusens Jodeisenlebertran mit und ohne Phosphor genannt (siehe diesen).

Jodeugenol erhält man analog dem Aristol (siehe dieses) durch Einwirkung von Jod auf Eugenol in alkalischer Lösung. Es bildet ein gelbliches, wenig nach Eugenol riechendes Pulver, welches in Wasser unlöslich ist, löslich in Äther, fetten Ölen, und Natronlauge, wenig löslich in Alkohol. Es schmilzt bei 78° unter Abgabe von Jod. Das Jodeugenol soll ein kräftigeres Desinfiziens als das Aristol sein.

Jodferol wird ein Jodeisenlebertran der Firma Melchior & Marx, G. m. b. H. in Köln a. Rh. genannt.

Jodferratin enthält 6% Eisen und 6% Jod und zwar letzteres mit den Eiweißkörpern des Ferratins (siehe dieses) in organischer aber leicht spaltbarer Bindung. Jodferratin ist ein haltbares, rotbraunes, neutrales Pulver, welches weder die Zähne, noch den Magen angreifen soll. Es vereinigt in sich die Eigenschaften, welche dem Jod und dem Eisen zugeschrieben werden, wird im menschlichen Organismus leicht resorbiert und kann selbst in größeren Mengen für längere Zeit genommen werden, ohne den Magen irgendwie zu beschädigen. *Fabrikant:* C. F. Boehringer & Söhne in Waldhof bei Mannheim.

Jodferratose, Sirupus Ferratini jodati, wird eine versüßte Lösung von Jodferratin genannt, welche in derselben Weise wie Ferratose (siehe dieses) hergestellt wird und je 0,3% Eisen und Jod enthält und an Stelle des offiziellen Sirup. Ferr. jodati Anwendung finden soll. Erwachsene nehmen täglich 3—4 Eßlöffel, Kinder ebensoviel Kaffeelöffel voll. *Fabrikant:* C. F. Boehringer & Söhne in Waldhof b. Mannheim.

Jodfersan siehe Fersan.

Jodgelatine stellt Bruschelli aus 3 g Gelatine, 2 g Kaliumjodid, 1,2 g Jod, 100 g Wasser, 2 g Natrium- und 2 g Calciumhypophosphit dar. Das Ganze wird im Wasserbade unter Rühren bis zum völligen Schmelzen der Gelatine erwärmt. Nach dem Filtrieren erhält man eine klare und farblose Lösung. Das Präparat soll als gut bekömmliches Jodpräparat innerlich gegeben werden.

Jodglidine ist eine Verbindung von Jod mit Glidine (Weizenkleber). Es enthält 10% organisch gebundenes Jod und ist in Wasser ganz unlöslich. Dasselbe kommt in Tuben mit 30 Tabletten zu je 0,5 Jodglidine (= 0,05 Jod) in den Verkehr. Dosis: 2,0—6,0 täglich in Pulver- oder Tablettenform. Nebenwirkungen: Hier und da geringgradiger Jodismus. *Fabrikant:* Volkmar Klopfer in Dresden-Leubnitz.

Jodheilwasser siehe Mineralheilwässer.

Jodipin siehe unter Bromipin.

Jodipsol, angeblich eine chemische Verbindung von Jod, Oxymethylen und Kresol, bildet ein braunes, deutlich nach Kresol riechendes, in Alkohol und Äther lösliches, in Wasser dagegen unlösliches Pulver, das als äußerliches und innerliches Antiseptikum Anwendung finden soll. *Fabrikant:* H. Wolfrum & Co., Fabr. chem.-pharm. Präparate in Augsburg und München. *Vorsichtig und vor Licht geschützt* aufzubewahren.

Jodival, Monojodisovalerylharnstoff, $(CH_3)_2 CH \cdot CHJ \cdot CO \cdot NH \cdot CO \cdot NH_2$, im Jahre 1908 eingeführt, wird nach D. R. P. 197648 aus Monobromisovalerylharnstoff (Bromural) hergestellt. Es ist ein weißes, schwach nach Baldrian riechendes kristallinisches Pulver, Schmelzpunkt 180°. Jodival ist unlöslich in kaltem Wasser, leicht löslich in Alkohol und in Natronlauge. Wird 0,1 g Jodival mit 3 ccm $n/_1$ Natronlauge zwei Minuten lang gekocht, so entweicht Ammoniak; in der mittels Salpetersäure angesäuerten Flüssigkeit erzeugt Silbernitratlösung einen gelblichen Niederschlag. Beim Erhitzen stößt Jodival Joddämpfe aus. Es soll an Stelle der Jodalkalien Anwendung finden und wirkt gleichzeitig als Nervinum; Dosis 0,3 g mehrmals täglich. *Fabrikant:* Knoll & Cie. in Ludwigshafen a. Rh.

Jodlecithin, welches in allen Fällen, wo eine Jodbehandlung angezeigt erscheint, namentlich bei skrophulösen und luetischen Erkrankungen Anwendung finden soll, erhält man nach D. R.-P. Nr. 155629 durch Behandlung des Lecithins mit Jodmonochlorid oder Mischungen, die Chlorjod abgeben.

Das Jodlecithin stellt eine braungelbe, wachsweiche Masse dar, die sich von dem gewöhnlichen Lecithin kaum unterscheidet und 7—8% Jod enthält. Jodlecithin löst sich leicht in Äther und warmem Alkohol, in Wasser quillt es wie Lecithin schleimig auf. Bei der Behandlung mit Alkalien wird es in

Cholin, Glyzerinphosphorsäure und jodierte Fettsäuren gespalten. *Fabrikant:* J. D. R i e d e l Akt.-Ges. in Berlin-Britz.

Jodmetaferrin siehe Metaferrin.

Jodmetaferrose siehe Metaferrin.

Jodneol ist eine dunkelbraune, weiche Salbe, die mit 6 und 10% Jod geliefert wird und sehr leicht von der Haut resorbiert werden soll. Sie löst sich leicht in Äther, teilweise in Alkohol. Sie enthält nach V o g t h e r r das Jod teils frei, teils organisch gebunden, teils als Jodnatrium. Die Salbengrundlage enthält neben medizinischer Seife, Lanolin und Wasser noch etwa 10% Neutralfett. *Fabrikant:* C. Böer in Berlin, Große Frankfurter Straße.

Jodocitin heißen Tabletten, welche Jod an Lecithin und Eiweiß gebunden enthalten und als Ersatz für Jodkalium Anwendung finden sollen. N e u b e r g konnte in den Tabletten neben je 0,036 g organisch gebundenem, 0,024 g anorganisch gebundenes Jod nachweisen. *Bezugsquelle:* Dr. Max Haase & Co. G. m. b. H. in Berlin NW.

Vorsichtig aufzubewahren.

Jodocoffein, C o f f e ï n j o d n a t r i u m nach R u m m o, bildet ein weißes, in Wasser lösliches Pulver, welches 65% Coffeïn enthält und die Wirkungen der Jodalkalien und des Coffeïns vereinigt. Es wird in Dosen von 0,25—0,5 g mehrmals täglich bei entzündlichen Prozessen in der Leber mit sekundärer Ascites, Herzschwäche mit Stenose gegeben. *Fabrikant:* E. Merck in Darmstadt.

Vorsichtig aufzubewahren.

Jodocrésine siehe Traumatol.

Jodofan, angeblich M o n o j o d d i o x y b e n z o l a l d e h y d von der Formel $C_6H_3J(OH)_2 \cdot HCOH$, dargestellt durch Einwirkung von Jod auf Formaldehyd und Resorcin, ist, wie Z e r n i k feststellte, kein einheitlicher Körper, sondern ein Reaktionsgemisch, dessen Jodgehalt nur etwa 4% beträgt (der Formel würden 48,75% Jod entsprechen!). Es bildet ein geruch- und geschmackloses rotbraunes Pulver, welches in den üblichen Lösungsmitteln löslich ist. Das Jodofan wird als geruch- und reizloses Wundantiseptikum in Form von Streupulver oder Salbe (mit Vaselin. flav.) empfohlen. Es soll durch Abspaltung von „Jodformol" in den Wundsekreten bakterizid und den Heilungsprozeß beschleunigend wirken. In vitro findet eine Formaldehydabspaltung nicht statt. *Fabrikant:* Chem. Fabr. Goedecke & Co. in Leipzig und Berlin.

Jodoformal, J o d o f o r m i n - Ä t h y l j o d i d , wird nach D. R.-P. 87812 durch Einwirkung von Jodoformin auf Äthyljodid erhalten. Es bildet gelbe flache Nadeln oder ein schweres gelbes, in heißem Wasser lösliches, bei 128° schmelzendes Pulver und riecht nur schwach nach Jodoform. Es wurde als Ersatz für letzteres empfohlen. *Fabrikant:* Chem. Fabrik Dr. C. Marquardt in Beuel bei Bonn.

Vorsichtig aufzubewahren.

Jodoformanilin ist eine Lösung von Jodoform in Anilinöl (1:7), welche bei Mittelohrkatarrh mit Vorteil angewendet worden ist. Fünf Tropfen werden auf einen Wattetupfer gebracht. Dieser bleibt fünf Minuten liegen. Die Einführung des Tupfers wird zwei- bis dreimal in der Woche vom Arzte selbst ausgeführt.

Vorsichtig aufzubewahren.

Jodoform-Calomel ist eine Mischung gleicher Teile Jodoform und Calomel, die sich nach S p e n g e l als vorzügliches Wundantiseptikum erwiesen hat.

Jodoformeiweiß siehe Jodoformogen.

Jodoformin, H e x a m e t h y l e n t e t r a m i n - J o d o f o r m , $CHJ_3(CH_2)_6N_4$, entsteht durch Einwirkung einer alkoholischen Jodoformlösung auf Hexamethylentetramin in Form eines weißlichen, schwach nach Jodoform riechenden, in Wasser unlöslichen, bei 178° schmelzenden, kristallinischen Pulvers. Es wird durch kochendes Wasser und durch Wundsekrete unter Bildung von Jodoform zersetzt und als Ersatz des letzteren verwendet. *Fabrikant:* Chemische Fabrik von Dr. C. Marquardt in Beuel bei Bonn.

Vorsichtig aufzubewahren.

J o d o f o r m i n g a z e ist fast weiß, von kaum wahrnehmbarem Geruche, vor allen Dingen frei von Jodoformgeruch trotz des hohen (75%) Gehaltes an diesem Körper. Erst das Wundsekret spaltet Jodoform, und zwar nur nach Bedürfnis ab, so daß selbst bei den Wundverbänden das Auftreten des Jodoformgeruches kaum bemerkbar wird. *Fabrikant:* Dr. Degen & Dr. Piro in Düren i. Rhld.

Jodoformin-Aethyljodid siehe Jodoformal.

Jodoformium bituminatum, eine Verbindung des Jodoforms mit Teer, bildet glimmerähnliche, bräunliche, glänzende, leicht pulverisierbare Schuppen von schwachem Jodoformgeruch und soll als Jodoformersatz Anwendung finden. *Fabrikant:* G. Hell & Co. in Troppau und Wien.
Vorsichtig aufzubewahren.

Jodoformogen, J o d o f o r m e i w e i ß mit 10% Jodoform, wird nach D. R.-P. 95 580 durch Einwirkung einer alkoholischen Jodoformlösung auf eine Eiweißlösung und nachheriges Erhitzen des entstandenen Niederschlages auf 120° dargestellt. Es bildet ein hellgelbes, in Wasser unlösliches, nur schwach nach Jodoform riechendes Pulver, welches bei 100° sterilisiert werden kann. Es wird in der Wundbehandlung als Jodoformersatz empfohlen, wirkt aber weniger giftig und daneben sehr gut austrocknend. *Fabrikant:* Knoll & Co. in Ludwigshafen a. Rh.

Jodogallicin, W i s m u t o x y j o d i d m e t h y l g a l l o l, $C_6H_2 \cdot COOCH_3 \cdot (OH)_2 \cdot OBi \cdot OH \cdot J$, wird durch Einwirkung von Wismutoxyjodid auf Gallussäuremethylester (Gallicin) erhalten. Es ist ein leichtes, amorphes, dunkelgraues Pulver, das sich in den gewöhnlichen Lösungsmitteln nicht löst und von Säuren, Alkalien und Wasser (bei langer Einwirkung) in seine Komponenten zerlegt wird. Es enthält 23,6% Jod und 38,4% Wismut und wird als Desinfiziens und Wundantiseptikum empfohlen. *Fabrikant:* Sandoz & Co. in Basel.

Jodol, P y r r o l u m t e t r a j o d a t u m, T e t r a j o d p y r r o l, C_4J_4NH, wird nach D. R.-P. 35120 durch Jodieren von Pyrrol mittels Jodsäure und Jodwasserstoffsäure dargestellt. Es bildet ein hellgelbes, geruch- und geschmackloses, in Wasser schwer, in Alkohol und in Äther leicht lösliches Pulver. Jodol löst sich ferner in 15 T. Öl und in 50 T. Chloroform. Über 40° C erwärmt, spalten die L ö s u n g e n Jod ab. Beim trocknen Erhitzen über 100° tritt unter Ausstoßung von Joddämpfen vollständige Zersetzung ein.

Prüfung und Identifizierung: Jodol löse sich in konzentrierter Schwefelsäure anfangs mit grüner Farbe, beim Erwärmen werde die Färbung zunächst intensiver, bis schließlich violette Joddämpfe auftreten. 0,2 g Jodol im Reagensglase mit verdünnter Natronlauge und Zinkstaub erwärmt, werde zu Pyrrol reduziert, dessen Dämpfe einen mit Salzsäure angefeuchteten Holzspan rot färben. Im Filtrat sei Jod leicht nachweisbar. Jodol mit Natronlauge und Chloroform erwärmt, gebe eine violettrote Flüssigkeit, wobei das Chloroform langsam den Farbstoff aufnimmt. 0,2 g Jodol auf dem Platinbleche erhitzt, hinterlassen keinen wägbaren Rückstand; 0,2 g Jodol sollen mit 10 g Wasser geschüttelt ein Filtrat liefern, das auf Zusatz von Silbernitratlösung nur opalisierend getrübt werde.

Jodol wird als geruchloses und reizloses Ersatzmittel für Jodoform empfohlen. Man braucht es auch innerlich bei Syphilis, Skrofeln, Angina pectoris, Diabetes usw. an Stelle von Jodkalium. Dosis 0,1—0,5 g täglich. Äußerlich wird es in 5—10 prozentigen Salben oder Pinselungen angewendet. *Fabrikant:* Kalle & Co. in Biebrich a. Rh.

Vorsichtig und vor Licht und Wärme geschützt aufzubewahren.

Jodolen, ein Jodoleiweißpräparat, ist ein gelbliches, etwas grobkörniges, nicht zusammenballendes, vollkommen geruch- und geschmackloses Pulver, das längere Zeit auf 100° erhitzt werden kann, ohne daß es sich verändert; nur muß es vor Luftzutritt geschützt sein. In den meisten gebräuchlichen Lösungsmitteln ist es unlöslich, nur heiße, verdünnte Alkalilösungen nehmen es langsam unter Hydrolyse des Eiweißkörpers auf. Es kommt nur noch als J o d o l e n u m i n t e r n u m mit 9—10% Jodol in den Handel. Letzteres soll ein Ersatzmittel der gebräuchlichen Jodpräparate sein, ohne Erscheinungen von Intoxikation und Jodismus hervorzurufen. Bei äußerlicher Anwendung soll das Mittel als ungiftiges und reizloses Antiseptikum wirken. *Fabrikant:* Kalle & Co. in Biebrich a. Rh.

Jodolum coffeïnatum, C o f f e ï n j o d o l , $C_8H_{10}N_4O_2$ · C_4J_4NH, entsteht bei der Einwirkung gleicher Moleküle Jodol und Coffeïn in alkoholischer Lösung als hellgraues, kristallinisches Pulver, welches 74,6% Jodol und 25,4% Coffeïn enthält. Es wurde an Stelle des Jodols empfohlen.

Vorsichtig aufzubewahren.

Jodomaisin ist eine Jodeiweißverbindung, welche man aus dem sog. Maisin, einem Eiweißkörper des Mais, erhält. Es bildet eine gelbweiße, in Wasser lösliche, hygroskopische, bitter schmekkende Masse. Es wird vom Magen gut vertragen und ist bei tertiärer Syphilis, bei Emphysem und anderen Krankheitserschei-

nungen, die eine Jodbehandlung erfordern, mit Erfolg gegeben worden. Dosis 0,1—0,12 g täglich.
Vorsichtig aufzubewahren.

Jodomenin, von Busch und Gumpert im Jahre 1908 eingeführt, ist ein Kasein-Jod-Wismutpräparat. Es bildet ein eigelb- bis orangefarbenes Pulver, enthält etwa $2^0/_0$ Wismut und $10^0/_0$ Jod und wird als reizlos wirkendes Jodpräparat für längere Jodkuren empfohlen. Dosis: mehrmals täglich 0,5 g. Im sauren Magensaft ist das Jodomenin unlöslich, löslich dagegen in alkalisch reagierenden Flüssigkeiten. Es passiert demnach den Magen unzersetzt und gelangt erst im Darm zur Spaltung. *Fabrikant:* A. Wülfing in Berlin.

Jodophen wurde früher das Nosophen genannt (siehe dieses). Neuerdings kommt als Jodophen eine Verbindung von Wismut und Aluminium mit Dijodphenol in den Handel. Es bildet ein orangerotes, etwas nach Phenol riechendes Pulver, das in Alkohol, Äther und Wasser unlöslich, in Fetten und verdünnten Säuren löslich ist. Dasselbe soll ein gutes Trockenantiseptikum und Adstringens sein.

Jodophenin, Jodphenacetin, $C_{20}H_{25}J_3N_2O_4$, wird nach D. R. P. 58404 durch Fällen einer salzsauren Phenacetinlösung mittels Jod-Jodkalium dargestellt. Es bildet ein schokoladenbraunes, in Wasser fast unlösliches, bei 130—131° schmelzendes kristallinisches Pulver mit rund 50% Jodgehalt. Jodophenin soll als Antiseptikum verwendet werden und wurde auch bei Gelenkrheumatismus zu 0,5 g innerlich empfohlen. *Fabrikant:* J. D. Riedel in Berlin-Britz.
Vorsichtig aufzubewahren.

Jodopyrin, Jodantipyrin, $C_{11}H_{11}JN_2O$, bildet farblose, in Alkohol und heißem Wasser lösliche Kristalle, die bei 160° schmelzen. Es wird als Antipyretikum, Analgetikum und Alterans bei Tuberkulose, Typhus, Asthma, Migräne und tertiärer Lues empfohlen und soll die Wirkung des Jods und des Antipyrins vereinigen. Dosis 0,4—1,0 g drei- bis viermal täglich. Nebenwirkungen: Profuse Schweiße, Schnupfen, Kratzen im Halse.
Vorsichtig aufzubewahren.

Jodosapol, eine dicke, gelbe Flüssigkeit mit angeblich 10% organisch gebundenem Jod, soll eine Verbindung des Monojod-

hydringlyzerins mit organisch gebundenem Jod und neutrales naphthensulfosaures Natrium enthalten und als Wundmittel Anwendung finden. *Fabrikant:* Medica, Aktienfabrik chemischer u. therap. Präparate in Prag.
Vorsichtig aufzubewahren.

Jodosinpräparate sind Jodeiweißverbindungen; das J o d o - s i n u m   p u r u m ist ein 15% Jod enthaltendes Pulver, welches zur Dispensation mit Zucker gemischt wird. Die Dosis beträgt 0,25 g an Stelle von 1 g Jodkalium. Der L i q u o r   j o d o s i n i enthält 0,25% Jod; Erwachsene nehmen dreimal täglich einen Eßlöffel, Kinder einen Teelöffel bis einen halben Eßlöffel voll. *Bezugsquelle:* Apotheker W. Hunrath in Kassel.

Jodosolvin ist ein Jodpräparat, in welchem 15% Jod enthalten sein sollen in „ölig emulsionsartiger Form". Das Präparat soll in seiner Wirkung dem Jodvasogen ähnlich sein, kann aber auch innerlich angewandt werden. *Fabrikant:* Einhorn-Apotheke in Altona.

Jodostarin, T a r i r i n s ä u r e d i j o d i d, $CH_3 \cdot (CH_2)_{10}CJ : CJ \cdot (CH_3)_4COOH$, bildet weiße, glänzende, in Wasser unlösliche, in kaltem Alkohol wenig, in heißem Alkohol, sowie in Äther, Chloroform und Benzol leicht lösliche, geruch- und geschmacklose Kristalle mit einem Gehalt von 47,5% Jod. Schmelzpunkt 49°. Seine L ö s u n g e n spalten schon nach kurzer Belichtung unter Braunfärbung Jod ab, das Präparat selbst ist nicht lichtempfindlich. Es soll in Tabletten à 0,25 g an Stelle von Jodkalium gegeben werden. Dosis: Täglich 0,5—2,0 g, Kindern die Hälfte. *Fabrikant:* F. Hoffmann-La Roche & Co in Grenzach in Baden und Basel (Schweiz).
Vorsichtig aufzubewahren.

Jodotheobromin, T h e o b r o m i n j o d n a t r i u m, nach R u m m o, enthält 40% Theobromin, 21,6% Jodnatrium und 38,4% Natriumsalicylat. Es ist ein weißes, in heißem Wasser lösliches Pulver, welches wie Jodcoffeïn wirkt und auch ebenso dosiert angewendet wird.
Vorsichtig aufzubewahren.

Jodothymoloform, früher J o d o t h y m o f o r m genannt. Jodiert man Thymoform nach einer der bekannten Methoden, so erhält man ein jodreiches, gelbes Pulver, das fast geruchlos ist und sich leicht in Äther, auch in Alkohol, Chloroform, Benzol und Olivenöl löst, dagegen in Wasser und Glyzerin unlöslich ist. Mit Jodothymoloform imprägnierte Verbandstoffe können leicht sterilisiert werden, da der Schmelzpunkt der Verbindung über 150° C liegt. *Fabrikant:* Dr. G. F. Henning in Berlin SW.

Jodothyrin, T h y r o j o d i n , ist eine Milchzuckerverreibung der im Jahre 1895 von B a u m a n n isolierten und als Jodothyrin bezeichneten wirksamen Substanz der Schilddrüse. 1 g Jodothyrin enthält 0,3 mg Jod und ist äquivalent 1 g frischer Schilddrüse. Es bildet ein bräunlichweißes Pulver, welches bei Struma parenchymatosa, Myxoedoema spontanea und congenita, Fettleibigkeit, Psoriasis, Ekzem, Menstruationsbeschwerden, Menorrhagie, Rhachitis usw. empfohlen worden ist. Dosis für Erwachsene 1,0—2,0 pro die; Tagesdosis für Kinder 0,3—1,0 g. *Fabrikant:* Farbwerke vorm. Friedr. Bayer & Co. in Elberfeld.

Vorsichtig aufzubewahren.

Jodothyroidin nennt C a t i l l o n ein dem Jodothyrin ähnliches Präparat aus den Schilddrüsen.

Jodozol siehe Acidum sozojodolicum.

Jodozon siehe Sanoform.

Jodpapier (T o p i q u e j o d é) ist eine von L. T i x i e r vorgeschlagene praktische Form für die äußere Anwendung des Jods, welche darin besteht, daß man verschiedene Lagen Fließpapier mit Jodjodkalium und Kaliumbisulfat tränkt, trocknet und vor dem Auflegen auf die der Jodwirkung auszusetzende Hautstelle nochmals befeuchtet. Dabei spielen sich unter Einwirkung des Wassers folgende chemische Vorgänge ab:

$$5 KJ + KJO_3 + 6 KHSO_4 = 6 K_2SO_4 + 5 HJ + HJO_3 ,$$
$$6 K_2SO_4 + 5 HJ + HJO_3 = 6 K_2SO_4 + 6 J + 3 H_2O .$$

Jodpeptid soll nach C e c c h i n i erhalten werden, indem man 10 g Eiweiß der Peptonisierung unterwirft und in 100 ccm Wasser löst. Auf das so erhaltene Pepton läßt man Jod in statu nascendi einwirken und erhält dann eine schwach gelbe Flüssigkeit, welche deutlich grün fluoresziert. Mit dieser Flüssigkeit füllt man Ampullen von 5 ccm Inhalt und sterilisiert nach T y n - d a l l 6—9 Tage bei einer Temperatur von etwa 50°. Das Jodpeptid ist von italienischen Ärzten bei Syphilis, Tuberkulose und Kropf mit Erfolg angewendet worden.

Jodphenacetin siehe Jodophenin.

Jodphenylarsinsäure, durch Ersatz der Amidogruppe im Atoxyl durch Jod erhalten, bildet schwach rosa gefärbe, in Wasser unlösliche, in Weingeist lösliche Nadeln und soll in der Syphilistherapie Anwendung finden. *Fabrikant:* Vereinigte chemische Werke in Berlin-Charlottenburg.

Sehr vorsichtig aufzubewahren.

Jodserum siehe Bromserum.

Jodstärke und **Jodstärkeverbandstoff** siehe Amylum jodatum.

Jodtropon siehe Tropon.

Jodvaselin wird durch 4—5 stündiges Behandeln von 100,0 Vaselin oder Vaselinöl mit 4,0 Jod auf dem Wasserbade bei einer Temperatur von 50—60° hergestellt. Das Präparat besitzt eine schwärzliche Farbe und soll von reizloser Wirkung, selbst bei Einspritzungen in das Gewebe, sein.

Jodvasol siehe unter Vasol.

Jodvasoliment siehe Vasolimentum jodatum.

Jodylin, J o d s a l i c y l s a u r e s W i s m u t, ist ein hellgraues, feines Pulver von schwachem, an Jod erinnerndem Geruch, welches als reizloses, unschädliches, antiseptisch und austrocknend wirkendes Streupulver auf frische oder eiternde Wunden und Geschwüre als Ersatz für Jodoform empfohlen wurde. Auch in Form von Jodylingaze, Binden (zur Tamponade) und Paste mit Kaolin wird es angewendet. *Fabrikant:* Apotheker C. Stephan in Dresden-N.

Joha wird eine haltbare, 40 prozentige Salvarsanverreibung mit Jodipin und Adeps Lanae anhydric. in Salbenform genannt, die in sterilisierten Röhrchen in den Handel kommt. *Fabrikant:* Dr. Kades Oranien-Apotheke in Berlin SO.

Sehr vorsichtig aufzubewahren.

„**Jolu**" **Franzbranntwein** mit natürlichem Wiesbadener Kochbrunnenquellsalz soll bei Gicht und Rheumatismus als Einreibungsmittel sowie als Zusatz zu Bade- und Waschwässern Anwendung finden. *Fabrikant:* Jolu-Werke in Wiesbaden.

Josorptol, früher S a p o g e n u m J o d i genannt, ist ein salbenförmiges, die Haut nur unerheblich färbendes Präparat mit 10% Jod, das wie Jodvasogen Anwendung finden soll.

Jothion, 1,3-s-Dijodhydrin, 1,3-Dijodhydroxypropan, $CH_2J \cdot CHOH \cdot CH_2J$, wird nach Angaben der Fabrik dargestellt durch Einwirkung von Jodwasserstoffsäure auf Glyzerin. Jothion ist eine schwach gelb gefärbte ölartige Flüssigkeit von nicht unangenehmem Geruche. Spez. Gew. 2,4—2,5 In Wasser löst es sich etwa im Verhältnis von 1 : 75—80, in Glyzerin 1 : 20; sehr leicht in organischen Lösungsmitteln, mit Ausnahme von Ligroin. Mit Lanolin. anhydric. lassen sich bis zu 60prozentige, mit Vaselin flav. americ. bis zu 50prozentige, mit einem Gemisch gleicher Teile Lanolin. anhydric. und Vaselin. flav. bis zu 40prozentige Jothionsalben herstellen. (Das sog. Lanolin pur. ist zur Salbenbereitung ungeeignet, weil das in ihm enthaltene Wasser durch Jothion abgeschieden wird.)

Anwendung: Das Jothion darf nur epidermatisch angewandt werden. Sowohl interne wie subkutane Jothionapplikation ist wegen der Vergiftungsgefahr unzulässig. Es wird entweder rein oder besser mit der 1½—2fachen Menge Öl verdünnt auf die Haut aufgepinselt resp. in Form einer 25—50prozentigen Salbe leicht eingerieben, und zwar unter öfterem Wechsel der Applikationsstelle. Die Anwendung auf Schleimhäuten und an besonders empfindlichen Hautpartien (wie z. B. am Scrotum) ist nur in stärkerer Verdünnung (10—25prozentige Salben) angängig. *Fabrikant:* Farbenwerke vorm. Friedr. Bayer & Co. in Elberfeld.

Unverträglich mit Alkalien.

Vorsichtig und vor Licht geschützt aufzubewahren.

Jomacolade ist eine Hämacolade (Hämoglobinschokolade), welche 2,5% Jodsalze enthält und bei dauernden Jodkuren Anwendung finden soll. *Fabrikant:* Fritz Sauer in Berlin W. 30.

Juglandin wird ein trockenes Extrakt aus der Wurzelrinde von Juglans cinerea genannt, welches bei Leberleiden und als Abführmittel in Dosen von 0,3—0,6 g Anwendung finden soll.

Jungclaussens Bandwurmmittel ist ein Kürbiskernpräparat, welches zwar etwas langsamer als Filixextrakt, aber ebenso sicher wie dieses wirken soll, ohne irgend welchen unangenehmen Geruch und Geschmack zu zeigen. Man nimmt dasselbe morgens nüchtern in warmer Milch, in Kaffee oder Kakao. *Bezugsquelle:* Caesar & Loretz in Halle a. S.

Jürgensens Lupusmittel siehe Lupusheilmittel.

Kacepe-Balsam, eine Acetylsalicylsäure-Mentholester und Acetylsalicylsäure-Aethylester enthaltende Lanolinsalbe, soll als schmerzlindernde Einreibung bei Gicht, Rheumatismus, Migräne usw. Anwendung finden. *Fabrikant:* Kontor chem. Präparate Ernst Alexander in Berlin.

Kadugen, ein äußerlich als Einreibungsmittel anzuwendendes Eisenpräparat mit angeblich 2% metallischem Eisen, wird gegen Bleichsucht, Blutarmut usw. empfohlen. *Fabrikant:* Berliner pharmazeutische Fabrik (Apoth. E. Kieseling) in Berlin.

Kairin. Mit dem Namen Kairin A und Kairin M werden zwei Chinolinderivate bezeichnet, welche deshalb von besonderer Bedeutung sind, weil sie als die ersten synthetischen Ersatzmittel des Chinins empfohlen wurden. K a i r i n A, Äthyl-Kairin salzsaures Oxychinolintetrahydrin, $C_9H_{10} \cdot C_5H_5 \cdot NO \cdot HCl$, bildet ein farbloses und geruchloses, in Wasser und Alkohol leicht lösliches Kristallpulver. Es wurde Erwachsenen zu 0,5—1 g, Kindern zu 0,1—0,5 g als Antipyretikum gegeben; wegen der gefährlichen Nebenerscheinungen wird es jetzt nicht mehr verwendet.

K a i r i n M, salzsaures Oxychinolinmethyltetrahydrin, $C_9H_{10} \cdot CH_3 \cdot NO \cdot HCl$, ist dem vorigen chemisch und physikalisch sehr ähnlich und wird wie dieses therapeutisch nicht mehr verwendet.

K a i r o l i n A ist saures schwefelsaures Äthylchinolintetrahydrin, $C_9H_{10} \cdot C_2H_5 \cdot N \cdot H_2SO_4$, K a i r o l i n M ist saures schwefelsaures Methylchinolintetrahydrin, $C_6H_{10} \cdot CH_3 \cdot N \cdot H_2SO_4$.

Vorsichtig aufzubewahren.

Kakao-Kodein-Tabletten nach B e r t h o l d enthalten 0,03 und 0,04 g reines Kodein und sind in der Mitte durch eine Rinne in zwei Hälften geteilt, so daß man jede Dosis nochmals genau teilen kann. *Fabrikant:* E. Merck in Darmstadt.

Vorsichtig aufzubewahren.

Kakodylsäure siehe Acidum kakodylicum.

Kalagua, ein Extrakt aus der in Columbien heimischen Kalaguapflanze, soll ein mächtiges Reizmittel für die großen Verdauungs- und Assimilationsorgane sein und von dem Magen ohne Reaktion resorbiert werden. Es soll wohltätig in Fällen der Lungentuberkulose sein, nach wenigen Tagen allgemeine Besserung, Zunahme der Kräfte, des Appetits, Verschwinden des Hustens, der Schlaflosigkeit und der Nachtschweiße herbeiführen, daher in allen Fällen von körperlichem Verfall, hauptsächlich bei der Lungenschwindsucht, gute Dienste leisten. *Fabrikant:* Kronen-Apotheke von Dr. Homeyer in Berlin W.

Kalium cantharidinicum, c a n t h a r i d i n s a u r e s K a l i u m, $K_2C_{10}H_{14}O_6 + 2H_2O$, wird durch Erwärmen von Cantharidin mit der äquivalenten Menge verdünnter Kalilauge und Auskristallisieren dargestellt. Es bildet farblose, in 25 T. kaltem Wasser lösliche, in Alkohol wenig, in Äther und Chloroform nicht lösliche Kristallnadeln. Es wird entweder in wässeriger Lösung als „Solutio Kalii cantharidinici Liebreich" zu Injektionen oder als „T i n c t u r a C a n t h a r i d i n i L i e b r e i c h" innerlich angewendet, und zwar gegen tuberkulöse Prozesse, Phthisis, tuberkulöse Erkrankungen des Pharynx, Larynx, gegen Lupus, Psoriasis und Lepra. Liebreich beginnt innerlich und subkutan mit 0,00006 g, entsprechend 0,3 ccm der obigen Lösungen, welche in 1 ccm 0,0002 g Cantharidin enthalten, und steigt allmählich um je 0,00002 g = 0,1 ccm der Lösungen.

Sehr vorsichtig aufzubewahren.

Kalium guajacolosulfonic. siehe Thiocol.

Kalium oxychinolinsulfonicum siehe Chinosol.

Kalium sozojodolicum, S o z o j o d o l k a l i u m, $C_6H_2J_2 \cdot OH \cdot SO_3K$, bildet ein farb- und geruchloses, kristallinisches Pulver, löslich in 50 T. Wasser. In 10 prozentiger Verreibung mit Talkum oder als Salbe (5—10%) wird es gegen Wunden aller Art, Wundsein kleiner Kinder, Wundliegen, Wundlaufen usw., ferner gegen Akne, Bartflechten, Ekzeme, Exantheme, Herpes, Impetigo, Mycosis, Ulcera usw. angewendet. 25—30 prozentige Verreibung oder auch das Salz rein braucht man bei Congelationes, Adenitis, Erysipelas, Laryngitis, Rhinitis, Ulcus cruris und molle. *Fabrikant:* H. Trommsdorff in Aachen.

Vorsichtig aufzubewahren.

Kaliumquecksilberhyposulfit siehe H y d r a r g y r u m - K a l i u m t h i o s u l f u r i c u m.

Kalkcasein, C a l c i u m p h o s p h a t c a s e ï n, wird als blut- und knochenbildendes Mittel für Erwachsene angeraten. *Fabrikant:* Gesellschaft für diätetische Produkte A.-G. in Zürich.

Kalksaft Orgas siehe Orgaspräparate.

Kalmopyrin, a c e t y l s a l i c y l s a u r e s C a l c i u m, ist chemisch identisch mit Aspirin „löslich" (siehe dieses). *Fabrikant:* Gideon Richter in Budapest.

Kalodal ist eine Eiweißsubstanz, die sowohl als subkutane Injektion, als auch als Klysma Verwendung finden kann. Das Präparat dient als Nährmittel, ist aus Fleisch hergestellt und enthält 95% aufgeschlossene, leicht lösliche Eiweißsubstanzen in leicht assimilierbarer Form und geringe Mengen Fleischsalze, darunter namentlich Phosphate, Spuren von Eisen und 0,2% Kochsalz. Kalodal ist ein helles, gelblichbraunes Pulver, leicht löslich in Wasser, fast geruch- und geschmacklos. Als Lösungsmittel kann man normale oder schwächere physiologische Kochsalzlösung oder auch destilliertes Wasser nehmen, da das Präparat schon etwas Kochsalz enthält. Zur Herstellung der Lösung bringt man 50—60° heißes Wasser in ein Becherglas, und schüttet darauf 5 g Kalodal, welches in etwa $\frac{1}{2}$ Stunde gelöst ist. Die Lösung wird ein- bis zweimal filtriert und sterilisiert und entweder mit der Spritze direkt gegeben oder der zu subkutanen Injektionen bestimmten Kochsalzlösung (ca. 500,0) zugesetzt. *Fabrikant:* Chem. Fabrik v. Heyden in Radebeul bei Dresden.

Kalomel, löslicher kolloidaler siehe Calomelol.

Kalosin soll ein spirituöser Auszug aus Rad. Urticae, Herba Cochleariae und Rad. Sarsaparillae sein, welcher bei Erkrankungen der Leber, Niere und der Luftwege angewendet werden soll.

Kaltblüterserum siehe Blindschleichenserum.

Kalzine siehe Chlorcalciumgelatine.

Kampfersesamin siehe Sesamin.

Kankroidin siehe Antimeristem.

Karbamid siehe Urea pura.

Karbolsäuretabletten, Phenostal, nennt die Firma Schülke & Mayr in Hamburg Tabletten aus Diphenyloxalester, welche mit einem indifferenten roten Farbstoff gefärbt sind.

Karsan soll ein Fleischsaft mit angeblich 35% Fleischeiweiß sein. *Fabrikant:* Fabrik medizin.-chem. Präparate W. Pick in München.

Kasein-Hydrol, eine Mischung von Magnesiumperhydrol (mit 15% MgO_2) und Calciumphosphat-Casein, wird als Mittel gegen Diabetes empfohlen. *Fabrikant:* Apoth. J. Baer in Zürich V.

Kastanienpräparate. Den Anregungen Flügges und anderer zur besseren Ausnutzung der Roßkastanien als Nahrungs-

und Arzneimittel folgend, bringt die Firma Karl Engelhardt in Frankfurt a. M. folgende Präparate in den Handel.

Kastanienkraftmehl Flügge, ein Nähr- und Kräftigungsmittel, entbittert und sterilisiert, von hohem Eiweiß-, Fett-, Stärke- und von höchstem natürlichen Phosphorsäuregehalt (P_2O_5 ca. 0,8%) soll knochenbildend und nervenstärkend wirken.

Aesculo-Bade-Extrakt Flügge enthält 50% Extr. Hippocast. Flügge mit hohem Gehalt an Saponinen und phenolhaltigen Bitterharzen. In Form von Bädern und Einreibungen wirkt es schmerzstillend gegen Gicht, Rheumatismus, Neuralgie, Ischias, Hexenschuß, Frostbeulen.

Extract. sem. Hippocast. pur. spiss. Flügge (Kastanol), das wirksame Prinzip der Roßkastanie mit 8% Kampfer, wird als schmerzstillendes Mittel zum Einreiben und Einpinseln bei rheumatischen usw. Schmerzen, ferner bei Gelenkrheumatismus und Gichtanfällen, bei Hexenschuß, Ischias und anderen chronischen Muskelschmerzen, bei Frosterscheinungen empfohlen. Es ist leichtlöslich in Wasser und Alkohol oder alkoholischen Flüssigkeiten, in jedem Verhältnis mit Fetten und Salben usw. mischbar.

Kastanienextraktpflaster Flügge wird wie das Badeextrakt angewendet und bildet ein perforiertes sogen. amerikanisches Pflaster.

Kastanien-Brustextrakt und -Bonbons bringt Apotheker Ph. Stenger in Edenkoben in den Handel. Das sogenannte Schmidt-Achertsche Keuchhustenmittel (aus der Schmidt-Achertschen Apotheke in Edenkoben) besteht bekanntlich im wesentlichen aus einem Fluidextrakt der Blätter von Castanea vesca. Ganz ähnlich ist das Stengersche Präparat zusammengesetzt. Es wird als ein mit Glyzerin versetzter und mit Zucker eingedickter wässeriger Auszug der Blätter der Edelkastanie bezeichnet. Die Bonbons enthalten 5% dieses Extraktes.

Kastanol siehe Kastanienpräparate.

Kasucolum nennt die Firma G. & R. Fritz in Wien ihr Kalium sulfoguajacolicum.

Katharol, ein Mundwasser und Desinfektionsmittel für Wunden, soll eine mit aromatischen Stoffen versetzte 3 prozentige

Wasserstoffsuperoxydlösung sein. *Fabrikant:* Medizinisches Warenhaus, Berlin N., Friedrichstraße.

Kathetercreme, eine transparente, sirupdicke Flüssigkeit, wird durch Auflösen von ölsaurem Natrium in Glyzerin hergestellt. Gleitmittel für ärztliche Instrumente. *Fabrikant:* Kaiser-Friedrich-Apotheke in Berlin.

Katheterpurin Dr. Melzer besteht aus Traganth 3,0, Aqua destillata 100,0 g, Glyzerin 20,0 g, Hydrargyrum oxycyanatum 0,246 g.

Kaubalsam „Sahir" enthält die wirksamen Bestandteile der Betelnuß in eine unlösliche Kaumasse eingebettet und wird bei verschiedenen Krankheiten des Zahnfleisches und zur Säuberung der Mundhöhle empfohlen. *Fabrikant:* Ludwig Seysburg in München.

Kaupastillen, Bergmanns siehe Magenkautabletten.

Kavakavin, Tabletten gegen Gonorrhöe usw., enthalten Kavakavaextrakt und Hexamethylentetramin. *Fabrikant:* Max Jasper Nachf. in Bernau bei Berlin.

Kavatropin heißen Tabletten, welche Hexamethylentetramin, Sandelholzöl und die wirksamen Bestandteile der Kava-Kava-Wurzel enthalten sollen. Anwendung: Gegen Gonorrhöe. *Fabrikant:* Dr. Laboschin in Berlin NW.

Kawasantal siehe Gonosan.

Kawotal, ein Antigonorrhoikum, besteht aus Resina Kawa-Kawa 0,05, Oleum Santali ostindic. 0,25 pro dosi in capsulis.

Kefir ist ein durch eine gallertartige Masse (Albumose) verbundenes Konglomerat bestimmter Hefezellen mit Milchsäurebakterien und bildet gelbliche, feuchte, blumenkohlartige Gebilde (Zoogläahaufen). Zur Darstellung der Kefirmilch (Kefirsaquaska) setzt man zu frischer Milch (nach anderen Angaben kann auch abgekochte Milch verwendet werden) von Zimmertemperatur im zugedeckten Topf gut vorbereiteten Kefir (siehe weiter unten) und eine Messerspitze voll eines aus Pepton und Traubenzucker āā bestehenden Nährpulvers und rührt am anderen Tage einige Male mit dem Löffel um. Je nach der Beschaffenheit der Milch und der Jahreszeit ist die Säuerung der Milch nach 12—24 Stunden beendet. Danach gießt man die Milch durch ein Sieb von den Pilzen ab, gibt sie in Flaschen mit Patentverschluß und stellt die verschlossenen Flaschen einige Stunden zur Nachgärung beiseite. Gut gelungene Kefirmilch soll schäumen und einen angenehmen Geschmack besitzen. Sie wird kalt mit oder ohne Zucker genossen.

Die von der Milch getrennten Pilze können entweder sogleich zur weiteren Kefirbereitung mit neuer Milch übergossen werden, oder man bewahrt sie (nach Scheermeßer) nach dem Abspülen mit Wasser, am vorteilhaftesten in einer konzentrierten Zuckerlösung auf. Vor dem Wiedergebrauch müssen die Pilze dann mit Wasser abgewaschen und 2—3 Tage mit abgekochter Milch in einer Patentflasche bei Zimmertemperatur stehen gelassen werden.

Die bekannten trockenen Kefirkörner des Handels bedürfen jedoch einer etwas umständlicheren Vorbehandlung. Nach Kobert (Hagers Handb. d. Pharm. Prax. Ergb.) übergießt man 50,0 Kefirkörner mit 1 L. Wasser von 30—35°, gießt nach 30 Minuten das Wasser ab und läßt die Pilze dann mit frischem Wasser von 20° 24 Stunden bei Zimmertemperatur stehen. Dann ersetzt man das Wasser durch $1/2$ L. frische, euterwarme, ev. etwas angewärmte Kuhmilch und läßt unter öfteren Umschütteln 24 Stunden bei Zimmertemperatur stehen. Dann gießt man die Milch ab, und bringt die Pilze nach Abspülen mit Wasser in die gleiche Menge neuer Milch, gießt auch diese Milch nach 24 Stunden ab, und setzt diesen Erweichungsprozeß in der angegebenen Weise solange fort bis die Pilze anfangen in die Höhe zu steigen. Erst jetzt sind die Pilze zur eigentlichen Kefirbereitung brauchbar, doch setzt man zur weiteren Krafterreichung vorteilhaft das tägliche Begießen mit Milch noch ca. 5 Tage fort, ehe man sie verwendet. Dieser ganze umständliche Prozeß fällt natürlich fort, wenn man bereits funktionsfähige Pilze aus einer Kefiranstalt käuflich bekommen kann.

Kefyrogen sind Tabletten, die aus reinem Kefirferment hergestellt sind und durch einfaches Auflösen in Milch einen trinkfertigen Kefir liefern sollen.

Kefyrogen-Feolathan werden Tabletten genannt, welche neben Kefyrogen Feolathan (siehe da) enthalten und zur Darstellung von Eisenkefir dienen sollen. *Fabrikant:* Goedecke & Co. in Leipzig und Berlin.

Kelen ist Aether chloratus (siehe D. A.-B. V).

Kelen-Methyl ist eine als Anästhetikum empfohlene Mischung von Chloräthyl und Chlormethyl. *Fabrikant:* Société chimique des usines du Rhône, Lyon.

Kephaldolum erhält man nach Angaben des Darstellers durch Einwirkung von Zitronensäure und Salizylsäure auf Phenetidine, nach deren Beendigung noch vorhandene freie Säure an Chinin gebunden resp. durch Natriumkarbonat neutralisiert wird. Nach den, neuerdings auch durch die Untersuchungen von Mannich und Schaefer bestätigten, Angaben von Zernik enthält das Mittel im wesentlichen etwa rund 50% freies Phenacetin, 30% Salizylsäure, 5% Zitronensäure, gebunden an Natrium und etwa 4% Chinin neben geringen Mengen harzigen, nicht näher bestimmbaren Stoffen. Es ist ein gelblichweißes, in Wasser schwer, in Alkohol verhältnismäßig leicht lösliches, schwach bitter schmeckendes Pulver, welches als Antipyretikum, Antineuralgikum, Antihydrotikum empfohlen wird. Nebenwirkungen: Es wurden beobachtet Übelkeit, Erbrechen, Schweißausbruch. *Fabrikant:* Chem. Laborat. Dr. Franz Stohr in Wien II.

Maximaldosis: 2 g pro dosi; 5 g pro die.

Vorsichtig aufzubewahren.

Kephalidon soll angeblich ein Komplex aus aminoacet-p-phenetidin, Koffein und Bromwasserstoff in Verbindung mit Dimethyl-aminophenyl-dimethylpyrazolon sein. Nach Auselmino treffen diese Angaben jedoch nur zu, wenn man die Worte „Komplex" und „Verbindung" nicht in ihrem chemischen Sinne auffaßt, so daß es sich vermutlich nur um ein Gemisch von bromwasserstoffsaurem Phenocoll, Koffein und Pyramidon handelt: Kephalidon soll bei Migräne, Neurasthenie usw. in Dosen von 0,3 g mehrmals täglich (Tagesdosis 1,5 g) Anwendung finden. *Fabrikant:* Sicco A.-G. in Berlin.

Vorsichtig aufzubewahren.

Kephalopin ist ein mit Olivenöl kalt bereiteter haltbarer Auszug frischer Gehirnsubstanz, der nicht toxisch wirkt und auch subkutan beigebracht werden kann. Man wendet das Kephalopin in Dosen von 2—5 ccm an bei Neurasthenie, Hysterie, Neurosen, zerebralen Neuralgien, bei Chorea, namentlich auch bei Epilepsie. *Fabrikant:* Institut zur Erforschung der Infektionskrankheiten Genua, Piazza del popolo.

Keraminseife nach Unna ist eine Natron-Kaliseife, welche als Medikament Perubalsam enthält, als Geruchskorrigens Nelkenöl und Zimtöl, letzteres in erheblicher Menge. Dieselbe verbindet mit einer starken Seifenwirkung durch ihren Kaligehalt eine für die Ekzembehandlung sehr willkommene eintrocknende Puderwirkung und eine juckstillende, desodorisierende und desinfizierende Wirkung durch ihren Gehalt an ätherischen Ölen. *Fabrikant:* Karl Töpfer in Leipzig.

Ketyn. Treten im Laufe der Behandlung Lepröser mit Nastin (siehe dieses) allgemeine oder lokale Reaktionen auf, so sind bis zum Verschwinden derselben die Nastininjektionen einzustellen. Es gelingt aber bisweilen, bei von vornherein sehr heftig auf Nastin reagierenden Patienten die zu starken Reaktionen besonders allgemeiner Natur durch Injektionen einer „Lösung K", die nur das Komplement (Benzoylchlorid 2%) ohne Nastin enthält, zu mindern und abzukürzen, da es scheint, daß diese Substanz gleichzeitig im Sinne der Entfieberung und Entgiftung wirksam ist. Diese „Lösung K" kommt unter dem Namen Ketyn in den Handel. *Fabrikant:* Kalle & Cie. in Biebrich a. Rh.

Keuchhusten-Heilserum hat Dr. Camille L e u r i a u x in St. Gilles, Belgien, dargestellt.

Keuchhustenpflaster nach B e i e r s d o r f besteht aus einem auf Trikot gestrichenes Pflaster, welches als wirksame Bestandteile die ätherischen Extrakte von Herba Thymi, Flores Chamomillae und Fol. Eucalypti enthält. *Fabrikant:* P. Beiersdorf & Co. in Hamburg.

Kineurin ist Chininum glycerophosphoricum. (Siehe dieses.)

Kinkelibah siehe Folia Combreti Raimb.

Dr. Klopfers Kindermehl siehe Glidin.

Pfarrer Kneipps Heilmittel. A b f ü h r m i t t e l : Rad. Rhei pulv., Extr. Aloës aa 4,0 Extr. Rhei, Sapo med. aa 1,0 Fruct. Juniperi pulv., Sem. Foenugraeci pulv., Rad. Ebuli pulv., Fruct. Foeniculi pulv. aa 0,3. f. pilul. Nr. 60.

A g a v e : Aloë Agave conc.
A l a n t w u r z e l : Radix Helenii.
A l a u n : Alumen pulverat.
A l o ë : Aloë Capensis.
A l t e e w u r z e l : Radix Althaeae.
A n g e l i k a : Radix Angelicae.

Angelikablätter: Herb. Angelic.
Angelikasamen: Fruct. Angelic.
Angelikatinktur: Tinctura Angelicae e rad. rec.
Anis: Fruct. Anisi vulg.
Anisöl: Oleum Anisi aethereum.
Anserine: Herba Potentillae anserinae.
Arnika: Flor. Arnicae c. calycib.
Arnikatinktur: Tinct. Arnicae e flor. rec.
Attichblätter: Folia Sambuci Ebuli.
Attichwurzel: Radix Ebuli.
Augentrost (Tee): Hrb. Euphr.
Augentrost (Wasser): Extr. Aloës 0,2, Fruct. Foenic., Hrb. Euphrasiae $\overline{aa}$ 10,0 Spiritus 20,0 Aqua dest. 80,0 Digere et filtra.
Augentrosttinktur: Tinctura Euphrasiae e herb. recent.
Bärentraube: Fol. Uvae Ursi conc.
Baldriantinktur: Tinctura Valerianae e rad. recent.
Baldrianwurzel: Rad. Valerian.
Bandwurmmittel: Extr. Filicis et Ol. Ricini in caps.
Bergwohlverleih: Flor. Arnicae cum calycibus.
Bitterer Geist: Tinct. Trifolii fibr. e herb. recent.
Bitterklee: Folia Trifolii fibrin.
Bitterkleetinktur: Tinct. Trifol. fibr. e herb. recent.
Blutreinigungstee: Flores Sambuci, Folia Sambuci, Rad. Ebuli, Lignum Santali, Cortex Frangul., Viscum album $\overline{aa}$ 10,0 Flor. Acaciae, Fol. Fragariae, Fol. Urticae $\overline{aa}$ 5,0 Summitat. Juniperi 2,5. Misce.
Bockshornklee: Sem. Foenugraeci.
Brennesselblätter: Fol. Urticae.
Brennesselhaarwasser: Aqua Urticae dest
Brennesselkraut: Hrb. Urticae.
Brennesselöl: Oleum Urticae coct.
Brennesselwurzel: Rad. Urticae.
Brombeerblätter: Folia Rubi fruticos.
Brunnenkresse: Herb. Nasturtii.
Calendulasalbe: Ungt. cereum c. flor. et herb. Calendul. digest.
Chamillentropfen: Tinct. Chamomill. e flor. recent.
Dornschlehblüten: Flores Acaciae.
Eberwurzel: Radix Carlinae.
Ehrenpreis: Herba Veronicae.
Eibischblätter: Fol. Althaeae.

Eibischwurzel: Radix Althaeae.
Eicheln: Gland. Querc. excortic. tost.
Eichenrinde: Cort. Quercus.
Eisenkraut: Herba Verbenae.
Engelwurzel: Radix Angelicae.
Enziantinktur: Tinct. Gentianae e rad. recent.
Enzianwurzel: Rad. Gentianae.
Erdbeerblätter: Fol. Fragariae vescae.
Faulbaumrinde: Cort. Frangul.
Fenchel: Fructus Foeniculi.
Fenchelöl: Ol. Foeniculi aether.
Fichtenreiser: Turiones Pini.
Foenumgraecum: Sem. Foenugraeci.
Gänseblümchen: Flor. Bellidis.
Gänseblümchenkraut: Herba Bellidis.
Gänsefingerkraut: Herba Potentillae anserinae.
Gartenraute: Hrb. Rutae hortens.
Gartensalbei: Folia Salviae.
Ginsterextrakt: Extr. Spartii scopar. spirit.
Ginsterkraut: Herba Genistae tinct. cum florib.
Gundelrebe: Herba Hederae terrestr.
Hafer: Avena excorticata.
Hagenbutten: Fruct. Cynosbati sine seminib.
Hagenbuttenkerne: Semen Cynosbati.
Hagenbuttentinktur: Tinct. Cynosbati e fruct recent.
Harzkörner: Olibanum elect.
Haselwurz: Rhiz. Asari c. herb.
Heidelbeerblätter: Fol. Myrtill.
Heidelbeeren: Fructus Myrtilli.
Heildolde: Herba Saniculae.
Heublumen vom Gebirge: Flores Graminis.
Hexenschußpflaster: Empl. Picis.
Hirtentäschel: Herba Capsell. Burs. Pastor.
Holunderbeeren: Fruct. Sambuci nigr. sicc.
Holunderblätter: Folia Sambuci nigr. conc.
Holunderblüten: Flor. Sambuci nigr.
Holunderwurzel: Radix Sambuci nigr.
Honig: Mel depurat. inspissat.
Hühnerdarm: Herba Stellariae mediae.
Huflattichblätter: Fol. Farfarae.
Huflattichblüten: Flor. Farfar.

Hustentee: Fol. Farfarae 20,0, Folia Urticae, Herba Equiseti, āā 10,0, Fruct. Foeniculi, Fruct. Juniperi, Fol. Plantaginis, Flor. Malvae arbor., Flores Tiliae āā 5,0, Sem. Foenugraeci. Flor. Verbasci āā 2,5. Misce.

Johannisbeerblätter: schwarze, Folia Ribis nigr.

Johanniskraut: Herba Hyperici cum floribus.

Johanniskrautöl: Oleum Hyperici coct.

Johanniskrauttinktur: Tinct. Hyperici e herb. recent.

Josephskräutlein: Herba Hyssopi c. floribus.

Kalmuswurzel: Rhiz. Calami

Kamillen: Flor. Chamomill. vulg.

Kampferöl: Oleum camph. Pharm.

Kampferspiritus: Spirit. camphorat. Pharm.

Kardobenediktenkraut: Herb. Cardui bened. c. floribus.

Kastanienpulver: Sem. Hippocastani tost. pulv.

Klettenkraut: Herba Bardanae.

Knochenmehl, blutbildendes: Ferrum lactic. 1,0, Mangan. phosphoric., Mangan. lactic. aa 0,5, Calcar. phosphoric. 100,0. Misce.

Knochenmehl, graues: Ossa usta alba et nigra āā pts

Knochenmehl, schwarzes: Ossa usta nigra (Ebur ustum).

Knochenmehl, weißes: Ossa usta (Calcar. phosphor.).

Kohlenstaub: Carbo Ligni pulv.

Kreidemehl: Calcar. carbon.

Kreuzdornbeeren: Fructus Rhamni cathart. maturi.

Kümmel: Fruct. Carvi.

Kümmelöl: Ol. Carvi aether.

Kürbiskerne: Semen Cucurbit.

Lavendelöl: Oleum Lavandulae aether.

Lehmsalbe: Bolus alba c. Aqua.

Leinsamen: Semen Lini.

Lindenblüten: Flores Tiliae cum bracteis.

Lungenkraut: Herba Pulmonar. maculat.

Magentrost: Herb. Hyperici 3,0, Fol. Millefolii, Fruct. Juniperi, Fructus Cynosbati, Radix Gentianae āā 1,0, Herb. Absinthii, Fol. Trifol. fibr., Herb. Equiseti, Herb. Euphras., Herb. Centaur. āā 0,5, Oleum Menthae pip. 0,1, Spir. dilut. 100,0. Digere et filtra.

Malefizöl: Ol. Amygdalar. 6 T., Ol. Crotonis 1 T.

Malvenblüten: Flores Malvae arbor. cum calycibus.

Mausöhrchen: Herba Pilosellae.
Melissenblätter: Fol. Melissae.
Mistel: Viscum quercinum.
Nelkenöl: Oleum Caryophyll. aeth.
Nelkenwurz: Rhizoma Caryophillatae.
Nußblätter: Folia Juglandis.
Pechpflaster: Empl. Picis.
Pestwurzblätter: Folia Petasitidis.
Pfefferminze: Folia Menthae.
Pfefferminzgeist: Spiritus Menthae pip.
Pimpinellwurzel: Radix Pimpinellae.
Quendelkraut: Herba Serpylli.
Raute: Folia Rutae.
Rautenöl: Oleum Rutae coct.
Rautentinktur: Tinctura Rutae e herb. recent.
Reisetropfen: Tinct. Chamomill., Tinct. Absinth., Tinct. Centaur., Tinct. Arnicae (e herb. recent. par.) $\overline{aa}$ pts.
Rhabarberpillen: Extract. Rhei et Radix Rhei pulv. $\overline{aa}$ pts. ad Pilul. pond. 0,1.
Rhabarberwurzel: Radix Rhei.
Ringelblumen: Flor. Calendulae sine calycibus.
Ringelblumenblätter: Herba Calendulae.
Rosmarin: Folia Rosmarini.
Rosmarintinktur: Tinct. Rosmarini e herb. recent.
Rosmarinwein: Vin. Rosmarini e herb. recent.
Salatöl: Oleum Olivarum optim.
Salbeiöl: Oleum Salviae coct.
Sandel: Lign. Santali rubrum.
Sanikel: Herba Saniculae.
Sarsaparillwurzel: Rad. Sarsaparillae.
Sassafras: Lign. Sassafras conc.
Schachtelhalm, großer: Herb. Equiseti major.
Schachtelhalm, kleiner: Herb. Equis. arvens.
Schafgarbe: Herba Millefolii.
Schafgarbenblüten: Flores Millefolii.
Schlüsselblumen: Flor. Primul. sine calycibus.
Schlüsselblumenkraut: Herba Primulae.
Schlüsselblumenwurzel: Rad. Primulae.
Senfkörner, gelbe: Sem. Erucae.
Senfkörner, schwarze: Semen Sinapis.
Spitzwegerich: Flor. Plantaginis. lanceolat.
Stiefmütterchen: Herba Violae. tricol.

Stockrosen: Flor. Malvae arbor. cum calycibus.
Sumpfklee: Fol. Trifolii fibrin.
Tannenspitzen: Turiones Pini.
Taubnesselblüten: Flores Lamii alb.
Tausendgüldenkraut: Herba Centaurii.
Tausendgüldenkrauttinktur: Tinct. Centaurii e herb. recent.
Tormentillwurzel: Rhiz. Tormentillae.
Veilchenblätter: Herba Violae odorat.
Veilchenwurzel: Radix Violae odorat.
Vogelknöterich: Herb. Polygon. Persicar.
Wacholderbeeren: Fructus Juniperi.
Wacholderbeertinktur: Tinct. Juniperi fruct. recent.
Wacholderöl: Oleum Juniperi e fructib.
Wacholderspitzen: Summitat. Juniperi.
Waldmeister: Herba Asperulae.
Wallwurz: Radix Consolidae.
Warzenbalsam: Bals. pro Papill. Mamm.
Wasserminze: Folia Menthae aquatic.
Wassersuchttee: Herb. Equiseti 40,0, Fruct. Cynosbati 20,0, Fol. Rosmarini, Rad. Sambuci, Lignum Sassafras āā 10,0, Folia Rutae, Folia Trifol. fibr., Folia Uvae Ursi, Viscum alb., Lign. Santali, Fruct. Juniperi āā 5,0. Misce.
Wegerich: Hrb. Plantagin major.
Wegtritt: Herba Polygon. avicular. conc.
Wegwartkraut: Herba Cichor. Intyb.
Wegwarttinktur: Tct. Cichorii e herb. recent.
Wegwartwurzel: Rad. Cichorii Intyb.
Weichselblätter: Fol. Cerasor.
Weinraute: Hrb. Rutae hortens.
Wermut: Herba Absinthii cum floribus.
Wermutpillen: Herb. Absinthii pulv. c. Mucil Gummi arab. q. s. ut fiant. pil. pond. 0,1.
Wermuttinktur: Tinctura Absinthii e herb. recent.
Wermutwein: Vinum Absinthii e herb. recent.
Wiesensauerampfer: Herba Rumicis Acetosae.
Wollkraut: Folia Verbasci.
Wollkrautblüten: Flores Verbasci sine calycybus.
Wühlhuberpillen: Spec. Wühlhuber (siehe da) pulv. et Mucil. Gi. arab. q. s. ut fiant pilul. pond. 0,1.

Wühlhubertee I: Aloë, Sem. Foenugraeci aa 8,0, Fruct. Foeniculi, Fruct. Juniperi aa 25,0.

Wühlhubertee II: Aloë, Sem. Foenugraeci aa 6,0, Fructus Foeniculi 12,0, Fructus Juniperi, Radix Ebuli aa 18,0.

Wurmschokolade: Troch. Santonini cacaot.

Zinnkraut: Hrb. Equiseti arvens oder major.

Zinnkrauttinktur: Tct. Equiseti e herb. recent.

Zwergholunderwurzel: Radix Ebuli.

Kohlenoxydamylnitrit, Karbonisiertes Amylnitrit, Amylium nitrosum cum oxydo carbonico. Zur Verhinderung der Methämoglobinbildung im Blute und der gestörten Herztätigkeit, welche Erscheinungen der Gebrauch von reinem Amylnitrit im Gefolge hat, empfiehlt es sich, das letztere bis zu einem bestimmten Grade mit Kohlenoxyd zu sättigen. Die Einatmung des karbonisierten Amylnitrites wurde ohne unangenehme Nebenerscheinungen und üble Folgen vertragen, reines Amylnitrit erzeugte wie gewöhnlich heftige Kopfschmerzen. *Fabrikant:* E. Merck in Darmstadt.

Vorsichtig aufzubewahren.

Kohlensäure-Kataplasma besteht aus einem Creme, welcher kohlensaure Salze in einem geeigneten Bindemittel mit einem Zusatz von Menthol enthält, und einer Platte, dem eigentlichen Kataplasma, welche ein mit Weinsäure imprägniertes Gewebe darstellt. Der Creme wird messerrückendick auf die zu beeinflussende Haut aufgetragen. Darauf legt man das eigentliche Kataplasma, welches vorher mit Wasser angefeuchtet ist, und bedeckt das Ganze mit einem wasserdichten Stoff. *Fabrikant:* Dr. Pfeffermann in Berlin.

Kola „Monavon" werden die Kolapräparate der Firma Laboratoires réunis Monavon et Vacheron St. Foy-Lès-Lyon genannt. Es kommen in den Handel: Kola granulé „Monavon", mit Kolaextrakt überzogene Zuckerkügelchen, Kola-Elixir, ein mit Spiritus e Vino bereiteter Kolalikör und Kola-Wein. *Bezugsquelle:* Vial und Uhlmann in Frankfurt a. M.

Kolaferrin, als Nerventonikum empfohlen, enthält in einem Kaffeelöffel (= 5 g) Triferrin (paranukleins. Eisen) 0,25, Kolaextrakt 0,4, Chinatinktur 0,4. Strychnin 0,0015, Orangensirup 4,0. *Fabrikant:* Dr. Friedr. Koltscharsch & Cie. in Wiener-Neustadt.

Kolanin „Knebel" ist der von Knebel in den Kolanüssen aufgefundene glykosidartige Körper, der als anregendes Mittel an Stelle der gebräuchlichen Kolapräparate Anwendung finden soll. *Fabrikant:* Krewel & Co. in Köln.

Kontraluesin Richter soll eine wässerige Lösung von Sozojodol-Chinin-Salizylverbindungen sein, in der metallisches Quecksilber so fein verteilt ist, daß die Größe der Quecksilberteilchen Kokkengröße nicht erreicht. Es wird gegen Syphilis zur subkutanen Anwendung empfohlen. *Fabrikant:* Dr. E. Richter in Plauen i. Voigtl.
Vorsichtig aufzubewahren.

Kontrastin ist reines Zirkonoxyd für röntgenologische Zwecke.

Korysan wird das kohlensaure Hämatogen der Firma Dr. Homeyer & Cie. in Berlin-Schöneberg genannt, also ein der Eubiose (siehe dieses) analoges Präparat.

Kosin crist., Kussinum crist., Koussin, Kossein Kosine. Wirksames kristallinisches Prinzip aus den blühenden weiblichen Pflanzen von Hagenia Abyssinica. $C_{31}H_{38}O_{10}$. Gelbe kristallinische Nadeln, löslich in Alkohol, Äther und Chloroform, schmilzt bei ca. 150° C. Anthelmintikum. Dosis 1,5—2,0. Nach Einführung von Kosin muß ein Laxans (Ol. Ricin.) gegeben werden. *Fabrikant:* E. Merck in Darmstadt.

Kossam, ein aus den Samen von Brucea Sumatrana (Simarubeae) bereitetes Präparat in Tabloids, wird gegen Amöbendysenterie empfohlen. *Fabrikant:* Collin in Paris.

Kranitpastillen sind mit einer wohlschmeckenden Hülle versehene Pastillen, welche pro dosi 0,0005 g metalloidischen Phosphor enthalten und an Stelle von Phosphorlebertran verwendet werden sollen. *Fabrikant:* Krewel & Co. G. m. b. H. in Köln a. Rh.
Vorsichtig aufzubewahren.

Krebsserum siehe Anticancrin.

Krelution ist eine Lösung von 66% Kresolen, welche mit Derizinseife hergestellt wird und grüne, wässerige Mischungen gibt. Es soll als Wundantiseptikum Anwendung finden. *Fabrikant:* Dr. H. Noerdlinger in Flörsheim a. M.

Kremulsion ist ein mit Harzseife emulgierbar gemachtes Kresolpräparat, welches in der Tierpraxis als Waschmittel, Räudebad usw. gebraucht werden soll. *Fabrikant:* Dr. H. Noerdlinger in Flörsheim a. M.

Kreoform. Auf demselben Wege wie beim Thymoform (siehe dieses) gewinnt man aus Kreosot und Guajakol eine geruch- und geschmacklose Verbindung, die weder ätzt noch reizt und nicht mehr giftig ist. Sie ist in Kalilauge leicht löslich und fällt beim Ansäuern wieder aus; man muß demnach annehmen, daß, da der Phenolcharakter erhalten blieb, eine Methylenverbindung entstanden ist. Kreoform ist unlöslich in Wasser und Petroläther, leicht löslich in Alkohol, Äther und heißem Benzol. Es soll an Stelle der üblichen Kreosotpräparate Anwendung finden. *Fabrikant:* Dr. G. F. Henning in Berlin SW. 48.
Vorsichtig aufzubewahren.

Kreosal, Tanosal, Kreosottannat, ist der Gerbsäureester des Kreosots. (Nach anderer Ansicht nur ein Gemisch, dem das Kreosot durch Äther entzogen werden kann.) Es wird durch Einwirkung von Kohlenoxychlorid auf ein Gemisch von Gerbsäure und Kreosot dargestellt. Kreosal bildet ein braunes, amorphes, schwach nach Kreosot riechendes, in Wasser, Glyzerin und Alkohol leicht lösliches Pulver und enthält 60% Kreosot. Es wirkt auf die Schleimhäute nicht reizend, passiert den Magen unzersetzt und wird erst im Dünndarm gespalten. Im Handel ist es in Form einer 6,6 prozentigen Lösung sowie in Form von Pillen mit je 0,33 g Kreosal. Es wird, da es den Magen nicht belästigt, als Ersatz für Kreosot gegen Phthisis angewendet. *Fabrikant:* Apotheker E. Feigel, Mühlhausen i. Els.

Kreosol, Homoguajakol, $C_6H_3 \cdot CH_3 \cdot OH \cdot OCH_3$, bildet neben Guajakol und Methylkreosol einen Bestandteil des Buchenteerkreosots und wird wie dieses angewendet. Es ist eine farblose bis gelbliche, mit Alkohol und Äther mischbare, in Wasser wenig lösliche Flüssigkeit vom Siedepunkt 220°.
Vorsichtig aufzubewahren.

Kreosolid ist die Magnesiumverbindung der Phenole des Kreosots und stellt ein weißes Pulver von schwachem Geruch und Geschmack dar; 1 g Kreosolid entspricht 2 g Kreosot. Das Pulver wird in Dosen von 0,5 g viermal täglich gegeben. Durch die Säure des Magens werden die wirksamen Bestandteile Guajakol und Kreosot in äußerst feiner Verteilung abgespalten. Das Präparat soll nicht ätzend wirken und gut vertragen werden. *Fabrikant:* Dr. Denzel in Tübingen.

Kreosotal siehe Creosotal.

Kreosotal-Ichthyol wird ein Gemisch aus Kreosoti carbon., Ichthyoli āā 15, Glycer. puri 30, Aqu. Menth. pip. 10, zur Behandlung der Lungentuberkulose genannt. Verabreicht wird das Mittel: Erwachsenen 20—30 Tropfen in Wein oder Zitronenwasser dreimal täglich; Kinder oder solche Kranke, welche das Medikament mit Widerwillen nehmen, erhalten dreimal täglich 10 Tropfen, nach Wochen steigend 20 Tropfen.

Kreosotaller Funcks siehe unter F.

Kreosotum camphoricum, Créosocamphre, wird aus gleichen Molekülen Kreosot und Kampfer als ölige, in Wasser unlösliche, dagegen in Alkohol, Äther und Glyzerin lösliche, dicke Flüssigkeit erhalten. Das Präparat soll beruhigend auf das Nervensystem wirken. Man gibt es in öliger Lösung (1 : 5) kaffeelöffelweise oder in Gelatinekapseln mit je 0,2 g, drei bis fünf Kapseln täglich.

Vorsichtig aufzubewahren.

Kreosotum carbonicum siehe Creosotal.

Kreosotum oleinicum siehe Oleokreosot.

Kreosotum phosphoricum siehe Phosot.

Kreosotum tannicum siehe Kreosal.

Kreosotum valerianicum siehe Eosot.

Kreo-Spinol, eine Kombination von Spinol (siehe dieses) mit Kreosot, stellt ein grünlichbraunes Pulver dar und läßt sich ohne weiteres zu Pillen, komprimierten Tabletten usw. verarbeiten. Es soll als Eisenkreosotpräparat bei Phthise usw. Anwendung finden; Dosis 0,05—0,1 g mehrmals täglich. *Fabrikant:* J. E. Stroschein in Berlin SO. 36.

Vorsichtig aufzubewahren.

Kresalol, Kresolum salicylicum, Meta-Kresylsalicylat, $C_6H_4 \cdot CH_3 \cdot O \cdot OC \cdot C_6H_4 \cdot OH$, wird aus Metakresolnatrium und Natriumsalicylat mittels Phosphoroxychlorid dargestellt. Es bildet farblose, in Wasser unlösliche, in Alkohol und Äther lösliche, geruch- und fast geschmacklose Kristalle, welche bei 73—74° schmelzen. Es zerfällt im Darm in m-Kresol und Salicylsäure und wirkt wie Salol, soll aber wirksamer und doch ungiftiger sein und wird bei Rheumatismus und in den Anfangsstadien der Cholera angewendet. Die Dosis beträgt 0,3—1,0 g mehrmals täglich.

Maximaldosis: 4,0 g pro die.

Kresamin, Äthylendiaminkresol, Trikresolamin, als Desinfektionsmittel und Antiseptikum für die Wundbehandlung empfohlen, stellt ein einfaches Gemisch des Trikresols mit dem Äthylendiamin dar, und zwar derart, daß unter einer 1 prozentigen Kresaminlösung eine Flüssigkeit zu verstehen ist, welche sowohl 1% Trikresol als 1% Äthylendiamin enthält. Es ist eine farblose, wasserhelle Flüssigkeit von phenolähnlichem Geruch, die nach einigem Stehen an der Luft eine hellgelbe Farbe annimmt. *Fabrikant:* Chem. Fabrik auf Aktien vorm. E. Schering in Berlin.

Kresan werden Präparate genannt, welche als wirksamen Bestandteil Kreosotinsäure oder deren Salze enthalten. Es kommen in den Handel: Kresanpulver als Trockenantiseptikum empfohlen, besteht aus reiner Kresotinsäure und Stärke; Kresansalbe pro uso humano und pro uso veterinario, sowie Kresangaze, eine mit Kresotinsäure imprägnierte Verbandgaze. *Fabrikant:* Rheinische Serum-Gesellschaft m. b. H. in Köln a. Rh.

Kresapol, Kresosaponat, entspricht im wesentlichen dem offizinellen Liquor Cresoli saponatus und wird wie dieser als Desinfektionsmittel verwendet.

Kresaprol siehe Kresin.

Kresatin, der Essigsäure-Ester des m-Kresols, $CH_2 \cdot C_6H_4 \cdot O \cdot CH_3 \cdot CO$, bildet eine farblose, ölige, in Wasser unlösliche, in organischen Lösungsmitteln leicht lösliche Flüssigkeit von eigentümlichem Geruch, die sich klar mit Paraffin und fetten Ölen mischt und mit Wasserdämpfen flüchtig ist. Es wird rein oder in Mischung mit Alkohol oder Ölen oder als Spray gegen Erkrankungen der Nase und des Rachens empfohlen. *Fabrikant:* Schiefelin & Co. in Newyork.

Vorsichtig aufzubewahren.

Kresin, Kresaprol, ist eine Auflösung von Kresolen in einer Lösung von kresoxylessigsaurem Natrium mit einem Gehalte von 25% Kresolen; es bildet eine braune, mit Wasser und

330 Kresochin — Kreuznacher moussierender Quellzusatz.

Alkohol klar mischbare Flüssigkeit, die als Desinfektionsmitte. Verwendung findet. *Fabrikant:* Chem. Fabrik auf Aktien vorm. E. Schering in Berlin.

Vorsichtig aufzubewahren.

Kresochin besteht aus neutralem trikresylsulfosaurem Chinolin und einer losen Verbindung von Chinolin mit Trikresol; es enthält 33% Chinolin und 17% Trikresol. Das Kresochin bildet eine zu 5% in Wasser lösliche Flüssigkeit, welche nicht wie die Karbolseifenpräparate schlüpfrig macht. Es wird als Desinfektionsmittel, auch für Instrumente, angewendet. *Fabrikant:* Franz Fritzsche & Co. in Hamburg.

Kresolum benzoicum siehe Benzoylkresol.

Kresolum salicylicum siehe Kresalol.

Kresophen wird ein reizloses, angenehm riechendes und kaum färbendes Holzteerpräparat genannt. *Fabrikant:* Chem. Fabr. Elektron G. m. b. H. in Biebrich a. Rh.

Kresosaponat siehe Kresapol.

Kresosolvin wird das Creolin der Firma F. Ahrens & Co. in Altona-Ottensen genannt.

Kresosteril, m-Kresol-o-oxalsäureester, mit 70% Kresol und 30% Oxalsäure bildet ein in Wasser bis zu 3% lösliches, bei 54° schmelzendes Produkt. Es gelangt in blau gefärbten Tabletten in den Handel und soll als Desinfektionsmittel Anwendung finden.

Vorsichtig aufzubewahren.

Kresulfol, ein Mittel zur Großdesinfektion, besteht aus 1 T. Kresol und 2 T. konzentrierter Schwefelsäure. Es wird in 3 prozentiger wässeriger Lösung angewendet. *Fabrikant:* J. D. Riedel A.-G. in Berlin-Britz.

Vorsichtig aufzubewahren.

Kresylol, Kresylsäure sind identisch mit Kresol.

Kresylsalicylat siehe Kresalol.

Kreuznacher Katarrhpastillen enthalten neben Kreuznacher Salz noch Menthol und Anästhesin (siehe dieses).

Kreuznacher moussierender Quellzusatz besteht in der Hauptsache aus schwefelsauren und zitronensauren Alkalien. *Fabrikant:* Apoth. A. Müller in Kreuznach.

Kreuznacher Salzpastillen enthalten pro dosi 3 g reines Kreuznacher Salz. Die Pastillen sind sterilisiert und sollen dem Patienten eine handliche Form des Kreuznacher Salzes zum Auflösen in Wasser gewähren. *Fabrikant:* Apotheker A. Müller in Kreuznach.

Kreuznacher Tabletten sind wohlschmeckende Schokoladentabletten, die eingedickte Extrakte von Rhabarber, Schlehenblüten, Pomeranzenschalen, Tausendgüldenkraut, Faulbaumrinde, Baldrianwurzel und Süßholz enthalten. Sie werden zur Blutreinigung und als Krankheitsverhüter empfohlen. *Fabrikant:* G. A. Sieger in Kreuznach.

Kryofin ist ein Kondensationsprodukt aus Phenetidin und Methylglykolsäure. Man erhält es beim Erhitzen von p-Phenetidin mit Methylglykolsäure auf 120—130°; es kristallisiert aus Wasser in Nadeln vom Schmelzpunkt 98—99°. Das Methylglykolsäurephenetidid entsteht gemäß der Gleichung:

$$CH_3 OCH_2 COOH + NH_2 C_6 H_4 OC_2 H_5$$
$$= CH_3 \cdot OCH_2 \cdot CO \cdot NH \cdot C_6 H_4 \cdot OC_2 H_5 + H_2 O.$$

Kryofin bildet weiße, geruchlose und geschmacklose Kristalle, löslich in 52 T. kochendem und 600 T. kaltem Wasser. In konzentrierter Lösung schmeckt Kryofin bitter und beißend. Man gibt es als Fiebermittel ausschließlich in Pulverform und eingehüllt in Oblaten. Als zuverlässig wirksame Dosis hat sich 0,5 Kryofin herausgestellt; man erreicht damit einen Erfolg wie etwa mit 1,0 Phenacetin. *Fabrikant:* Baseler Chemische Fabrik in Basel.

Vorsichtig aufzubewahren.

Kryogenin, Cryogénine, ist Metabenzaminosemikarbazid, $C_6H_4 \cdot CONH_2 \cdot NH \cdot NH \cdot CONH_2$, bildet ein weißes, geruchloses, in Wasser unlösliches, kristallinisches Pulver von bitterlichem Geschmack. Kryogenin wirkt nach Carrières Versuchen in Dosen bis zu 1,5 g nicht giftig und ist in Gaben von 0,2—1,0 g als Fiebermittel zu empfehlen. Nebenwirkungen: Starker Schweißausbruch, allgemeine Depression und Unruhe.

Vorsichtig aufzubewahren.

Kteinokapseln enthalten 50% Extr. fluid. Kawa-Kawa, 40% Extr. fluid. Cubebarum und 10% Ol. Santali und werden als Antigonorrhoikum empfohlen. *Fabrikant:* G. Pohl, Fabr. pharm. Präparate in Schönbaum-Danzig und Berlin.

Kupfer-Lezithin, eine Verbindung von Kupferchlorid mit Lezithin mit einem Kupfergehalt von 4,5%, wird von S t r a u ß in Form einer mit Alkohol ohne Fett hergestellten Salbe als Ätzmittel bei Hautkrebs empfohlen. *Fabrikant:* Farbenfabriken vorm. Friedr. Bayer & Co. in Elberfeld.
Vorsichtig aufzubewahren.

Kurin werden Abführtabletten aus Pulvis Liquiritiae comp. und Phenolphthalein genannt. *Fabrikant:* Chem. Fabrik Dr. R. Scheuble und Dr. A. Hochstetter in Tribuswinkel, Niederösterreich.

Kussinum siehe Kosin.

Kystoskopcreme, ein Gleitmittel, besteht aus einer konzentrierten Glyzerin-Traganthlösung. *Fabrikant:* Kaiser-Friedrich-Apotheke in Berlin.

Laboda sind Brust- und Hals-Dragees aus Tannenwaldduft (Terpinol) und Menthol. Anwendung finden sie bei Husten, Katarrh, Brustschmerzen, Luftröhren- und Kehlkopfleiden. *Fabrikant:* Ferromanganin-Gesellschaft in Frankfurt a. M.

Labordin siehe Analgen.

Lactagol ist ein trocknes Extrakt aus dem Baumwollsaatmehl und enthält die wirksamen Bestandteile desselben in konzentrierter Form. Das feine, gelblichweiße Pulver von nicht unangenehmem Geschmack ist in Wasser unlöslich, doch läßt es sich, damit angerührt, leicht emulsionsartig aufschwemmen. Lactagol wird an Stelle des sonst zu gleichem Zwecke üblichen Baumwollsaatmehls den Kühen in Dosen von 100—150 g täglich gegeben, um die Milchsekretion zu vermehren. Frauen, die täglich 10—12 g des Präparates nahmen, erzielten ebenfalls beträchtliche Vermehrung der Milchabsonderung. *Fabrikant:* W. Pearson & Co. in Hamburg.

Lactalexin enthält Spermin, Thymin, Thyreoidin, Nukleinsäure und Milchzucker. Es wurde mit Erfolg gegen Rachitis, Skrofulose und Neurasthenie angewandt. *Fabrikant:* Org.-therapeut. Labor. von Prof. v. Poehl & Söhne in St. Petersburg.

Lactanin. Unter diesem Namen wird ein Bismutbilactomonotannat in den Handel gebracht, ein gelbliches, in Wasser und verdünnten Säuren unlösliches Pulver, das sich als kräftiges Darmantiseptikum erwiesen hat. Das Präparat wird verabreicht in Dosen von 1—3 g innerhalb 24 Stunden in Form einer versüßten Mixtur. *Fabrikant:* Société chimique des usines du Rhône, Lyon.

Lactarin wird ein reines Kaseïn der Firma O. Wunderlich in Eisenharz (Württemberg) genannt.

Lactobacilline, ein Fermentpräparat, soll ähnliche Wirkungen wie Yoghurt entfalten und wird in Form von saurer Milch, Pulver, Tabletten und Bouillon bei Typhus, Cholera, Dysenterie usw. empfohlen. *Fabrikant:* „Le Ferment" Produits à la Lactobacilline in Paris.

Lactochloral soll eine Mischung von gleichen Teilen Chloralhydrat und Milchsäure sein; es wird als Schlafmittel angewendet. *Vorsichtig* aufzubewahren.

Lactochol sind Tabletten, welche als wirksame Bestandteile Milchfermente und entfärbte Gallenauszüge enthalten und bei Verdauungsbeschwerden, chronischer Blinddarmentzündung, Verstopfung usw. Anwendung finden sollen. *Fabrikant:* Laboratoire de Thérapie bio-chimique in Paris.

Lacto-Ferrol ist eine Eisenmilch von 0,014% Eisengehalt, die sich von gewöhnlicher Milch weder durch Geruch noch Geschmack unterscheiden soll. *Fabrikant:* Magister Kuptsche in St. Petersburg.

Lactoform ist ein aus Milch hergestelltes Formalin-Eiweißpräparat, welches als Einreibung gegen Rheumatismus Verwendung finden soll. *Fabrikant:* Österr. chem. Werke A.-G. in Wien.

Lactojod = Projodin (siehe da).

Lactol, Lactonaphthol, der Milchsäureester des β-Naphthols, $CH_3 \cdot CH \cdot OH \cdot COO \cdot C_{10}H_7$, wird durch Einwirkung von Phosphoroxychlorid auf ein Gemisch molekularer Mengen von β-Naphtholnatrium und Natriumlactat dargestellt. Lactol bildet farblose, in Wasser nicht, wohl aber in Alkohol lösliche Kristalle und wird als Darmantiseptikum in Gaben von täglich 1 g, besonders bei Kindern, angewendet.

Lactonaphthol siehe Lactol.

Lactopepsin wird eine Mischung aus Pepsin und Milchsäure genannt, die bei Diarrhöen der Kinder und Dyspepsie empfohlen wird. Dosis 0,3—0,6 g mehrmals täglich.

Lactopeptin ist eine amerikanische Spezialität zur Verdauungsbeförderung; es soll ein Gemisch aus 240 T. Milchzucker 48 T. Pepsin, 36 T. Pancreatin, 3 T. Diastase, 4 T. Salzsäure von 25% und 4 T. Milchsäure sein.

Lactophenin siehe D. A.-B. V unter Lactylphenetidinum.

Lactoserve, eine B u t t e r m i l c h k o n s e r v e, wird beschrieben als frei von schädlichen Keimen, aber reich an lebenskräftigen Milchsäurebakterien. Man versetzt nach D. R. P.173875 sterilisierte Milch mit Reinkulturen von Milchsäurebakterien und läßt dann stehen, bis ein bestimmter Säuerungsgrad erreicht ist, was z. B. bei einer Temperatur von 38° nach 1—2 Tagen der Fall ist. Die saure Milch wird dann in bekannter Weise, event. unter Zusatz von Zucker, Mehl und dergleichen, eingeengt, und zwar unterhalb der für die Milchsäurebakterien schädlichen Temperatur von 60°. Lactoserve soll mit 5 T. kochendem Wasser verrührt ein der frischen Buttermilch sehr nahe kommendes Getränk liefern. *Fabrikant:* C. F. Boehringer & Söhne in Mannheim-Waldhof.

Lactyltropeïn, $C_8H_{14}NO \cdot CO \cdot CH(OH)CH_3$, welchem erregende Wirkungen auf die Atmung und die Herztätigkeit zugeschrieben werden, bildet weiße Nadeln, die bei 74—75° schmelzen und in Wasser, Alkohol, Äther, Chloroform usw. leicht löslich sind. Das Chlorhydrat, Jodhydrat, Nitrat und Sulfat der Base wurde ebenfalls in Form weißer Nadeln, die in Wasser resp. Alkohol mehr oder weniger leicht löslich sind, erhalten.

Vorsichtig aufzubewahren.

Laevulo-Chloral ist eine der Chloralose (siehe diese) analoge Verbindung aus Laevulose mit Chloral.

Vorsichtig aufzubewahren.

Lahmanns Nährsalzextrakt enthält 28,32% Wasser, 4,9% Eiweiß, 3,91% weitere Stickstoffkörper, 9,14% Apfelsäure, 41,77% stickstoffreie Extraktstoffe und 12,06% Mineralstoffe. Es ist aus Pflanzenstoff hergestellt; Konsistenz, Geruch und Geschmack ähneln dem Fleischextrakt. *Fabrikant:* Hewel & Veithen in Köln.

Lahusens Jodeisenlebertran, J o d e l l a. *Fabrikant:* Apotheker Wilh. Lahusen in Bremen. Zu einem Ersatz für diese Spezialität wurde von H a m s c h e r in der Pharm. Zeitg. folgende Vorschrift sehr empfohlen: Ferr. pulv. 1,0, Alkohol 1,0,

Jodi pur. 2,05, werden gelinde erwärmt, nach der Reaktion werden zugefügt: Alkohol 3,0, worauf man in Ol. Jecor. Aselli 1000,0 hineinfiltriert. Auch die Vorschrift der sächs. Kreisvereine für Jodeisenlebertran ist gut.

La-Kama, ein Bandwurmmittel, kommt in zwei Formen in den Handel: I. schwach: jede Kapsel enthält 1,25 g Kamala und 0,1 g trocknes Granatwurzelrindenextrakt; II. stark: jede Kapsel enthält 1,5 g Kamala und 0,1 g trocknes Granatwurzelrindenextrakt. *Fabrikant:* Max Kahnemann in Berlin N. 24.

Lanoform soll eine Verbindung (?) von Wollfett mit Formaldehyd sein; es wird als Lanoform-Streupulver und als Lanoform-Crême mit je 1% wirksamem Formaldehyd in den Handel gebracht.

Lanolinum sulfuratum siehe Thilanin.

Lantol ist kolloidales Rhodium A. Es kommt in 1%iger Lösung in Ampullen und keratinierten Kapseln in den Handel und soll bei Krebs und septischen Krankheiten Anwendung finden. *Fabrikant:* Laboratoire Couturieux in Paris S 7.

Largin, P r o t a l b i n s i l b e r, bildet ein weißgraues, bei 18° C bis zu etwa 10,5% in Wasser lösliches Pulver, welches aus seinen Lösungen weder durch Chloride noch durch Eiweiß gefällt wird. Es ist auch in Glyzerin, Blutserum, nativem Eiweiß, Alkali- und Acidalbuminen, Peptonlösungen usw. leicht löslich und eignet sich wegen seiner geringen Reizwirkung auf die Schleimhaut besonders zur Behandlung der Gonorrhöe. Man bedient sich am besten $\frac{1}{4}$- bis $\frac{1}{2}$prozentiger wässeriger Lösungen zu verlängerten Injektionen, bei Augenkrankheiten 1—3—10 prozentiger Lösungen. *Fabrikant:* E. Merck in Darmstadt.
Vor Licht geschützt aufzubewahren.

Larosan, K a s e i n - C a l c i u m, bildet ein lockeres, feines, in Wasser lösliches Pulver und soll 2:100 in Milch gelöst als L a r o s a n - M i l c h an Stelle von Eiweißmilch Anwendung finden. *Fabrikant:* F. Hoffmann-La Roche & Co. in Grenzach (Baden) und Basel (Schweiz).

Laryline wird ein Keuchhustenpflaster der Firma P. Beiersdorf & Co. in Hamburg genannt.

Laudanon, eine Kombination verschiedener Opiumalkaloide, gelangt in gebrauchsfertigen Lösungen in Ampullen (zu 1,1 ccm) in verschiedener Zusammensetzung in den Handel. Laudanon I enthält pro Ampulle 10 mg Morphin, 1 mg Kodein, 2 mg Papaverin, 0,5 mg Thebain und 0,5 mg Narcein, Laudanon II 10 mg Morphin, 2 mg Narkotin, 1 mg Kodein, 0,1 mg Papaverin, 0,5 mg Thebain und 0,1 mg Narcein. Die Intensität der Morphinwirkung soll durch Verwendung dieser Mischungen gesteigert, die lähmende Wirkung des Morphins auf die Respirationszentren dagegen eingeschränkt oder aufgehoben werden. *Fabrikant:* C. H. Boehringer Sohn, chem. Fabrik in Nieder-Ingelheim a. Rh.

Vorsichtig aufzubewahren.

Lauensteins Antihaemorrhinsalbe und -Tee. Der Tee soll bestehen aus Herb. Millefol., Herb. Bursae pastoris, Flor. Verbasci und Rad. Liquirit. āā 20,0, Fol. Sennae spiritu extrakta 10,0, die Salbe aus Adip. Butyri praep. 10,0, Paraffin. solid. 0,2, Flor. Verbasci 2,5, Ol. Rosar. gtt. ¼.

Lavoderma ist ein medizinisches Seifenpräparat, welches etwa 30% Hydrarg. caseïnat. enthält, sich leicht löst und die Haut nicht reizt. Es wird zur Behandlung parasitärer und mykotischer Prozesse der Haut empfohlen. *Fabrikant:* Chem. Institut, Berlin SW.

Laxan (Haustabletten) enthalten pro dosi 0,1 g Phenolphthalein und vanillierte Kakaomasse 0,3 g. *Fabrikant:* Dr. H. Müller & Co. in Berlin C. 19.

Laxanin ist eine mit Kaffee aromatisierte Ricinusölschokolade in Täfelchen mit je 0,1 g Phenolphthalein und soll als Abführmittel in Dosen von 1—2 Täfelchen (Kinder die Hälfte) Anwendung finden. *Fabrikant:* Dr. R. Reiß, Chem. Fabrik in Berlin-Charlottenburg.

Laxaphen ist ein Phenolphthalein enthaltender Sirup mit Schokoladegeschmack. Abführmittel. *Fabrikant:* Parke, Davis & Co. in Detroits.

Laxative-Tabletten siehe Limosan.

Laxatol ist ein Abführmittel, welches im wesentlichen aus Phenolphthalein besteht. *Fabrikant:* Apotheker Linde in Melk (Niederösterreich.)

Laxinkonfekt besteht aus Apfelmark und Zucker mit Phenolphthalein als wirksamen Bestandteil. Siehe auch Phenolphthalein. *Fabrikant:* Pharmakon G. m. b. H. in Berlin NW.

Laxol, ein amerikanisches Abführmittel, soll aus bestem, mit Saccharin und Pfefferminzöl versetztem Rizinusöl bestehen.

Lebensessenz Fernests siehe unter F.

Leber siehe Organpräparate.

Lebertran pankreatinhaltiger siehe unter P.

Lebertranemulsion Scotts siehe unter Scott.

Leciferrin wird ein flüssiges Lecithineisenpräparat genannt, welches neben etwa 0,1% Lecithin an Eisen gebunden, Alkohol, Zucker und aromatische Bestandteile enthält (Z e r n i k). *Fabrikant:* Galenus, chem. Industrie G. m. b. H. in Frankfurt a. M.

Lecilacton, ein Nährpräparat in Pulverform, soll aus Trockenvollmilch mit 10% Eierlezithin bestehen. *Fabrikant:* Dr. Pfeffermann, Fabr. chem. u. pharm. Präparate in Berlin O.

Lecin ist eine konzentrierte Eisen-Eiweißlösung (20% frisches Hühnereiweiß und 0,6% Eisenhydroxyd). Die Darstellung erfolgt nach D. R. P. 173 013 in der Weise, daß man dem Eisenalbuminat in trocknem oder feuchtem Znstande Eisenoxydsaccharat oder Eisenhydroxyd und Zucker zusetzt. Lecin findet als neutrales reizloses Eisenpräparat Anwendung bei Anämie, Chlorose usw. Dosis: 3—5—10 g in Wasser, 2—3 mal täglich (vor der Mahlzeit) zu nehmen. — L e c i n t a b l e t t e n enthalten neben neutralem Eiseneiweiß glyzerinphosphorsauren Kalk. — L e c i n p u l v e r (mit 10% Eisen) ist in Zuckerwasser klar löslich. *Fabrikant:* Dr. E. Laves in Hannover.

Lecisanol, ein Nährpräparat, bildet ein gelblich-weißes feines Pulver mit Vanillegeschmack und soll ca. 10% Eierlezithin, 28% Vitellin, 5% Maltose und 57% Laktose enthalten. *Fabrikant:* Deutsche chem. Werke Victoria G. m. b. H. in Berlin.

Lecithan ist ein Lecithin (siehe dieses) der Firma Blattmann & Co. in Wädenswiel (Schweiz).

Lecithcerebrin und **Lecithmedullin** sind Lecithinpräparate, die aus dem Gehirn bzw. aus Knochenmark dargestellt werden.

Lecithin, O v o l e c i t h i n , L e c i t h o l , L e c i t h a n . Lecithine nennt man eine Reihe im Tier- und Pflanzenreich sehr verbreiteter fettartiger Stoffe, welche mit Säuren oder Basen gekocht in Fettsäuren (Ölsäure, Stearinsäure, Palmitinsäure)

Glyzerinphosphorsäure und Cholin zerfallen. Es sind esterartige Verbindungen. Die Lecithine des Tierkörpers scheinen vorwiegend Distearyl-Glyzerinphosphorsäure zu enthalten. Die Konstitution dieses Distearyllecithins würde demnach (nach Neumeister) durch folgende Formel zu veranschaulichen sein:

$$\begin{array}{l} CH_2 \cdot O - C_{18}H_{35}O \\ CH \cdot O - C_{18}H_{35}O \\ CH_2 \cdot O - PO - O \cdot C_2H_4 \\ | (CH_3)_3 \\ OH HO \end{array} \Big\} N = \text{Distearylglyzerinphosphorsaures Cholin.}$$

Das Lecithin der Pflanzensamen dagegen soll vornehmlich Ölsäure-Palmitinsäure-Lecithin von folgender Zusammensetzung sein:

$$\begin{array}{l} CH_2 \cdot O - C_{18}H_{33}O \\ CH \cdot O - C_{16}H_{31}O \\ CH_2 \cdot O - PO - O \cdot C_5H_{13}N \cdot OH \\ | \\ OH \end{array}$$

Das Lecithin kommt im tierischen Organismus besonders reichlich im Gehirn, den Nerven, dem Eigelb, der Milch, den Blutkörperchen, dem Knochenmark sowie im Protoplasma jeder tierischen Zelle vor. Auch jedes pflanzliche Protoplasma enthält Lecithin; besonders reichlich ist es in manchen Samen vorhanden (0,5—2%). Fabrikmäßig wird das Lecithin fast ausschließlich aus Eidotter gewonnen, welches in (mit Kochsalz) konserviertem Zustand einen nicht unbedeutenden Handelsartikel bildet. Bei der Extraktion des Eigelbes mit siedendem Alkohol wird unter Koagulation des Vitellins das Lecithin durch den Alkohol aufgenommen, aus welchem es dann abgeschieden und später umkristallisiert werden kann.

Lecithinum medicinale. Das zu medizinischen Zwecken im Handel befindliche Lecithin ist eine gelbe bis gelbbräunliche, wachsähnliche Masse, löslich in Alkohol, Äther, Chloroform und Methylalkohol, schwer in fetten Ölen, unlöslich in heißem Wasser, darin nur stark aufquellend. Beim Erhitzen zersetzt es sich, ohne vorher zu schmelzen; bei Luftzutritt oxydiert es sich unter Dunkelfärbung. Man gibt es als allgemeines Tonikum in Form von Pillen zu 0,1—0.5 g pro dosi oder als subkutane Injektion in steriler Öllösung zu 0,05—0,15 g.

Identitätsreaktionen und Prüfung. Die alkoholische Lösung 1:20 gibt mit alkoholischer Chlorkadmiumlösung (1:10) einen weißen voluminösen Niederschlag. 0,5 g Lecithin werden in einem Jenaer ¾ Liter-Rundkolben mit 10 ccm einer Mischung gleicher Volumina konz. Schwefelsäure und Salpetersäure erhitzt, bis keine braunen Dämpfe mehr entweichen. Alsdann läßt man aus einem Topftrichter so lange von demselben Säuregemisch unter fortwährendem Erwärmen zutropfen, bis die Substanz völlig verbrannt ist, was daran erkannt wird, daß der Kolbeninhalt beim fortgesetzten Erhitzen ohne weiteren Säurezusatz sich nicht mehr dunkler färbt. Man erhitzt dann, bis weiße Schwefeldämpfe auftreten, läßt erkalten und verdünnt mit 150 ccm Wasser. Es sollen im ganzen zur vollkommenen Zerstörung nicht mehr als 40 ccm Säuregemisch verbraucht werden. Die wasserhelle Lösung wird darauf mit 50 ccm Ammonnitratlösung (50%) versetzt und auf 70—80° erhitzt. Man fällt dann sofort die Phosphorsäure mit 40 ccm Ammonmolybdatlösung aus, schüttelt den Niederschlag ½ Minute gut durch und läßt ihn absitzen. Er wird durch Dekantieren ausgewaschen, in 150 ccm Wasser verteilt und mit soviel n/2-Natronlauge versetzt, bis er gerade gelöst ist. Nach weiterem Zusatz von 5—6 ccm n/2-Natronlauge kocht man, bis kein Ammoniak mehr entweicht. Nach dem Erkalten titriert man den Laugenüberschuß mit n/2-Salzsäure zurück. 1 ccm n/2-Natronlauge entspricht 1,268 mg P_2O_5 oder 0,553 mg Phosphor. Bei der Berechnung der gefundenen Phosphorsäure auf reines Lecithin entspricht $P_2O_5 = 2\ C_{42}H_{24}NPO_2$ (Pflanzenlecithin).

Vor Licht geschützt aufzubewahren.

Lecithinalbuminat siehe Letalbin.

Lecithin-Eiweiß Dr. Klopfer = Glidin (siehe dieses).

Lecithinkakao siehe Lecitogen.

Lecithin-Lebertran hat G. Carrière mit Erfolg bei Rhachitis angewendet. Es ist dies Präparat als eine neue Form des Phosphorlebertrans zu betrachten. Man erhält es durch Auflösen von 2,5 g Lecithin (aus Eiern gewonnen) in 500,0 hellem Lebertran und gibt davon den Kindern je nach deren Alter einen oder mehrere Eßlöffel voll täglich.

Lecithin-Lebertran-Malzextrakt mit 1% Lecithin bringt die Firma Ed. Loeflund & Cie. in Grumbach bei Stuttgart in den Handel.

Lecithin-Perdynamin enthält 1% Lecithin, vereinigt die bekannten Wirkungen der Komponenten und soll täglich mehrmals teelöffel- bis eßlöffelweise gegeben werden. *Fabrikant:* H. Barkowski in Berlin.

Lecithinervin ist ein Gemisch aus Kalium bromat., Natr. bromat. und Lecithin. *Fabrikant:* Apotheker G. Hoffmann, Storch-Apotheke in Dresden.

Lecithinogen, gegen die verschiedensten Erkrankungen empfohlen, soll aus 90% „Liquor Calcii aethyl. hypophosphor." und 10% Rohrzucker bestehen. Nach A u f r e c h t enthält es aber nicht den Äthylphosphitester des Calciums sondern unterphosphorigsaures Calcium. *Fabrikant:* Carl Hunnius in München.

Lecithinpräparate Merck. Es kommen folgende Präparate in den Handel: L e c i t h i n s c h o k o l a d e (Lecithin granulatum), eine aromatische 10 prozentige Verreibung von Lecithin mit Kakao und Zucker. Auch in Form von Schokoladetäfelchen à 0,25 g Lecithin. L e c i t h i n - B o n b o n s mit je 0,25 g Lecithin. L e c i t h i n - E m u l s i o n mit 10% Lecithin in physiologischer Kochsalzlösung, in Ampullen zu 2 und 5 ccm (zur subkutanen oder intramuskulösen Injektion). *Fabrikant:* E. Merck in Darmstadt.

Lecithinpräparat Weirichs siehe unter W.

Lecithin-Sirup oder E i e r - S i r u p wird nach Mercks Rep. auf folgende Weise dargestellt: 30 g Eigelb werden mit 6 g Wasser tüchtig durchgeschüttelt und durchgeseiht; dann werden hinzugefügt 1,5 g Kochsalz, 20 g Zucker, 40 g Glyzerin, 7,5 g Bittermandelwasser.

Lecithol wird ein organeisenhaltiges, aromatisches Hämoglobinpräparat, welches noch Glyzerinphosphorsäure enthält, genannt. *Fabrikant:* Apotheke in Schneidemühl.
L e c i t h o l wird auch das Lecithin (siehe dieses) der Firma J. D. Riedel Akt. Ges. in Berlin-Britz genannt.

Lecithol Granules „Riedel" sind mit Schokoladenmasse hergestellt lezithinhaltige Granula.

Lecitogen, J a f f é s L e c i t h i n k a k a o, enthält in einer Originaldose 3 g Lecithin aus Ei, vermischt mit reinem Kakao. *Bezugsquelle:* H. Barkowski in Berlin O. 27.

Lecitovin, als Tonikum empfohlen, soll Lecithin, organische und anorganische Phosphorsäure und Hämoglobin enthalten. *Fabrikant:* R. Otto Lindner in Leipzig.

Leimbinden siehe Colligamen.

Leimstifte siehe Glutektone.

Leitholfs Sauerstoffbäder siehe Sauerstoffbäder.

Lenicet, ein im Jahre 1905 von L e n g e f e l d in den Arzneischatz eingeführtes Aluminiumacetat der ungefähren Formel $Al(OH)(CH_3COO)_2 + aq$, wird nach D. R. P. 160 348 und Zusatzpatenten dargestellt Es stellt ein sehr voluminöses, schneeweißes Pulver dar, das sich in Wasser nur schwer und wenig löst, leichter in schwachen Säuren und Alkalien, und vollkommen ungiftig ist. Es ist luft- und lichtbeständig, nicht hygroskopisch und kann mit den verschiedensten Arzneistoffen kombiniert werden. Es enthält rund 30% Al_2O_3 und 62% Essigsäure. (Z e r n i k). Es dient als Ersatz für Zinkoxyd, Borsäurepulver usw. zu den verschiedensten dermatologischen Zwecken als Antiseptikum, trocknendes und heilendes Deckmittel, auch als Spezifikum gegen Hyperhidrosis, nässende Ekzeme usw. Man braucht es in Form von Streupulver, Salbe, Paste, Pinselung oder Anschüttelung, rein oder mit anderen Arzneimitteln gemischt.

L e n i c e t - B o l u s, eine Mischung von Bolus mit Lenicet kommt mit verschiedenen Arzneistoffen versetzt als Lenicet-Bolus mit Peroxyd, Lenicet-Bolus mit Jod (1%) und Lenicet-Bolus mit Silber ($1/2$%) in den Handel und soll in den verschiedenen Formen, besonders in der Frauenheilkunde, zum Einblasen in die Vagina gegen Fluor albus usw. Anwendung finden.

L e n i c e t - M u n d w a s s e r in fester Form enthält Lenizet, Superoxyd (wahrscheinlich Natriumperborat) und Menthol.

L e n i c e t - T a b l e t t e n enthalten 0,3 g Lenicet und 0,2 g Hexamethylentetranin. Außerdem sind noch im Handel L e n i c e t s a l b e, L e n i c e t v a s e l i n e und L e n i c e t s t r e u p u l v e r.

Fabrikant: Dr. R. Reiß in Berlin-Charlottenburg.

Lenigallol, P y r o g a l l o l t r i a c e t a t, $C_6H_3(CH_3 \cdot COO)_3$ ist ungiftig, während das Monoacetat (Eugallol) in der Hand des Laien nicht ungefährlich ist. Es stellt ein weißes Pulver dar, unlöslich in Wasser, welches auf der Wäsche keine Flecken verursacht. Sein Schmelzpunkt liegt bei 165°. Lenigallol soll bei akuten und subakuten Ekzemen der Kinder ausgezeichnete Dienste leisten. Man wendet es in Form von hochprozentiger Pasta (Lenigallol, Lanolin āā p. aequ.) oder als 0,5—10 prozentige Salbe an (Lenigallol 0,5—10 g, Past. Zinci oxyd. ad 100 g). *Fabrikant:* Knoll & Co. in Ludwigshafen a. Rh.

Vor Licht geschützt aufzubewahren.

Lenirenin, ein aus Lenicet, frisch gefälltem getrocknetem Aluminiumhydroxyd, $0{,}04^0/_{00}$ Nebennierensubstanz und 2% Kokain bestehendes Pulver, soll zur Trocken-Insufflation in die oberen Luftwege bei akuten und chronischen Katarrhen Anwendung finden. *Fabrikant:* Dr. R. Reiß in Berlin-Charlottenburg.

Vorsichtig aufzubewahren.

Lenirobin, C h r y s a r o b i n t e t r a c e t a t, wird als ein Ersatzmittel für Chrysarobin empfohlen, da es die Haut weniger reizt als dieses. *Fabrikant:* Knoll & Co. in Ludwigshafen a. Rh.

Lentanin, ein Alkaloid aus Lentana brasiliensis, bildet ein weißes, geruchloses, sehr bitteres Pulver, welches in Wasser fast unlöslich, in Alkohol löslich ist. Es wird als sehr energisches Antiseptikum gerühmt. Dosis 1 g.

Lentin, M e t a p h e n y l e n d i a m i n u m   h y d r o c h l o r i c u m, $C_6H_4(NH_2)_2 \cdot 2 HCl$, bildet ein weißes, fast geruchloses Kristallpulver, welches sich mit der Zeit schwach rötlich färbt. Es löst sich leicht in Wasser, schwerer in Alkohol. Fügt man zu 20 ccm Wasser 2 oder 3 Tropfen wässeriger Lentinlösung (1 : 20) und 2 oder 3 Tropfen Natriumnitritlösung (1 : 20), so färbt sich die Flüssigkeit intensiv rotbraun. Wird eine Mischung von 2 oder 3 Tropfen Lentinlösung (1 : 20), 1 Tropfen Wasserstoffsuperoxyd (3%) und 20 ccm Wasser zum Sieden erhitzt, so nimmt die Flüssigkeit eine violette Farbe an, die allmählich in Rubinrot übergeht.

Das Lentin hat sich als Antidiarrhoikum nützlich erwiesen. Bei kleinen Kindern in Dosen von 0,01 g, bei Erwachsenen von 0,1 dreimal täglich gereicht, bei älteren Kindern in Dosen, welche zwischen diesen liegen, übt es eine stopfende Wirkung aus. *Fabrikant:* E. Merck in Darmstadt.

Lentocalin wird nach R ö m e r aus frischen tierischen Linsen dargestellt und soll zur Bekämpfung des Altersstares dienen. *Fabrikant:* Farbwerke, vorm. Meister Lucius und Brüning in Höchst a. M.

Lepra-Antitoxin siehe Leprolin.

Lepra-Serum siehe unter Leprolin.

Leprine wird eine dem Tuberkulin entsprechende Glyzerin-Emulsion aus Kulturen des Bazillus Hansen genannt, die gegen Lepra Anwendung finden soll. Dosis: 10 ccm unter die Haut.

Leptynol soll eine kolloidale Lösung von Wollfett-Palladiumhydroxydul in flüssigem Paraffin sein, welche 2,5% Palladium als $Pd(OH)_2$ — Organosol, demnach in 1 ccm 25 mg Palladium enthält. Leptynol soll, tief in das Bauchfett eingespritzt, als Entfettungsmittel, besonders in Kombination mit einer Marienbader Diätkur, gute Dienste leisten. Es werden jedesmal 2 ccm des vorher etwas erwärmten Mittels eingespritzt. *Fabrikant:* Kalle & Co. in Biebrich a. Rh.

Letalbin, L e c i t h i n a l b u m i n a t, ein gelbes, haltbares Pulver mit etwa 20% reinem Lecithin, wird als allgemeines Tonikum empfohlen. *Fabrikant:* Blattmann & Cie. in Wädenswil (Schweiz).

Letargin, ein Lokalanästhetikum für zahnärztliche Zwecke in Ampullen, soll in 1 ccm Extr. Hamamelidis 0,5 g, Novocain 0,015 g, Natr. chlorat. 0,0092 g, Thymol 0,0002 g, Aqua destillata 0,5 g und Sol. Suprarenini hydrochlor. 1 : 1000 gtt 1 enthalten. *Fabrikant:* Fabr. chem.-pharm. Präparate Max Hennig in Berlin O.
Vorsichtig aufzubewahren.

Leucolit ist ein Vaginalstift, der Zincum sulfuricum, Acidum citricum, Chininum citricum āā 5,0 g und Alumen crudum 85,0 g enthalten soll. *Fabrikant:* Alte k. k. Feldapotheke in Wien.
Vorsichtig aufzubewahren.

Leucofermantin „Merck" ein durch Immunisieren mit Pankreas-Trypsin von Pferden gewonnenes Antifermentserum, wird von M ü l l e r und P e i s e r bei allen eitrigen Entzündungen, die zur Abszeßbildung führen, empfohlen. Das Präparat, das in Dosen von 20 und 50 ccm in den Handel kommt, wird in die offene oder geöffnete Eiterhöhle eingegossen oder eingespritzt. *Fabrikant:* E. Merck in Darmstadt.

Leukogen ist eine aus einer Emulsion abgetöteter Staphylokokken bestehende Vaccine. Das Präparat, zu dessen Herstellung von verschiedenen Staphylokokkenerkrankungen stammende Kulturen verwendet werden und das mit 0,5% Phenol als Konservierungsmittel versetzt ist, gelangt in Ampullen oder kleinen Fläschchen mit 10, 25, 50, 100 und 500 Millionen Keimen pro ccm in den Handel. Es soll bei akuten und chronischen

Staphylokokkenerkrankungen subkutan zur Anwendung kommen. *Fabrikant:* Farbwerke vorm. Meister Lucius und Brüning in Höchst a. M.

Leukrol-Pastillen bestehen nach den Angaben auf der Originalschachtel aus Extr. Jubahar. 14,0, Sacchar. alb. pulv. 12,0, Cacao deol. 3,0, Acid. citric. pulv. 1,0. *Fabrikant:* Chem. Fabr. Erfurt G. m. b. H. in Erfurt-Ilversgehofen.

Leurose ist ein neuer Name für Leube-Rosenthals Fleischsolution.

Levico-Ocker ist der bei dem Tiroler Kurort Levico gefundene eisen- und arsenhaltige Schlamm, der durch das den bekannten Levico-Quellen entströmende sogenannte Schwachwasser gebildet wird. Derselbe soll in Form heißer Umschläge bei Neuralgien, chronischen Entzündungsprozessen und Exsudaten, sowie bei Sexualerkrankungen Anwendung finden.

Lévurargyre wird ein aus Bierhefe gewonnenes Nukleinquecksilber genannt, welches sich bildet, wenn man Hefekulturen nach und nach größere Mengen Quecksilberchlorid zusetzt. Das Quecksilber wird dabei als mineralisches Nahrungsmittel von der Hefe aufgenommen. Die Hefe wird dann gewaschen und getrocknet und mit schwach alkalischem Wasser digeriert, wodurch man das gebildete Quecksilbernukleoproteid auszieht. Das so gewonnene Lévurargyre enthält das Quecksilber ebenso fest gebunden wie das als M e r k u r o l (siehe dieses) bereits bekannte Nukleinquecksilber, soll vor diesem aber den Vorzug besitzen, daß es keinen metallischen Geschmack besitzt und durch Schwefelwasserstoff nicht im geringsten angegriffen wird. Das Präparat soll bei der Behandlung der Syphilis gute Dienste leisten. Außer der Quecksilberverbindung hat A d r i a n in gleicher Weise auch Nukleoproteide des Eisens, Mangans, Vanadiums, Silbers, Arsens, Fluors, Jods und des Broms dargestellt. *Fabrikant:* Adrian & Co. in Paris.

Vorsichtig und vor Licht geschützt aufzubewahren.

Levuretin ist eine völlig reine Trockenhefe, welche ganz analog der Faex medicinalis angewendet wird. *Fabrikant:* E. Feigel in Lutterbach bei Mühlhausen i. Els.

Levurin ist getrocknete Bierhefe (siehe auch Faex medicinalis), welche wie die frische Hefe bei Furunkulose Anwendung finden soll. Auch ein Extrakt dieser getrockneten Hefe wird als Levurin bezeichnet. Das Levurin wird leicht vom Magen vertragen und scheint im Gegensatz zur Hefe eher eine günstige Wirkung auf die Darmtätigkeit auszuüben. Es wird in der Dosis von 1—2 Kaffelöffel pro Tag, am besten vor dem Essen und mit Bier oder kohlensaurem Wasser als Vehikel gegeben.

Levurinose ist eine durch kalten Luftstrom getrocknete Bierhefe, die noch ihre volle Wirkungskraft besitzt. Sie stellt ein gelbweißes Pulver dar und wird wie alle anderen Hefepräparate angewendet. Es kommt auch eine L e v u r i n o s e - H e f e s e i f e in den Handel. *Fabrikant*: J. Blaes & Co. in Lindau (Bayern).

Liantral ist ein Ersatzmittel für Liquor und Tinctura Lithantracis. Angeregt durch die Arbeiten von S a c k , welcher Benzol und Aceton als bestes Lösungsmittel für den Steinkohlenteer erklärte (Steinkohlenteer 10 T., Benzol 20 T, Aceton 70 T.), stellte L e i s t i k o w Versuche im Verein mit T r o p l o w i t z über die Löslichkeit desselben an und fand, daß man mit Benzol allein eine vollkommene Extraktion des Steinkohkenteers erzielt. Die Lösung wird vom Benzol befreit, und zwar so, daß die über 80° C siedenden Bestandteile des Teers nicht verloren gehen; es hinterbleibt dann das unter dem Namen L i a n t r a l in den Handel gebrachte eingedickte Steinkohlenteerextrakt. Liantral ist löslich in Benzol, teilweise löslich in Äther, Alkohol, Ölen und Fetten; es besitzt sirupartige Konsistenz und ist leicht mischbar mit Fetten, Seifen, Gelanthum, Kaseinsalbe und anderen salbenartigen Vehikeln. Dasselbe wird zu dermatologischen Zwecken in Form von Salbe, Caseïnfirnis, Spray, Seife oder Pflastermull angewendet. *Fabrikant:* P. Beiersdorf & Co. in Hamburg.

Libanol, L i b a n o l B o i s s e , nach dem Namen des Destillateurs P. Boisse in Algier wird das Öl aus dem Holze der Altaszeder (Cedrus atlantica Manetti) genannt, welches an Stelle des Sandelholzöles therapeutische Anwendung finden soll. Man gibt es bei Gonorrhöe zu 3 g täglich in Kapseln 6—8 Tage lang. Des weiteren sind günstige Wirkungen des Atlaszedernholzöles bei Bronchitis und Tuberkulose beobachtet worden. Man empfiehlt es in Mischung von 50 g mit 950 g Lebertran, wovon täglich drei Löffel voll gegeben werden. Das Atlaszedernholzöl nimmt dem Lebertran den unangenehmen Geschmack. Gegen Ausschläge verwendet man es als Salbe (10,0 Öl und 40,0 Vaseline).

die täglich zweimal anzuwenden ist. *Fabrikant:* Schimmel & Co. in Miltitz bei Leipzig.

Libidol, ein flüssiges Aphrodisiakum, soll das alkoholische Extrakt aus der Rinde des Yohimbebaumes sowie die Extrakte von Muira-Puama und der Kolanuß enthalten. Dosis: 20 bis 30 Tropfen. *Fabrikant:* Chem. Fabrik Tellus in Berlin.

Liebes Malzextraktpulver mit Lecithin enthält 4% Lecithinalbumin und bildet ein gelbliches, in Wasser leicht lösliches, wohlschmeckendes Pulver. *Fabrikant:* J. Paul Liebe G. m. b. H. in Dresden.

Lien siehe Organpräparate.

Lienaden ist ein Extrakt der Milz. (Siehe auch Linaden.) Die Milz ist mit Erfolg bei Malaria-Cachexie und Milzhypertrophie im Verein mit Knochenmark angewendet worden. Das Extrakt gibt man in Dosen von 10—15 g. *Fabrikant:* Knoll & Co. in Ludwigshafen a. Rh.

Li-Ferrosol ist ein Lithium enthaltendes Ferrosol (siehe dieses). Es wird zur Heilung der Gicht empfohlen.

Lignosulfit, Lignosulfin, ist ein bei der Cellulosefabrikation gewonnenes Nebenprodukt, welches neben Sulfiten noch aromatische Bestandteile des Holzes enthält. Es wurde als innerliches Desinfiziens und Antiseptikum gegen Diphtherie und Tuberkulose in Form von Inhalationen mittelst besonderer Apparate empfohlen. *Bezugsquelle:* Lignosulfitgesellschaft in Hallein bei Salzburg u. Hofapotheke in Salzburg i. Österr.

Lignum und Radix Muirae-Puamae enthält nach Peckolts Untersuchungen eine alkaloidartige, kristallinische Substanz, das Muirapuamin, ferner einen amorphen Bitterstoff, etwas Fett und zwei Harzsäuren. Die Muira-Puama, eine Olacacee Brasiliens, steht bei den brasilianischen Eingeborenen als Aphrodisiakum in hohem Ansehen. *Bezugsquelle:* E. Merck in Darmstadt.

Lignum Pterocarpi pallidi, von Pterocarpus pallidus. Papilionaceae. Heimat: Philippinische Inseln. Das Holz von Pterocarpus pallidus steht bei den Eingeborenen der philippinischen Inseln seit alters als ein vortreffliches Mittel gegen Blasensteine in hohem Ansehen. *Bezugsquelle:* E. Merck in Darmstadt.

Limanol. Das russische Limanmoor ist als ein vorzügliches Heilmittel gegen Rheumatismus, Gicht, Ischias, Migräne und ähnliche Krankheiten bekannt. Auf Grund des D. R.-P. Nr. 91724 wird durch Kochen des Moores, durch Abpressen der festen Bestandteile und darauf erfolgende Ausscheidung aus der abgepreßten Flüssigkeit ein Extrakt erlangt, welches als Limanol bezeichnet wird. Die L i m a n o l e i n r e i b u n g gegen Rheumatismus, Gicht usw. besteht aus 160 T. dieses Moorextraktes, 400 T. Ammoniak, 800 T. Seifenspiritus und 500 T. Chloroform. *Fabrikant:* Löwenapotheke von Benade in Stettin.

Limosan werden Tabletten genannt, die gegen Gicht, Rheumatismus und Steinleiden empfohlen werden und aus Piperazin, Salokoll und Lithiumkarbonat bestehen. Die zur Limosankur gehörigen L a x a t i v e t a b l e t t e n enthalten Sennesblätter, Faulbaumrinde, Süßholz, Queckenwurzel, Pfefferminz, Ringelblumen und Pappelblätter. *Fabrikant:* Chem. Laboratorium „Limosan" in Limbach (Sa.).

Linaden enthält die wirksamen Bestandteile der Milz, aus welcher es gewonnen wird. Es enthält geringe Mengen Jod und wird bei Anämie, Bleichsucht, Skrofulose, Milzschwellung und Leukämie angewendet. (Siehe auch Lienaden.) *Fabrikant:* F. Hoffmann - La Roche & Co. in Basel.

Dr. Lindenmeyers Salusbonbons sollen 10% Alliumsaft enthalten. *Bezugsquelle:* Salomonis-Apotheke in Dresden-A.

Linogen nennt M i n d e s Vasogenersatzmittel, die nach folgenden Vorschriften jeder Apotheker sich selbst darstellen kann:

L i n o g e n u m   l i q u i d u m : Ol. Lini 31,5, Olein, weiß 40,5, Spir. Dzondii 9,0, Spir. Vini conc. 7,5, Äther sulf. 1,8 werden durchgeschüttelt.

Ein nach dieser Vorschrift bereitetes L i n o g e n u m   j o d a t u m 6% und 10% ist unbegrenzt haltbar, im durchfallenden Lichte durchscheinend und läßt sich leicht einreiben. Die Jodflecke werden mit Seifenspiritus leicht weggewaschen. In der Kälte scheidet sich ein lichtbrauner Niederschlag aus (Jodammonium), genau wie bei Jodvasogen.

L i n o g e n u m   s a l i c y l a t u m 10% enthält man durch einfaches Schütteln von Ol. Lini 35,0, Olein 45,0, Spir. Dzondii 10,0, Spir. Vini conc. 8,0, Äther 2,0, Acid. salicyl. 10,0.

L i n o g e n u m   s p i s s u m : Unguentum Lini (Ol. Lini 3, Paraff. 2) 60,0, Olein, weiß 30,0, Spir. Dzondii 10,0, werden in der Reibschale gemischt. Man erhält eine lichtgelbe, weiche

Salbe, welche das Fünffache ihres Gewichtes Wasser aufnimmt. Ein Teil des Wassers wird aber in der Kälte ausgeschieden, und es enthält das Präparat dann konstant das Dreieinhalbfache seines Gewichtes Wasser. Ganz analog den Vasogenen und Vasolimenten lassen sich diese Linogene mit den verschiedensten Arzneistoffen leicht mischen.

Vor Kälte geschützt aufzubewahren.

Linosan-Kapseln, gegen Gonorrhöe und Blasenkatarrh empfohlen, enthalten pro dosi Ol. Santal. ostind., Ol. Juniper. e bacc., Ol. Lini āā 0,1 g. *Fabrikant:* Dr. Hannach & Bloch in Berlin SW.

Linoval ist eine Salbengrundlage, die 5% einer flüchtigen Fettsäure enthalten soll, die bei der Reinigung des Leinöls gewonnen wird, daneben 93% Vaselin, 1% Ammoniak und 1% Lavendelöl. Das Linovalum purum stellt eine weiße Salbe von eigenartigem, nicht unangenehmem Geruch dar, die leicht verreibbar, nicht körnig ist, 15% Wasser resorbiert und von unbegrenzter Haltbarkeit ist, solange sie nicht bis zum Schmelzpunkt (31°) erhitzt wird. Alle Zusätze sind daher o h n e E r w ä r m e n zu machen, durch kaltes Verreiben. *Fabrikant:* Richard Schmidt in Altona.

Lintine ist ein als Ersatz für Englisch Lint empfohlener Verbandstoff der Firma Johnson & Johnson in New-York. *Bezugsquelle:* in Deutschland: Leopold Enoch in Hamburg.

Lipanin ist ein 6% freie Ölsäure enthaltendes Olivenöl, welches Lebertran ersetzen soll. Es wird leicht resorbiert und emulgiert. Dosis für Erwachsene 2—6 Eßlöffel täglich, für Kinder 1—4 Teelöffel. *Fabrikant:* C. A. F. Kahlbaum in Berlin SO.

Der holländische Apothekerverein gibt zu einem O l. O l i v a r u m A c i d u m genannten E r s a t z p r ä p a r a t folgende Vorschrift: Acid. oleinicum purum 6,0, Ol. Olivarum 94,0.

Lipiodol und **Lipobromol** werden Jod- bzw. Bromöle genannt, welche an Stelle der betreffenden Alkaliverbindungen Anwendung finden sollen. Das Jodöl soll ziemlich farblos sein, 40% Jod enthalten und ohne jede Schmerzempfindung oder Zeichen von Jodismus subkutan angewendet werden können. Das Bromöl mit $33\frac{1}{3}$% Brom bildet eine klare, fast farblose Flüssigkeit, die bei + 10° dick wird und nach Mohnöl riecht, aus dem es dargestellt wird. Es soll per os und in Form subkutaner Injektionen Anwendung finden, wobei 1 g etwa 0,5 g Kaliumbromid entspricht.

Lipogenin ist eine Salbengrundlage russischen Ursprungs in fester und flüssiger Form. Das Lipogeninum solidum stellt eine porzellanartige, feste, geruchlose Masse von deutlich kristallinischem Gefüge dar, die bei Körperwärme fast momentan schmilzt. Lipogeninum liquidum ist eine farblose, ölige, neutrale, geruchlose Flüssigkeit, die bei niederer Temperatur große Kristallblättchen absetzt, welche sich bei gelindem Erwärmen wieder lösen. Meist ist die ganze Flüssigkeit zu einem Kristallmagma erstarrt, in welchem die Kristalle den flüssigen Anteil einschließen. *Fabrikant:* Gebr. Krestownikow in Kasan.

Lipojodin, Dijodbrassidinsäureäthylester, $C_{19}H_{39} \cdot CJ : CJ \cdot COO \cdot C_2H_5$, bildet feine, in Wasser unlösliche, in organischen Lösungsmitteln und fetten Ölen leicht lösliche weiße Nadeln mit 41% Jod. Schmelzpunkt 37°. In fester Form ist es im zerstreuten Tageslicht beständig, in Lösung zersetzt es sich allmählich unter Abscheidung von Jod. Es gelangt in schwach süßlich schmeckenden Tabletten in den Handel und soll an Stelle von Jodkali in Dosen von 0,3—1,5 g gegeben werden. *Fabrikant:* Gesellschaft für chem. Industrie in Basel.
Vorsichtig aufzubewahren.

Liposol ist ein Quecksilberöl mit 0,8% kolloidalem Quecksilber. *Fabrikant:* Fehling & Co. in Berlin-Charlottenburg.

Lipotin besteht aus dem eigentlichen Lipotinbalsam und einer Salbe. Der Balsam wird nach einem älteren Prospekt als „Citronellbalsam" (D. R. P. 136 326) bezeichnet. Nach der Patentschrift handelt es sich um ein durch Kaliseife in Lösung gebrachtes Reaktionsprodukt von Citronellöl und Formaldehyd. Die Lipotin-Flechtensalbe kommt in Ceratform in den Handel. Sie enthält nach Zernik als wesentlichen Bestandteil Perubalsam und etwa 2,8% rotes Quecksilberoxyd.

Liquat-Salz soll essigsaure Tonerde und Wasserstoffsuperoxyd in fester Form enthalten und gelöst an Stelle der essigsauren Tonerdelösung Anwendung finden. *Fabrikant:* Dr. R. Reiß in Berlin-Charlottenburg.

Liquor adhaesivus siehe Acetoncollodium.

Liquor Alsoli siehe Alsol.

Liquor antiarthriticus ist ein alkoholfreies, zusammengesetztes Bohnenschalenextrakt der Kronen-Apotheke von C. Stephan in Dresden-N.

Liquor Argentamini siehe Argentamin.

Liquor Calcii jodoferrati siehe Sangostol.

Liquor carbonis detergens. Für dieses Präparat gibt es sehr verschiedene Vorschriften, z. B.: I. 2 T. Steinkohlenteer, 8 T. Quillayatinktur (Schweiz. Pharm.). — II. Eine Lösung von 60 g gewöhnlicher Harzseife in 1 l Methylalkohol, die man bei 40° 18 Stunden mit 160—200 g Pix liquida mazeriert, absetzen läßt und filtriert. — III. 160—200 g Pix liquida (4 Fluidunzen) werden vorsichtig erwärmt, mit 1 l Quillayatinktur (1 : 10) gemischt, absetzen lassen und filtriert. — IV. Steinkohlenteer 4 T., Quillayatinktur, Alkohol 90 prozentig je 8 T. werden 14 Tage digeriert, absetzen lassen und filtriert. Als Desinfiziens gegen Ekzem angewendet. *Bezugsquelle:* J. D. Riedel in Berlin-Britz; Gehe & Co. in Dresden; Brückner, Lampe & Co. in Berlin.

Liquor Colchici compositus siehe Liqueur de Laville.

Liquor Ferratini siehe Ferratose.

Liquor Ferri albuminati Drees liefert im Original Apotheker Dr. H. G. Drees in Bentheim. Das Präparat wird nach Leuckersdorff durch Fällen von Magermilch mittels Liquor Ferri oxychlorati hergestellt: Man versetzt 1 l Magermilch mit 120 g Eisenchloridlösung (D. A.-B. V), wäscht den gebildeten Niederschlag aber nicht aus, sondern löst ihn sogleich in 3 T. Natronlauge und 50 T. Wasser, fügt dann 150 T. Weingeist, 100 T. Zimtwasser, 2 T. aromatische Tinktur hinzu und ergänzt mit Wasser auf 1330. Man erhält so (nach Leuckersdorff) einen dem Dreesschen Präparat ganz analogen Liquor, der auch ebenso wie das Original durch überschüssiges Eiweiß (Kasein) getrübt erscheint.

Liquor Ferri maltonati, Hämatose-Maltan, ist ein hämoglobinhaltiges Eisenmalzpräparat der Firma Zea G. m. b. H. in Erfurt.

Liquor Ferri manganati jodopeptonati bildet eine braune Flüssigkeit, deren Gehalt an Eisen ca. 0,5%, an Mangan 0,1% und an Jodeisen 0,05% beträgt. Diese mild wirkende Eisenmanganverbindung ist zum Ersatze des Oleum Jecoris mangano-jodo-ferratum bestimmt. Ihr Gebrauch ist speziell in Ländern mit warmem Klima und in der wärmeren Jahreszeit angezeigt. Man gibt das Präparat bei Chlorose jugendlicher Patienten eßlöffelweise mehrmals täglich. *Fabrikant:* E. Merck in Darmstadt.

Liquor Ferri oxydati natron. saccharati siehe Ferrosol.

Liquor Ferri phosphorici erhält man auf folgende Weise: Man verdünnt 35 g konzentrierter Schwefelsäure mit 240 g Wasser und löst darin unter Erwärmen 156 g kristallisiertes Ferrosulfat. Der fertigen Lösung fügt man 12 g Kaliumchlorat zu und erhitzt etwa ½ Stunde lang, bis das Ferrosalz in Ferrisalz übergegangen ist (durch rotes Blutlaugensalz zu prüfen). Die Flüssigkeit gießt man dann unter stetem Umrühren in etwa 320 g Ammoniaklösung, fügt 4000 g heißes Wasser hinzu, läßt dann absitzen und zieht nach ½ Stunde die klare Flüssigkeit ab. Dann gießt man nochmals 2000 g heißes Wasser zu und verfährt in derselben Weise etwa sechsmal. Schließlich wird der Niederschlag von der Waschflüssigkeit möglichst sorgfältig getrennt, mit 120 g Zitronensäure und 200 g nicht verwittertem Natriumphosphat gemischt, bis zur Lösung (wenn nötig unter Zufügung von Wasser) gelinde (nicht über 60°) erwärmt und das Ganze auf 500 ccm eingedampft.

Liquor Ferri subformicici ist ein dem Liquor Ferri subacetici entsprechendes Präparat, das an Stelle des letzteren als Tonikum empfohlen wird. Der Liquor ist eine dunkelrotbraune Flüssigkeit mit einem Gehalte von 3,8% Eisenoxyd entsprechend 7,7% $(HCOO)_4(OH)_2Fe_2$.

Liquor Formaldehydi saponatus siehe Lysoform.

Liquor haemino-albuminatus siehe Hämalbumin.

Liquor Haemoglobini Engel ist ein flüssiges Hämatogen, das von der chemischen Fabrik Robert Harras (Inh. Fr. Engel) in Augsburg dargestellt wird.

Liquor haemostypticus Dr. Rothe ist nach M. H ü b l e r eine aus blühender, frischer Urtica dioica nach Art der Tinct. Digitalis Ph. G. III hergestellte Tinktur.

Liquor Hollandicus siehe Äthylenchlorid.

Liquor Hydrargyri peptonati siehe Hydrargyrum pepton. solut.

Liquor Jodosini siehe Jodosin.

Liquor Liantrali saponinatus ist ein Auszug von Liantral (siehe dieses) mit Quillaya-Tinktur; ihm kommt dieselbe Wirkung zu wie dem Liquor carbonis detergens, dem er auch in der Zusammensetzung gleicht. *Fabrikant:* P. Beiersdorf & Co. in Hamburg.

Liquor Mengano-Ferri peptonati Gude siehe Guderin.

Liquor Sanguinalis siehe Sanguinalpräparate.

Liquor sedans ist eine von der Firma Parke, Davis & Co., Detroit, Michigan U. S. A., in den Handel gebrachte Spezialität, welche nach deren eigener Angabe in je 30 ccm Viburnum prunifol. und Hydrastis Canadens. $\overline{aa}$ 3,6 g und Piscidia erythrina 0,18 g enthält.

Liquor Thiophosphini wird als Ersatz des Sirupus Guajacoli empfohlen. Der Liquor enthält 5% guajakolsulfosaures Kalium neben Kalkverbindungen usw. Dosis 5—10 g dreimal täglich. *Fabrikant:* Apotheker Dr. K. Aschoff in Bad Kreuznach.

Liquor Thyreoideae conservatus. Zur Darstellung dieses Schilddrüsenpräparates werden zuerst die Tiere mit Jodkalium oder anderen Jodverbindungen gefüttert und ihnen dann die Schilddrüsen entnommen. Diese Schilddrüsen werden zu einer haltbaren Lösung verarbeitet, von der 6 ccm einer Schilddrüse entsprechen. Die entdrüsten Tiere werden dann nach entsprechender Zeit zur Gewinnung eines Anti- oder Para-Thyreoidins benutzt. Beide Präparate sollen bei Kropf, Fettsucht, Basedowscher Krankheit, Myxoedem usw. innerlich Anwendung finden. Man fängt mit geringen Gaben von 3 mal täglich 3 Tropfen an. *Fabrikant:* Institut Marpmann in Leipzig.

Liquor Triferrini compositus ist eine dunkelbraunrote, klare und auch bei monatelanger Aufbewahrung sich nicht trübende spirituöse Lösung von angenehm aromatischem Geschmack mit einem Triferringehalt von 1½%. Ein Eßlöffel des Liquor entspricht 0,25 g Triferrin. Man gibt täglich dreimal einen Eßlöffel voll bei allen Krankheitserscheinungen, in denen ein leicht resorbierbares Eisenpräparat angezeigt erscheint. *Fabrikant:* Gehe & Co. Akt.-Ges. in Dresden und Knoll & Cie. in Ludwigshafen a. Rh.

Eine holländische Vorschrift zu Liquor Triferrini comp. lautet: Triferrin 75,0 werden mit Aqu. destill. (40° C) 1500,0 geschüttelt. Dann fügt man langsam zu Natrium bicarbonic. 55,0 und erhitzt weiter auf 40°, bis Lösung erfolgt ist. Der klaren Flüssigkeit fügt man eine wieder erkaltete Lösung aus Saccharum 780,0, Aqu. destill. 1500,0 zu, sowie eine Lösung aus Natr. citric. neutral 3,8, Aqu. destill. 50,0. Nachdem alles gemischt ist, gibt man noch hinzu: Tinct. aromat. comp. 50,0, Spiritus (96 prozent.) 853,0, Aqu. dest. qu. s. ad. 5000,0. Die hierzu nötige Tinct. aromat. comp. wird gemischt aus Tinct. Aurantior. 30,0, Tinct. arom.

5,0, Tinct. Cinnamom. 10,0, Tinct. Chinae comp. 15,0, Aqu. Cinnamom. 10,0, Sol. Vanillini (1% in 96 prozent. Spiritus) 10,0.

Listerine, ein Antiseptikum englischen Ursprungs, soll als wesentliche Bestandteile Benzoësäure und Borsäure, sowie die Extraktivstoffe aus Thymian, Eukalyptus, Baptisia, Mentha arvensis und Gautheria enthalten. *Fabrikant:* Lambert Pharmacal Co. in London und Hamburg, Alsterdamm 9.

Eine englische Vorschrift zu Listerine lautet nach Lorenzen: Acid. boric. 30, Acid. benzoic., Thymol. aa 5, Eucalyptol., Ol. Gaulther. aa gtt. III, Ol. Wintergreen gtt. I, Ol. Menth. pipcrit. gtt. VI, Alkohol 350, Glycerin. pur. 100, Aq. dest. ad 1000, und noch so viel Wasser, daß die Mischung ganz schwach trübe durchscheint. *Lieferant:* C. B. Richard & Boas in Hamburg.

Listers Doppelsalz siehe Hydrargyrum-Zincum cyanatum.

Lithal ist ein lithiumhaltiger Auszug der Alkekengi-Beeren, welcher zur Behandlung der Gicht und von rheumatischen Krankheiten dienen soll. *Bezugsquelle:* Karl Fr. Töllner in Bremen.

Lithium benzoicum, benzoësaures Lithium, $C_6H_5 \cdot COOLi$, wird durch Umsetzung von Lithiumkarbonat und Benzoesäure als weißes, in Wasser und Alkohol leicht lösliches Pulver erhalten. Es wird in Dosen von 0,3—1 g mehrmals täglich bei Rheumatismus, Gicht und Uratsteinen angewendet; man beabsichtigt dabei, die Harnsäure in das leicht lösliche Lithiumsalz überzuführen und als solches aus dem Organismus herauszuschaffen.

Lithium citro-chinicum ist ein Ersatz für Urosin (siehe dieses). *Fabrikant:* Apotheker Dr. Voswinkel in Berlin W. 57.

Lithium sozojodolicum, Sozojodollithium, bildet schwer lösliche Kristallnadeln oder -blättchen, gegen Gelenkrheumatismus an Stelle der Salicylate empfohlen. *Fabrikant:* H. Trommsdorf in Aachen.

Vorsichtig aufzubewahren.

Lithium sulfoichthyolicum siehe Ichthyol.

Lithosanol, gegen Gallen- und Nierensteine empfohlen, enthält nach Angabe des Fabrikanten (wahrscheinlich in der 2 Liter-Originalflasche) folgende Bestandteile bzw. deren Extraktivstoffe: Fünffingerkraut 40,0, Bocksbart 20,0, Wacholder 5,0, Kamille (japan.) 5,0, Sternanis 3,0, Extract. Condurango Mataperro 10,0,

Extr. Colae 15,0, Herb. Rorellae 15,0, Extract. Kava-Kava 15,0, Kochsalz 10,0, Salizylsäure 2,0, Pfefferminzöl und Angelicaöl je 0,5, Kognak 20,0, Extract. Chinae 10,0, Lithium citricum 9,0. *Fabrikant:* Laboratorium Bauer in Kötzschenbroda bei Dresden.

Lithyol wird ein Ichthyolersatz der Chem. Fabrik vormals Sandoz in Basel genannt.

Litonbrot, als Gebäck für Diabetiker empfohlen, besteht im wesentlichen aus Dr. Klopfers Glidin (siehe dieses) und Roggenkeimlingen, denen die Kohlehydrate durch Behandeln mit Malzinfus und nachheriges Auswaschen zum größten Teil entzogen wurden. *Fabrikant:* Rademanns Nährmittelfabrik in Frankfurt a. M.-Bockenhausen.

Lofotin wird sogen. hydroxylfreier Lebertran genannt (siehe diesen), der auch mit 0,01% Phosphor geliefert wird. L o f o t i n - K r e o s o t k a r b o n a t enthält 5% Kreosotum carbonicum in Lofotin gelöst. *Fabrikant:* J. E. Stroschein in Berlin SO. 36.

Lomol ist eingetrockneter Fleischsaft französischer Herkunft. *Bezugsquelle:* Henn & Kittler in Straßburg.

Lorenzsche Lymphe gegen Schweinerotlauf. Der Erfinder und Hersteller der Lorenzschen Lymphe gegen Rotlauf der Schweine ist der Obermedizinalrat Dr Lorenz in Darmstadt.

Loretin, M e t a - J o d - o r t h o - O x y c h i n o l i n - a n a - S u l f o s ä u r e, $C_9H_4NJ(OH) \cdot SO_3H$, bildet ein schwefelgelbes, fast geruch- und geschmackloses, in Wasser und Alkohol sehr wenig lösliches kristallinisches Pulver, welches 36,2% Jod enthält. Loretin wird als geruchloser, ungiftiger Jodoformersatz in der Wundbehandlung angewendet; auf frische, geschlossene Wunden in Form von 5—10 prozentigem Loretin-Collodium als Deckverband, in Körperhöhlen als Loretinpulver oder Gaze, ferner als 5—10 prozentige Salbe, als 10—20 prozentiges Streupulver bei Furunkeln, Phlegmonen und Brandwunden. Zur Herstellung feuchter Verbände dient die Lösung des Natriumsalzes (siehe dieses). Loretin ist der wesentliche Bestandteil des Griserins (siehe dieses). *Fabrikant:* Dr. Theod. Schuchardt in Görlitz.

Vor Licht geschützt aufzubewahren.

Loretin-Sodatabletten. Mischt man Soda und Loretin und komprimiert diese Mischung zu Tabletten, so erhält man ein ausgezeichnetes Mittel zur Herstellung eines desinfizierenden Bades für die Hände, Instrumente, Tische usw. Die Tabletten lösen sich in 1 l heißem Wasser leicht zu einer hellgelblich gefärbten Flüssigkeit von stark keimtötenden Eigenschaften. *Fabrikant:* Chem. Fabrik Helfenberg Akt.-Ges. in Helfenberg i. Sachsen.

Loretin-Wismut siehe Bismutum loretinicum.

Loroco soll ein, den Anforderungen des Arzneibuches völlig entsprechender, geruch- und geschmackloser Medizinallebertran sein. *Fabrikant:* Louis Ritz & Co. in Hamburg.

Losophan, Trijodmetakresol, $C_6HJ_3 \cdot OH \cdot CH_3$, entsteht bei der Einwirkung von Jodjodkalium auf orthooxyparatoluylsaures Natrium. Es bildet farblose, in Wasser fast unlösliche, in Alkohol schwer lösliche, in fetten Ölen bei 60° leicht lösliche Kristallnadeln, welche 78% Jod enthalten und bei 121° schmelzen. Losophan wird äußerlich als Adstringens und Antiseptikum bei den durch Pilze verursachten Hautkrankheiten in 1—2 prozentiger alkoholischer Lösung zum Pinseln oder in 1- bis 10 prozentiger Salbe, gegen Scabies in 10 prozentiger Salbe angewendet. *Fabrikant:* Farbenfabriken vorm. Friedr. Bayer & Co. in Elberfeld.

Vorsichtig aufzubewahren.

Lücks Kräuterhonig soll in folgender Weise dargestellt werden: Mel. germ. opt. 575,0, Succ. Sorbor. recent. 115,0, Aq. dest. 155,0 werden aufgekocht und abgeschäumt. Der Kolatur fügt man hinzu Vin. generos. alb. 155,0, der vorher digeriert wurde mit Rad. Gentian. conc. 10,0, Rhiz. Irid. flor. conc. 10,0, Rad. Carlinae conc. 30,0, Herb. Mercurial conc. 15,0, Herb. Ambusae conc. 7,5, Herb. Pulmon. arbor. conc. 7,5. K. Thümmel fand im Lückschen Kräuterhonig noch 0,11% Salicylsäure. Nach seinem Befunde ist das Präparat ein Gemisch von rohem Honig mit frischem Vogelbeersaft von 1,23 spez. Gew. und einem Gehalte von 1% Alkohol. *Fabrikant:* C. Anhalt, G. m. b. H. in Kolberg.

Lücks Kräutertee soll bestehen aus: Herb. Veronicae, Lichen Pulmonar. arb., Stipit. Dulcamar., Carragheen, Flor. Tiliae aa pt. aequ. *Fabrikant:* C. Anhalt, G. m. b. H. in Kolberg.

Luesan wird aus Syphilissekret gewonnen. Luesan A wird innerlich, L. B. äußerlich zum Pinseln, bei syphilitischen Exanthemen und Geschwüren angewendet. Unter dem Namen Luesan gelangt neuerdings auch eine Quecksilberpflanzeneiweißverbindung in den Handel (siehe Quecksilber-Glidine).

Luminal, Phenyläthylbarbitursäure, vom Veronal durch den Ersatz einer Äthylgruppe durch den Phenylrest unterschieden, wurde im Jahre 1912 in den Arzneischatz eingeführt. Weißes, geruchloses, in kaltem Wasser fast unlösliches, in organischen Lösungsmitteln und Alkalien leicht lösliches, wenig bitter schmeckendes Pulver vom Schmelzpunkt 170—172°. Das Natriumsalz des Luminals, Luminalnatrium, bildet ein weißes, etwas hygroskopisches, in Wasser sehr leicht lösliches Pulver. Die Lösungen des Salzes können ohne Zersetzung zwei Minuten lang aufgekocht werden, sind aber nur 10—14 Tage lang haltbar. Luminal wird als stark wirkendes Hypnotikum je nach der Schwere des Falles in Dosen von 0,1—0,2—0,8 g in Pulver oder Tabletten (à 0,1 und 0,3 g) oder als Natriumsalz in Lösung zur subkutanen Injektion empfohlen. *Fabrikant:* Farbwerke vorm. Friedr. Bayer & Co. in Elberfeld und E. Merck in Darmstadt.

Vorsichtig aufzubewahren.

Lupetazin, Dimethylpiperazin, Dipropylendiamin, $[C_2H_3(CH_3)NH]_2$, wird aus dem bei der Destillation von Glyzerin mit Ammonchlorid entstehenden Dimethylpyrazin durch Reduktion mittels Natrium in alkoholischer Lösung erhalten. Es bildet ein farbloses, bei 153—158° siedendes Öl von basischem Charakter mit den harnsäurelösenden Eigenschaften des Piperazins. Das weinsaure Salz des Lupetazins ist das Lycetol (siehe dieses).

Lutein-Tabletten enthalten je 0,3 g der Trockensubstanz der gelben Körper der Eierstöcke von Kühen und werden gegen die sog. Ausfallserscheinungen nach Eierstockoperationen empfohlen. *Fabrikant:* Apotheke zur Hygiea Dr. Henschke in Breslau.

Lycetol, Dimethylpiperazintartrat,

$$NH\begin{matrix}CH_2 - CH \cdot CH_3 \\ CH \cdot CH_3 - CH_2\end{matrix}NH \cdot C_2H_2 \cdot (OH)_2 \cdot (COOH)_2,$$

wurde im Jahre 1894 von Wittzack als Ersatzmittel für Piperazin empfohlen. Zu den harnsäurelösenden Eigenschaften des Piperazins gesellt sich bei diesem Derivat desselben noch der Vorzug der Luftbeständigkeit, leichten Dispensierbarkeit und des angenehmen Geschmackes. Das Lycetol bildet ein weißes, in Wasser leicht lösliches, geruchloses Pulver von angenehm säuerlichem, limonadeartigem Geschmack; sein Schmelzpunkt liegt bei ca. 240°. **Kaliumwismutjodid** ruft in Lycetollösungen noch in starker Verdünnung eine charakteristisch scharlachrote Fällung hervor.

Das Hauptanwendungsgebiet für Lycetol sind Gicht, Nierenkolik, Blasenstein, Harngrieß und Podagra. Bei der Darreichung von Lycetol ist besonders zu beachten, daß die gleichzeitige Zufuhr eines Alkali die Wirksamkeit des Mittels bedeutend erhöht. Hierzu eignen sich Natr. bicarb., Magnes. carbonic. und insbesondere Magnes. usta, welch letztere gleichzeitig die Defäkation zu regeln imstande ist. Man gibt täglich 1—2 g Lycetol mit je 1,5 g Magnesia usta etwa drei Wochen lang und läßt zur Erhöhung der Wirkung nach jeder Dosis 0,25 l reines kohlensäurehaltiges Mineralwasser (Selters, Apollinaris) nachtrinken. *Fabrikant:* Farbwerke vorm. Friedr. Bayer & Co. in Elberfeld.

Lycorin, $C_{32}H_{32}N_2O_8$, ein Alkaloid aus Lycoris radiata, bildet farblose Kristalle, die sehr schwer in Wasser, Alkohol und Äther löslich sind. Das salzsaure Salz kristallisiert aus Wasser in glänzenden Nadeln, welche bei 208° C schmelzen. Das Lycorin gehört in pharmakodynamischer Beziehung zu der Gruppe des Emetins und bedingt die Wirkung der Pflanze, welche hauptsächlich als Brech- und Purgiermittel verwendet wird. *Fabrikant:* Chininfabriken Zimmer & Co. in Frankfurt a. M.

Lygosin-Verbindungen. Unter dem Namen „Lygosin" hat Fabinji das Diorthocumarketon in die Therapie eingeführt.

Natrium lygosinatum, die Natriumverbindung des Diorthokumarketons, welche Paradi mit Erfolg bei der Gonorrhöebehandlung angewendet hat, erwies sich als ein starkes und reizloses Antiseptikum, welches zu Spülungen in der gynäkologischen Praxis in 1—3prozentiger Lösung Anwendung findet. Es ist in Wasser leicht löslich, die Farbe der Lösung ist rubinrot. Die Lösung kann, ohne sich zu zersetzen, aufgekocht werden. An kühlem Orte aufbewahrt, zersetzt sie sich auch unter dem Einflusse des Tageslichtes nicht. Säuren zersetzen sie, auch größere Mengen von Kohlensäure. Bei Gegenwart von Säuren bildet sich ein gelber, kristallinischer Niederschlag von Lygosin (Diorthokumarketon). Das Natr. lygosinat. bildet mit den Salzen der metallischen Erden, Schwer- und Edelmetalle teils amorphe, teils kristallinische Niederschläge. Es bildet auch mit den Alkaloiden farbige Salze.

Chininum lygosinatum ist ein amorphes, orangegelbes Pulver, das sich in Wasser wenig, in Alkohol dagegen bis zu 15% und in heißem Öl bis zu 5% leicht löst. Es besitzt baktericide Eigenschaften. *Fabrikant:* Chininfabriken Zimmer & Co. in Frankfurt a. M.

Lykresol ist in Seife gelöstes Rohkresol, welches als Desinfektionsmittel verwendet wird.

Lymphol, Chinacinnol-Lebertran, ist eine Lebertranemulsion, welche mit einem von Rohden als Chinacinnol bezeichneten aromatischen Auszug aus Zimt und Chinarinde versetzt wird und die Eigenschaften des Lebertrans und der Chinarinden vereinigen soll. Außerdem kommen durch Apotheker W. Lakemeier in Mühlheim a. d. Ruhr noch drei Silicium-Lympholpräparate in den Handel, die besonders bei Karies, Nekrose, Rhachitis usw. Anwendung finden sollen. Dieselben sollen das Silicium an den Lebertran „gebunden" enthalten.

Lyptol siehe Lysan.

Lyptomint-Pastillen sind grün gefärbte bonbonartige Pastillen, welche Menthol und Eucalyptusöl enthalten und bei Erkrankungen der Atmungsorgane Anwendung finden sollen. *Fabrikant:* R. Mügge in Saarbrücken.

Lysan (ursprünglich Lyptol benannt), ein Desinfektionsmittel, das angeblich durch Einwirkung von Formaldehyd auf gewisse Terpene und Lösen des Reaktionsproduktes in konzentrierter wässeriger alkoholischer Lösung bereitet wird, ist mit Wasser und Alkohol klar mischbar, relativ ungiftig und soll sich besonders zur Desinfektion der Hände und Instrumente eignen. *Fabrikant:* Dr. Laboschin, Viktoria-Apotheke in Berlin, Friedrichstr. 19.

Lysargin ist kolloidales Silber (siehe auch Collargol). Es bildet stahlblaue, glänzende Lamellen, die sich leicht und schnell in Wasser mit leuchtend gelbbrauner Farbe lösen. Das Präparat findet zu gleichen Zwecken Anwendung wie Collargol. *Fabrikant:* Kalle & Co., A.-G. in Biebrich a. Rh.

Vor Licht geschützt aufzubewahren.

Lysidin, Methylglyoxalidin, Äthylenäthenyldiamin,
$$\begin{array}{c} CH_2-NH \\ | \diagdown C-CH_3 \\ CH_2-N \diagup \end{array}$$
wurde 1894 von E. Grawitz als Gichtmittel erprobt. Das Chlorhydrat des Lysidins wird

durch trockene Destillation von Äthylendiaminchlorhydrat mit Natriumacetat erhalten. Die daraus durch Kalilauge in Freiheit gesetzte Base bildet farblose oder gelbliche, in Wasser, Alkohol und Äther leicht lösliche, **hygroskopische,** bei 105—106° schmelzende Kristalle. Das Lysidin wird als Base oder als weinsaures Salz, **Lysidinbitartrat** (siehe dieses), bei gichtischen Krankheiten als harnsäurelösendes Mittel in Dosen von 1—5 g (Base), bzw. von 2—10 g (Bitartrat) mit kohlensaurem Wasser gegeben. 2 T. der im Handel befindlichen Lysidinlösung entsprechen 1 T. trockener Base, die ihrer Hygroskopizität wegen als solche nicht in den Handel kommt.

Lysidinbitartrat, Saures weinsaures Äthylenäthenyldiamin, $C_4H_8N_2 \cdot C_4H_6O_6$, bildet kleine, weiße Kristalle, die sich in 4 T. Wasser mit saurer Reaktion, schwerer in Alkohol lösen. Schmelzpunkt 193—194°. Anwendung etc. siehe unter Lysidin. *Fabrikant:* Farbwerke Meister Lucius & Brüning in Höchst.

Vor Licht geschützt aufzubewahren.

Lysitol ist ein Ersatzmittel für Lysol. *Fabrikant:* J. L. Rößler in Prag.

Lysochlor, eine Vereinigung von Chlor-m-Kresol mit Seife, soll in 1 prozentiger Lösung zur Hautdesinfektion und zu desinfizierenden Spülungen dienen.

Vorsichtig aufzubewahren.

Lysoform ist ein formaldehydhaltiges Desinfektionsmittel in Form einer **verflüssigten** Kaliseife. Es wird in 2—3 prozentiger Lösung zur Desinfektion der Hände sowie zu Ausspülungen etc. empfohlen. Nach D. R. P. Nr. 141744 bringt man in einen heizbaren und mit Rührwerk versehenen Kessel 60 T. Kaliseife, setzt 24 T. destilliertes Wasser hinzu und leitet bei einer Temperatur von 45—50° unter Umrühren Formaldehyd bis zur Verflüssigung ein, wozu 10—15 T. nötig sind. **Man kann auch den Formaldehyd in der der Seife zuzusetzenden Wassermenge lösen.** Man verflüssigt dann mit dieser wässerigen Formaldehydlösung die Kaliseife. *Fabrikant:* Lysoform-Gesellschaft m. b. H. in Berlin.

Liquor Formaldehydi saponatus (Sächs. Kr.-V.), Ersatz für Lysoform, wird erhalten aus Liquor. Kal. caust. 26,0, Spiritus (0,830) 10,0, Olein. redestill. 20,0, Formald. solut. D. A.-B., V 44,0, Ol. Lavand. gtts. III.

Eine dem Lysoform ähnliche Formaldehydseifenlösung erhält man nach folgenden Vorschriften: I. 30 g Kokosöl werden mit einer Lösung von 8,0 reinem Ätzkali in 20 g Wasser unter Zusatz von etwa 10 g Spiritus unter lebhaftem Schlagen verseift, bis eine gleichmäßige kleisterartige, durchsichtige Masse zurückbleibt. Zu der noch warmen Seife rührt man Formaldehydlösung q. s. ad 100 g hinzu. Es erfolgt sofort eine vollkommene Lösung, die man vor der Dispensation längere Zeit absetzen läßt.

Nach Bedall: 20 T. Olein. redestillat. werden mit 10 T. Weingeist gemischt und diese Lösung allmählich einer Mischung aus 26 T. Kalilauge und 44 T. Formaldehyd zugesetzt. Je 100 g werden mit einem Tropfen Lavendelöl parfümiert. Es resultiert ein Präparat, das mit destilliertem Wasser und Weingeist und selbst mit drei- bis vierfacher Menge Chloroform klar mischbar ist.

Pfefferminz-Lysoform, ein neben Lysoform Pfefferminzöl enthaltendes Präparat wird als Zahn- und Mundpflegemittel empfohlen.

Siehe auch Saparaform und Sapoform.

Vorsichtig und vor Licht geschützt aufzubewahren.

Lysol ist ein Gemenge von Alkaliverbindungen der Phenole mit Fett- und Harzseifen, gewonnen durch Kochen eines Gemisches von schweren Teerölen (Siedepunkt 200°), Fett und Harzen mit Alkalien. Lysol bildet eine braune, ölige Flüssigkeit, die sich mit Wasser, Alkohol, Chloroform, Benzin, Benzol und Glyzerin mischt und als Antiseptikum und Desinfiziens Anwendung findet. Zur Desinfektion der Hände braucht man 1—3 prozentige Lösungen, zur Desinfektion chirurgischer Instrumente 3—5 prozentige Lösungen. Innerlich hat man es als Darmdesinfiziens angewendet. Der offizinelle Liquor Cresoli saponatus ist dem Lysol nachgebildet und soll dasselbe vollkommen ersetzen. *Fabrikant:* Schülke & Mayr in Hamburg.

Als Gegenmittel gegen Lysolvergiftungen wurden von Friedländer Öl, zerlassene Butter und andere Fette, sowie Eiereiweiß empfohlen, während Wasser und stark wasserhaltige Flüssigkeiten sehr schädlich wirken.

Vorsichtig aufzubewahren.

Unverträglich mit Zincum sulfuricum (durch Zusatz von Gummischleim kann die Unverträglichkeit wieder aufgehoben werden).

Lysol-Pillen Dr. Zinssers, gegen Apetitlosigkeit usw., sollen nach dem Etikett bestehen aus 2,5 T. Lysol und je 5 T. Süßholz und Magnesia. Sie enthalten pro dosi 0,1 g Lysol. Kochs fand darin 12,2% Lysol und 2,6% Ferrolaktat

Macrotin siehe Cimicifugin.

Magenkautabletten nach v. Bergmann zur wirksamen Behandlung der Superazidität des Magens enthalten neben einem geeigneten Konstituens kleine Dosen von Ammon-Magnesiumphosphat und Magnesia usta. Je nach Bedarf können den Tabletten auch noch andere Arzneimittel zugesetzt werden, z. B. Rhiz. Calami, Rhiz. Zingiberis u. dgl.

Magnesiumperhydrol, Magnesiumperoxyd, besteht aus 15—25% Magnesiumperoxyd (MgO_2) und 75—85% Magnesiumoxyd (MgO). Man erhält es nach D. R. P. Nr. 171372 durch Einwirkung von Wasserstoffsuperoxyd auf MgO. Das Handelspräparat ist ein weißes, spezifisch leichtes, in Wasser fast unlösliches Pulver. Magnesiumperhydrol löst sich in verdünnter Salz-, Salpeter- oder Schwefelsäure, ferner in Essigsäure unter Bildung von Wasserstoffsuperoxyd. Die wässerige, mit Schwefelsäure angesäuerte Lösung gibt die Reaktionen des Wasserstoffsuperoxyds und des Magnesiums. Das Magnesiumperhydrol findet als Magen- und Darmantiseptikum, ferner bei Chlorose, Anämie, Gicht, Rheumatismus usw. Anwendung; ferner auch als Hauptingrediens zu Zahnpulvermischungen. Dosis: 0,25 bis 0,5 g des 25 prozentigen Präparates 2—3 mal täglich. *Fabrikant:* E. Merck in Darmstadt. (Siehe auch Hopogan.)

Magnesium benzoicum, Magnesiumbenzoat, $(C_6H_5 \cdot COO)_2 Mg + 3 H_2O$, bildet ein weißes, in Wasser und Alkohol lösliches Pulver. Es wurde von Klebs gegen Tuberkulose empfohlen und auch bei Gicht und Harngrieß in Dosen von 0,2—0,5—1 g angewendet.

Magnesium kakodylicum, Magnesiumkakodylat, $[(CH_3)_2 AsO_2]_2 Mg$ + aqu. bildet ein weißes, in Wasser lösliches Pulver, welches an Stelle der gebräuchlichen Arsenpräparate Anwendung findet, aber ausschließlich subkutan in 5 prozentiger Lösung, von der 0,5—1 ccm täglich injiziert wird.

Sehr vorsichtig aufzubewahren.

Magnesium lacticum, Magnesiumlaktat, $(C_3H_8O_3)_2 Mg + 3 H_2O$, bildet farblose, kaum merklich bitter schmeckende, in Wasser ziemlich leicht lösliche Kristalle. Es wird in Gaben von 1—3 g mehrmals täglich als mildes Abführmittel angewendet.

Magnesium salicylicum, Magnesiumsalicylat, $(C_6H_4 \cdot OH \cdot COO)_2 Mg + 4 H_2O$, bildet farblose oder schwach rötliche Kristalle, welche sich in 10 T. Wasser und auch in Alkohol lösen. Es soll ein ausgezeichnetes Mittel bei Abdominaltyphus sein und wird in Dosen von 3—6 g täglich angewendet. Selbst in Fällen von reichlicher Diarrhöe soll es nicht schaden, da erst bei erhöhten Dosen von 6—8 g leichte abführende Wirkung eintritt.

Magnesium superoxydatum siehe Magnesiumperhydrol.

Magneteisenstein, ein natürlich vorkommendes Eisenoxyduloxyd, wird von Lewin zu röntgenologischen Zwecken empfohlen.

Magolan wird ein Antidiabetikum in Pillenform genannt, welches im wesentlichen aus Calciumanhydrooxydiaminphosphat bestehen und aus den getrockneten Früchten von Lupinus arabicus, einer Leguminose des Sudans, gewonnen werden soll. *Fabrikant:* Apotheker O. Braemer in Berlin SW. 11.

Makrobiose ist ein Nährpräparat, welches vornehmlich organische Nährstoffe neben reichlichen Mengen von Salzen enthalten soll.

Malachol siehe Natrium citrico-phosphoricum.

Malakin, Salicylparaphenetidin, Orthooxybenzyliden - p - Phenetidin, $C_6H_4(OC_2H_5)N \cdot CH \cdot C_6H_4 \cdot OH + H_2O$, wird durch Kondensation von Salicylaldehyd und p-Phenetidin dargestellt. Es bildet hellgelbe, bei 92° schmelzende, in Wasser nicht, in Alkohol schwer lösliche Kristalle. Es wird in Gaben von 0,5 g bei akutem Gelenkrheumatismus und gegen Neuralgien (täglich 4—6 g), sowie bei Fieber der Phthisiker verordnet, auch bei Bandwurm (in Dosen von 1 g mehrmals täglich). *Fabrikant:* Gesellschaft für chem. Industrie in Basel.

Vorsichtig aufzubewahren.

Malarin, Acetophenonphenetidid, $C_6H_5C(CH_3):N \cdot C_6H_4OC_2H_5$, ist das nach D. R. P. Nr. 87 897 und 98 840 dargestellte Kondensationsprodukt von Acetophenon und p-Amidophenetol. Malarin bildet hellgelbe, in heißem Alkohol leicht, in Wasser fast unlösliche, bei 88° schmelzende Kristalle. Es besitzt antipyretische und antineuralgische Wirkung und wird in Dosen von 0,4 g 2—3 mal täglich als Fiebermittel, sowie gegen neuralgischen Kopf- und Zahnschmerz angewendet. Früher war nach Erdmann als Malarin zeitweilig ein acetophenonhaltiges Phenetidinzitrat im Handel. *Fabrikant:* Valentiner & Schwarz in Leipzig-Plagwitz.

Vorsichtig aufzubewahren.

Mallein, Rotzserum zur Diagnose der Rotzkrankheit bei Pferden, ist ein Gemisch der giftigen Stoffwechselprodukte des Rotzbazillus. Es wird sowohl in konzentrierter wie verdünnter Form versandt; letztere ist direkt bereit zur Injektion und steril. Das konzentrierte Mallein hält sich während Monaten, während das verdünnte seine Wirksamkeit schon nach Wochen verloren hat. Die Verdünnung wird so hergestellt, daß zu 1 ccm konzentriertem Mallein 9 ccm einer 0,5% Karbollösung hinzugesetzt werden. Die für die Rotzdiagnose beim Pferde nötige Dosis verdünnten Malleins beträgt 2,5 ccm. *Fabrikant:* Serum-Gesellschaft m. b. H. in Landsberg a. W.

Malleinum siccum hat Roßarzt Foth in Berlin nach folgender Methode dargestellt: Das Kontagium wird durch fortdauernde Überimpfung von Tier zu Tier bis zur höchsten Virulenz gesteigert und dann ein größeres Quantum Löfflerscher Fleischbrühe mit 4,5% Glyzerinzusatz durch oberflächliches Bestreichen der Glaswand mit Kulturschleim infiziert. Dann folgt 20 tägige Bebrütung bei 37,5° C, mikroskopische Untersuchung, Eindickung bei 80° C auf $\frac{1}{10}$, Fällung mit der 30 fachen Menge absoluten Alkohols und Trocknen des Niederschlages im Vakuum über Chlorcalcium.

Es resultiert ein trockenes, weißes, in Wasser leicht lösliches Pulver von anscheinend unbegrenzter Haltbarkeit. Wenigstens unterschieden sich Reaktionen nach Injektionen zwei Jahre alten Trockenmalleins in keiner Weise von solchen mit frischen Präparaten. Das trockene Mallein soll ebenso brauchbar sein, wie die bisher zur Verwendung gelangten flüssigen Formen des Präparates. *Bezugsquelle:* E. Merck in Darmstadt.

Malonal ist ein Konkurrenzpräparat des Veronals, chemisch diesem gleich. *Fabrikant:* Chemische Fabrik Dr. B. Sieber, Attisholz bei Solothurn.

Vorsichtig aufzubewahren.

Maltan siehe Liquor Ferri maltonati.

Maltobion, ein Nährpräparat, besteht zur Hauptsache aus dünnflüssigem Malzextrakt mit Närsalzen. *Fabrikant:* Dr. Pfeffermann & Co. in Berlin O. 27.

Maltochin u. **Maltocondurango** siehe Maltoferrochin.

Maltoferrin und Maltopepsin sind Präparate von Dr. Stan. R e j t h á r e k in Königstadt. Maltoferrin enthält 22,87 p. c. Maltose, 13,9 p. c. Eiweißstoffe, 4,99 p. c. Eisen und 3,34 p. c. Phosphor. Maltopepsin enähält 40,76 p. c. Maltose; 1,3 g entsprechen nach der Österreichischen Pharmakopöe 0,1 g wirksamen Pepsin.

Maltogen ist ein Malzextrakt, das aus Hannagerste hergestellt wird. Dasselbe bildet braune, glänzende Schuppen und hat vor den trocknen Malzextrakten den Vorzug, daß es nicht hygroskopisch sein soll. Maltogen besteht aus 25,7% Maltose, 65,71% Extrakt und 8,59% Feuchtigkeit; außerdem sind 40% karamelisiert. *Fabrikant:* Tropon- und Nährmehlwerke von Dr. Roeder & Co. in Wien und Klosterneuburg.

Maltonsäure siehe Acidum glyconicum.

Maltyl ist ein trockenes Malzpräparat, das in Pulver- und Tablettenform in den Verkehr kommt. *Fabrikant:* Gehe & Co. Akt.-Ges., Dresden-N.

M a l t y l - M a t é, eine Kombination von Maltyl mit Maté in Tabletten à 5,0 wird als Anregungs- und Kräftigungsmittel, speziell für Sportsleute empfohlen. *Fabrikant:* Gehe & Co. A.-G. in Dresden.

Malz-Eiweiß Dr. Klopfer, als Nährpräparat empfohlen, wird aus Weizenmehl und Gerstenmalz hergestellt und soll 34% Eiweiß, 2% Nährsalze, 46% lösliche Maltodextrine und 18% aufgeschlossene Stärke enthalten. *Fabrikant:* Chem. Fabrik Dr. Klopfer in Dresden-Leubnitz.

Malztropon siehe Tropon.

Malzwürzen, m e d i z i n i s c h e. Es kommen in den Handel Malzwürze mit Eisen (mit 0,193% Eisen in löslicher Form) sowie Malzwürze mit Fichtennadelextrakt. Letztere wird bei katarrhalischen Affektionen empfohlen, das Eisenpräparat bei Blutarmut, Nervosität und in allen Fällen, wo man ein leicht resorbierbares, gleichzeitig nahrhaftes Eisenmittel zu geben gewöhnt ist. *Fabrikant:* Vereinsbrauerei Schönbeck & Co. in Paderborn.

Mammae siccatae siehe Organpräparate.

Mammalin ist ein Milchpflaster, welches auf elastisches, trikotähnliches Gewebe, das in Scheiben von etwa 15 cm Durchmesser zur Verwendung gelangt, gestrichen ist und in der Mitte ein Loch hat. *Fabrikant:* P. Beiersdorf & Co. in Hamburg.

Mammin Poehl, ein aus der Milchdrüse hergestelltes Präparat, bildet ein bräunliches Pulver, das in Form von Tabletten à 0,3 und 0,5, sowie in 2 prozentiger Lösung (in Ampullen) in den Handel kommt. Anwendung bei Leiden des weiblichen Geschlechtsapparates, bei Uterusblutungen, Harnblasenblutungen usw. *Fabrikant:* Organotherapeut. Inst. Prof. Dr. v. Poehl & Söhne in St. Petersburg.

Mandelsäurephenetidin siehe Amygdophenin.

Manganum albuminatum. Zur Darstellung dieses Präparates versetzt man nach D. Vitali das Eiweiß von drei Eiern nach dem Verrühren mit Wasser, Stehenlassen und Kolieren der Lösung durch Leinwand vorsichtig unter Rühren mit 30 ccm einer 5 prozentigen Kaliumpermanganatlösung und läßt die braun gewordene Lösung bei 30° verdampfen. Das so gewonnene Präparat, das 3,3% Mangan, als Mn_3O_4 berechnet, enthält, bildet dünne, braune, fast geschmacklose Blättchen, langsam in kaltem, schneller in warmem Wasser löslich. Das Manganalbuminat hält sich auch in Lösung unverändert, ist leicht verdaulich und assimilierbar, so daß es therapeutisch auch bei der Behandlung von Kindern mit Vorteil verwendet werden kann. Es hat sich bei Blutarmut bewährt.

Manka-Kapseln (nach Dr. Hirsch) enthalten ostindisches Santelöl, Arbutin und Extr. Bucco aethereum. Dieselben werden bei Gonorrhöe, Cystitis und Prostatis gonorrhoica empfohlen. *Fabrikant:* Strauß-Apotheke, Berlin C. 47.

Mannin ist Amidooxybenzoesäuremethylester, der als örtliches Anästhetikum empfohlen worden ist.

Mantelsuppositorien siehe unter Flügge.

Manuform wird ein Formaldehydseifencreme genannt, der zur Händedesinfektion für Ärzte, Heilgehilfen usw. empfohlen wird. *Bezugsquelle:* Simons Apotheke in Berlin C.

Maretin, Carbaminsäure-m-Tolylhydrazid, $C_6H_4 \cdot CH_3 \cdot NH \cdot NH \cdot CO\ NH_2$, als „entgiftetes Acetanilid" bezeichnet, wurde im Jahre 1904 durch Barjansky eingeführt.

Es wird erhalten durch Einwirkung der Salze des Meta-Tolylhydrazins auf die Salze der Cyansäure. Es ist ein weißes oder höchstens schwach gelbliches Pulver ohne Geruch und Geschmack. Schmelzpunkt 183—184°. Es löst sich in etwa 1000 Teilen kaltem und in etwa 50 Teilen siedendem Wasser, sowie in etwa 100 Teilen Weingeist, ist aber unlöslich in Äther. Die wässerige Lösung reagiert neutral.

Prüfung: Die wässerige Lösung von Maretin reduziert beim Erwärmen Silbernitrat. Wird 0,1 g Maretin nach Zernik in einem Reagenzglase vorsichtig über den Schmelzpunkt hinaus erhitzt, bis sich Gasbläschen entwickeln, und der Rückstand in 5 ccm Alkohol aufgenommen, so gibt die eine Hälfte dieser alkoholischen Lösung auf Zusatz der gleichen Menge Natronlauge eine prächtige Rotfärbung; die andere Hälfte färbt sich auf Zusatz der gleichen Menge Quecksilberchloridlösung bei leichtem Erwärmen schön violettblau.

Maretin wird als wirksames antithermisches Mittel namentlich gegen das Fieber der Phthisiker, sowie bei Abdominaltyphus, fieberhaften Magenkatarrhen, Influenza, Wechselfieber usw. empfohlen. Man beginnt mit Dosen von 0,2 g und steigt bis zu 0,5 g pro dosi. Das Präparat soll die Nebenwirkungen des Acetanilids nicht zeigen, doch wurden nach Seifert nicht selten starke Schweißausbrüche, sowie zuweilen Kollapserscheinungen, Diarrhöen, Kopfschmerzen usw. beobachtet. *Fabrikant:* Farbwerke vorm. Friedr. Bayer & Cie. in Elberfeld.

Vorsichtig und vor Licht geschützt aufzubewahren.

Marianis Cocawein siehe Vin Mariani.

Marienbader Tabletten bestehen aus 1,25 g Aloeextrakt, 1,25 g Rhabarber, 0,25 g Podophyllin, 0,5 g Cascara sagrada-Extrakt und 1,6 g Marienbader Salz. Daraus sind 50 Tabletten herzustellen und diese mit Keratin, Zucker oder Silber zu überziehen.

Marmorekin wird das bekannte Marmoreksche Streptokokkenserum (Antistreptokokkin) genannt.

Marmorseife siehe Schleichs Präparate.

Marsinal ist Liquor Ferri oxydati sine alkohole D. Ap. V. und Sächs. Kr. V.

Marsyle nennt die Firma F. Comar Fils & Co. in Paris ihr Ferrum kakodylicum (siehe dieses).
Sehr vorsichtig aufzubewahren.

Martinsche Pastillen enthalten Diphtherieheilserum. Durch Anwendung derselben gelang es D o p t e r , die Diphtheriebazillen nach längstens 5 Tagen zum Verschwinden zu bringen. Der Kranke muß aber die Pastillen, und zwar stündlich je eine, im Munde zergehen lassen, darf sie nicht kauen und darf keine Mundspülung vornehmen, wodurch eine Verdünnung des Serums entstehen würde. D o p t e r empfiehlt daher die Allgemeineinführung dieser Heilserumpastillen.

Martol ist ein dickflüssiges Extrakt aus Kakaoschalen, welches auf Grund der Erfahrung dargestellt wurde, daß die Kakaoschalen einen beträchtlichen Gehalt an natürlich gebundenem Eisen aufweisen. Das Eisen befindet sich im Martol als gerbsaure Verbindung. Außerdem enthält das Präparat als wesentliche Bestandteile Theobromin, Kohlehydrate und Phosphorsäure. *Fabrikant:* J. E. Stroschein in Berlin SO.

Mastisol, ein Wundfirnis, soll, wie der v o n Ö t t i n g s c h e Wundfirnis, eine Lösung von 20,0 Mastix in 50,0 Chloroform, der zwecks besserer Elastizität 20 Tropfen Leinöl zugesetzt sind sein. Nach anderen Angaben enthält das Präparat anstatt Chloroform Benzol und besteht aus einer Lösung von 15,0 Kolophonium und 15,0 Sandarak in 70,0 Benzol, der 5,0 Benzoesäureaethylester hinzugesetzt sind. *Fabrikant:* Gebr. Schubert in Berlin NW. 5.

Maticolysatum Bürger ist ein Dialysat aus Maticoblättern. *Fabrikant:* Apotheker Joh. Bürger in Wernigerode a. Harz.

Matrel-Kapseln sind gehärtete, mit konzentriertem Maticoextrakt und Sandelöl gefüllte Gelatinekapseln. *Fabrikant:* Breslauer Capsules-Fabrik vorm. W. Grötzner in Breslau.

Matrival soll ein nach besonderem Verfahren hergestelltes, alkoholarmes Fluidextrakt aus Kamillen und Baldrian sein und als Beruhigungsmittel bei nervöser Überreizung Anwendung finden. *Fabrikant:* Kgl. priv. Apotheke in Radeberg in Sachsen.

Mattan, eine aus Gleitpuder, Wasser und Vaselin bestehende Paste, wird als vorzügliches Deckmittel, besonders zur Tagesbehandlung von Gesichtsaffektionen, empfohlen. Das Präparat gelangt auch mit verschiedenen Zusätzen wie Zinkoxyd, Schwefel usw. in den Handel. **Gletscher-Mattan** soll einen für die schädigenden Lichtstrahlen undurchlässigen Farbstoff enthalten. *Fabrikant:* Berliner Formpuderwerke.

Maukelan ist ein salbenförmiges Produkt für die Tierheilkunde, dessen hauptsächlich wirksamer Bestandteil Thigenol (siehe dieses) ist. Es wird empfohlen bei Druckschäden, Entzündungen, Einschuß und insbesondere bei Mauke. *Fabrikant:* F. Hoffmann-La Roche & Cie. in Basel und Grenzach.

Meconarcein nennt L a b o r d e ein aus Opium dargestelltes, morphinfreies, wasserlösliches Produkt, welches als Sedativum und Schlafmittel bei Nackenschmerzen und Gliederreißen Anwendung finden soll. Dosis 0,006—0,025 g. Es besteht jedenfalls aus Salzen des Narceins und anderer Opiumalkaloide. In den Handel gelangt eine in Glasröhrchen eingeschmolzene Lösung, die zur besseren Haltbarkeit mit Kampfer versetzt ist.
Vorsichtig aufzubewahren.

Mediglycin ist eine flüssige, angenehm riechende Glyzerinseife, zu welcher medikamentöse Zusätze im gelösten Zustande, auch Kampfer, Karbolsäure, Kreolin, Ichthyol, Jodschwefel, Jodkali, Jod-Eigon-Natrium β-Naphthol, Oleum cadinum, Quecksilber, Schwefel, Teer, Teerschwefel usw. zugesetzt werden können. *Fabrikant:* Chem. Fabrik Helfenberg vorm. Eug. Dieterich in Helfenberg i. Sachsen.

Medinal solubile, im Jahre 1908 von S t e i n i t z eingeführt, wird das Mononatriumsalz der Diäthylbarbitursäure genannt, also ein V e r o n a l n a t r i u m, welches vor dem Veronal den Vorteil leichterer Löslichkeit besitzt. Das Medinal solubile ist ein weißes, kristallinisches Pulver, das bereits in kaltem Wasser im Verhältnis von 1:5 löslich ist. Durch Erwärmen kann man 30 prozentige Medinallösungen herstellen, die auch in der Kälte haltbar sind. Die Lösungen reagieren schwach alkalisch. Das Medinal solub. ist des besseren Geschmacks wegen möglichst nur in Lösungen zu nehmen. Bei der rektalen Anwendung (0,3 bis 0,5 g in 5 ccm Wasser gelöst) ist die Wirkung des Medinal solub. noch rascher und intensiver als per os. Zur subkutanen Injektion wird eine 10 prozentige Lösung (0,5 gelöst in 5 ccm Wasser) empfohlen. *Fabrikant:* Chem. Fabrik auf Aktien (vorm. E. Schering in Berlin. V e r o n a l n a t r i u m liefern auch E. Merck in Darmstadt und die Elberfelder Farbwerke.
Vorsichtig aufzubewahren.

Meditannosin, ein Kondensationsprodukt aus Formaldehyd und Tannin, soll in seinen Eigenschaften dem Tannoform völlig entsprechen und auch wie dieses angewendet werden. *Fabrikant:* Wolfram & Co., Fabr. chem.-pharm. Präparate in Augsburg und München.

Medizinische Dauerhefe, zuerst P a n t h o l genannt, ein zum innerlichen Gebrauch bestimmtes Hefepräparat, soll nur aus abgetöteten Hefezellen bestehen. *Fabrikant:* Münchener Hefekonservenfabrik A.-G. in München. Siehe auch Faex medicinalis.

Medol ist ein Kreolin-Liniment für Tierarzneizwecke. *Fabrikant:* William Pearson in Hamburg.

Medulla ossium siehe Organpräparate.

Medulladen ist ein aus dem Rückenmark von Rindern hergestelltes, pulverförmiges Extrakt. Es dient bei anämischen Zuständen zur Beförderung der Blutbildung. *Fabrikant:* Knoll & Co. in Ludwigshafen a. Rh.

Medullin soll aus 500 g Lebertran, 250 g Honig, 62 g Peru-Kognak, 70 g Extrakt von schwarzen Johannisbeerblättern, 50 g Wachholderbeerextrakt und 18 g Zitronensaft bestehen und bei Asthma und Lungenleiden angewendet werden. *Fabrikant:* Apotheker Paul Dietrich in Ölsnitz i. Erzgeb.

Mehanal ist 40 prozentige Formaldehydlösung. *Vorsichtig* aufzubewahren.

Melachol siehe Natrium citricophosphoricum.

Melicedin Stroschein soll eine Anlagerung (?) von Natrium- und Strontiumnitrat an Glyzerin sein und bildet ein weißes, süßsäuerlich schmeckendes Pulver. Es soll bei Diabetes innerlich teelöffelweise genommen werden. *Fabrikant:* J. E. Stroschein, chem. Fabrik in Berlin SO.

Meligrin, ein Migräninersatzmittel, wird angeblich durch Kondensation von Dimethyloxychinin mit Methylphenylacetamid hergestellt und bildet ein weißes, mikrokristallinisches Pulver von bitterem, etwas brennendem Geschmack, das sich sehr leicht in Wasser (1: 0,5) löst. Der Schmelzpunkt liegt bei 105°. (Nach Z e r n i k ist das Präparat lediglich ein Gemisch aus 86 T. Antipyrin und 14 T. Exalgin.) *Fabrikant:* Hoeckert & Michalowsky in Berlin.

Melubrin, phenyldimethylpyrazolonamidomethansulfosaures Natrium, $C_{11}H_{11} \cdot NO \cdot NH \cdot CH_2 \cdot SO_3Na$, im Jahre 1912 eingeführt, wird durch Einwirkung von Formaldehydnatriumbisulfitlösung auf Phenyl-2-3-dimethyl-4-amidopyrazolon und mehrfache Umkristallisation des Rohproduktes erhalten. Weißes, in Wasser leicht (1: 1), in Alkohol schwer, in den meisten anderen organischen Lösungsmitteln unlösliches krystallinisches Pulver. Bei 231—233° sintert es unter Zersetzung zusammen. Seine wässerigen Lösungen sind nur kurze Zeit haltbar.

Identitätsreaktionen: Beim Erhitzen einer Lösung von 0,2 g Melubrin in 5 ccm Wasser mit 3 ccm verdünnter Salzsäure tritt der Geruch nach Schwefeldioxyd und Formaldehyd auf. Wird die Hälfte dieser Lösung nach dem Erkalten nach Zusatz von 3 Tropfen Natriumnitratlösung in 5 ccm alkalischer β-Naphthollösung gegossen, so entsteht ein roter Niederschlag. Versetzt man die andere Hälfte der erkalteten Flüssigkeit mit 1,0 g Natriumazetat und hierauf mit 15 ccm gesättigter Benzaldehydlösung, so entsteht eine gelblichweiße flockige Ausscheidung, die nach dem Auswaschen und Trocknen bei 173° schmilzt.

Melubrin wird als Antipyretikum und Antineuralgikum, besonders als Fiebermittel bei Pneumonie, Typhus, Influenza usw. in Dosen von 0,5—1,0 g mehrmals täglich empfohlen. *Fabrikant:* Farbwerke vorm. Meister Lucius und Brüning in Höchst a. M.

Vor Licht geschützt aufzubewahren.

Meningokokkenserum siehe unter Sera.

Mensalin, als Nervinum und Sedativum sowie bei Menstruationsbeschwerden empfohlen, wird als „diphenylbioxykarbonsaures Dimethylpyrazolonhexahydrocymolvalerianat" bezeichnet. Diese Tabletten enthalten nach Zernik je etwa 0,25 g Dimethylphenylpyrazolon. salicyl. und 0,025 g Menthol. valerian. neben Zucker, Stärke und indifferenten Vegetabilien. *Fabrikant:* Chem. Fabrik Gebr. Patermann in Friedenau-Berlin.

Mensan, ein alkoholisches Extrakt aus entölten Haselnüssen, wirkt anregend auf die Uteruskontraktionen und wird von Davidsohn bei Uterusblutungen als blut- und schmerzstillendes Mittel empfohlen. Dosis: 2 mal täglich einen Eßlöffel voll. *Fabrikant:* Dr. A. Gude & Co. G. m. b. H. in Leipzig.

Menthador ist ein rollender und auswechselbarer Migränestift, der auch als Mentholeinatmer dient. *Fabrikant:* Heinrich Sachs in Berlin-Friedenau.

Menthalcal wird ein reizmilderndes und schleimlösendes Mittel gegen Entzündungen des Halses und der oberen Luftwege genannt, welches in Pastillenform Menthol und die wesentlichen Bestandteile des Emser Wassers enthalten soll. *Fabrikant:* Dr. C. Döpper in Köln a. Rh.

Menthasept heißt ein sehr wirksames Ersatzmittel für Formamint. *Fabrikant:* Max Jasper Nachf. in Bernau-Berlin.

Mentho-Borol enthält als wirksamen Bestandteil Mentholborsäureester. Das Präparat wird als Spezifikum gegen Schnupfen und die meisten Erkrankungen der Nasen- und Rachenschleimhaut empfohlen. Man zieht ein wenig des Cremes in die Nase ein. *Fabrikant:* Paul Gloeß in Solothurn (Schweiz).

Menthoform, als Ersatz für das Forman (siehe dieses) in den Handel gebracht, ist Chlormethyl-Menthyläther, der zu gleichen Teilen mit Vaselinöl gemischt, als Schnupfenmittel empfohlen wird. *Fabrikant:* C. Fr. Hausmann in St. Gallen.

Menthol-Jodol ist eine Mischung von 1 T. Menthol mit 99 T. Jodol, welche wie letzteres angewendet wird, besonders bei Halskrankheiten, Ozaena usw. *Fabrikant:* Kalle & Co. in Biebrich am Rhein.

Vorsichtig aufzubewahren.

Mentholum äthyloglycolicum siehe Coryfin.

Mentholum boricum siehe Estoral.

Mentholum camphoricum, der Kamphersäure-Menthylester, eignet sich nach L i o t a r d zur Behandlung der Tuberkulose. Das Präparat bildet eine weiße, in Wasser, Chloroform und Schwefelkohlenstoff unlösliche Masse, löslich in Alkohol, Äther und fetten Ölen. Das kamphersaure Menthol schmilzt bei 86°, zersetzt sich nicht mit kaltem Wasser, während in Berührung mit heißem Wasser Menthol abgespalten wird.

Mentholum valerianicum, Valeriansäure-Mentholester findet in gleicher Weise Verwendung wie Validol (siehe dieses).

Menthophenol, M e n t h o l p h e n o l, wird eine Verbindung von 1 T. Phenol mit 3 T. Menthol genannt, welche durch Zusammenschmelzen der Komponenten gewonnen wird und eine durchsichtige, aromatisch riechende und ebenso schmeckende Flüssigkeit bildet. In Wasser und Glyzerin ist das Präparat fast unlöslich, leicht löslich dagegen in Alkohol, Äther, Chloroform und den meisten leicht siedenden Flüssigkeiten. Menthophenol löst Jod, Jodoform und Aristol. Durch Ammoniak wird es gelb gefärbt. Es zeigt starke antiseptische und analgetische Eigenschaften und soll in konzentrierter Form als Arzneimittel für brandige Wunden und in starker Verdünnung als Mundwasser gebraucht werden (15 Tropfen auf ein Glas Wasser). In Form einer 3- oder 5 prozentigen Mischung mit warmem Wasser hat sich das Menthophenol bei kleineren Operationen auch als anästhesierendes Antiseptikum erwiesen.

Menthophenol-Cocain nach Bonain erhält man durch Zusammenschmelzen gleicher Teile kristallisierter Karbolsäure und Menthol bei gelinder Wärme und Zufügung eines gleichen Teils Cocainchlorhydrats.
Vorsichtig aufzubewahren.

Menthorol, Menthosol, ist eine Mischung von Menthol (als Geschmacks- und Geruchskorrigens) mit Parachlorphenol, welche in Form von 5—15 prozentigen Glyzerinlösungen zum Pinseln bei Tuberkulose der oberen Luftwege Anwendung findet. *Fabrikant:* Chem. Fabrik v. Heyden in Radebeul-Dresden.
Vorsichtig aufzubewahren.

Menthosalan „Jahr" soll aus gleichen Teilen Oleum Gaultheriae, Menthol und Lanolin bestehen und als Einreibungsmittel bei Gicht, Rheumatismus usw. Anwendung finden. *Fabrikant:* Apotheker Gralewsky in Krakau.

Menthosol siehe Menthorol.

Menthoxol, Camphoroxol und **Naphthoxol,** drei als desodorierende Wundantiseptika empfohlene Neuheiten, enthalten als wesentlichen Bestandteil Wasserstoffsuperoxyd in 3 prozentiger Lösung, verbunden mit den gebräuchlichen desinfizierenden Mitteln Menthol 1%, Kampfer 1% oder Naphthol 2% und Alkohol 38% (bei Kampfer 32%). Die chemische und bakteriologische Untersuchung der Präparate ergab, daß alle drei Flüssigkeiten Milzbrandsporen in unverdünnter Lösung in 3 Stunden, in 10 prozentiger Lösung in 6 Stunden abtöteten (siehe auch unter Peroxole). *Fabrikant:* Chem. Fabrik C. Raspe in Weißensee bei Berlin.

Menthymin, Menthussin, ein Spezifikum gegen Keuchhusten, Asthma und Bronchialkatarrh, soll bestehen aus 150 T. Sirup.

bals. tolutan., 50 T. Decaquor Menthae (Sicco) und 50 T. Decaquor Thymi (Sicco). *Fabrikant:* Sicco, G. m. b. H. in Berlin O. 34.

Mercinol ist das sog. Breslauer graue Öl, das aus Hydragyrum 4,0 g, Lanolinum anhydricum 2,0 g und Oleum Derizini 6,5 g besteht und von S c h i n d l e r zur Behandlung der Syphilis zusammen mit Joha (siehe dieses) empfohlen wird. *Fabrikant:* Engel-Apotheke in Breslau.

Mercochinol, o x y c h i n o l i n s u l f o s a u r e s Q u e c k s i l b e r, soll bei Lues innerlich wie auch zu Injektionen und Einreibungen Anwendung finden. *Fabrikant:* Fr. Fritzsche in Hamburg.

Vorsichtig aufzubewahren.

Mercolint, M e r c u r l i n t, wird ein nach einem besonderen Verfahren mit einer 90% Quecksilber enthaltenden Salbe imprägnierter Baumwollstoff genannt, welcher an Stelle der üblichen Schmierkuren in Form von Schurzen von den Patienten auf der Brust getragen werden soll. Der M e r c o l i n t s c h u r z Nr. 00 enthält 5 g Quecksilber, Nr. 0 und Nr. 1 je 10 g, Nr. 2 25 g und Nr. 3 50 g. *Fabrikant:* P. Beiersdorf & Co. in Hamburg.

Mercuralgam, M e r c u r i o l, ist eine von A. B l o m - q u i s t an Stelle des in Schweden noch viel gebrauchten Hydrargyrum cum creta empfohlenes Quecksilberpräparat (Amalgam) aus metallischem Quecksilber, Aluminium, Magnesium und Kreide. Um das Anhaftungsvermögen des Pulvers zu vermehren, ist ihm noch etwas Fett beigemengt. Es bildet ein lockeres, gut haftendes Pulver mit 40% metallischem Quecksilber. Es besitzt die Eigenschaft, sich bei Einwirkung von Wärme, Luft und Feuchtigkeit zu zersetzen, wobei Aluminium und Magnesium sich oxydieren, das Quecksilber aber frei wird und jetzt in möglichst feinster Verteilung am besten zur Verdunstung geeignet erscheint. Und nur für diese allein, d. h. für die Anwendung der Welanderschen Säckchenbehandlung, war das Präparat ursprünglich gedacht, doch wurde auch die Anwendung in Salben- und Pflasterform empfohlen. In der Syphilisbehandlung bedient man sich des sog. M e r c u r i o l ö l s (siehe dieses).

Mercurcolloid, eine weiche, bequem einreibbare Salbe von schwarzgrauer Farbe und aromatischem Geruch, enthält 10% colloidales Quecksilbermetall in mikroskopischer, feinster Verteilung und soll an Stelle der grauen Quecksilbersalbe äußerlich und innerlich Anwendung finden. P i l u l a e M e r c u r c o l - l o i d bestehen aus Mercurcolloid 3,0, Argillae qu. s. ad pilul. XXX, csp. talc. S. dreimal täglich 1—3 Pillen (bei Syphilis usw.). *Fabrikant:* Apotheker O. Ebel, Berlin NO. (Siehe auch Hyrgol.)

Mercuriol (nicht zu verwechseln mit Mercurol) siehe Mercuriol-Öl und Mercuralgam.

Mercuriol-Öl enthält 90% Hg in Form von Mercuralgam (siehe dieses); mit gleichen Teilen entwässerten Mandel- oder Olivenöls verdünnt, soll es in Dosen von 0,05—0,2 ccm bei Syphilis zu Injektionen Verwendung finden.

Mercurlint siehe Mercolint.

Mercurisulfonsaures Natrium siehe Embarin.

Mercurol, Nukleinquecksilber, mit etwa 10% Hg, wird durch Einwirkung von frisch gefälltem Quecksilberoxyd auf Nukleinsäure erhalten. Es bildet ein bräunlich-weißes Pulver. Seine wässerige Lösung reagiert schwach alkalisch und wird durch Alkalien nicht gefällt. Mercurol fällt Eiweißlösungen nicht und findet am besten in Form einer Lösung in physiologischer Kochsalzlösung (an Stelle von Wasser) Anwendung bei Gonorrhöe, Augenentzündungen, Mittelohrkatarrh usw. Innerlich bei Lues. Bei der Herstellung **wässeriger Lösungen** muß man das Mercurol zu dem Wasser hinzufügen und schütteln, bis völlige Lösung eingetreten ist. Unter keinen Umständen darf man Mercurol mit Wasser übergießen, ohne daß es vorher mit Glyzerin angerieben wurde, wenn man nicht eine teigartige Masse erhalten will. *Fabrikant:* Parke, Davis & Co. in Detroit N.-A., *Vertreter:* Brückner, Lampe & Co. in Berlin C. — Siehe auch Lévurargyre.

Vorsichtig und vor Licht geschützt aufzubewahren.

Mergal, Hydrargyrum cholicum, ist eine Mischung von 1 T. cholsaurem Quecksilberoxyd $(C_{24}H_{39}O_5)_2Hg$ mit 2 T. Albuminum tannicum. Das cholsaure Quecksilber wird nach einem amerikanischen Patent Nr. 811 193 erhalten, indem man die Lösung eines Cholinsalzes mit essigsaurem Quecksilber fällt. Mergal ist ein gelblichweißes Pulver, das in reinem Wasser fast unlöslich ist, leichter in Wasser, das Alkalisalze gelöst enthält, besonders leicht löslich in Kochsalzlösung, weshalb man auch am zweckmäßigsten Mergallösungen mit Kochsalzlösung herstellt. Man schüttelt 1 T. Mergal mit 1—2 T. Kochsalz und ungefähr 10 ccm Wasser, bis Lösung eingetreten ist, und vermischt dann mit destilliertem Wasser auf die gewünschte Verdünnung. Zur

Herstellung sehr verdünnter Lösungen verwendet man mit Vorteil 1 prozentige Kochsalzlösung, da sich sonst das Mergal leicht wieder ausscheidet. Die Mergallösungen sind nie kristallklar, sondern stets durch geringe Mengen basischen Salzes mehr oder weniger getrübt. Alkohol löst das Mergal unter Zersetzung. Starke Säuren zersetzen es ebenfalls, auch Natronlauge zersetzt Mergal.

Identitätsreaktionen und Prüfung. 0,2 g Mergal, mit 20 ccm Wasser 1 Minute lang gekocht, geben ein wasserhelles Filtrat, welches auf Zusatz von 1 Tropfen Eisenchloridflüssigkeit schwarzviolett gefärbt wird. 0,1 g Mergal wird mit einem Gemisch aus 5 ccm konzentrierter Schwefelsäure und 5 ccm Wasser zum Sieden erhitzt: es entsteht eine trübe, rötliche Lösung; das Filtrat gibt, mit 3—4 T. Wasser verdünnt, nach Zugabe eines Tropfens Kupfersulfatlösung beim vorsichtigen Unterschichten oder beim Versetzen mit überschüssiger Natronlauge eine vorübergehende violettrote Färbung. 0,1 g Mergal liefert, mit einigen Tropfen gesättigter Rohrzuckerlösung angeschüttelt und hierauf mit konzentrierter Schwefelsäure unterschichtet, eine purpurrote bis rotviolette Zone. Werden 0,2 g Mergal mit 10 ccm Salzsäure etwa 15 Minuten auf dem Wasserbade erwärmt und wird nach dem Erkalten das verdampfte Wasser ergänzt und filtriert, so resultiert eine farblose bis schwach gelbliche Lösung, welche mit Schwefelwasserstoffwasser einen schwärzlichen Niederschlag ergibt. Dasselbe Filtrat liefert mit 1 Tropfen Zinnchlorürlösung (ev. Bettendorfs Reagens) Abscheidung von metallischem Quecksilber. Mergal soll beim Verbrennen keinen wägbaren Rückstand hinterlassen.

Anwendung. Mergal hat sich bei der inneren Behandlung der Syphilis brauchbar erwiesen. Man gibt täglich 3—6 Kapseln, von denen jede 0,15 g Mergal enthält. *Fabrikant:* J. D. Riedel Akt.-Ges. in Berlin-Britz.

Unverträglich mit Alkohol, Alkalien und starken Säuren.
Vorsichtig aufzubewahren.

Mergandol, zu intramuskulären Injektionen empfohlen, soll eine Lösung von Quecksilbernatrumglyzerat sein, von der 1 ccm 0,0035 g Quecksilber enthalten soll. Nach Z e r n i k ist es lediglich eine Lösung von 0,5 T. Quecksilberchlorid und 0,1 T. Natriumchlorid in 100 T. wasserhaltigem Glyzerin. *Fabrikant:* Alfred Koch in Berlin W. 30.

Merjodin, d i j o d p a r a p h e n o l s u l f o s a u r e s Quecksilber, Sozojodol-Quecksilber, gelangt in Ta-

bletten (à 0,0083 g Merjodin) in den Handel und soll als innerliches Antisyphilitikum Anwendung finden. *Fabrikant:* H. Trommsdorff, Chem. Fabrik in Aachen.
Vorsichtig aufzubewahren.

Merkalator wird eine Gesichtsmaske genannt, die mit Mull überzogen ist, der mit 50 prozentiger Quecksilbersalbe imprägniert ist. Jede Maske enthält 8 g regulinisches Quecksilber. Der Merkalator wird zu Quecksilberinhalationskuren empfohlen. *Fabrikant:* P. Beiersdorf & Cie. in Hamburg.

Merz Gonokokkenserum und **Merz Hämorrhoidenserum** siehe unter Merz Schnupfenserum.

Merz Schnupfenserum, Vera-Serol, soll aus einer, in Schleimhautabsonderungen löslichen, „Serummasse" (vermutlich eine Art Glycerinsalbe) mit löslicher Formaldehydstärke und Menthol bestehen. Merz Gonokokkenserum, zum Einführen in die Harnröhre, soll in der gleichen Grundmasse u. a. Formaldehyd und Chinolinsulfosäure und Merz Hämorrhoidenserum an Stelle der letzten beiden Bestandteile gelöstes Hamamalisextrakt enthalten. *Fabrikant:* Chem. Fabrik Merz & Co. in Frankfurt a. M.

Mesbé, ein aus der in Zentralamerika vorkommemden Sida rhombifolia Cubilguitziana hergestelltes Extrakt, bildet eine braune, eigenartig riechende, wasserlösliche Masse von marmeladenartiger Konsistenz, Mesbé gelangt in Tuben in den Handel und soll innerlich zu Einatmungen, äußerlich zu Umschlägen und wie eine Salbe Anwendung bei Tuberkulose finden. Nach den klinischen Untersuchungen kann dem Mittel eine besondere Wirkung jedoch nicht zugesprochen werden. *Fabrikant:* Mesbé Institut in Berlin W.

Mesotan, Ericin, Salicylsäuremethoxymethylester, **wurde im Jahre 1902 eingeführt.** Das Mesotan ist ein dem Gaultheriaöl analog zusammengesetzter Methoxymethylester der Salicylsäure von der Formel $C_6H_4{<}{{OH}\atop{COOCH_2 \cdot OCH_3}}$
Man erhält es nach D. R. P. Nr. 137 585 durch Einwirkung von Mono-Chlormethyläther auf salizylsaure Salze. Es bildet eine gelbliche, schwach aromatisch riechende, ölartige Flüssigkeit, deren Siedepunkt bei 162° bei einem Druck von 42 mm liegt. Es ist schwerer als Wasser und löst sich in diesem nur wenig auf; in Alkohol, Äther, Benzol und Chloroform, wie in Ölen ist es in jedem Verhältnisse löslich.

Identitätsreaktionen und Prüfung: 3 ccm Natronlauge werden mit 5 Tropfen Mesotan versetzt. Es entsteht ein weißer Niederschlag, der beim Erwärmen in Lösung geht; fügt man nun einige Körnchen Resorcin zu, so nimmt die Flüssigkeit eine intensiv rote Färbung an. Eine solche tritt ebenfalls ein, wenn einige Tropfen Mesotan zu konzentrierter Schwefelsäure gegeben werden. Mit gleichen Teilen Olivenöl muß Mesotan eine klare Mischung geben. Die wässerige Ausschüttelung — erhalten durch eine Minute langes Schütteln von 1 ccm Mesotan mit 50 ccm Wasser und Abfiltrieren — wird durch Eisenchlorid intensiv violett gefärbt; Baryumnitrat verursacht keine Veränderung. Durch Silbernitrat darf nur schwache Trübung hervorgerufen werden.

Man wendet das Mesotan bei rheumatischen Affektionen an Stelle des Gaultheriaöls an, mit dem Unterschiede, daß das Präparat nicht auf die schmerzenden Stellen eingerieben, sondern zur Verhütung einer Hautreizung mit Rizinus- oder Olivenöl oder Vaseline etc. auf dieselbe l e i c h t a u f g e s t r i c h e n wird. Die Resorption und der Eintritt der Wirkung ist eine so schnelle, daß vielfach ein Nachlassen und Verschwinden des Schmerzes schon nach 15—20 Minuten eintrat. *Fabrikant:* Farbwerke vorm. Friedr. Bayer & Co. in Elberfeld.

Vor Licht und Feuchtigkeit geschützt in gut verschlossenen Flaschen aufzubewahren. Die *Dispensation* erfolge nur in völlig trockenen Gefäßen.

Mesotan-Crême ist eine 20 prozentige Salbenmischung des Mesotans mit einem geringen Zusatz von Stearin. *Fabrikant:* Fabr. chem.-pharm. Präparate in Berlin SW.

Mesotan-Pflaster, ein durchlochtes, kräftig riechendes Pflaster mit entsprechendem Gehalt an Mesotan, wird als vorzügliches Rheumatismuspflaster empfohlen. *Fabrikant:* M. Hellwig in Berlin NO.

Mesothorium, ein radioaktives Element, kommt als Mesothoriumbromid in den Handel. Es ist vom Radium nur durch seine Strahlungsintensität verschieden und findet in gleicher Weise wie dieses therapeutische Verwendung. *Fabrikant:* Dr. O. Knöffler in Plötzensee-Berlin.

Metaethyl Henning ist eine Mischung von Chloräthyl und Chlormethyl. Dasselbe siedet bei 0—2°, während der Siedepunkt des reinen Chloräthyls bei ca. 11° liegt. Die Wirkung des Metäthyls ist infolge der erzeugten großen Kälte bedeutend intensiver und tiefergehend wie beim reinen Chloräthyl, auch tritt die Gefühllosigkeit schneller ein. Besonders zu empfehlen ist Metäthyl zur lokalen Anästhesie, Behandlung von Neuralgien, Migräne, Gelenkschmerzen usw. *Fabrikant:* Dr. G. F. Henning in Berlin SW. 48.

Metaferrin, ein phosphorsäurehaltiges Eiseneiweißpräparat mit 10% Eisen, bildet ein hellbraunes, geruchloses, in Wasser und verdünnten Säuren unlösliches, in Alkalien dagegen leicht lösliches Pulver von etwas säuerlichem Geschmack. Mit 0,1% Arsen führt das Mittel den Namen A r s e n m e t a f e r r i n, mit 7,5% Jod den Namen J o d m e t a f e r r i n. In gelöster Form kommen die Präparate als M e t a f e r r o s e, A r s e n - m e t a f e r r o s e und J o d m e t a f e r r o s e in den Handel. Sie sollen bei Anämie, Chlorose, Rekonvaleszenz usw. Anwendung finden. *Fabrikant:* Chem. Fabrik Dr. W. Wolff & Co. in Elberfeld.

Metaferrose siehe Metaferrin.

Metakresol siehe Kresol.

Metaphenylendiamin. hydrochloric. siehe Lentin.

Metaplasma, ein Verbandstoff, besteht aus einer inneren, mit Salizylsäure, Capsicum, Menthol usw. imprägnierten Lage entfetteter und einer äußeren, mit der inneren Schicht fest verbundenen Lage nicht imprägnierter, unentfetteter, undurchlässiger Watte. Neben Metaplasma Mentholi und Capsici, welche als Derivantia in Betracht kommen, empfahl L. S a r a s o n noch besonders Metaplasma Acidi salicylici als antirheumatisch wirksames Mittel.

Methacetin, A c e t a n i s i d i n, P a r a a c e t a n i s i d i n, p - O x y m e t h y l a c e t a n i l i d, $C_6H_4 \cdot OCH_3 \cdot NH \cdot COCH_3$, wird aus dem p-Nitrophenol durch Einwirkung von Chlormethyl oder Jodmethyl erhalten. Es bildet farb- und geruchlose, in kaltem Wasser schwer, in Alkohol leicht lösliche Kristalle, welche bei 127° schmelzen. Methacetin wird als Antipyretikum und Antineuralgikum in halb so großen Dosen als das Phenacetin gegeben (0,3—0,4 g mehrmals täglich für Erwachsene, 0,1—0,2 g für Kinder). *Bezugsquelle:* E. Merck in Darmstadt.

Vorsichtig aufzubewahren.

Metharsinat siehe Arrhénal.

Methonal, Dimethylsulfondimethylmethan, $(CH_3)_2C:(SO_2 \cdot CH_3)_2$, wird analog dem Sulfonal dargestellt, indem man Methylmercaptan mit Aceton kondensiert und das Produkt mit Permanganat oxydiert. Es bildet farblose Kristalle und wird in denselben Dosen wie das Sulfonal als Hypnotikum angewendet.

Vorsichtig aufzubewahren.

Methylacetanilid siehe Exalgin.

Methyläthyl siehe Metäthyl.

Methylal, Formal, Methylendimethyläther, $CH_2(OCH_3)_2$, ist ein Kondensationsprodukt aus Formaldehyd und Methylalkohol, entsteht auch bei der Oxydation von Methylalkohol mit Braunstein und Schwefelsäure. Es bildet eine farblose, bei 42° siedende, in Wasser, Alkohol und fetten Ölen leicht lösliche Flüssigkeit vom spez. Gew. 0,855. Methylal wird äußerlich als schmerzstillende Einreibung (1 : 10), innerlich zu 1,5 g pro dosi als Hypnotikum (oder subkutan 1 : 9 alle 2—3 Stunden eine Spritze), auch als Antidot des Strychnins angewendet.

Vorsichtig aufzubewahren.

Methylaspirin siehe Acetylsalicylsaures Methyl.

Methylatropiniumbromid, Atropinum methylobromatum, ist das Bromid des am Stickstoff nochmals methylierten Atropins und entspricht der Formel

$$C_{16}H_{20}O_3 = N \begin{cases} CH_3 \\ CH_3 \\ Br \end{cases} \text{ resp. } C_{18}H_{26}NO_3Br.$$

Es kristallisiert in weißen Blättchen, welche bei 222—223° schmelzen und in Wasser, sowie in verdünntem Alkohol leicht, in absolutem Alkohol, Aceton und Chloroform schwer löslich sind. Das Präparat findet in der Augenheilkunde sowie bei Nachtschweißen der Phthysiker Anwendung. Gebräuchlichste *Dosis:* Innerlich 0,001—0,002 g, 1—2mal täglich, zur subkutanen Injektion 1 ccm einer Lösung von 0,01 bis 0,03 g in 10 ccm Wasser. In der Augenheilkunde 0,25prozent. wässerige Lösung. *Fabrikant:* E. Merck in Darmstadt.

Sehr vorsichtig aufzubewahren.

Methylchlorid, Chlormethyl, Monochlormethan, CH_3Cl, wird durch Erhitzen von Methylakohol mit Salzsäure im Autoklaven dargestellt. Es bildet ein farbloses Gas, welches in drucksicheren Stahlflaschen oder in Glasröhren in den Handel kommt. Das flüssige Chlormethyl wird infolge seiner Eigenschaft, Kälte zu erzeugen, als lokales Kälte-Anästhetikum angewendet (siehe z. B. Metaethyl).

Methylenblau, Methylenum coeuruleum Ph. Helv., ist das Chlorhydrat des Tetramethylthionins, $C_{16}H_{18}N_3SCl + 2H_2O$, welches im Jahre 1891 von Ehrlich und Guttmann als Antineuralgikum, Malariamittel und Antiseptikum erkannt wurde. Es bildet ein dunkelgrünes, bronzeglänzendes Pulver, welches sich mit blauer Farbe in Wasser löst. Das Methylenblau besitzt schmerzstillende Wirkung bei neuritischen Prozessen und bei Rheumatismus articulorum; es wird in Dosen von 0,1 bis 0,25 g innerlich in Gelatinekapseln oder subkutan in der Dosis von 0,06 g gegeben. Es wurde auch gegen Malaria empfohlen und 5 mal täglich 0,1 g in Kapseln verordnet, ferner in Form intramuskulärer Injektionen von 0,1 g zur Beruhigung von Geisteskranken. Bei Methylenblaubehandlung färbt sich der Harn grün. 2 g Methylenblau dürfen nach dem Verbrennen höchstens 0,01 g Rückstand hinterlassen.

Unverträglich mit Ätzalkalien.

Maximaldosis 1,0 g pro dosi und die.

Vor Licht geschützt aufzubewahren.

Methylène, Methylium bichloratum-Richardson, Methylenchlorid-Richardson, ist ein Gemisch von 1 Raumteil Methylalkohol mit 4 Raumteilen Chloroform. Es wurde als Chloroformersatz empfohlen.

Methylenchlorid, Dichlormethan, CH_2Cl_2, wird durch Reduktion von Chloroform durch naszierenden Wasserstoff dargestellt. Es bildet eine bei etwa 40° siedende, in Alkohol und Äther lösliche Flüssigkeit vom spezifischen Gewicht 1,377 und wird in Form von Spray als lokales Anästhetikum angewendet. *Fabrikant:* E. Merck in Darmstadt.

Vorsichtig und vor Licht geschützt aufzubewahren.

Methylendiantipyrin siehe Formopyrin.

Methylendicotoin siehe Fortoin.

Methylendimethyläther siehe Methylal.

Methylenguajakol siehe Pulmoform.

Methylenhippursäure siehe Hippol.

Methylenkreosot siehe Pneumin.

Methylenum coeruleum siehe Methylenblau.

Methylenum guajacolacetylatum nennen Greiner & Co. in Glarus ein Euguform-Surrogat.

Methylglyoxalidin siehe Lysidin.

Methylhydrastimidchlorhydrat siehe Amenyl.

Methylium acetylosalicylicum siehe acetylsalizylsaures Methyl.

Methylium bichloratum-Richardson siehe Methylene.

Methylium jodatum, das Jodmethyl, ist durch G a r n i e r von neuem als ableitendes Mittel sehr empfohlen worden. Will man eine etwa 10 qcm große Fläche behandeln, so tränkt man Filtrierpapier mit 30—50 Tropfen Jodmethyl, legt dasselbe auf die Haut auf, bedeckt gut mit Watte und schließlich mit einem undurchlässigen Stoff und läßt das Ganze 8—10 Stunden wirken. Das Jodmethyl wirkt dann wie ein Kantharidenpflaster.

Methylium oxyamidobenzoicum ist ein Orthoform-Surrogat der Firma Greiner & Co. in Glarus.

Methylium salicylicum, S a l i c y l s ä u r e m e t h y l e s t e r, k ü n s t l i c h e s G a u l t h e r i a -, W i n t e r g r e e n - Ö l, $C_6H_4(OH)COOCH_3$, ist eine farblose oder leicht gelbliche, ölige Flüssigkeit vom spez. Gew. 1,183—1,188, löslich in Alkohol und Äther, Spkt. 219—221°C. Es wird als Antirheumatikum und Antiseptikum gebraucht bei Gelenkrheumatismus und soll hier besser wirken als Salicylsäure, ebenso bei gonorrhöischem Rheumatismus. Innerliche Dosis 0,3—0,5 g mehrmals täglich, allmählich steigend. Salicylmethylat wird auch von der Haut aus resorbiert und deshalb bei subakutem und chronischem Gelenkrheumatismus in der Dosis von 50—120 Tropfen äußerlich zweimal täglich auf die erkrankten Gelenke appliziert. Dem Verdampfen des Präparats wird durch Anlegen eines luftdicht schließenden Verbandes vorgebeugt. Äußerlich braucht man es ferner bei akuter Gonorrhöe dreimal täglich injiziert (1 : 100 Vaselin.-liquid.) mit 10,0 Wismutsubnitrat.

Methylpropylcarbinolurethan siehe Hedonal.

Methylrodin, M é t h y l r o d i n e, wird in Frankreich das Acetylsalicylsaure Methyl genannt (siehe dieses).

Methylviolett siehe Pyoktanin.

Metozin = Antipyrin.

Metramin wird ein durch Umkristallisieren besonders gereinigtes Hexamethylentetramin genannt.

Metroglycerin, als Ersatzmittel für Secale cornutum bei uterinen Blutungen, Fehlgeburt oder Wehenschwäche empfohlen, wird als eine keimfreie Flüssigkeit beschrieben, bestehend aus mit minimalen Mengen von Harzsäureestern präpariertem Glyzerin in 10 prozentiger antiseptischer, nahezu neutraler Lösung, die zweckmäßig noch, um neben der wehenerregenden die blutstillende Wirkung zu erhöhen, mit 2 prozentiger verflüssigter Gelatine verabreicht wird. Es ist in diesem Präparat also die bekannte, Uteruskontraktionen bewirkende Fähigkeit des Glyzerins den Ärzten in neuer und durchaus ungiftiger, aseptischer Form geboten. Metroglyzerin soll in Mengen von 50 bis 100 ccm injiziert werden. *Fabrikant:* Chem. Fabrik Helfenberg Akt.-Ges. vorm. Eugen Dieterich in Helfenberg i. Sachsen.

Migränetabletten nach Dr. F u c h s bestehen aus Phenacetin 0,05 g, Coffein 0,06 g, Codein 0,02 g und Guarana 0,02 g pro dosi. Sie werden (in grüner Packung) auch in halber Dosis abgegeben. *Fabrikant:* Wilh. Natterer in München II.

Migränin, A n t i p y r i n u m c o f f e i n o - c i t r i c u m, im Jahre 1893 von O v e r l a c h eingeführt, soll bei Migräne, Influenza und Folgezuständen alkoholischer Exzesse in Dosen von 1 g Anwendung finden, jedoch nicht mehr als täglich 3 g. Es ist ein kristallinisches Pulver, welches sich in 2 T. Wasser, leichter noch in Alkohol löst, zwischen 105 und 110° schmilzt und ein mechanisches Gemenge aus 90,9 T. Antipyrin, 0,6 T. Zitronensäure und Koffein darstellt.

Zur *Bestimmung des Antipyrins* werden 1,1 g Migränin zu 100 ccm Wasser gelöst. 20 ccm dieser Lösung versetzt man mit 20 ccm einer alkoholischen Quecksilberchloridlösung (2,5 g Quecksilberchlorid auf 100 ccm 95prozentigen Alkohol) und läßt alkoholische Jodlösung, welche in 100 ccm 95prozentigem Alkkohol 1,351 g Jod enthält, zufließen, bis eben eine bleibende Gelbfärbung auftritt. Die Jodlösung wird zuvor gegen 20 ccm einer 1prozentigen Lösung von reinem Antipyrin in gleicher Weise eingestellt. 20 ccm der Migräninlösung sollen so viel Jodlösung verbrauchen, als 0,2 g

reinem Antipyrin entspricht. *Fabrikant* Farbwerke vorm. Meister Lucius und Brüning in Höchst a. M.
Vorsichtig aufzubewahren.
Unverträglich mit Tannin, Jod, Chinin, Eisensalzen, Calomel, Spiritus Aetheris nitrosi.

Ebenso wie das Höchster Präparat sind auch die Ersatzpräparate, z. B. Antipyrin. coffeino-citricum Ph. Austr., Antipyretic. comp. Riedel u. a. m. lediglich mechanische Gemenge, deren prozentuale Zusammensetzung innerhalb enger Grenzen schwankt. Zur Darstellung eines solchen Präparates empfiehlt Buluheim eine einfache Mischung von 1 T. Zitronensäure, 100 T. Pyrazolonphenyldimethylicum, 10 T. Koffein. Das mechanische Vermischen (ohne Schmelzen) genügt vollkommen, wenn die Zitronensäure vorher (über Schwefelsäure) entwässert und das fertige Präparat vor Feuchtigkeit geschützt aufbewahrt wird.

Migränol, ein Kopfschmerzmittel, besteht im wesentlichen aus einer etwa 10 prozentigen Lösung von Menthol in Essigäther, der 4% Spiritus Dzondii, etwas Kampher, sowie wohlriechende ätherische Öle zugesetzt sind. *Fabrikant:* L. Stottmeister in Leipzig-R. (Kochs).

Migrol, ein gegen Migräne, Kopfschmerz und nervöse Zustände empfohlenes Mittel, besteht aus gleichen Teilen brenzkatechinacetsaurem Natrium und brenzkatechinacetsaurem Coffein, Dosis 0,5 g. bis zu dreimal täglich. *Fabrikant:* Dr. v. Gember und Dr. Fehlhaber in Weißensee-Berlin.

Migrophen, ein Mittel gegen Migräne usw., enthält nach Zernik 10% Lecithin und 90% Chininsulfat. *Fabrikant:* Sicco, G. m. b. H. in Berlin O. 34.

Mikrocidin, Beta-Naphthol-Natrium, Natrium betanaphtholicum, $C_{10}H_7ONa$, wird durch Eindampfen einer konzentrierten Lösung von 4 T. kohlensäurefreiem Natriumhydrat mit 15 T. Naphthol dargestellt und bildet ein weißes, in Wasser leicht lösliches Pulver, welches sich unter den Einflüssen von Licht und Luft schnell verändert. Die wässerige Lösung soll nicht ätzend und wenig giftig sein, aber viel stärker antiseptisch wirken als die Karbolsäure. Mikrocidin wird äußerlich zum Verbande infizierter Wunden in $1/2$ prozentiger, wässeriger Lösung, zum Ausspülen von Körperhöhlen in 0,3 prozentiger Lösung angewendet.

Vor Licht geschützt aufzubewahren.

Milchmaltyl ist ein trockenes Milchmalzextrakt der Firma Gehe & Co. Akt. Ges. in Dresden-N.

Milchmalzextrakt siehe Milchmaltyl und Robuston.

Milchsäurephenetidid ist Lactophenin (siehe D. A.-B. V. unter Lactylphenetidin.

Milchsomatose siehe Somatose.

Milz siehe Organpräparate.

Milzbrandserum siehe unter Serum.

Milzsaft ist ein sterilisierter Auszug aus der Milz von Tieren, welcher gegen Anämie verwendet wird.

Miroplast heißt ein auf rosa Seidenstoff gestrichenes Kautschukpflaster. *Fabrikant:* H. von Gimborn in Emmerich a. Rh.

Mitin ist eine nach Angaben von Dr. Jessner hergestellte Salbenbasis, eine weiße, geschmeidige, sehr leicht verreibbare Substanz von Salbenkonsistenz, aus welcher ohne weiteres mit fast allen gangbaren Heilmitteln Salben und Pasten hergestellt werden können. Ihrer Zusammensetzung nach stellt Mitin eine zu einer flüssigen Emulsion verarbeitete Fettmischung dar, die durch Überfettung mit nicht emulgiertem Fett in eine Salbenmasse verwandelt ist, die ca. 50% serumähnliche Flüssigkeit enthält. Es werden folgende Präparate hergestellt: Mitinum purum, Mitinum cosmeticum (Mitincreme), Pasta Mitini (Mitinpaste), eine unter Benutzung einer passenden Pulvermischung hergestellte weiche Paste, und schließlich Mitin-Hydrargyrum (Mitin-Quecksilber). *Fabrikant:* Krewel & Co. in Köln a. Rh.

Molliment, ein Tuberkuloseheilmittel, soll als wirksame Bestandteile abgetötete Perlsuchtbakterien und Natrium oleinicum enthalten. Es wird in Form von Pillen oder Kapseln eingenommen oder als Flüssigkeit in den Mastdarm eingegossen. *Fabrikant:* Deutsche Schutz- und Heilserum-Gesellschaft in Berlin NW.

Mollin, Sapounguinosus, ist eine überfettete weiche Seife, welche als Salbengrundlage dient. Mollin wird so dargestellt, daß 50 T. Kalilauge (15%) auf 40 T. eingedampft, alsdann mit 40 T. Schweineschmalz und 4 T. Spiritus 12 Stunden lang auf 50—60° erwärmt werden; schließlich werden noch 15 T. Glyzerin zugesetzt. *Fabrikant:* A. Canz in Leipzig-Eutritzsch.

Mollplaste, Salbenpflaster, sind Präparate, welche die Eigenschaften von Salben und Pflastern in sich vereinigen sollen. Sie werden nach D. R.-P. Nr. 111759 dargestellt, dessen Patentanspruch lautet: Verfahren zur Herstellung salbenförmiger Pflastermassen, darin bestehend, daß eine unter Zusatz von Borsäure durch Erhitzen unter Druck erhaltene sterile Leimmasse mit gewöhnlicher harter Pflastermasse unter Hinzufügung der auch sonst wohl gebräuchlichen Zusätze und Medikamente vermischt und das Gemenge im Autoklaven auf 150—160° erhitzt wird. *Fabrikant:* Chem. Fabrik Helfenberg Akt.-Ges. in Helfenberg bei Dresden.

Molyform, eine Molybdänverbindung, bildet ein weißes, feines, in Wasser bis zu 10% lösliches Pulver von adstringierendem Geschmack. Es wird von Lampé und Klose als Antiseptikum bei chirurgisch-gynäkologischen und dermatologischen Affektionen in Form von Pulver, Salbe oder Lösung empfohlen. *Fabrikant:* Molyformgesellschaft m. b. H. in Frankfurt a. M.

Monobromessigsäure siehe Acidum monobromaceticum.

Monochloralantipyrin siehe Hypnal.

Monochlormethan siehe Methylchlorid.

Monochlorphenol, $C_6H_4Cl \cdot OH$ (4 : 1), die Paraverbindung, bildet farblose, in Alkohol, Äther und Alkalien leicht, in Wasser schwer lösliche Kristalle, die bei 37° schmelzen. Es hat sich als starkes Antiseptikum erwiesen, welches in zweiprozentigen Salben bei Erysipel und syphilitischen Augenkrankheiten, ferner in Form von 5—20prozentigen Lösungen in Glyzerin bei Tuberkulose des Rachens und Kehlkopfes usw. angewendet wird, auch zur Inhalation (16—30 Tropfen pro dosi) bei Bronchitis und Phthisis. In der Zahnheilkunde wird es nur unvermischt oder in Mischung von Tropacocain, Zinkoxyd und Kobaltmetall zu Füllungen hohler Zähne empfohlen. *Fabrikant:* E. Merck in Darmstadt.

Vorsichtig aufzubewahren.

Monotalum, der Methylglykolsäure-Guajakolester,

$$C_6H_4\diagdown_{O \cdot COCH_2OCH_3}^{CH_3},$$

entsteht nach D. R. P. 171 790 durch Einwirkung von 124 T. Methoxyacetylchlorid auf eine Lösung von 4 T. Guajakol und 40 T. Natriumhydroxyd in 1000 T. Wasser. Es ist eine farblose, schwach aromatisch riechende, ölige Flüssigkeit, bei 0° noch nicht erstarrend. Monotal löst sich leicht in Alkohol, Äther, Benzol, Chloroform und fetten Ölen, schwer in Wasser.

Identifizierung und Prüfung: Beim Ansäuern der alkalischen Lösung tritt der Geruch nach Guajakol auf. Durch Ausäthern und Verdunstenlassen des Äthers läßt sich letzteres isolieren und gibt beim Lösen in Weingeist mit Eisenchlorid die bekannten Reaktionen. Werden 3 Tropfen Monotal mit 2 ccm konzentrierter Schwefelsäure erwärmt, so färbt sich die Mischung beim Erwärmen schön kirschrot. Die gesättigte wässerige Lösung soll neutral reagieren und darf weder durch Silbernitrat, noch durch Baryumchlorid oder Eisenchlorid verändert werden.

Monotal ist ein äußerlich zu gebrauchendes Guajakolpräparat, daß die Ätzwirkung und die giftigen Eigenschaften des reinen Guajakols nicht besitzt. Es wird als Linderungsmittel gegen Schmerzen verschiedener Art empfohlen, ferner zur Unterstützung der internen Phthisistherapie. Das Monotal wird 1—2 mal täglich auf die schmerzenden Stellen aufgepinselt oder leicht eingerieben entweder unverdünnt, in Salbenform oder mit Öl gemischt. *Fabrikant:* Farbenfabriken vorm. Friedr. Bayer & Co. in Elberfeld.

Moorextrakt siehe Dr. Lübkes Moorextrakt.

Morbicid, eine braune, dicke Flüssigkeit, ist nach Frank eine Kaliharzseife mit etwa 12% Formaldehyd. Morbicid G., für gynäkologische Zwecke bestimmt, enthält neben Harzseife noch Ölseife und ebenfalls etwa 12% Formaldehyd. *Fabrikant:* Schülke & Mayr in Hamburg.

Morphacetin ist ein englischer Name für Heroin.

Morphinum aethylatum muriaticum ist ein Dioninsurrogat.

Morphinum-Bismutum jodatum, ein dem als Erythrol (siehe dieses) in Frankreich bekannten Cinchonidinwismutjodid analog zusammengesetztes Doppelsalz aus Bismutum jodatum und Morphinum hydrojodicum, wird als schmerzstillendes Wundheilmittel empfohlen. Man soll dem Erythrol soviel des Morphindoppelsalzes beimischen, daß pro dosi etwa 0,025 g Morphin in Anwendung kommt, und die Mischung als Wundstreupulver gebrauchen.

Vorsichtig aufzubewahren.

Morphinum hydrobromicum, Morphinhydrobromid, $C_{17}H_{19}NO_3 \cdot HBr + 2H_2O$, bildet farblose, in 25 T. kaltem,

Wasser und in 50 T. kaltem Alkohol lösliche Kristallnadeln. Es wird wie das Hydrochlorat angewendet.

Vorsichtig aufzubewahren.

Morphinum methylobromatum siehe Morphosan.

Morphinum stearinicum, Morphinstearat, $C_{17}H_{19}NO_3 \cdot C_{17}H_{35} \cdot COOH$, wird durch Umsetzung von Morphium hydrochloricum mit Natriumstearinat erhalten. Es bildet weiße glänzende, gegen 85° schmelzende Schuppen und wird als Morphinöl in einer Lösung von 0,5 g in 50 g Mandelöl angewendet.

Vorsichtig aufzubewahren.

Morphosan, Morphinum methylobromatum, Morphinbrommethylat, in welchem die giftigen Wirkungen des Morphins nur in geringem Maße zutage treten sollen, besitzt folgende Zusammensetzung:

$$C_{17}H_{19}O_3N\genfrac{<}{}{0pt}{}{CH_3}{Br} + H_2O.$$

Zur Darstellung (D. R. P 165 898 und 191 088) wird Morphin mit Dimethylsulfat behandelt und das entstehende Additionsprodukt mit Bromkaliumlösung umgesetzt. Das Morphosan bildet weiße Nadeln, die bei 260° zusammensintern und bei 265—266° unter Zersetzung schmelzen. In heißem Wasser löst es sich leicht, bei 15° etwa im Verhältnis 1:20; in starkem Alkohol nur wenig, in Aceton, Chloroform und Äther fast gar nicht. Aus nicht zu verdünnter wässeriger Lösung wird es durch eine kalt gesättigte Bromkaliumlösung fast vollständig und kristallinisch ausgefällt.

Prüfung: Die wässerige Lösung sei farblos und reagiere neutral. In der Lösung (1:30) soll auf Zusatz von 1 Tropfen Ammoniakflüssigkeit auch beim Reiben mit einem Glasstab keine Ausscheidung entstehen (unverändertes Morphin). Auf Zusatz von Chlorbarium bleibe die wässerige Lösung klar. Nach dem Verbrennen soll das Morphinbrommethylat keinen wägbaren Rückstand hinterlassen.

Morphosan wird angewendet wie Morphin, Heroin und Dionin, deren unangenehme Nebenwirkungen es nicht besitzt. Auch zur Unterstützung von Morphiumentziehungskuren. *Fabrikant:* J. D. Riedel, A.-G. in Berlin-Britz.

Vorsichtig aufzubewahren.

Morrhual ist eine 0,05% Jod in Form von Jodipin, sowie Calcium- und Natriumhypophosphit enthaltende, haltbare Lebertranemulsion. Dieselbe ist nicht zu verwechseln mit dem auch als Gaduol bezeichneten M o r r h u o l. *Fabrikant:* Dr. A. Brüggemann in Beverungen in Westf.

Morrhuin, $C_{19}H_{27}N_3$, ist eine neben dem Asellin im Lebertran vorkommende Base. Morrhuin bildet ein dickes, in Alkohol und Äther lösliches Öl. Es wurde als verdauungsbeförderndes Mittel empfohlen, und zwar sollen Kinder täglich 0,5 g, Erwachsene täglich 1 g nehmen.

Morrhuol, G a d u o l , ist ein aus dem Lebertran gewonnener Phosphor, Jod und Schwefel enthaltender Körper, der das wirksame Prinzip des Lebertrans darstellen soll. Es bildet eine braune Flüssigkeit vom spez. Gew. 0,93—0,94 und wird an Stelle des Lebertrans in Dosen von 0,2—0,5 g viermal täglich (meist in Kapseln) gegeben. *Fabrikant:* E. Merck in Darmstadt.

Moussettes Pillen werden gegen Neuralgien, Migräne, Ischias und rheumatische Leiden empfohlen und enthalten nach Angabe der Fabrikanten pro dosi 0,0002 g Aconitin und 0,05 g Chinaextrakt als wirksame Bestandteile. Es sollen täglich zwei Pillen, wenn nötig auch mehr genommen werden. *Fabrikant* F. Comar Fils & Co. in Paris.
Vorsichtig aufzubewahren.

Mucin, die Schleimsubstanz der Galle, wahrscheinlich ein Gemisch von Serumglobulin, echtem Mucin und Gallensalzen, ist ein gelbes bis grüngelbes, wasserlösliches Pulver, das in Verbindung mit gleichen Teilen Natriumbikarbonat in Dosen von 0,6 g bei Ulcus ventriculi zum Schutze der Magenschleimhaut empfohlen wird. *Bezugsquelle:* E. Merck in Darmstadt.

Mucol, eine Salicylsäurelösung in Alkohol und Glyzerin (1 : 30) mit einem Zusatze von Menthol, soll bei infektiösen Mund- und Rachenkrankheiten gute Dienste leisten. Es kommt in Originalfläschchen zu 20 g, mit Gebrauchsanweisung und Halspinsel versehen in den Handel. *Fabrikant:* Dr. A. Müller & Cie., Sebnitz (Sachsen).

Müglitzol ist ein flüssiges Fußschweißmittel, welches nach Z e r n i k eine mit ätherischen Ölen parfümierte und mit geringen Mengen eines ichthyolartigen Stoffes versetzte etwa 6%ige Lösung von Formaldehyd in denaturiertem Spiritus darstellt. *Fabrikant:* Chem. Werke Mügeln bei Dresden.

Muira Puama siehe Lign. Muirae-Puamae.

Muiracithin werden versilberte Pillen genannt, die folgendermaßen hergestellt werden sollen: 100,0 Extr. fluid. Muirae Puamae werden zu Extraktkonsistenz eingedampft, mit 5,0 Lecithin und 7,5 Süßholzpulver und Gummilösung zu 100 Pillen verarbeitet, dann mit Zucker und Silber überzogen. Sie werden als Mittel gegen neurasthenische Beschwerden aller Art empfohlen. Muiracithin findet Verwendung bei sexueller Neurasthenie und derjenigen Impotenz, welche auf Nervenschwäche beruht. Es hat sich aber auch im höheren Lebensalter als Anregungsmittel gut bewährt. *Fabrikant:* Kontor chem. Präparate, Ernst Alexa in Berlin C 2.

Musin, ein gezuckertes Fettalbuminat des Rizinusöls, wird als zuverlässiges Abführmittel empfohlen. Das Fett enthält im wesentlichen Ricinolsäure und geringe Mengen Lecithin (Jodzahl 82,7%). *Fabrikant:* J. E. Stroschein in Berlin SO.

NB. Das früher unter dem Namen Musin in Verkehr gebrachte Tamarindenabführmittel kommt nicht mehr in den Handel.

Mutase ist ein aus Leguminosen und Gemüsen hergestelltes Nährpräparat mit einem Gehalte von 58% Pflanzeneiweiß und 2% Phosphorsäure, ein gelbliches, geruchloses, würzig schmeckendes, haltbares Pulver, welches als nahrhaftes Fleischersatzmittel empfohlen wird. Es wird mehrmals täglich 1 Kaffeelöffel voll genommen, rein oder in Bouillon, Milch, Kakao gerührt und kurz aufgekocht; es kann auch Mehlspeisen und Backwerk zugesetzt werden. *Fabrikant:* Chemische Fabrik vorm. Weilerter-Meer, Uerdingen a. Rhein.

Mutterkornpräparate siehe Ergotinpräparate.

Mycardol, Ergotincoffein, eine Mischung aus 85% Ergotin und 15% Coffeinum citricum, gelangt in Tabletten (à 1,0 g) und gelöst in Ampullen in den Handel und soll bei Herzneurosen mit aussetzendem Puls, Myokarditis, Arteriosklerose, Ohnmachten usw. Anwendung finden. *Fabrikant:* Dr. R. und Dr. O. Weil in Frankfurt a. M.

Vorsichtig aufzubewahren.

Mycodermin wird trockne, haltbare Bierhefe genannt, welche wie andere Hefepräparate bei Akne, Ekzem, Furunkulose innerlich angewendet werden soll. Dosis: ½—1 Eßlöffel voll täglich. *Fabrikant:* J. Blaes & Cie. in Bregenz-Lindau.

Mydriatin ist ein synthetisch dargestelltes ephedrinähnliches Präparat (siehe Ephedrin).

Mydrin ist eine Mischung von Ephedrinum hydrochloric. und Homatropin. hydrochloricum. In 10 prozentiger wäßriger Lösung zu 2—3 Tropfen angewendet bewirkt es eine mäßige Pupillenerweiterung, die im Durchschnitt nach 30 Minuten ihren Höhepunkt erreicht und nach spätestens drei Stunden wieder verschwunden ist. *Fabrikant:* E. Merck in Darmstadt.

Sehr vorsichtig aufzubewahren.

Mydrol, Jodmethylphenylpyrazolon, bildet ein in Wasser leicht lösliches, weißes, kristallinisches Pulver, welches bei 178—179° schmilzt und an Stelle des Atropins als pupillenerweiterndes Mittel in 5—10 prozentiger Lösung empfohlen wurde.

Vorsichtig aufzubewahren.

Myrrhencreme Flügges siehe Myrrholin.

Myrrholin ist eine Lösung des Myrrhenharzes in Rizinusöl, welche als Wundheilmittel Verwendung findet. Eine derartige Lösung ist als „Flügges Myrrhencreme" unter Nr. 63592 patentiert. *Fabrikant:* Myrrholingesellschaft in Frankfurt a. M.

Myrtenölkampher siehe Myrtol.

Myrtilla-Pastillen stellen ein Adstringens von angenehmem Geschmack dar, welches die wirksamen Bestandteile der Heidelbeeren und den natürlichen Gerbstoff derselben an Eiweiß gebunden enthält, wodurch ähnlich wie beim Tannineiweiß (Tannalbin) seine Wirkung erst im Darm entfaltet wird. Die Pastillen, welche außer diesem Extr. Myrtill. cps. noch Zucker und Kakao sowie etwas Vanille enthalten, leisten gute Dienste bei Diarrhöen und Darmerkrankungen, speziell der Kinder, aber auch bei Erwachsenen. *Fabrikant:* Dr. Schütz & Dr. v. Cloedt in St. Vith (Rhld.).

Myrtillin, Extractum Myrtilli Winternitz, Heidelbeerextrakt, ist ein durch Auskochen von getrockneten Heidelbeeren bereitetes sirupdickes Extrakt, welches von Professor Winternitz bei Erkrankungen der Schleimhäute, besonders aber bei Hautkrankheiten, Ekzemen, Brandwunden und Schuppenflechte empfohlen wurde. Man trägt es mit einem Pinsel auf und legt Watte darüber oder bestreut mit Reispuder. *Fabrikant:* E. Merck in Darmstadt.

Myrtol, Myrtenölkampfer, ist ein durch Rektifikation des Myrtenöls erhaltenes Gemenge von Rechts-Pinen, Eucalyptol und einem Kampfer, $C_{10}H_{16}O$. Es bildet eine zwischen 160—180° siedende, in Alkohol lösliche Flüssigkeit vom spez. Gew. 0,88—0,89, die als Antiseptikum, Sedativum und Stimulans bei chronischer Bronchitis, Tonsillitis, Lungengangrän, Cystitis und Pyelitis empfohlen wird. Dosis 1—2 Tropfen in Kapseln mehrmals täglich. *Fabrikant:* E. Merck in Darmstadt. *Vor Licht geschützt* aufzubewahren.

Myrtyl werden Heidelbeerpräparate (Tabletten und Saft) genannt, welche die wirksamen Bestandteile der Heidelbeere in konzentrierter Form enthalten und bei chronischem und akutem Darmkatarrh Anwendung finden sollen. *Fabrikant:* Fabr. pharm. Spezialitäten G. m. b. H. in Dresden.

Nacasilicium siehe Zellersche Krebsmittel.

Nafalan ist ein Konkurrenzpräparat für Naftalan, welches wie dieses aus einer kaukasischen Rohnaphtha gewonnen und dem Naftalan in Eigenschaften und Wirkung gleich sein soll. *Fabrikant:* Nafalangesellschaft m. b. H. in Magdeburg.

Nafalanspezialitäten verschiedener Art werden neuerdings in den Handel gebracht, um den Gebrauch des Nafalans populär zu machen, und zwar: Hausnafalan (Nafalan-Zinksalbe) in Tuben, Nafalan-Heftpflaster in Briefen und Blechhülsen, Nafalan-Hämorrhoidal-Zäpfchen in Blechkästchen, medizinische Nafalan-Seife (mit 25% Nafalangehalt), Nafalan-Toilettenseife (mit 5% Nafalanhalt) und Nafalan-Toilettecreme in Tuben. Navalanstreupulver besteht aus Nafalan 10 T., Magnes. usta 20 T., Talcum 35 T., Borax 3 T., Amylum 27 T., Zinc. oxydat. 5 T.

Naftalan wird aus den Destillationsrückständen, bzw. den hochsiedenden Anteilen einer harz- und asphaltfreien Naphtha aus Naftalan am Kaukasus hergestellt, welche durch Zusatz von 2,5—4% wasserfreier Seife gelatinös und konsistent gemacht worden sind. Naftalan bildet eine dunkelbraungrüne, salbenartige Masse, welche im durchfallenden Lichte dunkelgelb, im auffallenden Lichte braunschwarz aussieht. Es schmilzt bei 110—114°, ist unlöslich in Wasser und Alkohol, löslich in Äther und Chloroform und ist mit Fetten aller Art mischbar. Naftalan wird als Decksalbe bei Verbrennungen, sowie bei verschiedenen Hautkrankheiten angewendet. *Bezugsquelle:* Julius Donner, Naftalanversandt in Dresden.

Zur Darstellung von Naftalan wird nach Kupzis Rohnaphtha im Vakuum erhitzt, damit etwa vorhandene leicht flüchtige Bestandteile abdestillieren und der Rückstand keinen brenzlichen Geruch erhält. Der Rückstand hat ein spezifisches Gewicht von 0,94—0,97, in ihm werden 6—8% vollständig neutraler Seife oder 2½—3% stearinsaures Natrium gelöst. Hierdurch wird ein Produkt erhalten, das dem käuflichen Naftalan in physikalischen und chemischen Eigenschaften gleich ist. Jede Naphtha, die frei von Benzin und Kerosin ist, enthält Naphthensäuren, und die Wirkung des Naftalans beruht nach Ansicht von Kupzis gerade hierauf und nicht auf den Kohlenwasserstoffen. Zur Herstellung von Naftalan müssen deshalb die rohen Naphtha, welche von flüchtigen Anteilen befreit sind, oder die ungereinigten Schmieröle benutzt werden, aber nicht die gereinigten hochsiedenden Schmieröle.

Dr. Nagels Nervenpillen. Die Masse besteht aus 3 T. Natriumglycerophosphat, 10 T. Valettescher Pillenmasse, 2 T. Eisenlaktat, 0,3 T. Euchinin und 5 T. Rhabarber. *Fabrikant:* Salomonis-Apotheke in Dresden-A.

Nährgelatine siehe Schleichs Präparate.

Nährklistiere, gebrauchsfertige, werden nach Angabe von Prof. Ad. Schmidt dargestellt und enthalten pro dosi 250 g 0,9 prozentige Kochsalzlösung, 20 g Nährstoff Heyden (besonders präpariert) und 50 g Dextrin. Die Mischung ist sterilisiert und lange Zeit unverändert haltbar, leicht resorbierbar und reizlos. *Fabrikant:* Chem. Fabrik v. Heyden in Radebeul b. Dresden.

Nährmaltose, ein farbloses, in Wasser leicht lösliches, süßlich schmeckendes Pulver, besteht aus Maltose und Dextrin. *Fabrikant:* Ed. Loeflund G. m. b. H. in Grunbach-Stuttgart.

Nährsalz-Tropon ist ein Präparat, welches die bekannten Eigenschaften des Tropons mit denen der physiologischen Nährsalze verbindet. Es wird als allgemeines Kräftigungsmittel empfohlen. *Fabrikant:* Troponwerke in Mülheim am Rhein.

Nährstoff Heyden, enthält 85,31% Proteinstoffe, 6,08% Mineralbestandteile und 2,36% Wasser. Das Präparat ist ein aufgeschlossener Eiweißstoff, welcher keine Verdauungsarbeit fordert, sondern direkt ins Blut übergehen kann, um so das Eiweißbedürfnis des Körpers decken zu helfen. Es soll nicht ein direkter Ersatz für die üblichen Nahrungsmittel sein, sondern nur als Zusatz zu den Speisen und Getränken benutzt werden. *Fabrikant*: Chem. Fabrik von Heyden in Radebeul bei Dresden.

Naphtha saponata wird ein Naftalanersatz genannt, der von Apotheker P. Hentschel in Zwönitz dargestellt wird.

Naphthalol siehe Betol.

Naphthamine ist ein englischer Name für Urotropin (Hexamethylentetramin).

Naphthasapol siehe Sapolan.

Naphthionsäure, Acidum naphthylaminsulfonicum α-purissimum, Acidum naphthionicum, Naphthylaminsulfosäure, $C_{10}H_6 \cdot NH_2 \cdot SO_3H$, ein weißes kaum in Wasser lösliches Pulver, hat E. Riegler wegen ihrer Eigenschaft, salpetrige Säure unter Bildung von Diazonaphthylaminsulfosäure zu binden, zur Bekämpfung des akuten Jodismus in Anwendung gebracht. Dosis 3—4 stündlich 0,5 g. Gegen Vergiftungen mit Nitriten soll die Naphthionsäure ebenfalls mit gutem Erfolg anzuwenden sein. *Fabrikant*: E. Merck in Darmstadt.

Naphthoformin, welches durch Kondensation von Formaldehyd mit dem α- und β-Naphthol entsteht, zeigt dieselben Eigenschaften wie Polyformin (siehe dieses); es soll in der Dermatologie angewendet werden. *Fabrikant:* Dr. G. F. Henning in Berlin SW.

Naphthol-Eucalyptol, Eunol. (D. R.-P. Nr. 100551.) Beim Zusammenschmelzen äquimolekularer Mengen α- und β-Naphthol mit Eucalyptol entstehen chemische Verbindungen, die einen intensiv aromatischen Geruch und stark bitteren Geschmack besitzen. Die so erhaltenen Produkte sollen zur antiseptischen Wundbehandlung und zur Behandlung von Hautkrankheiten dienen und besonders ihres angenehm aromatischen Geruches wegen bei übelriechenden Wunden und eiternden Geschwüren Anwendung finden. Das α-Naphthol-Eucalyptol (prächtige Nadeln aus heißem Glyzerin) erweicht oberhalb 40° und schmilzt erst zwischen 73 und 75° zu einer klaren Flüssigkeit. Das β-Naphthol-Eucalyptol beginnt bei 30° zu sintern und schmilzt vollkommen erst bei 50°. Beide Verbindungen sind mit Wasserdämpfen flüchtig, unlöslich in Wasser, dagegen leicht löslich in Alkohol, Äther, Chloroform, Benzol usw., ferner löslich in Olivenöl und heißem Glyzerin. *Fabrikant:* Dr. G. F. Henning in Berlin SW.

Vor Licht geschützt aufzubewahren.

Naphtholkarbonat, Kohlensäure-β-Naphthylester, $CO_3(C_{10}H_7)_2$, entsteht bei der Einwirkung von Kohlenoxychlorid auf β-Naphtholnatrium. Es bildet glänzende, in Wasser nicht, in Alkohol schwer lösliche, bei 176° schmelzende Blättchen. Es wurde an Stelle des β-Naphthols als Darmantiseptikum empfohlen.

Naphthol-Kampher, β-Naphtholum camphoratum, wird durch Erwärmen einer Mischung von 2 T. Kampfer mit 1 T. β-Naphthol bis zum Schmelzen bereitet. Es bildet eine sirupartige, mit Alkohol mischbare Flüssigkeit, wird als Antiseptikum angewendet und dient, mit Cocain verbunden, zum Bestreichen tuberkulöser Affektionen mit Öl vermischt bei Furunkel, Scabies usw.

Vor Licht geschützt aufzubewahren.

Naphtholsalol siehe Betol.

Naphtholwismut siehe Orphol.

Naphtholum benzoicum siehe Benzonaphthol.

Naphtholum camphoratum siehe Naphtholkampfer.

Naphtholum carbonicum siehe Naphtholkarbonat.

Naphtholum salicylicum siehe Alphol bzw. Betol.

Naphthoxol ist eine alkoholische Wasserstoffsuperoxydlösung mit 2% β-Naphthol. Es dient zur Wundbehandlung (siehe auch unter Menthoxol).

Narcein, $C_{23}H_{27}NO_8 + 3H_2O$, ein Alkaloid des Opiums in welchem es zu 0,1% vorkommt, steht dem Morphin in seiner Wirkung sehr nahe, nur wirkt es milder und erzeugt ruhigen Schlaf, während unangenehme Nebenwirkungen selten sind. Man gibt es in Fällen, wo Morphin schlecht vertragen wird, als Sedativum und Antispasmodikum mehrmals täglich zu 0,01 bis 0,02 g, als Hypnotikum zu 0,03—0,1 g. In Anwendung kommen, da die Wirksamkeit des reinen Alkaloids nicht allgemein anerkannt ist, vornehmlich seine Salze:

Narceinum hydrochloricum; dasselbe bildet farblose, in Wasser und Alkohol leicht lösliche Nadeln. Es wird innerlich zu 0,05—0,2 g gegeben, subkutan in Lösung zu 0,03 g angewendet. —

Narceinum meconicum; dieses bildet ein weißes, bei 110° schmelzendes, in siedendem Wasser und in verdünntem Spiritus lösliches Pulver. Es wird als Sedativum und Hypnotikum zu 0,006—0,025 g subkutan angewendet.

Vorsichtig aufzubewahren.

Narcein-Natrium-Natrium salicylicum siehe Antispasmin.

Narcoform, Somnoform, wird eine Mischung aus 60% Äthylchlorid, 35% Methylchlorid und 5% Äthylbromid genannt, die als Anästhetikum Anwendung findet.

Narcophin, das mekonsaure Doppelsalz des Morphins und Narkotins mit 31,2% Morphin, enthält auf 1 Molekül Mekonsäure je ein Molekül Morphin und Narkotin und bildet ein weißes, wasserlösliches, ein wenig bitter schmeckendes Krystallpulver. Es gelangt mit einem kleinen Überschuß an Mekonsäure außer in Substanz in Form von Tabletten (à 0,015 g Narcophin) sowie in 3 prozentiger Lösung in Ampullen in den Handel und wird von Zehbe als ein zwar etwas schwächeres aber von allen Nebenwirkungen freies Ersatzpräparat des Morphins empfohlen. *Fabrikant:* C. F. Boehringer & Söhne in Mannheim-Waldhof.

Vorsichtig aufzubewahren.

Narcosin siehe Narkosin und Narcotin.

Narcotin, Opian, Anarkotin, Narcosin, $C_{22}H_{23}NO_7$, ist ein Alkaloid des Opiums, welches nur in geringem Maße narkotisch wirkt. Es bildet farblose, in Wasser unlösliche, in Alkohol und Äther schwer lösliche Prismen, die bei 171° schmelzen. In Form seiner Salze gibt man es in Dosen von 0,1—0,25 g mehrmals täglich gegen Malaria, Neuralgien und krampfartige Beschwerden sowie als Hypnotikum.

Maximaldosis 1—1,5 g pro die.

Vorsichtig aufzubewahren.

Narcyl, Äthylnarceinchlorhydrat, $C_{25}H_{31}NO_8$ HCl, kristallisiert aus Wasser in seidenglänzenden, bei 205—206° C schmelzenden Prismen. Es ist in Wasser von gewöhnlicher Temperatur im Verhältnis 1:120 löslich, leichter in heißem Wasser, wenig in Äther, Petroleumäther, leicht dagegen in Alkohol und Chloroform. Mit letzterem geht es eine Verbindung ein. Die

Löslichkeit in Wasser wird durch Zusatz von Salzen der Benzoesäure, Zimtsäure und Zitronensäure erhöht. Zur Unterscheidung von Narcein dient zunächst die Abscheidung von Äthylnarcein durch Natronlauge aus der wässerigen Lösung. Auch Narceinchlorhydrat gibt mit Natronlauge einen Niederschlag; doch löst sich derselbe bei Gegenwart von überschüssigem Alkali schon in der Kälte. Das Narcyl soll bei der Behandlung des Hustens mit besonderem Erfolg als krampfstillendes und Beruhigungsmittel anzuwenden sein. Es wirkt außerdem als Analgetikum. Man gibt es in Dosen von 0,06—0,1 g täglich innerlich oder in Form von subkutanen Injektionen zu 0,02 g pro dosi.

Vorsichtig aufzubewahren.

Nargol, N u c l e i n s i l b e r , enthält ungefähr 10% Silber und stellt ein hellbräunlich-weißes Pulver dar, welches in Wasser leicht löslich ist. Die Lösungen werden durch Eiweiß, Kochsalz, Alkalien usw. nicht gefällt. Verdünnte organische Säuren rufen keine Veränderungen hervor, während verdünnte anorganische Säuren das Nargol ausfällen. Es wird als Prophylaktikum gegen Gonorrhöe usw. wie das Protargol in 10 bis 20 prozentigen Lösungen angewendet, als Antigonörrhoikum in 1—2 prozentigen Lösungen. *Fabrikant:* Parke, Davis & Co. in Detroit N.-A.; Vertreter: Brückner, Lampe & Co. in Berlin C.

Vorsichtig und vor Licht geschützt aufzubewahren.

Narkodeon werden Tabletten genannt, welche je 0,001 g Narkotinum muriaticum, 0,005 g Codeinum muriaticum, 0,005 g Balsamum tolutanum und 1,25 g Pulvis gummosus saccharatus enthalten, und gegen Katarrh der Luftwege empfohlen werden. *Fabrikant:* F. Trenka in Wien.

Vorsichtig aufzubewahren.

Narkosin, ein antiseptisches Lokalanästhetikum in Ampullen, soll in je 1 ccm Extractum Corticis Hamamelidis 1,0 g, Novocain 0,015 g, Cocainum hydrochloricum 0,005 g, Adrenalinum hydrochloricum solutum 0,05 mg und physiologische Kochsalzlösung enthalten. *Fabrikant:* A. Gude & Co. in Berlin-Weißensee.

Vorsichtig aufzubewahren.

Nasol, ein Schnupfenmittel in flüssiger Form, besteht im wesentlichen aus Zitronensäure-Mentholäther, Glyzerin, Spiritus und Wasser, *Fabrikant:* Dr. E. Krause in Leipzig, Johannisplatz.

Nastin wird der von Deycke und Reschad im Jahre 1907 dargestellte kristallinische Fettstoff der Leprabazillen genannt, der sich sowohl zu Immunisierungszwecken als auch als Heilmittel gegen Lepra gut bewährt hat. *Fabrikant:* Kalle & Co. in Biebrich a. Rh.

Nastin-B ist eine Kombination des als Nastin bezeichneten Fettkörpers der Leprabazillen mit Benzoylchlorid, das als Komplement im Sinne Ehrlichs zu betrachten ist und in vivo und in vitro auf sog. säurefeste Bazillen im Sinne der Entfettung einwirkt, ein Vorgang, der diese Bazillen zur weiteren Auflösung (Bakteriolyse) unmittelbar vorbereitet. Dieses Nastin-B ist dem ursprünglichen Nastin an therapeutischer Wirkung überlegen und soll nunmehr an seiner Stelle als Heilmittel gegen Lepra Anwendung finden. Man braucht es in Form subkutaner Injektionen öliger Lösungen in Einzeldosen von 0,0005 g. Solche Lösungen kommen auch gebrauchsfertig in den Handel. *Fabrikant:* Kalle & Cie. in Biebrich a. Rh.

Natrium aethylatum, Natriumaethylat, Ätzalkohol, $C_2H_5 \cdot ONa$, entsteht durch Auflösen von Natriummetall in absolutem Alkohol. Es bildet ein rötlichweißes, in Wasser und Alkohol lösliches Pulver von weingeistigem Geruch und ätzendem Geschmack. Es wird nur äußerlich als Ätzmittel und bei Hautkrankheiten angewendet, z. B. in 30 prozentiger alkoholischer Lösung gegen Warzen und Naevis, sowie mit Olivenöl gemischt (1+4) bei Psoriasis usw. Chloroform hemmt die Ätzwirkung des Natriumäthylats.

Natrium aethylatum liquidum Pharm. Brit. ist eine 18 prozentige Lösung des festen Äthylnatriums.

Vorsichtig aufzubewahren.

Natrium anisicum, Natriumanisat, $C_6H_4 \cdot OCH_3 \cdot COONa + \frac{1}{2}H_2O$, bildet ein weißes, mikrokristallinisches, in Wasser leicht lösliches Pulver. Es wurde als Ersatz für Natrium salicylicum als Antipyretikum und Antirheumatikum empfohlen und in Dosen von 0,3—1 g mehrmals täglich gegeben.

Natrium arseniato-tartaricum ist ein von Henderson analog dem Brechweinstein dargestelltes, haltbares und leicht lösliches Arsenpräparat.

Sehr vorsichtig aufzubewahren.

Natrium arseno-methylatum siehe Arrhénal.

Natrium benzoylsulfonicum, o r t h o s u l f a m i n b e n z o e - s a u r e s N a t r i u m , bildet farblose, in Wasser sehr leicht lösliche Kristalle von der Zusammensetzung

$$C_6H_4\genfrac{<}{>}{0pt}{}{CO}{SO_2}N \cdot Na + 2H_2O \, .$$

Das Präparat wird als Darmantiseptikum und neuerdings besonders in der Augenpraxis an Stelle von Sublimat zu subkonjunktivalen Injektionen (15—50 prozentige Lösung) empfohlen. *Fabrikant:* E. Merck in Darmstadt.

Natrium bromovalerianicum, siehe Valerobromin.

Natrium cinnamylicum siehe Hetol.

Natrium citrico-phosphoricum, M a l a c h o l , M e l a c h o l , wird eine Mischung von Natriumphosphat, Natriumnitrat und Zitronensäure genannt, welche die Fähigkeit besitzt, nach Zusatz einer nur sehr geringen Menge von Wasser flüssig zu bleiben, und die als Mittel gegen Leberleiden, besonders in Amerika, gebräuchlich ist. W e s c o t t gab zur Erzielung eines haltbaren Präparates folgende Vorschrift: Man verreibt 100 T. kristallisiertes Natriumphosphat, 2 T. Natriumnitrat und 13 T. Zitronensäure so lange, bis sich eine gleichmäßige Flüssigkeit gebildet hat und füllt dieselbe mit destilliertem Wasser bis zu 100 ccm auf. Die so erhaltene Flüssigkeit bleibt bei gewöhnlicher Temperatur unverändert und scheidet erst bei $+10°$ C Kristalle aus, die sich bei $20°$ wieder lösen.

Natrium (para-) cresotinicum, N a t r i u m k r e s o t i n a t . $C_6H_3 \cdot CH_3 \cdot OH \cdot COONa$, das Natriumsalz der Paracresotinsäure, welche analog der Salicylsäure durch Erhitzen von para-Kresolalkali mit Kohlensäure erhalten wird. Es bildet ein farbloses, geruchloses, bitter schmeckendes, in 24 Teilen warmem Wasser lösliches Pulver und wird als Ersatz des Salicylats, namentlich in der Kinderpraxis, angewendet. Es wird je nach dem Alter der Kinder in Dosen von 0,1—1,5 g gegeben.

Natrium dijodosalicylicum, N a t r i u m d i j o d s a l i c y l a t $C_6H_2(OH)J_2 \cdot COONa + 2\tfrac{1}{2}H_2O$, wird durch Neutralisation von Dijodsalicylsäure mit Natriumkarbonat dargestellt. Es bildet farblose Blättchen oder Nadeln, die sich in 50 T. Wasser lösen. Das Salz wirkt analgetisch, antithermisch und antiseptisch. Bei Rheumatismus wird es in Dosen von 0,2—0,4 g 1—4 mal täglich angewendet, äußerlich bei parasitischen Hautkrankheiten.

Vorsichtig aufzubewahren.

Natrium dithiosalicylicum, D i t h i o n I und II, [S · C$_6$H$_3$ (OH) COONa]$_2$, zwei isomere Salze, welche sich aus ihren Lösungen durch Natriumchlorid trennen lassen; Dithion I ist mit letzterem unlöslich, Dithion II bleibt in Lösung. Dithion I bildet ein gelblichweißes, amorphes, in Wasser leicht lösliches Pulver. Es wurde in der Veterinärpraxis bei Klauenseuche in Form von 2—5 prozentigen Aufpinselungen, sowie als Streupulver und in Salbenform, auch innerlich bei Hunden zu 0,5—2 g, bei Pferden zu 10—30 g in Einzel- bzw. Tagesdosis angewendet. Dithion II ist ein graues, hygroskopisches, amorphes Pulver. Es wirkt antiseptisch und antipyretisch wie Natriumsalicylat, aber erheblich stärker und angeblich ohne störende Nebenerscheinungen. Es wird in Gaben von 2—4 g täglich verwendet. Dithion ohne nähere Angabe ist ein Gemenge der beiden Salze. *Fabrikant:* Chem. Fabrik von Heyden in Radebeul bei Dresden.

Natrium formicicum, N a t r i u m f o r m i a t, NaCHO$_2$ + H$_2$O, bildet ein weißes, in Wasser lösliches Kristallpulver, wirkt als Antiseptikum und Antituberculosum. Man braucht es subkutan bei chirurgischer Tuberculosis. Dosis 0,01—0,2 g in Lösung alle 8—10 Tage, ferner innerlich bei Pneumonie in Einzeldosen von 0,08—0,25 g zweistündlich in wässeriger Lösung oder in Adonis Vernalis-Infusion.

Natrium fluoratum, NaF, F l u o r o l, ist ein weißes in 23 Teilen Wasser lösliches Pulver, welches als Antispasmodicum, Antiperiodicum und Antiseptikum, innerlich bei Epilepsie, Malaria, Hautkrankheiten, Tuberkulose empfohlen wird. Dosis innerlich 0,005—0,01 g in Lösung. Äußerlich zu Wundverbänden in 0,5—10 $^0/_{00}$ iger Lösung. Ebenso zur Ausspülung des Mundes und zu Injektionen bei Vaginitis in 0,5—1 prozentiger Lösung. *Fabrikant:* E. Merck in Darmstadt.

Natrium glycerino-phosphoricum cryst., N a t r i u m g l y - c e r o p h o s p h a t, Na$_2$C$_3$H$_7$PO$_6$ · 7H$_2$O, bildet weiße, in Wasser lösliche Kristalle.

N a t r i u m g l y c e r i n o - p h o s p h o r i c u m in 50 prozentiger Lösung bildet eine gelbliche Flüssigkeit, mit Wasser in jedem Verhältnis mischbar. In der Kälte trübt sich die Flüssigkeit durch Ausscheidung von kristallinischem Salz. Bei gelindem Erwärmen wird die Lösung wieder klar. Angewandt subkutan, 1 T. in 5 T. physiologischer Kochsalzlösung in der Dosis von 1 ccm pro die bei Neurasthenie, Morbus Addisonii, Phosphaturie,

Lumbago, Rekonvaleszenz von schweren Krankheiten und Ernährungsstörungen der Nerven. Innerlich ist es ebenfalls indiziert bei genannten Leiden in Dosen von 1,5 g 3—5 mal täglich in Wasser gelöst. Die 75 prozentige Lösung bildet eine gelbliche, zähe Masse und trübt sich durch Ausscheidung von Kristallen. *Fabrikant:* E. Merck in Darmstadt.

Natrium glycocholicum, Natriumglycocholat, in der Galle des Menschen und der Pflanzenfresser enthalten und aus letzterer gewonnen. $NaC_{26}H_{42}NO_6$, bildet ein gelbliches, in Wasser und Alkohol lösliches Pulver, welches als vortreffliches Cholagogum, das die Gallenmenge um 100% zu steigern vermag, empfohlen wird. Man verabreicht 4,0—5,0 g täglich bei Cholelithiasis, verminderter Gallenproduktion usw. Wirkt auch als chemische Vaccine gegen Viperngift. *Fabrikant:* E. Merck in Darmstadt.

Natrium kakodylicum, Natriumkakodylat, Dimethylarsensaures Natrium, $(CH_3)_2AsO \cdot ONa_2 + 3H_2O$, ein weißes, in Wasser lösliches Pulver, welches an Stelle der Arsen-Alkalien sehr empfohlen wird, da die Kakodylate weit weniger giftig sind als die Arsenite.

Prüfung nach Pharm. Helv.: Die wässerige Lösung (1 = 10) darf weder mit Schwefelwasserstoff oder Baryumnitrat, noch mit Barytwasser, Silbernitrat oder Magnesiamixtur einen Niederschlag geben. Beim Trocknen bei 120° bis zur Gewichtskonstanz darf Natriumkakodylat nicht mehr als 30% an Gewicht verlieren.

Indikationen: Anämie und Chlorose, Tuberkulose, Malariacachexie, Leukämie, Diabetes, Morbus Basedowii, Psoriasis, Chorea. Dosis bei Erwachsenen innerlich: 0,025—0,05 g pro die, bei Hautkrankheiten 0,05, 1—5 mal täglich; bei Kindern: 0,03—0,04 pro die (10—15 Jahre), 0,02—0,03 pro die (6—10 Jahre), 0,01 pro die (3—4 Jahre). Subkutane Tagesdosis: 0,05—0,1 in Wasser gelöst; Dosis per Klysma: 0,006—0,01 in 5 ccm Wasser gelöst 2—3 mal täglich. *Fabrikant:* E. Merck in Darmstadt.

Clins kakodylsaures Natrium. Unter dieser Bezeichnung werden folgende Präparate empfohlen: 1. Clins Röhrchen mit sterilisiertem kakodylsauren Natrium für subkutane Einspritzungen: Jedes Röhrchen enthält 0,05 g Natr. kakodyl. 2. Clins kakodylsaure Natriumtropfen: 5 Tropfen enthalten genau 0,01 g kakodylsaures Natrium. 3. Clins kakodylsaure Natrium-

pillen in dünner Glutenhülle. Jede Pille enthält genau 0,01 g kakodylsaures Natrium. *Fabrikant:* Clin & Cie. in Paris.
Sehr vorsichtig aufzubewahren.

Natrium lacticum, Natriumlactat, $CH_3 \cdot CH(OH) \cdot COONa$, wird durch Umsetzung von Calciumlactat mit Natriumbikarbonat dargestellt. Es bildet eine meist gelblich gefärbte, sirupdicke, in Wasser und Weingeist leicht lösliche Flüssigkeit; zwar kann diese durch längeres Erwärmen in eine trockene Masse verwandelt werden, doch läßt sich letztere wegen der großen Hygroskopizität nicht gut aufbewahren. Natriumlactat wurde von Preyer als Sedativum und mildes Hypnotikum empfohlen, von der Annahme ausgehend, daß das Müdigkeitsgefühl nach körperlicher Arbeit durch Anhäufung von Milchsäure in den Muskeln verursacht wird. Man gibt es zu 10—60 g in Zuckerwasser; in Klystieren zu 5—20 g.

Natrium lygosinatum siehe Lygosinverbindungen.

Natrium metavanadinicum, Natriumvanadinicum, Natriummetavanadat, $NaVO_3$, ist ein gelblichweißes Pulver, das sich in heißem Wasser leicht löst. Die wässerigen Lösungen sind gut haltbar. Es wird an Stelle der Vanadinsäure etwa wie arsenige Säure therapeutisch angewendet und zwar als Tonikum des Nervensystems bei allen Krankheiten, welche auf trägem Stoffwechsel und mangelhafter Oxydation im Organismus beruhen, besonders bei Anämie, Chlorose, chronischem Rheumatismus, Diabetes, Neurasthenie und Tuberkulose. Dosis 2—3 mal täglich ein Teelöffel voll von einer Lösung: 0,04 Natr. vanadinic.: 160,0 Aq. dest., vor den Mahlzeiten und nur während 2—3 Tagen in der Woche zu nehmen. *Fabrikant:* E. Merck in Darmstadt.
Vorsichtig aufzubewahren.

Natrium methylarsensaures siehe Arrhénal und Néo-Arsycodile.

Natrium monomethylarsenicum siehe Arrhénal.

Natrium naphtholicum siehe Mikrocidin.

Natrium nucleinicum, nucleinsaures Natrium, aus Hefenuclein dargestellt, bildet ein weißliches Pulver, das in Wasser zum größten Teile löslich ist. Es wird subkutan angewandt, um die gesamte Ernährung günstig zu beeinflussen und das Nervensystem anzuregen.

Natrium oleinicum siehe Eunatrol.

Natrium ossalinsaures siehe Ossalin.

Natrium paraminophenolarsenicicum ist chemisch identisch mit Atoxyl.

Natrium perboricum, Natriumperborat, $NaBO_3 + 4\,H_2O$. 100 g Borax werden in einer Lösung von 28,5 g Natronhydrat und 880 g Wasser gelöst und der abgekühlten Flüssigkeit unter beständigem Rühren 125 ccm Perhydrol (reines 30 prozentiges Wasserstoffsuperoxyd, siehe dieses) zugefügt. Der kristallinische Niederschlag wird mit eiskaltem Wasser gewaschen und vorsichtig getrocknet. Trocken ist die Verbindung unbegrenzt haltbar. Wasser löst davon bei 17° C 1,17%, wobei sich jedoch schon etwas Wasserstoffsuperoxyd entwickelt; bei 50° tritt diese Zersetzung bereits stürmisch ein. Verdünnte Schwefelsäure spaltet Wasserstoffsuperoxyd ab; starke Schwefelsäure zersetzt das Perborat unter Entwicklung von stark ozonisiertem Sauerstoff.

Das Natrium perboricum hat sich als gutes Wundantiseptikum erwiesen. Man benutzt es als Streupulver oder in frisch bereiteter wässeriger Lösung. Es darf, wenn es zu Salben verarbeitet wird, natürlich nicht mit wasserhaltigen Stoffen in Berührung gelangen. Eine recht haltbare Salbe soll aus Natr. perboric. 4,0, Vaselin. alb. 20,0, Ol. Santali gtts. X erhalten werden.

Unverträglich mit Säuren.

Natrium persulfuricum, Natriumpersulfat, $NaSO_4$, bildet ein weißes, kristallinisches, in Wasser lösliches Pulver, welches als starkes Antiseptikum empfohlen wird. Innerlich gibt man es als Aperitivum und Verdauung beförderndes Mittel in Dosen von 0,2 g in Wasser gelöst, eine Stunde vor der Hauptmahlzeit.

Natrium phenylpropiolicum siehe unter P.

Natrium saccharicum. Natriumsaccharatlösungen sind an Stelle der bekannten physiologischen Kochsalzlösungen zu subkutanen Injektionen bei Herzschwäche u. dgl. empfohlen worden. Das Natriumsaccharat ($C_{12}H_{21}NaO_{11}$) wird durch Fällen einer alkoholischen Zuckerlösung mit konzentrierter Natronlauge erhalten und bildet eine gelatinöse, in Wasser, Zuckerwasser und Weingeist lösliche, in starkem Alkohol unlösliche Verbindung, deren Lösungen für viele Körper, z. B. zahlreiche Metalloxyde ein erhebliches Lösungsvermögen besitzen. *Fabrikant:* Chem. Fabrik von E. de Haën in List bei Hannover, E. Merck in Darmstadt u. a. m. (Siehe auch Natriumfructosat.)

Natrium santoninicum, Natriumsantoninat, $C_{15}H_{19}O_4Na + 3\frac{1}{2}H_2O$, bildet farblose, am Licht gelb werdende, in Wasser und Alkohol leicht lösliche Kristalle. Es wurde an Stelle des Santonins als Wurmmittel empfohlen, weil es angeblich rascher und sicherer wirkt. Es ist aber mit Vorsicht zu gebrauchen. Dosis (am besten in keratinierten Pillen) 0,015 bis 0,065 g für Erwachsene.

Maximaldosis 0,2 g pro dosi, 0,6 g pro die.

Vorsichtig und vor Licht geschützt aufzubewahren.

Natrium silicofluoratum, Kieselfluornatrium, Na_2SiFl_6, bildet ein weißes körniges, in Wasser wenig lösliches Pulver oder weiße Kristalle. Es wird äußerlich bei Wunden, Cystitis, Gonorrhöe, zur Desinfektion der Mundhöhlen, bei kariösen Zähnen in sehr verdünnter Lösung 0,2 : 100, angewendet. *Bezugsquelle:* E. Merck in Darmstadt.

Natrium sozojodolicum, Sozojodolnatrium, $C_6H_2J_2 \cdot OH \cdot SO_3Na + 2H_2O$, bildet farb- und geruchlose Kristallnadeln, löslich in 15 T. destilliertem Wasser — auch in Alkohol und Glyzerin. Das fein verriebene Pulver ist ein ausgezeichnetes Mittel gegen Diphtherie als Einblasung in Nase und Rachen, bei Kindern unter drei Jahren mit Flores Sulfuris ana; ferner rein gegen Cervixkatarrh, Lupus, Tuberkulose an Nase, Rachen und Kehlkopf, Metritis chronica, Periostitis, Pertussis, Schmarotzer in der Nasenhöhle, Ulcera (tuberculosa und varicosa), Ulcus cruris, durum u. molle; mit Flores sulfuris $\overline{aa}$ wird es als Einblasung bei Angina tonsillaris, akuter und chronischer Laryngitis angewendet, in Form von 10 prozentigen Glyzerin-Gelatine-Stäbchen gegen Harnröhrenschanker. Von Lösungen verwendet man 2—4 prozentige gegen Gonorrhöe (in Abwechslung mit Zinklösung), Conjunctivitis catarrhalis und als Mundwasser, 6 bis 8 prozentige gegen Blennorrhoea neonatorum, Conjunctivitis (acuta, blennorrhoica und purulenta), Stomacace, Stomatitis und Soor (gegen letzteren auch 10—15 prozentige Verreibung mit Saccharum lactis und etwas Saccharin). *Fabrikant:* H. Trommsdorff in Aachen.

Vorsichtig aufzubewahren.

Natrium sulfoichthyolicum siehe Ichthyol.

Natrium sulfanilicum, sulfanilsaures Natrium, $C_6H_4 \cdot NH_2 \cdot SO_2 \cdot ONa + 2H_2O$, bildet weiße, glänzende, in Wasser lösliche Blättchen. Es wird zur Beseitigung der unangenehmen Symptome akuter Katarrhe und des Jodismus angewendet, da es die im Speichel und Nasenschleim gebildeten schädlichen Nitrite in indifferente Diazokörper umbildet. Es wird täglich 6 mal in Dosen von 1 g in Wasser gelöst gegeben.

Natrium sulfosalicylicum, $C_6H_3(OH)(COOH)SO_3Na$, bildet ein farbloses, kristallinisches, in etwa 25 T. Wasser lösliches Salz, welches bei Gelenkrheumatismus an Stelle des Natriumsalicylates empfohlen wurde, weil es weniger unangenehm schmecken soll.

Natrium telluricum, $Na_2TeO_4 + 5H_2O$, wurde gegen Nachtschweiß der Phthisiker empfohlen. Es soll in alkoholischen Getränken gelöst, mittags und abends in Dosen von 0,01—0,05 g gegeben werden.

Natrium thymico-benzoicum, ein Ersatzmittel für Pyrenol, besteht nach Zernik im wesentlichen aus einem mit 0,1% Thymol versetzten Gemisch aus rund 1 T. benzoesaurem und 2 T. salizylsaurem Natrium. Es ist demnach nicht identisch mit Pyrenol. *Fabrikant:* Hoeckert & Michalowsky in Berlin SW. 48.

Natrium vanadinicum siehe Natrium metavanadinicum.

Natriumfructosat, $C_6H_{11}NaO_6$, ein gelbliches, sehr hygroskopisches, in Alkohol und Äther unlösliches Pulver, löst sich leicht in Wasser und soll an Stelle der physiologischen Kochsalzlösung zur Belebung der Herztätigkeit Anwendung finden. Am wirksamsten erweist sich eine 0,7 prozentige Natriumchloridlösung mit Zusatz von 0,04—0,05 g Natriumfructosat nebst 0,025—0,035 g Calciumsaccharat. Derartige Lösungen vermögen selbst nahezu erschöpfte Herzen und solche, welche bereits längere Zeit stillstanden, zu länger dauernder Tätigkeit anzuregen. *Fabrikant:* E. Merck in Darmstadt. (Siehe auch Natr. saccharicum.)

Natriumsuperoxyd-Seife nach Dr. Unna. Nach einer Vorschrift von K. Töllner werden 30 T. flüssiges Paraffin und 70 T. medizinische Seife mit 2—20 T. Natriumperoxyd innig vermischt. Die so entstandene Salbenseife dient als erweichendes und entfärbendes Mittel bei Sommersprossen und Mitessern. Sie wird in leichteren Fällen einmal vor dem Zubettgehen, in schwereren bei jeder Waschung, etwa dreimal täglich, vorübergehend benützt. Man verschäumt sie mit einem nassen Wattebausch nur so lange auf der Haut, bis die Auftragung ziemlich schmerzhaft empfunden wird, und spült dann den Schaum rasch mit Wasser wieder ab.

Natterers Lebertran-Tabletten, R o s a n a genannt, enthalten je 3 g Lebertran, 1 g trocknes Malzextrakt 1 g Kakao und 5 g Zucker. Drei Tabletten entsprechen also ungefähr einem Eßlöffel Lebertran. *Fabrikant:* Fabrik pharm. Konfitüren Wilh. Natterer in München II.

Nebennieren siehe Organpräparate.

Nebennierensaft ist ein Auszug aus den Nebennieren frisch getöteter Rinder und Schafe; er wird bei Addisonscher Krankheit und gegen Diabetes angewendet.

Negrolin ist ein Desinfektionsmittel, welches in seiner Zusammensetzung dem bisher als Creolin bezeichneten Mittel (siehe dieses) entsprechen soll.

Neißer-Siebertsche Desinfektionssalbe besteht nach S i e b e r t aus 0,3 g Sublimat, 1,0 g Kochsalz, 2,0 g Traganth, 4,0 g Stärke, 0,7 g Gelatine, 25,0 g Alkohol, 17,0 g Glyzerin und Wasser ad 100 g. Nach S k l e p i n s k y soll nach dieser Vorschrift ein gleichmäßiges Präparat nicht erhalten werden können; er schlägt daher vor, den Alkoholgehalt um 10,0 g zu vermindern und den Glyzeringehalt dafür auf 27,0 g zu erhöhen. *Fabrikant:* Chem. Werke vorm. Heinr. Byk in Berlin-Charlottenburg.

Nenndorfer Seife ist eine mit Lanolin überfettete Seife, die den Quellenniederschlag der Schwefelquellen des Bades Nenndorf enthält. Angewendet wird sie bei unreiner Haut, nässenden und trockenen Ausschlägen und Flechten. *Fabrikant:* Apotheker A. Jacobi in Bad Nenndorf b. Hannover.

Néo-Arsycodile werden Zubereitungen genannt, die methyarsensaures Natrium (s. Arrhénal) enthalten. Néo-Arsycodile kommt in Form von Pillen mit 0,025 g pro dosi, sowie (zu subkutanen Injektionen) in Glastuben zu 0,05 g in den Handel, wird aber auch auf besonderes Verlangen in Substanz abgegeben. *Bezugsquelle:* Dr. M. Leprince in Paris oder Dr. E. Bloch in Basel und St. Ludwig i. Els.

Sehr vorsichtig aufzubewahren.

Neocithin-Nervennahrung wird als Eisen-Eiweiß-Lecithin bezeichnet. *Fabrikant:* Neocithin-Gesellschaft m. b. H. in Berlin SW. 61.

Neoferrol wird ein flüssiges Lezithin-Eisenmangansaccharat genannt. *Fabrikant:* Apotheker Joh. Fritz Neuhaus in Ottweiler Bez. Trier.

Neoform, O x y t r i j o d p h e n o l w i s m u t, $C_6H_2J_3O \cdot BiO$, wird erhalten, wenn man bei gewöhnlicher Temperatur eine alkalische Lösung von Trijodphenol unter kräftigem Agitieren mit der äquimolekularen Menge Wismutnitrat vermischt, das vorher in etwa 45 prozentigem Glyzerinwasser gelöst wurde. Wird der sich ausscheidende gelbe Niederschlag durch Dekantation bei etwa 80—90° mit Wasser gewaschen, so spaltet er Wasser ab und wandelt sich in das wasserfreie O x y t r i j o d - p h e n o l a t d e s W i s m u t $C_6H_2J_3O \cdot BiO$ um. Dieses Präparat, das Neoform, ist ein gelbes Pulver von schwachem Geruch, welches etwa 33,5 % Bi_2O_3 enthält; in den gewöhnlichen Lösungsmitteln unlöslich, gegen Licht und Feuchtigkeit beständig. Das Neoform wird als Streupulver bei ulcerösen Gewebsbildungen usw. empfohlen.

Neo-Pyrenol siehe Pyrenol.

Neopyrin, V a l e r y l a m i d o a n t i p y r i n, 1 P h e n y l - 2 - 3 - d i m e t h y l - 4 - i s o v a l e r y l a m i d o - 5 - p y r a z o l o n, bildet weiße, in Wasser schwer, in heißem Alkohol und in Chloroform leicht lösliche, fast geruchlose Kristalle von sehr bitterem Geschmack. Schmelzpunkt 203°. Die wässerige Lösung wird durch Eisenchlorid braunrot bis blutrot, durch Silbernitrat unter Reduktion allmählich braun gefärbt. Mit Salzsäure erwärmt gibt es den Geruch nach Isovaleriansäure, beim Erhitzen mit rauchender Salpetersäure den Geruch nach Nitrobenzol. Es soll als Antipyretikum und Antifebrile Anwendung finden. Dosis 0,5—1,0 g. *Fabrikant:* Knoll & Co. in Ludwigshafen a. Rh.

Neosalvarsan, D i o x y d i a m i d o a r s e n o b e n z o l m o n o - m e t h a n s u l f i n s a u r e s N a t r i u m, $C_{12}H_{11}O_2As_2N_2 \cdot CH_2O \cdot SONa$, ein lösliches Derivat des Salvarsans (siehe dieses), wurde von E h r l i c h im Jahre 1912 eingeführt. Das Handelspräparat, das noch geringe Mengen indifferenter anorganischer Salze enthalten soll, bildet ein gelbliches Pulver von eigentümlichem Geruch, das in Wasser mit neutraler Reaktion sehr leicht löslich ist. Es soll weniger giftig als Salvarsan sein, und zwar soll in bezug auf den Arsengehalt 1 Neosalvarsan $^2/_3$ Salvarsan entsprechen. Es wird als Antisyphilitikum intravenös in 0,6 prozentiger, intramuskulär in 5 prozentiger Lösung empfohlen. Die Lösungen müssen mit frisch destilliertem, sterilisiertem Wasser von Zimmertemperatur ev. mit Zusatz von 0,4% chemisch reinem Kochsalz oder auch mit gut abgekochtem sterilen Leitungswasser, wenn dasselbe nicht zu viele mineralische Bestandteile enthält, ohne jegliches Erwärmen hergestellt werden. Die Lösungen dürfen jedoch nicht stehen gelassen oder aufbewahrt werden, sondern müssen sofort verwandt werden. Dosis: Bei Männern 0,6—0,75 bis 0,99, bei Frauen 0,45 bis 0,6—0,75 g, bei Kindern 0,15—0,3 g, bei Säuglingen 0,05 g. *Fabrikant:* Farbwerke vorm. Meister Lucius und Brüning in Höchst a. M.

Maximaldosis: Für Männer 1,5 g, für Frauen 1,2 g.

Sehr vorsichtig aufzubewahren.

Néosiode nennt Chevrotier ein von ihm dargestelltes Jod-Katechin, welches als leicht assimilierbares, nicht reizend wirkendes organisches Jodpräparat an Stelle der bisher gebräuchlichen Jodide usw. zu innerlichem und äußerlichem Gebrauch empfohlen wird. Man erhält das Präparat durch längeres Erhitzen einer wässerigen oder alkoholischen Katechinlösung mit nach und nach zuzufügenden kleinen Mengen Jod. Beim Erkalten scheidet es sich dann als gelbes, amorphes, in kaltem Wasser schwer, leichter in heißem Wasser lösliches Pulver ab, welches sich leicht in Alkohol, Äther und Aceton löst und licht- und luftbeständig ist.

Nepenthan wird eine Staphylokokkenantigen enthaltende Salbe genannt, die zur Behandlung von Furunkulose, Akne u. s. w. Anwendung finden soll. *Fabrikant:* Bakt, chem. Labr. Wolfg. Schmidt in Köln a. Rh.

Neraltein, p-Äthoxyphenylaminomethansulfosaures Natrium, $C_2H_5O \cdot C_6H_4 \cdot NH \cdot CH_2SO_3Na + H_2O$, bildet weiße 1 : 10 in kaltem, 1 : 1 in heißem Wasser lösliche Kristalle. Es soll als Antipyretikum, Antirheumatikum usw. sowie bei Keuchhusten Anwendung finden. Dosis 1,0—3,0 g.

Nervacolade, ein Nährpräparat, soll eine Eiseneiweißverbindung, Mangan, glycerophosphorsaures Calcium und Eierlecithin enthalten und kommt als Nervacolade-Eßschokolade und Nervacolade-Kakao in den Handel. *Fabrikant:* Nervacolade G. m. b. H. in Berlin W.

Nervin, ein Mittel gegen Rheumatismus zum äußerlichen Gebrauch, besteht aus einer grün gefärbten Lösung von ca. 5% Kampfer in denaturiertem Spiritus (Mannich u. Schwedes). *Fabrikant*: Ad. Hatt u. Sohn in Gailingen (Baden).

Nerviton soll die Glyzerophosphate des Eisens, Natriums und Calciums, sowie die Extrakte der Chinarinde und Kolanuß in aromatischer Lösung enthalten und gegen Anämie, Neurasthenie usw. Anwendung finden. *Fabrikant:* Sanicura Laboratorium in Dresden-A.

Nervocidin, Gasu - Basu, wird der wirksame Bestandteil einer indischen Pflanze gleichen Namens genannt, der als Lokalanästhetikum in der zahnärztlichen Praxis Anwendung finden soll. Nach Dalma handelt es sich um ein Alkaloid, dessen salzsaures Salz Nervocidin genannt wurde. Dasselbe bildet ein gelbes, hygroskopisches, in Wasser leicht, schwerer in Alkohol und Äther lösliches Pulver. Pinselungen mit 0,1prozentigen Lösungen des Nervocidins machen die inneren Mundpartien gefühllos. Zur Anästhesierung der Cornea sollen 0,01prozentige Lösungen genügen, und zwar soll in beiden Fällen das Präparat länger wirken als Cocain.

Nervol siehe Vanadiumpräparate.

Nervosin soll nach Gutt bestehen aus Extr. Valerinae spirit., Extr. Angelic. spir., Extr. Chenop. aquos. $\overline{aa}$ 5 g, Ol. Valerianae, Ol. Angelicae $\overline{aa}$ gtts. X. Fol. Aurant. amar. 15 g in 100 versilberten Pillen.

Nesain, als Verbindung des Arsens mit Protein bezeichnet, soll die Zufuhr größerer Mengen Arsen in den Organismus ermöglichen, als es beim Atoxyl der Fall ist. Darreichungsweise subkutan in 10 prozentiger Lösung. *Fabrikant:* Dr. Ludw. Oestreicher in Berlin.

Sehr vorsichtig aufzubewahren.

Neubornyval, Isovalerylglykolsäure-Bornylester, bildet eine farblose, fast völlig geschmack- und geruchlose, in Wasser unlösliche, in organischen Lösungsmitteln sowie in fetten Ölen leicht lösliche ölige Flüssigkeit mit 53% Borneol, 34,5% Baldriansäure und 25,7% Glykolsäure. Es ist sauren Agentien gegenüber resistenter als Bornyval (siehe dieses) und gelangt im Wesentlichen erst im Darm zur Wirkung, im übrigen ist es in der therapeutischen Wirkung dem alten Präparat (Bornyval) gleich. Dosis 2—3—8 Gelatineperlen pro die. *Fabrikant:* J. D. Riedel A.-G. in Berlin-Britz.

Neu Pyrenol siehe Pyrenol.

Neura-Lezithin wird ein 70 prozentiges Rein-Lezithin genannt, das in Form von Pulver, Pillen und Tabletten in den Handel kommt. *Fabrikant:* Deutsche Lecithinwerke in Neuß a. Rh.

Neuralgin wird eine Mischung aus Acetanilid, Coffein und Natriumsalicylat genannt.
Vorsichtig aufzubewahren.

Neurasintabletten gegen Migräne usw. enthalten Bromsalze, Baldrian, Chinin, Salipyrin und Guarana. *Fabrikant:* Apoth. Ed. Bamann in Lindenberg i. Bayern.

Neurin, Trimethyl-Vinyl-Ammoniumhydroxyd, $N(OH)(CH_3)_3 \cdot C_2H_3$, entsteht durch Kochen der Nervensubstanzen Lecithin und Protagon mit Barytwasser und, neben dem ungiftigen Neuridin ($C_5H_{14}N_2$), im ersten Stadium der Fleischfäulnis. Es bildet eine stark alkalisch reagierende, hygroskopische, in Alkohol lösliche Masse. Neurin wurde mit angeblich gutem Erfolge gegen Diphtheritis angewendet: die Beläge der Schleimhäute wurden stündlich mit 3—6 prozentigen Neurinlösungen bepinselt. Siehe auch unter Cancroin.
Vorsichtig aufzubewahren.

Neurodin, Acetylpara-oxyphenylurethan, $C_6H_4(OCOCH_3)NH \cdot COOC_2H_5$, bildet farb- und geruchlose, bei 87° schmelzende, in Wasser schwer lösliche Kristalle.

Identitätsreaktionen und Prüfung: Wird eine Lösung von 0,5 g Neurodin in 5 ccm Schwefelsäure (1,84) mit 5 ccm Alkohol gelinde erwärmt, so wird der Geruch nach Essigäther wahrnehmbar. Erhitzt man 0,5 g Neurodin mit 3 ccm Salzsäure (1,124) eine Minute lang zum Sieden und fügt sodann 5 ccm Phenollösung (1 : 20) hinzu, so ruft Chlorkalklösung in dieser Mischung eine zwiebelrote Färbung hervor, welche nach dem Übersättigen mit Ammoniaklösung in Indigoblau übergeht. 0,1 g Neurodin soll sich in 1 ccm Schwefelsäure (1,84) fast farblos lösen.

Als Fiebermittel setzt Neurodin in Gaben von 0,5 g die Temperatur um 2—3° herab; in Gaben von 1—1,5 g wirkt es als Antineuralgikum und wird in der Regel abwechselnd mit Phenacetin gegeben, besonders bei Ischias, Neuralgie, Migräne, Rheumatismus, Tabes dors. usw. *Fabrikant:* E. Merck in Darmstadt.

Vorsichtig aufzubewahren.

Neurofebrin, eine Mischung aus gleichen Teilen Neuronal mit Antifebrin, soll in Form von Tabletten (zu 0,5) als Sedativum bei Migräne und bei Unruhezuständen von Frauen während der Menses gute Dienste leisten. *Fabrikant:* Kalle & Co. Akt.-Ges., in Biebrich a. Rh.

Neurogen wird ein Badesalz genannt, das aus 73% Natriumchlorid, 25% Natriumsulfat und 2% einer Verbindung(?) von Eisenoxydul mit Glyzerin bestehen soll. Es riecht angenehm nach Extr. Pini silvestris und wird als Ersatz für natürliche Solbäder empfohlen. *Fabrikant:* Dr. med. Alwin Müller in Leipzig.

Neurohypophysol riehe Hypophysispräparate Poehl.

Neurokardin soll die wirksamen Bestandteile des Wurzelstocks einer Piperaceenart in gelöster Form enthalten und bei Kopfschmerzen, Neurasthenie, Aderverkalkung u. s. w. Anwendung finden. *Fabrikant:* Pharm. Ind. Ges. m. b. H. in Frankfurt a. M.

Neurol, ein sogen. Sauerstoff-Nährpräparat, enthält nach Angabe des Fabrikanten 3% Hypophosphite, 17% Hyperoxyde, 5% Eisenverbindungen, 75% Kohlehydrate und Stickstoffverbindungen. *Fabrikant:* Apotheker G. Weiß in Hannover.

Neuronal, Diäthylbromacetamid, $\begin{matrix}C_2H_5\\C_2H_5\end{matrix}\!\!>\!\!C\!\!-\!\!CONH_2$,
 Br

bildet ein weißes, kristallinisches Pulver von schwachem, kampferartigem Geruch und bitterem, kühlendem und zugleich scharfem Geschmack. Schmp. 66—67°. Es löst sich in etwa 120 Teilen kaltem Wasser, in heißem Wasser nur unter Zersetzung; es ist leicht löslich in Alkohol, Äther und in fetten Ölen. Werden 0,2 g Neuronal mit 0,1 g gelbem Quecksilberoxyd und 5 ccm Wasser einige Minuten lang gekocht und die Flüssigkeit vom Ungelösten noch heiß abgegossen, so scheidet sich beim Erkalten ein weißer Niederschlag aus; auf Zusatz einiger Tropfen Jodkaliumlösung entsteht eine hellgelbe, voluminöse Fällung, die beim Stehen allmählich kristallinisch und scharlachrot wird. 0,1 g Neuronal mit 1 ccm Natronlauge und 4 ccm Wasser gekocht gibt mit Ferrosulfat, Eisenchlorid und Zusatz von Salzsäure die bekannte Berliner Blau-Reaktion.

Neuronal wird als Schlafmittel in Dosen von 0,5—1 g gegeben, bei Erregungszuständen zu 2—4 g. *Fabrikant:* Kalle & Co. in Biebrich a. Rh.

Vorsichtig und vor Licht geschützt aufzubewahren.

Neuropin, ein Extrakt des Nervengewebes, wurde bei Epilepsie und Neurasthenie angewendet.

Neurosin. Unter diesem Namen sind zwei verschiedene Präparate bekannt: ein Gemisch von Nitroglyzerin mit Coffein in Tablettenform, sowie eine französische Spezialität, welche glyzerinphosphorsauren Kalk enthält. (Siehe auch Calcium glycerophosphoricum.)

Neuroton, als salizylsaures Spermo-Nuclein bezeichnet, wird als allgemeines Tonikum empfohlen. *Fabrikant:* Dr. H. Müller & Co. in Berlin C.

Neurotropin siehe Urotropin.

Neu-Sidonal, seitens der darstellenden Fabrik bezeichnet als „inneres Anhydrid der Chinasäure von absolut neutraler Reaktion", ist keine chemisch einheitliche Verbindung, sondern ein Gemisch aus rund 75% Chinid, $C_7H_{10}O_5$ und 25% Chinasäure, $C_7H_{12}O_6$ + H_2O, es besitzt dementsprechend stark saure Reaktion. (Z e r n i k.) Neu-Sidonal soll in Dosen bis zu 10 g täglich gegen Gicht genommen werden. *Darsteller:* Vereinigte Chem. Fabriken in Charlottenburg.

C h i n i d, ein inneres Anhydrid der Chinasäure, entsteht beim Erhitzen der letzteren auf 220—240°. Durch Umkristallisieren aus Alkohol erhält man alsdann salmiakähnliche Kristalle vom Schmelzpunkt 198°. Sie besitzen neutrale Reaktion, sind optisch inaktiv und haben einen etwas süßlichen Geschmack. Durch Alkalien oder Säuren wird Chinid leicht in Chinasäure übergeführt, deren charakteristische Reaktionen es teilt.

N e u - S i d o n a l w a s s e r enthält pro Flasche 2 g Neu-Sidonal, gelöst in kohlensaurem destillierten Wasser. Das Präparat wird empfohlen bei gichtischen Erkrankungen, speziell bei der Therapie des akuten Gichtanfalls. *Fabrikant:* Dr. Meyer, Apotheker in Berlin, Alexandrinenstr.

Neutralon, ein Aluminiumsilikat, wird als Salzsäure bindendes Mittel bei Magenkrankheiten teelöffelweise angwendet. *Fabrikant:* C. A. F. Kahlbaum in Berlin.

Neu-Urotropin ist identisch mit Helmitol (siehe dieses).

Neu-Vasenol, ein unparfümierter Vasenol-Toilette-Creme, wird als Salbengrundlage, sowie als Kühlmittel bei Verbrennungen usw. empfohlen. *Fabrikant:* Dr. Arthur Köpp in Leipzig-Lindenau.

Niccolum bromatum, $NiBr_2$, bildet grüne, zerfließliche, in Alkohol, Wasser und Äther lösliche Lamellen. Man stellt es durch Sättigen von Nickelkarbonat mit Bromwasserstoffsäure in der Wärme, Filtrieren und Eindampfen der Lösung her. Es wird als Hypnotikum und Sedativum bei Schlaflosigkeit und Epilepsie in Dosen von 0,1—0,5 g angewendet.

Maximaldosis: 0,5 g pro dosi und 1,5 g pro die.

Vorsichtig aufzubewahren.

Niccolum sulfuricum, $NiSO_4 + 7 H_2O$, bildet grüne, in 3 T. Wasser lösliche Kristalle. Es wird bei periodisch wiederkehrenden Migräneanfällen zu 0,03—0,06 g dreimal täglich gegeben.

Vorsichtig aufzubewahren.

Nicotinum salicylicum siehe Eudermol.

Nieren siehe Organpräparate.

Dr. Niessens Buchenteerwein wird als Spezifikum gegen Erkrankungen der Atmungsorgane empfohlen. *Fabrikant:* Salomonis-Apotheke in Dresden.

Dr. Niessens Magenwein besteht aus 2 g China- und 2 g Pomeranzenextrakt sowie aus 250 g Finzelbergscher Pepsinessenz *Fabrikant:* Salomonis-Apotheke in Dresden.

Ninhydrin, Triketohydrindenhydrat, $C_6H_4 \cdot (CO)_2 \cdot C(OH)_2$, bildet farblose, in Wasser leicht lösliche Kristalle vom Schmelzpunkt 239—240°. Es soll als Reagens auf Eiweiß, Peptone, Polypeptide usw. sowie als Diagnostikum auf Schutzfermente und als Schwangerschaftsdiagnostikum Anwendung finden. *Fabrikant:* Farbwerke vorm. Meister Lucius u. Brüning in Höchst a. M.

Nirvenol, bei Muskelrheumatismus, Gicht u. dgl. als Einreibung empfohlen, soll bestehen aus 45 T. Tinct. Physalis angulatae, 25 T. Extract. Riten-Kina (?A) und 30 T. Spiritus. *Fabrikant:* Chemische Fabrik Erfurt, G. m. b. H. in Erfurt-Ilversgehofen.

Nitroglyzerin, Glonoin, Angioneurosin, $C_3H_5(ONO_2)_3$, ist der neutrale Salpetersäureester des Glyzerins. Im Handel befindet es sich nur als 10- oder 1prozentige alkoholische Lösung, da es im höchsten Grade explosiv ist. Nach H a y wirkt es analog dem Amylnitrat, aber intensiver und nachhaltiger; man gibt es in Dosen von 0,0002—0,001 g am besten in Form der sogen. N i t r o g l y z e r i n t a b l e t t e n, bei Angina pectoris, Migräne, Neuralgien, Asthma, Epilepsie und Seekrankheit. Man beginnt mit sehr kleinen Dosen, z. B. einem halben Tropfen der 1prozentigen Lösung, und steigert die Dosis, bis der Patient das Gefühl von Blutandrang im Kopfe hat.

Sehr vorsichtig und vor Licht geschützt aufzubewahren.

Nizin, s u l f a n i l s a u r e s Z i n k, bildet gelblich gefärbte, in Wasser lösliche, in Alkohol und Äther unlösliche Kristalle und soll an Stelle von Zinksulfat bei Gonorrhöe usw. Anwendung finden. *Fabrikant:* Burroughs, Wellcome & Cie. in London.

Vorsichtig aufzubewahren.

Nizolysol ist ein Lysolpräparat, welches im allgemeinen die äußeren Eigenschaften des Lysols zeigt und dessen Löslichkeitsverhältnisse teilt, sich aber vor diesem durch angenehmen Geruch seiner verdünnten Lösungen nach ätherischen Ölen auszeichnet. Es soll vornehmlich zur Händedesinfektion angewendet werden. Die Darstellungsweise ist im wesentlichen dieselbe wie die des Lysols, jedoch werden besonders gereinigte Kresole verarbeitet. *Fabrikant:* Schülke & Mayr in Hamburg.

Vorsichtig aufzubewahren.

Noridal-Suppositorien, gegen Hämorrhoiden empfohlen, enthalten pro dosi Calcium chloratum 0,05 g, Calcium jodatum 0,01 g, Paranephrin 0,0001 g, Balsam. Peruvian. 0,1 g. Das Chlorcalcium soll dabei vornehmlich als blutstillendes und die Gerinnung beförderndes Mittel wirken. *Fabrikant:* Handelsgesellschaft Noris, Zahn & Cie. in Berlin.

Nortropinon, $C_7H_{11}NO$, entsteht nach einem R. W i l l s t ä d t e r patentierten Verfahren (D. R.-P. Nr. 89999) durch vorsichtige Oxydation des entmethylierten Tropins (Tropigenin: $C_7H_{13}NO$) mit der theoretisch erforderlichen Menge Chromsäure. Es ist als Tropigeninketon zu bezeichnen, schmilzt bei 69—70° und soll in Form seiner Salze und Derivate als Arzneimittel Verwendung finden.

Nosophen, Jodophen, Tetrajodphenolphthalein, $C_{20}H_{10}O_4J_4$, $C_6H_4 \cdot COO \cdot C \cdot (C_6H_2J_2OH)_2$, entsteht durch Einwirkung von Jodjodkalium auf Phenolphthalein oder nach D. R.-P. Nr. 143596 durch Einwirkung von Chlorjodsalzsäure auf Phenolphthaleinnatrium oder von Chlorjod auf eine Lösung von Phenolphthalein in Essigsäure. Es bildet ein bräunlichgelbes, geschmack- und geruchloses, in Wasser und Säuren nicht, in Alkohol schwer, in Chloroform und Äther leichter lösliches Pulver, welches 60% Jod enthält. Nosophen wird innerlich als Darmantiseptikum für Erwachsene in Gaben von 0,3—0,5 g, für Kinder von 0,05—0,2 g angewendet, äußerlich als geruchloser, ungiftiger Ersatz für Jodoform zum Wundverbande, bei Ulcus molle, als Streupulver, rein oder vermischt, besonders bei Rhinitis zum Einblasen in die Nase, auch bei Brandwunden. *Fabrikant:* Chem. Fabrik Rhenania in Aachen.

Vorsichtig aufzubewahren.

Nosophen-Natrium siehe Antinosin.

Nosophen-Quecksilber siehe Apallagin.

Nosophen-Wismut siehe Eudoxin.

Novadrin werden sterile Lösungen von Novocain und Adrenalin genannt, die in 5 verschiedenen Stärken in den Handel kommen. *Fabrikant:* Pharm. Laboratorium Dr. E. Bloch in St. Ludwig (Elsaß) und Basel (Schweiz).

Novargan ist eine in Wasser sehr leicht lösliche Silbereiweißverbindung mit 10% Silber, ein feines gelbliches Pulver, unlöslich in organischen Lösungsmitteln, leicht löslich in Wasser, (1:2) zu einer gelben, schwach opalisierenden Flüssigkeit von ganz schwach saurer Reaktion, welche analog dem Protargol bei der Behandlung der Gonorrhöe Anwendung finden soll, aber weniger reizend wirkt als dieses. Es enthält das Silber in maskierter Form. Selbst durch Schwefelwasserstoff oder Schwefelammonium ist das Silber nicht ausfällbar; die Lösung des Novargans wird davon nur dunkler gefärbt. Auch durch Lösungen der Eiweißkörper, sowie solche von ihren Spaltungs- und Verdauungsprodukten wird es nicht gefällt. Zum Nachweis von Silber ist vollständige Zerstörung des Moleküls durch Verbrennen nötig. Wässerige Novarganlösung wird durch Glyzerin oder Borsäure nicht verändert, kann also damit zusammen verordnet werden. Novargan ist dagegen unlöslich in Alkohol, Äther,

Benzol, Chloroform u. dgl. Seine **Lösungen** werden hergestellt, indem man das Novargan auf die Oberfläche des kalten Wassers schichtet. Der Lösungsprozeß vollzieht sich von selbst. Stärkere Lösungen (10—25 prozentig) bereitet man, indem man das Novargan mit wenig kaltem Wasser zu einem Brei verrührt und allmählich die noch notwendige Wassermenge zusetzt. Die Lösungen dürfen nicht erwärmt und müssen vor Licht geschützt in dunklen, am besten in schwarzen Fläschchen aufbewahrt werden. *Fabrikant:* Chem. Fabrik v. Heyden in Dresden-Radebeul.

Vorsichtig und vor Licht geschützt aufzubewahren.

Novaspirin, der Disalizylsäureester der Methylenzitronensäure, zeigt folgende Zusammensetzung:

$$CH_2 \cdot COO \cdot C_6H_4COOH$$
$$C\langle{}^{O}_{COO}\rangle CH_2$$
$$CH_2 \cdot COO \cdot C_6H_4COOH.$$

Man erhält durch Einwirkung von Phosphorpentachlorid auf Methylenzitronensäure das Dichlorid dieser Säure. Dieses Dichlorid gibt nach D. R. P. 185 800 mit Salizylsäure unter Abspaltung von Salzsäure das Novaspirin. Dasselbe ist ein weißes, geruchloses Pulver von schwach säuerlichem Geschmack, leicht löslich in Alkohol, schwer in Äther und Chloroform, nahezu unlöslich in Wasser, enthält 62% Salizylsäure. Beim Stehen mit Wasser, leichter durch Einwirkung von Alkalien wird es in seine Komponenten gespalten.

Identifizierung: Es entwickelt beim Erhitzen im Reagensrohr Formaldehyd, der durch Phloroglucin oder mit ammoniakalischer Silberlösung befeuchtete Papierstreifen nachgewiesen werden kann. Wird Novaspirin mit etwas Natronlauge erwärmt und überschüssige Salzsäure zugegeben, so scheiden sich feine Kristallnadeln von Salizylsäure ab, die in bekannter Weise identifiziert wird.

Novaspirin dient als Ersatz für Salizylate in allen Fällen, in denen jene schlecht vertragen werden. Es wird gegen Influenza und ähnliche Erkältungskrankheiten, Rheumatosen Neuralgie, Gicht u. dgl. angewendet. Man gibt 1,0 g mehrmals täglich, bei rheumatisch-gichtigen Affektionen 1,5 bis 2,0 g pro dosi. Nebenwirkungen: Sehr selten Magenbeschwerden oder Durchfälle. *Fabrikant:* Farbenfabriken vorm. Fr. Bayer & Co. in Elberfeld.

Novatophan siehe Atophan.

Noviform, Tetrabrombrenzkatechin-Wismut $Bi \cdot C_6Br_4O_2 \cdot OH$, ein Xeroform (siehe da), in dem die Phenolgruppe durch die Brenzkatechingruppe ersetzt wurde, bildet ein gelbes, in Wasser unlösliches, in organischen Lösungsmitteln wenig lösliches, geschmack- und geruchloses Pulver. Der Wismutoxydgehalt beträgt ca. 32%. Es wird an Stelle von Xeroform als Wundpulver empfohlen. *Fabrikant :* Chem. Fabrik von Heyden A. G. in Dresden-Radebeul.

Novocain, p.-Aminobenzoyldiäthylaminoäthanolum hydrochloricum siehe D. A.-B. V.

Novocainum basicum, Novocainbase. Eine weiße, kristallinische Masse vom Schmelzpunkt 61—63°. In Wasser ist sie unlöslich, leicht löslich in Alkohol, Äther und Benzol. In fetten Ölen, wie Mandel- und Olivenöl, löst sie sich bei gelindem Erwärmen leicht auf und bleibt in den erkalteten Lösungen bis zu 10% gelöst. Sie wird in der Oto-Rhino-Laryngologie in Form von 10 prozentigen öligen Lösungen angewendet. *Fabrikant:* Farbwerke vorm. Meister Lucius und Brüning in Höchst a. M.

Vorsichtig aufzubewahren.

Novocainum nitricum, Novocainnitrat, das salpetersaure Salz des para-Amidobenzoyldiäthylaminoäthanols,

$$C_6H_4\diagdown^{CO_2C_2H_4N(C_2H_5)}_{NH_2 \cdot NO_3H},$$

bildet kleine farblose Kristalle, welche zwischen 100—102° schmelzen und sich äußerst leicht in Wasser oder Alkohol mit neutraler Reaktion lösen. Silbernitrat erzeugt in der wässerigen, mit Salpetersäure angesäuerten Lösung keinen Niederschlag; dagegen gibt das Salz die bekannte Zonenreaktion mit Ferrosulfat und Schwefelsäure. Sonst verhält es sich ganz analog dem als Novocain schlechthin bezeichneten Hydrochlorid. Es wird in der Urologie als Zusatz (3%) zu den gebräuchlichen Silberlösungen angewendet. *Fabrikant:* Farbwerke vorm. Meister Lucius und Brüning in Höchst a. M.

Vorsichtig aufzubewahren.

Novocainpräparate. Im Handel befinden sich außer dem Novocainpulver noch folgende gebrauchsfertige und sterile Präparate:

1. **Novocain-Suprarenin-Tabletten A** zur Infiltrationsanästhesie. Jede Tablette enthält 0,125 g Novocain, 0,00016 g Suprarenin. boric. (Vgl. Nr. 6.)

2. **Novocain-Suprarenin-Tabletten B** zur zentralen Leitungsanästhesie. Jede Tablette enthält 0,1 g Novocain, 0,00045 g Suprarenin. boric. (Vgl. Nr. 7.)

3. **Novocain-Suprarenin-Tabletten C** zur Medullaranästhesie. Jede Tablette enthält 0,05 g Novocain, 0,000108 g Suprarenin. boric. 3 Tabletten, gelöst in 3 ccm sterilisiertem, destilliertem Wasser, geben eine 5 prozentige isotonische Lösung. (Vgl. Nr. 8.)

4. **Novocain-Suprarenin-Tabletten D** für zahnärztliche Zwecke. Jede Tablette enthält 0,2 g Novocain, 0,09 g Kochsalz, 0,00015 g Suprarenin. boric.

5. **Novocain-Suprarenin-Tabletten E** für zahnärztliche Zwecke. Jede Tablette enthält 0,02 g Novocain, 0,000 015 g Suprarenin. boric., 0,009 g Kochsalz. (Siehe auch Nr. 10.)

6. **Novocain-Suprarenin-Lösung** 0,5 prozentig zur Infiltrationsanästhesie. In je 25 ccm sind enthalten 0,125 g Novocain, 0,00016 g Suprarenin. boric. (= 2½ Tropfen Solut. Suprarenin. boric. 1:1000), 0,225 g Kochsalz. (Vgl. Tabl. A Nr. 1.)

7. **Novocain-Suprarenin-Lösung** 2 prozentig zur zentralen Leitungsanästhesie und Zahnextraktion. In jeder Ampulle à 5 ccm sind enthalten 0,1 g Novocain, 0,00045 g Suprarenin. boric. (= 7 Tropfen Solut. Suprarenin. boric. 1:1000), 0,045 g Kochsalz. (Vgl. Tabl. B Nr. 2.)

8. **Novocain-Suprarenin-Lösung** 5 prozentig zur Medullaranästhesie. In jeder Ampulle à 3 ccm sind enthalten 0,15 g Novocain, 0,000 325 g Suprarenin. boric. (= 5 Tropfen Solut. Suprarenin. boric. 1:1000). (Vgl. Tabl. C Nr. 3.)

9. **Novocain-Suprarenin-Lösung** 10 prozentig zur Medullaranästhesie. In Ampullen à 2 ccm. In je 2 ccm sind enthalten 0,02 g Novocain, 0,000 325 g Suprarenin. boric. (= 5 Tropfen Solut. Suprarenin. boric. 1:1000), 0,018 g Kochsalz.

10. **Novocain-Suprarenin-Lösung E** 2 prozentig für zahnärztliche Zwecke. In Ampullen à 1 ccm. In je 1 ccm sind enthalten 0,02 g Novocain, 0,000 015 g Suprarenin. boric., 0,009 g Kochsalz.

11. **Novocain-Suprarenin-Stäbchen** sollen zur direkten Anästhesie in der Zahnheilkunde zur Pulpenextrak-

tion usw. (durch einfaches Auflegen) verwendet werden. *Fabrikant:* Farbwerke vorm. Meister Lucius und Brüning in Höchst a. M.

Novocol, m o n o g u a j a k o l p h o s p h o r s a u r e s N a - t r i u m, ein in Wasser leicht lösliches, angenehm schmeckendes Präparat, soll in den Anfangsstadien der Tuberkulose, bei Bronchitis, Keuchhusten usw. Anwendung finden. *Fabrikant:* G. Richter in Budapest.

Novojodin, ein Gemisch von gleichen Teilen Talkum und Hexamethylendijodid, bildet ein lockeres hellbraunes, geruchloses Pulver und soll als Wundantiseptikum Anwendung finden. S p e - z i a l - N o v o j o d i n enthält an Stelle von Talkum Tricarbin (siehe da). *Fabrikant:* Dr. R. Scheuble u. Dr. A. Hochstetter in Tribuswinkel.

Novolax, ein Abführmittel in Form mit Kakao überzogener Tabletten, enthält als wirksames Prinzip Phenolphthalein (0,12 g pro dosi) und Tamarindenextrakt. *Fabrikant:* Sicco, A.-G. in Berlin O.

Novorenal werden gebrauchsfertige, sterilisierte Novocain-Adrenalinlösungen genannt, wie sie vornehmlich in der zahnärztlichen Praxis Anwendung finden (siehe Novocainpräparate). Sie kommen in nachstehender Zusammensetzung in zugeschmolzenen Ampullen in den Handel: N o v o r e n a l 0,25% zur Infiltrations-Anästhesie und Anästhesierung dicker Gewebsschichten, enthaltend Novocain 0,0125, physiologische Kochsalzlösung 5,0, Adrenalin. mur. 0,00001625. — N o v o r e n a l 0,50% zur Infiltrations-Anästhesie, enthaltend Novocain 0,025, physiologische Kochsalzlösung 5,0, Adrenalin. mur. 0,0000325. — N o v o r e n a l 1% zur zentralen Anästhesierung von Leitungsbahnen und größeren Nervenstämmen, sowie zur Dentin-Anästhesie, enthaltend Novocain 0,01, physiologische Kochsalzlösung 1,0, Adrenalin. mur. 0,00009. — N o v o r e n a l 2% zur zentralen Anästhesierung von Leitungsbahnen und größerer Nervenstämme, sowie zur Zahnextraktion, enthaltend Novocain 0,02, physiologische Kochsalzlösung 1,0, Adrenalin. mur. 0,00009. — N o v o r e n a l 5% zur Medullar-Anästhesie, enthaltend Novocain 0,10, Aqu. dest. 2,0, Adrenalin. mur. 0,000216. *Fabrikant:* C. Fr. Hausmann, A.-G. in St. Gallen (Schweiz).

Nuclein wird aus den Zellkernen der Hefe gewonnen und ist wahrscheinlich eine Verbindung von Nucleinsäure mit Eiweiß, enthält aber nebenbei noch Kohlehydrate. Es bildet ein grauweißes, in verdünnten Alkalien und in viel Wasser lösliches, in Alkohol und Äther unlösliches Pulver, welches pyrogene Eigenschaften, wie das Tuberculin Koch, besitzt und Hyperleucocytose erzeugt. Es wird zu subkutanen Injektionen gegen Lupus in 0,5 prozentiger alkalischer, mit Karbolsäure versetzter, wässeriger Lösung angewendet. Injektionsdosis 0,5—1,0 ccm pro die. Ferner wird es innerlich und subkutan gebraucht bei chronischen Unterschenkelgeschwüren, larvierter Tuberkulose, Typhus, Pneumonie und Puerperalinfektion. Dosis innerlich 0,5 g vier- bis sechsmal täglich. *Fabrikant:* E. Merck in Darmstadt.

Nuclein Horbaczewski, ein aus Milzpulpa durch Verdauung mit Pepsinsalzsäure dargestelltes Nuclein, ist ein braungraues, in Alkalien lösliches Pulver, welches wie das vorige angewendet wird.

Nucleinquecksilber siehe Mercurol.

Nucleinsäure siehe Rhomnol.

Nucleinsilber siehe Nargol.

Nucleogen soll nucleinsaures Eisen sein, welches gleichzeitig eine verhältnismäßig große Menge Arsen fest gebunden enthält. Es kommt in Form von Tabletten mit 0,05 g „nucleinsaurem Arseneisen" pro dosi und als fertige Injektion mit 0,1 g pro Kubikzentimeter in den Handel und wird als allgemeines Tonikum bei den verschiedensten Krankheiten empfohlen. *Fabrikant:* Hugo Rosenberg, chem. Laboratorium in Berlin W. 50.

Nucleol ist reines Nuclein (siehe dieses) der Firma Parke, Davis & Co. in Detroit N.-A.

Nural, Nutrol, welches als ein künstlich verdautes, stärkemehlhaltiges Nährmittel für Kranke empfohlen wird, zeigt nach Heinze folgende prozentische Zusammensetzung: Wasser 24,66, freie Salzsäure 0,27, Mineralstoffe 0,37, Stickstoffsubstanz 0,31, Dextrin 16,6, Dextrose 17,29, Maltose 40,50. Heinze bezeichnete dasselbe deshalb als dicke Lösung von Dextrin, Dextrose und viel Maltose, welche dem durch Einwirkung von Malzaufguß auf Stärke bei Anwesenheit von Salzsäure entstehenden Maltosesirup ähnelt. Beythien hält das Nutrol lediglich für Stärkesirup mit geringen Mengen Pepsin und Salzsäure. *Fabrikant:* Klewe & Co. in Dresden.

Nutrinum pulveratum ist ein aus frischen Hühnereiern, Kakao und Zucker bereitetes Nähr- und Kräftigungsmittel. *Bezugsquelle:* G. & R. Fritz in Wien. Dasselbe ist nicht mit dem S t r o - s c h e i n schen Nutrin zu verwechseln.

NB. Das früher unter dem Namen Nutrin in Verkehr gebrachte Fleisch-Eiweißpräparat kommt nicht mehr in den Handel.

Nutrol siehe Nural.

Nutrose, C a s e i n - N a t r i u m , ist das gegen Phenolphthalein saure Natriumsalz des Milchcaseins, welches im Jahre 1895 durch R ö h m a n n und L i e b r e c h t zuerst dargestellt wurde. Es bildet ein weißes, fast geruch- und geschmackloses, in kaltem und heißem Wasser leicht lösliches Pulver, welches in Alkohol und Äther unlöslich ist. Man gibt sie in Wasser, Milch, Bouillon, Kakao in Tagesdosen von 30—40 g. *Fabrikant:* Farbwerke vorm. Meister Lucius & Brüning in Höchst a. M.

Obsonogen siehe Opsonogen.

Oculin ist ein sterilisiertes und mit 0,6 % Kochsalz versetztes Glyzerinextrakt aus dem Wimper- und Glaskörper der Ochsenaugen. Es wird bei Abschälung der Netzhaut innerlich und subkutan angewendet, nicht zu verwechseln mit R e i c h e l s O c u - l i n , eine Augensalbe.

Odda wird ein Kindernährmittel nach Prof. v. M e r i n g genannt. Dasselbe ist eine Mischung, welche an Stelle eines Teils des schwer verdaulichen Milchcaseins Eidotter enthält. Hierzu kommen noch entfettete Milch, Kakaobutter und außer Mehl und Zucker noch ein solches Quantum Molken, daß das Verhältnis des Caseins zum Albumin dem in der Frauenmilch vorhandenen genähert wird. Im Handel sind O d d a M R für Magenkranke und O d d a K für Kinder. *Fabrikant:* Deutsche Nährmittelwerke Berlin und Strehlen i. Schles. Vertrieb durch Schülke & Mayr in Hamburg.

Odorit ist eine mit Natronseife hergestellte flüssige Kresolseifenlösung mit geringen aromatischen Zusätzen. *Fabrikant:* Medica, Aktienfabrik chem. und therap. Präparate in Prag.

Vorsichtig aufzubewahren.

Ohrspeicheldrüse siehe Organpräparate.

Öle brausende siehe Ol. Jecoris effervescens.

Oleinsäure siehe Acidum oleinicum.

Oleokreosot, Kreosotum oleinicum, Ölsäure-Kreosotester, wird durch Einwirkung von Phosphortrichlorid auf ein Gemisch gleicher Mengen reiner Ölsäure und Kreosot erhalten. Es bildet ein gelbliches, nahezu geruchloses Öl von nur schwachem Kreosotgeschmack. Es wird in Gaben von 3 bis 10 g pro die für Erwachsene und 0,5—3 g für Kinder wie Kreosot gegeben und zwar unvermischt oder in Eigelbemulsion oder in Lebertran gelöst. *Fabrikant:* Chemische Fabrik von Heyden in Radebeul bei Dresden.

Oleum cinereum Neisser. 10 T. Quecksilber werden mit 2 T. einer Lösung von 1 T. Mandelöl und 4 T. Benzoe in 8 T. Äther durch anhaltendes Verreiben extingiert; nach dem Verdunsten des Äthers werden 20 T. flüssiges Paraffin hinzugefügt. Das Öl dient zu subkutanen Einspritzungen.

Oleum Chenopodii anthelminthici aethereum, Wurmsamenöl von Chenopodium anthelminthicum, soll sich besonders bei der Behandlung von Askariden wirksam zeigen. Es wird tropfenweise oder in Form einer Emulsion gegeben.

Oleum Cupressi siehe Cypressenöl.

Oleum Digitalini, Huile digitalique Nativelle, ist eine für die hypodermatische Digitalisanwendung empfohlene, unter leichtem Erwärmen stabile und injizierbare Lösung des Digitalins in Öl. Das Präparat enthält im Kubikcentimeter $\frac{1}{4}$ mg Digitalin. Es empfiehlt sich, an vier aufeinanderfolgenden Tagen je 1 ccm oder an zwei Tagen abends und morgens je 1 ccm zu injizieren. Bei den Versuchen zeigten sich die Einspritzungen als völlig schmerzlos und von keinen entzündlichen Erscheinungen gefolgt.

Oleum Gynocardiae, Chaulmugraöl, das in den Tropen seit langem und viel gebrauchte fette Öl der Samen von Gynocordia odorata wird gegen Lepra und Syphilis auch von europäischen Ärzten in Verwendung gezogen. Man gibt innerlich 0,25 g allmählich steigend bis 1,25 g täglich; subkutan injiziert man von dem sterilisierten Öl 5 ccm. Vgl. **Gynocardiaseife.**

Oleum Jecoris desoxydatum phosphoratum. Bekanntlich beruht die Verminderung des Phosphorgehaltes in Phosphorölen zum größten Teil auf einer Oxydation des Phosphors. Als bestes und einfachstes Mittel, diese Oxydation zu verhindern, fand Schweissinger eine geringe Menge Limonendampfes. Andere Terpene sind wegen des stärkeren Geruches weniger zu empfehlen. Ein auf die genannte Weise mit Lebertran hergestelltes Phosphoröl (1 : 200) hält sich noch nach Monaten völlig hell. In verdünnten öligen Phosphorlösungen, welche an sich schon langsamer zersetzt werden, bleiben die Oxydationsvorgänge des Phosphors in einem solchen Oleum phosphoratum desoxydatum auf lange Zeit zurückgehalten, so daß ein auf diese Weise bereiteter Phosphorlebertran als durchaus haltbar angesprochen werden kann. *Fabrikant:* Dr. Schweissinger, Johannisapotheke in Dresden. *Sehr vorsichtig* aufzubewahren.

Oleum Jecoris effervescens, b r a u s e n d e r L e b e r t r a n. Der Chem. Fabrik Helfenberg Akt.-Ges. vorm. Eug. Dieterich in Helfenberg ist unter Nr. 109446 ein deutsches Patent erteilt worden, durch welches ein Verfahren zur Darstellung brausender fetter Öle geschützt wird. Der Patentauszug lautet: „Fette und Öle, z. B. Lebertran, Rizinusöl, oder Olivenöl, werden unter Abkühlung und Druck mit flüssiger Kohlensäure imprägniert. Man erhält so ein kohlensaures, schäumendes Medikament von angenehm prickelndem Geschmack. Der Kohlensäuregehalt verhindert zudem noch das Verderben der Öle". Auf diese Weise wird brausender Lebertran und vornehmlich auch O l e u m O l i v a r u m, Ol. p h o s p h o r a t u m und O l e u m R i c i n i e f f e r v e s c e n s (brausendes Rizinusöl) dargestellt.

Oleum jodatum Töllner besteht aus 10 g 10prozentiger Jodtinktur und 1000 g Öl. *Fabrikant:* Karl Fr. Töllner in Bremen.

Oleum Mercurioli siehe Mercuriolöl.

Oleum nurale siehe Ol. Sesami ferrojodatum.

Oleum Ricini effervescens siehe Ol. Jecoris effervescens.

Oleum Rusci formaldehydatum von Greiner & Co. in Glarus soll das Empyroform ersetzen.

Oleum Salosantali siehe Salosantol.

Oleum Sesami ferro-jodatum, O l e u m n u r a l e, wird ein Ersatz für Lebertran genannt, der aus einem aromatisierten Oleum Sesami mit 0,1% Eisenjodür besteht. *Fabrikant:* Apotheker Dr. Hering in Olbernhau in Sachsen.

Oleum Vaselini saponatum ist ein den Vasogenen chemisch und physikalisch ähnliches Präparat, welches ebenso wie die

Vasogene an einem warmen Orte aufbewahrt werden muß. *Fabrikant:* Apotheker P. Hentschel in Zwönitz in Sachsen.

Oliophen, ein Antigonorrhoikum in Gelatinekapseln zu 0,5 g pro dosi, besteht aus einer Lösung von Salol in einem Auszug der wirksamen Bestandteile des Leinsamens in Olivenöl. *Fabrikant:* Vereinigte chemische Fabriken Julius Norden & Cie. in Berlin O.

Ölsäure siehe Acidum oleinicum.

Omal, P h e n o l u m   t r i c h l o r a t u m ,   T r i c h l o r p h e n o l , wird zu Inhalationen bei entzündlichen Zuständen der Luftwege empfohlen. *Fabrikant:* Chem. Fabrik von Heyden in Radebeul b. Dresden.

Vorsichtig aufzubewahren.

Omorol ist ein feines, gelbliches Pulver, das 10% Silber an einen Proteinkörper fest gebunden enthält, so daß es durch die gewöhnlichen Reagentien nicht nachgewiesen werden kann. Es ist unlöslich in Wasser, löslich in physiologischer Kochsalzlösung bis zu 3%, ebenso in alkalischen Flüssigkeiten, Serum, Schleimhautsekret, Lösungen von Eiweißkörpern. Das Omorol findet Anwendung zur Behandlung infizierter Schleimhäute und infizierter Wunden. Es wird als Pulver aufgetragen und löst sich allmählich im Wund- bzw. Schleimhautsekret. Es soll eine starke antiseptische Tiefenwirkung besitzen und wird insbesondere zur Anwendung bei Diphtherie empfohlen. Bei Gonorrhöe ist es in Form einer wässerigen Suspension zu injizieren. *Fabrikant:* Chemische Fabrik von Heyden Akt.-Ges. in Radebeul.

Vorsichtig und vor Licht geschützt aufzubewahren.

Onotoxin siehe Gonojodin.

Oophorin ist ein aus frischen Ovarien von Schweinen und Rindern bereitetes Präparat, welches in Pastillen von 0,3 g u. 0,5 g Trockensubstanz in den Handel gebracht wird. Nach Landau und Mainzer sollen amenorrhoische und klimakterische Frauen dreimal täglich 3, später 2 bzw. 1 Tablette nehmen. *Fabrikant:* Dr. Freund und Dr. Redlich in Berlin.

Opian siehe Narcotin.

Opiopon wird ein Konkurrenzpräparat des Pantopons genannt. *Fabrikant:* Hoeckert u. Michalowsky in Neukölln-Berlin.

Vorsichtig aufzubewahren.

Opotherapeutische Präparate, welche durch Prof. Dr. A. v. Poehl & Söhne in St. Petersburg dargestellt und in den Handel gebracht werden, enthalten die wirksamen Bestandteile der tierischen Organe in möglichst konzentrierter Form, da bei ihrer Bereitung aus den rohen Organen die gewebsbildende Substanz und die sogenannten fällbaren Eiweißkörper, welche an der Heilwirkung keinen Anteil nehmen, entfernt worden sind. Diese Präparate sind mittels Chlornatriumzusatz derart eingestellt, daß ein Teil des Präparates 10—20 T. der frischen Gewebssubstanz des betreffenden Organs entspricht. Nach Mercks Index gelangen folgende Präparate in den Handel:

Opocerebrinum. Aus der grauen Gehirnsubstanz bereitet. Angewandt bei Chorea, Hysterie, Agrypnie, chron. Alkoholismus, Anämie, Chlorose mit ausgesprochenen Gehirnsymptomen, den Aufregungszuständen der Epileptiker und Brachycardie. Dosis 0,2 g dreimal täglich. Bei Epilepsie ist die Opocerebrinmedikation mit dem Toulouse-Richetschen diätetischen Verfahren zu verbinden.

Opocerebrinum Poehl pro injectione in Ampullen. Gebrauch wie das vorige. 1—2 Injektionen pro die.

Opohepatoidinum. Aus der Leber dargestellt. Gebrauch bei Icterus, Hämoptoe, Epistaxis und Lebercirrhose in der Dosis von 0,5 pro dosi, 1,5—4,0 pro die.

Opohypophysinum. Aus dem Gehirnanhang (Hypophysis cerebri) dargestellt und bei Akromegalie zu 0,05 g pro dosi verwandt.

Opolieninum. Aus der Milz gewonnen. Verwandt bei Milzhypertrophie, Malariacachexie, Leukämie und Pseudoleukämie. Dosis 2,0—6,0 g pro dosi, 4,0—12,0 g pro die.

Opomedullinum. Aus dem roten Knochenmark bereitet. Gebrauch bei perniziöser Anämie, Pseudoleukämie, Chlorose und Neurasthenie. Dosis 0,2—1,0 g pro dosi, bis zu 6,0 g pro die.

Opoossiinum. Aus dem gelben Knochenmarke dargestellt, und bei Rhachitis und Osteomalacie verwandt in Dosen von 0,2—1,0 g pro dosi, bis zu 6,0 g pro die.

Opoorchidinum. Aus den Testikeln von Bullen bereitet. Gebrauch bei Rückenmarksleiden und anderen Nervenkrankheiten in Dosen von 0,5—0,8 g pro dois, 1,5—3,0 g pro die.

Opoovulinum. Aus Ovarien bereitet. Gebrauch bei klimakterischen Beschwerden aller Art, besonders nach Ovariotomien, ferner bei Hysterie und Chlorose. Dosis 0,2—0,8 g pro dosi, 0,6—3,0 g pro die.

Opoprostatinum. Aus der Vorsteherdrüse gewonnen und bei Prostatahypertrophie angewandt. Dosis 0,2 g pro dosi, 0,8 g pro die.

Oposuprarenalinum. Aus den Nebennieren bereitet und bei Diabetes insipidus, Morbus Addisonii, in der Menopause und bei Neurasthenie verwandt in Dosen von 0,2—0,4 g pro dosi, 0,4—0,8 g pro die.

Opothyreoidinum. Gewonnen aus der Schilddrüse. Bei Myxoedem, Kretinismus, Cachexia strumipriva, Obesitas, Hautleiden (Psoriasis, Ekzeme u. a.), Agalactie, Hämophilie, Torticollis usw. gegeben. Dosis 0,05—0,1 g pro dosi, 0,15—0,6 g pro die.

Opsonogen, Obsonogen, eine durch Aufschwemmung abgetöteter Staphylokokken hergestellte Staphylokokkenvakzine, wird zur subkutanen Behandlung akuter und chronischer Furunkulose, Akne vulgaris und Sycosis coccogenes empfohlen. Gegenangezeigt, oder doch nur mit großer Vorsicht anwendbar bei allgemeinen Infektionen. *Fabrikant:* Chem. Fabrik Güstrow Dr. Hillringhaus und Dr. Heilmann in Güstrow.

Orchidin ist ein aus Stierhoden bereitetes, flüssiges Extrakt, welches alle Leukomaine, aber kein Eiweiß enthalten soll. Es wird zur subkutanen Anwendung empfohlen, wie das Poehlsche Opoorchidin.

Ordylis, Terpinresorcinat, durch Erhitzen von Resorcin und Terpin in berechneten Mengen auf 100° erhalten, bildet eine gelbliche, dicke, in Alkohol, Äther und fetten Ölen lösliche, ölige Flüssigkeit von angenehmem Geruch. Es soll als inneres (in Gelatinekapseln) und äußeres Antiseptikum und die Vernarbung förderndes Mittel verwendet werden.

Oreson und **Oresol** siehe Guajamar.

Orexinum. Unter diesem Namen schlechthin wird das Phenyldihydrochinazolin, $C_{14}H_{12}N_2$, welches auch Cedrarinum genannt wird, verstanden. Zur Darstellung läßt man auf eine Lösung von Formanilid in Benzol metallisches Natrium einwirken und erhält Natriumformanilid. Durch Einwirkung von o-Nitrobenzylchlorid auf dieses entsteht Nitrobenzylformanilid, welches durch Reduktion in Amidobenzylformanilid und weiterhin in Orexin übergeführt wird. Als einziges Orexinpräparat kommt nur noch

Orexinum tannicum in den Handel. Dasselbe wird für die Kinderpraxis an Stelle des unangenehm schmeckenden reinen bzw. salzsauren Orexins (Phenyldihydrochinazolin) empfohlen. Man gibt es in Dosen von 0,25—0,5 g in Form von Tabletten, Obladen oder Schokoladepastillen als appetitanregendes Mittel. Das Präparat ist ein geschmackloses, in Wasser unlösliches, in verdünnten Säuren dagegen leicht lösliches Pulver. Beim trocknen Erhitzen schon unter 100° C. bräunt sich Orexin. tannic. und nimmt einen widerlichen Geschmack an; höher erhitzt, tritt vollständige Zersetzung ein. Mit Zinkstaub erhitzt, entsteht neben Benzonitril ein durch seinen unangenehmen Geruch erkennbares Phenylcarbylamin, sowie Anilin. Orexin. tannic. löst sich in reinem Wasser nur spurenweise, ein wenig löslich ist es in Alkohol und Äther, leicht löslich ist es in sehr verdünnter Salzsäure (z. B. 0,3% — Magensaft!), wird aber durch einen Überschuß an Säure unverändert wieder ausgefällt, ebenso durch verdünnte wässerige Alkalien. *Fabrikant:* Kalle & Co. in Biebrich a. Rh.

Unverträglich mit Eisensalzen.
Vorsichtig aufzubewahren.

Organoemulsionen „Sauer" werden auf folgende Weise dargestellt: Die aufs feinste zerkleinerten organischen Stoffe (Drüsen usw.) werden nach Entfernung der Fett- und Faserstoffe in der Kälte innig mit Fett emulgiert. Hierdurch wird jedes feinste Partikelchen vollkommen vom Fett eingeschlossen und so vor allen äußeren Einflüssen geschützt. Es kann mithin keine Zersetzung eintreten, die Drüsen bleiben genau so, wie sie sind, chemisch und physikalisch unverändert. Es sind 3 T. Emulsion = 1 T. frischer Drüse. Sie werden in loser Packung zum Selbstfüllen oder in dosierten Kapseln in den Handel gebracht. Jede Kapsel enthält 0,6 g Emulsion = 0,2 g frischer Drüsensubstanz. *Fabrikant:* Otto Hoffmann in Berlin SW. 68.

Organosol wird eine alkoholische Lösung des kolloidalen Silbers (Collargols, siehe dieses) genannt.

Organpräparate nach E. Mercks Index 1910, sämtlich zu beziehen von E. Merck in Darmstadt.

Cerebrum siccatum, entfettete, graue Gehirnsubstanz von Kälbern. 1 T. = 5 T. frischer Substanz, wird bei Neurasthenie, Psychosen, Chorea und Agoraphobie in Dosen von 2 bis 4 g täglich gegeben.

Corpora lutea sicca. Aus den Corpora lutea von Kühen dargestellt. 1 T. = 5½ T. der frischen Organe. Angewandt gegen verschiedene Graviditätsbeschwerden in Dosen von 0,05 g zweimal täglich.

Extractum glandulae suprarenalis, Extr. suprarenale haemostatic. Auf besondere Art aus den getrockneten Nebennieren bereitetes, wässeriges Extrakt. Braune, schollige Partikelchen, löslich in gleichen Teilen Wasser. Die Lösung (1 : 1) bewirkt, auf Schleimhäute getropft, eine außerordentlich starke Kontraktion der Blutgefäße. Gebrauch bei Conjunctivitis, Keratoconjunctivitis, vasculärer Keratitis, Episkleritis, Glaukom, mit Cocain kombiniert, zur Anästhesie in allen Fällen, in denen die Entzündung der Gewebe die Cocainwirkung beeinträchtigt, ferner bei chirurgischen Eingriffen am Auge sowohl als Schutzmittel gegen Blutungen wie als Hämostatikum. (0,6 : 2,0 ccm Wasser). 5—7 ccm einer einprozentigen wässerigen Lösung werden zwei- bis dreimal pro die subkutan injiziert gegen cardiovasculäre Paresen der Infektionskrankheiten, ferner lokal in Sprayform empfohlen gegen Blutungen und Schwellungen in Nase und Hals, besonders wirksam bei Heuschnupfen. (6—12 prozentige wässerige Lösung.)

Extractum Sanguisugae, Blutegelextrakt (Wässeriges Extrakt der in Alkohol gehärteten, getrockneten und pulverisierten Köpfe von Sanguisuga medicinalis. 2 ccm = 1 Blutegelkopf). Verhindert das Faulen und Gerinnen des Blutes. Empfohlen als Zusatz zum Blute bei Transfusionen, ferner in intravenöser Injektion zur Bekämpfung rezidivierender Thrombosen und des Infarkts. Dosis 150—200 ccm.

Glandulae bronchiales sicc. Getrocknete Bronchialdrüsen von Schafen und Hammeln. Graubräunliches Pulver von dem 1 T. etwa 9 T. frischer Drüse entspricht. Anwendung bei Lungentuberkulose. Dosis: 0,1—0,15 dreimal täglich.

Glandulae prostaticae sicc. Bereitet aus der Vorsteherdrüse des Stieres. 1 T. = 6 T. der frischen Drüse. Gegeben gegen Prostatahypertrophie in der Dosis von 0,5 g pro die. Dosis der Tabletten fünf Stück täglich in zwei Gaben zu je zwei bzw. drei Tabletten.

Glandulae suprarenales sicc., Nebennieren.
Bereitet aus den Nebennieren von Rindern und Schafen. Ein Teil der getrockneten Drüse entspricht etwa fünf Teilen des frischen Organes. Gebrauch vorzugsweise bei Morbus Addisonii, Diabetes insipidus und allen jenen Krankheiten, die auf dem Verlust des vasomotorischen Tonus beruhen, z. B. Menopause, Neurasthenie, ferner zyklischer Albuminurie, Herzkrankheiten und Heufieber, Dosis des gepulverten Organes 0,2—0,3 g zwei- bis dreimal täglich eine Stunde nach den Mahlzeiten, bei Diabetes 0,5 g dreimal täglich. Dosis der Tabletten 2—3 Stück, zwei- bis dreimal täglich.

Glandulae Thymi sicc., Thymusdrüsen.
Aus frischem Thymus der Kälber und Schafe. Ein Teil entspricht sechs Teilen der frischen Drüse. Enthält gleich der Schilddrüse Jod. Gegeben bei Struma, Morbus Basedowii und pseudohypertrophischer Myopathie in der Dosis von 2,5—5,0 g pro die. Dosis der Tabletten mindestens 12—15 Stück täglich.

Glandulae Thyreoideae sicc., Schilddrüsen. Aus den Schilddrüsen der Schafe. 0,4 g des Pulvers entsprechen den wirksamen Bestandteilen einer ganzen frischen Schilddrüse mittlerer Größe, d. h. 1 T. des Pulvers = 6 T. frischer Drüse. Enthält Jod in organischer Bindung. Gebraucht bei Myxoedem, Kretinismus, Psoriasis, akuten und chronischen Ekzemen, Lupus, Ichthyosis, Lepra, Obesitas, zerebraler Anämie, Prurigo, Jodidiosynkrasie, Zwergwuchs, spastischem Torticollis, verlangsamter Kallusbildung bei Frakturen, Agalactie, Neurasthenie, Diabetes usw. Dosis 0,1—0,2—0,5, zwei- bis dreimal täglich. Dosis der Tabletten 1—6—10 Stück täglich. Antidot: Arsen (Solutio Fowleri) in den gewöhnlichen Gaben.

Glandulae Thyreoideae bovinae sicc. Aus den Schilddrüsen von Rindern gewonnen. Gebraucht wie Glandulae Thyreoideae siccatae.

Hepar sicc. pulv. Aus der frischen entbluteten Leber von Rindern und Schweinen bereitet. 1 T. des getrockneten Präparates entspricht ca. 5 T. des frischen Organes. Gegeben bei atrophischer Lebercirrhose, Diabetes, verschiedenen Hämorrhagien und Hemeralopie. Dosis bis 20,0 g pro die.

Hypophysis cerebri sicc., Glandula pituitaria. Aus dem Gehirnanhang von Rindern dargestellt. 1 T. entspricht etwa 6,5 T. des frischen Organes. Gebraucht gegen Akromegalie in der Dosis von 0,1 bis 0,3 g mehrmals täglich. Dosis der Tabletten 3—9 Stück täglich.

Lien sicc., Milz. 1 T. des getrockneten Präparates entspricht 5 T. des frischen Organes. Gebraucht gleich dem roten Knochenmark bei Anämie und Chlorose, ferner bei Malaria, Myxoedem, Syphilis, Typhus, Morbus Basedowii, zur Behandlung von Geisteskranken mit nachweisbar verkleinerter Milz, und bei Rhachitis. Dosis 0,25—0,75 g dreimal täglich. Die Tabletten werden entsprechend dosiert.

Mammae siccatae. Bereitet aus den frischen Eutern von Kühen. 1 T. der getrockneten Substanz kommt 8,75 T. der frischen Drüse gleich; jede Tablette entspricht 1 g frischer Drüsensubstanz. Wirksam bei Uterusfibronen, Menorrhagien und Metrorrhagien. Dosis 0,3—0,6 g dreimal täglich = 8—15 der komprimierten Tabletten.

Medulla ossium rubra sicc. Getrocknetes, rotes Mark der Rumpfknochen von Rindern. 1 T. entspricht 5 T. roten frischen Knochenmarks. Gebraucht bei Anämie und Chlorosis, perniciöser Anämie, Purpura haemorrhagica, Psychosen, Rhachitis und Anaemia pseudoleukaemia infantum. Dosis 0,2 g mehrmals täglich. Die Tabletten werden in entsprechender Dosis gegeben.

Ovaria siccata, Ovarial, Ovarien. Aus den ganzen Ovarien von Kühen bereitet. Die Ovariatabletten enthalten pro Stück 0,07 g getrockneter Ovarialsubstanz, welche Menge dem Wirkungswerte nach 0,5 g frischer Ovarialsubstanz gleichkommt. Gebraucht als Spezifikum bei den Beschwerden des natürlichen und künstlich hervorgerufenen Klimakterium, so bei Amenorrhöe und anderen Leiden, auf Grundlage von Atrophie und Läsionen der Genitalien sowie den Beschwerden nach totaler oder partieller Exstirpation des Uterus und der Ovarien, ferner bei Chlorose. Dosis pro die 1,5—3 g. Von den Tabletten à 0,5 g gibt man dreimal täglich 2—5 Stück.

Paranephrin ist identisch mit Suprareninum hydrochloricum D. A.-B. V.

Parotis sicc., Ohrspeicheldrüse. Aus der Ohrspeicheldrüse von Hammeln und Schafen bereitet. 1 T. entspricht 10 T. des frischen Organes. Gebraucht bei Ovarialerkrankungen, dysmenorrhoischen Beschwerden und Beckenexsudaten. Dosis: 0,12 g drei- bis sechsmal täglich.

Rachitol-Tabletten sind komprimierte Tabletten aus Glandulae suprarenales (siehe oben), welche pro Stück 0,005 getrocknete Nebennierensubstanz enthalten. Das Präparat wird von Stölzner gegen Rachitis empfohlen. Die Kinder erhalten je nach Gewicht (unter 5 kg täglich 1—2 St. Dosis maxima 2 St. pro die von 5—10 kg aufwärts 2—3 St. täglich. Dosis maxima nach mehreren Wochen 6—7 St. pro die.

Renes siccati, Nieren. Aus den frischen Schaf- und Schweinsnieren durch Trocknen bereitet; 6 T. frischer Niere entsprechen ca. 1 T. des Präparates. Gegeben bei Nephritis. Dosis 0,5—1,0—2,0 g drei- bis viermal täglich. Die Tabletten werden entsprechend dosiert.

Thyreoidinum depuratum Notkin. Aus der Schilddrüse bereiteter Eiweißkörper, der sämtliche Wirkungen der Drüse in ausgesprochenem Maße zeigt. Durchsichtige Lamellen oder gelbes Pulver, löslich in Wasser. Gebraucht in allen Fällen, wo die Schilddrüsen-Präparate angezeigt sind, besonders wenn die Schilddrüse subkutan beigebracht werden soll. Vgl. oben Gland. thyreoidea sicc. Dosis innerlich 0,01 g ein- bis zweimal täglich; subkutan gibt man pro die 1 ccm einer wässerigen Lösung (0,05:10,0), der zum Zwecke der Konservierung ein Tropfen Chloroform zugesetzt ist.

Testes siccati, Hoden. Aus den Stierhoden durch Entfettung und Trocknung bereitet; 1 T. des Produktes entspricht 6 T. des frischen Organes. Tonikum. Gebraucht bei Hysterie, Hysteroepilepsie, Neurasthenie, Gehirn- und Rückenmarksleiden, Diabetes, Prostatahypertrophie, sowie als Aphrodisiakum. Dosis 0,6—1—2 g pro die.

Orgaspräparate, Kalksaft Orgas ist ein aus Feigen und ähnlichen kalkreichen Früchten hergestellter wohlschmeckender Sirup. Die Eisenschokolade Orgas ist ein aus Vegetabilien hergestelltes Präparat. Als Ausgangsmaterial sind Brennesseln benutzt, die sehr eisenhaltig sind. *Fabrikant:* Ebert & Meincke in Bremen.

Orphol, Bismutum β-naphtholicum, Naphthol-Wismut, $Bi_2O_2(OH) \cdot C_{10}H_7O$, wurde als Darmdesinfiziens an Stelle von Naphthol, welches wegen seines beißenden Geschmackes von Kindern nicht gern genommen wird, empfohlen. Es soll aus 26,5 T. β-Naphthol und 73,5 T. Wismutnitrat bestehen und ist ein gelblichbraunes, geruchloses Pulver, welches beim Glühen 76—77% Bi_2O_3 hinterläßt. Es schmeckt nicht unangenehm und löst sich im Darm vollständig auf. Man gibt bei Durchfall, Darmkatarrh, Magengeschwüren, Typhus usw. Kindern 0,5—1 g pro dosi bis zu 3 g täglich, Erwachsenen bis zu 6 g. *Fabrikant:* E. Merck in Darmstadt.

Orthin, o - H y d r a z i n - p - O x y b e n z o e s ä u r e , C_6H_3 · $OH(N_2H_3)$ · COOH, ist ein in Substanz und Lösung leicht zersetzlicher Körper, dessen Hydrochlorid farblose, haltbare Kristalle bildet. Orthin wirkt antiseptisch und antipyretisch, zeigt aber unangenehme Nebenwirkungen.

Vorsichtig aufzubewahren.

Orthoform, p - A m i d o - m - o x y b e n z o e s ä u r e m e t h y l e s t e r , C_6H_3 · (COO · CH_3)(NH_2)(OH) 1:4:3, entsteht durch Reduktion von Nitro-m-oxybenzoesäure und Überführung des Produktes in den Methylester. Es bildet ein weißes, leichtes, geruch- und geschmackloses, in Wasser schwer, in Alkohol leicht lösliches Pulver, welches zwischen 118—120° schmilzt. Orthoform wirkt schwach antiseptisch, außerdem örtlich anästhesierend, namentlich auf Schnittwunden, Verbrennungen usw. Es macht Ätzungen schmerzlos, ebenso macht es die Injektionen von Quecksilberpräparaten, unmittelbar vor der Anwendung zu 0,03 bis 0,06 g zugesetzt, schmerzlos. Bei innerlicher Anwendung wird es zum größten Teil durch den Harn unverändert ausgeschieden.

Orthoform-Neu, Methylium aminoxybenzoicum, m - A m i d o - p - o x y b e n z o e s ä u r e m e t h y l e s t e r , im Jahre 1897 von Einhorn dargestellt und von Heinz pharmakologisch geprüft, ist dem vorigen isomer und besitzt dieselben Eigenschaften, ist aber billiger. Es bildet farblose, bei ca. 142° schmelzende Kristalle oder ein weißes, sehr feines, wenig zusammenballendes Pulver. Es ist schwer löslich in Wasser, leicht in Alkohol.

Prüfung nach Pharm. Helv.: Die Lösung in Weingeist soll klar, farblos und neutral sein. Schüttelt man 1 g der Substanz mit 10 ccm Wasser und filtriert, so darf das Filtrat nach dem Ansäuern mit Salpetersäure durch Silbernitrat nicht verändert werden. Löst man 1 g mit Hilfe von Salzsäure in 10 ccm Wasser, so darf Schwefelwasserstoff in dieser Lösung keine Veränderung hervorrufen. Werden 5 ccm derselben Lösung mit 3 ccm Zinnchlorür versetzt, so darf innerhalb einer Stunde eine dunklere Färbung nicht eintreten. *Fabrikant:* Farbwerke vorm. Meister Lucius & Brüning in Höchst a. M.

Vorsichtig und vor Licht geschützt aufzubewahren.

Orthonal, eine Lösung von 0,5% Kokain und 7,5% Alypin und 0,0006% Adrenalin in physiologischer Kochsalzlösung, ge-

langt in sterilen Ampullen in den Handel und ist nach Moses als Anästhetikum besonders in der kleinen Chirurgie mit Vorteil zu verwenden.
Vorsichtig aufzubewahren.

Ortizon, ein festes Wasserstoffsuperoxydpräparat mit 34% H_2O_2, ist eine chemische Verbindung von Wasserstoffsuperoxyd und Carbamid (Harnstoff) (siehe auch Hyperol und Perhydrit). *Fabrikant:* Farbenfabriken vorm. Friedr. Bayer & Co. in Elberfeld. Unter dem Namen Ortizon-Mundwasser-Kugeln bringt die Handelsgesellschaft Noris, Zahn & Co. in Köln a. Rh. aus diesem Präparat gepreßte kleine Kügelchen zum Zwecke der Mundpflege in den Verkehr. Dieselben enthalten nach Mannich und Schwedes außer Ortizon noch Stärke und wahrscheinlich Argilla, sowie einen Zusatz von Pfefferminzöl.

Orudon-Essenz gegen Rheumatismus usw. soll bestehen aus Ammonium jodatum salicyl. sol. (vom spez. Gew. 1,145) 50%, Diaethyl. diamin. 5%, Extract. aromaticum 5% und Spir. e ino 40% (Solventur et dialys.). Nach Aufrecht enthalten 100 ccm: Wasser 50,30 g, Alkohol 21,99, Jod 10,46, Salizylsäure 7,55, Piperazin 4,90, Ammonium 0,49, Extraktstoffe als Differenz 0,69, Asche 4,52. — Orudon-Salz gegen Gicht und Stoffwechselerkrankungen soll enthalten Urea citric. basic., Diuretin 10%, Natr. Magnes. Lith. carb. gesättigt mit Acid. citr. 55%, Natr. sulfur. 15% und Extract. amar. 2%. Nach Aufrecht enthält es organische Stoffe 66,01%, Mineralbestandteile 33,09%. Das gegenseitige Verhältnis war folgendes: Harnstoff 8,07 g, Diuretin 4,96, Magnesia (MgO) 7,87 g, Lithion (Li_2O) 0,52 g, Natron (Na_2O) 8,82 g, Schwefelsäure (SO_3) 5,85 g, Kohlensäure (CO_2) 10,93 g, dazu Extraktstoffe und Zitronensäure als Rest 52,98 g. *Fabrikant:* Hofapotheke in Elbing.

Ossin, Eierlebertran, ist ein Lebertranpräparat, welches den Lebertran ohne Zusatz von Gummi, jedoch reichlich mit Zucker versüßt in haltbarer, emulgierter Form enthält und sich mit Wasser leicht mischt. Eine Analyse von Aufrecht ergab in 100 Gewichtsteilen: ätherlösliche Stoffe (fettes Öl mit 0,027% Jod) 74,75 g, stickstoffhaltige Substanz 0,82 g, lösliche Kohlehydrate 24,20 g, Mineralstoffe 0,23 g. (Darin: Phosphorsäure 0,0184 g, Schwefelsäure 0,006 g, Kalk 0,041 g, Eisen 0,012).

Ossin-Guajacolkarbonat enthält 5% Guajacol. carbonic. und Ossin-Kreosotkarbonat 5% Kreosot. carbonicum. *Fabrikant:* J. E. Stroschein in Berlin SO.

Ossotan wird präpariertes, vom fetten Öl befreites Hanfmehl genannt, welches als Nähr- und Kräftigungsmittel in der Kinderpraxis empfohlen worden ist. *Fabrikant:* E. Rode in Hamburg 24.

Osta-Präparate nach Dr. Kleinsorgen enthalten organische Knochensalze. Es kommen in den Handel: Osta-Biskuits mit $7\frac{1}{2}\%$ Ostasalzen, Osta-Biskuits in gepulverter und schwach gezuckerter Form als Zusatz zur Kindernahrung, Osta-Schokolade mit $7\frac{1}{2}\%$ Ostasalzen und Osta-Pastillen mit 10% Ostasalzen. *Fabrikant:* Gebr. Stollwerck, A.-G. in Köln am Rhein.

Ostauxin soll lediglich Calcium paranucleinicum sein und in Dosen von 0,5—1 g mehrmals täglich als Tonikum und Roborans Anwendung finden. *Fabrikant:* Gideon Richter in Budapest.

Osteogen, Sirupus Ferri et Calcii phosphorici, nennt Ziegenbruch einen von ihm gegen Rhachitis und ähnliche Krankheitserscheinungen empfohlenen Kalkeisensirup, der in 100 ccm 3,1022 g phosphorsauren Kalk und 0,2661 g saures phosphorsaures Eisenoxyd enthalten soll. *Fabrikant:* Hirschapotheke in Darmstadt.

Otalgan, eine Lösung von Extractum Opii und Pyrazolonphenyldimethylicum in Glyzerin, soll zur konservierenden Behandlung der akuten Mittelohrentzündung Verwendung finden. *Fabrikant:* Schwanenapotheke in Mainz.

Vorsichtig aufzubewahren.

Otosclerol werden Tabletten genannt, welche 6,66% Cimicifugin (siehe da) 36,3% Brom und 13,52% Phosphorsäure enthalten und gegen subjektive Ohrgeräusche Anwendung finden sollen. *Fabrikant:* Münchener pharmazeutische Fabrik, Jean Verfürth.

Ovadin ist ein jodhaltiges Trockenpräparat aus den Eierstöcken von Schweinen und Rindern. *Fabrikant:* Hoffmann-La Roche & Co. in Basel.

Ovaraden ist ein organotherapeutisches Präparat aus der Ovarialsubstanz, welches die wirksamen Bestandteile derselben in unveränderter, haltbarer Form enthält. Es ist ein braunes, fast geruch- und geschmackloses Pulver, von dem 1 T. 2 T. frischer Ovarien entspricht, und wird als solches sowie in Form von Tabletten angewendet. Dosis 1—2 g täglich. Nach Kossier eignet sich das Präparat besonders in allen Fällen von Castratio und von klimakterischen Beschwerden. Auch bei Dysmenorrhöe mt Neurasthenie wurde Linderung der Schmerzen beobachtet.

Ovaradentriferrin werden Tabletten genannt, die je 0,3 g Ovaraden und 0,1 g Triferrin (siehe da) sowie 0,1 g Schokolade enthalten, und wie Ovaraden Anwendung finden sollen.

Ovaria siccata siehe Organpräparate.

Ovariinum siccum ist ein von Hoffmann-La Roche & Co. in Basel dargestelltes Präparat aus getrockneten Ovarien, welches die nach Exstirpation der Eierstöcke oft auftretenden lästigen Symptome beseitigen soll.

Ovarin, ein Mittel gegen Menstrualbeschwerden und profuse Blutung, enthält als wirksamen Bestandteil Berberin und Ovariumextrakt infizierter Tiere. *Fabrikant:* Dr. Grübler in Leipzig.

Ovarinum-Poehl enthält die synergetische Gruppe der wirksamen Bestandteile der Ovarien. Ein Teil des Präparats entspricht 5 Teilen frischer Ovarien. Es wird in folgenden Formen angewandt: Ovarinum-Poehl in tablettis à 0,3 und 0,5 g. 1—2 Tabletten innerlich 3 mal täglich. In Fällen, in denen eine raschere Wirkung erzielt werden muß, empfiehlt es sich, das Ovarinum-Poehl in Form von Bleibklysmen anzuwenden. Zu dem Zweck werden die Tabletten in heißem Wasser 1 : 100 gelöst und heiß (Körpertemperatur) vermittelst einer Gummibirne oder Nährklysmenspritze in den Mastdarm eingeführt. Die Lösung reizt nicht den Darm und wird rasch resorbiert. Ovarinum-Poehl pro injectione (für subkutane Injektionen). Eine 2% sterilisierte physiologische Lösung in Glasampullen eingeschmolzen zu 2 ccm. Täglich subkutane oder intramuskuläre Injektion von 1—2 Ampullen. Indikationen: Dysmenorrhöe, Klimax, Chlorose und Hysterie. *Fabrikant:* Prof. Dr. A. v. Poehl & Söhne in St. Petersburg.

Ovogal, gallensaures Eiweiß, wird nach D. R. P. Nr. 176 945 durch Fällen einer schwach angesäuerten Eiweißlösung mit einer ebenfalls schwach angesäuerten Lösung tierischer Galle erhalten als gelblich grünes, in Wasser und verdünnten Säuren unlösliches, in Alkalien, zumal in der Wärme, unter Spaltung lösliches Pulver. Es gibt beim gelinden Erwärmen mit einer Mischung von einem Raumteil konzentrierter Schwefelsäure (1,84) und zwei Raumteilen Wasser eine purpurrote Färbung. Als Chologagum bei Störungen der Darmverdauung, Erkrankungen der Leber und Galle empfohlen. Man gibt es messerspitzen- oder teelöffelweise in Milch oder dgl. *Fabrikant:* J. D. Riedel, A.-G. in Berlin-Britz.

Ovo-Lecithin siehe Lecithin.

Ovomaltine, ein Nähr- und Kräftigungsmittel in trockener Form, soll aus reinem Malzextrakt, frischen Eiern, Milch und Kakao hergestellt werden. *Fabrikant:* Dr. A. Wander G. m. b. H. in Osthofen.

Ovoprotogen siehe Protogen.

Ovos ist ein aus Hefe hergestelltes Fleischextrakt-Ersatzmittel, welches 40,3% Eiweißstoffe, 11% kochsalzfreie Mineralstoffe, 5,3% Phosphorsäure enthält. *Fabrikant:* Eiweiß-Extrakt-Compagnie, Berlin N., Stargardterstraße 60.

Oxaphor siehe Oxykampher.

Oxychinaseptol siehe Diaphtherin.

Oxychinolinalaun siehe Chinosol.

Oxycymol siehe Carvacrol.

Oxydasin siehe Acidum vanadinicum.

Oxygar, D. R. P. 169364, ist ein fast reiz- und geschmackloses Wasserstoffsuperoxydpräparat zum innerlichen Gebrauch bei Magen- und Darmleiden. Es kommt in Glaszylindern zu ungefähr 8 g in den Handel. *Fabrikant:* Chem. Fabrik Helfenberg A.-G. in Helfenberg in Sachsen.

Oxyhämatin siehe Hämatin.

Oxykampher, $C_{10}H_{16}O_2$, wurde von O. M a n a s s e dargestellt und von H e i n z im Jahre 1896 in die Therapie eingeführt. Man gewinnt ihn durch Reduktion des Kampherchinons $C_8H_{14}(CO)_2$ und Extraktion des Reduktionsproduktes durch geeignete Mittel und Destillation des Extraktionsproduktes mit Wasserdampf.

Der Oxykampher stellt ein weißes Kristallpulver dar; er schmilzt in ganz reinem Zustande bei 203—205°. In kaltem Wasser löst er sich zu 2%, in heißem mehr. In allen organischen Lösungsmitteln mit Ausnahme von Ligroin (kristallisiert daraus in federförmigen Aggregaten) löst er sich sehr leicht. Auf dem heißen Wasserbade verflüchtigt sich die Verbindung allmählich, bei gewöhnlicher Temperatur nicht; mit Wasserdämpfen ist sie ziemlich leicht flüchtig. Der Oxykampher soll ein sehr brauchbares Mittel gegen die verschiedensten Formen der Atemnot (Dyspnöe) sein. Man gibt das Mittel in Dosen von 1—2 g oder in Form einer 50prozentigen alkoholischen Lösung, die O x a p h o r genannt wird zu 40—60 Tropfen derselben auf Wasser. Der Gehalt des Oxaphors an Oxykampher wird in der Weise bestimmt, daß man eine gewogene Menge der Lösung bei gewöhnlicher Temperatur verdunstet und den Rückstand nach dem Trocknen im Vakuum über Schwefelsäure wiegt. *Fabrikant:* Farbwerke vorm. Meister Lucius & Brüning in Höchst a. M.

Vor Licht geschützt aufzubewahren.

Maximaldosis 4,0 g pro die (= 8 g Oxaphor).

Oxysantonin siehe Artemisin.

Oxysepsin ist eine dem Oxytuberkulin (siehe dieses) ähnliche Substanz.

Oxyspartein, $C_{15}H_{24}N_2O$, ist das Oxydationsprodukt des aus Spartium scoparium gewonnenen Alkaloides Spartein. Es wird meist als Hydrochloridsalz:

Oxyeaparteinum hydrochloricum, $C_{15}H_{24}N_2O \cdot 2HCl$, angewendet. Dasselbe bildet weiße, in Wasser und Alkohol lösliche, zwischen 48 und 50° schmelzende Kristalle. Es wird subkutan zu 0,05—0,1 g gegen Herzkrankheiten angewendet. *Fabrikant:* E. Merck in Darmstadt.

Vorsichtig aufzubewahren.

Oxytuberkulin nennt J. O. Hirschfelder ein durch Oxydation geändertes Tuberkulin. Der Vorteil des Oxytuberkulins den anderen Tuberkulinpräparaten gegenüber soll darin liegen, daß man dasselbe in verhältnismäßig großen Dosen (täglich 20 ccm) anwenden kann und daß es nicht die geringsten Beschwerden verursacht.

Ozet-Sauerstoffbäder siehe Sauerstoffbäder.

Ozofluin wird ein aus Koniferennadeln hergestelltes Fichtennadelbad mit Zusatz eines fluoreszierenden Farbstoffes genannt, das in granulierter Form in den Handel kommt. *Fabrikant:* Ozofluinzentrale in Basel.

Ozonal-Sauerstoffbäder siehe Sauerstoffbäder.

Pacalol ist eine Kresolseifenlösung. *Fabrikant:* William Pearson in Hamburg.

Vorsichtig aufzubewahren.

Palamo-Bitterwasser enthält in 1000 g: Schwefelsaures Magnesium 20,0 g, schwefelsaures Natrium 20,0 g, schwefelsaures Kalium 0,5 g, Chlornatrium 2,0 g, doppeltkohlensaures Natrium

2,0, doppeltkohlensaures Magnesium 1,0 g, doppeltkohlensaures Lithium 0,1 g, freie Kohlensäure 2,0 g. *Fabrikant:* Lucaes Apotheke in Berlin NW.

Palladium chloratum, $PdCl_2 \cdot 2 H_2O$, eine schwarzbraune, in Wasser lösliche Masse, wird als Hilfsmittel bei der Behandlung der Lungentuberkulose empfohlen. Man gibt vor den Mahlzeiten 5—10 Tropfen einer 3 prozentigen Lösung in etwas Wasser.
Vorsichtig aufzubewahren.

Palladium-Entfettungsmittel siehe Leptynol.

Pandigitale Houdas, ein flüssiges Digitalispräparat, soll die gesamten wirksamen Bestandteile der Digitalisblätter enthalten. 30 Tropfen Pandigitale Houdas entsprechen 0,2 g Fol. Digitalis. *Bezugsquelle:* Pharm. Labor. L. Zugmeyer in Basel (Schweiz) und St. Ludwig (Elsaß).
Vorsichtig aufzubewahren.

Pankreaden ist ein mit Hilfe von Calciumkarbonat aus der Bauchspeicheldrüse hergestelltes Präparat, von welchem 1 T. 2 T. der frischen Drüse entspricht. Es wird gegen Diabetes mellitus zu 1—4 g pro dosi, bzw. 10—15 g pro die angewendet. *Fabrikant:* Knoll & Co. in Ludwigshafen.

Pankreatin ist das Ferment der Bauchspeicheldrüse, welches amylolytische, proteolytische und emulgierende Eigenschaften besitzt. Es bildet ein gelbes, teilweise in Wasser lösliches Pulver. Pankreatin wird zur Unterstützung der Darmverdauung, am besten in Form keratinierter Pillen oder in Keratinkapseln, in Dosen von 0,3—1 g angewendet. Es gibt im Handel ein Pankreatinum absolutum, d. i. das reine Ferment, von dem 0,28 T. 400 T. Milch in 30 Minuten peptonisieren, und ein Pankreatinum purum, welches die sämtlichen drei Enzyme des Sekrets der Bauchspeicheldrüse enthält. Drei Teile von diesem entsprechen 1 T. des absoluten Pankreatins. Pankreatin in lamellis, welches in Wasser vollkommen löslich ist, enthält in 6 T. 1 T. absolutes Pankreatin. *Fabrikant:* E. Merck in Darmstadt und Chem. Fabrik Rhenania in Aachen.

Pankreatinhaltiger Lebertran besteht aus Lebertran 150,0, Wasser 50,0, Malzextrakt 200,0, löslichem Pankreatin (Schuppenform) 1,0, Natriumchlorid 2,0, Natriumbikarbonat 2,0. Man löst das Pankreatin und die Salze im Wasser und vermischt die Lösung emulsionsartig mit Lebertran und Malzextrakt.

Pankreatokinase siehe Eukinase.

Pankreon ist eine Verbindung von Pankreatin mit 10% Tannin, in welcher das Pankreatin in einer für den Magen unangreifbaren Form vorhanden ist. Es wird zur Behandlung der Fettstühle bei Pankreas-Erkrankung sowie ganz allgemein bei Verdauungsstörungen empfohlen. Man gibt mehrmals täglich eine Tablette zu 0,25 g. P a n k r e o n z u c k e r in Tabletten mit 0,05 g Pankreon pro dosi ist für Säuglinge bestimmt. P a n k r e o n B, als Mittel gegen Kälberruhr, Durchfall des Jungviehes usw. empfohlen, ist nur für Veterinärzwecke bestimmt. *Fabrikant:* Chemische Fabrik Rhenania in Aachen.

Pantopon ist nach S a h l i ein etwa 90% Gesamtalkaloide des Opiums als salzsaure Salze, also in leicht löslicher Form, enthaltendes Opiumpräparat. 1 g Pantopon entspricht etwa 5 g Opium = etwa 0,5 g Morphin + 0,4 g Nebenalkaloide. Die Darstellung des Pantopons erfolgt etwa in der Weise, daß ein wäßrigsaures Opiumextrakt mit Alkalien ausgefällt wird, die von dem Niederschlage getrennte alkalische Flüssigkeit mit organischen Lösungsmitteln ausgeschüttelt, und der Lösung die Alkaloide durch Ausschütteln mit Säuren, die wasserlösliche Salze geben, entzogen werden. In der sauren Alkaloidlösung werden die durch Alkalien gefällten Alkaloide nach vorheriger Reinigung gelöst, und die Lösung zur Trockne gebracht. Das Präparat besteht aus einem hellgrauen, mit Kristallresten durchsetzten Pulver, das sich in Wasser gut löst, dagegen in Weingeist, Äther und Benzin unlöslich ist. Die gelblich gefärbte wässerige Lösung reagiert gegen Lackmus schwach sauer, gegen Kongofarbstoff neutral. Das Präparat eignet sich sehr gut zur subkutanen Anwendung. Lösungen lassen sich unzersetzt sterilisieren. Die Dosis ist etwa die doppelte des Morphins. *Fabrikant:* F. Hoffmann-La Roche & Cie. in Basel.

Vorsichtig aufzubewahren.

P a n t o p o n - S i r u p „R o c h e" enthält in 15,0 (ein Eßlöffel voll) 0,01 Pantopon, ein Teelöffel voll entspricht 0,003 Pantopon.

Vorsichtig aufzubewahren.

Pantopon-Atropinschwefelsäure, eine Kombination von Pantopon mit Atropinschwefelsäure, soll zur Unterstützung der Äthertropfnarkose Anwendung finden. Das Präparat gelangt in Lösung, in Ampullen mit 0,02 Pantopon und 0,001 Atropinschwefelsäure in den Handel. A t r o p i n s c h w e f e l s ä u r e

(nicht zu verwechseln mit Atropinsulfat!) wird als ein innerer Atropinschwefelsäureester bezeichnet, der bei 238—239° schmilzt und sich vom Atropinsulfat chemisch u. a. durch seine geringe Löslichkeit und seine gute Kristallisationsfähigkeit unterscheidet. Physiologisch wirkt die Atropinschwefelsäure ca. $1^1/_2$ mal weniger giftig als Atropin, auch ist ihre lähmende Wirkung auf die Endausbreitungen des Nervus vagus geringer. Sie dient, wie das Atropin, zur Unterdrückung der bei der Äthertropfnarkose auftretenden Salivation. *Fabrikant:* F. Hoffmann-La Roche in Grenzach (Baden) und Basel (Schweiz).
Vorsichtig aufzubewahren.

Panzerschlamm wird ein sogenannter Seeschlick genannt, der sich auf dem Grunde eines abgelassenen Sees des Gutes Ludwigshof im Kreis Uckermünde angesammelt hat. Die Behandlung mit diesem Seeschlick erscheint überall da angezeigt, wo man bisher Moore und Schlamme anwandte.

Papain, Succus Caricae Papayae, ist der getrocknete Milchsaft aus den unreifen Früchten bzw. dem Stamm von Carica Papaya. Sein wirksamer Bestandteil ist das Papayotin, vegetabilisches Pepsin, ein eiweißverdauendes Ferment. Es bildet ein gelbliches, in Wasser leicht, in Alkohol nicht lösliches Pulver. Gebraucht wird es als Digestivum innerlich zu 0,1—0,3 g mehrmals täglich, sowie äußerlich bei Diphtherie, um die falschen Membranen durch Verdauung zu lösen; man pinselt mit einer 5prozentigen Lösung des Papayotins in gleichen Teilen Glyzerin und Wasser. 1 T. Papayotin peptonisiert 200 T. Blutfibrin, deshalb die Bezeichnung Papayotin 1:200. Das Papain selbst ist im Handel als „Papain 1:80", d. h. 1 T. Papain soll in alkalischer Lösung 80 T. Blutfibrin zu verdauen imstande sein.

Zur *Prüfung* wird 0,1 g Papain in einer Mischung von 100 ccm Wasser und 1 ccm Natronlauge gelöst, 8 g frisch ausgepreßtes Blutfibrin hinzugefügt und 3—5 Stunden bei zeitweiligem Umrühren stehen gelassen. Es muß trübe Lösung eingetreten sein. An Stelle von Blutfibrin kann auch fein zerriebenes frisch gekochtes Hühnereiweiß genommen werden.

Papain ist ein graugelbliches Pulver. *Dosis:* 0,5—1 g mehrmals täglich. *Bezugsquelle:* E. Merck in Darmstadt.

Papaverin, $C_{20}H_{21}NO_4$, ist ein zu 0,5—1% im Opium enthaltenes Alkaloid. Das Hydrochlorid des Papaverins bildet farblose, in Wasser lösliche Kristalle. Es wird als Narkotikum und Sedativum, sowie gegen Diarrhöen der Kinder in Dosen von 0,005—0,05 g, drei- bis viermal täglich gegeben.

Vorsichtig aufzubewahren.

Papayotin siehe bei Papain.

Paraacetanisidin siehe Methacetin.

Paraaminobenzoesäureisobutylester siehe Cycloform.

Parabismut wird ein Bismutum paranucleinicum genannt. Es bildet ein blaßgelbes, geruchloses Pulver von schwach zusammenziehendem Geschmack, und wird aus dem Kalksalz der Paranukleinsäure durch Umsatz mit löslichen Wismutsalzen gewonnen (D. R. P. 202 955). Es ist unlöslich in Wasser und wird durch Salzsäure nicht zerlegt, kommt also erst im alkalischen Darmsaft zur Wirkung. Tagesdosis 1,5 bis 2,5 g. *Fabrikant:* Apotheker Gideon Richter in Budapest.

Parachlorphenol siehe Monochlorphenol.

Paracodin, Dihydro—Codein, unterscheidet sich vom Codein durch die bei der Hydrierung eintretende Lösung der hydrozyklischen Doppelbindung des Morphins. Das Dihydro-Codein ist eine in Wasser lösliche Base, die aus Weingeist in Nadeln vom Schmp. 65° kristallisiert. Von seinen Salzen dürfte sich das Sulfat seiner hygroskopischen Eigenschaften wegen weniger für die Praxis eigenen als das sehr leicht wasserlösliche salzsaure und weinsaure Salz. Das Paracodin resp. die entsprechenden Salze werden von Fraenkel als dem Codein in vielen Fällen überlegene hustenstilende Mittel empfohlen. Dosis 0,02—0,05 g. *Fabrikant:* Knoll & Co. in Ludwigshafen a. Rh.

Vorsichtig aufzubewahren.

Paracotoinum ist ein neben Leucotin und anderen Stoffen in der Paracoto-Rinde enthaltener Stoff, welcher gelbe, in Wasser und Alkohol lösliche, zwischen 149 und 151° schmelzende Kristalle bildet. Es wird in Dosen von 0,2—0,4 g gegen Cholera, Dysentrie, Diarrhöen und gegen Nachtschweiße der Phthisiker angewendet. Bei intestinaler Hyperämie mit Tendenz zu Blutungen ist es nicht angebracht.

Vorsichtig aufzubewahren.

Paraform, Paraformaldehyd, Triformol, Trioxymethylen, $(CH_2O)_3$, ist polymerer Formaldehyd. Er bildet ein weißes, in Wasser unlösliches, bei 171° schmelzendes Kristallpulver, welches schon bei gewöhnlicher Temperatur, schneller aber beim Erwärmen Formaldehyddämpfe entwickelt. Er wird innerlich bei Cholera nostras, Diarrhöen usw. zu 0,05 bis 1,0 g, ferner für Verbandzwecke und zu Inhalationen bei Phthisis und Coryza, sowie als 10 prozentiges Paraform-Kollodium zum Bepinseln von spitzen Condylomen.

Vorsichtig und vor Licht geschützt aufzubewahren.

Paraformseifenlösung siehe Saparaform.

Paraganglin, ein aus der Nebenniere des Rindes dargestelltes Extrakt, ist eine klare, gelbliche Flüssigkeit mit süßlichem Geschmack. Verwendung findet es bei Magenerweiterung, Erschlaffung der Därme, vielen Schwächezuständen, auch seelischen, ebenso bei Hautkrankheiten, die ihren Ursprung in einer Selbstvergiftung durch innerliche Magen- und Darmleiden haben. Dosis mit Wasser verdünnt täglich mehrmals 5—10 Tropfen. Bei Stuhlverstopfung gibt man es in Klistieren (30—50 Tropfen auf 100 bis 250 g Wasser).

Parahaemoglobin ist ein 5% Eisen enthaltendes Blutpräparat. *Fabrikant:* G. Hell & Co. in Troppau.

Parahydroxylphenyläthylaminchlorhydrat siehe Tyramine.

Parajodoanisolum mixtum ist Isoformpulver. (Siehe dieses.)

Paralysol ist ein in Tablettenform erhältliches, festes Kresolseifenpräparat, das Parakresol in Form der nach D. R. P. 156 761 dargestellten festen Verbindung $C_6H_4OK \cdot CH_3 + 3\,C_6H_4 \cdot OH \cdot CH_3$ enthält neben Natronseife, Bolus und Talkum und einem geruchverbessernden Stoff. Die Zusammensetzung scheint zu wechseln. (Zernik.) Zur Desinfektion von Wunden und zum Waschen der Hände genügt eine 1 prozentige Lösung (1 Tablette auf $^1/_{10}$ l Wasser). *Fabrikant:* Lysolfabrik Schülke & Mayr in Hamburg.

Vorsichtig aufzubewahren.

Paranephrin ist identisch mit Suprareninum hydrochl. D. A.-B. V.

Para-Parisol siehe Parisol.

Paraplaste nennt Unna eine neue, dem Guttaperchamull ähnliche, auf dichtes Baumwollgewebe gestrichene Pflastermasse, welche vollkommen reizlos ist und sehr fest an der Haut anhaftet, auf der Rückseite aber eine der Haut ähnliche Färbung zeigt. Diese Paraplaste werden mit den verschiedensten medikamentösen Zusätzen, wie Zinkoxyd, Quecksilber, Chrysarobin, Salizylsäure u. dgl in den Handel gebracht und sollen einen Ersatz für die gebräuchlichen Guttaperchapflastermulle bieten. *Fabrikant:* P. Beiersdorf & Co. in Hamburg.

Paratophan siehe Atophan.

Paratoxin, ein Gallenpräparat, erhält man nach Gérard durch Extraktion der zur Trockne eingedampften Galle junger Rinder mittels Petroleumäther (Siedepunkt 45°) und Abdestillieren des Extraktes. Man erhält so ein cholesterinreiches, festes Extrakt, welches außerdem noch Lecithin, ölige Stoffe und Spuren einer durch Äther fällbaren, stickstoffhaltigen Substanz enthält. Das Paratoxin löst sich teilweise in kaltem Alkohol, sehr leicht in fetten und ätherischen Ölen, sowie in Paraffinöl. Es wurde zur Behandlung der Tuberkulose empfohlen.

Parisol, ein Desinfektionsmittel, enthält Formaldehyd, Menthol und aromatischen Seifenspiritus (A u f r e c h t). Nach L e n z und L u c i u s ist Parisol eine alkoholhaltige Kaliseifenlösung, die etwa 10% Formaldehyd, ferner Karbolsäure, Menthol und Kohlenwasserstoffe enthält. P a r a P a r i s o l ist ein ohne aromatische Zusätze bereitetes Parisol. *Fabrikant:* Chem. Fabrik von Bense & Eicke in Einbeck.

Vorsichtig aufzubewahren.

Parnassia palustris, deren Infusum gegen epileptische Krämpfe empfohlen wurde und vollständig unschädlich ist, wird auch als Tinktur angewendet. Von dieser nehmen Erwachsene dreimal täglich einen halben Kaffeelöffel nach den Mahlzeiten. *Bezugsquelle:* Apotheker Klingner, Bad Elster i. S.

Parolein wird ein Verstäubungsapparat genannt, mittels welchem reines Vaselinöl mit einem Zusatz von 1—5% Menthol als Prophylaktikum gegen Schnupfen fein zerstäubt Anwendung finden soll. *Fabrikant:* C. Fr. Hausmann in St. Gallen.

Parotis siehe Organpräparate.

Pasta „Liermann", eine aseptische Boluswundpaste, besteht aus 50% feinst gepulvertem sterilen Bolus, glyzerinhaltigem Alkohol und 1% Azodermin (siehe dieses). *Fabrikant:* Aktiengesellschaft für Anilinfabrikation in Berlin.

Pastilli jodo-ferrati comp. "Jahr" enthalten je 0,05 g Kaliumjodid und je 0,1 g Ferratin, Duotal und Calciumglycerophosphat. *Fabrikant:* Apotheke Fortunat Gralewski in Krakau (Österreich) *Vorsichtig* aufzubewahren.

Pastilli Myrtillorum comp., welche gegen Diarrhöe bei Kindern und Erwachsenen empfohlen werden, sind nach folgender Vorschrift dargestellt: Extr. Myrtill. e fruct. 7 g, Album. ovi q. s. zur Bindung der im Extrakt enthaltenen Gerbsäure, Cacao sacch., Sacch. lact. $\overline{aa}$ q. s. ut fiant pastilli Nr. 15 zu je 1,5 g. Jede Pastille enthält das Extrakt von 20 g Heidelbeeren. *Fabrikant:* Max Jasper in Bernau bei Berlin.

Pebeco ist Kalichloricum-Zahnpasta der Firma P. Beiersdorf & Co. in Hamburg.

Zur Herstellung eines Ersatzpräparates empfiehlt *Richter* folgende Vorschrift: Kalium chloricum pulv. 1200,0, Sap. medic. pulv. 400,0, Calc. carbon. praec. pro us. ext. 800,0, Glycerin. 1200,0, Aqu. dest. 360,0, Ol. Menth. pip. 32,0, Ol. Caryophyll. 7,0. Das chlorsaure Kalium und die Seife sind getrennt durch Sieb V zu schlagen. Die Öle werden mit etwas Kalk angerieben, der Rest Kalk zugegeben, das chlorsaure Kalium zugemischt, dann die Seife und später die Glyzerinmischung zugesetzt. Eine von Linckersdorff zur Herstellung von Kali-chloricum-Zahnpasta mitgeteilte Vorschrift von Almkvist lautet: Kali chloric. 36,0, Natr. benzoic. 3,0, Sapo alb. 4,0, Borax 8,0, Glycerin 8,0, Ol. aeth. 1,0.

Pechöl siehe Resineon.

Pegnin, von Dr. v. Dungern im Jahre 1900 eingeführt, wird ein an Milchzucker gebundenes Labferment genannt, mit dessen Hilfe aus der für Säuglinge bestimmten Milch vor der Verdünnung das Casein in feinster Verteilung gefällt wird. Hierdurch wird die Kuhmilch leichter verdaulich und der Frauenmilch ähnlicher gemacht. Um einen Liter Milch innerhalb 2—3 Minuten zur Gerinnung zu bringen, braucht man 8—10 g Pegnin. Das in Wasser leicht lösliche Handelspräparat enthält 10% Chlornatrium. *Fabrikant:* Farbwerke vorm. Meister Lucius & Brüning in Höchst a. M.

Pelletierin, Punicin, ist ein Gemisch von Pelletierin, $C_8H_{15}NO$, und Isopelletierin, $C_8H_{15}NO$, zwei in der Granatwurzelrinde enthaltenen Alkaloiden. Die Salze derselben werden als Bandwurmmittel angewendet. Am gebräuchlichsten ist das

Pelletierin. tannicum, welches ein graubraunes, geschmackloses Pulver bildet. Es wird zu 0,3—0,4 g, in 30 ccm Wasser gelöst, eingegeben; eine halbe Stunde nach dem Einnehmen soll ein Abführmittel folgen.

Maximaldosis für P. tannic. 0,5 g pro dosi et die.

Vorsichtig aufzubewahren.

Pellidol, das Diacetylderivat des Amidoazotuluols, bildet ein blaßrotgelbes, in organischen Lösungsmitteln sowie in Ölen und Fetten leicht lösliches Pulver ohne färbende Eigenschaften. Es soll wie Amidoazotoluol oder Scharlachrot (siehe diese) als ephithelisierendes Mittel Anwendung finden. *Fabrikant:* Kalle & Co. in Biebrich a. Rh.

Pellotin, $C_{10}H_6(OCH_3)_2 \cdot OH \cdot NCH_3$, das Alkaloid einer Anhaloniumart, wird als Schlafmittel empfohlen. In Form des Pellotinum muriaticum erzeugt es in Dosen von 0,04—0,06 g bei Erwachsenen erst Ermüdung, dann Schlaf. Als Nebenwirkung wurde Pulsverlandsamung gesehen. *Fabrikant:* C. F. Boehringer Söhne in Mannheim-Waldhof.

Vorsichtig aufzubewahren.

Pelsitin-Tee, als diätetisches Getränk bei Fettsucht, Diabetes, Blutarmut usw. empfohlen, besteht aus 78% Bohnenhülsen, 6% Birkenblättern, 4,8% Maisnarben, 3,4% Löwenzahn, 3,2% Zinnkraut, 3% Bärentraubenblättern, 1,6% Bitterklee und Kalmus. Die Mischung soll nach einem besonderen Verfahren „aufgeschlossen" sein. *Fabrikant:* K. Hahn in Berlin NO. 55.

Pental, Amylen, β-Isoamylen, Trimethyläthylen, $(CH_3)_2 C \cdot C \cdot H \cdot CH_3$, ist eine farblose, leicht entflammbare, bei 38° siedende, mit Alkohol, Äther und Chloroform mischbare Flüssigkeit vom spez. Gew. 0,678 bei 0°. Pental wurde als Inhalationsanästhetikum bei Zahnextraktionen in Dosen von 10—20 ccm verwendet; doch sollen einige Todesfälle dabei vorgekommen sein.

Vorsichtig aufzubewahren.

Pepsinol ist eine aromatische Pepsinmixtur der chem. Fabrik H. Beerend in Bremen.

Pepsinum vegetabile siehe Papain.

Pepsorthin, bei Mangel an Salzsäure und Pepsin im Magensaft empfohlen, enthält Papain (siehe dieses), Magnesiumsuperoxyd, Benzonaphthol und Natriumbikarbonat. *Fabrikant:* Laboratorium Sauter in Genf.

Peptannol ist eine Zubereitung, mit deren Hilfe die gleichzeitige Darreichung von Salzsäure und Tannin in wohlschmeckender Form ermöglicht wird. Es stellt eine aromatische, weinartige Flüssigkeit dar, welche 2% offizineller Salzsäure (1,124 spez. Gew.) und 5% Tannin enthält und den unangenehmen Geschmack des letzteren nicht mehr erkennen läßt. Das Peptannol wird als Spezifikum gegen akuten und chronischen Magenkatarrh und als Vorbeugungsmittel gegen Gicht und gichtische Affektionen sehr empfohlen.

Peptobromeigon siehe Eigonpräparate.

Peptomedullin, Peptothyroidin und **Peptovarin.** Von der Erfahrung ausgehend, daß bei der Magenverdauung die Produkte der inneren Drüsensekretion nicht verändert werden, hat G. M a u - r a n g e den Versuch gemacht, aus der Schilddrüse, dem Ovarium, den Nebennieren und dem Knochenmarke durch Peptonisierung die wirksamen Substanzen zu gewinnen. Die so erhaltenen Peptone, für die er die Namen Peptothyroidin, Peptovarin, Peptomedullin usw. vorschlägt, halten sich im trocknen Zustande und im sirupösen Zustande nach Zugabe von gleichen Mengen Alkohol und Glyzerin unbeschränkt lange und zeigten sich ebenso wirksam wie die entsprechenden frischen Organe. Zum Gebrauche wird das Pepton einem starken Wein oder einer Konfiture hinzugefügt.

Zur Darstellung eines P e p t o t h y r o i d i n w e i n e s hat Maurange folgende Vorschrift gegeben: 100 g Thyreoidea werden fein gehackt und mit 500 g Wasser, denen man 2 g Pepsin und 15 g Weinsäure zugesetzt hat, durch 6—8 Stunden bei einer Temperatur von höchstens 45° digeriert. Um sich zu überzeugen, ob die Peptonisierung vollständig ist, setzt man dem Filtrate einige Tropfen Salpetersäure zu, die aber keine Fällung hervorrufen dürfen. Das Filtrat wird sorgfältig mit doppeltkohlensaurem Natron neutralisiert, vom entstehenden weinsaurem Natrium abfiltriert, und im Vakuum bei einer Temperatur, die 45° nicht übersteigen darf, bis zur Sirupkonsistenz eingedampft. Den erhaltenen Sirup mischt man mit $7\frac{1}{2}$ l eines 10% Alkohol haltenden Weines und filtriert nach zwei Tagen noch einmal.

Peptonum jodatum siehe Eigonpräparate.

Peptonpasta siehe Schleichs Präparate.

Peptothyroidinwein siehe Peptomedullin usw.

Perboral, angeblich eine Verbindung von Überborsäure mit Parajodsulfosäure, enthält nach der Analyse von Mannich und Schwedes Natriumbikarbonat, Borsäure, eine organische Säure (wahrscheinlich Weinsäure) und geringe Mengen einer jodhaltigen Substanz und soll bei Fluor albus Anwendung finden. *Fabrikant:* Chem. Fabr. Nassovia in Wiesbaden.

Percalmin ist ein verzuckertes Extrakt aus den wirksamen Bestandteilen von Thymus vulgaris und Eucalyptus globulus, welches bei Keuchhusten und anderen Affektionen und Verschleimungen der Luftwege kinderlöffel- oder eßlöffelweise mit Erfolg anzuwenden ist. *Fabrikant:* Dr. Heinrich Halle in Berlin N. 24.

Percoll ist auf Pergamentpapier aufgetragenes, besonders für Druck- und Streckverbände geeignetes Heftpflaster. *Fabrikant:* Chem. Fabrik Helfenberg A.-G. in Helfenberg i. Sachsen.

Perco siehe Perukognak.

Percutilan wird eine leicht resorbierbare Salbengrundlage genannt. *Fabrikant:* Wollwäscherei und -Kämmerei in Döhren bei Hannover.

Perdynamin wird Dr. Theuers Hämoglobinalbuminat genannt. *Bezugsquelle:* H. Barkowski in Berlin O. 27.

Der Luxemburger Apothekerverein gibt zu einem Ersatzpräparat folgende Vorschrift: Haemalbuminis (Sangalbuminis) 30,0, Aqu. dest. 650,0, werden durch Erhitzen gelöst. Der heißen Lösung fügt man folgende Mischung bei: Tinct. vanillae 5,0, Arrak 10,0, Spirit. aether. nitr. 2,0, Sacchari cumarini (1:50) 0,20, Elaeosacch. amygd. am. (1:50) 0,40, Elaeosacch. rosae (1:50) 0,40, Saccharini 0,20, Spiritus 100,0, Sirup. simpl. 200,0. M. S. dreimal täglich 1—2 Eßlöffel voll ½ Stunde vor der Mahlzeit.

Pergenol, ein festes Wasserstoffsuperoxydpräparat, ist eine nach einem besonderen Verfahren hergestellte Mischung von molekularen Mengen Natriumperborat und Natriumbitartrat, die beim Lösen in Wasser in Wasserstoffsuperoxyd, Borsäure und neutrales Natriumtartrat zerfällt. Es gelangt als weißes kristallinisches Pulver oder in Tablettenform in den Handel. *Fabrikant:* Chem. Werke, vorm. Dr. Heinr. Byk in Berlin-Charlottenburg.

Perhydrit, ein festes Wasserstoffsuperoxydpräparat, ist wie Hyperol und Ortizon (siehe diese) eine chemische Verbindung von Wasserstoffsuperoxyd mit Carbamid, $CO(NH_2)_2 + H_2O_2$, die zur Haltbarmachung einen geringen Zusatz einer acylierten Oxyaminosäure erhalten hat. Weißes leicht in Wasser lösliches Kristallpulver mit 34—35% H_2O_2, oder Tabletten à 1,0 g soll zur bequemen Herstellung von Wasserstoffsuperoxydlösungen dienen. *Fabrikant:* E. Merck in Darmstadt.

Perhydrol, Hydrogenium peroxydatum purissimum, ist reines, säurefreies 30 gewichtsprozentiges Wasserstoffsuperoxyd (100 Volumenprozent H_2O_2 enthaltend), welches entsprechend verdünnt (meist 1 : 10 = 3% H_2O_2) als Wunddesinfiziens, zu Gurgelwässern, Ausspülungen usw. Anwendung findet. Das Perhydrol bildet eine wasserhelle Flüssigkeit vom spez. Gew. 1,115 bis 1,119, die blaues Lackmuspapier erst rötet, dann bleicht. In Flaschen, die, um die Einwirkung der alkalischen Bestandteile des Glases auszuschließen, innen mit Paraffin (Ceresin) überzogen und mit Paraffinstöpsel verschlossen sind, hält sich Perhydrol bei niederer Temperatur unter Lichtabschluß lange Zeit ohne wesentliche Abnahme seines Gehaltes. Nach D. R.-P. Nr. 152173 wird Perhydrol dargestellt, indem man das aus Natriumsuperoxyd und Schwefelsäure erhaltene Rohwasserstoffsuperoxyd ohne vorherige Entfernung des gelösten schwefelsauren Natriums direkt destilliert. Identifizierung und Prüfung siehe Hydrogenium peroxydatum D. A.-B. V. *Fabrikant:* E. Merck in Darmstadt.

Vor Licht geschützt kühl aufzubewahren.

Periplocin ist ein aus der indischen Hundswinde, Peripocla graeca, gewonnenes Glykosid, von der Zusammensetzung $C_{30}H_{48}O_{12}$ Es bildet farblose, bei 205° C schmelzende, in Alkohol und Wasser leicht, in Äther sehr schwer lösliche Kristalle. Periplocin ist ein starkes Herzgift, welches in vieler Beziehung Ähnlichkeit mit dem Digitalin, Strophantin und Ouabain zeigt. Es wird als Cardiotonikum subkutan in physiologischer Kochsalzlösung angewendet. (Siehe auch Apnol.)

Maximaldosis pro die 0,001 g.
Sehr vorsichtig aufzubewahren.

Peristaltikhormon siehe Hormonal.

Peristaltin, aus der Cascara sagrada-Rinde gewonnen, bildet eine in Wasser und verdünntem Alkohol leicht, in absolutem Alkohol schwer, in Äther, Benzol und Petroläther unlösliche Substanz. Die wäßrige Lösung reagiert schwach sauer und reduziert in der Wärme Fehlingsche Lösung. Von konzentrierter

Schwefelsäure wird Peristaltin mit brauner Farbe gelöst. Nach Tschirch und Monikowski enthält das Peristaltin in Form von Glykosiden gebundene Antrachinonderivate, außerdem eine Hexose, eine Pentose, sowie geringe Mengen eines gelben Farbstoffes. Es kommt in steriler Lösung (in Ampullen) und in Tabletten à 0,05 g in den Handel und wird als mildwirkendes Abführmittel, das auch mit Vorteil subkutan angewandt werden kann, empfohlen. *Fabrikant:* Ges. f. chem. Industrie in Basel.

Perl-Collodium, ein sogenanntes ätherfreies Collodium, wird wie das gewöhnliche Collodium angewendet. *Fabrikant:* Chem. Fabrik Helfenberg Akt.-Ges. in Helfenberg b. Dresden.

Perloide nennt man eine, besonders in England eingeführte, zwischen den Pastillen und Pillen stehende Arzneiform, welche, den Rotulae Menth. pip. ähnlich, auf einer Seite abgeflachte, rundliche Kuchen darstellen.

Perlsuchttuberkulin (PTO) gewinnt man genau so wie die Kochschen Tuberkuline TO und TA. Das PTO ist die filtrierte Bouillon, welche den Perlsuchtbazillen bis zur Bildung einer deckenden Haut (die meist sehr dünn bleibt) gedient hatte. Die Nährbouillon wird im Brutschrank auf die doppelte Konzentration, eventuell noch stärker eingeengt. Den Flüssigkeitsverlust ergänzt man dann zur Erzielung eines dauernd haltbaren Präparates durch Glyzerin bzw. Glyzerin und physiologische Kochsalzlösung, so daß mindestens 50% Glyzerin darin enthalten sind. Die Dosierung und Anwendung geschieht wie beim alten TO. Man beginnt mit Einspritzungen von $\frac{1}{2}$—1 mg in den Oberarm.

Nach C. Spengler, welcher dieses PTO als immunisierendes Präparat empfiehlt, sind die Perlsuchtgifte dem tuberkulösen Menschen gegenüber wenig toxisch, bedeutend weniger als die Tuberkuline menschlicher Tuberkelbazillen. Als Immunisations- und Heilstoffe übertreffen sie letztere aber bei weitem. Die Tuberkuloseheilung vollzieht sich unter ihrem Einfluß in kürzerer Zeit und der geringen Toxizität wegen gefahrlos und sicher.

Pernatrol wird eine nach den Angaben von Unna hergestellte alkalische Sauerstoffseife zur Anwendung bei Sommersprossen, Leberflecken usw. genannt.

Peronin, salzsaurer Morphinbenzyläther, $C_{17}H_{18}NO_2 \cdot O \cdot CH_2C_6H_5 HCl$. Das Peronin wird dargestellt (D. R.-P. Nr. 91813), indem man 1 T. Morphin mit 0,26 T. Natriumäthylat, 0,043 T. Benzylchlorid und etwa 20 T. absoluten

Alkohols bis zur Abscheidung des gebildeten Chlornatriums am Rückflußkühler erwärmt. Nach dem Abfiltrieren vom Chlornatrium wird das gebildete Benzylmorphin durch Zusatz von Chlorwasserstoffsäure in das schwer lösliche Chlorhydrat übergeführt und als solches isoliert.

Das Benzylmorphinchlorhydrat bildet farblose glänzende Nädelchen, welche in absolutem Alkohol schwer, in Wasser etwas leichter löslich sind. Es ist ein vortreffliches Narkotikum, wirkt zwar etwas schwächer als Morphin, ohne jedoch dessen störende Wirkungen zu äußern. Es ist ein Ersatzmittel des Morphins, wenn gegen dieses Idiosynkrasie besteht, oder dasselbe kontraindiziert ist. Ferner wird es gebraucht als Beruhigungsmittel des Hustens der Phthisiker, bei Bronchialkatarrh, asthmatischen Beschwerden, sowie rheumatischen und neuralgischen Schmerzen. Dosis 0,02—0,04. *Fabrikant:* E. Merck in Darmstadt.

Maximaldosis 0,06 g pro dosi, 0,2 g pro die.

Vorsichtig aufzubewahren.

Peroxole sind Präparate von Wasserstoffsuperoxyd, die zur Hebung der Desinfektionskraft desselben einen Zusatz anderer Desinfizien, wie von Salizylsäure, Karbolsäure, β-Naphthol, Thymol, Kampfer, Menthol, Chininsulfat oder Zinkchlorid erhalten haben. Das zur Darstellung der Peroxole verwendete H_2O_2 ist 3 prozentig, frei von Salzsäure und enthält zur Konservierung nur Spuren von Phosphorsäure. Die Zusätze sind in 1 prozentiger Lösung, einzelne in 2 prozentiger Lösung vorhanden. Das Präparat hat außerdem noch einen Gehalt von 33—38% Alkohol (siehe auch Menthoxol). *Fabrikant:* M. Raspe in Weißensee bei Berlin.

Peroxydol wird reines Natriumperborat der Firma Kirchhoff & Neirath G. m. b. H. in Berlin N. 24 genannt.

Perrheumal wird eine Salbe genannt, welche 10% der Ester des tertiären Trichlorbutylalkohols mit Salizylsäure und Acetylsalizylsäure enthalten und als reizlose Salizylsäureeinreibung bei akutem und chronischem Gelenkrheumatismus, Lumbago usw. Anwendung finden soll. *Fabrikant:* Athenstaedt & Redeker in Hemelingen bei Bremen.

Pertussin, Extractum Thymi saccharatum, ist eine Spezialität der Taeschnerschen Kommandantenapotheke in Berlin C. gegen Keuchhusten usw. Der Name ist dieser Apotheke als Warenzeichen geschützt und die Originalvorschrift niemals veröffentlicht worden.

Nach längerer Kontroverse über die Zusammensetzung des Präparates, besonders über dessen Gehalt an Bromkalium, der von dem Fabrikanten in Abrede gestellt wird, ist in Nr. 68, 1900 der Pharm. Ztg. eine Vorschrift bekannt gegeben worden, die dem Original am nächsten kommen soll. Dieselbe lautet: Extract. fluid. Thymi comp. 600,0, Spiritus (90 prozentiger) 300,0, Aqua dest. 300,0, Kali bromat. 22,5, flüssiger Fruchtzucker ad 4500,0. Extr. Thymi fluid. comp. wird durch Perkolation usw. aus einer Mischung von Herba Thymi vulg. pulv. subt., Herba Serpyll. aa part. aequal. mit Spiritus von 50—60% Alkoholstärke nach Art eines Fluidextraktes hergestellt.

Nach einer von Aufrecht seinerzeit ausgeführten Analyse des Originalpräparats enthielt dasselbe vermutlich Bromnatrium ca. 0,5 T., Thymiantinktur ca. 25,0 T., einfachen Sirup ca. 75,0 T., Thymianöl ca. 0,2 T. Nach neueren Untersuchungen von Gutbier hat sich das Pertussin als bromfrei erwiesen.

Andere Vorschriften für Extr. Thymi sacch. lauten:

I. Infus. Herb. Thymi 100/1000,0, Sacch. 1500,0, coque ut (iat sirupus, tum adde Sirup. Liquiritiae 50,0, Sol. Kali bromati fl : 3) 150,0, Ol. Thymi aeth. gtts. 60.

II. Vorschrift des Münchener Apothekervereins: Thymianaufguß, (bereitet aus 15,0 Thymian) 130,0, Glyzerin 30,0, Natriumbromid 3,0, Thymianöl 2 Tropfen und so viel weißer Sirup, daß die Gesamtmenge 250 ccm beträgt. Nach dem Absetzen zu filtrieren.

III. Zu Sirupus Thymi compositus, der jedenfalls die Stelle des Pertussin einnehmen soll, enthält ferner die badische Ergänzungstaxe folgende Vorschrift: Thymianfluidextrakt (wie Extr. Condurango fluid. bereitet) 15 T., gereinigter Honig 20 T. und Zuckersirup 65 T.

Die Formul. Magistr. Berolin. enthalten folgende Vorschrift: Extr. Thymi comp. fluid.*) 15,0, Sir. simpl. 85,0, Natr. bromat. 1,5.

Der Luxemburger Apotheker-Verein gibt zu einem ähnlichen Präparat folgende Vorschrift: Extr. fluid. thymi comp. 60,0, Spiritus 30,0, Aqu. dest. 30,0, Kalii bromati 2,50, Sirup. simpl. 450,0. M. S. Täglich 4—8 Teelöffel voll.

Extr. fluid. Thymi comp: Aus Herb. thymi vulg. pulv. gr und Herb. thymi serpylli aa p. aeq. und Spiritus dilutus wird nach Vorschrift der Ph. G. IV ein Fluidextrakt bereitet.

---

*) Aus gleichen Teilen Herb. Thymi und Herb. Serpylli mit verdünntem Weingeist gewonnen.

Pertussin Dr. Mattes ist ein homöopatisches Keuchhustenmittel. *Lieferant:* A. Marggrafs homöopatische Offizin in Leipzig.

Pertussol werden zusammengesetzte Aristochinpastillen genannt.

Peru-Eston und **Peru-Formeston** siehe Eston.

Perugen, sogen. synthetischer Perubalsam, gewonnen durch Auflösen von aromatischen Gummiharzen und Balsamen in aromatischen Estern, zeigt in seinen physikalischen und größtenteils auch in seinen chemischen Eigenschaften große Übereinstimmung mit dem auf natürlichem Wege gewonnenen Balsam.

Das Perugen hat die Konsistenz eines rotbraunen Sirups, ein spez. Gew. von 1,141, ist bei durchfallendem Lichte dunkelrotbraun, in dünner Schicht gelblich durchscheinend, riecht angenehm aromatisch, dem Perubalsam ähnlich und schmeckt ziemlich stark bitter, nachher kratzend; es trocknet an der Luft nicht ganz aus, löst sich in jedem Verhältnisse in absolutem Alkohol und Chloroform, läßt sich jedoch mit fetten Ölen nicht klar und gleichmäßig mischen. Die alkoholische Lösung färbt blaues Lackmuspapier stark rot. Im allgemeinen entspricht das Perugen den Vorschriften des Arzneibuches und zeigt auch sonst große Ähnlichkeit mit dem natürlichen Balsam. Auffallende Unterschiede machen sich jedoch bei der Bestimmung der Verseifungszahl und der Jodzahl geltend. Während das natürliche Produkt eine Verseifungszahl von 218—260 (im Mittel 239) und eine Jodzahl von 40—70 (im Mittel ca. 55) aufweist, zeigt der künstliche Balsam bedeutend niedrigere Werte: Verseifungszahl 206,0, Jodzahl 33,7. K. Dieterich hat festgestellt, daß Perugen Tolubalsam enthält und eine Farbreaktion zu dessen Nachweis angegeben (Ber. d. D. Pharm. Ges. 1908, 142). *Fabrikant:* Gebr. Evers in Düsseldorf-Reißholz.

Peruglycol siehe Ristin.

Perukognak, Perco, ist ein bei der Bekämpfung der Tuberkulose mit Erfolg angewendetes Präparat. *Fabrikant:* Dallmann & Co. in Gummersbach.

Folgende Vorschriften wurden zur Nachbildung des Präparates vorgeschlagen, von den Fabrikanten des Originalpräparates aber angegriffen:

I. Eine klare Lösung von Perubalsam in Kognak erhält man auf folgende Weise: Der Perubalsam wird mit der sechsfachen Menge Bolus m Mörser gleichmäßig verrieben und darauf nach und nach die notwendige Menge Kognak unter Umrühren zugesetzt. Nachdem die Mischung einige Stunden gestanden hat, filtriert man durch ein glatt anliegendes Filter und wird, nachdem das Filtrat einige Male wieder aufs Filter zurückgegeben ist, bald ein blankes Filtrat erzielen. Wesentlich erleichtert wird die Filtration, wenn die Mischung mit dem Bolus 1—2 Tage zum Absetzen beiseite gesetzt wird. Die Farbe des Kognaks wird übrigens etwas heller durch das Filtrieren. Der Geschmack des Perukognaks ist ziemlich scharf, so daß sich der Zusatz eines Sirups (Sirupus Aurant. cort.) empfehlen wird. Da durch diese Zusätze wiederum eine Trübung des klaren Filtrates eintritt, ist es ratsam, dieselben zugleich mit dem Bolus zu machen, um ein doppeltes Filtrieren zu umgehen.

II. 25 g Perubalsam werden mit Bimssteinpulver q. s. gemischt, so daß eine krümelige Masse entsteht, diese wird in 1 l Kognak geschüttet und einige Tage unter öfterem Umschütteln beiseite gestellt, dann filtriert. Zur Klärung des noch trüben Perukognaks schüttelt man mit Bolus alba (ungefähr 30 g), läßt 24 Stunden absetzen und filtriert. Der Perukognak wird so vollständig blank.

III. Die vorgeschriebene Menge Perubalsam verreibt man mit so viel mit Salzsäure behandeltem, gewaschenen und getrockneten Seesand, daß man eine lockere Mischung erhält. Diese mazeriert man dann unter öfterem Umschütteln 8 Tage lang mit der vorgeschriebenen Menge Kognak und filtriert schließlich.

IV. 50 g Perubalsam werden mit 50 g Kieselgur verrieben; die pulverförmige Mischung wird mit 550 g kochendem Wasser übergossen und einige Stunden digeriert. Zu 500 g des Filtrates setzt man 500 g Spiritus von 90%, in welchem vorher 5,5 g Zimtsäure gelöst sind. Die Mischung wird mit der genügenden Menge Zuckercouleur versetzt (wo bleibt hier der Kognak? A.).

V. Vorschrift des Luxemburger Apothekervereins: Balsami peruviani 50,0, Spiritus e vino 900,0, Sirup. aurantii 50,0, Acidi cinnamylici 5,50. Macera per dies octo et filtra. S. zweistündlich 1 Eßlöffel voll.

Peru-Lenicet ist eine zur Behandlung des Ulcus cruris empfohlene Vereinigung von Lenicet mit 10% Perubalsam. Es wird vornehmlich in Form von Peru-Lenicet-Streupulver

(10,0 Perubalsam, 40,0 Lenicet, 50,0 Talkum) oder von **Peru-Lenicet-Kompressen** angewendet. Letztere bestehen aus paraffinierten Gazestreifen, auf denen das Streupulver fixiert ist. *Fabrikant:* Dr. Rudolf Reiss in Berlin-Charlottenburg.

Peruol siehe Peruscabin.

Peruolseife, welche zur Verhütung der Ansteckung und zur Nachbehandlung der Krätze empfohlen wird, enthält 10% Peruscabin (siehe dieses), entsprechend 40% Peruol (siehe Peruscabin). *Fabrikant:* Akt.-Ges. für Anilinfabrikation in Berlin SO.

Perusalvin ist ein Präparat aus Salvin (siehe dieses) und Perubalsam, sowie verschiedenen Fichtenharzen, eine klare Flüssigkeit, die mit kochendem Wasser keine harzigen Niederschläge bildet. Es wird zu Inhalationen bei Lungenkrankheiten und Asthma empfohlen. *Fabrikant:* Apotheker Lakemeier in Köln a. Rh.

Peruscabin wird der **Benzoesäurebenzylester** genannt, der an Stelle von Perubalsam, Styrax usw. gegen Krätze Anwendung finden soll. Er bildet eine beinahe farblose, in Alkohol und Äther lösliche Flüssigkeit von eigentümlichem, nicht unangenehmem Geruch, spez. Gew. 1,12, Siedepunkt 173° bei 9 mm Druck. Bei starker Abkühlung erstarrt das Peruscabin zu einer weißen Kristallmasse, die erst bei 20° wieder schmilzt. Es wirkt in reinem Zustand auf der Haut reizend. Man wendet es deshalb als ölige Lösung an. Eine solche Lösung von 25% Peruscabin in Rizinusöl wird **Peruol** genannt. *Fabrikant:* Akt.-Ges. für Anilinfabrikation in Be lin SO.

Pestserum siehe Serum.

Petersilienkampher siehe Apiol.

Petrolen siehe Petrosapol.

Petrosapol, **Petrolen**, ist ein seifenhaltiger, aus Petroleumrückständen dargestellter Körper von brauner Farbe und salbenartiger Konsistenz, ohne Geruch, der als Salbe oder Salbengrundlage, allein oder mit Vaseline verwandt wird. Vermöge seines hohen Schmelzpunktes (90° C) zerfließt er nicht auf der Haut, und die ihm inkorporierten Stoffe bilden so eine dauernde Decke. *Fabrikant:* G. Hell & Co. in Troppau (Böhmen).

Petrosulfol, **Ichthyolum austriacum**, ist ein wasserlösliches, aus Tiroler bituminösem Gestein hergestelltes Produkt, ähnlich dem Ichthyol, welches rein oder in Mischung mit Pflastern und Salben bei Hautleiden mannigfacher Art für sehr wirksam befunden worden ist. *Fabrikant:* G. Hell & Co. in Troppau (Österr. Schlesien).

Petrovasol besteht aus 10% Petrosulfol und 90% Vasolum liquidum (ein Vasogenersatzmittel). Es soll an Stelle des Ichthyolvasogens ganz wie dieses Anwendung finden. *Fabrikant:* G. Hell & Co. in Troppau.

Petrovasolum salicylatum siehe Rheumasol.

Petrox ist eine als Ersatz für Vasogen empfohlene Mischung aus 100 T. Paraffinöl, 50 T. Ölsäure und 25 T. weingeistigem Ammoniak, also ganz analog dem Vasolimentum liquidum. (Siehe dieses.)

Phagocyt wird Hoffmanns Verdauungspulver genannt (siehe dieses).

Phagocytin wird eine gebrauchsfertige, sterilisierte Subkutaninjektion genannt, die in 1 ccm 0,05 g reines nukleinsaures Natrium enthalten und besonders zur Erzeugung einer Leucocytose bei septischen Krankheiten Anwendung finden soll. Sie wirkt daneben als allgemeines Tonikum nach erschöpfenden Krankheiten. *Dosierung:* Täglich 1—2 Injektionen. *Fabrikant:* Hugo Rosenberg in Berlin W. 50, Spichernstraße.

Phenacetin-Urethan siehe Thermodin.

Phenacodin ist eine Kombination aus Phenacetin, Koffein, Kodein und Guarana in Tabletten. Jede Tablette enthält 0,5 Phenacetin. *Fabrikant:* Fabrik pharmazeutischer Präparate Wilh. Natterer in München.

Vorsichtig aufzubewahren.

Phenalgin, A m m o n o l , A m m o n i u m p h e n y l a c e t a m i d , ist ein feines, weißes Pulver von stechendem Geruche und wenig ausgeprägtem Geschmack. Es ist in Wasser unlöslich und wird in Pulvern, Tabletten oder Kapseln zu 0,5—0,75 g gegen neuralgische und rheumatische Schmerzen empfohlen. Es soll auch hypnotische, anodyne und antipyretische Eigenschaften besitzen, und nach Untersuchungen von B e r i n g e r lediglich als eine Mischung aus 10 T. Acetanilid, 5 T. Natr. bicarbonic., 5 T. Ammon. carbonic. und 0,005 T. Metanilgelb zu betrachten.

Phenalin werden Abführtabletten genannt, welche als wirksame Substanz je 0,05 g Phenolphthalein enthalten. *Fabrikant:* Karl Engelhard in Frankfurt a. M.

Phenamin siehe Phenocollum hydrochloricum.

Phenegol ist das Quecksilberkaliumsalz der Nitroparaphenolsulfosäure (siehe auch Egole). Es wird als Antiseptikum und Desinfiziens empfohlen und bildet ein rotbraunes, in kaltem Wasser in allen Verhältnissen lösliches, geruch- und geschmackloses Pulver, das ca. 33% Quecksilber enthält.
Vorsichtig aufzubewahren.

Phenetidinum citricum siehe Citrophen.

Phenetidinum tartaricum siehe Vinopyrin.

Phenocollum hydrochloricum, Amidoacetphenetidinchlorhydrat, Glycocollparaphenetidinhydrochlorat, Phenamin, $C_6H_4(OC_2H_5)(NH \cdot CO\ CH_2 \cdot NH_2)HCl$. Das Salz, welches in 16 T. Wasser und in Alkohol löslich ist, wird als Antiseptikum, Antirheumatikum, Analgetikum und Diaphoretikum bei Phthisis, Pneumonie, Rheumatismus, Influenza und Malaria in Dosen von 0,6—1,0 g mehrmals täglich angewendet. Der auf das Mittel eintretende Schweiß wird durch Atropin bekämpft. Nebenwirkungen: Zuweilen Übelkeit und Erbrechen. Bei Kindern ist das Mittel wegen Kollapsgefahr nur mit Vorsicht anzuwenden. *Fabrikant:* Chem. Fabr. auf Aktien (vorm. E. Schering) in Berlin N.
Maximaldosis 1 g pro dosi, 5 g pro die.
Vorsichtig aufzubewahren.

Phenocollum salicylicum siehe Salocoll.

Phenolcocain siehe Cocainum phenylicum.

Phenol-Natrium sulforicinicum, Phénol sulforiciné, ist eine Lösung von 25 bzw. 30 % synthetischem Phenol in Natriumsulforicinat. Dieselbe ist mit Wasser mischbar. Sie wird als Kaustikum und Antiseptikum äußerlich bei Tuberkulose und bei Diphtherie angewendet: Die Pseudomembranen werden viermal täglich und ein- bis zweimal nachts damit betupft. Dazwischen werden Gurgelungen mit Kalkwasser verordnet. *Fabrikant:* E. Merck in Darmstadt.
Vorsichtig aufzubewahren.

Phenolum monobromatum siehe Bromphenol.

Phenolum monochloratum siehe Monochlorphenol.

Phenolum sulfo-ricinicum erhält man nach Herzing, indem man chemisch reines Phenol in Ricinolschwefelsäure löst.

Man kann beliebig viel Phenol mit dem Acidum sulforicinicum mischen, muß aber darauf achten, daß die Mischung durchsichtig dunkelbraun ist und daß sich kein Bodensatz bildet, da im letzteren Falle die Säure nicht genügend rein gewesen ist. Das so gewonnene Phenol. sulforicinicum ist nur ein Gemisch. Es bildet eine hellgelbe, wässerige, nach Äther riechende Flüssigkeit von wechselndem Phenolgehalt und soll Anwendung bei chronischen Erkrankungen des Rachens, der Nase und des Kehlkopfes finden.
Vorsichtig aufzubewahren.

Phenolum trichloratum siehe Omal.

Phenopast siehe Lysopast.

Phenopyrin ist eine Verbindung von 94 T. Phenol mit 188 T. Antipyrin, welche äußerliche Anwendung finden soll.
Vorsichtig aufzubewahren.

Phenosal, S a l i z y l e s s i g s ä u r e - P h e n e t i d i d , erhält man durch Einwirkung der Komponenten bei 120°. Es bildet farblose, in Wasser schwer lösliche, sauer und bitter schmeckende Kristalle. Schmpkt. 182°. Es spaltet sich im Körper in seine Komponenten und wird als Febrifugum und Antineuralgikum bei Ischias, Migräne, Rheumatismus usw. in Dosen von 0,5 g mehrmals täglich gegeben. *Fabrikant:* Dr. Hofmann Nachf. in Meerane i. Sachsen.

Phenosalyl, S a l i p h e n o l , ein besonders in Frankreich als Antiseptikum geschätztes Präparat, kann man nach J a u d o n auf folgende Weise darstellen: 20,0 Natrium glyceroboric., 30,0 Glyzerin und 15,0 Wasser werden zusammengerieben und in der erhaltenen Flüssigkeit je 10,0 Benzoesäure und Salizylsäure gelöst. Darauf gibt man nach und nach 2,0 Magnesia usta hinzu und erhitzt, bis kein Aufbrausen mehr bemerkt wird und alles Wasser verdampft ist. Schließlich fügt man 60,0 Phenol und 20,0 Milchsäure zu, läßt erkalten und mischt zuletzt je 0,1 Menthol, Thymol und Eucalyptol dazu.

Eine andere Vorschrift lautet: Phenol 50,0, Milchsäure 5,0, Borsäure 10,0, Benzoesäure 5,0, Salizylsäure 5,0, Glyzerin 25,0, Wasser 10,0, Magnesia usta 1,0, Menthol, Thymol, Eucalyptol je 0,1 g oder:

Acid. carbolic. crist. 60,0, Acid. lactic. 5,0, Acid. salicylic. 5,0, Glyzerini 20,0, Boracis 8,0, Menthol., Eucalyptol., Thymol. āā 0,1.

Man löst den Borax im warmen Glyzerin, fügt der noch warmen Lösung die drei Säuren zu und nach dem Erkalten das Menthol, Eucalyptol und Thymol. Die nach dieser Vorschrift erhaltene Mischung löst sich bis zu 5—6% klar in Wasser. Ein ähnliches Präparat bringen die Farbwerke vorm. Meister Lucius & Brüning in den Handel.
Vorsichtig aufzubewahren.

Phenostal siehe Karbolsäuretabletten.

Phenosuccin siehe Pyrantin.

Phenyform ist ein Kondensationsprodukt des Phenols und Formaldehyds, dem die chemische Formel $[C_6H_4(OH)CH_2OH]^xCH_2O$ zukommen soll. Es ist ein grauweißes, geruchloses Pulver, das in Alkalien und Alkohol, nicht aber in Wasser, Äther und Benzol löslich ist. Seine Eigenschaft, sich unter dem Einflusse tierischer Sekrete und Gewebssäfte in seine Komponenten zu spalten, verleiht diesem Präparate eine gewisse bakterizide Kraft, die es als Wundantiseptikum geeignet erscheinen läßt. Es ist indes nicht frei von Reizwirkungen.
Vorsichtig aufzubewahren.

Phenyläthylbarbitursäure siehe Luminal.

Phenylcinchoninsäureäthylester siehe Acitrin.

Phenyldibrompropionsäureäthylester siehe Zebromal.

Phenyldihydrochinazolinum tannicum ist ein Ersatzmittel der Firma Dr. A. Voswinkel in Berlin W. für Orexin. tannic.

Phenyl-Methylaceton siehe Hypnon.

Phenylon = Antipyrin (siehe D. A.-B. V. unter Pyrazolonphenyldimethylicum).

Phenylpropiolsaures Natrium der Formel $C_6H_5C \equiv CCOONa$, welches sich von zimtsaurem Natrium, dem sogenannten Hetol, $C_6H_5CH = CHCOONa$, durch ein Minus von 2H unterscheidet, wirkt nach Bulling bei Kehlkopf- und Lungentuberkulose noch besser als dieses. Er läßt täglich zweimal ½ Stunde lang ½—3 prozentige wässerige Lösungen inhalieren. Eine 25 prozentige Lösung kommt unter dem Namen Thermiol in den Handel (siehe dieses). *Fabrikant:* Dr. Theodor Schuchardt in Görlitz und Farbwerke vorm. Meister Lucius & Brüning in Höchst a. M.
Vor Licht geschützt aufzubewahren.

Phenylurethan siehe Euphorine.

Phenyphrin, als Lokalanästhetikum in der Zahnheilkunde empfohlen, soll in 1 ccm physiologischer Kochsalzlösung 0,02 g Alypin und 0,1 g Nebennierenextraktlösung (1:1000) enthalten. Es kommt in gebrauchsfertigen Ampullen in den Handel. *Fabrikant:* Zahnärztliches Institut von Bernhard Hadra in Berlin.

Phenzoline = Orexin.

Philoral-Halspastillen enthalten als wirksame Bestandteile Nebennierensubstanz, Anästhesin und Kaffee-Extrakt. Die Pastillen haben sich bei schmerzhaften Affektionen des Halses und Kehlkopfes als schmerzlinderndes Mittel bewährt. *Fabrikant:* Apotheker A. Freund in Frankfurt a. M.

Phobrol „Roche" ist eine Lösung von 50% Chlor-m-Kresol in ricinolsaurem Kali (Rizinusölkaliseife). Gelblich gefärbte, sirupdicke, mit Wasser in allen Verhältnissen mischbare, angenehm riechende Flüssigkeit wird in 0,5—1 prozentiger Lösung als reizloses und ungiftiges Desinfektionsmittel empfohlen. *Fabrikant:* F. Hoffmann-La Roche & Co in Grenzach (Baden) und Basel (Schweiz).

Phorxal, ein aus Blut dargestelltes dem Fersan und Alboferrin (siehe diese) ähnliches Nährpräparat, stellt ein mehlfeines Pulver dar ohne Geruch und ohne Geschmack. Es enthält 0,25% Phosphor (5,57% P_2O_5), 0,63 Eisenoxyd, 87,5% Eiweiß und 3,09% Asche, löst sich vollständig in wässerigen Flüssigkeiten, besonders leicht in der Wärme. Es soll in Dosen von 20—30 g in Wasser täglich bei Anämie, Neurasthenie usw. gegeben werden. *Bezugsquelle:* E. & R. Fritz in Wien.

Phosiron, das neutrale Eisensalz der Phosphorweinsäure mit 19% Fe, bildet eine in Wasser und verdünnten Säuren unlösliche, in Alkalien dagegen lösliche Substanz, die somit erst im Darm zur Wirkung gelangt. *Fabrikant:* Chem. Labor. Dr. Carl Sorger in Frankfurt a. M.

Phosot, P h o s p h o t, K r e o s o t u m p h o s p h o r i c u m, der Phosphorsäureester des Kreosots, wird als vorzügliches Kreosotpräparat zur Behandlung der Lungentuberkulose empfohlen, da der Kreosotgehalt desselben erst im Darm abgespalten und zur Geltung gebracht wird. Dosis 6 g pro die. Das Präparat bildet in reinem Zustande eine farblose, sirupartige Flüssigkeit von etwa 1,25 spez. Gew. und nur sehr schwachem

Geruch und Geschmack nach Kreosot. Es enthält 80% Kreosot und 20% P_2O_5. Zur Darstellung desselben läßt man Kreosot und Phosphorsäureanhydrid in Gegenwart von Natrium auf einander wirken, was die Bildung einer dicken, sirupartigen Flüssigkeit zur Folge hat. Diese wird mit Wasser behandelt, der fraktionierten Destillation unterworfen und der bei 190—203° siedende Teil aufgefangen. Durch Lösen in Alkohol und darauffolgendes Ausscheiden mit Wasser wird er gereinigt. Von den sich erst bildenden Kreosotphosphaten $PO_4(C_6H_7)_n$ ist das Trikreosotphosphat von der Formel $PO_4(C_6H_7)_3$ das durch die oben erwähnten Eigenschaften ausgezeichnete.

Phosphatine Fallière von Dr. Fallière in Paris, ist ein Nährpräparat, welches vermutlich aus einem Gemisch von entöltem Kakao, Stärke, Zucker und Kalkphosphat besteht. (Aufrecht.)

Phosphatine Dr. Roth, ein Nährmittel für Kinder, enthält nach einer Analyse von Aufrecht: 6,27% Feuchtigkeit, 15,72% Stickstoffsubstanzen (davon 12,55 verdaulich), 9,78% Fett, 49,51% Zucker, 14,29% Stärke, 0,8% Cellulose und 3,63% Mineralstoffe (davon 1,90 Phosphorsäure und 0,81 Kalk). *Fabrikant:* Henn & Kittler, Straßburg i. Elsaß.

Phosphatol, Phosphotal, der Phosphorigsäurekreosotester, bildet eine dicke, rötlichgelbe Flüssigkeit mit schwachem Kreosotgeruche, scharfem Geschmacke, in Wasser leicht löslich, ferner löslich in starkem Alkohol, Äther, Chloroform und in fetten Ölen. Die alkoholische Lösung wird durch Eisenchlorid grün gefärbt. Es enthält ca. 90,5% Kreosot. Bei 140° beginnt es zu sieden.

Phosphoguajakol, Guajakolphosphit, ist ein weißes kristallinisches Pulver, von stechendem Geschmacke, wenig hervortretendem Geruche, nicht ätzend, bei 77,5° schmelzend. In Wasser ist es ziemlich leicht löslich, auch in Äther, Chloroform, Aceton, Benzin und fetten Ölen. Die wässerige Lösung wird durch Eisenchlorür rot gefärbt. Das Präparat ist als Guajakolmittel empfohlen worden. Unter dem Namen Guaiacophosphal wird es durch die Firma Clin & Cie in Paris in den Handel gebracht.

Phosphorintabletten sind Schokoladepastillen mit je 0,00025 g Phosphor. Dieselben sind von angenehmem Geschmack und lassen äußerlich die Anwesenheit des Phosphors in keiner Weise erkennen. *Fabrikant:* F. Reichelt (Inh. Apoth. E. Jungfer) in Breslau.

Phosphorsäureguajakolester siehe Guajacolum phosphoricum.

Phosphorschokoladepastillen enthalten Oleum Cacao, Kakaomasse, Zucker und pro dosi 0,25 mg Phosphor. *Fabrikant:* Brady in Wien.

Phosphot siehe Phosot.

Phosphotal siehe Phosphatol.

Phosrachit ist ein durch Limonen haltbar gemachter Phosphorlebertran, 0,01:100. *Fabrikant:* Dr. Korte & Cie. in Hamburg.

Phosson ist ein Milchpräparat, das Kasein-Calciumphosphat in konzentrierter Form enthalten soll. *Fabrikant:* Deutsche chemische Vertriebsgesellschaft G. m. b. H. in München.

Phthisanol siehe Tuberculo-Albumin.

Phthisocan ein Ersatzmittel für Sirolin (siehe dieses) soll im wesentlichen aus einer Lösung von guajakolsulfosaurem Kalium in Zuckersaft mit Zusatz von Tinctura Aurantii bestehen.

Phthisopirin ist ein Präparat gegen das sogen. Konsumptionsfieber der Tuberkulösen. Man gibt zwei- bis viermal täglich nach der Mahlzeit je zwei bis acht Tabletten in kalter Milch oder Zitronenlimonade; alkalische Getränke sind zu meiden. Je zwei Tabletten enthalten Acetylsalizylsäure 0,2 g, Natr. arsenicos. 0,0005 g, Acid. camphoric. 0,2 g. *Fabrikant:* Simons Apotheke in Berlin C.

Vorsichtig aufzubewahren.

Phthisoremid. Unter diesem Namen kommt eine Mischung der Kochschen Bazillenemulsion (Neutuberkulin) mit indifferentem Öl in Gelatinekapseln in den Handel, welches innerlich als Mittel gegen Phthisis angewendet werden sollen. Man unterscheidet je eine schwächere und stärkere Füllung. *Fabrikant:* Dr. H. Müller & Cie. in Berlin C. 19.

Phycit siehe Erythrol.

Phylacogene nennen Parke, Davis & Co. in Detroit Vakzinen. Es kommen in den Verkehr: Erysipelas-Phylacogen zur Behandlung von Erysipelas, Gonorrhoea-Phylacogen bei Ansteckung mit Micrococcus gonorrhoeae, Mixed-Infektion-Phylacogen zur Behandlung von Ansteckungskrankheiten, bei denen eine besondere Bakterienart als vorherrschende nicht bekannt ist, und Rheumatisme-Phylacogen, eine gemilderte Rheumatismus-Polyvakzine.

Physostigminum sulfurosum, Eserinsulfit, $(C_{15}H_{21}N_3O_2)_2H_2SO_3$, dargestellt nach D. R. P. 166319, ist ein weißes Pulver, das sich in Wasser und Alkohol leicht löst. Während die bisher üblichen Eserinsalze, wie das Eserinsulfat und Eserinsalizylat, sich in wässeriger Lösung im Verlaufe einiger Tage rot färben, bleiben die Lösungen des Eserinsulfits wochenlang farblos. Es ist dies ein Vorzug, der es besonders für klinische Zwecke sehr empfehlenswert macht. Es zeigt bei gleicher Dosierung dieselbe Wirkung wie das Eserinsulfat. *Fabrikant:* E. Merck in Darmstadt.

Sehr vorsichtig und vor Licht geschützt aufzubewahren.

Physostol ist eine 1 prozentige, sterilisierte Lösung der reinsten Physostigminbase in absolut wasserfreiem Olivenöl, welche gegen Glaucom und andere Augenleiden, bei denen es sich um eine Verengerung der Pupille handelt, empfohlen wird. Es gelangt in besonderen Original-Tropf-Flaschen von ca. 3—6 g Inhalt in den Handel. *Fabrikant:* J. D. Riedel A.-G. in Berlin-Britz.

Vorsichtig aufzubewahren.

Phytin, eine phosphorhaltige Verbindung vieler Samen, ist das Kalkmagnesiumdoppelsalz der als Anhydrooxymethylendiphosphorsäure erkannten natürlichen Phosphorverbindung der betreffenden Samen von der Formel $(C_2H_6O_9P_2)_2MgCa$. Dasselbe enthält 22,8 % Phosphor und stellt ein weißes, nicht riechendes, fast geschmackloses Pulver dar, das sich in Wasser löst und ohne Widerwillen lange Zeit hindurch nehmen läßt. Es wird in 0,25 g Phytin enthaltenden Gelatinekapseln in den Handel gebracht, von denen Erwachsene täglich 4, Kinder 1—2 Stück in Wasser nehmen sollen. In allen Fällen, wo es auf die Hebung der Körperkräfte ankommt, sowie in besonderer spezifischer Wirkung bei der Impotenz soll das Phytin ein mächtiges Anregungsmittel des Stoffwechsels sein. Phylinum liquidum ist eine Lösung des Natriumsalzes der Phytinsäure in einer Glycerin-Wassermischung. *Fabrikant:* Ges. für chem. Industrie in Basel.

Chininphytin wird durch Sättigen der freien nach D. R.-P. Nr. 160 470 hergestellten Phytinsäure mit Chinin und nachheriges Eindampfen der Lösung im Vakuum gewonnen. Es stellt ein gelbliches, kristallinisch aussehendes, bitter schmeckendes Pulver mit 57% Chinin dar, welches in Wasser sehr leicht, in Alkohol, Äther, Benzol, Chloroform nicht löslich ist. Das Chininphytin vereinigt die therapeutischen Wirkungen des Chinins und

Phytins und soll überall da Anwendung finden, wo Chininsalze angezeigt erscheinen. *Dosis* etwa 0,5 g (Kindern weniger) mehrmals täglich. *Fabrikant:* Gesellschaft für Chemische Industrie in Basel.

Pichigonal nennt Schäfers Apotheke, Dr. Kurt Lewinsohn in Berlin W, Gelatinekapseln, welche nach besonderem Verfahren hergestellte Extrakte von Pichi-Pichi (Fabiana imbricata) und Zea Mays, sowie Sandelholzöl enthalten.

Pichisalol- und Pichisantalpillen siehe Pilul. antigonorrhoicae Werler.

Picrol, D i j o d r e s o r c i n m o n o s u l f o s a u r e s K a l i u m , $C_6HJ_2(OH)_2 \cdot SO_3K$, ein Analogon des Sozojodols, bildet ein farbloses, geruchloses, bitteres, in Wasser und Glyzerin lösliches Pulver. Es enthält 52% Jod und wurde als Antiseptikum an Stelle von Sublimat empfohlen.

Picropyrin ist eine Verbindung von 188 T. Antipyrin mit 229 T. Pikrinsäure.
Vorsichtig aufzubewahren.

Pilocarpinum compositum, A s s a n o l , nennt C a r o s s a eine Arzneizubereitung, welche aus Tabletten mit 0,0005 g Pilocarpin. hydrochloric. pro dosi neben adjuvierenden und reflexherabsetzenden Mitteln besteht. Es wurde damit eine ganz spezifische Wirkung des Pilocarpins auf die Zirkulation des kleinen Kreislaufes beobachtet; C a r o s s a glaubt demselben auch eine merkliche Beeinflussung phthisischer Prozesse zuschreiben zu dürfen. Er empfiehlt es deshalb bei der Behandlung tuberkulöser Lungenerkrankungen, und zwar vornehmlich zur Aufhellung des gedämpften Lungenschalles. *Bezugsquelle:* Ludwigs-Apotheke in München.
Sehr vorsichtig aufzubewahren.

Pilulae antidysentericae siehe Antidysentericum.

Pilulae antigonorrhoicae Werler, deren wesentlicher Bestandteil das von W e r l e r als Antigonorrhoikum empfohlene Santelöl und Extr. Pichi american. bilden, haben folgende Zusammensetzung: P i c h i s a l o l p i l l e n. Rp. Extract. Pichi American. sicc., Saloli aa 2,0 Magnes. et Cerae alb. qu. s. ut f. pil. Nr. XXX. DS. Täglich 1—3 Pillen nach der Mahlzeit. S a n t a l s a l o l p i l l e n. Rp. Ol. Santal. flav. ostind. oder Ol. Santal. rubr., Saloli aa 2,0, Magnes. et Cerae alb. qu. s. ut f. pil. Nr. XXX. P i c h i s a n t a l p i l l e n. Rp. Extract. Pichi Americ. sicc.,

Ol. Santal. flav. ostind. (oder Ol. Santal. rubr.) āā 2,0, Magnes. et Cerae alb. qu. s. ut f. pil. Nr. XXX. Werler fängt mit dreimal täglich einem Stück nach dem Essen an und steigt bis auf dreimal täglich drei Stück.

Pilulae aperientes Kleewein werden nach Angabe des Fabrikanten nach folgender Vorschrift angefertigt: Extr. Rhei chinens. rec. par., Extr. Cascar. sagrad. rec. par. aa 3,0, Podophyllini, Extr. Belladonnae aa 0,5, Pulv. Cascar. sagrad. qu. s. ut fiant Pil. Nr. 50. Obduc. c. Sacchar. alb. et fol. argent. Signet: Abends 1—2 Pillen zu nehmen. *Fabrikant:* S. E. Kleewein in Krems bei Wien.

Pilulae arsaguajacolicae, Guajacolarsenpillen Nr. I u. II, enthalten ein Guajacolpräparat und 0,5 resp. 0,75 mg Acidum arsenicosum pro Dosi. Anwendung gegen Lungentuberkulose. *Fabrikant:* Carl Weinreben in Frankfurt a. M.

Sehr vorsichtig aufzubewahren.

Pilulae Blaudii molles werden 0,3 g schwere Blaudsche Pillen genannt, welche nach einer ursprünglich von Lenhartz mitgeteilten Vorschrift hergestellt werden und sich durch große Weichheit und außerordentlich große Löslichkeit auszeichnen sollen. *Fabrikant:* Klostersternapotheke, Dr. E. Orth in Hamburg.

Pilulae Colae comp. Hell enthalten pro dosi die wirksamen Bestandteile je eines Teelöffels des bekannten Sirup. Colae comp. der Firma G. Hell & Co. in Troppau.

Als Ersatz empfiehlt der holländische Apothekerverein folgende Pillen: Ferro-Chinin. citric. 2,5, Strychnin. nitric. 0,075, Extr. Colae sicc. 2,0, Calc. glycerinophosphoric. 7,3, Rad. Altheae pulv. 1,0. Pilul. Nr. 50 obduce Tinct. Catechu.

Pilulae haemostypticae Denzel seu Fritsch (Hambg. Vorschr.) Aus 3 g trocknem Hydrastisextrakt, 3 g Baumwollwurzelextrakt, 3 g Denzelschem Mutterkornextrakt, 3 g gepulvertem Süßholzsaft und 3 g gepulverter Süßholzwurzel werden 100 Pillen geformt.

Pilulae Helveticae siehe Schweizerpillen.

Pilulae Hydrargyri colloidalis siehe Hyrgol.

Pilulae laxantes Kleewein siehe Pilul. aperientes.

Pilulae Mercurcolloid siehe Mercurcolloid.

Pilulae Myrtilli Jasper, gegen Diabetes mellitus empfohlen, enthalten 0,12 g Extr. folior. Myrtilli pro dosi. *Fabrikant:* Max Jasper in Bernau b. Berlin.

Pilulae Ramkulini siehe Ramkulin.

Pilulae roborantes Selle sollen im wesentlichen aus dem Blute und Fleischsaft frisch geschlachteter Rinder bestehen. In drei Pillen sollen die Salze von 3 g Blut und 1 g Muskelfleisch enthalten sein. Die Pillen werden bei Anämie, Chlorose u. dgl. empfohlen. *Fabrikant:* Apotheker Selle in Kosten.

Pilulae sanguinis saccharatae enthalten pro Pille 0,12 g Hämatogen. siccum, bestehend aus 90% reinem Bluteiweiß, 0,35% organischem Eisen, 3% natürlichen Blutsalzen. Dieselben werden rein oder mit anderen Arzneimitteln gemischt gegeben. *Fabrikant:* Krewel & Co., G. m. b. H. in Köln a. Rh.

Die gleichnamigen „Pilulae sanguinis saccharatae" der Firma „Sicco" med.-chem. Institut in Berlin C. enthalten ebenfalls als Grundsubstanz die Salze des Blutes, Eiweißstoffe und Hämoglobin, sowie je nach Wunsch die verschiedensten medikamentösen Zusätze, wie Acid. arsenicos., Chinin, Guajakol usw.

Pilulae Sanguinalis siehe Sanguinalpräparate.

Pilulae saponis Gynocardiae siehe Gynocardiaseife.

Pinguicula alpina und **P. vulgaris**, beide besonders in den Alpen vorkommend, sollen ein proteolytisches Ferment enthalten und werden in Form eines D i a l y s a t u m P i n g u i c u l a e (und Herbar. Thymi) als Keuchhustenmittel in den Handel gebracht. Die Dosierung ist für Kinder unter fünf Jahren morgens und abends nüchtern einen Tropfen in einem Eßlöffel Wasser, steigend bis zu 2—3 Tropfen; bei älteren Kindern beginnt man mit 2 und steigert bis zu 4 Tropfen. *Fabrikant:* Société anonyme „La Zyma" in Aigle (Schweiz).

Pinguin siehe Alantol.

Pinol wird das von J. Mack in Reichenhall hergestellte ätherische Reichenhaller Latschenkieferöl (= Oleum Pini Pumilionis verum Mack) genannt.

Pinosol, ein Holzteerpräparat, bildet eine gelbbraune, in Wasser unlösliche, in den meisten organischen Lösungsmitteln leicht lösliche, sirupdicke Flüssigkeit, die sich mit Fetten und Ölen gut mischt und mit schwach alkalischem Wasser haltbare Emul-

Pinus-Suppositorien u. -Vaginalkug. — Pieperazinum salicyl. 465

sionen gibt. Es wird als reizloses, von unangenehmen Nebenwirkungen freies Teerpräparat empfohlen. *Fabrikant:* G. Hell & Co. in Troppau.

Pinus-Suppositorien und -Vaginalkugeln enthalten Extractum Pini canadensis. *Bezugsquelle:* Schmitt & Wildenhayn in Darmstadt.

Piperazin, Diäthylendiamin, von Biesenthal und Schmidt im Jahre 1891 als Harnsäure lösendes Mittel empfohlen, hat die Formel

$$HN< \begin{matrix} CH_2 \cdot CH_2 \\ CH_2 \cdot CH_2 \end{matrix} >NH.$$

Das Piperazin wird durch Einwirkung von Ammoniak auf Äthylenchlorid gewonnen. Es bildet einen weißen kristallinischen Körper vom Schmelzpunkt 104°, der aus der Luft Feuchtigkeit und Kohlensäure anzieht und in Wasser leicht löslich ist. Die wässerige, nicht ätzende Lösung zeigt stark alkalische Reaktion.

Identitätsreaktionen: Mit Kaliumwismutjodid gibt die wässerige Lösung des Piperazins einen scharlachroten, äußerst charakteristischen Niederschlag, der sich unter dem Mikroskop leicht identifizieren läßt. Die wässerige Lösung muß durch Neß-lersches Reagens weiß (nicht rot) gefällt werden; beim Erhitzen im Reagensrohr muß Piperazin ohne Rückstand sublimieren.

Das Piperazin ist imstande, zwölfmal mehr Harnsäure zu lösen, als das früher bei Gicht in Anwendung gebrachte Lithium. Es wird vom Magen leicht resorbiert, passiert den Organismus unzersetzt und wirkt überall da, wo es mit Harnsäure und harnsauren Konkrementen zusammenkommt, auf diese lösend ein. Es wird hauptsächlich bei Gicht, Nierenkolik, Blasenstein, Harngrieß und Podagra angewendet. Dosis 0,1—0,5 g mehrmals täglich am besten in alkalischem Mineralwasser gelöst, subkutan 0,05—0,1 g pro dosi, 0,3 g pro die; zum Ausspülen der Nase braucht man 1—2 prozentige Lösungen.

Piperazinum chinicum siehe Sidonal.

Piperazinum salicylicum wird nach einem englischen Patent der Société chim. des usines du Rhone in Lyon dargestellt, indem man konzentrierte siedende, wässerige, alkoholische oder ätherische Lösungen von Piperazin und Salicylsäure im Verhältnis von 1 Mol. des ersteren zu 2 Mol. der letzteren mischt. Oder die beiden Verbindungen werden zusammengeschmolzen und das Produkt wird aufgelöst und umkristallisiert. Das Salz ist löslich in Wasser, Alkohol und Äther und schmilzt bei 215—218° unter Zersetzung.

Piperidin, $CH_2 {<}{\genfrac{}{}{0pt}{}{CH_2-CH_2}{CH_2-CH_2}}{>} NH$, ein Hydroderivat des Pyridins, bildet eine farblose, bei 105—106° siedende, mit Wasser und Alkohol mischbare Flüssigkeit vom spezifischen Gewicht 0,881 bei 0°. Es wurde als harnsäurelösendes Mittel an Stelle des Piperazins in Aussicht genommen.

Piperidinum guajacolicum siehe Guajakolpiperidin.

Piperin, $C_{17}H_{19}NO_3$, ein Alkaloid der Früchte von Piper nigrum, bildet farblose, bei 130° schmelzende, in Alkohol und Äther lösliche Kristalle. Es wurde gegen Malaria und Dyspepsie, als Antipyretikum zu 0,4—0,5 g, als Stomachikum zu 0,06 g mehrmals täglich empfohlen.
Vorsichtig aufzubewahren.

Piscarol siehe Ichden.

Piscin ist ein Lebertranersatz, der besonders in der homöopathischen Praxis empfohlen wird. *Fabrikant:* Homöopathische Zentralapotheke von Prof. Dr. Mauch in Göppingen.

Pitayin siehe Chinidinum.

Pitral ist ein farb- und geruchloses Teerpräparat, das sich mit allen Salbengrundlagen mischt und auch zur Herstellung von Pixavon „hell" (siehe Pixavon) verwendet wird. *Fabrikant:* Chem. Laboratorium Lingner in Dresden.

Pittylen, Pix methylenata, von Josef 1906 eingeführt, ist ein Teerpräparat, dargestellt durch Kondensation des Nadelholzteers mit Formaldehyd; ein braungelbes, lockeres Pulver von schwachem, nicht teerartigem Geruch, löslich in Alkohol, Aceton, Kollodium und Terpinol. Anwendung findet es bei Ekzemen in Form von Streupulver, Seifen (feste und flüssige) und Pflastern. Pittylen 2—10 g, Zinc. oxyd., Amyli $\overline{aa}$ 25, Fetronal 100, oder als Schüttelmixtur: Pittylen 5—10, Zinci oxydati, Amyli $\overline{aa}$ 20, Glycerini 30, Aqu. dest. ad. 100. *Fabrikant:* Chem. Laboratorium Lingner in Dresden.

Pituglandol „Roche" ist ein wäßriges Hypophysenextrakt mit Azetonchloroform als Konservierungsmittel in Ampullen. 1 ccm Pituglandol = 0,1 frischer Hypophysensubstanz. Anwendung und Dosierung wie Pituitrin (siehe da). *Fabrikant:* F. Hoffmann-La Roche in Grenzach (Baden) und Basel (Schweiz). *Vorsichtig* aufzubewahren.

Pituitrin, ein wäßriges Extrakt aus dem Infundibularanteil der Hypophyse des Rindes, bildet eine farblose Flüssigkeit, von der 1 ccm 0,2 g frischer Hypophysensubstanz entspricht. Als blutdrucksteigendes und wehenbeförderndes Mittel ist es bei Kollaps, Gebärmutterblutungen, Blutungen nach der Geburt, Endokarditis, Herzerweiterung, Hirnanämie usw. angezeigt. Auch bei Darmblutungen, Heufieber und Asthma wird es empfohlen. Dosis: 0,6—2,0 g per os und 0,12—1,0 g subkutan 3 bis 4 mal täglich. *Fabrikant:* Parke, Davis & Co. in Detroit. (Michigan).
Vorsichtig aufzubewahren.

Pix methylenata siehe Pittylen.

Pix solubilis ist ein wasserlöslicher Teer, den man erhält, indem man Schwefelsäure auf Holzteer einwirken läßt. Die vollständige Entfernung der Mineralsäure wird durch Waschen mittels ganz schwacher Natronlauge erzielt. Die wässerige Lösung reagiert neutral und enthält 20% Holzteer. *Fabrikant:* Knoll & Co. in Ludwigshafen a. Rh.

Pixavon ist eine flüssige Pittylenkaliseife, P i x a v o n „h e l l" enthält an Stelle von Pittylen Pitral (siehe dieses). *Fabrikant:* Chem. Labor. Lingner in Dresden.

Pixol ist eine Mischung von 3 T. Holzteer mit 1 T. Kaliseife und 3 T. 10 prozentiger Kalilauge. Das Mittel wird wie Lysol, in 5 prozentiger Lösung als Desinfektionsmittel angewendet.

Pizzalas Eisenpeptonat-Essenz. Als Ersatzmittel für diese Spezialität empfiehlt der Luxemburger Apothekerverein folgendes Präparat: Ferr. peptonat. (25%) 16,0, Aqu. dest. 550,0, Kognak 75,0, Spiritus 100,0, Sirup. simpl. 200,0, Tinct. aromatic. 4,0, Tinct. Vanillae 4,0, Tinct. Cinnam. Zeylanic. 4,0, Aetheris acet. gtts. V, Aqu. dest. q. s. ad 1000,0. S. 1 Eßlöffel voll nach jeder Mahlzeit. *Fabrikant* des Originals: Apoth. Pizzala in Bensheim a. Bergstr.

Plantose, ein Pflanzeneiweiß, welches aus den Preßkuchen von Rapssamen durch Lösen in Wasser und Koagulation in der Wärme erhalten werden kann, ist in Wasser unlöslich, geschmacklos und enthält 12—13% Stickstoff.

Plasgentabletten sollen die anorganischen Blutsalze in Mengenverhältnissen, wie sie im Blute vorhanden sind, in homöopathischer Trituration sowie Spuren von organisch gebundenem Jod enthalten und in allen Fällen unbestimmter gesundheitlicher Verstimmungen genommen werden. *Fabrikant:* Homöopathische Central-Apotheke Dr. Willmar Schwabe in Leipzig.

Plasmine sind die nach E. B u c h n e r s Methode aus niederen Organismen gewonnenen Zellsäfte, denen man die spezifische Wirkung jener Organismen (Hefezellen, pathogene Bakterien usw.) zuzuschreiben geneigt ist. Es wurden bisher zu Immunisierungsversuchen C h o l e r a - , T y p h o - und T u b e r c u l o p l a s m i n angewendet.

Plasmon, S i e b o l d s M i l c h e i w e i ß , ist ein Nährpräparat, welches dargestellt wird, indem die aus der Magermilch gewonnenen Eiweißkörper mit einer geringen, eben zur völligen Lösung ausreichenden Quantität von Natriumkarbonat vermischt und in einer Knetmaschine bei einer Temperatur bis 70° C, ev. unter Zuleitung von CO_2 verarbeitet werden. Das Produkt wird in einer Maschine zu einer fast trocknen, pulvrigen Masse zerkleinert, welche auf flache Hürden ausgebreitet und rasch getrocknet wird. Es stellt ein schwach gelb gefärbtes, grießartiges Pulver dar, das sich in heißem Wasser vollkommen löst, mit ungenügenden Mengen desselben jedoch nur aufquillt und eine Gallerte bildet. Es ist geruchlos und besitzt schwach süßen, an Milch erinnernden Geschmack. Das Präparat wird als Nährmittel empfohlen und soll als Zusatz zu Suppen, Kaffee, Tee, Kakao usw. genommen werden. *Fabrikant:* Plasmon-Gesellschaft, Neubrandenburg i. M.

Plazentapepton wird ein Präparat genannt, das zum Nachweis der Schwangerschaft mittels der optischen Methode dienen soll. *Fabrikant:* Farbwerke vorm. Meister Lucius & Brüning in Höchst a. M.

Plecavol, ein in der zahnärztlichen Praxis zur Füllung der Zahnpulpa angewendetes, antiseptisch und schmerzstillend wirkendes Mittel, ist eine Verreibung von Trikresol-Formalin nebst Spuren von normalem Eugenol mit dem pulverförmigen p-Amidobenzoyl-Eugenol und kalziniertem Zinkoxyd, Zinksulfat und Gummi arabikum. Die zu diesem Zement gehörige Flüssigkeit besteht aus einer dünnen Lösung von Trikresol-Formalin. *Fabrikant*: J. D. Riedel, Akt.-Ges., Berlin-Britz.

Pleistopon ist ein narkotinfreies Pantopon (siehe da). *Fabrikant:* F. Hoffmann-La Roche in Grenzach (Baden) und Basel (Schweiz).
Vorsichtig aufzubewahren.

Plejadin, ein Migräninersatzmittel, besteht angeblich aus Salzen des Antipyrins und Phenetidins. *Fabrikant:* Dr. Arnold Voswinkel in Berlin W. 57.

Plejapyrin, als Migränemittel empfohlen, soll durch Kondensation gleicher Moleküle Benzamid und Phenyldimethylpyrazolon erhalten werden. Das Präparat bildet ein weißes, geruchloses Pulver von leicht bitterem Geschmack und besitzt den Vorzug, sich in Wasser (1:15) zu lösen. Der Schmelzpunkt liegt bei 75°. Dosis 1 g mehrmals täglich. Nach Zernik ist das Präparat ein Gemisch von etwa molekularen Mengen Benzamid und Antipprin ohne konstanten Schmelzpunkt.

Plejapyrin-Para soll eine Verbindung von p-Toluolsulfamid und Phenyldimethylpyrazolon in molekularem Verhältnis sein und wie Plejapyrin Anwendung finden. *Fabrikant:* Dr. Arnold Voswinkel in Berlin W. 57.

Plenulae Blaudii sind luftfrei gefüllte Gelatinekapseln, welche 0,052 g Ferrum. carbonic. und 0,12 g Oleum Jecoris pro dosi enthalten. In dieser Form wird das Eisenkarbonat vor jeder Zersetzung geschützt und kann auch auf die Magenschleimhaut nicht ätzend wirken. *Fabrikant:* Capsules-Fabrik von Joh. Lehmann in Berlin O.

Plesioform ist ein Ersatzmittel für Thiol (siehe dieses). *Fabrikant:* Apoth. Dr. A. Voswinkel in Berlin W.

Plesiolum ist ein dem sulfoichthyolsauren Ammonium ähnliches Präparat. *Fabrikant:* G. & R. Fritz in Wien. t.

Plethoral wird ein angeblich aus dem blühenden Kraut von Vaccinium Myrtillus hergestelltes Präparat genannt, welches als Mittel gegen die lästigen Nebenerscheinungen des Diabetes, sowie gegen den Diabetes selbst empfohlen wird. *Fabrikant:* Gustav Ludwig in Berlin-Schöneberg, Eberstr.

Pneumin, Methylenkreosot entsteht durch Einwirkung von Formaldehyd auf Kreosot. Es bildet ein gelbliches, geruch- und geschmackloses, nicht ätzend wirkendes Pulver. Wird bei tuberkulösen Erkrankungen in Tabletten zu 0,5 g, vierbis achtmal täglich gegeben. *Fabrikant:* Dr. Speier & von Karger, Chem. Fabrik, Berlin N. 54, Lothringerstraße.

Vorsichtig aufzubewahren.

Pnigodin ist ein aus dem Extrakt von Selaginella lepidophylla bereiteter Sirup, der eine reichliche Beimischung von Malz enthält. Es soll bei Erkrankungen der Atmungsorgane speziell bei Keuchhusten Anwendung finden. *Fabrikant:* Pnigodin-Gesellschaft G. m. b. H. in Berlin-Charlottenburg.

Poehls physiologisches Salz siehe Sal physiologicum.

Pollantin, Antitoxin gegen Heufieber. Professor Dunbar ist es gelungen, nachzuweisen, daß die Pollen der Gramineen die erregende Ursache beim Heufieber sind und zwar die im Innern der Pollen enthaltenen sog. Stärkekörner resp. die diesen anhaftenden eiweißartigen Verbindungen. Professor Dunbar stellte demzufolge durch intravenöse Injektion des Giftes unter Benutzung von Kaninchen und Ziegen ein Serum her, das bei Heufieberkranken keinerlei Allgemeinsymptome hervorrief, dagegen die Empfindlichkeit der Patienten gegen Pollen ganz bedeutend herabminderte.

Als Pollantinpulver, **Pollantin, Marke R,** wird das im Vakuum eingetrocknete und mit Milchzuckerpulver vermischte Serum bezeichnet. Dasselbe wird in Gläschen in den Handel gebracht, deren Stopfen eine kleine Schaufel trägt. In letztere soll der Patient eine etwa linsengroße Menge des Pulvers schütten. Die Schaufel wird dann vor das Nasenloch gehalten und das Pulver aufgeschnupft. Der Einbringung des Präparates in den Konjunktivalsack, welche am besten mittels eines sterilen Haarpinsels gelingt, folgt ein ca. 10 Sekunden lang anhaltendes, leichtes Fremdkörpergefühl, während das Aufschnupfen meist gar keinen Reiz in der Nase auslöst. Der Milchzuckerzusatz ruft eine leichte Schleimsekretion hervor, wodurch die Auflösung des Pulvers nur begünstigt wird. Pollantinsalbe ist eine Verreibung von Pollantinpulver mit einer neutralen, schwach aromatischen Salbengrundlage. *Fabrikant:* Schimmel & Cie. in Miltitz bei Leipzig.

Ein dem Pollantin analoges Präparat kommt unter dem Namen Graminol durch das Serum-Laboratorium Ruete-Enoch in Hamburg in den Handel.

Polygonum dumetorum L., der als Unkraut überall in feuchten Gebüschen, an Hecken und Zäunen verbreitete Heckenknöterich, wurde 1906 von Tunmann als brauchbares Abführmittel empfohlen. In vielen Fällen, namentlich bei chronisch verstopften Patienten, wirkt er besser als Brustpulver, Tamarinden, Aloepillen u. dgl. Den Folia Sennae und Cortex Frangulae kommt er an Wirkung mindestens gleich. Zur Anwendung gelangt die Herba Polygon. dumetor. (Stengel und Blätter nebst eventuellen Blüten- resp. Fruchtständen) als Abkochung 10 : 200. Die abführende Wirkung des Krautes beruht auf dem Gehalt desselben an Tanno- und Anthraglykosiden. Freies Emodin ist nicht in der Pflanze vorhanden.

Polylaktol wird ein milchtreibendes und milchverbesserndes Präparat genannt, das neben Eisenalbumosen (Eisensomatose) Kohlehydrate, Maltose und Galaktose enthält. Dosis: 2—4 mal täglich einen Kaffeelöffel voll in Milch. *Fabrikant:* Farbenfabriken vorm. Friedr. Bayer & Co. in Elberfeld.

Polysolve ist ein mehr oder weniger reines, sulforicinsaures Natrium. Es wird auch als Gemisch der Ammonium- und Natriumsalze der Sulforicinsäure bezeichnet und als Antiseptikum und Desinfiziens, sowie als Lösungsmittel für wasserunlösliche Stoffe (Phenol, Naphthol usw.) angewendet.

Polysolve-Sublimatseife mit $\frac{1}{2}\%$ $HgCl_2$ ist eine aus Kokosöl hergestellte Sulfoleinsäureseife. *Fabrikant:* W. Kirchmann in Altona-Ottensen.

Polyvalente Bakterien-Vakzinen werden in der Weise gewonnen, daß Bakterienstämme verschiedener Herkunft gemischt, in physiologischer Kochsalzlösung aufgeschwemmt und mit 0,5% Phenol versetzt werden; wenn nötig, wird so lange auf 60—70° erwärmt, bis alle Bakterien sicher abgetötet sind. Die Stärke der Vakzinen, die für die verschiedensten Infektionskrankheiten hergestellt werden und zur Immunisierung des schon infizierten Körpers dienen sollen, wird so bemessen, daß 1 ccm 400 oder in der schwächeren Form 40 Millionen Keime enthält. *Fabrikant:* E. Merck in Darmstadt.

Porcidin wird ein Impfstoff gegen Schweineseuche genannt. *Fabrikant:* Bengen & Co. in Hannover.

Porcosan von Dr. Remy in Mannheim soll ein Serumpräparat aus dem Blute gegen Rotlauf immunisierter Tiere sein, welches nicht als Heilmittel, sondern als Prophylaktikum gegen Rotlauf Anwendung finden soll.

Potentol, eine Zusammensetzung gegen Impotenz, soll Yohimbin oder Yohimbearinde, Lecithin und Eisenroborat enthalten. *Fabrikant:* Apotheker Löwi, Berlin O. 27.

Praevalidin ist eine Kampfersalbe, die ihrer leichten Resorbierbarkeit wegen an Stelle der sonst üblichen Kampferinjektionen an verschiedenen Stellen des Körpers abwechselnd eingerieben werden soll. Man hat damit besonders bei Lungentuberkulose gute Erfolge erzielt. Kontraindiziert ist das Präparat nur in den ersten Monaten der Gravidität und bei geschlossener Tuberkulose. Das Praevalidin besteht aus Percutilan (siehe dieses) mit 10% Kampfer und etwas Perubalsam, Ol. Eucalypti und Ol. Rosmarini. *Fabrikant:* Wollwäscherei und -Kämmerei in Döhren bei Hannover.

Probilinpillen nach Dr. B a u e r m e i s t e r enthalten pro dosi 0,1 g saures ölsaures Natrium und Salizylsäure neben Phenolphthaleïn und Menthol. Man gibt bei Gallenstein-Kolik morgens und abends 3—4 Pillen mit ½ l warmen Wassers. *Fabrikant:* Goedecke & Co. in Leipzig und Berlin.

Proferrin, eine Verbindung von Eisen mit Milchkaseïn, wird durch Behandeln einer alkalischen Kaseïnlösung mit einer Eisensalzlösung erhalten und bildet ein braunes, in Wasser und verdünnten Säuren nicht, in verdünnten Alkalien langsam lösliches, geruch- und geschmackloses Pulver. Es findet in der Eisentherapie in Dosen von 0,13—0,3 g Anwendung.

Projodin, P r o t o j o d, früher L a c t o j o d genannt, ist ein Milcheiweißpräparat, das etwa 5% gebundenes Jod enthält. Gelbliches, in Wasser unlösliches Pulver oder Tabletten soll an Stelle von Jodalkalien Anwendung finden. Dosis: Täglich 10—20 Tabletten. *Fabrikant:* Dr. A. Wolff, Chem. Fabrik in Bielefeld. *Vorsichtig* aufzubewahren.

Propaesin, P a r a a m i d o b e n z o e s ä u r e p r o p y l -
e s t e r, $C_6H_4 \cdot NH_2 \cdot COOC_3H_7$ im Jahre 1908 eingeführt, Schmelzpunkt 74—76°, bildet weiße, in Wasser schwer, sehr leicht dagegen in Alkohol, Benzol und anderen organischen Lösungsmitteln lösliche Kriställchen. In fetten Ölen ist es bis zu 7% in der Kälte löslich. Das Propaesin wird als reizloses, ungiftiges Lokalanästhetikum äußerlich und innerlich empfohlen. (Siehe auch Di-Propaesin.)

P r o p a e s i n - C o l l o i d besteht aus 20% Propaesin, 72,5% Glyzerin, 2,5% Stärke und 5% Alkohol und soll mit Wasser

verrührt eine Aufschwemmung geben, in der das Propaesin besonders gut zur Wirkung kommt. *Fabrikant:* Franz Fritzsche & Co. in Hamburg.
Vor Licht geschützt aufzubewahren.

Prophylacticum Mallebrein, chlorsaures Aluminium, $Al(ClO_3)_3$ wird in etwa 5 prozentiger Lösung als Inhalation oder Gurgelmittel gegen tuberkulöse und andere infektiöse Erkrankungen der Atmungsorgane empfohlen. Bei der Anwendung verbindet sich das Aluminium mit den ihm zugänglichen Eiweißkörpern, die dabei frei werdende Chlorsäure zerfällt in Chlor und Sauerstoff, die in statu nascendi eine kräftige Desinfektionswirkung entfalten *Fabrikant:* Krewel & Co. G. m. b. H. in Köln-Bayenthal.

Prophylactol. Mit diesem Namen bezeichnet R. W. Frank gleichzeitig einen zur bequemen Injektion in die Harnröhre konstruierten Apparat, sowie die mittels desselben injizierte Flüssigkeit, welche als Prophylaktikum gegen Gonorrhöe usw. sehr empfohlen wird: Eine 20 prozentige Protargolglyzerinlösung, welcher Sublimat im Verhältnis 1 : 2000 zugesetzt wurde. *Fabrikant:* Viktoria-Apotheke, Berlin SW. 48; Dr. Kades Oranien-Apotheke, Berlin SO. 26 und Bellevue-Apotheke, Berlin W.

Proponal, Acidum dipropylbarbituricum, Dipropylbarbitursäure, $\genfrac{}{}{0pt}{}{C_3H_7}{C_3H_7}{>}C{<}\genfrac{}{}{0pt}{}{CONH}{CONH}{>}CO$, ist das nächsthöhere Homologe des Veronals und wird ganz analog wie dieses dargestellt. Es bildet ein schwach bitter schmeckendes kristallinisches Pulver vom Schmelzpunkt 145°, kaum löslich in kaltem Wasser, löst sich aber in 70 T. siedendem Wasser. Ferner ist es leicht löslich in Alkohol, Äther und Chloroform.

Identifizierung und Prüfung: Proponal gibt die Reaktionen des Veronals. Von letzteren unterscheidet es sich nach Zernik durch folgende Reaktion: 0,1 g Veronal wird in 3 ccm 1 prozentiger Natronlauge gelöst. Andererseits versetzt man 1 ccm Quecksilberchloridlösung (1: 20) mit 5 Tropfen Natronlauge (1,168 bis 1,172). Beim Mischen der beiden Lösungen löst sich das Quecksilberoxyd in der Veronallösung klar auf; beim Aufkochen entsteht eine Trübung und allmählich scheidet sich ein kristallinischer Niederschlag aus, der unter dem Mikroskop als solide, beiderseits zugespitzte Prismen erscheint. Wird der Versuch mit 0,1 g Proponal in ganz analoger Weise vorgenommen, so löst sich das Quecksilberoxyd nicht völlig auf; beim Erhitzen der schwach gelb gefärbten Suspension verschwindet jedoch die gelbe Farbe und es scheidet sich sofort ein anfangs flockiger, später pulveriger, weißer Niederschlag aus, der bei starker Vergrößerung solide, anscheinend reguläre Kristalle darstellt.

Proponal wird als Ersatz und namentlich an Stelle gesteigerter Dosen vor Veronal empfohlen. Verabreicht wird es in Dosen von 0,1—0,5 g, am besten in Pulverform und mit Wasser, Tee oder irgendeinem alkoholischen Getränk hinuntergespült. *Fabrikant:* Farbenfabriken vorm. Friedrich Bayer & Co. in Elberfeld und E. Merck in Darmstadt.

Vorsichtig **aufzubewahren.**

Prostaden ist das Extrakt der Vorsteherdrüse des Stieres; es wird zu 2 g pro die gegen Prostata-Hypertrophie angewendet.

Protalbinsilber siehe Largin.

Protargol siehe D. A.-B. V unter Argentum proteinicum.

Proteinum pyocyaneum Honl. Dieses Präparat ist ein Extrakt aus Kulturen des Bacillus pyocyaneus, das nach der Buchnerschen Methode mittels Kalilauge gewonnen wird. Es bildet eine grünlich-gelbe, leicht alkalisch reagierende Flüssigkeit, deren Geruch an Lindenblüte erinnert, ist vollkommen unschädlich und enthält sonach keine lebenden Keime. Das Protein bewahrt auch bei längerem Lagern seine Wirksamkeit, wenn es an einem trockenen, vor Licht geschützten, kühlen Orte aufbewahrt wird.

Das Pyocyaneusprotein ist von Janowsky bei Ulcera cruris mit überraschendem Erfolge praktisch zur Anwendung gezogen worden. Selbst die hartnäckigsten Unterschenkelgeschwüre wurden durch das Präparat aufs günstigste beeinflußt. Die Anwendung geschieht in Form eines Umschlages, indem man ein mit dem Protein durchtränktes Gazebäuschchen auf das Geschwür legt und mit einem leichten Verbande fixiert. *Fabrikant:* E. Merck in Darmstadt.

Vor Licht geschützt **aufzubewahren.**

Prothaemin, ein trockenes Blutpräparat, das die gesamten Bluteiweißkörper einschließlich des organisch gebundenen Eisens und Phosphors enthalten soll, bildet ein geschmack- und geruchloses Pulver, das bei Schwächezuständen, Rekonvaleszenz usw. in Dosen von 3—5 mal täglich 1—2 Teelöffel voll Anwendung finden soll. Das Präparat gelangt auch mit Schokolade vermischt (in Tafeln von 50 g) oder in Form von Prothaeminbiskuits in den Handel. *Fabrikant :* Chem. Fabrik Goedecke & Co. in Leipzig und Berlin.

Protoferrin ist Ferrum paranucleinicum, welches in Pulver- und Tablettenform in den Handel gelangt.

Protogen, O v o p r o t o g e n , M e t h y l e n - E i w e i ß , wird durch Erhitzen von Eiereiweiß mit Formaldehyd dargestellt. Es bildet ein gelbes, trocknes Pulver, welches zu Ernährungszwecken, und zwar als Zusatz zur Milch und zur subkutanen Darreichung dient. *Fabrikant:* Farbwerke vorm. Meister, Lucius & Brüning, Höchst a. M.

Protojod = Projodin (siehe dieses).

Protosal, S a l i z y l s ä u r e g l y z e r i n f o r m a l e s t e r (Darstellung nach D. R. P. 163 518), im Jahre 1905 von L a n g - g a a r d eingeführt, hat die Formel:

$$\begin{array}{l} CH_2 \cdot O \cdot OC \cdot C_6H_4(OH) \\ | \\ CHO \\ \!} \\ \!\!\!\!\!\!\!\!\!\!\!\!\!\!\!\! \rangle CH_2 \, . \\ CH_2O \end{array}$$

Es stellt eine ölige, farblose Flüssigkeit vom spez. Gew. 1,344 bei 15° dar, welche gegen 200° bei 12 mm Druck unter geringer Zersetzung siedet. Das Protosal ist leicht löslich in Äther, Alkohol, Benzol, Chloroform, Ricinusöl, etwas schwerer löslich in Olivenöl und Sesamöl, unlöslich in Wasser, Petroläther, Glyzerin, Vaselin. Durch verdünnte Säuren und Alkalien wird es in Salizylsäure, Glyzerin und Formaldehyd gespalten. Das Protosal soll analog dem Mesotan äußerlich gegen rheumatische Affektionen angewendet werden. Es reizt in unverdünntem Zustande die Haut nicht, doch empfiehlt sich nach L a n g g a a r d der Gebrauch einer Mischung aus Protosal 25,0, Spiritus 2,5 und Ol. Olivarum 22,5, von welcher man täglich 3 mal einen Teelöffel voll in die Haut einreiben läßt. *Fabrikant:* Chem. Fabrik auf Akt. vorm. E. Schering in Berlin.

Unverträglich mit Alkalien und Säuren.

Protylin. An Stelle des in letzter Zeit als Tonikum und Nervinum vielfach empfohlenen Lecithins (siehe dieses) wird als Protylin ein phosphorhaltiges Eiweißpräparat in den Handel gebracht. Dasselbe bildet ein gelblich-weißes, fast geschmack- und geruchloses, in Wasser unlösliches Pulver, welches sich in kochender Salzsäure unter Spaltung löst, auch in Alkalien löslich ist, in Ammoniak aber nur aufquillt. Es enthält etwa 6% P_2O_5 gebunden. Es ist ein ungiftiges, künstlich dargestelltes Proteid, welches eine Phosphorgruppe, an natürliches Eiweiß angelagert, enthält. Protylin widersteht der künstlichen Pepsin-, jedoch nicht der Pankreasverdauung. Das Präparat soll bei der Behandlung von Rhachitis, Osteomalacie, Osteoklatie, Caries, Skrofulose, Neurasthenie usw. Anwendung finden. Erwachsene nehmen am besten täglich 2—4 Kaffeelöffel voll, fertigen Speisen, wie Suppen, Gemüsen usw., zugemischt oder in Getränken aufgerührt. Kinder nehmen 1 bis 3 Kaffeelöffel voll täglich in Mehlspeisen oder süßem Brei.

Neben dem reinen Protylin gelangen auch **Bromprotylin** und **Eisenprotylin** in den Handel. Beide werden als wirksame Tonika in den Fällen angewendet, wo neben der tonischen Wirkung noch die des Broms oder des Eisens erwünscht erscheint. *Fabrikant:* Hoffmann-La Roche & Co. in Basel.

Pseudodiphtherin siehe Diphtherieheilmittel.

Pterocarpus pallidus siehe Lignum Pterocarpi.

Puamambra, ein Aphrodisiakum, soll Ambra, Mentholmethylester, Yohimbin, Muira Puama und Calciumglyzerophosphat enthalten und sowohl innerlich wie äußerlich in Form von Stuhlzäpfchen Anwendung finden.

Vorsichtig aufzubewahren.

Pulmoform, Methylenguajakol, ist ein geruch- und geschmackloses Guajakolpräparat, welches völlig frei von jeder Reiz- und Ätzwirkung ist. Es wird zur Behandlung tuberkulöser Erkrankungen in Dosen von 0,5—1 g 4—5mal täglich in Pulvern gegeben. *Fabrikant:* Dr. Speier & von Karger, Chem. Fabrik, Berlin N. 54, Lothringerstr.

Pulmogen siehe Pulmonin.

Pulmonin, Pulmogen, ist ein Extrakt aus frischen Kalbslungen, welches als Mittel gegen verschiedene Erkrankungen der Lungen (Husten, Bronchialkatarrh, Asthma, Keuchhusten usw.) empfohlen wird. Bei Lungentuberkulose soll das Präparat gleichzeitig mit Guajakol. carbonic. genommen werden. Das Pulver kommt in Form von Tabletten zu 0,25 g in den Handel, von denen täglich 5—10 Stück zu nehmen sind. *Fabrikant:* Laboratoire Sauter in Genf.

Pulsatillakampher siehe Anemonin.

Pulvis contra pertussim Rohden siehe unter Rohden.

Punicin siehe Pelletierin.

Purgatin siehe Purgatol.

Purgatol, Purgatin, Purgylum, ist der Diacetylester des Anthrapurpurins, welcher die Eigenschaften eines milden, guten Abführmittels besitzt und den Vorzug völliger Geschmacklosigkeit und des Fehlens übler Nebenerscheinungen bietet. Es ist ein gelbes, kristallinisches, sehr leichtes Pulver, in Wasser und verdünnter Säure unlöslich, in verdünnten Alkalien mit dunkelvioletttroter Farbe löslich. Ewald hat meist nur 0,5—1 g auf einmal gegeben, doch wurden auch 5 g gut vertragen. *Fabrikant:* Knoll & Co. in Ludwigshafen a. Rh.

Purgella ist ein abführendes Brausesalz, welches aus Phenolphthalein 0,25, Tart. natron. 75,0, Natr. bicarb. 25,0, Elaeos. fructicos. (?) 100,0 und Acid. tartar. 27,4 besteht. *Fabrikant:* Hesse & Goldstaub in Hamburg.

Purgen. Mit diesem Namen bezeichnet Dr. Bayer, Engelapotheke in Budapest ein mildes Abführmittel, als dessen wesentlicher Bestandteil „Paraphthalein" bezeichnet wird. (= Phenolphalein. Siehe dieses.) Das Präparat kommt in Form wohlschmeckender Tabletten in den Handel, die 0,05, 0,1 bzw. 0,5 g „p_2-Phthalein" pro dosi enthalten (= Purgen für Babys, für Bettlägerige oder für Erwachsene) und wird in gleicher Weise für kleine Kinder und Erwachsene empfohlen. Purgen ist kontraindiziert bei Hämorrhoiden. *Bezugsquelle:* H. Goetz in Frankfurt a. M.

Tabulettae Phenolphthaleini (als Ersatz für Purgen empfohlen) erhält man nach Angabe des holländischen Apothekervereines nach folgenden Vorschriften: Nr. I (für Babys): Phenolphthalein 1,25, Bolus alba 1,0, Saccharum 4,0, Vanillin 0,025. M. f. tabulettae Nr. 25. Nr. II (für Erwachsene): Phenolphthalein 2,5, Bolus alba 1,0, Saccharum album 2,5, Vanillin 0,025. M. f. tabulettae Nr. 25. Nr. III (für Bettlägerige): Phenolphthalein 3,0, Bolus alba 1,0, Saccharum album 3,0, Vanillin 0,025. M. f. tabuttettae Nr. VI.

Purgettae sind versilberte Tabletten aus Kreuznacher Salz und 50% Dioxyphthalophenon (Phenolphthalein). *Fabrikant:* Dr. Karl Aschoff in Bad Kreuznach.

Purgierkonfekt enthält pro dosi 0,12 g Phenolphthalein. *Fabrikant:* Chem. Fabrik Max Jasper in Bernau bei Berlin.

Purglets sind Abführtabletten, die pro dosi 0,1 g Dihydroxyphthalophenon (Phenolphthalein) enthalten. *Fabrikant:* Sicco, G. m. b. H. in Berlin W.

Purgolade werden Schokoladetabletten genannt, die je 0,06 g Phenolphthalein enthalten. *Fabrikant:* Apotheker C. Auerbach in Berlin C.

Purgylum siehe Purgatol.

Puro, früher als Fleischsaft bezeichnet, soll lediglich ein Gemisch aus Eiereiweiß und Fleischextrakt sein. (Gruber, Horiuchi & Geret 1908.) *Fabrikant:* Dr. H. Scholl in Thalkirchen-München.

Pyocyanase wird das bakteriolytische Enzym von Kulturen des Bacillus pyocyaneus (Bazillus des blauen Eiters) genannt. Eine bakterienfreie, konzentrierte Lösung desselben wird erhalten, wenn man die abgelaufene, etwa drei Wochen alte Kultur des Bazillus durch Berkefeldfilter filtriert und das Filtrat im Vakuum auf $^1/_{10}$ seines Volumens konzentriert. Gemeinschaftlich mit O. L ö w hat E m m e r i c h gefunden, daß eine so gewonnene Pyocyanaselösung nicht nur die Zellen des Bacillus pyocyaneus, sondern auch Diphtheriebazillen, Cholera,- Typhus-, Pest- und Milzbrandbazillen, sowie die Strepto-, Staphylo- und Gonokokken abtötet und auflöst, und zwar große Mengen dieser Bakterien in sehr kurzer Zeit. Tuberkelbazillen dagegen, welche eine sehr fett- und zellulosereiche Membran besitzen, und viele Saprophyten, wie z. B. die Heubazillen, werden durch die Pyocyanase nicht aufgelöst und auch nicht abgetötet. Die Gruppe der durch Pyocyanase auflösbaren, pathogenen Bakterien umfaßt aber außer den oben erwähnten auch noch andere Erreger menschlicher und tierischer Infektionskrankheiten, z. B. die Bakterien der Säuglingsgrippe und die Meningokokken. Das Anwendungsgebiet der Pyocyanase ist demnach ein sehr weit ausgedehntes und vielseitiges. Man bedient sich vorläufig des Präparats aber nur bei Diphtherie, Grippe und Genickstarre in Form von Einträuflungen oder Einblasungen in die Nase oder den Rachenraum. *Fabrikant:* Dresdener chem. Laboratorium Lingner in Dresden.

Pyoktanin. Unter diesem Sammelnamen werden zwei Teerfarbstoffe medizinisch verwendet: das Pyoktanin coeruleum und aureum.

Pyoktanin coeruleum ist der reine, im Handel unter dem Namen Methylviolett bekannte Farbstoff. Er besteht im wesentlichen aus dem salzsauren Salze des Pentamethyl-p-Rosanilins, $C_{24}H_{28}N_3Cl$, und demjenigen des Hexamethyl-p-Rosanilins $C_{25}H_{30}N_3Cl$. Es bildet ein blaues, kristallinisches, in 12 T. 90% Alkohol, 50 T. Glyzerin, 75 T. kaltem, 50 T. heißem, 30 T. kochendem Wasser lösliches Pulver.

Pyoktanin aureum, Auramin, Apyonin, $C_{17}H_{24}N_3HCl + H_2O$ ist reines salzsaures Imidotetramethyldi-p-amido-diphenyl-methan. Es bildet ein gelbes, schwefelähnliches, in Wasser und Alkohol lösliches Pulver. Beide werden als Antiseptika angewendet in der Chirurgie, Augenheilkunde, Otiatrie, gegen Hals- und Nasenkrankheiten, Syphilis, bösartige Neubildungen usw., sowie in der Tierheilkunde als Spezifikum bei Maul- und Klauenseuche. Man benutzt sie in Form von Stiften, als 1—2 prozentiges Streupulver, als 2—10 prozentige Salben, in 0,1—1 prozentigen Lösungen, als 0,1 prozentige Verbandwatte oder -gaze. Das blaue Pyoktanin wurde auch bei Cholera und bei Magenkrebs empfohlen. *Fabrikant:* Badische Anilin- und Sodafabrik in Ludwigshafen a. Rh. und E. Merck in Darmstadt.

Pyoktanin-Quecksilber, Pyoktaninquecksilberchlorid, ist ein violettes, in Wasser und Alkohol schwer lösliches Pulver, welches ca. 16% Quecksilber enthält und als vortreffliches Antiseptikum bei Gonorrhöe in $\frac{1}{2}°/_{00}$ wässeriger Lösung, ferner bei schweren Brandwunden in Pulverform zum gleichen Teile mit Stärkemehl gemischt gebraucht wird. Bei Favus wird täglich eine Lösung von Hg.-Pyoktanin 1 : 100 in Spir. saponat. aufgepinselt, dient auch zur Imprägnierung von Pyoktaninquecksilbergaze für Verbände usw. *Fabrikant:* E. Merck in Darmstadt.

Vorsichtig aufzubewahren.

Pyoktanin-Stifte werden als Desinfektionsmittel für Wunden aller Art empfohlen und sollen bei größeren oder kleineren Verletzungen, als erste Hilfe sofort angewendet, pathogene Keime fernhalten. *Fabrikant:* J. Seipp in Frankfurt a. M.

Pyonin, ein Schwefelpräparat, wird nach einem patentierten Verfahren in der Weise gewonnen, daß Schwefelblumen und Zucker zusammengeschmolzen werden, die erkaltete Schmelze zerkleinert und mit Sodalösung gekocht und die so erhaltene Schwefellauge mit Hilfe entsprechender Konstituentien zu den zwei Handelsformen der **Pyoninseife** (mit 5%) und der **Pyoninsalbe** (mit 20% Schwefel) verarbeitet wird. *Fabrikant:* Goedecke & Co. in Leipzig und Berlin.

Pyraloxin ist der Name für ein durch Oxydation verändertes Pyrogallol, dessen Herstellung durch Unna veranlaßt wurde, da derselbe die Beobachtung gemacht hat, daß die dem Dermatologen erwünschte Wirkung des Pyrogallols nur dem oxydierten Körper zuzuschreiben sei. Dies erhellt besonders daraus, daß dem Pyraloxin alle Heilwirkungen des Pyrogallols zukommen, während es im Gegensatze zu diesem durchaus keine Reizerscheinungen hervorruft. Pyraloxin bildet ein schwarzes, in Wasser wenig, in absolutem Weingeist und in Äther unlösliches Pulver. *Fabrikant:* Apotheker W. Mielck in Hamburg.

Pyramidon, Pyrazolonum dimethylaminophenyldimethylicum siehe D. A.-B. V.

Pyramidonpräparate. Von den Pyramidonpräparaten verdient zunächst das saure kampfersaure Pyramidon Erwähnung, welches bei der Bekämpfung der Lungentuberkulose gute Dienste leisten soll, ferner sind dargestellt worden: 1. **neutrales kampfersaures Pyramidon**: leicht in Wasser löslich, Schmelzpunkt 80—90°, wirksame Dosis 0,75 g, entsprechend 0,52 Pyramidon; 2. **saures kampfersaures Pyramidon**: leicht in Wasser löslich, Schmpkt. 84—94°, wirksame Dosis 1,0 g = 0,53 Pyramidon; 3. **salizylsaures Pyramidon**, ein in Wasser leicht lösliches, zwischen 68 u. 76° schmelzendes Pulver, wirksame Dosis 0,75 g = 0,47 Pyramidon. Stadelmann hat diese Medikamente bei 12 Fällen von vorgeschrittener Phthisis, und zwar jedesmal mit gutem Erfolge, angewandt. Üble Nebenwirkungen kamen nicht vor. Die angegebenen wirksamen Dosen gelten seiner Erfahrung nach nur für ganz leichtes Fieber (—38°). Bei höherem Fieber muß die Dosis 2—3—4fach gesteigert werden, um normale Temperaturen zu erzwingen. *Fabrikant:* Farbwerke vorm. Meister Lucius & Brüning in Höchst a. M.

Sämtlich vorsichtig aufzubewahren.

Pyramidonum camphoricum und salicylicum siehe Pyramidonpräparate.

Pyran siehe Pyrenol.

Pyrantin, Phenosuccin, p-Äthoxyphenylsuccinimid von der Formel

$$\begin{matrix}CH_2-CO\\CH_2-CO\end{matrix}\!\!>\!\!N-C_6H_4-OC_2H_5$$

wird entweder durch Schmelzen des salzsauren p-Amidophenetols oder des Phenacetins mit Bernsteinsäure dargestellt. Die Schmelze wird mit siedendem Alkohol ausgezogen und gibt dann farblose, prismatische Nadeln, die bei 155° schmelzen. Pyrantin ist in Äther unlöslich, löslich in 1317 T. Wassers von 17° und in 83,6 T. Wassers von 100°. Eine Lösung von 0,05 g Pyrantin in 2—3 ccm konzentrierter Salzsäure gibt nach dem Verdünnen mit Wasser und Zusatz eines Tropfens 0,3 prozentiger Chromsäurelösung eine rubinrote Färbung. Ammoniak und Chlorwasser färben die wässerige Pyrantinlösung hellgelb.

Das lösliche Pyrantin ist das Natriumsalz der p-Äthoxyphenylsuccinaminsäure. Es ist in Wasser leicht löslich und hat dieselbe physiologische Wirkung wie das Pyrantin.

Beide Präparate sind auf ihre therapeutische Verwendbarkeit untersucht worden und haben sich als brauchbare Antipyretica gezeigt. Das Pyrantin wurde besonders auch bei rheumatischen Formen des Fiebers in Dosen von 1—3 g pro Tag empfohlen. *Fabrikant:* Farbwerke vorm. Meister, Lucius & Brüning in Höchst a. M.

Vorsichtig aufzubewahren.

Pyrazolonum phenyldimethylicum acetylosalicylicum siehe Acetopyrin.

Pyrazolonum phenyldimethylicum amygdalinicum siehe Tussol.

Pyrazolonum phenyldimethylicum methyl-äthylglycolicum siehe Astrolin.

Pyrenol (früher Pyran), als „Benzoylthymylnatrium benzoylooxybenzoicum" bezeichnet, soll dargestellt werden „durch Einwirkung von Benzoesäurethymylester auf Benzoyloxybenzoesäure und Neutralisation durch Natrium". Tatsächlich liegt in dem Mittel lediglich ein mechanisches Gemisch aus gleichen Teilen Natr. salicyl. und Natrium benzoic. vor, das mit einem vermutlich durch Zusammenschmelzen gewonnenem Gemisch aus etwa 1% Acidum benzoicum und 0,2—0,3% Thymol versetzt ist (Zernik, Gadamer, Gaebel, Thoms u. a.).

Pyrenol ist ein weißes, kristallinisches, etwas hygroskopisches Pulver von aromatischem Geruch und mild-süßlichem Geschmack; es löst sich in etwa 5 T. Wasser und 10 T. Alkohol. Die wässerigen

Lösungen sind etwas getrübt infolge des Gehaltes an empyreumatischen Stoffen der Benzoesäure und enthalten ungelöstes freies Thymol; sie sollen nicht filtriert werden. Empfohlen als Antipyretikum, Expektorans, Antirheumatikum in Dosen von 0,5—1,5 g pro dosi, 2—6 g pro die, für Kinder entsprechend weniger. *Fabrikant:* Goedecke & Co. in Leipzig und Berlin.

Neu-Pyrenol, Neo-Pyreñol ist ein mit Paradioxybenzol löslich gemachtes Thymol mit Siambenzoesäure, Natriumbenzoat und Natriumoxybenzoat. Anwendung und Dosierung wie Pyrenol. *Fabrikant:* Goedecke & Co. in Leipzig und Berlin.

Pyridinum tannicum ist nach Untersuchungen, die W. Braeutigam anstellte, ein Harnsäure lösendes Mittel, in zweiter Linie aber auch ein Darmadstringens und Trockenantiseptikum.

Vorsichtig aufzubewahren.

Pyrodin ist ein unreines Hydracetin (siehe dieses).

Pyroform wird durch Behandeln von Wismutoxyjodid mit oxydiertem Pyrogallol (Pyraloxin) dargestellt und als wenig giftiges Pyrogallolpräparat zu dermatologischen Zwecken empfohlen. *Fabrikant:* Hoffmann-La Roche & Co. in Basel.

Pyrogallolacetat siehe Eugallol.

Pyrogalloltriacetat siehe Lenigallol.

Pyrogallolwismut siehe Bismutum pyrogallicum.

Pyrogen wird ein Einreibungsmittel gegen Gicht, Rheumatismus usw. genannt. *Bezugsquelle:* Lüscher & Bömper in Fahr a. Rh. und Essen a. d. Ruhr.

Pyrolin, basisches Magnesiumacetat, durch Eintragen von Magnesia in Holzessigsäure erhalten, soll als Desinfektionsmittel Verwendung finden.

Pyrosal, saures salizyl-essigsaures Antipyrin, stellt farblose, bei 149—150° schmelzende Nadeln oder Plättchen dar von bitterlich, schwach saurem Geschmack, die in Wasser schwer löslich sind. Es spaltet sich im Körper in seine Komponenten und wird in Dosen von 0,5 g zwei bis sechsmal täglich gegeben und zwar bei Polyarthritis rheumatica mit und ohne Herzfehler oder Pleuritis, bei schwerer Influenza, bei fieberhafter Cystitis, bei Migräne, bei Ischias. Es soll prompter und besser wirken als seine Komponenten. *Fabrikant:* Dr. Hofmann Nachf. in Merane in Sachsen.

Pyrothen, durch Erhitzen von 60 T. Kresol, 60 T. 60 prozentiger und 15 T. rauchender Schwefelsäure erhalten, bildet eine gelbe sirupartige, nach schwefliger Säure und Kreosot riechende Flüssigkeit und soll in 1—2 prozentiger Lösung als grobes Desinfektionsmittel zur Bekämpfung der Viehseuchen Anwendung finden. Neben den flüssigen Pyrothen kommt auch ein festes Produkt in den Handel, das eingedampftes Pyrothen, Natrium sulfuricum, Natrium sulfurosum und ein Zinksalz enthalten und in 2,5 prozentiger Lösung verwendet werden soll. *Fabrikant:* Herm. Prött in Hannover-Vahrenwald.

Vorsichtig aufzubewahren.

Pyrozon ist eine 50% H_2O_2 enthaltende Lösung von Wasserstoffsuperoxyd in Äther, welche zur Entfernung von Leberflecken empfohlen wurde. *Fabrikant:* Carl Raspe in Weißensee b. Berlin.

Quabain, U a b a i n, $C_{30}H_{46}O_{12}$, ist ein ursprünglich aus dem Quabaioholz, später aus den Samen von Strophanthus glaber dargestellter Pflanzenstoff (Glykosid). Es ist in kaltem Wasser schwer, in heißem Wasser und in Alkohol leichter löslich. Seine Wirkung soll der des Strophanthins ähnlich, doch erheblich stärker und sicherer sein. Es wurde in Dosen von 0,00006 g viermal täglich gegen Keuchhusten der Kinder angewendet. (Siehe auch bei Acocanthera.)

Sehr vorsichtig aufzubewahren.

Quassinum. Es kommen zwei Arten Quassin in den Handel, I. der Bitterstoff aus dem Holze von Picraena excelsa ($C_{10}H_{12}O_3$): weiße, bittere, in Alkohol leicht, schwer in Wasser lösliche Kristalle die bei 210° schmelzen. Es wird als Tonikum und Stimulans gebraucht. Dosis 0,002—0,02 g, stets vor den Mahlzeiten zu nehmen.

II. Der Bitterstoff des Quassiaholzes, braune, amorphe, in Wasser, Alkohol und Äther lösliche Massen, die als bitteres Tonikum zur Hebung des Appetits in Dosen von 0,025—0,1—0,15 g gebraucht werden. Dieses Präparat wird vorzugsweise in Frankreich angewendet.

Vorsichtig aufzubewahren.

Quecksilberäthylchlorid siehe Hydrargyrum äthylochloratum.

Quecksilber-Glidine, L u e s a n, eine Quecksilberpflanzen-eiweißverbindung, gelangt in Form von Tabletten (à 0,005 g Hg) in den Handel. Es soll bei Syphilis in Dosen von 2—3 mal täglich eine Tablette nach den Mahlzeiten gegeben werden. *Fabrikant:* Volkmar Klopfer in Dresden-Leubnitz.

Vorsichtig aufzubewahren.

Quecksilberpepton-Ichthyol siehe Schleichs Präparate.

Quecksilbersalbenseife siehe Sapo Hydrargyri.

Quecksilbersulfat-Äthylendiamin siehe Sublamin.

Quietol, V a l e r y l o x y b u t y r e i n b r o m h y d r a t, das bromwasserstoffsaure Salz des Dimethylamindimethylisovalerianylpropylesters, wird nach F o u r n e a u durch Mischen molekularer Mengen von Valerylbromür und Propyldimethylaminooxyisobuttersäureester oder durch Behandeln der Chloroxyisobuttersäure mit Dimethylamin und Einwirkung von Propylalkohol und weiter von Valeriansäure auf das Reaktionsprodukt erhalten. Das als Quietol bezeichnete Bromhydrat zeigt folgende Formel:

$$\begin{array}{c} CH_2-N{<}^{CH_3}_{CH_3} \\ | \\ CH_3-CO-CO-CH_2-CH(CH_3)_2 \cdot HBr \\ | \\ COO-C_3H_7 \end{array}$$

Quietol bildet kleine glänzende Kristallnadeln von schwach baldrianähnlichem Geruche und brennendem, sehr bitterem Geschmacke. Es ist in Wasser in jedem Verhältnis löslich, leicht auch in Weingeist, Aceton, Essigäther. Von Benzol wird es in der Kälte sehr schwer, von Äther kaum gelöst. Es schmilzt rein bei 118°, der Schmelzpunkt des Handelspräparates liegt jedoch meist zwischen 105 und 110°. Quietol ist ein nervenkräftigendes, antineuralgisches Mittel. In gesättigten Lösungen wirkt es anästhesierend und antipyretisch. Es wird in Gaben von 0,5 g mehrmals täglich in Oblaten genommen. Es empfiehlt sich nach jeder Darreichung reichlich Wasser, Tee oder dergleichen zu geben. *Fabrikant:* Poulenc Frères in Paris.

Quina La Roche. Als Ersatz für diese Spezialität empfiehlt der Luxemburger Apothekerverein einen Vinum Chinae nach folgender Vorschrift: Gelatinae alb. 1,0, löse in Aqu. ebull. 10,0, mische mit Vini Xerensis 1000,0. Nach 8 Tagen wird filtriert, dann setzt man hinzu: Extr. fluidi Chinae flavae, fuscae et regiae ā̄a 10,0, Tinct. cort. Aurantii 25,0, Sirup. simpl. 100,0. M. S. Bei jeder Mahlzeit ein Likörglas voll.

Quinetum ist ein Gemisch der Chinarindenalkaloide, wie es in Cinchona succirubra natürlicherweise vorkommt. Es bildet ein amorphes, graues Pulver, welches in verdünnten Säuren löslich ist und neben Chinin, Cinchonin und anderen Basen etwa 50—70% Cinchonidin enthält. Es wird als Antiperiodikum und bei Malaria in Dosen von 0,06—0,5 g angewendet.

Rachitol-Tabletten siehe Organpräparate.

Radiogenol siehe Radiumpräparate.

Radiogenschlamm siehe Radiumpräparate.

Radiogurzylinder, mit radioaktiver Masse gefüllt, werden zur Erzielung radioaktiver Bäder in das Wasser eingelegt. *Fabrikant:* Radiogengesellschaft m. b. H. in Charlottenburg I.

Radiolpräparate siehe Radium.

Radiophor dient zur bequemen Applikation von Radiumpräparaten, besteht aus zwei Teilen: der aktiven Masse und der Unterlage für diese Masse. Die Unterlage besteht aus Zelluloid für die Fälle, in denen der Radiophor zur Behandlung von Hautkrankheiten dient; es wird aber auch anderes Material als Unterlage verwendet, z. B. Silber in Form von Nadeln, wenn man bei Behandlung einzelner Hautleiden auf Tiefenwirkung besonderen Wert legt, oder andere Metalle, Glas, Hartgummi und Porzellan für Sonden, Spekula und andere ähnliche Instrumente zur Behandlung von Geschlechts- und Frauenleiden. Die aktive Masse besteht aus reinem Radiumbromid, welches zum Zwecke der genauen Dosierung mit pulverisierter Pechblende gleichmäßig verrieben ist, und einem die Radioaktivität nicht beeinflussenden Bindemittel, um die aktive Masse auf die Unterlage auftragen zu können. Der Radiophor wird in der Weise angewendet, daß man ihn, mit der matten Seite dem Körper zugekehrt, direkt auf die zu behandelnde Stelle auflegt und mit Kautschukheftpflaster (Leukoplast) befestigt. *Fabrikant:* P. Beiersdorf & Co. in Hamburg.

Radiopyrin siehe Radiumpräparate.

Radiovispräparate sind radioaktive Präparate des Apothekers O. Braemer in Berlin SW. Es gelangt ein Radiovisapparat neben radioaktivem Bismut. subnitricum und radioaktiver physiologischer Lösung in den Handel.

Radium und Radiumpräparate. Die vom Radium ausgesandten sog. Becquerelstrahlen haben ebenso wie die aus diesem Element sich entwickelnde Emanation in der Therapie eine ziemlich ausgedehnte Anwendung gefunden. Man unterscheidet heute 4 Arten der Radiumtherapie: 1. Bestrahlung durch Radium bzw. radiumhaltige Präparate, 2. Einatmen von Emanation, 3. Baden in emanationshaltigem Wasser, 4. innerliche Einführung (per. os oder subkutan) von radium- oder emanationshaltigen Präparaten. Die Strahlungen verwendet man zur Beseitigung des roten Muttermales, zur Bekämpfung oberflächlicher bösartiger Geschwülste. Mit Bädern bekämpft man erfolgreich alle Arten des chronischen Rheumatismus, Neuralgien usw. Ferner ist die Radiumtherapie bei chronischen Eiterungen und Entzündungen der serösen Häute, Gelenke und Schleimhäute, bei Frauenleiden, bei Katarrhen der Nase und des Rachens sowie neuerdings auch besonders bei Gicht mit Erfolg angewandt worden. Nebenwirkungen konnten außer durch übermäßige Bestrahlung hervorgerufene Verätzung nicht beobachtet werden.

Das Radium gelangt als Radiumbromid in den Handel und wird als solches hauptsächlich zur direkten Bestrahlung sowie zur Erzeugung von Emanation zu Trink- und Inhalationskuren verwendet. Als Ausgangsmaterial für die im Handel befindlichen zahlreichen Radiumpräparate werden meistens der Sinter der Kreuznacher Quelle (Saline) sowie die Joachimsthaler Uranrückstände verwendet. Als Maßeinheit für die Radioaktivität eines radioaktiven Produktes dient die Mache-Einheit (M.-E.).

Radiumpräparate (nach den Untersuchungen von Dr. G. Moßler, Zeitschr. d. allgem. österr. Apotheker-Vereins 1912).

Badpräparate:

Aqua Radiogeni pro balneo der Radiogengesellschaft in Berlin-Charlottenburg. Farblose Flüssigkeit mit 5000 M.-E. in 100 ccm.

Badpräparat Radium R.-E. des Radiumwerkes Neulengbach. Grünlichgelbe fluoreszierende Flüssigkeit mit 31 000 M.-E. in 100 ccm (nicht dauernd haltbar).

Emanosol-Badetafeln der Farbwerke vorm. Meister Lucius & Brüning in Höchst a. M. Mischung von Soda und Kochsalz und geringen Mengen Radiumsalz. 125 M.-E.

Radium-Keil-Badetabletten von R. Keil in Dresden. Enthalten 87% Kochsalz und entwickeln 2000 M.-E. pro dosi.

Radiozon-Badekapseln der Radiumzentrale Berlin. Enthalten gefärbtes und parfümiertes Natriumperborat. 3 Stärken: I. 1200 M.-E., II. 700 M.-E., III. 200 M.-E.

Radiosol des Diana-Bad A. G. in Wien. 1. Pulvermischung von Natriumbicarbonat, Natriumperborat und Weinsäure und 2. Lösung von Schwefelsäure und Essigsäure in Wasser mit Zusatz von Terpentinöl und Mirbanöl. Entwickelt 1 M.-E.

Radiumlösung für Bäder der Allgemeinen Radium-A. G. in Amsterdam. Farblose Flüssigkeit mit 3000 M.-E. pro 200 ccm.

Trinkpräparate:

Radium-Emanations-Trinkkur der Allgem. Radium-A. G. in Amsterdam. Emanationshaltiges Wasser mit 1000 M.-E. in 600 ccm (Tagesdosis).

Radiogen-Wasser des Radiumwerkes Neulengbach und der Radiogengesellschaft in Berlin-Charlottenburg. Emanationshaltiges Wasser mit 895 M.-E. pro Packung.

R.-E.-Trinkpräparat des Radiumwerkes Neulengbach. Emanationshaltige Flüssigkeit mit 26 000 M.-E. pro Tagesdosis.

Radium-Keil-Tabletten von R. Keil in Dresden. Enthalten Chlornatrium und wenig Calciumkarbonat und besitzen 100 M.-E. pro dosi.

Präparate für die Injektion:

Radium-Injektionen Allradium der Radiumges. Amsterdam. 0,73 prozentige Natriumchloridlösung in Ampullen mit je 1000 M.-E.

Sterile Radiogen-Injektionen der Radiogenges. in Berlin-Charlottenburg. Physiologische Kochsalzlösung in Ampullen mit je 1000 M.-E.

Radium-Keil-Ampullen von R. Keil in Dresden. Enthalten Kochsalzlösung mit 250 M.-E. pro dosi.

Radiogenol zur Injektion der Radiogenges. in Berlin-Charlottenburg. Anreibung von Bismutum subnitrium mit Oleum Paraffini in Ampullen mit je 5200 M.-E.

Dioradin der Société Dioradin in Neuilly-Paris. Mit Kampfer und Menthol versetzte ölige Lösung einer organischen Jodverbindung in Ampullen mit je 20 M.-E.

Kompressen usw.:

Radiumschlamm der Radiumges. Amsterdam. Kieselgur mit 262 M.-E. pro kg.

Radium-Kompresse der gleichen Firma. Kieselgur in Baumwollstoff mit 250 M.-E. pro kg.

Radiol-Dauerkompresse von Dr. Aschoff in Kreuznach. Asbestmasse mit Quellsinter, 240 M.-E. pro kg.

Radium-Emanations-Ledersäckchen von Apoth. Lahmer in Böhm. Kamnitz. Enthalten Uranpecherz mit 740 M.-E.

Ledersäckchen der Adlerapotheke in Joachimsthal. Enthalten Uranpecherz mit 1145 M.-E.

Einreibungen und kosmetische Präparate:

Radium-Keil-Essenz von R. Keil in Dresden. Verdünnter Alkohol mit 670 M.-E.

Radiosprit der Kronenapotheke in Marienbad. Aromatisierter grün gefärbter verdünnter Alkohol mit kaum nachweisbarer Radioaktivität.

Radiol-Gelatine von Dr. Aschoff in Kreuznach. Gelatine mit 10% Barium- und Calciumsulfat (213 M.-E.).

Unguentum Radioli von Dr. Aschoff in Kreuznach. Vaselinsalbe mit 10% Barium- und Calciumsulfat (325 M.-E.).

Radium-Keil-Massagecreme von R. Keil in Dresden. Wasserhaltiger Vaselincreme mit 411 M.-E.

St. Joachimsthaler Radiumseife von Klinger in Joachimsthal. Toiletteseife mit 4 M.-E.

Dr. Köthners Simson-Haarwasser von J. F. Schwarzlose Söhne in Berlin. Alkaholische etwas glyzerinhaltige Lösung von 0,002% Chinin und 0,5% β-Naphthol mit 55 M.-E.

Kohlepräparate:

Radium-Carbonpulver der Radiumzentrale Berlin. Kohlepulver mit 96,5 M.-E. pro Packung.

Radio-Carbonpräparate der gleichen Firma. Suppositorien, Vaginalkugeln, Urethralstäbchen aus Oleum-Kakao mit je 200 M.-E.

Radio-Carbenzym. Mischung von Carbenzym (siehe da) mit Radium-Bariumkarbonat.

Interne Präparate:

Radiopyrin der Radiumzentrale Berlin. Azetylsalizylsäuretabletten à 0,25 g mit je 60 M.-E.

Radiocithin der gleichen Firma. Verreibung von 5,0 Lecithin mit 125,0 Milchzucker (580 M.-E.).

Radix Apocyni cannabini siehe Apocynum cannabinum.

Radix Brachycladi St. siehe Herba et Radix Brachycladi.

Radix Lasiosiphonis anthylloidis von L. anthylloides, einer südafrikanischen Thymelee, enthält einen scharfen Saft, der als Gegengift bei Schlangenbissen Gebrauch findet. *Bezugsquelle:* E. Merck in Darmstadt.

Radix Lichtensteiniae interruptae von L. interrupta, einer südafrikanischen Umbellifere, wird in ihrer Heimat gegen Katarrhe und gegen Fieber angewendet, soll aber sehr leicht Kopfschmerzen verursachen. Sie wird als Antiperiodikum gegen Fieber mit gleichzeitiger Schwellung der Milz empfohlen. *Bezugsquelle:* E. Merck in Darmstadt.

Radix Morrheniae brachystephanae von M. brachystephana, einer Asclepiadee aus Argentinien und Brasilien, genießt in Argentinien den Ruf eines guten Galaktagogums, den sie auch verdienen soll. Man gibt Infusa 1,5—3 : 100. *Bezugsquelle:* E. Merck in Darmstadt.

Radix Muirae puamae siehe Lignum Muirae puamae.

Ramogen siehe Biederts Rahmgemenge.

Ranunculus Ficaria. Unguentum Ficariae. Sir James Sawyer in Birmingham empfahl im Jahre 1905 eine Salbe, welche frischen, im Frühjahr gesammelten Hahnenfuß (den einheimischen Ranunculus Ficaria) als wirksamen Bestandteil enthält, zur Linderung von Hämorrhoidalbeschwerden. Die klein geschnittene Pflanze wird mit Schweinefett extrahiert. Durch Zusatz von Cetaceum läßt sich die Konsistenz der Salbe so weit erhöhen, daß man Stuhlzäpfchen daraus formen kann.

Rectosanol werden Hämorrhoidalzäpfchen genannt, welche Eucain, Stovain und Adrenalin enthalten. *Fabrikant:* Simons Apotheke in Berlin C.

Reductol werden Tabletten genannt, welche Extractum Fuci vesiculosi und Extractum Cascarae sagradae enthalten und als Entfettungsmittel Anwendung finden sollen. *Fabrikant:* Sanikura-Laboratorium in Dresden.

Regenerin, als alkoholarmes Ovolecithinmanganeisen bezeichnet, soll 0,3% Lecithin, 0,6% Eisen und 0,1% Mangan enthalten. Es kommt in flüssiger Form sowie als Tabletten und

Pulver in den Handel. Als Grundsubstanz für das **Regenerinpulver** dient Prof. Leubes Magenpulver, von dem das Regenerinpulver 72% enthält neben 14% Natriumglyzerophosphat und 14% milchsaurem Eisen. **Arsen-Regenerin** enthält außerdem je 0,04% Lithium kakodylicum und Arsacetin (siehe da). *Fabrikant:* Dr. R. und Dr. O. Weil in Frankfurt a. M.

Regenerol, Tabulettae salis physiologici effervescentes, werden Tabletten genannt, die aus physiologischem Salze und Natrium citricum effervescens bestehen sollen. *Fabrikant:* Apotheke zum heiligen Geist, Wien I.

Regulin, von A. Schmidt im Jahre 1905 eingeführt, ist ein Gemisch von trocknem Agar-Agar mit 25% Extract. Cascarae sagradae. Man läßt nach D. R. P. 169 864 den Arzneistoff in verflüssigter Form durch natürliches Agar-Agar aufsaugen, zerkleinert die Masse und trocknet. Beispielsweise verfährt man mit Cascara so, daß man Agar-Agar in strohhalmdicken Stücken, wie es im Handel vorkommt, mit der konzentrierten wässerigen Extraktlösung von Cascara näßt und dies so oft wiederholt, bis das Agar-Agar 25% Cascara in sich aufgenommen hat. Das getrocknete Präparat ist fast völlig geschmacklos und kann dadurch in Körnerform gebracht werden, daß man es noch gequollen durch ein Sieb reibt und nun erst trocknet. Das Regulin bewirkt eine Auflockerung und spontane Ausscheidung der Fäces ohne jede unangenehme Nebenerscheinung. Von dem trocknen Pulver nimmt man täglich 1 Teelöffel bis 2 Eßlöffel voll. *Fabrikant:* Chemische Fabrik Helfenberg Akt.-Ges. Helfenberg.

Zur Herstellung eines Ersatzpräparates veröffentlicht der holländische Apothekerverein folgende Vorschrift: Agar-Agar 50,0, Extr. Cascar. sagrad. ex amarat. fluid. 15,0. Macer. p. dies 8, lave et sicc.

Remède d'Abyssinie Exibard, ein Asthmamittel (Pulver und Zigaretten), soll neben vielen bekannten antiasthmatischen Mitteln auch Fol. Belodonnae enthalten. — *Fabrikant:* Vial & Uhlmann in Frankfurt a. M.

Vorsichtig aufzubewahren.

Renaden ist ein aus den Nieren des Schweins hergestelltes Extrakt. Es bildet ein grau-gelbliches, aromatisch riechendes, fast geschmackloses Pulver, das die getrockneten und entfetteten Bestandteile der Nierensubstanz in unveränderter haltbarer Form enthält. Es ist mit Milchzucker so eingestellt, daß 1 T. Renaden

2 T. frischer Nierensubstanz entspricht. Renaden wird bei Urämie und Nephritis zu 6—8 g täglich gegeben. *Fabrikant:* Knoll & Co. in Ludwigshafen a. Rh.

Renascin-Tabletten von Dr. S c h r ö d e r bestehen im wesentlichen aus Lecith.-Albumin, Milchzucker und sog. Nährsalzen. (Zernik.) Das Berliner Polizeipräsidium warnte vor diesem Mittel als wirkungslos. *Fabrikant:* Dr. med. H. Schröder G. m. b. H. in Berlin W. 9.

Renes siccati sind die gepulverten Nieren des Schafes und Schweines.

Renoform ist eine sehr reine Lösung der wirksamen Substanz der Nebennieren. Es kommt vornehmlich als R e n o f o r m - S c h n u p f p u l v e r in den Handel, welches aus einem Gemisch von Acid. boric. subtil. pulv. und Sacch. lact. mit 2% Extract. supraren. sicc. besteht, oder als R e n o f o r m u m s o l u t u m mit Kokain, Eukain, Tropakokain, Alypin oder Novokain als lokales Anästhetikum in den Handel. *Fabrikant:* Dr. Freund und Dr. Redlich in Berlin. R e n o f o r m v e r b a n d s t o f f e bringt als blutstillendes und gefäßverengendes Mittel die Firma Paul Hartmann in Heidenheim in den Handel.

Resineon, ä t h e r i s c h e s P e c h ö l, das Destillationsprodukt des schwarzen Teeröls, welches bei 148° übergeht, wurde als Antiseptikum in Form von Salben (1 : 8 Fett) gegen chronisches Exanthem empfohlen. *Fabrikant:* E. Merck in Darmstadt.

Resopyrin, R e s o r c i n o p y r i n, entsteht durch Mischen von Antipyrinlösung mit Resorcinlösung. Es bildet farblose, in Wasser nicht, in Alkohol leicht lösliche Kristalle. Es soll die Wirkungen der Komponenten zeigen.

Resorbin ist eine milde und reizlose, wasserhaltige Fettemulsion, deren Hauptbestandteile Mandelöl und Wachs sind, und eignet sich vorzüglich als Salbe wie als Salbenkonstituens. Es wirkt juckenlindernd und entzündungswidrig und ist infolgedessen besonders als Kühlsalbe geeignet; ebenso wurde es angewendet bei Verbrennungen und Frostschäden. *Fabrikant:* Akt.-Ges. f. Anilinfabrikation in Berlin SO.

Zur Darstellung von Resorbin wurde in der Pharm. Ztg. folgende Vorschrift gegeben: Ol. Amygdalar. 25,0, Sapon. medicat. 10,0, Cerae alb. 15,0, Lanolini 30,0 werden zusammengeschmolzen und der noch warmen Mischung eine Lösung von 5,0 Gelatine in

15×0 Wasser untergerührt. Der holländische Apothekerverein empfiehlt als Ersatz für Resorbin ein **Unguentum gelatinatum** nach folgender Vorschrift: Ol. Olivar 17,5, Cera flava 7,0 und Lanolin 21,0 werden zusammengeschmolzen und mit einer Lösung von Gelatina 2,0 in Aqua destillata 52,4 vermischt.

Resorbin-Quecksilber kommt grau und rot in den Handel. Das graue Präparat enthält 33⅓ oder 50% Quecksilber. Das rote Präparat ist genau so zusammengesetzt wie das vorige, aber mit Zinnober rot gefärbt, damit Patienten, welche Quecksilberkuren nicht mögen, über den Charakter der Salbe getäuscht werden können. *Fabrikant:* Akt.-Ges. f. Anilinfabrikation in Berlin SO.

Resorcinum sublimat. pulv. subt. Unter diesem Namen wird ein Präparat in den Handel gebracht, welches die Schwierigkeiten der Herstellung feiner Resorcinsalben mit wasserfreien Salbengrundlagen aufhebt. Das Resorcin. sublim. pulv. subt. ist staubfein. *Fabrikant:* Farbwerke vorm. Meister Lucius & Brüning in Höchst a. M.

Resorcin-Eucalyptol bildet ein in Alkohol lösliches weißes Pulver. Die wässerige Lösung wird zu Inhalationen bei Phthisis mit foetidem Auswurf empfohlen.

Resorcin-Kampfer wird durch Erhitzen gleicher Teile Resorcin und Kampfer als eine dem Phenolkampfer ähnliche Flüssigkeit gewonnen, welche gegen Pruritus und Ungeziefer mit Erfolg angewendet worden ist. Es soll gegen letzteres sicherer wirken als Ungt. Hydrargyri, ohne die gesunde Haut irgendwie anzugreifen.

Resorcinmonoacetat siehe Euresol.

Resorcinol ist ein bei etwa 110° zusammengeschmolzenes Gemisch von gleichen Teilen Jodoform und Resorcin. Es bildet ein amorphes braunes Pulver von antiseptischer Wirkung. Es wird äußerlich als Streupulver (mit 4 Teilen Amylum) oder als 6—12 prozentige Salbe bei Scabies, Psoriasis, Ekzemen und anderen Hautkrankheiten angewendet. *Fabrikant:* E. Merck in Darmstadt.

Vorsichtig und vor Licht geschützt aufzubewahren.

NB.! Als Resorcinol bezeichnet man in England auch das reine Resorcin.

Resorcinopyrin siehe Resopyrin.

Resorcin-Salol ist ein antiseptisch wirkendes Gemenge von Resorcin mit Salol. Es wird innerlich in Dosen von 0,2—0,6 **g**

bei Darmentzündungen, Diarrhöe, Dysenterie, Typhus und Rheumatismus angewendet.

Retinol, Codöl, Harztran, Rosinol, $C_{32}H_{16}$, ist ein Destillationsprodukt des Kolophoniums. Es bildet ein dickes, gelbes, in Alkohol unlösliches, in Äther und fetten Ölen lösliches Öl, welches oberhalb 280° siedet. Es findet als Lösungsmittel für Phosphor, Salol, Kampfer, Naphthol, Phenol, Jodol, Aristol usw. medizinische Anwendung. Rein wirkt es als Antiseptikum. *Fabrikant:* E. Merck in Darmstadt.

Rexotan, Methylen-Tannin-Harnstoff, wird vom Magen nicht aufgenommen, im Darm dagegen unter Abspaltung von Formaldehyd zersetzt und soll bei Darmkatarrhen Anwendung finden. Rexotan ad usum veterinarium hat sich bei akuten Darmkatarrhen der Fohlen und Kälber, Kälberruhr, Durchfall der Hunde infolge von Staupe bewährt. *Fabrikant:* Apotheker Dr. A. Voswinkel in Berlin W. 57.

Rhabarberelixir von F. Bitt & Cie. in Doberan in Mecklbg., welches als wohlschmeckendes Rhabarberpräparat empfohlen wird, wird nach Angabe der Fabrikanten dargestellt aus chinesischem Rhabarber 300 g, Sternanis 13,5 g, Zimt 13,5 g, Koriunder 13,5 g, Kümmel 3 g, Borax 3 g, gereinigter Pottasche 3 g, Spiritus 830 g, Wasser 2820 g, Zucker 600 g.

Rhabarberelixier von Dung siehe unter D.

Rhabarberpillen, Blumes, sind identisch mit den Dr. Strahlschen Hauspillen. Die Vorschriften zu den letzteren lauten: Nr. 0. Extr. Rhei spl., Sap. med., Rad Rhei āā 5,5 Bism. subnitr., Rad. Ipecac. āā 0,3, f. pil. 120, consp. Rhiz. Irid. — Nr. I. Extr. Aloes 3,75, Extr. Rhei spl. 2,5, Extr. Rhei comp., Rad Rhei āā 6,25, Bism. subn., Rad. Ipecac. āā 0,3 f. pil. 120, consp. Lycop. — Nr. II. Extr. Aloes 2,0, Extr. Rhei spl. 3,75, Extr. Rhei comp. 7,5, Fol. Sennae 3,75, Bism. subn., Rad. Ipecac. āā 0,3, f. pil. 120, consp. Rad. Liquirit. — Nr. III. Extr. Aloes 5,0, Extr. Rhei comp. 9,5, Extr. Colocynth. 0,3, Rad. Rhei 5,0, Bism. subn., Rad. Ipecac. āā 0,3 f. pil. 120, consp. Rhiz. Irid. — Nr. IV. Extr. Colocynth. 2,5, Scammon. 2,0, Extr. Aloes 2,5, Extr. Rhei comp. 5,0, Rad. Rhei 2,0, Bism. subn., Rad. Ipecac. āā 0,3, f. pil. 120, consp. Rhiz. Irid.

Rhachisan, als Ersatz für Phosphorlebertran empfohlen, enthält nach Angabe des Darstellers Lebertran 30%, freie Fettsäuren, durch Verseifung aus Lebertran hergestellt, 1%, Jod, an freie Fettsäuren gebunden, 0,1%, Lecithin 0,8%, Nukleine 1,75%, Eisen, organisch an Ovovitellin gebunden, 0,3%, Mannit, der die Verbindung des Eisens mit dem Vitellin vermittelt, 12%, Glyzerin und Alkohol je 5%, destilliertes Wasser ad 100. Der Phosphorgehalt, berechnet auf P, beträgt 0,05%. *Fabrikant:* Dr. Degen & Kuth in Düren (Rhld.).

Rheol-Kugeln, ein Hefepräparat zur Behandlung des weiblichen Fluors, werden so dargestellt, daß Hefezellen in einem Gelatinenährboden unter Zusatz von organischen Stickstoffverbindungen verarbeitet werden. Sie werden dadurch lange Zeit lebensfähig erhalten. Das fertige Präparat in Kugelform wird unter Paraffin aufbewahrt. Bakteriologische und klinische Versuche haben ergeben, daß die so präparierte Hefe imstande ist, Gonokokken und andere Bakterien zu töten, wahrscheinlich infolge einer der Hefe innewohnenden, durch die Nährstoffe verstärkten Enzymwirkung. *Fabrikant:* Apotheker G. Hirschfeld in Berlin C.

Rheopurgin ist ein Rhabarber und Phenolphthalein enthaltendes Abführmittel in Tablettenform. *Fabrikant:* Rhabarberwerke, Dr. P. Bruch in Wiesbaden.

Rheumasan wird eine nach D. R. P. Nr. 154 548 hergestellte leicht **resorbierbare** überfettete Salicylseife genannt, die 10% Salizylsäure enthält und als Mittel gegen Gicht etc. dienen soll. *Fabrikant:* Dr. Reiß in Berlin-Charlottenburg.

Als Ersatzmittel für Rheumasan empfiehlt der Luxemburger Apothekerverein ein Sapo salicylicus nach folgender Vorschrift: Ol. Cocois 240,0, Liqu. Kali caust. 280,0, Spiritus 20,0, mischt man, läßt 24 Stunden stehen, erwärmt 3—4 Stunden im Wasserbade und verdünnt mit Glycerini 200,0, Sirup. simpl. 200,0, Sapon. tearini pulv. 50,0, Acid. salicylici 100,0, Aqu. dest. q. s. ad 1000,0. S. Zum Einreiben.

Rheumasol, Petrovasolum salicylatum, besteht aus 80 T. Vasol und je 10 T. Petrosulfol und Salizylsäure. Es bildet eine schwarzbraune, ichthyolartig riechende Flüssigkeit und hat sich bei Exsudaten als mächtiges Resorbens, ferner bei Lymphdrüsenschwellungen, bei rheumatischen Erkrankungen und Neuralgien, bei Ischias, Lumbago usw. in Form von Kompressen, Einreibungen und Einpinselungen als sehr wirksam erwiesen.

Nebenwirkungen: Mäßige lokale Reizerscheinungen. *Fabrikant:* G. Hell & Cie. in Troppau.

Rheumatin, salizylsaures Salizylchinin oder salizylsaures Salochinin der Formel $C_6H_4 \cdot OH \cdot COO \cdot C_{20}H_{23}N_2O \cdot C_6H_4 \cdot OH \cdot COOH$, wurde im Jahre 1901 von Overlach in die Therapie eingeführt und bildet weiße, in Wasser schwer lösliche, fast geschmacklose Nadeln, welche bei 183—184° schmelzen. Es enthält ca. 50% Salizylsäure. Overlach stellte das Mittel als Antirheumatikum unter sämtlichen Salizylpräparaten obenan. Als Dosierung empfiehlt sich folgende: Die ersten 3 Tage 3 g pro die (dreimal täglich 1 g), den vierten Tag Pause, dann 4 Tage hindurch 4 g pro die und jeden fünften Tag Pause. Nebenwirkungen: Zuweilen Ohrensausen und Schwerhörigkeit. *Fabrikant:* Farbenfabriken vorm. Friedr. Bayer & Co. in Elberfeld und Chininfabrik Zimmer & Co. in Frankfurt a. M.

Rheumatisme-Phylacogene siehe Phylacogene.

Rheumopat-Präparate Dr. Hotys, Seife, Salbe und Bäder, sollen als wirksame Bestandteile Ichthyol, Menthol und Methyl-Salizyl enthalten. *Fabrikant:* Allgem. Chem. Werke G. m. b. H. in Berlin.

Rheumose ist ein zur äußerlichen Anwendung bei rheumatischen Leiden bestimmtes Salizylsäurepräparat, welchem Capsicin zugefügt ist. *Fabrikant:* Sicco, A.-G. in Berlin O.

Rheusinal, ein Gicht- und Rheumatismusmittel, besteht nach Angabe des Fabrikanten aus 6,4% Chlor-Jodfettsäure in alkoholischer Lösung, 0,5% Senföl und 14% Salizylsäure. Es wird äußerlich angewendet. *Fabrikant:* Chem. Fabrik Dr. Hirschberg, G. m. b. H. in Berlin W. Nach Aufrecht erhält man eine dem Rheusinal ähnliche Zubereitung aus 15 T. Salizylsäure, 35 T. Chloroform, 49 T. Alkohol und 1 T. Senföl.

Rhinalgin werden Suppositorien genannt, welche aus 0,01 g Alumnol, 0,025 g Menthol, 0,025 g Baldrianöl und 1 g Kakaoöl bestehen. Sie werden bei Schnupfen in die Nase gesteckt.

Rhinitin, ein zur Behandlung des Heuschnupfens empfohlenes Mittel, enthält ein Nebennierenpräparat. Es wird mit einem Zerstäubungsapparat in 10 prozentiger wässeriger Verdünnung angewendet. *Bezugsquelle:* Hofapotheke in Dresden-A.

Rhinoculinpräparate gegen Heuschnupfen (Pulver, Spray und Creme) enthalten Paranephrin und Anästhesin. *Fabrikant:* Dr. Ritserts pharmazeutisch-chemisches Institut in Frankfurt a. M.

Rhinol, Schnupfpulver, gegen Schnupfen und Heufieber, enthält Suprareninum boricum. Cocain mur., Zinc. sozojodol., Acid. boricum und Menthol. *Fabrikant:* Dr. A. Wolff in Bielefeld.

Vorsichtig aufzubewahren.

Rhinomercan ist ein 40% metallisches Quecksilber enthaltendes feines Pulver, das von C r o n q u i s t zu Quecksilberschnupfungskuren empfohlen wird. Dosis: Täglich 4 g auf vier Schnupfungen verteilt.

Vorsichtig aufzubewahren.

Rhinosklerin nach P a w l o w s k i ist ein wässerig-alkoholischer Glyzerinauszug der Bazillen, welche die als Rhinosklerom bezeichnete Nasenkrankheit erzeugen. Es wird zur Heilung dieser Krankheit empfohlen.

Rhinosol, ein Heufiebermittel, besteht aus Anästhesin und Paranephrin. *Fabrikant:* Löwenapotheke in Dresden-A.

Vorsichtig aufzubewahren.

Rhisan siehe Aethrin.

Rhodallin siehe Thiosinamin.

Rhodalzid, ein Rhodaneiweißpräparat in Tablettenform, wird gegen Karies, Schleimhauterkrankungen, Gicht, Arteriosklerose usw. empfohlen. *Fabrikant:* Chem. Fabrik Reisholz G. m. b. H. in Reisholz bei Düsseldorf.

Rhomnol ist chemisch reine N u c l e i n s ä u r e. Dieselbe besitzt die Formel $C_{40}H_{54}N_{14}O_{27}P_4$ und bildet (nach Mercks Index) ein weißes oder grauweißes, in Alkalien lösliches Pulver. Man gibt mehrmals 0,05—0,1 g täglich. Es soll als Tonikum und Nervinum sehr gute Dienste tun. Das Rhomnol kommt in Form von Pillen und Granules in den Handel. *Fabrikant:* Dr. M. Leprince, Paris, Rue de la Toure. N u c l e i n s ä u r e liefern aber auch E. Merck in Darmstadt und Dr. E. Bloch in St. Ludwig i. Els.

Riba, ein aus Fischfleisch hergestelltes Albumosenpräparat, bildet ein hellgraues, nicht hygroskopisches, wasserlösliches Pulver von leicht bitterem Geschmack. Es soll als gut bekömmliches Nährpräparat, sowohl rein, als auch in Mischung mit Malzextrakt als R i b a - M a l z wie die übrigen Eiweißpräparate Anwendung finden. *Fabrikant:* Riba-Werke in Bremen.

Ricilan ist ein gereinigtes, mit Geschmackskorrigentien versetztes, likörartig schmeckendes Rizinusöl. *Fabrikant:* Apotheker E. Rath in Frankfurt a. M.

Ricinusöl, brausendes. Das im gewöhnlichen Zustand dickflüssige Rizinusöl läßt sich nach besonderem Verfahren mit Kohlensäure imprägnieren. Es schmeckt dann besser und läßt sich bedeutend leichter nehmen. *Fabrikant:* Chem. Fabrik Helfenberg Akt.-Ges. in Helfenberg i. Sachsen.

Ricinus-Tritol siehe Tritole.

Riedels Kraftnahrung wird ein Gemisch der wirksamen Bestandteile des Malzes mit denen des Eigelbes genannt, welches nach einer Analyse von A u f r e c h t unter anderem rund 40% Maltose, 35% Dextrin, 2,36% Mineralstoffe, 10% Eiweißstoffe, 5,8% Fett enthält. Es bildet ein wohlschmeckendes, haltbares Pulver und soll eßlöffelweise in Wasser, Milch, Suppe oder anderen Getränken und Speisen als Nähr- und Kräftigungsmittel gegeben werden. *Fabrikant:* J. D. Riedel in Berlin-Britz.

Ringolinum purum ist eine Paste, die aus gleichen Teilen Lebertran und Glyzerin in Verbindung mit 0,3% Zinkoxyd und Perubalsam hergestellt wird. Sie wird zur Behandlung von Ausschlägen und Wundsein empfohlen, ferner als Salbengrundlage für andere Arzneimittel etc. Aus dem Ringolin wird R i n g o l i n - T o i l e t t e - C r e m e unter Zusatz von Duftstoffen hergestellt. *Fabrikant:* Industria, G. m. b. H. in Köln.

Rino-Heilsalbe von Richard Schubert & Co. in Weinböhla gegen Hautleiden, Flechten, Geschwüre usw., besteht nach Angabe des Fabrikanten aus Bienenwachs, Kampherpflaster, Naftalan je 1,5, Walrat 20,0, Perubalsam 20,0, Eigelb 30,0, Benzoefett, Venet. Terpentin, Chrysarobin je 0,5. Nach Z e r n i k ist sie lediglich ein Gemisch Ol. Cadinum und Terpentin, mit etwa 1% Borsäure, 6—7% Eigelb und einer indifferenten Salbengrundlage.

Rippsche Heilsalbe besteht nach Angabe des Herstellers aus 3 T. Benzoefett, je 20 T. Naftalan und Eigelb, je 5 T. Wachs, Walrat und venetianischem Terpentin, sowie 2 T. Epikarin. Sie wird gegen Flechten, Ausschlag usw. empfohlen. Angeblich soll sich dieselbe seit 1806 bewährt haben; Epikarin ist aber erst seit Ende 1899 bekannt und Naftalan seit 1896.

Ristin, P e r u g l y c o l, Ä t h y l e n g l y k o l - M o n o - b e n z o e s ä u r e e s t e r, $C_6H_5COO \cdot CH_2 \cdot CH_2 \cdot OH$, bildet eine kristallinische, zu 2% in Wasser, leicht in organischen Lösungsmitteln und fetten Ölen lösliche Masse von aromatischem Geruch. Schmelzpunkt 46°. Es wird als in 25 prozentiger alkoholischer Lösung als ungiftiges und sicher wirkendes Antiscabiosum empfohlen. *Fabrikant:* Farbenfabriken vorm. Friedr. Bayer & Co. in Elberfeld.

Robiol, eine Kokain-Suprareninlösung, wird als lokales Anästhetikum empfohlen. N o v o - R o b i o l wird eine Lösung von Novocain und Paranephrin genannt. *Fabrikant:* Dr. G. Robisch in München 37.
Vorsichtig aufzubewahren.

Robonervan, Dr. H a g e r s , als nervenstärkendes und blutbildendes Mittel empfohlen, soll Malzextrakt, Hämoglobin, Eisenoxyd, Baldrian- und Schneeballrindenfluidextrakt sowie Aromatisierungsstoffe enthalten. *Fabrikant:* Adler-Apotheke in Allenstein.

Roborat ist Getreideeiweiß mit ca. 1% Lecithin, ein weißliches Pulver, frei von Geruch und fast geschmacklos. Es wird als Nähr- und Kräftigungsmittel empfohlen. E i s e n r o b o r a t mit 0,5% Eisen und etwa 4% Lecithin zeigt im wesentlichen dieselben Eigenschaften wie das Roborat. Es ist ein gelbliches Pulver, welches sich in Wasser nicht löst, infolge seiner Quellbarkeit sich aber leicht aufschwämmen läßt. Es wird als leicht verdauliches Eiseneiweißpräparat bei Chlorose usw. empfohlen. Dosis täglich 3 bis 4 Kaffeelöffel voll. *Fabrikant:* Nährmittelwerke H. Niemöller in Gütersloh (Westf.).

Roborin ist ein aus Rinderblut hergestelltes Eiweißpräparat, welches gegen Blutarmut und Schwäche empfohlen wird. Es bildet ein schwarzes, grobkörniges, in Wasser unlösliches, fast geschmack- und geruchloses Pulver und enthält 10% Salze, 80% Eiweißstoffe bzw. Stickstoffsubstanz und in der Reinasche 4,7% Eisen. *Fabrikant:* Deutsche Roborinwerke, Com. Ges. M. Dietrich & Co. in Friedrichsberg-Berlin.

Robuston, ein trockenes Milchmalzextrakt, wird als gut schmeckendes Nährpräparat (auch in Verbindung mit Eisen und Mangan) empfohlen. *Fabrikant:* Chem. Fabrik Helfenberg, vorm. Eug. Dietrich in Helfenberg i. Sa.

Robylan (Dr. P e n s c h u c k s Lecithin-Eisen-Pastillen) enthält 10% Lecithalbumin und 6% organisch gebundenes Eisen. *Fabrikant:* Darman-Werk in Offenbach a. M.

Rodagen ist ein aus der Milch thyreoidektomierter Ziegen hergestelltes Präparat, das den wirksamen Körper in konzentrierter Form enthält, unbegrenzt haltbar ist und längere Zeit ohne Widerwillen genommen werden kann. Der besseren Dosierbarkeit wegen kommt es mit 50% Milchzucker verrieben in den Handel. Es wird bei Morbus Basedowii in täglichen Dosen von 5—10 g gegeben und zwar längere Zeit hindurch. *Fabrikant:* Vereinigte chem. Werke in Berlin-Charlottenburg.

Roemer-Serum siehe Serum gegen Lungenentzündung.

Romauxan, ein Nährpräparat, soll aus Protalbumosen des Milcheiweiß, Metaphosphorsäure und Eisensalzen hergestellt werden und ca. 1 % Eisen und 10 % Stickstoff enthalten. *Fabrikant:* Dr. Walter Wolf & Co. in Elberfeld.

Roncegno-Pillen nach Guttmann sind rosarot dragierte Pillen, die die Salze des Roncegnowassers sowie ein Stomachikum enthalten sollen. *Fabrikant:* Georg Guttmann, Tragheim-Apotheke in Königsberg i. Pr.

Ronozolsalze entsprechen in Zusammensetzung und Wirkung den Sozojodolsalzen (siehe diese). Unter der Bezeichnung Ronozol-H ist das Quecksilbersalz, Ronozol-K das Kaliumsalz, Ronozol-N das Natriumsalz und Ronozol-Z das Zinksalz zu verstehen. *Fabrikant:* Dr. A. Voswinkel in Berlin W. 57.

Vorsichtig aufzubewahren.

Rosana siehe Natterers Lebertran-Tabletten.

Rosinol siehe Retinol.

Rotlaufserum siehe unter Serum.

Rotterinpastillen, antiseptische Pastillen nach Rotter, bestehen aus Zincum sulfocarbolicum, Zincum chloratum $\overline{aa}$ 1,25, Acidum boricum 1,0, Acidum salicylicum 0,3, Acidum citricum 0,05, Thymol 0,1, Natrium chloratum 0,12.

Vorsichtig aufzubewahren.

Rotzserum siehe unter Mallein.

Rubiacitol werden Tabletten genannt, welche Yohimbin und Lecithin enthalten und bei sexueller Neurasthenie usw. Anwendung finden sollen. *Fabrikant:* Th. Hille in Berlin.

Vorsichtig aufzubewahren.

Rubidium-Ammonium bromatum, $RbBr \cdot 3NH_4Br$, bildet ein weißes, in Wasser lösliches Pulver. Es wird an Stelle von Bromkalium gegen Epilepsie zu 4—6,5 g täglich, als Hypnotikum zu 4—5 g täglich angewendet.

Rubidium bromatum, $RbBr$, B r o m - R u b i d i u m, bildet farblose, viereckige, in Wasser leicht lösliche Kristalle. Es wird in Dosen von 0,3—0,6 g wie Bromkalium gegen Epilepsie, Kopfschmerzen, Schlaflosigkeit angewendet.

Rubidium jodatum, RbJ, J o d r u b i d i u m, bildet weiße, in Wasser leicht lösliche Kristallwürfel. Es wird wie Jodkalium zu 0,06—0,3 g mehrmals täglich gegeben und besitzt vor diesem den Vorzug, weder auf den Magen noch auf das Herz einen ungünstigen Einfluß auszuüben.

Ruhrheilserum siehe Serum gegen Dysenterie.

Russol, eine Einreibung gegen Gicht und Rheumatismus, enthält nach Angabe des Verfertigers Salizylsäuremethylester, Capsicin, Colchicum, Chloroform und Senfspiritus. *Fabrikant:* St. Leonhardts-Apotheke von Dr. E. Bloch in Basel.

Sabbatin ist ein Glykosid aus der Pflanze Sabbatia Ellioti. Es wird als Antiperiodikum und Ersatz des Chinins bei Malaria gebraucht. Es kommt als bräunliches, in Wasser und Alkalien lösliches Pulver in den Handel.

Sabromin, dibrombehensaures Calcium, im Jahre 1908 eingeführt, enthält ca. 29% Brom und 3,8% Calcium und stellt ein weißes, geruch- und geschmackfreies Pulver von neutraler Reaktion dar, welches in Wasser, Alkohol, Äther und Aceton unlöslich ist, löslich dagegen in Benzol, Benzin und Tetrachlorkohlenstoff. Es soll gut vertragen und in Dosen von 1—2 g mehrmals täglich an Stelle der gebräuchlichen Bromalkalien gebraucht werden. Nebenwirkungen: Leichte Bromakne. *Fabrikant:* Farbwerke vorm. Meister Lucius & Brüning in Höchst a. M. und Farbwerke vorm. Friedr. Bayer & Co. in Elberfeld.

Vor Licht geschützt aufzubewahren.

Sagarahpillen sind mit Zucker und Silber überzogene Pillen gegen habituelle Verstopfung, deren Hauptbestandteile Extr. Cascarae sagradae, Extr. Rhei und Podophyllin bilden. *Fabrikant:* C. Stephan, Kronen-Apotheke in Dresden-N.

Sagradawein Liebes von J. P. Liebe in Dresden. Hierzu gibt der Luxemburger Apothekerverein folgende Vorschrift: Extr. fluid. Cascarae sagradae examarati 500,0, werden im Wasserbade auf 200 g eingedampft und mit Vin. Malac. 800,0 gemischt. S. Je 1 Kaffeelöffel voll 1—3 mal täglich nach der Mahlzeit und vor dem Schlafengehen zu nehmen.

"**Sahir**", K a u b a l s a m, gegen Krankheiten des Zahnfleisches usw., enthält die wirksamen Bestandteile der Betelnuß, frei von den färbenden und sonstigen Nebenwirkungen, eingebettet in eine unlösliche Kaumasse, aus der sie sich beim Kauen herauslösen. *Fabrikant:* Ludwig Seysburg in München, Herzog-Rudolfstr. 11.

Sajodin, im Jahre 1906 von E. F i s c h e r und J. v. M e r i n g in den Arzneischatz eingeführt, heißt das Calciumsalz der Monojodbehensäure, $(C_{22}H_{42}JO_2)_2Ca$. Zur Darstellung geht man aus von der Erukasäure des Rüböls. Diese wird nach D. R. P. 186214 bzw. 180 087 mehrere Tage lang im Autoklaven mit einer Lösung von phosphorfreier Jodwasserstoffsäure in Eisessig auf 60—70° erhitzt, dadurch in Jodbehensäure verwandelt, welch letztere sodann in ihr Calciumsalz übergeführt wird. Das Handelspräparat ist nicht das chemisch reine Produkt, das 26,1% Jod enthalten müßte; aus fabrikationstechnischen Gründen kommt vielmehr ein Präparat mit 24,5% Jod (auf wasserfreie Substanz bezogen) in den Handel. Dieses Sajodin bildet ein weißes, etwas fettig sich anfühlendes Pulver ohne Geruch und Geschmack, unlöslich in Wasser, kaum löslich in kaltem Alkohol und Äther, löslich in Chloroform. Sajodin wird zu gleichem Zwecke und in gleicher Dosierung wie Jodkalium angewendet. Auftreten von Jodismus wurde bei Anwendung des Präparates nur in ganz seltenen Fällen beobachtet. *Fabrikant:* Farbwerke vorm. Meister Lucius & Brüning in Höchst a. M. und Farbenfabriken Elberfeld.

Vor Licht geschützt aufzubewahren.

Sal anaestheticum Schleich siehe Schleichs Präparate.

Sal bromatum effervescens cum Valeriana siehe Castoreumbromid.

Sal-Creolin, ein "neues Creolin", bildet eine weißliche, dicke emulsionsartige Flüssigkeit mit 33% Phenolen und 26% Teerölen. Das Präparat läßt sich mit Wasser (auch mit Meerwasser) in jedem Verhältnis mischen und wird als Desinfektionsmittel besonders für Schiffsapotheken empfohlen. *Fabrikant:* William Pearson in Hamburg.

Sal physiologicum nach Prof. Poehl. Poehls Physiologisches Salz, ein weißes, in Wasser lösliches Pulver, enthält alle osmotisch wirksamen Bestandteile des Blutserums. Eine 1,5 prozentige Lösung entspricht ihrem Salzgehalte nach dem Blutserum. Gebr. zur Irrigation und als Spray auf katarrhalisch affizierte Schleimhäute (Coryza, Blasenkatarrh), als Klysma zur Erhöhung des osmotischen Druckes und der Herztätigkeit, sowie zu Transfusionen. *Fabrikant:* Prof. A. v. Poehl & Söhne in St. Petersburg.

Sal purgans nennt man in Österreich das künstliche Karlsbader Salz, nachdem der Karlsbader Brunnenverwaltung durch die österreichischen Gerichte das alleinige Benutzungsrecht des Namens „Karlsbader Salz" zugesprochen ist.

Salacetol, Salantol, Salizylacetol, ist Acetolsalizylsäureester, $C_6H_4 \cdot OH \cdot COO \cdot CH_2 \cdot CO \cdot CH_3$, welcher durch Einwirkung von Monochloraceton auf Natriumsalicylat erhalten wird. Es bildet wollige Kristallnadeln, welche bei 71° schmelzen und sich in heißem Wasser und Alkohol lösen. Das Salacetol wird an Stelle des Salols gegen akute und chronische, infektiöse Darmkrankheiten und gichtischen Rheumatismus in Dosen von 2—3 g, am besten in der 10 fachen Menge Rizinusöl gelöst, angewendet. *Fabrikant:* Chem. Fabrik vorm. Hofmann und Schötensack in Ludwigshafen a. Rh.

Salactol wird ein gegen Diphtherie empfohlenes Mittel genannt, welches aus einer Lösung von Natriumsalizylat und Natriumlactat in 1 prozentigem Wasserstoffsuperoxyd bestehen soll. Es wird zum Pinseln verwendet.

Salantol siehe Salacetol.

Salaperlen nennt die Wittesche Apotheke in Berlin W. Gelatinekapseln mit Salacetolsandelöl.

Salbenpflaster siehe Mollplaste.

Salbenseifen sind aus Adeps bereitete Kaliseifen; dieselben mischen sich mit vielen Medikamenten und bilden, besonders mit Quecksilber verrieben, einen Ersatz für das Ung. Hydr. ciner., der unter dem Namen Sapo cinereus in den Handel kommt. *Fabrikant:* P. Beiersdorf & Co. in Hamburg.

Salbenstifte, sind zur Behandlung umschrieben auftretender Hautkrankheiten empfohlen worden, da sie billig sind und Material ersparen. Sie haben das Aussehen und die Konsistenz der käuflichen Lippenpomade und werden aus Wachs und Wollfett hergestellt. Man kann ihnen alle möglichen Arzneimittel beimischen. *Fabrikant:* P. Beiersdorf & Co. in Hamburg.

Salbromalid siehe Antinervin.

Salen ist eine nach D. R. P. 196291 dargestellte Mischung von Methyl- und Äthylglykolsäureester der Salizylsäure. Beide Ester bilden weiße Kristalle, von denen die des ersteren bei 28—29° und die des Äthylesters bei 38—39° schmelzen, während Salen bei gewöhnlicher Temperatur eine ölige Flüssigkeit darstellt, die erst bei —5 bis —10° erstarrt. Salen ist leicht löslich in Alkohol, Äther, Benzol und Ricinusöl, schwer in Olivenöl, viel leichter in einem Gemisch von Oliven- und Ricinusöl. Es ist geruchlos, reizlos und kann, wenn es eingerieben worden ist, längere Zeit mit der Haut in Berührung bleiben. Es wird entweder rein oder mit der gleichen Menge Spiritus gemischt oder in Mischung von 15 g Salen, 10 g Olivenöl und 5 g Ricinusöl oder auch mit Olivenöl und Chloroform gemischt bei Rheumatismus usw. eingerieben. *Fabrikant:* Gesellschaft für Chemische Industrie in Basel.

Salenal, Unguentum Saleni, enthält $33^1/_3\%$ Salen und wird als reizloses Antirheumatikum empfohlen. *Fabrikant:* Gesellschaft für chemische Industrie in Basel.

Saletin ist ein englischer Name für Acetylsalizylsäure.

Salhypnon, Benzoylmethylsalizylsäureester, bildet lange, farblose, in Wasser unlösliche Nadeln; in Alkohol und Äther ist die Verbindung schwer löslich. Der Schmelzpunkt liegt bei 113—114°. Das Salhypnon hemmt zwar das Bakterienwachstum, doch nicht in dem Maße wie Salacetol und andere Arzneimittel. *Fabrikant:* Dr. A. Voswinkel in Berlin W.

Salibromin, der Dibromsalizylsäuremethylester der Formel $C_6H_2Br_2OH \cdot COOCH_3$, bildet ein weißes, in Wasser unlösliches, in Alkalien lösliches Pulver von schwachem Geruch. Es wirkt als Antiseptikum und wird in Dosen von 0,5 g 4—10 mal täglich gegeben.

Salicin, $C_6H_{11}O_5 \cdot OC_6H_4 \cdot CH_2 \cdot OH$, ist ein Glykosid aus der Rinde von Weiden und Pappelarten. Es bildet bei 200—201° schmelzende, in 28 T. Wasser und in 30 T. Alkohol lösliche Kristallnadeln und wird beim Erhitzen der wässerigen Lösung mit verdünnter Mineralsäure oder durch Einwirkung von Fermenten, z. B. Emulsin, in Saligenin und Dextrose gespalten. Salicin wirkt wie Salizylsäure, besitzt aber nicht deren unangenehme Nebenwirkungen. Man braucht es bei Rheumatismus, Fieber und Chorea und gibt es als Antipyretikum zu 2 g mehrmals täglich, als Amarum zu 0,1—0,3 g pro dosi.

Salicylacetol siehe Salacetol.

Salicylamid, $C_6H_4 \cdot OH \cdot CO \cdot NH_2$, bildet farblose, bei 138° schmelzende Kristallblättchen, welche sich wenig in Wasser, aber leicht in Alkohol und Äther lösen. Es wird in Dosen von 0,15—0,25 g dreistündlich bei Rheumatismus, Fieber, Chorea und Gicht wie Salizylsäure gegeben.

Maximaldosis 1 g pro die.

Salicylchinin siehe Salochinin.

Salicylchinin salicylsaures siehe Rheumatin.

Salicylphenetidin siehe Malakin und Saliphen.

Salicylsäure-Chininester siehe Salochinin.

Salicylsäure-Glyzerinester siehe Glycosal.

Salicylsäure-Methylester siehe Methylium salicylicum.

Salicylsäure-Naphtholester siehe Alphol und Betol.

Salicylsäure-Seife siehe Rheumasan.

Salicylsäure-Thymolester siehe Salithymol.

Salifebrin, angeblich Salicylanilid, soll ein Kondensationsprodukt aus Acetanilid und Salicylsäure sein, ist aber wahrscheinlich nur eine durch Schmelzen hergestellte Mischung beider Stoffe. Es soll als Ersatz des Salipyrins dienen. *Fabrikant:* Apotheker Radlauer, Berlin, Kronen-Apotheke.

Saliformin, Hexamethylentetraminsalicylat, Urotropinsalicylat, $C_6H_{12}N_4 \cdot C_6H_4 \cdot OH \cdot COOH$, bildet ein weißes, kristallinisches, in Wasser und Alkohol leicht lösliches Pulver. Es ist ein harnsäurelösendes Mittel und wird bei

Cystolithiasis und bakteriellen Erkrankungen der Harnwege, in Dosen von 1—2 g pro die gegeben. *Fabrikant:* E. Merck in Darmstadt.

Saligallol, das Disalicylat des Pyrogallols, ist ein harzartiger, fester Körper, der sich in 2 T. Aceton und 15 T. Chloroform löst und als Firnis zu dermatologischen Zwecken Anwendung finden soll. *Fabrikant:* Knoll & Co. in Ludwigshafen a. Rh.

Saligenin, Orthooxybenzylalkohol, Diathesin, $C_6H_4 \cdot OH \cdot CH_2 \cdot OH$, ist das Spaltungsprodukt des Salicins (siehe dieses) und wird synthetisch aus Phenol und Formaldehyd gewonnen. Es bildet farblose, bei 86° schmelzende Kristalle, welche sich in Alkohol, Äther und heißem Wasser lösen. Es wird wie Salizylsäure bei akutem Rheumatismus, Malaria, Typhus und Gicht in Dosen von 0,5—1 g, 1 bis 2 stündlich verordnet. *Fabrikant:* Chem. Fabrik Sulzbach G. m. b. H. in Sulzbach-Oberpfalz b. Nürnberg.

Salimenthol und **Samol.** Unter dem Namen Salimenthol wird der Salizylsäureester des Menthols in den Handel gebracht. Die Darstellung erfolgt in der Weise, daß ein Gemisch von Menthol und Salizylsäure unter Hindurchleiten eines Gasstromes auf eine den Schmelzpunkt des Gemisches übersteigende, jedoch unter 220° liegende Temperatur erhitzt wird. (D. R. P. 171 453.) Das Salimenthol ist flüssig, hellgelb, fast geschmacklos und von angenehmem, schwachem Geruche. Es besteht aus annähernd gleichen Teilen Salizylsäure und Menthol und wird sowohl innerlich in Kapseln zu 0,25 g, als auch äußerlich in Form einer 25 prozentigen Salbe, Samol genannt, angewendet (Salbengrundlage: Lanolin, Öl, Wachs, Wasser und eine Spur Sapo medic.). Das Salimenthol wird für infektiöse und schmerzhafte Erkrankungen, ferner bei Zahnschmerz, akutem und chronischem Gelenk- und Muskelrheumatismus empfohlen. *Fabrikant:* Dr. B. Bibus in Wien I.

Salimenthol-Kohle-Tabletten bestehen aus gereinigter Holzkohle und Salimenthol. Anwendung: bei Entzündungen der Mund- und Rachenhöhle, abnormen Gärungen usw. *Fabrikant:* Dr. Scheuble & Co. in Hamburg.

Salinaphthol siehe Betol.

Salinofer wird ein leicht resorbierbarer Hautcreme mit 15% Kochsalz genannt, der als Ersatz für lokale Soolbäder bei rheumatischen und neuralgischen Erkrankungen als Einreibungsmittel Anwendung finden soll. *Fabrikant:* Chem. Fabrik, M. Hellwig in Berlin.

Saliphen, Saliphenin, Salicyl-Phenetidin, $C_6H_4 \cdot OC_2H_5 \cdot NH \cdot CO \cdot C_6H_4 \cdot OH$. Es bildet farblose, bei 139° schmelzende, in Wasser kaum, in Alkohol leicht lösliche Kristalle. Es hat nur geringe Wirkung als Fiebermittel.

Vorsichtig aufzubewahren.

Saliphenol siehe Phenosalyl.

Salit heißt der nach D. R. P. Nr. 175 097 gewonnene Salizylsäureester des Borneols $C_{10}H_{17}OCOC_6H_4OH$. Derselbe ist eine ölige Flüssigkeit, unlöslich in Wasser, wenig löslich in Glyzerin, in jedem Verhältnisse dagegen in Alkohol, Äther und fetten Ölen löslich. Salit wird durch Alkalien und nach der Einverleibung im Körper gespalten in Salizylsäure und Borneol. Bei der Anwendung wird es etwa zu gleichen Teilen mit Arachisöl gemischt und in der Regel zweimal täglich auf die Haut der erkrankten Körperteile aufgepinselt oder eingerieben. Die bepinselten Hautstellen werden mit Billrothbatist bedeckt, die eingeriebenen mit Watte.

Ein gebrauchsfertiges Gemisch mit $1/3$ Arachisöl wird als S a l i t u m s o l u t u m in den Handel gebracht. Es wurde mit Erfolg bei Muskelrheumatismen, akuten Neuralgien, akuten leichten Gelenkrheumatismen, akuten (rheumatischen) Pleuritiden und Sehnenscheidenentzündungen angewendet. *Fabrikant:* Chem. Fabrik v. Heyden in Radebeul-Dresden.

Salitannol. Läßt man auf eine Mischung molekularer Mengen Salizylsäure und Gallussäure Phosphoroxychlorid wirken, so entsteht nach D. R.-P. Nr. 94281 ein Kondensationsprodukt von der Zusammensetzung $C_{14}H_{10}O_7$. Der Körper bildet ein weißes, amorphes Pulver, unlöslich in Wasser, Äther, Chloroform, Benzol, kaum löslich in Alkohol. Durch Alkalikarbonate wird er in der Kälte nicht, durch Ätzalkalien dagegen sehr leicht gelöst, aus der Lösung durch Säuren wieder gefällt. Er schmilzt gegen 210° unter Zersetzung. Das Salitannol verbindet die antiseptischen Wirkungen der Salizylsäure mit denen des Tannins bzw. der Gallussäure und ist wegen seiner Unlöslichkeit und seines neutralen chemischen Charakters als antiseptisches Heilmittel besonders bei der Wundbehandlung verwendbar.

Salithymol, Salizylsäurethymylester, Thymylsalicylat, $C_6H_3 \cdot CH_3 \cdot C_3H_7 \cdot O \cdot COC_6H_4(OH)$, wird, analog dem Salol, aus Thymolnatrium und Natriumsalicylat durch Einwirkung von Phosphor-Oxychlorid oder -Trichlorid dargestellt. Es bildet ein weißes, kristallinisches, süßlich schmeckendes, in Wasser kaum, in Alkohol und Äther leicht lösliches Pulver. Salithymol wurde als Antiseptikum in denselben Dosen wie Salol empfohlen.

Salitpatronen und **Salocreolpatronen** werden unter dem Namen A n t i r h e u m a t i n (unter dem bisher nur die Difluordiphenylsalbe der Firma Valentiner & Schwarz in Leipzig-Plagwitz bekannt war) als bequeme Darreichungsformen von Salit und Salocreol (siehe diese) empfohlen. Beide Patronen enthalten einen Salbenstift mit Salit bzw. Salocreol. *Fabrikant:* Apotheker W. Newiger in Berlin-Reinickendorf 6.

Salochinin, S a l i c y l c h i n i n , S a l i z y l s ä u r e c h i n i n e s t e r : $C_6H_4OH \cdot COO \cdot C_{20}H_{23}N_2O$, im Jahre 1901 von O v e r l a c h eingeführt, wird erhalten, indem man Salol mit Chinin schmilzt. Dabei spaltet sich Phenol ab, und der Salizylsäurerest des Salols verbindet sich mit dem Chinin. Das Salochinin bildet farblose, in Alkohol und Äther lösliche, in Wasser unlösliche Kristalle, ohne bitteren Geschmack, die bei 141° schmelzen. Es enthält 73,1% Chinin.

Identitätsreaktionen und Prüfung: 0,2 Salochinin werden in 5 ccm Salzsäure gelöst und mit Wasser zu 25 ccm aufgefüllt. Versetzt man 5 ccm dieser Flüssigkeit mit 2 ccm Chlorwasser und überschüssigem Ammoniak, so tritt Grünfärbung ein. Werden 0,3 g Salochinin in 2 ccm konzentrierter Schwefelsäure gelöst und unter Zusatz einer geringen Menge Methylalkohol erwärmt, so tritt der Geruch nach Salizylsäuremethylester auf. 1 g Salochinin werde eine Minute lang mit 50 ccm Wasser geschüttelt und filtriert. Das klare Filtrat soll durch Baryumnitrat nicht getrübt und durch Eisenchlorid nicht violett gefärbt werden.

Salochinin wird als Ersatzmittel für Chinin bei Neuralgien und als Antipyretikum bei Typhus usw. empfohlen und in Dosen von 1—2 g 1—2 mal täglich gegeben, bei Pertussis gibt man 6—8 mal täglich 0,1—0,25 g. Nebenwirkungen: Zuweilen Ohrensausen und Schwerhörigkeit. *Fabrikant:* Farbenfabriken vorm. Fr. Bayer & Co., Elberfeld und Vereinigte Chininfabriken Zimmer & Co. in Frankfurt a. M.

Salochininum salicylicum siehe Rheumatin.

Salocoll, Phenocollsalicylat, $C_6H_4(OC_2H_5)NH \cdot COCH_2 - NH_2 \cdot C_7H_6O_3$, bildet feine, in heißem Wasser lösliche Kristallnadeln von süßlichem Geschmack. Es wird in Gaben von 0,6—1,0 g mehrmals täglich gegen Rheumatismus, Gicht, Chorea, Pleuritis und Fieber angewendet und als spezifisch wirkendes Mittel gegen Influenza empfohlen.

Salocreol wird erhalten durch Einwirkung von Salizylsäure auf Kreosot. Man kann es als den Salizylsäureester des Kreosots bezeichnen. Es ist eine ölige braune Flüssigkeit, in Wasser unlöslich, löslich in Alkohol, Äther und Chloroform, nahezu geruchlos, neutral, frei von der Ätz- und Giftwirkung des Kreosots und von der keratolytischen Wirkung der Salizylsäure. Auf der Haut verrieben, wird Salocreol ohne Färbung oder Reizung zu erzeugen, resorbiert und zwar von fettreichen Stellen schneller als von fettarmen. Im Organismus wird es zerlegt; die Salizylsäure erscheint im Harn als Salizylursäure. Indiziert ist Salocreol bei rheumatischen Gelenkschwellungen, Erysipel, Arthritis deformans. Ganz besonders werden durch dasselbe akute und chronische Lymphadenitiden beeinflußt, auch Angina und Drüsenschwellungen nach Masern und Scharlach werden beseitigt. Bei der Applikation von Salocreol ist die Haut sorgfältig zu trocknen, da sonst eine resorptionswidrige Emulsion entsteht. Dosis 6 bis 20 g pro die rein, ohne Ölzusatz. Nebenwirkungen wurden bisher nicht beobachtet. *Fabrikant:* Chem. Fabrik v. Heyden in Radebeul b. Dresden.

Salogen ist ein eisenhaltiges Mutterlaugen-Badesalz.

Salolacetamidat ist ein dem Salophen analoges Präparat. *Fabrikant:* Dr. A. Voswinkel in Berlin W. 57.

Salol-Kampfer, Salolum camphoratum, ist ein Gemenge von 3 T. Salol und 2 T. Kampfer. Es bildet eine ölige, in Alkohol, Äther und Ölen lösliche Flüssigkeit und wird als Antiseptikum und lokales Anästhetikum bei Zahnschmerzen, Neuralgien, Rheumatismus, Typhus und bei Hautkrankheiten, sowie bei Otorrhöe angewendet.

Salophen, Acetyl-p-amidosalol, im Jahre 1891 von Guttmann zuerst bei Gelenkrheumatismus empfohlen, besitzt die Formel

$$C_6H_4 {<}^{OH}_{COOC_6H_4NHCOCH_3}.$$

Das Salophen wird nach D. R. P. 62533 bzw. 62289 aus dem Salizylsäure-Nitrophenolester durch Reduzierung und Acetylierung gewonnen. Es bildet geruch- und geschmacklose kristallinische Blättchen vom Schmelzpunkt 190°. In kaltem Wasser ist dasselbe kaum, in heißem Wasser etwas, in Alkohol und Äther leicht löslich. In wässerigen Alkalien löst es sich leicht auf. Kocht man diese alkalische Lösung, so wird sie, von der Oberfläche aus beginnend, bald blau, verliert bei erneutem Kochen die Färbung, um sie bei Hinzutritt von Luft wieder anzunehmen.

Prüfung nach Pharm. Helv.: 1 g mit 50 ccm Wasser geschüttelt, gebe ein Filtrat, das weder durch Eisenchlorid noch durch Silbernitrat verändert werden darf. 0,5 g sollen in 3 ccm Schwefelsäure mit schwach gelblicher Färbung löslich sein.

Salophen wirkt als Antirheumatikum und Antineuralgikum. Bei Kopfschmerzen ist gewöhnlich eine Dosis von 1 g wirksam, die erforderlichenfalls nach einer Stunde zu wiederholen ist. Bei akutem Gelenkrheumatismus, Muskelrheumatismus und Neuralgien gibt man 1—1,5 g viermal täglich, bei Influenza alle drei Stunden 1 g in Pulverform. Dosis für Kinder 0,25—0,4 g. *Fabrikant:* Farbenfabriken vorm. Friedr. Bayer & Co. in Elberfeld.

Salosantal, Oleum Salosantali, ein Mittel gegen Krankheiten der Harnwege, soll eine Lösung von Salol in Sandelholzöl sein, der etwas Pfefferminzöl zugesetzt ist. *Fabrikant:* Dr. Halle, chem. Fabrik in Berlin-Schöneberg.

Saltarin, Extractum Jambolani comp. Dr. Schütz, als Mittel gegen Diabetes empfohlen, enthält die Extrakte von Syzygium Jambolana, Fruct. Phaseoli, Folia Myrtilli neben verschiedenen Salzen und Eisen in organischer Bindung. *Fabrikant:* Dr. Schütz & Co. in Bonn.

Saluferin-Zahnpaste zur Behandlung von durch Quecksilber herrührender Stomatitis, enthält 5% Isoformpulver (siehe dieses) und 10% Kaliseife. *Fabrikant:* Norddeutsche chemische Werke in Berlin.

Salvarsan, Dioxydiamidoarsenobenzolchlorhydrat, $As_2(C_6H_3 \cdot OH \cdot NH_2)_2 \cdot 2 HCl$, wurde im Jahre 1910 als Ehrlich-Hata 606 (auch kurz „606" genannt) von Ehrlich in die Therapie eingeführt. Es wird nach D. R. P. 224953 so dargestellt, daß nach Analogie der p-Phenolsulfosäure aus Phenol und Arsensäure zunächst p.-Oxyphenylarsinsäure hergestellt, diese mit einer Mischung von Schwefelsäure und Salpetersäure nitriert und die gebildete Nitrophenylarsinsäure mit Natriumamalgam in methylalkoholischer Lösung oder mit Natriumhydrosulfit in alkalischer Lösung über die entsprechende Amidosäure zu Diamidodioxyarsenobenzol reduziert wird. Letzteres wird durch Behandeln mit Salzsäure in das salzsaure Salz übergeführt. Zartes, leicht in Wasser (mit saurer Reaktion), Methylalkohol und Glyzerin, schwerer in Alkohol lösliches, in Äther unlösliches, hellgelbes Pulver mit 34% Arsen. Beim Lösen in Wasser ballt sich das Salvarsan zuerst klumpig zusammen, läßt sich durch Umrühren mit einem Glasstab oder Schütteln mit Glaskugeln aber leicht in Lösung bringen. Seiner leichten Oxydierbarkeit wegen wird es in evakuierten oder mit einem indifferenten Gas gefüllten Ampullen abgegeben.

Identitätsreaktionen und Prüfung: Bei Zusatz von 5 ccm $1/10$ N. Silbernitratlösung zu einer Lösung von 0,1 g Salvarsan in 1 ccm Methylalkohol + 1 ccm Wasser entsteht eine tiefrote klare Flüssigkeit, aus der auf Zusatz von 5 ccm 25 prozentiger Salpetersäure ein bräunlich gelber Niederschlag ausfällt, der beim Erwärmen auf dem Wasserbad rein weiß wird. In der von dem in Ammoniak löslichen weißen Niederschlag abgegossenen und nach einem Zusatz von einigen Tropfen verdünnter Salzsäure filtrierten Flüssigkeit wird nach Zugabe von Ammoniak im Überschuß und Magnesiamixtur eine weiße kristallinische Ausscheidung erhalten (Arsen). Der ausgewaschene Niederschlag kann in Salzsäure gelöst mit Zinnchlorürlösung weiter identifiziert werden. Die wäßrige Lösung 1 : 10 soll völlig klar und gegen Kongopapier neutral sein. Im Filtrat der mit etwa der gleichen Menge Natriumazetatlösung (unter Erwärmen) ausgefällten Lösung (1 : 10) soll (nach dem Ansäuern) weder mit Schwefelwasserstoffwasser, noch (nach dem Übersättigen mit Ammoniak) mit Magnesiamixtur eine Ausscheidung hervorgerufen werden.

Indikationen: Das Salvarsan, z. Z. wohl das wirksamste Antiluetikum, wird bei allen Formen der Syphilis sowie einer Reihe anderer Infektionskrankheiten angewendet, leistet aber unbestreitbar bei primärer Syphilis die besten Dienste, wo es für sich oder in Kombination mit Quecksilber in etwa 90% der Fälle Heilung bewirken soll. Bei sekundärer und tertiärer Syphilis wird man die Quecksilber- und Jodpräparate nicht entbehren können. Gute Aussichten bietet auch die Salvarsanbehandlung bei Malaria tertiana, Recurrens, Framboesie, Aleppobeule, Bilharzia und in der Veterinärmedizin bei Lymphangitis und chronischem Rotz, dagegen sind bei Lepra, Pemphigus und den Trypanosomenerkrankungen bisher nur vereinzelte Erfolge erzielt worden.

Anwendung und Dosierung: Das Salvarsan wird zumeist intravenös angewandt, da die intramuskuläre und subkutane Anwendung der Lösungen von unangenehmen Folgeerscheinungen begleitet ist. Die intramuskuläre Anwendung ist nur da am Platze, wo es sich um Erzielung einer Depotwirkung handelt. Intravenös verwendet man am besten neutrale Salvarsanlösungen, subkutan und intramuskulär Suspensionen des Mittels in Paraffin, Olivenöl und Jodipin. Die neutrale Lösung zur intravenösen Applikation wird wie folgt bereitet: In einem völlig sterilen 250 ccm Glaszylinder mit Stöpsel werden 50 ccm frisch (möglichst aus Glas) destilliertes Wasser (von 50° C.) mit 0,5 g Salvarsan bis zur Lösung geschüttelt, mit knapp 1 ccm N. Natronlauge neutralisiert und mit 0,8 prozentiger Kochsalzlösung auf 250 ccm aufgefüllt. Ev. sind zur Erzielung einer völlig blanken Lösung noch 2—3 Tropfen Natronlauge zuzufügen. Im übrigen werden auch von der darstellenden Firma genaue Vorschriften zur Bereitung der verschiedenen Anwendungsformen zur Verfügung gestellt.

Die Dosierung des Mittels ist noch nicht allgemein festgelegt. Bei intravenöser Applikation kommen durchschnittlich für Männer 0,4 g, für Frauen 0,3 g zur Anwendung. Bei intramuskulärer und subkutaner Injektion sind die Dosen bei Männern 0,6—0,7—0,8—1,0 g, bei Frauen 0,45—0,5 g, bei schwächlichen Patienten 0,3—0,4 g, bei Kindern 0,2—0,3 g, bei Säuglingen 0,02—0,05—0,1 g.

Als Nebenwirkungen sind außer lokalen Reizerscheinungen namentlich Fieber, Kopfschmerzen, Erbrechen, Diarrhöen, zuweilen auch Nervenlähmungen, Augenschädigungen, Ikterus, Nephritis usw. beobachtet worden. Nach Wechselmann kann ein großer Teil derselben auf bakterienhaltiges Wasser zurückgeführt werden, und es ist daher zur Darstellung der Salvarsanlösungen nur frisch destilliertes Wasser und ebenso reinstes Kochsalz zu verwenden.

Fabrikant: Farbwerke vorm. Meister Lucius & Brüning in Höchst a. M.

Sehr vorsichtig aufzubewahren.

Salvin (Salviolessenz mit 10% Menthol-Salol-Glyzerin) oder „aromatisch - alkoholische Salbei - Ratanha - Salol - Glyzerin-

Essenz" ist ein Präparat, welches bei Kehlkopf-, Hals- und Mundkrankheiten zum Gurgeln und Inhalieren empfohlen wird. Auch als Prophylaktikum sowohl, wie als Heilmittel soll Salvin bei auftretenden Epidemien (Scarlatina, Diphtherie) gute Dienste leisten. *Fabrikant:* Apotheker Lakemeier in Köln a. Rh.

Es kommt unter dem gleichen Namen aber auch ein Creme in den Handel, der durch feinste Emulgierung einer ätherischen Silicium-Ceratinmasse dargestellt wird. Derselbe dringt sofort in die Haut und überzieht die Epidermis mit einer feinen kieselsauren Wachsdecke, so daß eine Infektion derselben bei operativer Tätigkeit, bei Sektionen und Untersuchungen schwer erfolgen kann. Besondere Bedeutung kommt dem Präparat in der Dermatologie zu, speziell in der Ekzem- und Intertrigotherapie. Auch als Prophylaktikum gegen Dekubitus ist es von Wert, ebenso als Kosmetikum.

Salviolessenz siehe Salvin.

Samol siehe Salimenthol.

Sanasklerore wird eine gegen Asthma, Arteriosklerose, Lues, und eine Reihe anderer Krankheiten empfohlene Spezialität genannt, die in Form von Tabletten und in Lösung (in Ampullen) in den Handel kommt. Die 0,5 g schweren Tabletten sollen aus einer Mischung von 3,0 g 40%iges Lecithinalbumin, 1,0 g Kaliumjodid und 1,0 g Nährsalz bereitet sein. *Fabrikant:* Engel-Apotheke in Berlin W 8.

Vorsichtig aufzubewahren.

Sanatogen besteht im wesentlichen aus Milchcasein und glycerinphosphorsaurem Natrium. Es ist leicht in Wasser löslich und wird als Nähr- und Kräftigungsmittel empfohlen. *Fabrikant:* Bauer & Co. in Berlin SO.

Zu einem Protos genannten Ersatzpräparat gibt der Stockholmer Apothekerverein folgende Vorschrift bekannt: 50,0 Natr. glycerinophosphoricum sicc., 940,0 Casein. pur. (Kaseinnatrium), 5,0 Natr. bicarbonicum, 5,0 Natr. chloratum. Das Natriumglycerophosphat wird mit etwas Kasein verrieben, darauf werden die übrigen Bestandteile hinzugefügt. Die Mischung wird bei schwacher Wärme nachgetrocknet und durch ein Sieb geschlagen.

Dr. Sandmanns Nasenschnupfenwatte soll mit Menthol, Thymol, Arnicin, Kampfer und Borsäure getränkt sein; außerdem scheint sie noch etwas Melissenöl als Parfüm zu enthalten. *Fabrikant:* Admiralapotheke in Berlin.

Sangalbumin ist Bluteiweiß, welches als Ersatz für Hämalbumin in den Handel gebracht wird. *Fabrikant:* Sicco in Berlin O.

Sangan siehe Häman.

Sangostol, Liquor Calcii jodo-ferrati, ist ein Kalkeisenpräparat, welches besonders bei rhachitischen und skrofulösen Kindern an Stelle des Pulvis antirhachiticus und des Phosphorlebertrans Anwendung finden soll. *Fabrikant:* Kreuzbergapotheke in Berlin SW.

Sanguinal Krewel ist ein physiologisches Eisenpräparat animalen Ursprungs, das neben den natürlichen Blutsalzen, Albuminen und kleinen Peptonmengen Eisen und Mangan in einer für die Resorption sehr geeigneten Verbindung enthält. 100 T. Sanguinal enthalten 46% natürliche Blutsalze, 10% chemisch reines Hämoglobin, 44% Muskelalbumin und etwas Mangan. *Fabrikant:* Krewel & Co. in Köln a. Rh.
Es sind folgende Sanguinalpräparate im Handel:

Pilulae Sanguinalis Krewel. Weiße überzuckerte Pillen mit reiner Sanguinalmasse gegen Blutarmut, Bleichsucht usw.

Pilulae Sanguinalis Krewel cum Kreosoto mit je 0,05 und 0,1 g. Indiziert bei Chlorose, Phthisis und Skrofulose.

Pilulae Sanguinalis Krewel cum Guajacol. carbonico mit je 0,05 und 0,1 g. Indiziert bei Skrofulose und Phthisis.

Pilulae Sanguinalis Krewel cum Natrio cinnamylico mit je 0,001 g. Indiziert bei Skrofulose und Phthisis.

Pilulae Sanguinalis Krewel cum Acid. arsenicoso mit je 0,0006 g. Indiziert bei nervösen Beschwerden, Epilepsie, Skrofulose, Akne usw.

Pilulae Sanguinalis Krewel cum Jodo mit je 0,004 g. Indiziert bei Anämie und sekundärer Syphilis.

Pilulae Sanguinalis Krewel cum Acid. vanadinico mit je 0,0001 g. Indiziert bei chlorotischen Zuständen und beginnender Lungenphthise.

Pilulae Sanguinalis Krewel cum Ichthyolo mit je 0,05 g. Indiziert bei gonorrhoischer und nicht gonorrhoischer Endometritis.

Pilulae Sanguinalis cum Lecithino mit je 0,025 g. Indiziert bei Erschöpfungszuständen, Chlorose usw.

Pilulae Sanguinalis Krewel cum Chinin. hydrochl. mit je 0,05 g. Indiziert als Tonikum und Roborans.

Pilulae Sanguinalis Krewel cum Extract. Rhei mit je 0,05 g. Indiziert bei Chlorose und Blutarmut, die mit Darmträgheit einhergehen.

Liquor Sanguinalis Krewel bildet eine dunkelbraune, angenehm schmeckende süße Flüssigkeit, die 95% flüssiges Hämoglobin, 2,5% natürliche Blutsalze, 2,5% peptonisiertes Muskeleiweiß sowie eine Spur Mangan enthält. Dosis: drei- bis viermal täglich einen halben Eßlöffel voll vor den Mahlzeiten; Kinder: täglich dreimal einen Teelöffel voll, Säuglinge zweimal täglich ½ Teelöffel voll in Milch. Der Liquor gelangt auch mit Malz, Lezithin und Lebertran (als Emulsion) in den Handel.

Sanguinarin ist ein Alkaloid aus der Wurzel von Sanguinaria canadensis, $C_{17}H_{15}NO_4 H_2O$. Es bildet ein grauweißes, in Wasser nicht, in Alkohol und Äther wenig lösliches Pulver. Es wirkt in Dosen von 5—8 mg als Expektorans; 3—6 cg bewirken Erbrechen. Das Sanguinarin wird bei Dyspepsie und katarrhalischen Affektionen, sowie als Brechmittel angewendet. Die gewöhnliche Dosis ist 0,015 g.

Vorsichtig aufzubewahren.

Sanguinol, ein Blutpräparat, auch ,,Sanguinolum rossicum"· genannt, (nicht zu verwechseln mit Krewels Sanguinal!), wird aus steril gesammeltem Kalbsblute durch Trocknen bei niedriger Temperatur in einem Strome steriler, trockner Luft hergestellt. Es stellt ein dunkelbraunes, geruchloses, in Wasser leicht lösliches Pulver dar. *Fabrikant:* Dr. Weinschenker in St. Petersburg.

Sanguinose, ein auf kaltem Wege hergestelltes Blutpräparat, soll das Blut in völlig unveränderter Form enthalten. Eisen-Sanguinose enthält außerdem 1,2% Eisen. *Fabrikant:* H. Wolfram & Co., Fabr. chem. pharm. Präparate in Augsburg und München.

Sanguinose wird auch ein weiniger Auszug verschiedener Bitterstoffe, mit Alkohol versetzt, genannt.

Sano, ein Nährmittel der Sano-Gesellschaft in Berlin, soll durch Hitze dextriniertes Gerstenmehl sein Nach A u f r e c h t enthält es in 100 T.: 12 T. Proteinstoffe, 65 T. Stärke, 4 T. lösliche Kohlehydrate, 1,5 T. Fett und 14 T. Wasser.

Sanocalcin, eine Mischung von Calciumglycerophosphat und Calciumphospholactat in molekularen Mengen, kommt in sterilen Lösungen in Ampullen (à 0,01 Sanocalcin) rein oder kombiniert mit Tuberkulin und verschiedenen Serumpräparaten, sowie in Pulver- und Tablettenform in den Handel und soll bei akuten und chronischen Infektionskrankheiten Anwendung finden. *Fabrikant:* Goedecke & Co. in Leipzig und Berlin.

Sanoderma wird eine Wismutbinde genannt, die das Bismut subnitric. in feinster und gleichmäßigster Verteilung hinreichend festhält. *Fabrikant:* Gebr. Koch in Münster i. W.

Sanoform, D i j o d s a l i c y l s ä u r e m e t h y l e s t e r, J o d o z o n,

$$C_6H_2\begin{array}{l}\diagup COOCH_3\\ -OH\\ \diagdown J_2\end{array},$$

wird durch Einwirkung von Jod auf das an sich stark antiseptische Wintergreenöl hergestellt und enthält 62,70% Jod. Sanoform ist ein aus weißen Nadeln bestehendes Pulver, geschmacklos und geruchlos, in ca. 10 T. heißen Alkohols, sehr leicht in Äther löslich, ebenso in Vaselin, und schmilzt bei 110,5°. Das Präparat wurde als Jodoformersatz empfohlen. Folgende Präparate sind im Handel: Sanoformpaste (20% Sanoform mit Gummi arab., Glyzerin und Bolus alba), Sanoform-Wundsalbe (10%), S.-Streupulver (30%), S.-Cocainol-Streupulver (10% Sanoform und 10% Anästhesin), S.-Collodium (5%), S.-Tabletten (0,5 g pro dosi) S.-Suppositorien (10%), S.-Ovules (10%), S.-Stäbchen (10%), S.-Verbandstoffe (10%). *Fabrikant:* Farbwerke vorm. Meister Lucius & Brüning in Höchst a. M.

Vorsichtig aufzubewahren.

Als S a n o f o r m e ist in Frankreich eine Formaldehydemulsion im Handel, die mit Wasser verdünnt als Antiseptikum angewendet wird. *Fabrikant:* Tardieu & Co. in Paris.

Sanosal ist ein Abführmittel nach Art der Brausesalze, welches neben Geschmackskorrigentien die Bestandteile der ungarischen Bitterwässer enthält. *Fabrikant:* Pelikan-Apotheke in Berlin W., Leipziger Straße.

Sanose, ein Eiweißpräparat, enthält 80% Casein und 20% Albumose und bildet ein weißes, geruch- und geschmackloses Pulver, welches sich mit Wasser leicht zu einer Emulsion anrühren läßt und dem Patienten gereicht werden kann, ohne daß derselbe es merkt. Sanose soll als Stärkungs- und Nährmittel Anwendung finden. *Fabrikant:* Chem. Fabrik auf Aktien vorm. E. Schering in Berlin.

Sanotussin wird eine gegen Husten, Heiserkeit usw. empfohlene Spezialität genannt, die in drei verschiedenen Formen in den Handel gelangt. Sanotussinpastillen sollen Extractum Opii, Radix Liquiritiae, Succus Liquiritiae und Menthol enthalten. Sanotussin-Konfekt für Erwachsene soll pro Dosi 0,001 g Kodein mit Malzextrakt und Sanotussin-Konfekt für Kinder pro Dosi 0,0005 g Kodein mit Honig enthalten. *Fabrikant:* Dr. Laboschin in Berlin NW. *Vorsichtig* aufzubewahren.

Sanovagin werden Globuli genannt, die Anästhesin, β-naphtholdisulfosaures Aluminium, Zinkazetat, Dijodsalizylsäure-Methylester, Quecksilberoxycyanid und Menthol enthalten sollen. *Fabrikant:* Chem. Institut Berlin W. *Vorsichtig* aufzubewahren.

Santal Midy ist eine französische Spezialität, augenscheinlich der Vorläufer der deutschen Santelölkapseln, 40 Gelatinekapseln, je 0,55 g schwer und je 0,3 g Santelholzöl enthaltend. (B. Fischer.)

Santal Zadek. Unter diesem Namen kommen vorher luftleer gemachte Gelatinekapseln mit je 0,5 g Ol. Santali Marke Schimmel & Co. in den Handel, die auf Wunsch auch mit einem Zusatz von $33\frac{1}{3}$% Salol geliefert werden. *Fabrikant:* Breslauer Capsules-Fabrik von Apotheker Hugo Zadek in Breslau.

Santalol siehe Gonorol.

Santalolum carbonicum von Greiner & Co. in Glarus ist ein Santylsurrogat.

Santalsalolpillen siehe Pilulae antigonorrhoicae Werler.

Santalsesamin siehe Sesamin.

Santhéose nennt Huchard Theobromin französischer Herkunft.

Santol Funck besteht aus 90% Santalol und 10% Salol. Es kommt in Gelatineperlen mit je 0,25 g als Mittel gegen Gonorrhoe in den Handel. *Fabrikant:* Apotheker Ernst Funck in Radebeul bei Dresden

Santyl, der nach D. R. P. Nr. 173240 dargestellte, im Jahre 1905 in die Therapie eingeführte Salizylsäureester des Santalols, bildet ein gelbes, geschmackloses, geruchloses, in Alkohol und Äther lösliches Öl. Es siedet unter 20 mm Druck bei 250° und wird als reizloses, internes Gonorrhoicum in Dosen von 3mal täglich 25 Tropfen auf Zucker, oder 3—4mal täglich 2 Kapseln oder Tabletten (bestehend aus 0,4 g Santyl mit 0,4 g Magnesia carbonica) angewendet. *Fabrikant:* Knoll & Co. in Ludwigshafen a. Rh.

Sanusclerose = Sanasklerose (siehe da).

Sapalcol ist eine weiche salbenartige Spiritusseife. *Fabrikant:* Arthur Wolff jr., Breslau.

Sapene werden aus flüssiger Seife bestehende Arzneimittelträger genannt, welche zur perkutanen Behandlung geeigneter Krankheitsformen mittels Salizylsäure, Jod, Ichthyol usw. Anwendung finden sollen. Es kommen in den Handel: 20 prozentiges Salizylsapen, 1-, 3-, 6-, 10- und 20 prozentiges Jodsapen, 3-, 5-, 10- und 20 prozentiges Formalinsapen, Kreosotkampfersapen und 10 prozentiges Ichthyolsapen. *Fabrikant:* Krewel & Co. in Köln a. Rh.

Sapo cinereus siehe Salbenseifen.

Sapocresol und **Sapocresolin** sind zwei Desinfektionsmittel. Das Sapocresol, dem Lysol sehr ähnlich, stellt eine ölig-schlüpferige, bräunlich gelbe, neutrale oder höchstens schwach alkalisch reagierende Flüssigkeit dar, vom spez. Gew. 1,025 bis 1,06, vom Geruche des Kresols; in Wasser klar unter starkem Schäumen löslich. Das Sapocresol hat sich als dem Lysol ebenbürtiges Desinfektionsmittel und Antiseptikum erwiesen. Man braucht es in 3—5 prozentiger Lösung.

Das Sapocresolin stellt ebenfalls eine ölig-schlüpfrige Flüssigkeit dar, von braunschwarzer Farbe, neutral oder nur schwach alkalisch reagierend, vom spez. Gew. 1,02—1,05. Mit Wasser vermischt, entsteht wie bei Creolin eine weißlich milchige, emulsionsartige Flüssigkeit. Das Präparat ist ein hervorragendes

Desinfektionsmittel und Antiseptikum, welches als Ersatz für Creolin empfohlen wird. *Fabrikant:* Apotheker Schumacher in Greetsiel a. Nordsee.

Sapodermin ist eine aus Quecksilbercaseinat hergestellte medizinische Seife. Das Caseinat enthält in unverdünntem Zustande 6,9% metallisches Hg, während in der für den Gebrauch hergestellten Stückseife in 500 T. nur 1 T., also 0,2% Hg enthalten ist. Es werden aber auch stärkere Konzentrationen bis zu 1% geliefert. *Fabrikant:* Chem. Institut Berlin W. 50.

Sapoform, F o r m a l d e h y d s e i f e n l ö s u n g , als Desinfiziens empfohlen, wird auf folgende Weise dargestellt: 110 ccm Ölsäure werden mit 60 ccm Alkohol vermischt. In diese Mischung wird unter stetem Umschütteln eine Lösung von 20,0 Kaliumhydroxyd in 60 ccm Wasser gegeben. Man läßt das Ganze 12 bis 24 Stunden stehen und fügt dann 250 ccm der 40prozentigen Formaldehydlösung zu. Man erhält eine sherryähnlich gefärbte Lösung, die sich leicht mit Wasser oder Alkohol mischt und an Stelle von Karbolsäure oder Sublimat in 2—3 prozentiger Lösung angewendet werden kann.

Sapoformal heißt ein Konkurrenzpräparat des Lysoforms.

Sapolan, N a p h t h a s a p o l , N a p h t h a s a p o n a t a , ist ein **dem Naftalan ähnliches,** dermatologisches Präparat, welches aus Lanolin, Seife und einem Naphthaderivat bestehen und bei Ekzemen u. dgl. gute Dienste leisten soll. *Fabrikant:* Jean Zibell & Co. in Triest.

Sapolentum Hydrargyri zur farblosen Schmierkur ist in Gelatinekapseln dispensierte $33\frac{1}{3}$ prozentige Quecksilber-Kaliseife, die sich in Wasser löst und demzufolge manche Vorzüge vor Ungt. Hydrargyri ciner. besitzt. *Fabrikant:* Apotheker Görner in Berlin W., Ansbacher Straße.

Sapo Natrii peroxydati siehe Natriumsuperoxydseife.

Sapophenol ist ein Ersatzmittel für Lysol. *Fabrikant:* Dr. Wermund & Cie. in Antwerpen.

Sapo salicylicus siehe Rheumasan.

Sapo unguinosus siehe Mollin.

Sapozon nach Prof. G i e s s l e r ist eine Sauerstoffseife, die nach D. R. P. 149 335 in folgender Weise dargestellt wird: Man vermischt gewöhnliche Grundseife mit einem Alkali- oder Ammoniumsalz der Überborsäure oder Überkohlensäure entweder im gepulverten Zustande oder mit glyzerinfreien Fettkörpern, wie Lanolin, Walratlösungen, Vaselin oder Paraffin. Man verwendet z. B. 10—20% Natrium- oder Ammoniumperborat, $NaBO_3$, oder Natriumperkarbonat, drei durchaus beständige, sehr sauerstoffhaltige Salze, die sich selbst in Seifenkörpern, welche 20% Wasser enthalten, nicht zersetzen. Der Sauerstoff entwickelt sich, auch bei Temperaturen über 40°, erst bei ihrer Auflösung in viel Wasser, also erst beim Gebrauch, langsam und stetig. Die Seife wirkt desinfizierend, desodorierend und bleichend und eignet sich auch zur Behandlung verschiedener Hautkrankheiten. *Fabrikant:* Paul Hartmann in Heidenheim a. Br.

Sapuenta werden Seifensalben der Firma C. Böer in Berlin, Große Frankfurter Straße, genannt.

Sarasons Sauerstoffbäder siehe Sauerstoffbäder.

Sarton, ein Nährpräparat für Zuckerkranke, wird aus Sojabohnenmehl, dem nach einem besonderen Verfahren fast alle Kohlehydrate und die unangenehm schmeckenden Stoffe entzogen wurden, hergestellt. Es gelangt in Form eines dicken Breies, sowie als trockenes Pulver in den Handel. *Fabrikant:* Farbenfabriken vorm. Fr. Bayer & Co. in Elberfeld.

Sauers Kranken-Bouillon ist eine auf offenem Feuer eingedampfte, fettfreie Fleischgallerte, die zur Darstellung von Krankenbouillon und Krankenweinen Verwendung finden soll. Sie ist frei von Kochsalz, Gewürz oder Gelatine. *Fabrikant:* Sicco, A.-G. in Berlin.

Sauers Organemulsion siehe unter O.

Sauerstoffbäder werden aus Hydrogen. peroxydat., Perboraten oder Peroxyden mit Hilfe von Katalysatoren hergestellt. Als solche dienen Manganborate oder (nach D. R. P. 179 181) Metallsaccharate (Eisenoxydsaccharate, Blut, Fermente usw.). A. Stephan empfiehlt zur Selbstdarstellung von Sauerstoffbädern die Verwendung von Hydrogenium peroxydatum technicum, 2 l für ein Bad, das vor der Abgabe mit Natronlauge zu neutralisieren ist, und als Katalysator Hepin (siehe Hepinsauerstoffbäder) 10,0 g oder an dessen Stelle 30,0 Manganborat. Die meisten Verfahren zur Herstellung von Sauerstoffbädern sind durch Patent geschützt.

Dr. Bergmanns Sauerstoffbäder, den Ozetbädern ähnlich, liefern die Li-il-Werke G. m. b. H. in Dresden.

Biox-Sauerstoffbäder enthalten Natriumperborat und als Katalysator Blut mit einem indifferenten Pulver vermischt. *Fabrikant:* Max Elb, G. m. b. H. in Dresden.

Hepin-Sauerstoffbäder „Hadra" enthalten 6 prozentiges Wasserstoffsuperoxyd Merck und als Katalysator Hepin, eine Leberkatalase (von dem Behring-Werk in Marburg). *Fabrikant:* Bernhard Hadra, Apotheke zum weißen Schwan in Berlin C.

Katal-Sauerstoffbäder, Dr. Schleimers, enthalten Natriumperborat und als Katalysator Kaliumpermanganat. *Fabrikant*: Aktiv-Sauerstoffges. m. b. H. in Berlin-Charlottenburg.

Leitholfs Sauerstoffbäder enthalten Natriumperborat und als Katalysator eine grüne nach Lawendelöl riechende Flüssigkeit von unbekannter Zusammensetzung. *Fabrikant:* Hugo Leitholf, chem. Fabrik in Krefeld.

Ozet-Sauerstoffbäder enthalten Natriumperborat und als Katalysator wahrscheinlich ein Mangansalz. *Fabrikant:* L. Elkan Erben G. m. b. H. in Berlin O.

Ozonal-Sauerstoffbäder enthalten Natriumsuperoxyd und Natriumbikarbonat. *Fabrikant:* Dr. W. A. Sedlitzky in Hallein und Berchtesgaden.

Sauerstoffbäder „Byk" enthalten Natriumperborat und als Katalysator ein Mangansalz. *Fabrikant:* Chem. Werke vorm. Dr. Heinr. Byk in Berlin-Charlottenburg.

Sedlozon-Sauerstoffbäder enthalten Natriumsuperoxyd und Natriumbikarbonat. *Fabrikant:* Dr. W. A. Sedlitzky in Hallein und Berchtesgaden.

Zeozon-Sauerstoffbäder enthalten Natriumperborat und als Katalysator Hämatogen.

Zuckers Sauerstoffbäder enthalten Natriumperborat und als Katalysator tierische Enzyme und Fermente. *Fabrikant:* Max Elb, G. m. b. H. in Dresden.

Savonal-Präparate sind Salbenseifenpräparate, deren Grundlage das Savonal bildet. Letzteres stellt einen mit reiner Ölsäure neutralisierten, durch Abdampfen des Alkohols zu einer salbenartigen Masse eingedickten Olivenöl-Kaliseifenspiritus dar, der mit Wasser, Glyzerin und Alkohol klar mischbar ist. Dem Savonal lassen sich die verschiedensten Arzneimittel in fester oder flüssiger Form leicht zusetzen, z. B. Schwefel, Ichthyol, Resorcin, Chrysarobin, Antiseptica der verschiedensten Art u. dgl. Ganz besonderes Lösungsvermögen besitzt das Savonal für Teer. Je ein Präparat mit 20% Ol. Rusci und 20% Lianthral kommt fertig in den Handel, ebenso ein T h i o s a v o n a l, eine weiche resp. flüssige Kaliseife, welche durch direktes Verseifen eines mit Schwefel gesättigten Fettkörpers gewonnen wird. Die Menge des in dem so entstandenen thiofettsauren Kalium enthaltenen Schwefels ist 5%. Das Präparat ist wasserlöslich. Alle übrigen Savonalpräparate sind ex tempore herzustellen. *Fabrikant:* Leopold Scheyer, Alexander-Apotheke in Berlin C 25.

Scabiol ist Linimentum Styracis compositum D. Ap.-V.

Scabosan, eine weiche Salizyl-Nikotinseife mit 10% Salizylsäure und 0,08% Nikotin, wird zur Behandlung von Scabies empfohlen. *Fabrikant:* Dr. Kade in Berlin SO.

Scarlatin-Marpmann ist ein Antitoxinserum, welches sowohl per os, als auch subkutan als Schutzmittel gegen Scharlacherkrankungen mit Erfolg angewandt werden kann. *Fabrikant:* Franz Schülke in Hamburg.

Scharlach R., S c h a r l a c h r o t, A m i d o a z o t o l u o l - a z o - β - N a p h t h o l. Dunkelrotbraunes, in Wasser unlösliches, in Chloroform, Fetten und fetten Ölen leicht lösliches Pulver findet als ephithelisierendes Mittel bei der Wundbehandlung Verwendung. *Fabrikant:* Kalle & Co. in Biebrich a. Rh.

S c h a r l a c h - R. - S a l b e zur Epithelisierung von Wundflächen besteht aus Scharlach R 5—10,0 und Ol. Olivar., Vaselin. flav. āā p. aequ. ad 100,0 (besser eignet sich als Salbenkörper Lanolin). Man löst das Scharlachrot in Chloroform, vermischt gut mit dem Salbenkörper und erhitzt dann auf dem Wasserbad, bis sämtliches Chloroform verdunstet ist.

Scharlachsalbe siehe Amidoazotoluol medizinale „Agfa".

Scharlachserum siehe unter Serum.

Schilddrüsen siehe Organpräparate.

Schleichs Anästhetica von verschiedenem Siedepunkt. Von dem Gedanken ausgehend, daß ein Inhalationsanästhetikum, welches schnell verdampft, auch schnell aus dem Körper ausgeschieden wird, und umgekehrt ein langsam verdampfendes Mittel länger im Körper zurückbleibt und sich infolgedessen hier in gefahrdrohenden Massen anzuhäufen vermag, hat Schleich sich bemüht, ein Anästhetikum herzustellen, dessen Siedepunkt die Körpertemperatur entweder gar nicht oder nur unwesentlich überschreitet. Nach sorgfältigen Versuchen gelangte er zu einem Narkotikum, das aus einem Gemisch von Chloroform (Siedep. = 65° C), Äther (Siedep. 34° C) und Petroleumäther (Siedep. 60—65° C) bestand und das er für den praktischen Gebrauch in drei verschiedenen Stärken empfiehlt.

Mischung I enthält: 45 T. Chloroform, 15 T. Petroleumäther, 180 T. Schwefeläther, und siedet bei 38° C.

Mischung II enthält: 45 T. Chloroform, 15 T. Petroleumäther, 150 T. Schwefeläther, und siedet bei 40° C.

Mischung III enthält: 30 T. Chloroform, 15 T. Petroleumäther, 80 T. Schwefeläther, und siedet bei 42° C.

Schleich empfiehlt die Mischung I für Operationen von kurzer, die Mischung II und III für solche von langer Dauer oder für Eingriffe an fiebernden Patienten.

Schleichs Sal anästheticum (Schleichsche Lösungen):

Stark	I. Enthält	Cocain. hydrochloric.	0,2
		Morphin. „	0,025
		Natr. chlorat. „	0,2
Normal	II. Enthält	Cocain. hydrochloric.	0,1
		Morphin. „	0,025
		Natr. chlorat. „	0,2
Schwach	III. Enthält	Cocain. hydrochloric.	0,01
		Morphin. „	0,005
		Natr. chlorat. „	0,2

Neuerdings empfiehlt Schleich zur zuverlässigen und ungiftigen Infiltrationsanästhesie folgende Alypinmischungen:

	Lösung I:	Lösung II:	Lösung III:
Cocain	0,1	0,05	0,01
Alypin	0,1	0,05	0,01
Natr. chlor.	0,2	0,2	0,2
Aqu. destill.	100,0	100,0	100,0

Diese in Tablettenform in den Handel kommenden Salzmischungen werden zur Infiltrationsanästhesie nach Dr. Schleich angewendet. Jede Tablette ist vorher in 100 ccm sterilem, destilliertem Wasser zu lösen.

Manchmal wird auch Adrenalin dazu verordnet, und zwar 4 g der üblichen Lösung (1 : 1000) auf 100 g Schleichscher Lösung.

Dr. Schleichs dermatologische Präparate[1]). C e r a l c r e m e:
Rp. Past. cerat., Vaselin flav. āā 50,0, Zinc. oxydat. 10,0, Ol. rosarum 5 gtt., Eosin. solut. 2 gtt., M. f. Ungt.

C e r a l v a s e l i n e. Unguent. cerat. via frigida parat. hydricum. Man vermischt gleiche Teile Vaselin und Wachspaste und erwärmt; beim Erkalten in dem Augenblick, wo beide Komponenten zu ihrer natürlichen Konsistenz zurückkehren, gelingt die innigste Verschmelzung in der Reibschale. Dies ist auch der Moment, in dem Zusätze (Zink) zu machen sind.

F l ü s s i g e N ä h r g e l a t i n e m i t F o r m a l i n. Man löst 10 g Nährgelatine durch Eintauchen des Reagensglases in warmes Wasser auf, gießt die Gelatine in ein Schälchen und fügt 1—2 Tropfen Formalin hinzu.

G l u t i n c e r a t c r e m e. Glutin. cerat. 90%, callore solut. adde Zinc. oxydat. 9,0, Glyzerin 3 gtt., Eosin 2 gtt., Ol. Rosar. 2 gtt., M. f. Pasta.

M a r m o r s t a u b s e i f e. 750 g möglichst frisch bereiteter reiner Harzseife von bernsteingelbem Farbenton (oder ein Gemisch des offiziellen Sapo domest. in frust. flav. mit Sapo kalinus im Verhältnis von 6 : 1) löst man zu dünnen Scheiben geschnitten in $1\frac{1}{2}$ l warmem Wasser auf. Kocht die völlig gelöste Seifenlösung, so werden ihr 150 g Steral und 150 g Wachspaste beigefügt. Man rührt nun um bis zur völligen Lösung. Dann werden 7 kg ziemlich fein gesiebten und ganz weißen Marmorstaubes so hinzugefügt, daß die Marmorkörnchen möglichst gleichmäßig aus einem Gefäß wie ein Strahl herunterregnen. Stetes Umrühren und gleichmäßigste Verteilung des Marmorstaubes ist unerläßlich. Derselbe darf sich nicht ballen. Dann kocht man zwischen $1\frac{1}{2}$—2 Stunden unter Nachfüllen von 300 g Wasser, bis dicke Sirupkonsistenz (aber noch nicht gießbar) erreicht ist.

P a s t a c e r a t a: 1 kg gelben Bienenwachses wird in einem großen Tiegel auf dem Wasserbade geschmolzen. Dann unter langsamem Eintropfen 100 g Liquor Ammonii caustic. zugesetzt unter Abheben vom Wasserbade resp. vom Feuer. Dann setzt man noch so viel unter stetem Umrühren zu, bis cholestearinbreiartige Erstarrung erfolgt; die Mischung muß leicht verrührbar bleiben. Dann wird auf dem Wasserbade so lange umge-

---

[1]) Aus „Neue Methoden der Wundbehandlung" von Dr. C. L. Schleich. Berlin 1900. Verlag von Julius Springer. Diese Präparate sind dem Fabrikanten durch Warenzeichen geschützt.

rührt, bis eine ganz homogene, hellgelbe, weiche, wasserlösliche nicht mehr körnige, flüssige Masse gebildet ist. Widerstrebt die homogene Emulsionierung der Wachssäuren, so muß man dieselbe durch neuen Zusatz von Salmiakgeist erzwingen.

Peptonpasta: Rep. Pepton. sicc., Amyli, Zinc. oxydat. āā 15,0, Gummi arab. subtil. pulv., Aqu. destill. sterilisat. āā 30,0, Lysol, Ol. Meliss. ostind. (Citronell.) āā gtt. 10, M. f. Pasta peptonat.

Pulvis serosus cum Glutolo. Glutol wird zu gleichen Teilen mit Pulvis seros. gemischt. Letzteres wird folgendermaßen bereitet: Rp. Zinc. seros. subt. pulveris. 150,0 (sterilisa apud 100° C), Spiritus (in quo antea solventur Ol. Melissae, Eosin. āā 0,1) 150,0, Macera conquassando per horas 36, tum collige supra filtrum et sicca.

Quecksilberpinselung: Rp. Hydrarg. metall. exstinct. p. 50,0, Past. pepton. 100,0, Ol. Cacao 15,0, Aqu. destill. 20,0. In Einzeldosen von 15—20 g mit Pinsel dünn bis zur völligen Schwärzung der Haut und Trocknung aufzutragen.

Quecksilber-Pepton-Ichthyol: Rp. Hydrargyr. metallic., Past. pepton. āā 100,0, tere lege artis et adde Past. peptonat. 200,0, Ol. Cacao 30,0, Aq. destill. sterilisat. 30,0, Ichthyol. 15,0.

Salbenbinden. Man nimmt für eine etwa 8 cm breite und 5½ m lange leinene Binde ca. 250 g Hautcreme oder reines unvermischtes Wachsvaselin, erwärmt dasselbe etwas und knetet mit sorgfältig sterilisierten Händen die aufgerollte Binde, sorgfältig jede Faser tränkend, in der Masse durch. Dann wird die Binde glatt aufgerollt und in aseptischem Papier aufbewahrt. Eventuelle Zusätze: Ichthyol oder Formalin 0,5%.

Stearinpaste (Steral) wird genau so dargestellt wie die Wachspasta, indem man an Stelle des Wachses reine Stearinsäure verarbeitet.

Serumpaste. Ochsenblutserum, vom Schlachthof zu beziehen (frisch und bernsteingelb), ist zu mischen mit 500,0 feingepulvertem Zinkoxyd. Für kleinere Quantitäten genügt es, sterilisiertes Blutserum aus den Laboratorien für Bakteriologie zu beziehen und die Quantitäten entsprechend zu normieren, natürlich muß diese Serumflüssigkeit durch Erwärmen vor dem Mischen mit Zinc. oxyd. verflüssigt werden. Dann streicht man die Masse wie eine Farbe auf Glasplatten. Das getrocknete Pulver wird abgeschabt und in Schalen gesammelt, dann fein gepulvert und in einem Thermostaten bei 75° 12 Stunden hindurch sterilisiert.

Wachsgelatine. Glutinum ceratum. Die Herstellung erfolgt genau nach den Vorschriften für Pasta cerata, nur muß man statt des Wassers 10prozentige Gelatinelösung verwenden. Dieselbe wird folgendermaßen bereitet: Man löse 10 g reinster Gelatine in 100 g Wasser und schüttele die gelöste Menge fleißig mit dem Weißen eines Eies. Alsdann wird die Lösung durch zwei Stunden unter Wassernachfüllung gekocht und schließlich filtriert. Die absolut klare Lösung wird sterilisiert und mit sterilem Wasser zur leichten Flüssigkeit verdünnt. Diese Gelatine wird mit Natr. carbon. (gesättigter Lösung) alkalisch gemacht und alsdann langsam dem geschmolzenen und ammoniakalisierten gelben Wachs zugefügt, ebenfalls unter Herabnahme des Tiegels vom Feuer und Umrühren bis zum Erstarren. Zur eventuellen Verdünnung setzt man auf dem Feuer Wasser und etwas Ammoniak zu, so daß die Konsistenz eines dünnflüssigen Leimes erhalten wird. *Fabrikant:* **Vertriebs-Gesellschaft Prof. Dr. Schleichscher Präparate G. m. b. H. in Berlin und Wien.**

Schutzverband, Helfenberger siehe Guttectol.

Scopolia carniolica, eine Solanacee der Ostalpen, Karpathen und der angrenzenden Gebiete, welche ähnlich wie Atropa Belladonna wirken soll, ist bei Paralysis agitans mit gutem Erfolg gegeben worden. Man bedient sich des Rhizoms, welches in Dosen von 0,3—0,4 g täglich gegeben wird und erzielt Wirkungen, welche denen des Hyoscins gleich sind. Dagegen soll das Rhizom nicht toxisch wirken, selbst bei längerem Gebrauch.

Scopomorphin, im Jahre 1906 von Korff eingeführt, kommt in sterilisierten, zugeschmolzenen Ampullen in den Handel und stellt eine Lösung aus Scopolamin. hydrobromic. „Riedel" 0,0012 g, Morphin. hydrochloric. 0,03 g und Aquae destill. qu. s. ad 2 ccm dar, welche eine bequeme Anwendung der Scopolamin-Morphin-Narkose gestattet. Der Inhalt der einzelnen Ampullen wird zur Totalnarkose in der Regel in drei Teilen injiziert. Ein Drittel 2½—3 Stunden vor der Narkose, das zweite Drittel eine Stunde später und das letzte Drittel etwa ¾ Stunden vor der Operation. Zur Halbnarkose braucht man etwa die Hälfte der vorher angegebenen Mengen. Als Analgetikum und Sedativum injiziert man etwa $1/6$—$1/2$ Ampulle ein- oder mehrmals täglich. *Fabrikant:* **J. D. Riedel, A.-G. in Berlin-Britz.**

Vorsichtig aufzubewahren.

Secacornin, nicht mehr Secornin, wird jetzt das bekannte Ergotin Keller der Firma Hoffmann-La Roche & Cie. in Basel genannt.

Secaferm Winckel ist ein Mutterkornpräparat in Tablettenform. Dasselbe gelangt auch mit Stypticin (0,05 pro dosi) kombiniert in den Handel. *Fabrikant:* Deutsche chem. Vertriebsges. in München.
Vorsichtig aufzubewahren.

Secalan - Golaz ist Extractum Secalis cornuti dialysatum Golaz (siehe unter Dialysate). 1,0 g Secalan = 0,001 g aktiver Substanz = 3,0 g Secale cornutum. *Fabrikant:* La Zyma G. m. b. H. in St. Ludwig (Elsaß) und Basel (Schweiz).
Vorsichtig aufzubewahren.

Secale cornutum-Präparate siehe Ergotinpräparate.

Secalin ist Trimethylamin.

Secalysatum Bürger ist ein aus Secale cornutum bereitetes Dialysat mit 2,5—5% Cotarninum hydrochloricum. Durch den Cotarninzusatz soll nach L o e w y die Secalewirkung gesteigert werden. *Fabrikant:* Apotheker J. Bürger in Wernigerode im Harz.
Vorsichtig aufzubewahren.

Secapitrin wird ein Präparat genannt, das die Wirkungen von Secale cornut. und Hypophysenextrakt vereinigen soll. *Fabrikant:* O. Custodis in Heppenheim.

Secornin siehe Secacornin.

Sedatin siehe Antipyrin und Valerydin.

Sedlozon-Sauerstoffbäder siehe Sauerstoffbäder.

Sedobrol „Roche", S e d o - R o c h e - T a b l e t t e n, sind 2,0 g schwere Tabletten, welche je 1,1 g Bromnatrium, 0,1 g Kochsalz, sowie als Würze kochsalzfreie pflanzliche Extraktivstoffe und etwas Fett enthalten. Dieselben geben, in 100,0 g heißem Wasser gelöst, eine etwa 1% Bromnatrium enthaltende schmackhafte Bouillon. *Fabrikant:* F. Hoffmann-La Roche & Co. in Grenzach i. Bad. und Basel (Schweiz).

Seidenpepton „Höchst", ein in Wasser sehr leicht lösliches Präparat von hohem Tyrosingehalt, soll hauptsächlich als Diagnostikum auf peptolytische Fermente dienen. *Fabrikant:* Farbwerke vorm. Meister Lucius u. Brüning in Höchst a. M.

Seleninum H. p. p., Seleninum hydrogenio peroxydato paratum, ist ein aus dem von Edwin Klebs nachgewiesenen Diplococcus semilunaris mit Hilfe von Wasserstoffsuperoxyd dargestelltes Antitoxin. Dieser Diplococcus findet sich in fast allen Fällen von aktiv werdender Tuberkulose in den Lymphdrüsen, der erkrankten Haut und den inneren Organen (Lungen, Nieren, Harnblase) regelmäßig vor und verhindert vielfach die Wirkung des Tuberculocidin Te-Ce (siehe dieses). Handelt es sich also um solche Mischinfektionen, so empfiehlt Klebs, dieses Seleninum H. p. p. in der Dosis von 1 ccm zwei- bis dreimal täglich dem Te-Ce in Wasser zugesetzt oder auch allein in Wasser zu verabreichen. Ebenso soll es zu äußerlichem Gebrauche bei allen Tuberculiden (Paratub. Ausschläge), wie Prurigo, Seborrhöe, Ekzem auf skrof. Basis, Erythema induratum (Besnier), Ulcus chronicum cruris sehr wirksam sein, indem es vor allem die oft so überaus große Reizbarkeit der erkrankten Haut augenblicklich aufhebt.

Mittels des konzentrierten Wasserstoffsuperoxyds kann man die Kokken so weit zerstören, daß nur ein ganz unbedeutender staubförmiger Rest übrig bleibt, welcher von geformten Bestandteilen nur die großen Dauerzellen des Diplococcus semilunaris enthält. Abtötung der gleichen Kokken im Reagenzglase und im Tierkörper zeigte, daß diese Substanz alle früheren Extrakte bedeutend an Wirksamkeit übertraf, wogegen dieselbe vollkommen giftfrei geworden war. Diese Substanz, in fünffacher Konzentration der ursprünglichen Kulturen, durch bakteriendichte Filter von allen körperlichen Teilen befreit, stellt das Selenin H. p. p. dar. *Fabrikant:* Friedr. G. Klebs in Berlin W. 15.

Semen Bruceae Sumatranae von Brucea Sumatrana Roxb. Familie der Simarubeae. Heimat: Süd-China, malaische Inseln und Australien. Diese von chinesischen Ärzten als Antidysenterikum gerühmte Droge enthält neben einem bedeutenden Prozentsatze von fetten Ölen, an wirksamen Bestandteilen: Quassin, Saponin und einen zweiten, vom Quassin verschiedenen Bitterstoff. Die Wirksamkeit der Samen ist durch ein denselben eigentümliches, in Wasser und verdünntem Alkohol lösliches Glykosid, das Kosamin, verursacht. *Bezugsquelle:* E. Merck in Darmstadt.

Semen Euchrestae Horsfieldii, von Euchresta Horsfieldii Benn. Papilionaceae. Heimat: Java. Wie Horsfield berichtete, gehören die Euchrestasamen zu jenen Arzneimitteln, auf welche die Javaner das meiste Vertrauen setzen. Sie werden als Gegenmittel gegen alle Arten von Giften benutzt und wirken in größeren Dosen brechenerregend. *Bezugsquelle:* E. Merck in Darmstadt.

Semori-Tabletten, als Antikonzipiens empfohlen, sollen Weinsäure, Borsäure, Natriumbikarbonat und einen Körper aus der Klasse der Chinosole enthalten. C. M a n n i c h und L. S c h w e d e s konnten in dem Mittel außerdem noch eine Aluminiumverbindung und Stärke nachweisen. *Fabrikant:* Semori-Fabrik in München.

Sennatin, ein für die subkutane und intramuskuläre Anwendungsweise verwendbares Abführmittel, soll alle wirksamen Bestandteile der Sennesblätter unter Ausschluß derjenigen Stoffe, welche Nebenwirkungen hervorrufen, in Extraktform enthalten. Dunkle, klare Flüssigkeit mit 1—2% Alkohol. Dosis 1—3 g, meist 2,0 g. *Fabrikant:* Chem. Fabrik Helfenberg A. G. vorm. Eugen Dieterich in Helfenberg i. Sa.

Sepdelen ist eine angenehm schmeckende, sirupartige Flüssigkeit, die in 100 T. 0,5 g Jodeisen enthält.

S e p d e l e n - S a l z, ein Pflanzenalkalien enthaltendes, sogenanntes physiologisches Salz, wird als Ersatz für Brunnenkuren in Karlsbad und Neuenahr empfohlen. *Fabrikant:* Apotheker Alexander Müller in Bad Kreuznach.

S e p d e l e n - T a b l e t t e n sollen 40% zitronensaures, 30% weinsaures, 10% phosphorsaures und 20% schwefelsaures Natrium enthalten.

Septargan, zuerst C r e d a r g a n genannt, ist ein kolloidales Silberpräparat. *Fabrikant:* H. Hammer in Dresden-A.
Vor Licht geschützt aufzubewahren.

Septicidin, S e r u m g e g e n S c h w e i n e r o t l a u f, S c h w e i n e p e s t u n d G e f l ü g e l c h o l e r a, welches aus dem Blute hochgradig immunisierter Tiere gewonnen wird. Es bleibt, kühl aber frostfrei aufbewahrt, mindestens $\frac{1}{2}$ Jahr wirksam. Die Impfung erfolgt unter die Haut unter das lockere Gewebe, bei Schweinen am besten hinter den Ohren oder an den Kniefalten, beim Geflügel am besten unter den Flügeln oder im Nacken. Schweine, welche an der Seuche oder an der Pest bereits erkrankt sind, erhalten H e i l s e r u m - S e p t i c i d i n - a und zwar im Gewicht bis zu 50 kg 10 ccm, über 50 kg 20 ccm. Zur Heilung schwerer Fälle ist es notwendig, nach drei bis fünf

Tagen wenn noch keine auffällige Besserung eingetreten ist, eine zweite Injektion der gleichen Menge Septicidin zu verabfolgen. Gegen Geflügelcholera beträgt für gesunde Tiere die Dosis bei kleinem Geflügel (Kücken, Tauben) 0,5 ccm, bei größeren Tieren 110 ccm. Bereits erkrankte Tiere erhalten je nach der Größe und Hochgradigkeit der Erkrankung 2—3 ccm, ev. ist die Heilimpfung nach 24 Stunden noch einmal zu wiederholen. Zur Immunisierung der Schweine gegen Schweineseuche und Schweinepest dient ein Schutzserum (Septicidin-β) aus abgeschwächten Kulturen. *Fabrikant:* Rotlaufserum-Gesellschaft m. b. H. in Berlin NW. — Ein **Serum gegen Schweinepest und Schweineseuche** bringen auch die Farbwerke vorm. Meister Lucius & Brüning in Höchst a. M. in den Handel.

Septoforma, ein für Tierarzneizwecke bestimmtes Antiseptikum Desinfiziens, Desodorans und Antiparasitikum, welches nach Angabe der Fabrikanten im wesentlichen aus Dioxynaphthylmethan ($C_{10}H_7O)_2CH_2$, einer Formaldehydverbindung, gelöst in spirituöser Leinölseife besteht. Es stellt eine bräunliche, durchsichtige, klare Flüssigkeit dar von etwas öliger Konsistenz und alkalischer Reaktion. Danach scheint es sich um ein dem Lysiform oder Lysoform ähnliches Präparat zu handeln. Das Präparat wird in 1- oder 5prozentiger Lösung als ausgezeichnetes Antiseptikum und Desinfiziens in der Wundbehandlung empfohlen und kommt auch in Form einer 15prozentigen **Septoformaseife** und als 15prozentiges **Septoformalöl** (mit Leinöl) in den Handel. *Fabrikant:* Septoforma-Gesellschaft m. b. H. in Köln a. Rh.

Séquardin ist ein Präparat aus Stierhoden, welches als unreines **Spermin** (siehe dieses) anzusehen ist.

Sera: Agglutinations-Sera. Die hochwertigen, von Pferden gewonnenen Agglutinations-Sera sind in trocknem Zustande in luftleere Röhrchen geschlossen. Sie sind für bakteriologische Institute und klinisch-bakteriologische Laboratorien bestimmt und sollen zur Identifizierung von Bakterien dienen. Es kommen in den Handel: Agglutinierendes Typhusserum, Ruhrserum, Paratyphusserum, Choleraserum, Genickstarreserum. *Fabrikant:* Schweizer Serum- und Impfinstitut in Bern. *Alleinvertrieb für Deutschland:* J. D. Riedel, A.-G. in Berlin-Britz.

Seraphthin ist ein Schutzmittel gegen die Maul- und Klauenseuche. *Fabrikant:* Farbwerke vorm. Meister Lucius & Brüning in Höchst a. M.

Serosanol, eine lösliche Quecksilberarsenverbindung, soll als Antisyphilitikum Anwendung finden. *Fabrikant:* Tauentzien-Apotheke in Berlin.
Sehr vorsichtig aufzubewahren.

Serumpaste Schleichs siehe Schleichs Präparate.

Serum antiarthriticum nach G a u b e besteht aus Kal. chlorat. crist. 19,25, Calc. chlorat 7,5, Natr. chlorat 2,75, Magnes. chlorat. 1,875, Calc. jodat. 0,625. Casein. pur. sicc. 10,0 und Aqua Laurocerasi 25 ccm. Man reibt die Salze in einem Mörser mit dem Casein zusammen, befeuchtet die Mischung mit ein wenig Wasser, läßt 12 Stunden stehen und gibt dann das Kirschlorbeerwasser zu. Das Ganze wird schließlich sterilisiert und in Dosen von 1—3 ccm wöchentlich ein- bis dreimal injiziert.

Serum antituberculosum siehe Serum gegen Tuberkulose.

Serum aus Hefe, H e f e - S e r u m nach D e u t s c h m a n n gegen die meisten mikrobischen Infektionen stellt das Serum-Laboratorium Ruete-Enoch in Hamburg her. Das Serum hat sich als hervorragendes Unterstützungsmittel für den menschlichen Organismus in dem Kampfe gegen Pneumokokken, Staphylokokken, Streptokokken reps. deren Toxine erwiesen, indem es nicht nur das Allgemeinbefinden derartig Erkrankter günstig beeinflußte, sondern auch den Krankheitsprozeß selbst abkürzte

Sérum bichloré de Chéron ist eine Lösung von 0,5 T. Quecksilberchlorid, 2 T. Natriumchlorid und 2 T. Phenol in 200 T. sterilisiertem Wasser. Von dieser Lösung werden gegen Syphilis alle Wochen 20 ccm injiziert.

Serum bromatum und jodatum, B r o m - und J o d s e r u m haben sich in Form von Injektionen bei Geisteskrankheiten verschiedener Art bewährt.

S e r u m b r o m a t u m erhält man durch Auflösen von 6 g Bromnatrium und 1,5 g Chlornatrium in 1000 g Wasser. Es übt eine hervorragend beruhigende Wirkung aus und kann ohne jede Gefahr in Mengen von 500 ccm injiziert werden.

S e r u m j o d a t u m, erhalten durch Auflösen von 6 g Chlornatrium, 2 g Jodkalium und 2 g Natriumsulfat in 1000 g Wasser, wird zunächst zur Behandlung der auf syphilitischen

Erkrankungen beruhenden Geisteskrankheiten empfohlen und soll in derselben Menge Anwendung finden wie das Bromserum.

Serum gegen Alkoholismus siehe Antiäthylin.

Serum gegen Basedowsche Krankheit. Füttert man Hunde mit Schilddrüsen in allmählich steigenden Mengen, so bildet sich in ihrem Blute ein Schutzstoff, welcher gegen die bei ungenügender Funktion der Schilddrüse auftretenden Krankheiten, z. B. Morbus Basedowii, verwendet werden kann. D. R.-P. Nr. 132608 von E. Merck in Darmstadt.

Ein wirkliches „sérum antithyroidien" hat Lépine herzustellen unternommen, indem er Ziegen gegen die Hammel- oder Ziegenschilddrüse zu immunisieren versuchte. In der Tat gelang ihm diese Immunisierung, die allerdings langwierig und schwierig ist. Das erzielte Immunserum vermag in Dosen bis zu 20 ccm bei anderen Tieren die Schilddrüsenfunktion herabzusetzen. Deshalb hält es Verf. für wahrscheinlich, daß dieses Serum auch bei Morbus Basedow therapeutische Erfolge verspricht.

Siehe auch Basedowsan und Thyreoidserum!

Serum gegen Cholera. Ein preußischer Ministerialerlaß vom 23. Jan. 1903 gab den Direktoren der hygienischen Institute Kenntnis davon, daß zwei Arten von Choleraserum im Institut für Infektionskrankheiten zu Berlin hergestellt werden, ein bakteriologisches und ein agglutinierendes. Beide Sera, von denen das erstere aus Kaninchen-, das andere aus Pferdeblut gewonnen wird, sind getrocknet und zu je 0,2 g in Röhrchen abgeteilt. Der bakteriologische beziehungsweise agglutinierende Titer ist auf der Etikette des Röhrchens vermerkt; auch ist jedem Röhrchen eine kurze Gebrauchsanweisung beigegeben. Der Minister hat die Direktion des Instituts für Infektionskrankheiten beauftragt, den hygienischen Instituten 5 Röhrchen von dem bakteriologischen und 10 Röhrchen von dem agglutinierenden Serum zu übersenden, und stellte ihnen anheim, dieselben zur Einübung der Agglutinationsprobe und des Pfeifferschen Versuchs seitens derjenigen Bakteriologen, welche zur Ausführung choleradiagnostischer Untersuchungen in Aussicht genommen sind, zu verwenden. Ein weiterer Bedarf an Choleraserum zu diagnostischen Zwecken beim eventuellen Herannahen einer Choleraepidemie wird den Instituten auf direktes Ersuchen von der Direktion des Instituts für Infektionskrankheiten übersandt werden.

Antiendotoxin-Serum gegen asiatische Cholera nach Tanner wird von mit Cholerakulturen behandelten Pferden gewonnen und gelangt mit einem konservierenden Zusatz von 0,3% Kresol in den Handel.

Serum gegen Diabetes. Zur Bekämpfung von Krankheiten, die von einer mangelhaften Funktion der Nebennieren herrühren (z. B. Zuckerkrankheit), bringt man nach dem D. R.-P. Nr.131648 Tieren steigende Dosen von Nebennierensaft bei, wodurch regelmäßig Glykosurie (Zuckerausscheidung) hervorgerufen wird, und entnimmt den überlebenden Tieren Blut. Wird dieses Blut einem Tiere subkutan oder intravenös eingespritzt, so soll es gegen die Wirkung einer Einspritzung von Nebennierensaft immun machen. *Fabrikant:* E. Merck in Darmstadt.

Serum gegen Diphtherie und Streptokokken wurde von Gibier im Newyorker Institut Pasteur von Pferden gewonnen, welche gleichzeitig gegen Diphtherie und Rotlauf immunisiert worden sind, und soll in schweren Fällen von Diphtherie, wo es sich um Mischinfektionen handelt, gebraucht werden. Dasselbe kommt in Flaschen zu 25 ccm in den Handel. *Fabrikant:* Lehn & Fink in Newyork.

Serum gegen Druse der Pferde bringt die Deutsche Schutz- und Heilserum-Gesellschaft m. b. H. in Berlin NW. 6 in den Handel.

Serum gegen Dysenterie, Ruhrserum wird von Pferden durch subkutane und intravenöse Injektion von abgetöteten und lebenden Kulturen des Ruhrbazillus vom Typus Shiga-Kruse, bzw. deren Giften hergestellt. Es dient zur Behandlung der an sogenannter epidemischer oder bazillärer Ruhr-Erkrankten sowie zur Verhütung dieser Krankheit bei Gesunden, die der Ansteckung mit Dysenterie ausgesetzt sind. *Fabrikant:* Schweizer Serum- und Impf-Institut in Bern. *Alleinvertrieb für Deutschland:* J. D. Riedel, A.-G. in Berlin-Britz.

Serum gegen Epilepsie wird aus dem Blute überernährter, männlicher, geschlechtsreifer, kastrierter Tiere gewonnen. Es gelangt in Dosen von 20 ccm zur Verwendung. *Fabrikant:* E. Merck in Darmstadt.

Serum gegen Febris recurrens siehe Antispirochoetenserum.

Serum gegen Geflügelcholera bringt die Deutsche Schutz- und Heilserum-Gesellschaft m. b. H. in Berlin NW. 6 in den Handel; siehe auch Septicidin.

Serum gegen Gelenkrheumatismus, M e n z e r s S t r e p t o k o k k e n s e r u m. Von der Ansicht ausgehend, daß der akute Gelenkrheumatismus eine Streptokokkeninfektion sei, und daß man die Gelenkschwellungen als reaktive Vorgänge zu betrachten habe, hat M e n z e r ein Serum herstellen lassen, um jene Reaktion zu steigern und damit eine Heilung des Rheumatismus zu erzielen. Das zur Anwendung gelangte Serum agglutinierte Anginastreptokokken. Unmittelbar nach der Einspritzung (20—50 ccm) tritt Fieber und stärkere Schwellung der Gelenke auf (Reaktion!), allmählich treten diese Erscheinungen zurück und führen in durchschnittlich sieben Tagen zur Abheilung des Rheumatismus. Ferner will Menzer mit diesem Serum auch bei anderen Streptokokkeninfektionen, sowie bei Tuberkulose Erfolge erzielt haben. *Fabrikant:* E. Merck in Darmstadt.

Serum gegen Genickstarre, M e n i n g o k o k k e n s e r u m wird von Pferden durch Immunisierung mit Kulturen des D i p l o c o c c u s m e n i n g i t i d i s i n t r a c e l l u l a r i s nach der Vorschrift von K o l l e und W a s s e r m a n n gewonnen. *Fabrikant:* Schweizer Serum- und Impfinstitut in Bern. *Alleinvertrieb für Deutschland:* J. D. Riedel, A.-G. in Berlin-Britz.

Ein Serum gegen Genickstarre wird auch vom Institut für Infektionskrankheiten in Berlin hergestellt.

Serum gegen Gonokokken siehe Arthigon und Gonotoxin.

Serum gegen Herbstkatarrh, H e r b s t k a t a r r h s e r u m nach Professor D u n b a r in Hamburg wird analog dem Pollantin (siehe dieses) unter Verwendung der Pollenkörner von Ambrosiaceen, Solidagineen und Gramineen hergestellt.

Serum gegen Heufieber siehe Pollantin und Graminin.

Serum gegen Hundestaupe, A n t i s t a u p e s e r u m ist ein im Jenner-Institut in London dargestellter Impfstoff gegen die Hundestaupe, durch welche den Tieren eine gewisse Immunität verliehen wird. Man injiziert je nach der Größe des Hundes 2—5 ccm subkutan, am besten in den Bauch. *Bezugsquelle:* Karl Hopf in Niederhöchstadt a. T.

Auch von Dr. P i o r k o w s k i in Berlin wird ein Serum gegen Hundestaupe in den Handel gebracht, von welchem eine Injektion von 10 ccm für leichte Fälle genügt, während in schwereren Fällen das 2—3 fache injiziert werden muß.

Serum Jetz wird bei Typhus bis zu 200 g auf den Tag eingegeben. Dasselbe soll durch Schweiße die Typhustoxine zur Ausscheidung bringen, die Harnabsonderung steigern und namentlich eine spezifische Wirkung auf die nervösen Erscheinungen ausüben. *Bezugsquellen:* Institut Bacterio-Thérapique Suisse in Bern.

Serum gegen Kälberruhr, Antidysenterie-Serum, aus Kälberruhrkulturen hergestellt, besitzt hohe antibakterielle und antitoxische Eigenschaften. Bei kühler Aufbewahrung ist es längere Zeit haltbar. Die Anwendung geschieht für Schutzzwecke in Form von subkutanen Injektionen an der Halsseite mit 10 Kubikzentimetern und kann die Impfung schon 2 bis 3 Stunden nach der Geburt vorgenommen werden. Für Heilungszwecke, d. h. nach erfolgter Infektion, muß die Dosis von 10 ccm nach 1—2 Tagen wiederholt werden. *Fabrikant:* Deutsche Schutz- und Heilserum-Gesellschaft m. b. H. in Berlin NW. 6.

Serum gegen Kälber-Pneumonie bringt die Deutsche Schutz- und Heilserum-Gesellschaft m. b. H. in Berlin NW. 6 in den Handel.

Serum gegen Keuchhusten nach E. Manicatide wird durch Herstellung von Reinkulturen eines eigentümlichen Bazillus aus dem Sputum keuchhustenkranker Kinder und durch Überimpfung desselben auf Schafe oder Pferde gewonnen.

Serum gegen Krebs siehe Anticancrin, Antimeristem und Cancroin.

Serum gegen Kretinismus und Myxoedem. Zur Darstellung desselben entfernt man die Schilddrüse von Tieren ganz oder teilweise oder stört die Tätigkeit der Schilddrüse so weit oder überbürdet ihre Leistungsfähigkeit derart, daß das Tier zur Antitoxinbildung angeregt wird. Aus diesem durch geeignete Behandlung lebend erhaltenen Tiere gewinnt man dann das Serum. Man kann so verfahren, daß man ein der Schilddrüse gänzlich beraubtes Tier der Selbstvergiftung erliegen läßt, sodann dessen durch diesen Eingriff giftig gewordene Organe, z. B. das Zentralnervensystem, zur Anregung einer Antitoxinbildung im Serum bei einem anderen Tiere benutzt und dann aus diesem das Serum gewinnt. D. R.-P. Nr. 131495 von E. Merck in Darmstadt.

Serum gegen Lepra hat Carrasquilla dargestellt und mit Erfolg bei 15 Personen angewendet. Es war in allen Fällen ein schneller Rückgang der Krankheit zu beobachten. Wie dieses Serum gegen den Aussatz dargestellt wird, hat der Entdecker desselben leider nicht angegeben.

Serum gegen Lungenentzündung wurde in Bologna hergestellt, doch scheint dasselbe in der Praxis kaum Anwendung gefunden zu haben. Dagegen berichtete Paessler über ein nach Vorschrift von P. Römer dargestelltes Pneumokokkenserum, mit dem bei der Behandlung schwerer Fälle der croupösen Pneumonie gute Erfolge erzielt worden sind. Dieses „Römer-Serum" ist ein Gemisch verschiedener Sera von Pferden, Rindern und Schafen, die gegen möglichst zahlreiche menschenpathogene Pneumokokkenstämme immunisiert sind. Es wurden pro dosi 10—30 ccm injiziert, in einzelnen Fällen mehrmals. *Fabrikant:* E. Merck in Darmstadt.

Serum gegen Milzbrand, aus dem Blute von mit abgeschwächten Milzbrandkulturen geimpften Tieren gewonnen, hat Sobernheim dargestellt und bei Rindern gegen Milzbrandinfektion mit Erfolg angewendet. *Fabrikant:* E. Merck in Darmstadt.

Milzbrandserum „Höchst" ad usum humanum wird von gegen Milzbrand immunisierten Pferden gewonnen und vor seiner Abgabe zur sicheren Entfernung aller Milzbrandsporen durch Bakterienfilter filtriert. Es gelangt mit 0,5% Phenol konserviert in Flaschen zu 10 und 20 ccm zur Abgabe. *Fabrikant:* Farbwerke vorm. Meister Lucius & Brüning in Höchst a. M.

Serum gegen die Rinderpest. Nach W. Kolle stellt man ein wirksames Rinderpestserum aus dem Blut von Rindern dar, deren Immunität nach Überstehen einer milden Form von Rinderpest durch Injektion ansteigender Dosen des virulenten Blutes hochgetrieben wurde.

Trocknes, haltbares Rinderpestserum erhält man ferner nach Dschunkowsky und Kupzis durch Austrocknen des flüssigen Serums in dünnen Schichten auf Glasplatten, wobei dem flüssigen Serum vor dem Trocknen $\frac{1}{5}$% Natronhydrat zugesetzt werden muß. Die Ausbeute des trocknen Präparates beträgt durchschnittlich 10,5%. Auf solche Weise bereitetes trocknes Präparat löst sich zum größten Teil rasch im Wasser auf.

Serum gegen den Rotlauf der Schweine. Das aus dem Blut eigens zu diesem Zweck gehaltener und auf besondere Art immunisierter Tiere hergestellte Serum ist in einem kühlen und dunkeln Raum aufzubewahren, da das Licht bei längerer Einwirkung einen zersetzenden Einfluß auf die wirksamen Bestandteile ausübt. Die Haltbarkeit beträgt auf diese Weise 1 Jahr. Das Serumpräparat ist so hergestellt, daß es stets eine nahezu konstante Schutzwirkung besitzt und ist staatlich geprüft. Die zum Zweck der Impfung von Schweinen abgegebenen Rotlaufkulturen sind Reinkulturen in Gläschen, welche vor ihrer Versendung zugeschmolzen werden. Die Gläschen sind bis zu ihrem Gebrauch ungeöffnet an einem dunkeln Orte aufzubewahren. Die Kulturen bleiben auf diese Weise 4 Wochen brauchbar, ältere Kulturen dürfen nicht verwendet werden. Die Schutzimpfung besteht darin, daß die Impflinge gleichzeitig eine Einspritzung von Serum und die einer Rotlaufkultur erhalten. Die Dosis des Serumpräparates beträgt für Schweine bis 100 kg auf je 10 kg Lebendgewicht des letzteren 1 ccm. Bei Schweinen über 100 kg steigt die Dosis für 10 kg Lebendgewicht um nur 0,5 ccm. Die Dosis der Kultur beträgt für jedes Tier 0,5 ccm *Fabrikant:* Serum-Gesellschaft m. b. H. in Landsberg a. W.

Siehe auch Lorenzsche Lymphe, Porcosan, Septicidin und Susserin!

Serum gegen Rotz siehe Mallein.

Serum gegen Ruhr. Ein Ruhrheilserum, welches von Pferden gewonnen wird und in Dosen von 20 ccm subkutan angewendet werden soll, stellt das staatliche serotherapeutische Institut in Wien her.

Serum gegen Scharlach, Streptokokkenserum, ist sowohl von Marmorek, als auch von Aronson dargestellt und als Heilmittel bei Streptokokkeninfektion empfohlen worden. Da P. Moser mit diesen Präparaten befriedigende Ergebnisse nicht erzielte, suchte er aus Streptokokken, welche lediglich dem Blute scharlachkranker Kinder entstammten, ein besonders wirksames Serum zu gewinnen. Es wurden Streptokokkenkulturen von mehreren Scharlachfällen gezüchtet. Diese Kulturen wurden dann, ähnlich wie bei der Gewinnung des Diphtherie-Heilserum, Pferden injiziert. Nach längerer Behandlung der Pferde sind diese gegen Streptokokken immun, es wird ihnen Blut entnommen, und nachdem die Serumflüssigkeit sich von den Blutgerinseln abgeschieden hat, diese scharlachkranken Kinder eingespritzt. Bei frühzeitiger Seruminjektion am ersten oder zweiten Krankheitstage war in den bisher behandelten sehr schweren Fällen kein Todesfall zu verzeichnen. Je später aber injiziert wurde, desto weniger günstig waren die Erfolge. Da man vorläufig große Serummengen einspritzen muß, kommt es bei empfindlichen Kindern allerdings zu mehr oder minder starken Hautausschlägen, welche aber bald vergehen, ohne weiteren Schaden zu stiften. *Fabrikant:* Serotherapeutisches Institut in Wien, sowie Farbwerke vorm. Meister Lucius & Brüning in Höchst a. M.

Das Streptokokken-Serum des Serum-Instituts in Bern soll sehr gut bei allen akuten Streptokokken-Infektionen, wie Puerperalfieber, Erysipel, Scharlachkomplikationen, Anginen, Artheritiden, Phlegmonen, Pyämie wirken. Man fängt im allgemeinen mit 2—3 Dosen von 10 ccm an und injiziert weiter täglich 1—2 Dosen bis der Zustand entschieden besser geworden und das Fieber gefallen ist. Auch bei chronischen Streptomykosen, so z. B. bei den Mischinfektionen bei Tuberkulose, beim Rheumatismus, zeigte in vielen Fällen das Serum eine gute Wirkung und wird dann in der Dosis von 10 ccm 1—2 mal wöchentlich injiziert. *Bezugsquelle:* Serum-Gesellschaft m. b. H. in Landsberg a. W.

Scharlachserum Marpmann aus dem Blutserum immunisierter Tiere hergestellt, gelangt sowohl flüssig als auch in Form von Tabletten in den Handel. *Fabrikant:* Chem. Institut Marpmann in Leipzig.

Serum gegen Schlangengift. Antivenin, das von Prof. Calmette dargestellte Schlangengiftserum sollte nach Ansicht seines Entdeckers nicht nur gegen das Gift der Brillenschlange, sondern auch gegen das anderer Giftschlangen wirksam sein. Jetzt haben neue Forschungen, die in Indien und Australien vorgenommen worden sind, den Nachweis erbracht, daß diese Ansicht des französischen Forschers leider unzutreffend gewesen ist. Nach diesen neuen Ergebnissen muß es als eine Tatsache betrachtet werden, daß zwar von dem Schlangengift ein Serum gewonnen werden kann, daß dies aber immer nur gegen die Schlange als Schutzmittel dient, deren Gift zur Gewinnung des Serums verwandt wurde. Danach würde man gegen den Biß der Brillenschlange, der Kreuzotter, der Klapperschlange und all der anderen Giftschlangen ebensoviele besondere Gegengifte haben müssen.

Serum gegen Schweinepest siehe Septicidin.

Serum polyvalentes gegen Schweineseuche ist ein Serum, welches gegen möglichst verschiedene Schweineseuchenstämme immun macht. Zur Gewinnung desselben werden Pferde mit einer großen Menge verschiedener Bazillenstämme der Schweineseuche geimpft und das Serum dann gesammelt. Dasselbe behält seinen Wirkungswert bei zweckmäßiger Aufbewahrung etwa 6 Monate lang. Bereits erkrankte Tiere damit zu impfen, ist zwecklos, weil es sich nur um ein „Schutzserum" handelt, welches auch nur gegen Schweineseuche schützt. Die Impfung der Ferkel in den ersten Lebenstagen ist besonders empfehlenswert; dieselbe ist nach 3 Wochen zu wiederholen, falls die Tiere eine schlechte Entwickelung zeigen. *Bezugsquelle:* Bakteriologisches Laboratorium der Vereinigung Deutscher Schweinezüchter, Berlin SW., Wilhelmstraße 143, auch die Deutsche Schutz- und Heilserum-Gesellschaft m. b. H. in Berlin NW. 6 bringt ein Schweineseuchenserum in den Handel. Unter dem Namen S u i s e p s i n wird ein Serum gegen Schweineseuche auch von den Farbwerken vorm. Meister Lucius & Brüning in den Handel gebracht.

Siehe auch I m p f s t o f f g e g e n S c h w e i n e s e u c h e und Antispirochaetenserum!

Serum gegen Staphylokokken siehe Antistaphylokokkenserum.

Serum gegen Streptokokken siehe Antistreptococcin, Serum gegen Diphtherie u. Streptokokken und Serum gegen Scharlach.

Serum gegen Tetanus (Starrkrampf) siehe Tetanus-Antitoxin.

Serum gegen Tuberkulose, S e r u m a n t i t u b e r c u l o s u m, T u b e r k u l o s e s e r u m, nach P r o f. M a r a g l i a n o, ein Serum von Pferden, die mit Toxalbuminen und Proteinen der Tuberkulosebazillen geimpft sind. Man injiziert sowohl bei den apyretischen, als auch bei den febrilen Formen der Phthise unter Beobachtung antiseptischer Cautelen jeden zweiten Tag 1 ccm des Serums in das Unterhautbindegewebe am Schulterblatt oder Rücken. Die Injektionen werden so lange fortgesetzt, bis die Schweißerscheinungen beim Kranken verschwunden sind. Dann gibt man wöchentlich einmal eine Injektion von 1 ccm des Serums. *Fabrikant:* E. Merck in Darmstadt.

Nach D. R.-P. Nr. 147 470 von Kalle & Co. in Biebrich a. Rh. verfährt man zur Herstellung eines H e i l s e r u m g e g e n T u b e r k u l o s e folgendermaßen: Perlsüchtige Kühe, deren Krankheit durch die Tuberkulinprobe festgestellt worden ist, werden so lange mit Hetol (zimtsaurem Natrium) behandelt, z. B. intravenös injiziert, bis eine erhebliche Gewichtszunahme eingetreten ist und die Tiere auf eine subkutane Tuberkulineinspritzung nicht mehr mit Temperatursteigerung reagieren. Das Serum wird dann den Tieren in der üblichen Weise entnommen. Es soll ein Antitoxin enthalten, welches dem Serum eine besondere therapeutische Wirksamkeit gegen die Tuberkulose des Menschen verleiht, die aber nur bei gleichzeitiger Anwendung der Hetolbehandlung zur Geltung kommt.

Tuberkuloseheilserum wird auch von F. Niemann in Basel nach einem durch Engl. Patent Nr. 2014 geschützten Verfahren hergestellt. Dasselbe besteht im wesentlichen darin, daß man in das lebende Tier (vorzugsweise Ziegen) subkutan injiziert: 1. eine besonders präparierte Form von Tuberkulin, 2. eine relativ große Menge von glyzerinfreiem Tuberkulin und 3. eine sterilisierte Kultur von Tuberkelbazillen, welche die abgetöteten Bazillen enthält. Nach Verlauf von mehreren Wochen wird Blut von dem Tiere abgezogen, koagulieren gelassen und das Antitoxinserum in bekannter Weise abgeschieden.

Siehe auch Blindschleichenserum, Tuberkulinalbumose, Tuberculoalbumin, Tuberculocidin, Tuberculoprotein, Tuberkuloseantitoxin und Tuberkulosetoxine!

Serum gegen Typhus des schweizerischen Impfinstituts in Bern ist nur bei echtem Typhus (Widalsche Reaktion) anzuwenden. Man hat beobachtet, daß kurz nach Injektionen die Temperatur steigt, um dann bald herunterzugehen. Das Stadium der Kontinua bekommt dadurch oft gleich den remittierenden Typus der dritten Periode. Das Serum wird täglich in Dosen von 10 ccm injiziert. Unter Umständen ist es auch prophylaktisch (10 ccm) bei herrschenden Typhusepidemien und bei Leuten, die der Gefahr der Infektion ausgesetzt sind, anzuwenden. *Bezugsquelle:* Serum-Gesellschaft m. b. H. in Landsberg a. W.

Typhusheilserum Klemperer ist das Blutserum von gegen Typhuskulturen immunisierten Ziegen und Hunden.

Typhusserum Legrain ist das Blutserum von Typhusrekonvaleszenten.

Typhusserum von Chantemesse wird, wie das Diphtherie-Heilserum durch Impfung eines Pferdes mit Typhusgift erhalten, letzteres durch Züchtung des Typhusbazillus in einem besonderen Nährboden, der aus einer Mischung von Milz und Knochenmark besteht. Während der ersten zwei Wochen soll bei mäßig günstigem Befinden des Kranken eine einzige Einspritzung von 10—12 ccm genügend sein, um die Krankheit abzuwenden. Hält aber 8—10 Tage nach der ersten Einspritzung das Fieber noch an, so wird eine zweite Impfung mit 4—5 oder in schweren Fällen mit 10 ccm nötig. Das Serum wirkt angeblich gleichzeitig als Gegengift und zur Abtötung der Bakterien.

Serum musculare siehe Myoserum.

Servatolseife ist eine neutrale Seife, die 2% Quecksilberoxycyanid enthält und zur Händedesinfektion empfohlen wird. — S e r v a t o l m a r m o r s e i f e stellt eine salbenartige, gelblichweiße Masse dar und besteht aus einer neutralen, eingedickten Kaliseife mit 55% feinkörnigem Marmorpulver und 2% Quecksilberoxycyanid. Die Seife schäumt gut und ist mit einem angenehmen Parfüm ausgestattet. *Fabrikant:* C. Fr. Hausmann in St. Gallen.

Sesamin wird eine wohlschmeckende Sesamölemulsion genannt, welche an Stelle der bekannten Lebertranemulsionen Anwendung finden soll, da das Sesamöl den Lebertran nach fast jeder Richtung hin zu ersetzen vermögen soll. Es wird auch J o d e i s e n s e s a m i n, G u a j a k o l -, S a n t a l - und K a m p f e r s e s a m i n in den Handel gebracht. *Fabrikant:* Apotheker L. Scheyer in Berlin, Alexanderstr. 8.

Sicco ist ein trockenes Hämatogenpräparat, ein rotbraunes, in Wasser klar lösliches Kristallmehl. *Fabrikant:* Sicco A.-G. in Berlin C.

Siccoform sind Tabletten aus Formaldehyd (0,01), Menthol, Zucker und Aromastoffen. Anwendung: Zur Desinfektion der Mundhöhle. *Fabrikant:* Sicco A.-G. in Berlin C.

Siccogen ist ein Haematogenum duplex der Firma Sicco A.-G. in Berlin C.

Siccomulsion ist eine Lebertranemulsion der Sicco A.-G. in Berlin C.

Siccos Kindermehl besteht aus einer Mischung von reinem Hafermehl, dextriniertem Mehl, Maltose und Zucker. *Fabrikant:* Sicco A.-G. in Berlin C.

Siccose ist eingetrockneter Fleischsaft. Das Präparat wird aus kalt gepreßtem Ochsenfleisch ohne Zusätze irgend welcher Art dargestellt und enthält 73% Fleischeiweiß und 20% Fleischbasen. Es ist haltbar, geruch- und geschmacklos und in Wasser löslich. Man gibt es als Roborans rein messerspitzen- oder teelöffelweise oder in Mischung mit beliebigen Medikamenten. *Fabrikant:* Sicco A.-G. in Berlin C.

Siderinpillen sind Blaudsche Pillen der Concordia medica in Erfurt.

Sidonal, seinerzeit als Mittel gegen Gicht empfohlen, ist c h i n a s a u r e s P i p e r a z i n, ein weißes, leicht in Wasser lösliches Pulver, das indes nicht mehr therapeutische Anwendung findet. Vgl. N e u - S i d o n a l. *Fabrikant:* Vereinigte Chem. Werke Akt.-Ges. in Berlin-Charlottenburg.

Siebolds Milcheiweiß siehe Plasmon.

Siegers Auxilintabletten siehe Auxilintabletten. *Fabrikant:* Sieger & Co., G. m. b. H., Bad Kreuznach.

Silberatoxyl siehe Argentum atoxylicum.

Silber-Vitellin, A r g y r o l, ist ein dunkelbraunes Pulver mit 30% Silbergehalt, das in Wasser leicht löslich ist. Es hat sich als Ersatz anderer Silberverbindungen in 3 prozentiger Lösung bei Tripper, Ohren-, Nasen- und Halsleiden bewährt.

Vorsichtig und vor Licht geschützt aufzubewahren.

Silicium - Kalk - Stahlbrunnen enthält 2 $^0/_{00}$ Natr. silicicum neben den natürlichen Bestandteilen des Lippspringer Kalk-Stahlbrunnen und wird wie der Urosin-Kalk-Stahlbrunnen angewendet (siehe diesen).

Silvanol nennt die Chemische Fabrik Max Elb, G. m. b. H. in Dresden, ein Arnika-Benzoe-Glyzerolat zur Wundheilung und zu Mundwasser.

Simons Gichttabletten enthalten pro dosi 0,001 g Colchicin. *Fabrikant:* Simons Apotheke in Berlin C.

Sinecain, eine wässerige sterile Lösung von 3% Chininum muriaticum, 3% Antipyrin und 0,005% Adrenalin in Veloxampullen, soll als Lokalanästhetikum Verwendung finden. *Fabrikant:* Apotheker Schommartz in Prerow.

Vorsichtig aufzubewahren.

Siran, ein Mittel gegen Keuchhusten, Bronchitis, Kehlkopftuberkulose usw. soll aus 10,0 g Kalium sulfoguajacolicum, 8,0 g Extractum Thymi concentratum, 1,0 g Acidum thymicum und Sirupus Menthae piperitae ad 170,0 g bestehen. *Fabrikant:* Chem. Fabrik Nassovia in Wiesbaden.

Sirocol, L i q u. K a l i i s u l f o g u a j a c o l i c i c o m p., ist eine klare, sirupdicke Flüssigkeit, welche 7% guajakolsulfosaures Kalium und 7% Kalksalze enthält. Es wird als Mittel gegen Keuchhusten, chronischen Bronchialkatarrh und Lungenkatarrh empfohlen. *Fabrikant:* Apotheker A. Müller in Kreuznach.

Sirolin ist unbegrenzt haltbarer Thiocol-Orangesirup von angenehmem Geschmack, welcher 6—7% Thiocol enthält. Es wird in den Anfangsstadien von Phthise, Bronchitis und Keuchhusten gegeben. Die Tagesdosis für Erwachsene beträgt 3—4 Teelöffel, für Kinder 1—2 Teelöffel. *Fabrikant:* F. Hoffmann-La Roche & Co. in Basel.

Als Ersatzmittel für Sirolin empfiehlt der Luxemburger Apoth.-Verein folgenden S i r u p u s K a l i i s u l f o g u a j a c o l i c i : Kal. sulfoguajacol. 10,0, Aqu. dest. 40,0, Tinct. cort. Aurant. 5,0, Tinct. sacchari tost. 1,0, Sirup. simpl. ad 150,0. M.S. 3—4 Teelöffel voll den Tag, Kinder 1—2 Teelöffel voll.

Die Österreich. Pharm. enthält eine ähnliche Vorschrift: Kal. sulfoguajacolic. 10,0, Aquae 40,0, Sirup. Aurant. cort. 100,0.

Eine andere (französische) Vorschrift lautet: Kal. sulfoguajacol., Aquae dest. aa 5,0, Sirup. cort. Aurant. 90,0.

Ferner nach L o e w e : Kal. sulfo-guajacolic. 5,0, Extr. Aurant. fluid. 4,0, (Tct. sacch. tost. 0,5 inkl.) Aqu. dest. 15,0, Sir. simpl. ad 100,0.

Nach Vorschrift des holländischen Apothekervereins: Kalium sulfoguajacolicum 10,0, Aqua 10,0, Sirupus Aurantiorum cort. 115,0, Guajacol gtt. 1, Tinct. Aurantiorum 15,0.

Sirop de Blancard: Jod. bisublim. 1,225, Limat. ferr. pur. 0,625, Sirup. simpl. 310,0. (Gutt.)

Sirop dépurativ Vincent Grenoble ist ein Rhabarber und 8,7% Jodkalium enthaltender Sirup.

Sirop Rami, S i r u p u s B r o m o f o r m i i c o m p o s i t u s, besteht aus Bromoform 2,0 g, Tinctura Radicis Aconiti 2,0 g, Codeinum 0,5 g, Alkohol 47,5 g, Sirupus Balsami Tolutani 700,0 g,

Sirupus Rhoeados 250,0 g. *Fabrikant:* Apotheke Fougerat in Paris.

Sirsol, S i r o s o l , ist eine dem Sirolin ähnliche Zubereitung. Dieselbe enthält guajakolsulfosaures Kalium 10 g, Aqua destill. 30 g, Extract. fluid. Cort. Aurant. 5 g, Sirupus simplex 105 g. *Fabrikant:* Reichold & Co. in St. Ludwig i. Els.

Sirupi siccati sind konzentrierte Sirupe in Pulverform und sollen zur ex tempore-Bereitung der verschiedenen Arzneisirupe Verwendung finden. *Fabrikant:* J. D. Riedel A.-G. in Berlin-Britz.

Sirupus Bromoformii Beuttner wird in zwei Stärken hergestellt. Der S. Br. „mitis" enthält auf einen Kaffeelöffel 3 Tropfen Bromoform und ist für Kinder bis zu ungefähr 3 Jahren bestimmt. Der S. Br. „fortior" enthält auf einen Kaffelöffel 6 Tropfen und soll bei Kindern, die älter als 3 Jahre sind, angewendet werden. Sie dienen zur Heilung von Keuchhusten. *Fabrikant:* St. Clara-Apotheke von E. Beuttner in Basel. (Siehe auch Tussisolvol.)

Sirupus Bromoformii compositus siehe Sirop Rami.

Sirupus Calcii ferrophospholactici siehe Calcium ferrophospholacticum.

Sirupus Calcii lactophosphatis, in England und Amerika sehr gebräuchlich, wird wie folgt bereitet: Calc. carbonic. 21,3, Acid. phosphoric. 50 prozentig 109,4, Acid. lactic. 33,3, Aqu. flor. Aurantii 80,0, Sacchar. alb. 600,0, Aqu. destillat. 1000,0. Der Kalk wird in den mit dem Orangenblütenwasser und 100,0 destilliertem Wasser verdünnten Säuren gelöst, filtriert und mit Wasser nachgewaschen, bis das Filtrat 400,0 beträgt; in diesem wird unter Erwärmen der Zucker gelöst.

Sirupus Caricarum siehe Califig.

Sirupus Colae compositus „Hell", welchen J. F l e s c h angelegentlich zur Behandlung funktioneller Nervenerkrankungen empfiehlt, hat folgende Zusammensetzung: Chinini ferrocitrici 2,5, Strychnini nitrici 0,075, Extracti Colae fluidi 25,0, Natrii glycerinophosphorici 25,0 solve leni calore in Sir. Aurantiorum 200,0. D.S. dreimal täglich 1 Kaffeelöffel nach der Mahlzeit. Demnach enthält 1 Kaffeelöffel ca. 0,0015 Strychnin, 0,05 Chin. ferrocitric., 0,5 Colaextrakt und 0,5 Glyzerophosphat. *Fabrikant:* G. Hell & Co. in Troppau (Böhmen).

Vorsichtig aufzubewahren.

Sirupus Ferratini jodati siehe Jodferratose.

Sirupus Ferri et Calcii phosphorici siehe Osteogen.

Sirupus Galegae siehe Galega officinalis.

Sirupus glycerophosph. comp. Siboni soll auf folgende Weise dargestellt werden: In 250 g Wasser löst man 27,4 g glyzerinphosphorsauren Kalk, den man bei 110 bis 120° getrocknet hat, unter Zugabe von 8,8 g Milchsäure und einer Lösung von 4,10 g Natriumsulfat, 2,07 g Kaliumsulfat, 4,66 g Ferrosulfat, 6,10 g Chininsulfat, 0,042 g Strychninsulfat in 100 ccm Wasser. Nach 24 Stunden filtriert man vom abgesetzten Calciumsulfat ab und löst in der Flüssigkeit 775 g Zucker, worauf man Wasser zufügt, bis das Ganze 1 Liter beträgt. 10 g Sirup enthalten je 0,05 g neutrales Calciumphosphat, saures Glycerophosphat des Natriums, Kaliums, Eisens, und Strychnins und 0,1 g milchsauren Kalk. (Siehe auch Glycophal.)

Sirupus Guajacoli comp. siehe Aphthisin.

Sirupus hypophosphitum compositus Egger ist ein ungarisches Präparat, welches die Eisen-, Kalk-, Mangan-, Kalium-, Natrium- und Chinin-Salze der unterphosphorigen Säure und Tinctura Strychni enthält. Es wird als Tonikum bei Neurasthenie- und Hysterie-Fällen, welche mit funktionellen Verdauungsstörungen verbunden sind, empfohlen. *Bezugsquelle:* C. Stephan, Kronenapotheke in Dresden.

Sirupus hypophosphitum comp. Fellow siehe unter F.

Sirupus Kalii guathymini „Lepehne" ist ein wohlschmeckendes Thymianpräparat, welches etwas Kalium sulfoguajakolicum enthält und bei Hals- und Lungenaffektionen Anwendung findet. *Fabrikant:* Apotheker G. Lepehne in Königsberg i. Pr.

Sirupus Kalii sulfoguajacolici siehe Sirolin.

Sirupus Kalii sulfokreosoti siehe Sulfosot-Sirup.

Sirupus Sulfosoti Roche siehe Sulfosot.

Sirupus Thiocoli compositus Merck enthält Thiocol, Dionin und Ammoniumhypophosphit. Anwendung bei Lungenleiden und Phthisis. *Fabrikant:* E. Merck & Co. in New-York.

Sirupus Thymi compositus siehe Pertussin.

Sirupus Thymi tolutanus siehe Tussifungin.

Sirupus Valeriano-Bromat. comp. „Jahr" ist ein wohlschmekkender, phosphorsaure Salze enthaltender Brom-Baldrian-Kolasirup. *Fabrikant:* Fortunat Gralewsky in Krakau (Österreich).

Skiargan wird eine hochkonzentrierte Collargollösung genannt. *Fabrikant:* Chem. Fabrik von Heyden in Radebeul-Dresden.

Soamin wird ein Ersatzpräparat für Atoxyl genannt, welches nach der Formel $C_6H_4 \cdot NH_2 \cdot AsO(OH)(ONa) + 5 H_2O$ zusammengesetzt sein und 22,8% Arsen (entsprechend 30,1% Arsentrioxyd) enthalten soll. Es liefert mit 5 T. kalten Wassers eine neutrale, sterilisierbare Lösung. Mit Säuren und Lösungen von Metall- und Chininsalzen ist es unverträglich. *Fabrikant:* Burroughs, Wellcome & Co. in London.
Sehr vorsichtig aufzubewahren.

Solanin, $C_{42}H_{75}NO_{15}$, der physiologisch wirksame Körper der Kartoffelkeime, auch im Solanum dulcamara vorhanden, ein glykosidisches Alkaloid, bildet weiße, in heißem Alkohol lösliche, bei etwa 235° schmelzende Nädelchen. Es wird als Analgetikum und nervöses Sedativum bei Neuralgie, Erbrechen der Schwangeren, spasmodischem Asthma, schmerzhaften Magenkrankheiten und Tabes dorsalis in Dosen von 0,01—0,06 g mehrmals täglich angewendet. Das salzsaure Salz des Solanins wird wie die Base gebraucht und dosiert und meistens subkutan bis zu 0,05 g in wässeriger Lösung angewendet.
Maximaldosis: 0,1 g pro dosi, 0,5 g pro die.
Vorsichtig aufzubewahren.

Solargyl, eine Verbindung von Silberoxyd mit Proteosen und deren Abbauprodukten mit 30% Silber, bildet kleine metallisch glänzende Blättchen, die nicht lichtempfindlich und nicht hygroskopisch sind. Es ist in organischen Lösungsmitteln unlöslich, löst sich aber leicht in Wasser mit rotbrauner Farbe und läßt sich in Lösung unzersetzt sterilisieren und aufbewahren. *Fabrikant:* Lüdy & Co., Fabrik chemisch-pharmazeutischer Präparate in Burgsdorf (Schweiz).

Solitaenia, ein pulverförmiges Bandwurmmittel, besteht im wesentlichen aus Extractum Granatorum examaratum, Oleum Ricini und aromatisierter Schokoladenmasse. *Fabrikant:* Laboratorium Leo in Dresden.

Solurol = Acidum thyminicum (siehe da).

Solutio Chinini ferro-chlorati nach Dr. S. Kersch ist eine in Holland besonders gebräuchliche Spezialität. Nach Angabe der Spezialitätenkommission der Neder. Maatsch. ter bevord. d. Pharm. erhält man ein gleichartiges Präparat aus Liquor Ferri oxychlorati (4% Fe) 21,0, Chinin. hydrochloric. 5,6, Acid. hydrochlor. dilut. 4,0, Spiritus Vini Cognac 15,0, Aquae destill. 54,5. Man mischt das Chinin mit dem Eisenliquor durch Umschütteln, fügt dann das Wasser, darauf die Salzsäure und zuletzt den Kognak zu.

Solutio Hydrargyri colloidalis siehe Hyrgol.

Solutio Triferrini composita siehe Liquor Triferrini comp.

Solution Blancard: Exalgin. 2,40, Alkohol 50% 20,00, Aqu. dest. 60,00, Sirup 125,00 (Gutt.).

Solvacid, Pastilli Natrii citrici comp., sollen bei harnsaurer Diathese in Wasser gelöst genommen werden. *Fabrikant:* G. Hell & Cie. in Troppau.

Solveole sind neutrale, mit Wasser klar mischbare Lösungen von Kresolen mit kresotinsaurem Natrium, welche in 37 ccm = 42,4 g etwa 10 g freies Kresol enthalten. Der teerartige Geruch verschwindet beim Verdünnen fast vollständig. Das reine Solveol wird, wie Karbolsäure, zur chirurgischen und medizinischen Desinfektion und außerdem in der Tierheilkunde angewendet. *Fabrikant:* Chem. Fabrik von Heyden, Radebeul bei Dresden.

Vorsichtig und vor Licht geschützt aufzubewahren.

Solvin ist ein Extract. Thymi saccharat., welches wie Pertussin u. a. m. bei Keuchhusten usw. Anwendung finden soll (siehe dieses). *Fabrikant:* Apotheker Dr. H. Müller & Co. in Berlin C. 19.

Solvosicca sind kaltlösliche Trockensalze für neutrale Liquores, die von der Chemischen Fabrik Helfenberg A.-G. in Helfenberg i. S. hergestellt werden.

Solykrin-Pillen sollen eine Mischung von 15 Solveol, 5 Lysol und 2 Kreolin enthalten. Sie werden gegen Puerperalfieber empfohlen. *Bezugsquellen:* Rosenapotheke Max Gotthilf, Frankfurt a. M.

Somaferrol ist ein Somatose enthaltender Eisen-Manganlikör. *Fabrikant:* H. Peschken, Schwan-Apotheke in Bremen.

Somagen, nicht zu verwechseln mit Stomagen (siehe dieses), ist ein aus Fleisch hergestelltes Nährpräparat, welches neben den anregenden Fleischsalzen auch die Proteinstoffe des Ausgangsmaterials enthalten soll. *Fabrikant:* Dr. A. Wolff in Bielefeld.

Somatose, ein Fleischeiweißpräparat, von W. G r ü n i n g als Alkalialbumat bezeichnet, stellt ein gelbes, fast geschmack- und geruchfreies, in Wasser leicht lösliches Pulver dar, das über 90% lösliche Fleischeiweißstoffe (Albumosen), neben den für die Ernährung wichtigen Salzen des Fleisches enthält. Sie wird, ohne erst den ganzen Verdauungsprozeß durchmachen zu müssen, direkt von den Körpersäften aufgenommen und nimmt, zufolge dieser leichten Assimilierbarkeit, sofort an der Ernährung teil. Sie findet daher mit Vorteil bei den verschiedensten, mit Abmagerung und Schwäche verbundenen Erkrankungen Anwendung: als Kräftigungsmittel nach schweren Operationen und Blutverlusten, bei akuten und chronischen Krankheiten, welche mit Fieber einhergehen und den Organismus schwächen, z. B. Typhus, Krebs, in den beginnenden Stadien der Schwindsucht usw., ferner bei Wöchnerinnen und Rekonvaleszenten und bei allen Formen von Magenkrankheiten.

Über die Herstellung eines Alkalialbumates aus E i e r a l b u m i n macht W. G r ü n i n g folgende Angaben: „Versetzt man eine 10 prozentige Lösung von Eieralbumin mit Natronlauge bis zum Gehalte von 2% NaOH, so entsteht eine Gallerte, welche sich beim Erhitzen wieder verflüssigt. Durch genaues Neutralisieren der Lösung durch Säure fällt das Alkalialbumin aus, welches durch Waschen mit Wasser gereinigt werden kann".

Bequeme Lösungsmethode: Man füllt ein Weinglas zur Hälfte mit warmem oder auch kaltem Wasser, schüttet mitten auf die Flüssigkeitsoberfläche vorsichtig, ohne umzurühren, die zu nehmende Tagesmenge Somatose, deckt das Glas mit Papier zu und läßt stehen, bis vollkommene Lösung eingetreten ist. Die auf diese Weise erhaltene konzentrierte Lösung fügt man portionsweise, je nach dem Geschmacke des Patienten, den oben erwähnten Getränken zu.

Erwachsene nehmen im allgemeinen 4—5 abgestrichene Kaffeelöffel voll pro Tag, entsprechend 12—15 g; Kinder erhalten im allgemeinen die Hälfte. Bei kleinen Kindern beginnt man mit 0,5 g auf sämtliche Mahlzeiten verteilt und steigert langsam bis auf 3 g täglich. *Fabrikant:* Farbwerke vorm. Friedr. Bayer & Co. in Elberfeld.

F l ü s s i g e S o m a t o s e stellt eine angenehm schmeckende, gebrauchsfertige Form der pulverförmigen Somatose dar. Sie wird in zwei Sorten in den Handel gebracht: süß als eine mild aromatisch, herb als eine würzig nach Suppenkräutern schmeckende Flüssigkeit. Beide Sorten wirken als appetitanregende, nervenstärkende Kräftigungsmittel.

Eisensomatose, im Jahre 1897 eingeführt, ist ein hellbraunes, fast geschmack- und geruchfreies Pulver, welches in wässerigen Flüssigkeiten leicht löslich ist. Durch Ammoniak, kohlensaure Alkalien und verdünnte Säuren wird sie nicht gefällt, durch Erwärmen nicht koaguliert, mit Eiweiß gibt sie keinen Niederschlag. Ihr Eisengehalt beträgt genau 2%. Sie wird als leicht verdauliches Eisenpräparat empfohlen. Auch als flüssige Eisensomatose im Handel.

Guajakolsomatose siehe Guajacose.

Milchsomatose, im Jahre 1897 eingeführt, wird aus dem Milcheiweiß gewonnen als ein geruch- und nahezu geschmackfreies, gelbliches Pulver, welches leicht löslich ist und sich im übrigen ganz wie die gewöhnliche, aus Fleisch hergestellte Somatose verhält. Von letzterer unterscheidet sich die Milchsomatose durch einen etwas geringeren Gehalt an Salzen, sowie durch einen geringen Tanningehalt (5%). Die Milchsomatose ist ein leicht lösliches, dabei vollständig reizloses Kräftigungsmittel, das bei Kindern, die zu Diarrhöen neigen, und bei Personen mit geschwächten Verdauungsorganen mit Vorteil gebraucht wird. Sie leistet gute Dienste bei den chronischen, mit Störung der Darmtätigkeit einhergehenden Zehrkrankheiten der Kinder, insbesondere bei Rhachitis. Dosis: täglich 3—4 Eßlöffel voll.

Hells Somatose-Kindernahrung enthält 10% Somatose, 78% Kohlenhydrate und 7% andere Proteinstoffe. *Fabrikant:* G. Hell & Co. in Troppau.

Somatose-Kraftwein stellt eine 5 prozentige Lösung von Somatose in Malaga dar, welche als Stärkungsmittel für Magenkranke empfohlen wird. *Fabrikant:* Richard Jacobi in Elberfeld.

Somnal, ist eine weingeistige Lösung von Chloralurethan, $CCl_3CH(OH)NH \cdot CO \cdot OC_2H_5$; Schmelzpunkt 103°, welche in Dosen von 1—2 g als Hypnotikum Anwendung findet. *Fabrikant:* Apotheker Radlauer, Berlin, Friedrichstraße.

Vorsichtig aufzubewahren.

Somnisan, ein alkoholarmes flüssiges Baldrianextrakt, soll in Dosen von 20—30 Tropfen 3 mal täglich bei nervösen Erkrankungen, von $^1/_2$—1 Teelöffel voll bei nervöser Schlaflosigkeit Anwendung finden. *Fabrikant:* Tutogen Laboratorium in Szittkehmen-Rominten.

Somnoform siehe Narcoform.

Sonatin ist eine Lösung von Benzoylbenzoat in Ricinusöl, die gegen Scabies usw. empfohlen wurde. *Fabrikant:* Dr. Arnold Voswinkel in Berlin W. 57.

Sophol, f o r m o n u k l e i n s a u r e s   S i l b e r, wird nach D. R. P. 188 435 gewonnen: Man stellt zunächst durch Einwirkung von Silbernitrat auf formonukleinsaure Salze (Formaldehydverbindungen der Nukleinsäuresalze) unlösliche Silberverbindungen dar, bringt diese durch Behandeln mit konzentrierten Lösungen wasserlöslicher Neutralsalze, wie Kochsalz, Natriumacetat usw. in Lösung und fällt die Lösung durch Alkohol, bzw. dampft sie im Vakuum ein.

Sophol ist ein gelbliches, metallisch schmeckendes Pulver, das von Wasser sehr leicht mit schwach alkalischer Reaktion gelöst wird; es ist unlöslich in Alkohol und Äther. Die wässerige Lösung ist je nach dem Gehalt an Sophol gelb bis braun gefärbt, bei durchfallendem Licht erscheint sie vollkommen klar, bei auffallendem ein wenig opalisierend. Der Silbergehalt des Sophols beträgt 20%. Die L ö s u n g e n   d e s   S o p h o l s müssen in der Kälte und ganz analog wie die des Protargols bereitet werden, zur Vermeidung von Reizwirkungen. Sophol wird empfohlen in 3—5 prozentiger Lösung für die Augenheilkunde, insbesondere zur Bekämpfung der Blennorrhoea neonatorum; seine Wirkung soll der des Höllensteins gleichkommen, ohne daß es Reizwirkungen oder Schmerzempfindungen auslöst. *Fabrikant:* Farbenfabriken vorm. Friedr. Bayer & Co. in Elberfeld.

Vorsichtig, vor Licht und Feuchtigkeit geschützt, aufzubewahren.

Sorisin, eine 6 prozentige Lösung von Thiokol (guajakolsulfosaurem Kalium) in Sirup. cort. Aurant., also eine dem Sirolin ähnliche Mischung, hat sich bei Erkrankungen der Lunge und katarrhalischen Erkrankungen der Luftwege, besonders in der Kinderpraxis, bewährt. Im Handel ist das Präparat auch in Verbindung mit Eisen und Arseneisen als S o r i s i n u m   f e r r a t u m und S o r i s i n u m   f e r r a r s e n a t u m. *Fabrikant:* Apotheker Scholz-Herbabny in Wien I, Lugeck.

Sorisin-Codeinat, soll nach S o u c e k aus Codeinum sulfoguajacolicum 0,3 g, Kalium sulfoguajacolicum 10 g, Sirupus Aurantii corticis 130 g und Tinctura Aurantii 5,0 g bestehen und als ein die Expektoration erleichterndes und den Hustenreiz stillendes Mittel in Dosen von täglich 2—5 Teelöffel voll (bei Kindern bis zu 8 Jahren 2 mal täglich $^1/_4$ Teelöffel voll) gegeben werden.
Vorsichtig aufzubewahren.

Soson, ein aus Fleisch bereitetes Eiweißpräparat, stellt ein grauweißliches, äußerst feines, wenig voluminöses, in Wasser unlösliches Pulver dar. In trockenem Zustande ist es geruchlos, ebenso ist ein spezifischer Geschmack bei Aufnahme von kleinen Mengen nicht zu bemerken. Mit konsistenteren Vehikeln, wie Suppen, Schokolade usw., läßt es sich leicht vermischen. *Fabrikant:* Eiweiß- und Fleischextrakt-Kompagnie in Altona-Hamburg.

Sotopan ist ein flüssiges aromatisches Eisenpräparat mit phosphorsaurem Calcium, Brom- und Chininsalzen. J o d - S o t o p a n (Tabletten) soll außerdem 20% Jod als Kaliumjodid enthalten. *Fabrikant:* Münchener pharmaz. Fabrik, Jean Verfürth.

Soxhlets Nährzucker stellt eine mit Verdauungssalzen versetzte reine Dextrinmaltose dar. S o x h l e t s E i s e n n ä h r z u c k e r enthält an Stelle der Verdauungssalze 0,7% glyzerophosphorsaures Eisen. E i s e n - N ä h r z u c k e r - K a k a o besteht aus einer Mischung von 6 T. Nährzucker ohne Salz und 1 T. Kakao mit 10% Ferrum oxydatum saccharatum. *Fabrikant:* Nährmittelfabrik München G. m. b. H. in Pasing bei München.

Sozojodol siehe A c i d u m , H y d r a r g y r u m usw. s o z o j o d o l i c u m.

Spartein, $C_{15}H_{26}N_2$, das Alkaloid von Spartium scoparium, wird hauptsächlich als schwefelsaures Salz medizinisch verwendet. Dieses bildet farblose, in Wasser und Alkohol lösliche Kristalle und wird bei Affektionen des Herzmuskelgewebes und bei Erschöpfungszuständen des Herzens in Dosen von 0,02—0,03 g mehrmals täglich gegeben. Äußerlich in 0,5 prozentiger wässeriger Lösung aufgepinselt, setzt es bei Infektionskrankheiten, wie Erysipel, Blattern, Scharlach und Masern die Temperatur herab und beschleunigt die Heilung.

Maximaldosis: 0,03 g pro dosi und 0,1 g pro die.
Vorsichtig aufzubewahren.

Spasmosan, ein Nervenmittel, bildet eine dunkelbraune Flüssigkeit, die als wirksame Bestandteile in einem Eßlöffel voll die Extraktivstoffe von 1,6 g Badrianwurzel, 0,8 g Ntariumbromid, 0,2 g Natriumglyzerinophosphat sowie etwas Eisen und Cascara sagrada-Extrakt enthalten soll. *Fabrikant:* Dr. R. u. Dr. O. Weil in Frankfurt a. M.

Spasmosit wird ein Zwieback genannt, welcher an Stelle des Kochsalzes Bromsalze enthält und als Schlaf- und Beruhigungsmittel bei den verschiedensten Krankheiten empfohlen wird. *Fabrikant:* Viktoria-Apotheke in Stettin.

Species antidiabeticae Kolluck (Asphalintee). Dieser gegen Diabetes empfohlene Tee besteht aus einer Mischung von Folia Myrtillorum und Fructus Phaseoli. 5 g Tee werden mit acht bis zehn Eßlöffeln heißen Wassers übergossen und zehn Minuten stehen gelassen, worauf abgeseiht wird. *Fabrikant:* Petrus-Apotheke in Wien III.

Species gynaecologicae Martin ist eine Mischung gleicher Teile Faulbaumrinde, Schafgarbenblätter, Sennesblätter und Queckenwurzel.

Species hierae picrae. Hierzu sind folgende Vorschriften bekannt geworden. I. Aloes 90,0, Croci, Cort. Cinnam., Macidis, Rad. Asari, Mastich $\overline{aa}$ 6,0, Mel. 380,0.

II. Aloes 100,0, Croci 1,0, Rad. Rhei, Rad. Gentian., Rad. Galang., Rhiz. Zedoariae $\overline{aa}$ 10,0, Myrrhae 10,0, Bolet. Laricis 10,0.

III. Die maßgebenden Bücher in den Vereinigten Staaten von Nordamerika geben folgende Vorschrift für Hiera picra: Pulvis aloes partes 4, Pulvis canellae (Cortex canellae albae) pars 1. Misce.

Spermathanaton-Pastillen, Cedin-Tabletten, des chem. Laboratoriums „Nassovia" in Wiesbaden enthalten nach Zernik borsaures Natrium, kohlensaures Natrium, Weinsäure und Alaun.

Sperminpräparate von Professor Poehl sind Lösungen des salzsauren Salzes einer in den Hoden enthaltenen Base Spermin, $C_5H_{14}N_2$. Das Spermin wirkt auf das Nervensystem als Tonikum und Stimulans und ist gegen alle jene Krankheitserscheinungen anzuwenden, welche durch Autointoxikationen veranlaßt werden, z. B. Phthisis, Typhus, Diabetes, Syphilis, Pneumonie, Marasmus. Es wird entweder in 2 prozentiger sterilisierter Lösung subkutan injiziert oder als Essentia Spermini, innerlich in Form der 4 prozentigen aromatisierten alkoholischen Lösung des Spermin-Natriumphosphats zu 10—30 Tropfen angewendet. *Fabrikant:* Prof. A. v. Poehl & Söhne in St. Petersburg. *Bezugsquelle:* E. Merck in Darmstadt.

Spermin Marpmann ist eine Kombination des alten Liquide testiculaire Brown Séquard mit dem Orchidin von Bouffé und dem Spermin Schreiner-Poehl. Es ist eine Auflösung der in verdünntem Alkohol löslichen Stoffe der frischen Stierhoden und enthält annähernd 2% der Base $C_5H_{14}N_2$ daneben Eiweißkörper, die in ähnlichen Präparaten fehlen. Es wird in Dosen von 5—20 Tropfen mit Wasser oder anderen Getränken täglich zwei- bis dreimal bei Kachexien und Marasmus, sowie als Tonikum und Stimulans bei Schwächezuständen, Anämien, Herz- und Nervenschwäche, Diabetes, sowie bei Rekonvaleszenz nach Infektionskrankheiten empfohlen. *Fabrikant:* Institut Marpmann in Leipzig, Salomonstraße.

Sperminöl, eine 2,25 prozentige Lösung des reinen Spermins in Alkohol, soll bei Neurasthenie, Bleichsucht, Tabes usw. in Dosen von 20—30 Tropfen Anwendung finden. *Fabrikant:* Handelshaus Leopold Stolkind in Berlin.

Spezial-Novojodin siehe Novojodin.

Sphygmogenin hieß ein nach Fränkels aus den Nebennieren isoliertes, nach D. R. P. Nr. 89698 dargestelltes dem Suprarenin nahestehendes Präparat, das nicht mehr im Handel ist. *Fabrikant:* Chem. Fabrik von Heyden in Radebeul-Dresden.

Spinol ist ein Spinatpräparat, welches als natürliches Eisenmittel Anwendung finden soll. Es kommt in 2 Formen in den Handel. Das Spinolum siccum stellt ein amorphes, bräunlichgrünes, in den üblichen Lösungsmitteln unlösliches Pulver von angenehmem Geruch und bitterlichsalzigem, nicht unangenehmen Geschmack dar. Spinolum saccharatum liquidum enthält in 100 g: Wasser 28,399 g, stickstofffreie Substanz 53,371 g, Stickstoffsubstanz 14,036 g, ätherlösliche Substanz 0,088 g, Mineralsalze 4,106 g. Von dem flüssigen Spinol gibt man dreimal täglich 5—20 Tropfen. Das trockene Präparat ist lediglich für die Rezeptur bestimmt, kommt aber auch in Form von Tabletten in den Handel. *Fabrikant:* J. E. Stroschein in Berlin SO. 36.

Spiraein ist Acetylsalizylsäure von Dr. Th. Knapp in Basel.

Spirarsyl ist Arsenphenylglyzin (siehe da).

Spiritus saponatus formalinus wird als Lysoformersatz empfohlen. *Fabrikant:* Grundherr & Hertel in Nürnberg.

Spirosal ist der Salizylsäuremonoglykolester der Formel $C_6H_4{<}^{OH}_{COO \cdot CH_2 \cdot CH_2OH}$.

Man erhält denselben durch Einwirkung von Salizylsäure auf Äthylenglykol bei Gegenwart von Mineralsäuren (D. R. P. 164 128). Spirosal ist eine nahezu farb- und geruchlose, ölige Flüssigkeit vom Siedepunkt 169—170° (bei 12 mm Druck), die in der Kälte leicht auskristallisiert, deshalb am besten bei Zimmertemperatur aufzubewahren ist. Es löst sich in ca. 110 T. Wasser oder 6 T. Olivenöl, leicht in organischen Lösungsmitteln. Nach dem Verseifen mit Natronlauge und Übersättigen mit verdünnter Schwefelsäure scheiden sich feine Kristallnädelchen von Salizylsäure aus. Spirosal verbrennt bei dem Erhitzen auf dem Platinblech ohne Rückstand. Empfohlen als extern zu gebrauchendes Salizylpräparat, in Form der im Handel befindlichen Spirosallösung (1 : 2 in Spiritus). Nebenwirkungen: Zuweilen brennendes Gefühl nach der Einreibung, Hautreizung, Ohrensausen, Schwindel. *Fabrikant:* Farbenfabriken vorm. Friedr. Bayer & Co. in Elberfeld.

Spleniferrin, ein Milzeisenpräparat aus der Milzpulpa des Rindes, zeigt folgende Zusammensetzung: Eisen (organisches) 25,408 g, Phosphorsäure 3,136 g, Stickstoffsubstanz 55,670 g, Mineralsalze (Mangan) 2,340 g, Wasser 12,570 g. Es bildet ein braunes Pulver, welches in Form von Pillen als Eisenpräparat Anwendung finden soll. *Fabrikant:* Apotheker Dr. M. Claasz in Tirschtiegel i. Posen.

Splenin wird ein Extrakt aus der Rindermilz genannt.

Stagnin, ein durch Autolyse der Milz gewonnenes Blutstillungsmittel, wird aus Pferdemilz dargestellt, indem die frische Milz ausgeschabt und die ausgeschabte Pulpa mit dem doppelten Volumen physiologischer Kochsalzlösung verrieben wird. Zur Verhinderung der Fäulnis setzt man etwas Chloroform hinzu. Nach 48 Stunden wird das Gemisch koliert und filtriert, das Filtrat auf etwa ¼ eingedampft und das so erhaltene Extrakt durch Alkohol gefällt. Nach dem Filtrieren dampft man zur

Trockne ein und löst das erhaltene gelbbraune Pulver in Wasser. Diese Lösung ist das Stagnin, welches als blutstillendes Mittel in der Frauenpraxis empfohlen wird. Es wird in Form von intramuskulären und subkutanen Injektionen angewendet. *Fabrikant:* Apotheker Dr. Freund & Dr. Redlich in Berlin.

Stagophor, als Prophylaktikum gegen gonorrhoische Ansteckung empfohlen, besteht einesteils aus 20 prozentiger Protargolglyzerinlösung und anderenteils aus 10 Quecksilberoxycyanidpastillen zu 1 g. *Fabrikant:* Apotheke zur Austria in Wien IX.

Staphisagrin, $C_{32}H_{33}NO_5$, ist ein Alkaloid aus Delphinium Staphis agria. Es bildet ein amorphes, bitteres Pulver, welches sich wenig in Wasser, leicht in Alkohol löst und gegen 90° schmilzt. Es wirkt weniger toxisch als das in derselben Stammpflanze vorkommende Delphinin und ist ohne Einfluß auf das Herz. Es wird als Gegengift gegen Strophanthin angewendet.

Vorsichtig aufzubewahren.

Stearinpaste siehe Schleichs Präparate.

Stenol nennt sich eine granulierte Pulvermischung, die in einem Kaffeelöffel je 0,1 g chemisch reines Koffein und Theobromin enthalten soll. *Generaldepot* für Deutschland: Viktoria-Apotheke in Berlin SW.

Steral siehe Schleichs Präparate.

Sterisol „Rosenberg" ist mit Formaldehyd gesättigte Milchzuckerlösung von unbekannter Konzentration. Es soll bei Tuberkulose und Diphtherie innerlich in Dosen von 0,015—0,06 g angewendet werden.

S t e r i s o l - „O p p e r m a n n" ist eine zu Desinfektionszwecken empfohlene Salzlösung, welche die Salze der Milch neben Menthol und 0,3% Formaldehyd enthalten soll.

Sternutament siehe Acidum naphtholocarbonicum.

Stibium-Anilinum tartaricum, A n t i m o n y l a n i l i n t a r - t r a t, $C_6H_5NH_2 \cdot C_4H_4 \cdot (SbO) \cdot O_6$, bildet farblose, in Wasser lösliche Kristalle. Es soll bei Trypanosomenerkrankungen in Dosen von 0,1—0,2 g intravenös Anwendung finden.

Vorsichtig aufzubewahren.

Stili resinosi nach U n n a sind Harzstifte zur Entfernung von Haaren, die aus Colophonium und 10% gelbem Wachs bestehen. Man erwärmt den Stift, drückt ihn auf die zu enthaarende Stelle und läßt die Masse erkalten.

Stili spirituosi nach Unna bestehen aus durch Zusatz von Natronseife in Stäbchenform bezw. in Zinntuben gebrachtem sogen. festen Spiritus, der als zuverlässiges Desinfiziens von Unna empfohlen wird. Man löst 6 T. Natriumstearat in einer Mischung aus 2 T. Glyzerin und 100 T. Alkohol, gießt aus und läßt erkalten. Die Stifte hinterlassen auf der Haut einen zarten Firnis.

Stillingol, ein Gallensteinmittel, besteht aus einer Lawendelöl und Citronellöl enthaltenden Salbe und einem innerlichen Mittel, das Glyzerin, Rhabarber, Cascara sagrada und Auszüge verschiedener indifferenter Drogen enthalten soll. *Fabrikant:* Äskulap-Apotheke in Berlin N.

Stomachicum Dr. Fragner ist eine dunkelgelbe Flüssigkeit von sirupartiger Konsistenz, die aus versüßten Elixieren bekannter Bittermittel wie China, Condurango, Wermut, Kalmus in Verbindung mit je 0,2% Validol, Pepsin und Orthoform Neu bestehen soll. Das Mittel soll bei Erkrankungen des Magens und Darmes gute Dienste leisten. *Fabrikant:* Dr. R. & Dr. O. Weil in Frankfurt a. M.

Stomagen, ein Verdauungs- und Magenmittel, besteht nach Angaben des Darstellers aus Papayotin, Pepsin, Bismut. subnitr., Milchzucker, Zitronensäure, Cort. Condurango, Cort. Angosturae, Rhizoma Zingiberis und Ol. Menthae pip. *Fabrikant:* A. Lincke, G. m. b. H. in Steglitz-Berlin.

Stomantabletten sollen eine Verbindung von Maltose mit Formaldehyd enthalten und zur Desinfektion der Mundhöhle dienen. *Fabrikant:* Chem.-pharm. Laborat. „Sahir" G. m. b. H. in München.

Stomatol, ein Wundantiseptikum der Stomatolgesellschaft in Hamburg, enthält etwa 2% Pfefferminzöl, 70% Alkohol, außerdem Wasser und im Trockenrückstand Glyzerin und Seife sowie Terpinhydrat (Aufrecht).

Stomosan ist Methylaminphosphat, welches bei Gallensteinerkrankungen Anwendung finden soll. *Bezugsquelle:* G. u. R. Fritz in Wien.

Stovaine, Benzoyläthyldimethylaminopropanolum hydrochloricum siehe D. A.-B. V,

Strahlsche Hauspillen siehe Rhabarberpillen Blumes.

Strontium bromatum, $SrBr_2 + 6H_2O$, bildet weiße, in Wasser und Weingeist lösliche Kristalle. Es wird als Sedativum und Tonikum bei Epilepsie, Krämpfen, Kopfschmerzen, Magenaffektionen und Hysterie in Dosen von 0,3—1,2 g angewendet. Bei Epilepsie kann man bis zu 10 g täglich geben.

Strontium jodatum, $SrJ_2 + 6H_2O$, bildet ein gelbliches, sehr hygroskopisches, in Wasser lösliches Pulver. Es wird an Stelle des Jodkalium bei Herzkranken in Dosen von 1—3 g pro die gegeben.

Strontium lacticum, $Sr(C_3H_5O_3)_2 + 3H_2O$, bildet ein weißes, in Wasser und Alkohol lösliches, körniges Pulver. Es wird bei Ascariden, Rheuma, Gicht und bei Nephritis angewendet, wobei es keine Diurese erzeugt und den Eiweißgehalt des Harnes heruntersetzt. Die Dosis beträgt 0,3—0,6 g, die maximale Tagesdosis 8—10 g.

Strontium salicylicum, $Sr(C_7H_5O_3)_2 + 2H_2O$, bildet weiße, in Wasser und Alkohol lösliche Kristalle. Es wird bei Gicht, Rheuma, Chorea und Pleuritis in Dosen von 0,6—2,5 g gebraucht.

Strophanthin, $C_{20}H_{34}O_{10}$, ist das wirksame Glykosid der Samen von Strophanthus hispidus. Es bildet ein weißes, amorphes, in 40 T. Wasser, in Alkohol leicht lösliches Pulver. Es wird als Ersatzmittel der Digitalispräparate angewendet, wirkt nicht diuretisch und übertrifft in manchen Fällen das Digitalin. Die Dosis beträgt 0,0001 g mehrmals täglich in Kapseln oder in Lösung; subkutan wird es seltener angewendet, und zwar zu 0,0002—0,00065 g pro dosi und die.

Strophantinum cristallisatum, Gratus-Strophanthin nach Thoms, hat sich in Dosen von 0,0125—0,025 g an Stelle des bisher gebräuchlichen amorphen Strophanthins (siehe oben) bewährt. Da letzteres bisher in viel geringeren Dosen gegeben wurde, also scheinbar stärker wirkt als das kristallisierte Alkaloid, ist natürlich eine Substitution der beiden Präparate durchaus zu vermeiden! Bei Ordination des g-Strophanthins empfiehlt es sich daher, immer „g-Strophanthin Thoms" oder „g-Strophanthin cristallisatum" zu schreiben. *Fabrikant:* E. Merck in Darmstadt.

Sehr vorsichtig aufzubewahren.

Strychninum arsenicosum, $(C_{21}H_{22}N_2O_2)_2As_2O_3$, arsenigsaures Strychnin, bildet ein weißes, in Wasser wenig lösliches

Kristallpulver. Es wird in Dosen von 0,001—0,004 g gegen Malaria, Dyspepsie, Tuberkulose und Hautkrankheiten angewendet.

Sehr vorsichtig aufzubewahren.

Strychninum kakodylicum, welches bei der Tuberkulosebehandlung als appetitbeförderndes Mittel in Dosen von 0,002 bi- 0,02 g pro Tag subkutan empfohlen worden ist, ist ein sehr unbeständiges Salz, welches sich in wässeriger Lösung sehr schnel zersetzt, indem sich das Strychnin als solches ausscheidet, welches dann bei Gegenwart von Kakodylsäure auch nicht wieder in Lösung geht. Man bereitet deshalb etwa verordnete Lösungen des Salzes am besten ex tempore aus Natr. kakodylicum und Strychninsulfat. Dabei ist für je 1 g Strychnin. kakodylic. zu berechnen 0,37 g Strychninsulfat und 1,05 g Natrium kakodylicum.

Sehr vorsichtig aufzubewahren.

Strychninum nitricum natrio-salicylicum nennt Conrady eine Doppelverbindung (?), welche den Vorteil bietet, daß sie leicht in Wasser löslich ist. Gibt man 1,0 Strychninnitrat in einem Becherglase mit 8,0 Wasser zusammen und fügt unter gelindem Erwärmen 2,0 Natriumsalicylat portionsweise zu, so erhält man mit diesem Zusatz eine völlig klare Lösung, die sich monatelang am Licht nicht bräunt und in jedem beliebigen Verhältnis mit Wasser verdünnen läßt. Durch Eindampfen erhält man daraus das trockene Salz. In ähnlicher Weise lassen sich auch S t r y c h n i n. h y d r o c h l o r i c. und S t r. s a l i c y l i c. n a t r i o s a l i c y l i c u m darstellen.

Sehr vorsichtig aufzubewahren.

Styptase, ein Hämostyptikum, angeblich „tannin-chlorsaures Calcium, Hamamelis und Fluorate" enthaltend, gelangt in flüssiger und in Tablettenform in den Handel. *Fabrikant:* Chem. Fabrik Ebenau in München.

Stypticin, C o t a r n i n u m h y d r o c h l o r i c u m, ist das salzsaure Salz des aus dem Opiumalkaloide Narkotin durch Oxydation gewonnenen Cotarnins: $C_{12}H_{13}NO_3 \cdot HCl$. Es enthält etwa 90% Cotarnin und bildet gelbe, in Wasser und Weingeist lösliche Kristalle, die als Hämostatikum, Analgetikum und Sedativum empfohlen werden.

Identitätsreaktion und Prüfung: Die Lösung von 0,1 g Stypticin in 2 ccm Wasser scheidet nach Zusatz von 10 ccm $^1/_{10}$n.-Jodlösung einen braunen Niederschlag ab. Derselbe kristallisiert aus

Alkohol in braunen glänzenden Kristallen die bei 142° schmelzen. Läßt man zu einer Lösung von 0,1 g Stypticin in 3 ccm Wasser 3 Tropfen Natronlauge (1,168—1,172) laufen, so verursacht jeder Tropfen eine milchweiße Fällung, die beim Umschütteln verschwindet. Aus der klaren Lösung scheidet sich sehr bald die freie Base in Form eines fast weißen Niederschlages ab. Die aus Benzol umkristallisierte Base schmilzt bei 130—132° unter Zersetzung. Die wässerige Lösung des Stypticins (1:5) darf durch Ammoniaklösung nicht getrübt werden.

Besonders gut geeignet ist das **Stypticin** bei funktioneller Dysmenorrhöe und Menorrhagie der Pubertät und der Klimax, bei Subinvolutio des Uterus nach Partus und Abortus, ferner bei Blasenblutungen, sowie bei allen profusen, uterinen Hämorrhagien, wobei durch das Mittel zugleich der Schmerz gelindert wird. Dosis 0,025—0,05—0,1 g in Gelatineperlen, 5—6 Tage vor der zu erwartenden Regel fünfmal täglich; subkutan täglich 2 ccm einer 10 prozentigen wässerigen Lösung. Auch äußerlich wirkt Stypticin, in Substanz oder in 30% Watte oder Gaze appliziert, bei Epistaxis, Blutungen nach Zahnextraktionen und Hämorrhagien infolge von Kontinuitätstrennungen usw. vortrefflich. Als Nebenwirkungen wurden zuweilen Kopfschmerzen, Übelkeit und Diarrhöen beobachtet. *Fabrikant:* E. Merck in Darmstadt.

Vorsichtig aufzubewahren.

Styptogan wird eine Paste auf 30 T. gepulvertem Kaliumpermanganat, 10 T. Kieselgur und 60 T. Vaselin genannt, welche als Hämostyptikum in der Wundbehandlung empfohlen wird. *Fabrikant:* J. D. Riedel, A.-G. in Berlin.

Styptol, Cotarninum phthalicum, phthalsaures Cotarnin, das neutrale Salz, $C_6H_4(COOH)_2 \cdot (C_{12}H_{13}NO_3)_2$, dargestellt nach D. R. P. 175 079, hat sich ganz analog dem als Stypticin (siehe dieses) bekannten salzsauren Cotarnin als blutstillendes Mittel bewährt. Das Styptol stellt ein gelbes, mikrokristallinisches Pulver vom Schmelzpunkt 105 bis 110° dar, welches in Wasser sehr leicht löslich ist und enthält etwa 73% Cotarnin.

Identifizierung: Das Styptol gibt die bei Stypticin angegebenen Reaktionen des Cotarnins. Der Nachweis der Phthalsäure läßt sich in folgender Weise erbringen: Aus einer mit 6 Tropfen verdünnter Schwefelsäure angesäuerten Lösung von 0,2 g Styptol in 3 ccm Wasser wird die Phthalsäure mittels Äther extrahiert; den nach dem Verdunsten der ätherischen Lösung verbleibenden Rückstand erhitzt man vorsichtig bis zum eben beginnenden Schmelzen; nach dem Erkalten erwärmt man die Schmelze mit 2 ccm konzentrierter Schwefelsäure und 0,1 g Resorcin. purriss. auf etwa 120° und gießt das erkaltete Reaktionsgemisch in Wasser: dieses zeigt eine lebhaft grüne Fluorescenz.

Mit besonderem Erfolg wurde das Styptol bei Gebärmutterblutungen angewendet. Man gibt täglich 3—5 Tabletten zu 0,05 g pro dosi. *Fabrikant:* Knoll & Co. in Ludwigshafen a. Rh.

Vorsichtig aufzubewahren.

Styrakol, Guajacolum cinnamylicum, zimtsaures Guajakol, $C_6H_4 \cdot OCH_3 \cdot O \cdot OC \cdot CH = CH \cdot C_6H_5$, bildet farblose, bei 142° schmelzende, in Wasser kaum, in Alkohol leichter lösliche fast geschmacklose Kristallnadeln. Es wird innerlich bei Lungentuberkulose, ferner zur Hemmung von Gärungsprozessen bei Magen-, Darm- und Blasenkatarrh und bei Gonorrhöe in Dosen von 0,25—0,5—1 g mehrmals täglich angewendet. *Fabrikant:* Knoll & Co. in Ludwigshafen a. Rh.

Styrolin, ist der wirksame Ester des Styrax. *Fabrikant:* Gebrüder Evers in Düsseldorf.

Styron, Styrylalkohol, Zimtalkohol, β-Phenylallylalkohol, $C_6H_5 \cdot CH = CH \cdot CH_2 \cdot OH$. Es gibt ein flüssiges Styron, welches eine gelbe, ölige, aromatisch riechende, in Alkohol und Äther lösliche Flüssigkeit darstellt und bei 250° siedet. Dasselbe wird bei Otitis media zu Injektionen gebraucht; 1,25 werden in 30 Alkohol gelöst und davon 1 Teelöffel mit 1 Glas Wasser gemischt 2—3 mal täglich injiziert. Außerdem ist ein kristallisiertes Styron im Handel, welches weiße, in Alkohol lösliche, bei 30—35° schmelzende Nadeln bildet und zu Desodorierungszwecken verwendet wird. *Fabrikant:* E. Merck in Darmstadt.

Subacetal, ein trockenes Gemisch von Plumbum aceticum und Alumen crudum, soll zur Darstellung von Liquor Burowii Anwendung finden. *Fabrikant:* Elisabeth-Apotheke in Wien.

Vorsichtig aufzubewahren.

Subcutin, Anästhesinum solubile, Anästhesinum sulfophenylicum, ist ein Derivat des Anästhesins, welches wasserlöslicher ist und nur eine geringe, fast verschwindende Reizwirkung besitzt. Es ist der paraphenolsulfosaure Äthylester der Paraamidobenzoesäure;

$$C_6H_4 \genfrac{}{}{0pt}{}{\diagup NH_2 - SO_3H - C_6H_4OH}{\diagdown COOC_2H_5}$$

Es stellt ein weißes, kristallinisches Pulver, Schmelzpunkt 195,6°, dar, welches sich in kaltem Wasser zu 1%, bei Körpertemperatur zu 2,5% löst. Die Lösungen sind haltbar und können durch Kochen sterilisiert werden. Zur Injektion wird folgende Lösung benutzt: Subcutini 0,8, Natrii chlorati 0,7, Aquae destillatae 100,0. *Fabrikant:* Dr. E. Ritsert in Frankfurt a. M.

Vorsichtig und vor Licht geschützt aufzubewahren.

Subeston siehe Eston.

Sublamin, Quecksilbersulfat-Äthylendiamin, aus 3 Molekülen Quecksilbersulfat und 8 Molekülen Äthylendiamin bestehend, bildet weiße Nadeln, die in Wasser sehr leicht mit alkalischer Reaktion, in Alkohol schwer löslich sind. Es besitzt einen Quecksilbergehalt von ca. 43%. Das Sublamin soll als Desinfektionsmittel das Sublimat vollkommen ersetzen und ist ihm gleichwertig. Es hat aber den Vorzug der leichten Löslichkeit, vollkommener Reizlosigkeit, größerer Tiefenwirkung und fällt Eiweiß nicht. Von Metallen werden Silber, Zinn und Reinnickel durch Sublaminlösungen nicht angegriffen, wohl aber Eisen, Stahl und nicht gut vernickelte Gegenstände. Gummisachen (Katheter, Gummischläuche usw.) werden von Sublaminlösungen (1 : 1000) selbst bei mehrtägigem Kontakt nicht angegriffen. Es kommt in rot gefärbten Tabletten zu 1 g in den Handel. *Fabrikant:* Chemische Fabrik auf Akt. vorm. E. Schering in Berlin.

Sehr vorsichtig aufzubewahren.

Sublimatpapier stellt Fließpapiertäfelchen dar, von denen jedes mit 1 g Sublimat getränkt und in vier gleiche Teile geteilt ist. Diese an Stelle der Sublimatpastillen eingeführte Neuerung erscheint sehr praktisch. *Fabrikant:* Apotheker Paul Stern in Breslau.

Sehr vorsichtig aufzubewahren.

Substitol ist ein aus dem Blut gesunder Tiere nach dem Abscheiden der roten Blutkörperchen und des Serum gewonnenes Fibrin, dem durch vorsichtiges Trocknen die wirksamen Fermente erhalten sind. Es wird als äußerliches Mittel bei schlecht heilenden, mangelhaft granulierenden Wunden, bei Verbrennungen zur Unterstützung der Anheilung transplantierter Gewebe empfohlen. *Fabrikant:* E. Merck in Darmstadt.

Succinol ist ein gereinigtes Bernsteinteeröl (durch trockne Destillation des Bernsteins gewonnen), welches gegen den Juckreiz bei Pruritus, Psoriasis und Ekzemen angewendet werden soll. *Fabrikant:* Hirschapotheke in Frankfurt a. M.

Succus Caricae Papayae siehe **Papain**.

Succus muscularis siehe Myoserum.

Sucramin ist das Ammoniaksalz des Saccharins.

Sudian, ein aus 80% Sapo kalinus, 17% Sapen und 3% Sulfur praecipitatum bestehendes Einreibungsmittel, soll zur Behandlung der Skrofulose dienen. *Fabrikant:* Krewel & Co. G. m. b. H. Chem. Fabrik in Köln a. Rh.

Sudoformal ist eine weiche Formalinseife, die gegen Fußschweiß, Seborrhöe und Haarausfall sowie zur Desinfektion von Körperteilen, Instrumenten und Gefäßen verwendet wird. *Fabrikant:* Apotheker G. Lepehne in Königsberg i. Pr.

Sudol, ein Fußschweißmittel, besteht aus 65% Wollfett, 15% Glyzerin, 15% Paraffinsalbe, 3% Formaldehyd und 2% Gaultheriaöl. *Fabrikant:* Eduard Schneider, chemische Fabrik in Wiesbaden.

Suisepsin siehe Serum gegen Schweineseuche.

Sulfaminol, Thiooxydiphenylamin, $C_6H_4 \cdot S_2NH \cdot C_6H_3 \cdot OH$, bildet ein hellgelbes, in Alkohol und Essigsäure, sowie in Alkalien leicht, in Wasser nicht lösliches Pulver, welches bei 155° schmilzt. Es ist ein Antiseptikum und wird innerlich zu 0,25 g bei Cystitis gebraucht, Dosis pro die 1 g äußerlich als Ersatz für Jodoform zu Einblasungen bei Kehlkopf-Phthisis und als Streupulver auf Wunden usw. *Fabrikant:* E. Merck in Darmstadt.

Sulfaminol-Eucalyptol, eine 8 prozentige Lösung von Sulfaminol in Eucalyptol, wird wie Sulfaminol, besonders zum Pinseln bei Kehlkopfphthise gebraucht, ebenso Sulfaminol-Guajakol 8% und Sulfaminol-Kreosot 8%.

Vorsichtig aufzubewahren.

Sulfammon soll in seinen chemischen und physikalischen Eigenschaften dem Ichthyol des Handels gleich sein, nur besitzt es einen weniger durchdringenden Geruch. *Fabrikant:* Apotheker Grischow in Altendorf a. Ruhr.

Sulfidal, Sulfoid, Sulfur colloidale, stellt ein grauweißes Pulver dar, welches aus 80% Schwefel und ungefähr 20% Eiweißsubstanzen besteht und sich in Wasser zu einer milchähnlichen, im durchfallenden Licht bläulich schillernden Flüssigkeit löst (richtiger sich aufschwemmen läßt, vollständig löslich ist es nicht). Die Lösungen sind stets frisch und kalt zu bereiten, weil sie nach einiger Zeit Schwefel ausscheiden. In Alkohol, Alkoholäther, Aceton und konzentrierter Kochsalzlösung ist kolloidaler Schwefel nicht löslich. Säuren, sowie Alkali- und Ammonsalze scheiden ihn aus seinen Lösungen aus, doch löst sich der Niederschlag wieder beim Verdünnen mit Wasser. Durch Eiweiß, Serum und Blut werden die Lösungen nicht gefällt. Mit Fetten, Lanolin, Vaseline, Wachs und Seifen läßt sich das Präparat zu Salben mit äußerst feiner Verteilung des Schwefels leicht verarbeiten. Die therapeutische Wirkung dieses kolloidalen Schwefels soll derjenigen der anderen Schwefelarten bedeutend überlegen sein. Die Möglichkeit, ihn in wässeriger Lösung anzuwenden, bietet dem Dermatologen noch einen ganz besonderen Vorteil. *Fabrikant:* Chem. Fabrik von Heyden in Radebeul-Dresden.

Sulfoform, Triphenylstibinsulfid, bildet weiße, in Wasser unlösliche, in Alkohol, Äther und Petroläther schwer, in Benzol, Choroform, Eisessig und fetten Ölen leicht lösliche geruchlose Kristallnadeln vom Schmelzpunkt 119—120°. Es soll als leicht Schwefel abspaltendes Präparat in Salben, Pasten, öliger Lösung usw. bei einer Reihe von Hautkrankheiten Anwendung finden. Eine 10 prozentige Lösung in Olivenöl mit einem geringen Zusatz von Petroläther ist unter dem Namen Sulfoformöl, eine mit Lawendelöl aromatisierte ölige Lösung mit 25% absolutem Alkohol als Tinctura Sulfoformii im Handel. *Fabrikant:* Dr. L. Kaufmann in Berlin.

Sulfoformöl siehe Sulfoform.

Sulfogenol, ein analog wie das Ichthyol dargestelltes und ähnlich wirkendes Präparat, riecht und schmeckt aber weniger unangenehm und läßt sich aus der Wäsche leicht auswaschen. Es stellt eine sirupdicke, klare, rötlichbraune Flüssigkeit dar. In Wasser löst es sich in jedem Verhältnis klar auf, die wässerige Lösung reagiert neutral; ebenso ist es löslich in verdünntem Weingeist. *Fabrikant:* Lüdy & Cie., Chemische Fabrik in Burgdorf (Schweiz).

Sulfoguajacin ist Chininum sulfoguajacolicum (siehe da).

Sulfoid siehe Sulfidal.

Sulfolan siehe Thiolan.

Sulfoninsirup siehe Sulfosotum.

Sulfopyrin, als Ersatzmittel für Migränin empfohlen, wird als Verbindung des Antipyrins mit Sulfanilsäure bezeichnet, ist nach Untersuchungen von F. Zernik aber lediglich ein Gemisch aus rund 86,5 T. Antipyrin und 13,5 T. Sulfanilsäure. *Fabrikant:* Ebert & Meincke in Bremen.

Sulfosotum. Unter diesem Namen versteht man eine 10prozentige Lösung eines Gemisches von guajakol- und kreosolsulfosaurem Kalium in Sirup. Das Präparat wird als Antiphthisikum teelöffelweise mehrmals täglich genommen, hauptsächlich wohl als Rivale des Kreosotkarbonats. *Fabrikant:* F. Hoffmann-La Roche & Co. in Basel.

Als Ersatz für Sulfosot empfiehlt der Luxemburger Apoth.-Verein folgenden Sirupus Kalii sulfokreosoti: Kal. sulfo-kreosot. 15,0, Aqu. dest. 35,0, Tinct. Gentianae 5,0, Tinct. sacchari tosti 0,50, Sirup. simpl. ad 150,0. M. S. 3—4 Teelöffel voll den Tag, Kinder 1—2 Teelöffel voll.

Die Formul. Magistr. Berolin. enthalten zu gleichem Zweck einen Sulfoninsirup nach folgender Vorschrift: Kal. sulfokreosot., Kal. sulfoguajacol $\overline{aa}$ 7,5, Aqu. dest. 35,0, Extr. Gentianae fluid. (mit verdünntem Weingeist bereitet) 1,0, Sir. simpl. ad 100,0.

Sulfur colloidale siehe Sulfidal.

Sullacetin, als die Kalium-Natriumverbindung der Brenzkatechinmonoacetsäure und der Guajakolsulfosäure bezeichnet, ist nach Zernik ein Gemisch von molekularen Mengen Kal. sulfoguajacolicum und Guajacetin. Es wird bei Tuberkulose und anderen Krankheiten der Lunge und des Halses empfohlen.

Supradin ist ein jodhaltiges Trockenpräparat aus den Nebennieren, welches zu 2% aus diesen gewonnen wird. Nichts mehr im Handel. *Fabrikant:* Hoffmann-La Roche & Co. in Basel.

Supra-Droserin, ein Mittel gegen Schnupfen, Nasenverstopfung, Nasenbluten usw., soll aus einer 0,01 prozentigen Suprareninlösung mit 1% Novocain, 5% Droserin, einer Spur Menthol und Glyzerin bestehen und zu Pinselungen Anwendung finden. *Fabrikant:* Dr. R. u. Dr. O. Weil in Frankfurt a. M. *Vorsichtig* aufzubewahren.

Suprarenaden, das Extrakt der Nebennieren, wird bei Diabetes mellitus, Diabetes insipidus und Morbus Basedowii empfohlen. *Fabrikant:* Knoll & Co. in Ludwigshafen a. Rh.

Suprarenalin ist ein im wesentlichen dem Suprarenin entsprechendes Nebennierenpräparat. *Fabrikanten:* Armour & Company in Chicago, III.

Suprarenal-Tonogen siehe Tonogen. suprarenale.

Suprarenin siehe D. A.-B. V.

Supra Serol wird eine Spezialität genannt, die als Ersatz für Suppositorien dienen soll. Die Neuerung besteht darin, daß das wirksame Agens einer wasserlöslichen Grundmasse inkorporiert ist und in kleinen Tuben abgefüllt in den Handel kommt. Die Tuben werden auf ein beigegebenes Darmrohr aufgeschraubt und nachdem letzteres in den Anus eingeführt ist, wird durch einen Druck auf die Tube deren Inhalt direkt an den Ort seiner Bestimmung gepreßt. *Fabrikant:* Merz & Co. in Frankfurt a. M.

Suptol ist ein Bakterienpräparat, welches zur Bekämpfung der akuten und chronischen Schweineseuche empfohlen wird. Man injiziert pro dosi subkutan (hinter das Ohr) 5 ccm. *Fabrikant:* E. Merck in Darmstadt.

Susol ist ein gegen Schweineseuche und andere Erkrankungen des Schweines empfohlenes Teerpräparat, welches aufs Futter gegeben wird. *Fabrikant:* Apotheker Julius Nissen in Einbeck.

Susserin, S e r u m g e g e n S c h w e i n e r o t l a u f, bleibt nach einer Bekanntmachung der Regierung in Hildesheim, an einem kühlen, aber frostfreien Orte aufbewahrt, mindestens ein Jahr wirksam. Die Anwendung des Serums ist insofern gegenüber dem Lorenzschen Verfahren sehr erleichtert, als es nur einer einmaligen subkutanen Einspritzung desselben hinter dem Ohre oder an der Innenfläche der Hinterschenkel bedarf. *Fabrikant:* Farbwerke vorm. Meister Lucius & Brüning in Höchst a. M.

Syrgol, nach K o l l b r u n n e r eine Verbindung von kolloidalem Silberoxyd mit Albumosen, bildet wasserlösliche glänzend schwarze Blättchen. Die wässerigen Lösungen lassen sich durch kurzdauerndes Erhitzen auf 100° unzersetzt sterilisieren. Es soll in 0,2—0,4 prozentigen Lösungen bei Gonorrhöe zu Einspritzungen

verwendet werden. *Fabrikant:* Aktien-Gesellschaft vorm. B. Siegfried in Zofingen (Schweiz).
Vor Licht geschützt aufzubewahren.

Syrolat ist ein Sirolinersatzmittel der Firma Sicco, G. m. b. H. in Berlin W. 35.

Syrupus siehe unter Sirupus.

Systogen, T o k o s i n , U t e r a m i n , p - O x y p h e n y l - ä t h y l a m i n h y d r o c h l o r i d , ein synthetisches Mutterkornersatzpräparat, bildet perlmutterartig glänzende, in Wasser und Weingeist leicht lösliche, schwach bitterschmeckende Kristalle. Es wird in 0,2 prozentiger Lösung, von der 1 ccm 2 g frischem Mutterkorn entspricht, angewendet. Dosis: per os je 0,5 ccm bis zu 3 ccm, subkutan 0,25 bis 1 ccm pro die. *Fabrikant:* La Zyma A.-G. in Aigle (Schweiz) und St. Ludwig (Elsaß).
Vorsichtig aufzubewahren.

Syzygii Jambolani Cortex et Fructus. Wie aus einer Mitteilung von K. v. N o o r d e n über die Arzneibehandlung des Diabetes mellitus in Nr. 1 der Deutschen Praxis 1901 hervorgeht, hat sich bei Komplikationen des Diabetes, neben den allgemeinen, hygienisch-diätetischen Behandlungsmethoden das Syzygium jambolanum als ein verhältnismäßig wirksames Arzneimittel erwiesen.

„T"-Tabletten, T e m p e l s H ä m o f e r r i g l y z e r i n o - p h o s p h a t - L e c i t h i n - T a b l e t t e n , sollen 62,5% Hämoglobin, 10% Eisenglyzerophosphat, 1,5% Lezithin und 26% aromatisches Pulver enthalten und bei Anämie, Chlorose, Neurhasthenie usw. Anwendung finden. *Fabrikant:* Kohrs & Co. Nachf. in Hamburg 39.

Tablettae arthriticae S i m o n enthalten nach F a l k e n - s t e i n je 0,001 Colchicin sowie Chinasäure und Zitronensäure.

Tablettae Extracti Fuci vesiculosi compositi, E n t f e t - t u n g s t a b l e t t e n , sind mit Kakaomasse überzogen und bestehen aus 0,06 g Extraktum Fuci vesiculosi (Merck), 0,1 g trocknem entbitterten Sagrada-Extrakt, 0,1 g Frangula-Extrakt und Milchzucker bis zu 0,5 g. Gabe: zwei- bis dreimal täglich eine Tablette. *Fabrikant:* Dr. H. Müller & Co. in Berlin C. 19.

Tablettae Phaseoli Bellmann werden aus dem Extrakt der Bohnenhülsen hergestellt und sollen als Unterstützungsmittel der diätetischen Behandlung der Zuckerkrankheit Anwendung finden. *Fabrikant:* Pharm.-chem.-Spezialgesellschaft m. b. H. in Berlin W.

Tablettae „Tavel" enthalten pro Stück 2,5 Natr. carbon. puriss. und 7,5 Natr. chloratum puriss. Je eine Tablette genügt für ein Liter sterilisierten Wassers. Sie dienen zur Darstellung der T a v e l schen Infusionslösung, sowie für Spülflüssigkeit bei aseptischen Operationen. *Fabrikant:* C. Fr. Hausmann in St. Gallen.

Tablettae Tribromi effervesc. siehe Tribrom.

Tablettae Tribromonalis effervesc. siehe Tribrom.

Tabletten Marienbader siehe unter M.

Tachiol, Argentum fluoratum, Fluorsilber, besitzt hohe bakterieide Wirkung. Es wirkt in dieser Beziehung wie Silbernitrat und in 1promilligen Lösungen stärker als die üblichen Karbolsäurelösungen. Da es Eiweißkörper in schwachem Grade koaguliert und wenig giftig ist, ist es ein gutes Desinfiziens. Es bildet gelbe, zerfließliche, in Wasser lösliche Kristallmassen.

Als Isotachiol bezeichnete Paternò das kieselfluorwasserstoffsaure Silber, welches haltbarer sein soll als Silberfluorid.

Vorsichtig und vor Licht geschützt aufzubewahren.

Taeniol Funck, ein Bandwurmmittel, besteht aus sechs weichen Kapseln mit den wirksamen Bestandteilen aus Ribes embelia und Kamala. *Fabrikant:* Apotheker Ernst Funck in Radebeul bei Dresden.

T a e n i o l wird auch ein Bandwurmmittel in Gelatinekapseln genannt, dessen wirksame Bestandteile Sabirol (das wirksame Prinzip einer Embeliaart), Dithymolsalizylat und Terpentinöl sein sollen. *Fabrikant:* Krewel & Co. G. m. b. H. in Köln a. Rh.

Taka-Diastase, ein Ferment, welches in Amerika aus dem Reisweinpilz (Aspergillus Orizae) fabrikmäßig dargestellt wird, bildet ein geschmackloses, äußerst hygroskopisches Pulver, welches in Dosen von 0,1—0,3 g zur Hebung mangelhafter oder gestörter Speichelabsonderung empfohlen worden ist. Die saccharifizierende Wirkung des Speichelfermentes (Ptyalin) hört bekanntlich bei einem Gehalte von 0,01% Salzsäure im Magen auf, während Taka-Diastase noch bei Gegenwart von 0,05% HCl ihre volle Wirkung entfalten soll. *Bezugsquelle:* E. Merck in Darmstadt.

Tamarinden-Essenz Dallmanns ist ein Gärungsprodukt, welches durch rationelle Kellerbehandlung, sehr langes Lagern in großen Gebinden, sowie durch öfteres Abziehen langsam zu seiner Vollendung heranreift. Es ist demnach kaum möglich, im kleinen ein dem Dallmannschen gleiches Präparat herzustellen. *Fabrikant:* Gg. Dallmann in Schierstein a. Rh.

Zur Selbstherstellung von T a m a r i n d e n - E s s e n z, die als Ersatz für das Dallmannsche Präparat dienen soll, sind folgende Vorschriften bekannt geworden:

I. Vorschrift des Berliner Apothekervereins: 330,0 Pulpa Tamarindor depurat., 50,0 Fol. Senn. Alex. spir. extract. infundiere mit 2000,0 kochenden Wassers und lasse 12 Stunden stehen. Hierauf koliere, presse den Rückstand leicht ab, koche die Kolatur einmal auf, koliere nochmals und dampfe bis zum Gewicht von 700,0 ein. 525,0 dieser Flüssigkeit neutralisiere genau mit Liq. Natr. caust. (ca. 90,0) und mische hinzu 100,0 Spiritus, 100,0 Sir. simplex, 5,0 Tinct. Vanill. und den Rest von 175,0 der sauren Kolatur, lasse 6—8 Tage absetzen und filtriere. Die Essenz wird in die für die Eisenflüssigkeiten gebräuchlichen braunen Flaschen von 250 g Inhalt gefüllt. Verkaufspreis: à Flasche 1,50 Mark.

II. Vorschrift der hessischen Apothekervereine: 500,0 Tamarindenmus werden mit 2500,0 kochendem Wasser gleichmäßig erweicht und etwa 10 Stunden stehen gelassen. Dann seiht man, ohne zu pressen, durch Sieb V ab und dampft die Seihflüssigkeit im Wasserbade auf 1000,0 ein. Hierauf neutralisiert man $\frac{3}{4}$ T. derselben mit der hinreichenden Menge Magnesiumkarbonat. Andererseits mazeriert man 50,0 mittelfein zerschnittene Sennesblätter, 2,0 gebrannte Magnesia mit 500,0 Wasser 24 Stunden lang, seiht ohne Pressung ab, setzt beide Tamarindenauszüge, sowie auf je 500,0 verwendetes Tamarindenmus 2,0 Eiweiß zu, mischt gut durch und erhitzt zum Kochen, seiht durch Flanell und dampft im Wasserbade auf 780,0 ein. Nach dem Erkalten fügt man eine Mischung aus 50,0 Pomeranzenschalensirup, 50,0 Weingeist, 50,0 weißem Sirup, 50,0 Zimtsirup, 12,5 Pomeranzenblütenwasser, 2,5 Ingwertinktur, 5,0 Vanilletinktur zu, läßt einige Tage absetzen und gießt dann klar ab.

III. Fol. Sennae, Mannae calabrin. $\overline{aa}$ 20,0, infunde c. aqu. q. s. ad colatur. 400,0, Pulp. Tamarind. 200,0, coque c. infuso 400,0. In der Kolatur 400 löse Natr. carbon. pur. 12,0, füge zu Spirit. vin. 90% 80,0, Mel. depurat. 150,0, Glyzerin 20,0, Sirup. simpl. 70,0, Kognak 2,0. Nach dem Absetzen wird die Flüssigkeit dekantiert,

IV. Nach E. Dieterich: 400,0 zusammengesetztes Tamarindenextrakt (Helfenberg), 60,0 Weingeist von 90%, 540,0 destilliertes Wasser. Man löst, stellt die Lösung einige Tage kühl und filtriert sie dann.

Tamess wird eine Tamarindenessenz der Firma Dallmann & Co. in Schierstein a. R. genannt. (Wahrscheinlich ist es nur eine neue Bezeichnung des altbekannten Präparates dieser Firma.)

Tampol Roche, eine neue Anwendungsform für zur Einführung in Körperhöhlen bestimmte Arzneistoffe, besteht aus einer dünnen Gelatinehülle, welche den mit Hilfe von Gelatine in feste Form gebrachten Arzneistoff und darüber lagernd einen Wolletampon mit Seidenfaden enthält. Bei der Einführung löst sich die Gelatinehülle nach kurzer Zeit und das Arzneimittel wird der Resorption zugänglich, während der Tampon zunächst die Höhle verschließt und mit Hilfe der Schnur entfernt werden kann. *Fabrikant:* F. Hoffmann-La Roche & Co. in Grenzach (Baden) und Basel (Schweiz).

Tamulecon, ein Aphrodisiakum in Pillenform, soll Extraktum Muriae Puamae, Extractum Damianae und Lezithin enthalten. *Fabrikant:* L. Stolkind & Co. in Berlin.

Tanargan siehe Tanargentan.

Tanargentan, Tanninsilbereiweiß, bildet ein metallglänzendes, in Wasser unlösliches, in mittelstarken Alkalien schwer lösliches, grauschwarzes körniges Pulver mit 10% Silber und 15% Tannin. Es soll als ein erst im Darm zur Wirkung gelangendes Präparat bei Diarrhöen, Gastroenteritis, Dysenterie usw. Anwendung finden. Für die Kinderpraxis gelangt ein Tanargentan pro infantibus mit 1,5% Silber und 25% Tannin in den Handel. *Fabrikant:* Dr. R. u. Dr. O. Weil in Frankfurt a. M.

Taneré-Katarrh-Plätzchen werden mit Pfefferminzöl aromatisierte, versüßte Tabletten genannt, welche angeblich aus künstlichen Mineralsalzen verschiedener Quellen hergestellt werden. *Fabrikant:* Laboratorium Tancré in Wiesbaden.

Tannalbin, Tanninalbuminat, siehe D. A.-B. V.

Tannalborin soll eine Verbindung von Aluminiumsubgallat mit 10% polyborsaurem Natron (Borax?) sein, welches gegen Durchfälle, Dysenterie, Cholera usw. der Tiere Anwendung finden soll. Es ist ein graubraunes Pulver von etwas säuerlichem Geruch und einem an Tannin erinnernden Geschmack. In Wasser und Weingeist ist es fast unlöslich. Aus seinen Lösungen wird es durch Salzsäure nicht gefällt. Bei Durchfall der Kälber gibt man pro Kopf drei- bis viermal täglich einen guten Teelöffel, Fohlen gibt man dreimal täglich einen Eßlöffel, für Hunde genügen je nach Größe 1—3 g zwei- bis dreimal täglich. Hühnern streut man aus Mehl geformte Pillen von Erbsengröße hin oder gibt 10—20 solcher Pillen täglich ein; dieses speziell bei ernster und typischer Geflügelcholera. *Fabrikant:* Apotheker Dr. M Claasz in Rathenow.

Tannalum insolubile ist basisch gerbsaures Aluminium, ein graubraunes, in Wasser nicht lösliches Pulver. Es wurde von Heymann als Adstringens bei chronischen Katarrhen der Atmungsorgane empfohlen. *Fabrikant:* J. D. Riedel Akt.-Ges. Berlin N. 39.

Tannalum solubile ist ein gerb-weinsaures Aluminium und wird durch Löslichmachen des vorigen Präparates mittels Weinsäure dargestellt. Es bildet ein gelblichbraunes, in Wasser lösliches Pulver und wird wie voriges angewendet. *Fabrikant:* J. D. Riedel Akt.-Ges. Berlin N. 39.

Tannaphthol, ein Kondensationsprodukt aus Tanninalbuminat und Benzonaphthol, bildet ein geschmack- und geruchloses Pulver oder Tabletten. Es wird innerlich als Darmdesinfiziens und Darmadstringens in Dosen von 0,5—1,0 g (0,1—0,5 g für Kinder) äußerlich als Antihydroticum in 10—30 prozentigen Salben oder $33^1/_3$ prozentiges Streupulver empfohlen. *Fabrikant:* Tutogen-Laboratorium in Szittkehmen-Rominten.

Tannigen, Acetyltannin, siehe D. A.-B. V.

Tanninum acetylatum siehe Tannigen.

Tanninum methylenatum siehe Tannoform.

Tanninum albuminatum ist eine Verbindung von Eiweiß mit etwa 40% Tannin. Es bildet ein braunes Pulver und wird wie Tannin innerlich zu 0,06—1,2 g angewendet. Äußerlich dient es zu Gurgelwässern bei Pharingitis und angeschwollenen Mandeln. Es ist zwar als Ersatzmittel für Tannalbin gebräuchlich, in seinen physikalischen Eigenschaften aber nicht identisch mit dem Produkt von Knoll & Co. in Ludwigshafen a. Rh.

Tannipyrin ist ein Kondensationsprodukt von Antipyrin mit Tannin.

Tannismut, Bismutum bitannicum, zur Darstellung dieses Präparates wird nach D. R. P. 172 933 unter Vermeidung von Temperaturerhöhungen während des ganzen Prozesses die Lösung eines normalen Wismutsalzes mit der Lösung eines solchen Gerbsäuresalzes, dessen Base mit der Säure des Wismutsalzes lösliche Salze bildet, umgesetzt, das gebildete Wismutditannat gewaschen und getrocknet. Das so erhaltene Bitannat bildet ein hellgelbes Pulver von schwachem säuerlich-bitteren Geschmack. Der mit kaltem Wasser hergestellte Auszug reagiert neutral und gibt mit Eisenchlorid nur ganz schwache Blaufärbung. Das Präparat löst sich in verdünnter Natronlauge mit rotgelber Farbe und spaltet beim Kochen mit Wasser Tannin ab; infolgedessen gibt das Filtrat mit Eisenchlorid eine tiefblaue Färbung. Der Glührückstand gibt die Wismutreaktionen. Der Gehalt des Präparates an Bi_2O_3 beträgt nach Angaben der Fabrik annähernd 20%. Das Anwendungsgebiet des Bismutum bitannicum ergibt sich aus den Eigenschaften der Komponenten, deren adstringierende Wirkung auf die Darmschleimhaut bekannt ist. Man gibt täglich mehrmals 0,5 g. *Fabrikant:* Chemische Fabrik von Heyden in Dresden-Radebeul.

Tannisol, Methylenditannin, ein Kondensationsprodukt aus Formaldehyd und Tannin (also dem Tannoform analog) bildet ein rötlichbraunes, geruch- und geschmackloses, in Wasser unlösliches Pulver, welches in Weingeist und verdünnter Alkali- und Alkalikarbonatlösung sowie in Ammoniak löslich ist, sich beim Ansäuern dieser Lösungen aber wieder ausscheidet. Zur Darstellung des Tannisol wird Gerbsäure mit 35prozentiger Formaldehydlösung auf dem Dampfbade erwärmt und die nach dem Aufschäumen erhaltene zähe Masse bis zur Verflüchtigung des überschüssigen Formaldehyd auf 40—50° erwärmt. Das Präparat wird innerlich bei Darmkatarrh und akuten Durchfällen in Dosen von 0,1—0,5 g angewendet, äußerlich gegen übermäßige Schweißabsonderung, Ausschläge, Reizzustände usw. *Fabrikant:* H. Wolfrum & Cie. in Augsburg.

Tannobromin ist ein alkohollösliches Bromocollpräparat, welches nach D. R.-P. Nr. 125305 durch Einwirkung von Formaldehyd auf Dibromtannin erhalten wird. Es bildet ein rötlich- oder gelblichgraues Pulver, das gegen 25% Brom enthält und wie Bromocoll wirkt. Tannobromin löst sich nur ein wenig in Wasser, dagegen leicht in alkalischen Flüssigkeiten. Die wässerige Lösung wird durch Eisenchlorid blau gefärbt. *Fabrikant:* A.-G. für Anilinfabrikation in Berlin.

Tannobromincollodium siehe Frostinbalsam.

Tannochrom ist ein resorcinhaltiges Chromtanninpräparat, welches in der Wundbehandlung als Antiseptikum Anwendung finden soll. Bei Gonorrhöe braucht man $\frac{1}{4}$—$\frac{1}{2}$ prozentige Einspritzungen. Das Präparat kommt als Tannochrom. siccum und Tannochrom. solutum in den Handel. *Fabrikant:* G. Hell & Co. in Troppau.

Tanno-Guajaform, eine Verbindung von Tannin mit Guajakol unter Einwirkung von Formaldehyd dargestellt, findet bei Schwindsucht und als Darmantiseptikum Anwendung.

Tanno-Kreosoform, eine Verbindung von Tannin mit Kreosot. wird bei Schwindsucht und als Darmantiseptikum empfohlen.

Tannoform, Methylenditannin, Tanninum methylenatum, siehe D. A.-B. V.

Tannon siehe Tannopin.

Tanno-Organpräparate sind Organpräparate, welche nach D. R. P. 128 419 und 183 713 durch eine Behandlung mit Tannin für die Einwirkung der Pepsinsalzsäure des Magens unangreifbar gemacht sein sollen. Die wirksamen Bestandteile dieser Präparate, die als Organenzyme bezeichnet werden, passieren demnach den Magen unzersetzt und gelangen erst im Darmkanal zur vollen Wirkung bzw. zur Resorption. Es wurden bisher folgende Tannoorganpräparate hergestellt:

Heparon wird aus Rindsleber durch gleichzeitige Einwirkung von Pankreas gewonnen, wodurch die Fähigkeit der Leber, Traubenzucker zu zersetzen, bedeutend gehoben werden soll.

Musculon wird aus Rindsmuskeln erhalten und ebenfalls mit Pankreas versetzt, wodurch eine dem Heparon analoge zersetzende Wirkung auf Traubenzucker erreicht wird.

Organa glycolytica. Mit diesem Namen wird die vereinigte Trockensubstanz der vorgenannten Präparate bezeichnet, deren Tanno-Form als Trion in den Handel gelangen soll. Man glaubt, daß letzteres ein gutes Antidiabetikum abgeben wird.

Ovaron wird aus Ovarien mit Hilfe von Tannin hergestellt, Teston aus Stierhoden, Thyron aus Schilddrüsen des Schweines und Splenon aus Schweinemilz. Diese Tannopräparate sollen dieselbe Anwendung finden wie die einfachen Organpräparate. Sie kommen in Form von Pulver und in Tabletten, deren jede 0,1 g wirksamer Substanz enthält, in den Handel. *Fabrikant:* Chem. Fabrik Rhenania in Aachen.

Tannopin, Tannon, Hexamethylentetramintannin, $(CH_2)_6N_4(C_{14}H_{10}O_9)_3$, wurde im Jahre 1897 zuerst von Schreiber als Darmadstringens und -Antiseptikum empfohlen. Es ist ein Kondensationsprodukt von Tannin mit Hexamethylentetramin und bildet ein rehbraunes, geruch- und geschmackfreies, feines, nicht hygroskopisches Pulver, das in Wasser, schwachen Säuren, Weingeist, Äther usw. unlöslich ist, sich dagegen in verdünnten Alkalien langsam löst. Seiner Zusammensetzung nach besteht es aus 87% Tannin und 13% Hexamethylentetramin. Es verbindet die antibakterielle Wirkung des Urotropins mit der adstringierenden des Tannins, dient also gleichzeitig als Styptikum und Darmantiseptikum.

Nach den bisherigen Beobachtungen hat sich das Tannopin namentlich bei tuberkulöser Darmentzündung, ferner bei nicht tuberkulösen subakuten und chronischen Darmentzündungen bewährt, und zwar sowohl bei Erwachsenen wie bei Kindern. Bei akutem Darmkatarrh ist die Wirkung eine sehr rasche. Dosis: 0,3—0,5 g viermal täglich für Säuglinge, 0,5—1,0 g viermal täglich für ältere Kinder und Erwachsene. *Fabrikant:* Farbwerke vorm. Friedr. Bayer & Co. in Elberfeld.

Tannothymal, durch Baumgarten im Jahre 1907 eingeführt, ist ein Kondensationsprodukt aus Formaldehyd, Thymol und Tannin, welches nach D. R. P. 188318 erhalten wird, indem man die alkoholische Lösung des Thymols mit der wässerigen Lösung des Tannins vermischt und hierzu die zwei- bis dreifache Menge der berechneten 40 prozentigen Formaldehydlösung gibt. Unter gutem Umrühren gießt man diese Mischung in die 20 fache Menge konzentrierter Salzsäure. Nach einigem Stehen wird mit Wasser verdünnt und der Niederschlag abfiltriert, gut ausgewaschen und getrocknet. Man erhält so ein Tannin-Thymol-Methan als weißliches, geschmackloses, in Alkohol und in Alkali lösliches Pulver, das sich oberhalb 235° zersetzt und etwa der Formel

$$HO-\underset{CH_3}{\overset{C_3H_7}{\bigcirc}}-CH_2 \cdot C_{14}H_{10}O_9$$

entspricht. Dieses Tannin-Thymol-Methan (= Tannothymal) hat sich bei schweren Formen von Durchfall in mehrmals täglich zu gebenden Dosen von 0,5 g bis zu einem Teelöffel voll bewährt. *Fabrikant:* Schimmel & Co. in Miltitz b. Leipzig.

Tannyl ist der Name eines von E. U m b e r im Jahre 1908 als Darmadstringens empfohlenen Präparates, welches als Tanninverbindung des Oxychlorkaseins bezeichnet wird. Es ist ein graubraunes, ziemlich indifferent schmeckendes, wasserunlösliches Pulver, welches entweder trocken oder in Salep- oder Haferschleim genommen wird. Dosis 3 mal täglich 1—3 g, auch in Tabletten. *Fabrikant:* Gehe & Cie., A.-G. in Dresden.

Tanocol, Colla tannica, ist eine Tanninleimverbindung. Es bildet ein in Wasser nahezu unlösliches, geruch- und geschmackloses, grauweißes Pulver, welches etwa gleiche Mengen Tannin und Leim enthält und die Eigenschaft besitzt, in sauren Flüssigkeiten, insbesondere im Magensaft, schwer löslich zu sein, dagegen von alkalischen Flüssigkeiten, z. B. vom Darmsaft, unter Abspaltung von Tannin gelöst zu werden. Es eignet sich demgemäß als wirksames Darmadstringens, welches den Magen fast unzersetzt passiert und auf denselben keinerlei Reiz ausübt, während es im Darm unter allmählicher Auflösung eine kräftige, adstringierende Wirkung entfaltet. Dosis: Mehrmals täglich 1 g für Erwachsene (zwei große Messerspitzen), Kinder die halbe Menge. Tannocol wird zur Darreichung am besten mit kühlem Tee, Kaffee, Rotwein, Haferschleim oder Wasser verrührt. *Fabrikant:* Akt.-Ges. für Anilinfabrikation in Berlin SO.

Tanosal siehe Kreosal.

Tao wird eine lecithinhaltige Perubalsam-Roboratmischung genannt, die als Nährmittel für Lungenkranke dienen soll. Das T a o p u l v e r enthält 2,38% Lecithin, 90,48% Protein, 5% Perubalsam, 1,96% Dikaliumphosphat und 0,175% Kochsalz. Da es sich schlecht nehmen läßt, wird es in Form von T a o - W a f f e l n gegeben, deren jede etwa 0,5 g Perubalsam, 0,25 g Lecithin und 9,25 g Roborat enthält, neben 5 g sog. Nugatmasse (aus Mandeln und Schokolade gewonnen) und 2 g gewöhnlicher Waffelmasse. Tao wurde zuerst im Laboratorium des Dr. P i o r k o w s k i in Berlin hergestellt.

Taphosot, das Tannophosphat des Kreosots, eine graugelbe, sirupartige Flüssigkeit, wird zu denselben Zwecken wie das Phosot empfohlen (siehe dieses). Es bietet noch den Vorteil, daß es als Antidiarrhoikum wirkt, und kommt auch in Form von Perlen zu 0,5 g in den Handel. Dosis täglich 3—6 g, Kindern die Hälfte.

Fabrikant: Lambiotte Frères in Paris, Vertreter Hugo Büsché in Bonn a. Rh.

Tarolinkapseln enthalten als wirksame Bestandteile Salol, Ol. Santali und Extr. Cubebar. *Fabrikant:* Breslauer Capsules- und Verbandstofffabrik von Apoth. H. Zadek in Breslau.

Tartrophen wird analog dem Citrophen dargestellt, indem man die Zitronensäure in letzterem durch Weinsäure ersetzt. Es soll wie das Citrophen Anwendung finden. Es ist wohl identisch mit V i n o p y r i n (siehe dieses).
Vorsichtig aufzubewahren.

Tauruman ist ein Impfstoff zur Verhütung der Tuberkulose der Rinder, welcher aus einer Emulsion lebender Tuberkelbazillen (Typus humanus) besteht. *Fabrikant:* Farbwerke vorm. Meister Lucius & Brüning in Höchst a. M.

Tebeanpräparate sind Immunisierungs- und Heilmittel gegen Menschen- und Rindertuberkulose. Das Präparat für Rindertuberkulose heißt B o v o - T e b e a n. Beide werden in Form von subkutanen Injektionen angewendet. T e b e a n p u l v e r enthält in 1,0 g 5 mg Tuberkelbazillen. Es hat den Vorteil um begrenzter Haltbarkeit und ist besonders für solche Anstalten bestimmt, welche in der Lage sind, sterile Tebeanlösungen selbst herzustellen. *Fabrikant:* Chem. Fabrik auf Akt. vorm. E. Schering in Berlin.

Tebecin. Zur Darstellung dieses Präparates wird zunächst aus Massenkulturen von Tuberkelbazillen durch Extraktion mit verdünntem Alkohol ein Toxin und aus den entsprechenden Nährböden ein Antitoxin hergestellt. Es wurden Versuchstiere durch Impfung tuberkulös gemacht. Sie erkrankten an Miliartuberkulose. Eine zweite Versuchsreihe von Tieren wurde mit dem alkoholischen Extrakt der Tuberkelkulturen so lange behandelt, bis sie die Impfung mit größeren Mengen der von den infizierten Tieren erhaltenen Miliartuberkulose überstanden. Sodann wurde aus den Drüsenorganen und dem Blute dieser immunen Tiere ein Extrakt hergestellt, welches als Tebecin bezeichnet wird. Das Präparat soll in alkoholischer Lösung tropfenweise eingenommen werden. Zu subkutanen Injektionen eignet es sich nicht. *Fabrikant:* Institut G. Marpmann in Leipzig.

Teer-Dermasan ist eine Dermasanseife, welche etwa 5% eingedickten Liquor Carbonis detergens und 10% Buchenholzteer enthält und als nicht reizendes Teerpräparat empfohlen wird. *Fabrikant:* Chem. Werke Fritz Friedländer in Berlin.

Tempels Hämoferriglycerinophosphat-Lecithin-Tabletten siehe „T"-Tabletten.

Tenalin wird ein aus der Arekanuß gewonnenes Präparat englischen Ursprungs genannt, das die wurmabtreibenden Alkaloide Arecain, Arecaidin und Guvacin enthalten, dagegen von dem giftigen Arecolin möglichst frei sein soll.

Tenosin, ein Mutterkernpräparat, bildet eine wasserhelle sterilisierte Flüssigkeit, welche p.-Oxyphenylaethylamin und β. Imidoazolylaethylamin enthält. Es gelangt in Tropffläschchen à 5 und 10 ccm sowie in Ampullen in den Handel. Dosis 3 mal täglich 20 Tropfen innerlich oder 1 ccm intravenös oder intramuskulär. Fabrikant: Elberfelder Farbenfabriken.
Vorsichtig aufzubewahren.

Tereben, $C_{10}H_{16}$, ist eine Mischung verschiedener Terpene, hauptsächlich von Dipenten und Terpinen. Es bildet eine gelbliche, in Alkohol lösliche Flüssigkeit, welche bei 156—180° siedet. Als Expektorans, Adstringens und Antifermentativum wird es innerlich zu 0,25—1 g, äußerlich bei Gebärmutterkrebs und Hautkrankheiten angewendet. Phthisikern läßt man Tereben inhalieren, etwa 50 g per Woche.
Vor Licht geschützt aufzubewahren.

Tereben-Glyzerin, als Wundantiseptikum in Form von Verbandstoffen empfohlen, wird dargestellt durch Mischen von 1 T. Wasser, 7 T. Glyzerin und 4 T. Tereben. Diese Mischung wird an der Luft so lange geschüttelt, bis sich das zuerst klar abscheidende Glyzerin beständig trübt.

Terpacid ist ein reines Fenchon, das durch Oxydation von Fenchylalkohol gewonnen wird. Es bildet eine wasserhelle, leichtbewegliche Flüssigkeit von kampferartigem, bitteren und brennenden Geschmack. Spez. Gew. 0,950, Sdp. 193—196°. Es ist in den meisten organischen Lösungsmitteln löslich, Terpacid soll überall da Verwendung finden, wo bisher Kampfer mit Erfolg angewendet wurde, besonders als Einreibungsmittel in hochprozentiger öliger Lösung oder als Terpacid-Bad bei Rheumatismus, Nervenreizungen usw. *Fabrikant:* Dr. Kurt Rülke in Berlin-Charlottenburg.

Terpentinchlorhydrat, Terpentinkampfer, sogenannter künstlicher Kampfer, $C_{10}H_{16} \cdot HCl$, bildet weiße kristallinische, kampferähnliche Massen, welche gegen 125° schmelzen und bei etwa 208° sieden. Es wird innerlich gegen Phthisis und übermäßige Schweißabsonderung in Dosen von 1 bis 2 g, äußerlich mit Karbolsäure als lokales Anästhetikum und bei Hautkrankheiten gebraucht.

Terpentinkampfer siehe Terpentinchlorhydrat.

Terpinol (nicht zu verwechseln mit dem Riechstoff Terpineol!) ist ein Derivat des Terpinhydrats. Es bildet eine ölige, in Alkohol lösliche Flüssigkeit, wirkt wie Terpinhydrat und soll sich auch als blutstillendes Mittel bei Hämoptoe auf tuberkulöser Basis bewähren. Man gibt zweistündlich drei Tropfen in Milch. Bei Bronchitis chronica werden zwei- bis dreistündlich 0,1 g in Gelatinekapseln genommen.
Vor Licht geschützt aufzubewahren.

Terpinol-Pastillen, Dr. Roths. Je 3 g Terpinol und Terpinhydrat, 1 g Guajakharz, je 5 g eingedickte Quillayarindenabkochung und ebensolche des Fahamkrautes, 50 g Zucker- und gereinigter Lakritzensaft bis zum Gesamtgewicht von 100 g, Pfefferminzöl 35 und bestes russisches Anisöl 20 Tropfen. Aus dieser Masse werden Tabletten von 0,33 g geformt. Anwendung finden sie bei Husten, Heiserkeit u. dgl. *Fabrikant:* Apotheker Dr. Kopp in Straßburg. Terpinolpastillen von guter Wirkung liefern auch die Firmen Engelhard, Jasper Nachf. u. a. m.

Terpinoment, ein Inhalationsmittel, besteht aus Menthol, Latschenkiefernöl, Eukalyptusöl und rektifiziertem Terpentinöl und soll bei verschiedenen Erkrankungen der Luftwege Anwendung finden. *Fabrikant:* Apotheke zum fliegenden Roß in Breslau I.

Terpipetrol wird ein wasserlösliches, petroleumhaltiges Seifenpräparat genannt, das als parasitentötendes Pflanzenschutzmittel Verwendung finden soll. *Fabrikant:* Max Doenhardt in Köln a. Rh.

Testaden, Testidin, Testin, Testikelsaft sind Präparate, welche aus den Stierhoden bereitet werden. Sie werden bei Rückenmarkleiden sowie innerlich und subkutan als Tonika bei Hysterie, Neurasthenie, Neuralgie und als Aphrodisiaca gegeben.

Testes siccati siehe Organpräparate.

Testidin, Testin, Testikelsaft siehe Testaden.

Tetanus-Antitoxin (siehe auch Serum antitetanicum D. A.-B.-V,) wird in zwei Präparaten in den Handel gebracht. Das flüssige Präparat ist ein von tetanusimmunisierten Pferden stammendes Blutserum, welches für die Behandlung von Menschen und Pferden, die schon an Tetanus erkrankt sind, in Fläschchen mit je 250 Immunisierungseinheiten (I.-E.) verabfolgt wird Bei Pferden und bei erwachsenen Menschen ist alsbald nach der Erkennung der tetanischen Symptome der ganze Inhalt des Fläschschens auf einmal subkutan einzuspritzen, und es empfiehlt sich, an den beiden folgenden Tagen noch die Einspritzung von je einem Fläschchen mit 250 I E. zu wiederholen. Bei Kindern soll nach festgestellter Diagnose sofort der halbe Inhalt eines Fläschchens mit 250 I.-E. subkutan eingespritzt werden und die andere Hälfte am folgenden Tage.

Für die Behandlung noch gesunder Individuen, bei welchen der Ausbruch des Tetanus infolge von Verletzungen zu befürchten ist, werden kleinere Fläschchen mit je 20 I.-E. abgegeben.

Außer dem flüssigen Präparat wird auch ein Präparat in festem Zustande abgegeben, welches durch Eintrocknung des von tetanusimmunisierten Pferden stammenden Blutserums gewonnen wird. Dasselbe ist namentlich da zu empfehlen, wo das Tetanus-Antitoxin längere Zeit aufbewahrt werden soll, da das feste Präparat unbegrenzt lange Zeit haltbar ist, während das flüssige Blutserum zuweilen nach längerer Aufbewahrung eine Abnahme seines Antitoxingehaltes erkennen läßt. Das Tetanus-Antitoxin in festem Zustand wird gleichfalls in Fläschchen mit je 250 I.-E. und mit je 20 I.-E. abgegeben. Der Inhalt der Fläschchen mit 250 I.-E. soll in 40 ccm sterilisiertem Wasser, der Inhalt der Fläschchen mit 20 I.-E. in 5 ccm sterilisiertem Wasser aufgelöst werden. *Fabrikant:* Farbwerke vorm. Meister Lucius & Brüning in Höchst a. M. und E. Merck in Darmstadt.

Tetanus-Toxalbumin ist der giftige Bestandteil der Tetanus-Kulturen; es bildet ein weißes Pulver, von dem schon 0,00023 g für den Menschen tödlich wirken.

Sehr vorsichtig aufzubewahren.

Tetraäthylammoniumhydrat, $N(C_2H_5)_4 \cdot OH$, bildet farblose, zerfließliche, alkalisch reagierende Nadeln. Es wurde bei harnsaurer Diathese und bei Gelenkrheumatismus in 1prozentiger Lösung, von welcher dreimal täglich 5—20 Tropfen zu nehmen sind, empfohlen. *Fabrikant:* E. Merck in Darmstadt.

Tetrajodpyrrol siehe Jodol.

Tetranitrol siehe Erythrolnitrat.

Tetronal, Diäthylsulfondiäthylmethan, $(C_2H_5)_2 \cdot C \cdot (C_2H_5 \cdot SO_2)_2$ **sollte** an Stelle des Sulfonals Anwendung als Hypnotikum und Sedativum in Dosen von 1—2 g finden, ist aber nicht mehr im Handel. *Fabrikant:* Farbwerke vorm. Friedr. Bayer & Co. in Elberfeld.

Teucrin (Mosetig), soll ein sterilisiertes Extrakt aus dem Kraute von Teucrium Scordium sein, welches zu subkutanen Injektionen gegen Lupus usw. empfohlen wurde. Dosis 3 ccm in der Nähe der erkrankten Stelle zu injizieren. *Bezugsquelle:* E. Merck in Darmstadt.

Thallinum perjodatum, Thallinum perjodosulfuricum, ist das Jodadditionsprodukt des Thallinsulfats. Es bildet schwarze, in Alkohol lösliche Kristalle. Es wird meist in Pillen, von denen 20 Stück 5 g Thallinsalz enthalten, gegen Carcinom angewendet; zwei- bis dreistündlich wird eine Pille gegeben. Bei großer Trockenheit der Haut wird gleichzeitig Pilocarpin verordnet.

Thanatol siehe Äthacol.

Thé Chambard. Auf den Schachteln des echten Thé Chambard ist folgende Vorschrift aufgeklebt: Flor. Anthyllidis vulnerariae, Flor. Calendulae officinalis, Folia Cassiae angustifoliae, Fol. Althaeae officinalis, Fol. Malvae sylvestris, Fol. Mercurialis annuae Fol. Menthae piperitae, Fol. Hyssopi officinalis, Fol. Meliss. officinalis, Fol. Parietariae officinalis. Mengenverhältnisse sind nicht angegeben.

Thebainum hydrochloricum, $C_{19}H_{21}NO_3 ClH$, bildet weiße, in Wasser lösliche Kristalle. Es wird bei Neuralgien und Neurasthenie in Dosen von 0,05—0,15—0,2 g gegeben, subkutan zu 0,01 g pro dosi.

Vorsichtig aufzubewahren.

Theinhardts lösliche Kindernahrung Infantina, wird aus Milch und diastasiertem Weizenmehl hergestellt. Das Milch-Eiweiß soll durch ein Pflanzenferment leichter verdaulich gemacht sein, außerdem sollen die damit gemischten Stärkekörner beim Aufquellen das Eiweiß gewissermaßen mechanisch auseinanderreißen. Das Mehl ist zum großen Teil diastasiert. Im ganzen enthält das Präparat Eiweiß 17%, lösliche Kohlehydrate 50%, unlösliche Kohlehydrate 19%, Fett 6%, Asche 4%, Wasser 5%. Die theoretisch bestehende leichte Verdaulichkeit ist praktisch bestätigt worden. Das Mittel eignet sich zunächst in 5prozentiger Lösung (1 Teelöffel zu 100 g Wasser) als Zusatzflüssigkeit zur Milch, um den Kaloriengehalt der Nahrung aufzubessern. Zweitens wird es mit Nutzen bei akuten Verdauungsstörungen als Übergang zu konsistenterer Nahrung gegeben. *Fabrikant:* Dr. Theinhardts Nährmittelges. in Stuttgart-Cannstadt.

Theobromin, Dimethylxantin, ein Diureïd, wird aus dem Samen von Theobroma Cacao L. gewonnen. Das reine Präparat stellt ein weißes, in Wasser und Alkohol schwer lösliches Pulver dar. In Alkalien ist das Präparat leicht löslich. Theobromin findet als Diuretikum und Stimulans, besonders bei Herzwassersucht, in Dosen von 0,5 g 4mal täglich Verwendung. Die Maximaldosis beträgt nach H u c h a r d 5,0 pro die.

Theobromin-Jodnatrium siehe Jodotheobromin.

Theobromin-Lithium siehe Theobromose.

Theobrominlithium-Lithium benzoic. siehe Uropherin.

Theobrominlithium-Lithium salicylicum siehe Uropherin.

Theobromin-Natrium citricum siehe Urocitral.

Theobromin-Natrium jodatum siehe Jodotheobromin.

Theobrominnatrium-Natriumacetat siehe Agurin.

Theobrominum salicylicum, $C_7H_8N_4O_2 \cdot C_7H_6O_3$, ist ein echtes Theobrominsalz, welches sich für die Theobrominmedikation am besten eignen soll. Es bildet weiße, feine, in Wasser wenig lösliche Nadeln und wird als Diuretikum in Dosen von 0,5 g täglich viermal gegeben. *Fabrikant:* E. Merck in Darmstadt.

Vorsichtig aufzubewahren.

Theobromose wird in Frankreich das **Theobromin-lithium** genant, welches 4—5 mal stärkere Wirkung zeigen soll, als reines Theobromin. Man erhält es durch Eintragen von überschüssigem reinen Theobromin in eine wässerige Lithiumoxydhydratlösung. Man filtriert, dampft im Vakuum über Schwefelsäure ein und trocknet bei 110°. Das Salz ($C_7H_7N_4O_2Li$) bildet seidenglänzende, in der Hälfte ihres Gewichts Wasser lösliche Kristalle, deren wässerige Lösung sich an der Luft unter Bildung von Karbonat und Ausscheidung von freiem Theobromin trübt.

Theocin siehe D. A.-B. V unter Theophyllinum.

Theocin - Natrium aceticum, $C_7H_7N_4O_2Na \cdot CH_3COONa + H_2O$, wird durch Eindampfen wässeriger Lösungen von Theocinnatrium und Natriumacetat erhalten. Es ist ein in Wasser zu 4,5% lösliches Doppelsalz mit 59,39% Theocin, dessen Lösung alkalisch reagiert. Durch Säuren wird daraus reines Theocin gefällt. Nach Meinertz stellt dieses Präparat ein vorzügliches Diuretikum dar, dessen Anwendung hauptsächlich bei Stauungserscheinungen, speziell Ödemen und Hydrops aus kardialen Ursachen angezeigt erscheint. Man gibt pro dosi 0,3 g. *Fabrikant:* Farbenfabriken vorm. Friedr. Bayer & Cie. in Elberfeld. Unter dem Namen Theophyllin-Natrium aceticum wird das Präparat von C. F. Boehringer & Söhne in Waldhof b. Mannheim in den Handel gebracht.

Unverträglich mit Säuren.

Vorsichtig aufzubewahren.

Theolactin, ein von Lüders im Jahre 1907 hergestelltes Doppelsalz aus Theobromin-Natrium und Natrium lacticum, bildet ein weißes, hygroskopisches, in etwa 16 T. Wasser lösliches Pulver von bitterem Geschmack. Es hat sich als wirksames Diuretikum erwiesen, ist aber nicht frei von unangenehmen Nebenwirkungen, indem es leicht Erbrechen und Appetitlosigkeit hervorruft. Dem kann allerdings durch Darreichung per rectum vorgebeugt werden. Man gibt das Theolactin in Dosen von 1 g mehrmals täglich. *Fabrikant:* Vereinigte Chininfabriken Zimmer & Cie. in Frankfurt a. M.

Vorsichtig und vor Luft und Feuchtigkeit geschützt aufzubewahren.

Theonasal wird das Theobromin-Natriumsalizylat der Firma G. & R. Fritz in Wien genannt.

Theophyllinnatrium und Theophyllinum natrio-salicylicum, zwei neue Darreichungsformen des Theophyllins (Theocins), hat Minkowski klinisch geprüft. Seine damit gemachte Erfahrung lautet dahin, daß die neuen Theophyllinpräparate die gleichen diuretischen Wirkungen ausgeübt haben, wie das von ihm früher geprüfte Theophyllin, ohne den Magen in auffallender Weise zu belästigen. Bei den angewandten Dosen (drei- bis viermal täglich je 0,4 Theophyllinnatrium oder je 0,5 Theophyllinnatrium-Salicylat) traten unangenehme Nebenwirkungen überhaupt nicht auf. Theophyllinnatrium wird von C. F. Boehringer & Söhne in Waldhof b. Mannheim hergestellt.

Thephorin, Theobromino-Natrium-Natrium formicium. $C_7H_8N_4O_2 \cdot NaOH \cdot HCOONa$, wird nach D. R. P. 172932 erhalten, indem man molekulare Mengen von Theobrominnatrium und wasserfreiem Natriumformiat in wässeriger Lösung aufeinander einwirken läßt. Ein weißes, geruchloses Pulver, von süßsalzigem, zugleich etwas laugenhaftem Geschmack; sehr leicht löslich in Wasser, besonders beim Erwärmen. Die wässerige Lösung (1 + 4) ist farblos, bläut rotes Lackmuspapier, gibt mit Silbernitrat einen weißlichen gelatinösen, in Ammoniak löslichen Niederschlag und scheidet, nach dem Ansäuern mit Schwefelsäure, Theobromin als kristallinischen Niederschlag ab.

Thephorin wird als Diuretikum wie Theobrominnatriumsalizylat angewendet. *Fabrikant:* F. Hoffmann-La Roche & Cie. in Basel.

Unverträglich mit Säuren, sauren Fruchtsäften und Gummischleim.

Vorsichtig und vor Luft und Feuchtigkeit geschützt aufzubewahren.

Therapogen, ein Desinfektionsmittel für Hände und Instrumente, besteht nach Angaben des Darstellers aus einer wasserlöslich gemachten Naphthalinverbindung, den fraktionierten Bestandteilen des Kampheröles in Verbindung mit wasserlöslich gemachten Terpenen und einer fast neutralen alkoholischen Leinölseife mit Zusatz von Olefinphenolen und Thymol. Zu Scheidenausspülungen braucht man 2 prozentige Lösungen, lauwarm, zur Wundbehandlung 2—5 prozentige Lösungen. Ferner wird Therapogen in Verbindung mit der Therapogen-Styron-Seife zur Behandlung von Scabies empfohlen. *Fabrikant:* Apotheker Max Doenhardt in Köln a. Rh.

Thermin, Tetrahydro-β-Naphthylaminhydrochlorid, $C_{10}H_{11} \cdot NH_2 HCl$, bildet farblose, bei etwa 237° schmelzende, in Wasser und Alkohol leicht lösliche Kristalle. Das Thermin erhöht die Körpertemperatur und besitzt mydriatische Wirkungen. *Fabrikant:* E. Merck in Darmstadt.

Vorsichtig aufzubewahren.

Thermiol bildet eine klare Flüssigkeit von neutraler oder nur schwach saurer Reaktion und etwas scharfem Geschmacke. 100 Teile der Lösung enthalten 25 Teile phenylpropiolsaures Natrium (siehe dieses). Das Thermiol wird stark verdünnt ($\frac{1}{2}$—3% Natr. phenylpropiolic. entsprechend) zu Inhalationen bei Tuberkulose empfohlen *Fabrikant:* Dr. Theodor Schuchardt in Görlitz.

Thermodin, Phenacetin-Urethan, Acetyläthoxyphenylurethan, $C_6H_4 \cdot (C_2H_5O)N \cdot COO \cdot C_2H_5 \cdot CO \cdot CH_3$, bildet farb- und geruchlose, in 2600 T. Wasser von 20° und in ca. 450 T. von 100° lösliche, bei 86—88° schmelzende Kristalle. Es wird als Antipyretikum, Antiseptikum und Analgetikum in Dosen von 0,5—0,7 g gegeben, erst in Dosen von 1,5 g wirkt es antineuralgisch. *Fabrikant:* E. Merck in Darmstadt.

Vorsichtig aufzubewahren.

Thermogène-Watte ist ein in Belgien allgemein bekanntes Hausmittel gegen gichtische, rheumatische und Erkältungserscheinungen. Es sind 50 g-Pakete einer mit Tinct. Capsicgetränkten Watte. Vor dem Gebrauch soll die Watte mit etwas Spiritus befeuchtet und auf die schmerzende Stelle gelegt werden. Der Vertrieb für Deutschland wird von Apotheker Paul Weil in Brüssel, Boulevard de Waterloo 94, Deutsche Apotheke, besorgt. *Fabrikant:* Apotheker Verganoven in Brüssel.

Thermolin-Gichtwatte enthält als wirksames Prinzip Capsicumtinktur. *Fabrikant:* Paul Hartmann, Verbandstoff-Fabrik in Heidenheim a. B.

Theyolip siehe Thiolan.

Thial, oxymethylsulfosaures Formin, kommt in Form eines weißen, geruchlosen, in Wasser leicht löslichen Pulvers oder in Lösung in den Handel. Es ist nicht giftig und nicht ätzend, beseitigt jeden üblen Geruch und befleckt die Wäsche nicht. Zur Wundbehandlung verwendet man $\frac{1}{2}$—1prozentige

Lösungen, zu Waschungen und Ausspülungen Lösungen von 2,5 bis 5 : 1000, zur Beseitigung von übermäßigem Schweiß 1—2 prozentige und zur Desinfektion von Spucknäpfen usw. etwa 2 prozentige Lösungen. *Fabrikant:* P. Gloeß in Solothurn.

Thial-Fluid ist eine 50 prozentige Thial-Lösung.

Thieukalyptol siehe Sanosin.

Thigenol, im Jahre 1902 eingeführt, ist eine etwa 33 prozentige Lösung des Natriumsalzes einer Sulfosäure eines synthetisch dargestellten Sulfoöls, welches 10% organisch gebundenen Schwefel enthält, und welches nach den Angaben des Fabrikanten die Jodzahl 178,5 besitzt. Das Thigenol ist eine braune, dicksirupöse Flüssigkeit vom spez. Gew. 1,06—1,062, nahezu geruch- und geschmacklos; in Wasser, verdünntem Weingeist und in Glyzerin leicht und völlig löslich. Salzsäure fällt aus den Lösungen die in Äther und Alkalien leicht, in Wasser aber völlig unlösliche Thigenolsäure aus. (Unterschied von Ichthyol.) Thigenol besitzt gleich dem Ichthyol antiseptische, antiparasitäre Eigenschaften, wirkt juckreizstillend, resorptionsbefördernd, entzündungswidrig. Es wird äußerlich bei Ekzem, Akne, Urticaria, Intertrigo, Scabies, Rheumatismus (hier zugleich innerlich), Gonorrhöe, Beckenexsudaten empfohlen, und zwar rein oder in Form von Salben, Pasten und Lösungen. Innerlich gibt man es in Mixtur oder Pillenform. Einzeldosis 0,25 bis 0,5 g. Tagesdosis 1—2 g. *Fabrikant:* F. Hoffmann-La Roche & Co. in Basel.

Thilanin, Lanolinum sulfuratum, ist geschwefeltes Wollfett. Es bildet eine braune salbenartige Masse und enthält etwa 3% Schwefel und wird bei Ekzem und Prurigo angewendet. *Fabrikant:* Vereinigte chenische Werke in Berlin-Charlottenburg.

Thilaven, eine Lösung von Linalylazetatthiozonid und Alkalithiozonat mit einem Gesamtschwefelgehalt von 5%, wird zur Bereitung wohlriechender künstlicher Schwefelbäder empfohlen. *Fabrikant:* Chem. Fabrik Helfenberg A.-G. vorm. Eug. Dietrich in Helfenberg i. Sa.

Thiocol, Guajakolsulfosaures Kalium. Die Darstellung desselben beruht darauf, daß die Sulfurierung des Guajakols mit konzentrierter Schwefelsäure bei einer 70—80° nicht übersteigenden Temperatur vorgenommen wird, weil bei höheren Temperaturen schädlich wirkende Isomere und Nebenprodukte entstehen. Die so erhaltene Guajakolsulfosäure wird durch Überführung in das Baryumsalz und darauffolgende Wechselzersetzung mit Kaliumsulfat direkt zu Thiocol verarbeitet oder es wird mittels freier Schwefelsäure zuerst die freie Guajakolsulfosäure dargestellt und diese durch Sättigen oder Aussalzen mit Chlorkalium zu Thiocol verarbeitet. Guajakolsulfosaures Kalium ist ein farb- und geruchloses Kristallpulver von zuerst schwach bitterem, nachher süßlichem Geschmack. Es ist löslich in ungefähr 5 T. kaltem Wasser und in 330 T. Weingeist, fast unlöslich in absolutem Alkohol, unlöslich in Äther, Chloroform, Benzol und Aceton.

Thiocol hat sich bei der symptomatischen Bekämpfung der Tuberkulose und bei Bronchitis bewährt, indem es appetitanregend, schweißhemmend, fieberwidrig wirkt und das Allgemeinbefinden bessert. Man gibt es in Pillenform oder in Lösung zu 2—4 g täglich. Als Nebenwirkung wurde nur zuweilen das Auftreten leichter Diarrhöen beobachtet. *Fabrikant:* F. Hoffmann-La Roche & Co. in Basel.

Thiocolserum ist eine Lösung von Thiocol in Blutserum, die als Klistier angewendet werden soll. *Fabrikant:* F. Hoffmann-La Roche & Co. in Basel.

Thiodin siehe Tiodin.

Thioestrin ist ein flüssiges Schwefelpräparat zur äußerlichen Behandlung rheumatischer und entzündlich-chronischer Gelenkleiden. *Fabrikant:* Chem. Fabrik Vechelde, A.-G. in Veehelde.

Thioform, basisch dithiosalicylsaures Wismut, $(S \cdot C_6H_3(OH)COOBiO)_2 + Bi_2O_3 + 2H_2O$, bildet ein gelblichbraunes, in Wasser unlösliches Pulver, welches 72% Wismutoxyd enthält. Es wird als austrocknendes Jodoformersatzmittel bei der Wundbehandlung, besonders in der Veterinärpraxis, ferner bei tuberkulösen Gelenkkrankheiten und bei chronischem Magen- und Darmkatarrh empfohlen. *Fabrikant:* Speyer & Grund in Frankfurt a. M.

Thiol, ein zu dermatologischen Zwecken empfohlenes Präparat, wird nach D. R. P. Nr. 38416 in der Weise dargestellt, daß man gewisse Paraffinöle mit 10% Schwefel erhitzt, wobei sich dieser zum Teil addiert. Das gebildete Thiolöl wird alsdann mit Schwefelsäure behandelt, wobei eine Sulfonisierung erfolgt; der Überschuß an Schwefelsäure wird durch Wasser ausgewaschen und das sulfonisierte Produkt durch Ammoniak in eine neutrale Lösung übergeführt, die man durch lange andauernde Dialyse von allen anorganischen Salzen befreit. Das dialisierte Produkt dampft man entweder zu einer sirupdicken Flüssigkeit ein, oder man verwandelt es durch weiteres Eindampfen Trocknen und Pulverisieren in das sogenannte Thiolum siccum.

Thiolum liquidum bildet eine braunschwarze, neutral reagierende Flüssigkeit von schwach bituminösen, an Juchten erinnerndem, nicht unangenehmem Geruch, leicht löslich in Wasser und Glyzerin, löst sich auch in Alkohol; in Äther geht es nur wenig über.

Thiolum siccum ist ein braunes Pulver von angenehmem, an Juchten erinnernden Geruch und etwas bitterlichem, schwach adstringierendem Geschmack. In Wasser quillt es zunächst und löst sich später darin auf; auch in Alkohol ist es löslich, wenig in Äther.

Beide Präparate wirken bei akuten und subakuten Affektionen der Haut schnell heilend und reizmildernd. Das Thiolum siccum wird als Puder, das flüssige Thiol als Pinselung usw. angewendet. Innerlich wirkt Thiol abführend. Man gibt es in Form von Pillen oder Tropfen zu 0,5—2 g täglich. *Fabrikant*: J. D. Riedel Akt.-Ges. in Berlin-Britz

Thiolan, Sulfolan, Unguentum sulfuratum mite, Theyolip, ist eine Schwefelsalbe, welche auf folgende Weise hergestellt wird: Lanolin anhydr. wird mit 3% Sulfur. praecip. unter beständigem Umrühren mehrerer Stunden auf ca. 150° erhitzt und alsdann im Heißwassertrichter filtriert. Diese Lösung kann je nach dem Zweck mit flüssigem Paraffin oder Ölen auf Salbenkonsistenz gebracht, oder es können damit cremeartige Gemische in bekannter Weise bereitet werden. Nach Vörner wird Thiolan nach folgender Vorschrift hergestellt: In 1000,0 g Fett werden 2,0—2,5 g Schwefel bei 50—100° gelöst, darauf 50,0 g Oleum sulfuratum und ein aus 40,0—50 0 g Calcium sulfuratum frisch gewonnenes und durch Auswaschen mit absolutem Alkohol möglichst wasserfrei erhaltenes Schwefelpräzipitat hinzugesetzt und gut gemischt. *Fabrikant:* Dr. C. Stich, Kreuzapotheke in Leipzig und Conrad Edel in Halle a. S.

Thiophendijodid, $C_4H_2J_2S$, wird durch Einwirkung von Jod und Jodsäure auf Thiophen erhalten und bildet ein in Alkohol und Äther lösliches, bei 40,5° schmelzendes Kristallpulver. Es wird als Jodoformersatzmittel in Form von Streupulver angewendet. *Fabrikant:* E. Merck in Darmstadt.

Vorsichtig und vor Licht geschützt aufzubewahren.

Thiopinol Matzka besteht aus Schweffelalkali und Nadelholzölen und kommt als Thiopinol-Bad, Thiopinol-Salbe, Thiopinolvaginalkugeln und Thiopinol-Seife (mit 5 und 10% Thiopinolgehalt) in den Handel. Es riecht angenehm und wird gegen Akne, Seborrhöe, Scabies usw. empfohlen. *Fabrikant:* Chem. Fabrik, Akt.-Ges., Vechelde bei Braunschweig.

Thioresorcin, $C_6H_4O_2S_2$, entsteht durch Einwirkung von Schwefel auf Resorcinalkali und bildet ein gelblichgraues, in Wasser nicht, in Alkohol und Äther wenig lösliches Pulver. Es wird als Ersatz für Jodoform zu chirurgischen Verbänden, als Streupulver oder in Salbenform (5%) angewendet. *Fabrikant:* E. Merck in Darmstadt.

Thiosan-Kakes sollen pro dosi 0,5 g Kalium sulfoguajacolic. und 2 g trocknes Malzextrakt enthalten.

Thiosapol-Präparate sind Seifen, welche Schwefel chemisch an ungesättigte Fettsäuren gebunden enthalten; dieselben werden gegen Hautkrankheiten angewendet. Unter Thiosapol schlechthin wird die Natron-, unter T h i o s a v o n a l e meistens die Kaliseife verstanden. *Fabrikant:* J. D. Riedel Akt.-Ges. in Berlin.

Thiosavonale siehe Thiosapolpräparate und Savonalpräparate.

Thiosinamin, A l l y l t h i o h a r n s t o f f , R h o d a l l i n , A l l y l s u l f o c a r b a m i d , $CS \cdot NH_2 \cdot NH \cdot (C_3H_5)$, entsteht durch Vereinigung von Ammoniak mit Allylsenföl. Es bildet farblose, schwach knoblauchartig riechende, in **30 Teilen** Wasser, in Alkohol und Äther leicht lösliche Kristalle, welche bei 74° schmelzen. Thiosinamin wird mit Erfolg gegen Lupus und chronische Drüsentumoren angewendet, und zwar werden anfänglich 0,2, dann 0,3 bis 0,4 ccm einer 15prozentigen alkoholischen Lösung wöchentlich zwei- bis dreimal subkutan injiziert. *Fabrikant:* E. Merck in Darmstadt.

Vorsichtig aufzubewahren.

Thiosinamin-Salbenseife (Sapo Thiosinamini) wird nach Unnas Angaben mit überfetteter, natronhaltiger Kaliseife von P. Beiersdorf & Co. in Hamburg hergestellt.

Thiovinal, bei Erkrankungen der Atmungsorgane, Bronchitis, Phthisis usw. empfohlen, besteht nach Angabe der Fabrikationsstätte aus Guajakol 6,0, Extr. Thymi 20,0, Aqu. destill. 40,0 und Sirup. comp. 34,0. *Fabrikant:* Chem. Fabrik Erfurt G. m. b. H. in Erfurt-Ilversgehofen.

Thiozon wird eine Verbindung des dem Ozon analogen Thiozons (S = S = S) mit Linalylacetat und Natriumsulfid genannt, welche an Stelle anderer Schwefelpräparate bei Scabies u. dergl. gute Dienste leisten soll.

Thiuret, $C_8H_7N_3S_2$, bildet ein geruchloses, kristallinisches, in Wasser fast unlösliches Pulver, welches sich in Alkohol und Äther leicht auflöst und mit Alkalien leicht Schwefel abspaltet. Es wurde wegen seiner desinfizierenden, bakterientötenden Eigenschaften als Trockenantiseptikum empfohlen.

Thomaqua, ein Mittel gegen Seekrankheit, ist ein Gemenge von 1 T. Bromnatrium mit 2 T. Bromkalium, dem ca. 2% Antipyrin, 10% Stärke und ca. 3% pflanzliche Extraktivstoffe zugesetzt sind.

Thorium X ist ein Zerfallsprodukt des Mesothorium (siehe dieses).

Thorium nitricum, $Th(NO_3)_4 \cdot 4H_2O$, besteht aus weißen Kristallaggregaten, die sich sehr leicht in Wasser lösen. Seiner antiseptischen und antifermentativen Wirkung wegen wird es in Form von Inhalationen bei Tuberkulose oder in Form von 25 prozent. Paste bei Hautkrankheiten, besonders parasitärer Art empfohlen. Die besten Erfolge soll die gasförmige Ausstrahlung (Radioaktivität!) zeitigen, wie sie beim Erhitzen des Thoriumoxydes in einem Gefäße auf dem Sandbade erhalten werden kann.

Thüringer Pillen gegen Kälberruhr siehe Türpil.

Thymacetin, $C_6H_2 CH_3 OC_2H_5 \cdot C_3H_7 NHCOCH_3$, wird aus dem Thymol in ähnlicher Weise gewonnen, wie das Phenacetin aus dem Phenol. Es bildet ein weißes, kristallinisches, in Wasser schwer lösliches Pulver vom Schmelzpunkt 136°. Es ist in Dosen zu 0,25—1,0 g als Antineuralgikum empfohlen worden, soll aber nicht frei von unangenehmen Nebenwirkungen sein.

Vorsichtig aufzubewahren.

Thymacetol, Thymotinsäureacetolester, $C_6H_2 \cdot CH_3 \cdot (CH_3 \cdot CO \cdot CH_2 \cdot COO) \cdot C_3H_7 \cdot OH$, bildet ein weißes, in Wasser unlösliches, in organischen Lösungsmitteln, sowie in Fetten und Ölen leicht lösliches, kristallinisches Pulver vom Schmelzpunkt 75°. Es soll als Lokalanästhetikum sowohl für sich als auch zu 10% gelöst in Äthoxypropionsäure-Mentholester Verwendung finden. *Fabrikant:* A. Diefenbach in Bensheim (Hessen).

Thymegol siehe Phenegol.

Thymidol, Methylpropylphenolmenthol, wird als ein Kondensationsprodukt aus Thymol und Menthol bezeichnet, welches antiseptisch wirkt und zur Behandlung der Mund- und Nasenschleimhäute (in Form von Mundwässern und Zahnpasten, in hochprozentigen Mischungen zu Wurzelfüllungen usw.) empfohlen wird. *Fabrikant:* Hesse & Goldstaub in Hamburg.

Thymipin wird das aus Herba Thymi und Herba Pinguiculae nach dem Golazschen Verfahren bereitete Dialysat genannt. Keuchhustenmittel. *Fabrikant:* La Zyma A.-G. in Aigle (Schweiz) und Erlangen.

Thymobromal wird ein Sirup gegen Keuchhusten genannt, der durch Mazeration von Herba Thymi, Folia Castaneae vescae und Radix Senegae erzeugt ist und pro 5 g 3 Tropfen Bromoform enthält. Je nach dem Alter des Kindes werden drei- bis viermal täglich 15—20 Tropfen bis 1 Kinderlöffel voll verordnet. *Fabrikant:* St. Leonhardts-Apotheke von Dr. E. Bloch in Basel.

Thymobromin nennt der Elsaß-Lothring. Apothekerverein einen Keuchhustensaft nach folgender Vorschrift: Infus. herb. Thymi 15/120, Sacch. alb. 180, fiat sirup., adde Glycerini 30, Natr. bromat. 3.

Thymocain, ein Lokalanästhetikum für zahnärztliche Zwecke, ist eine etwas mehr als 10 prozentige Lösung von Cocainum hydrochloricum mit 1% Kochsalz, die außerdem etwas Alkohol sowie sehr geringe Mengen von Thymol und von einem Nebennierenpräparat enthält (Zernik). *Fabrikant:* Fabrik hygien.-pharm, Präparate A. Utz in Heidelberg.
Vorsichtig aufzubewahren.

Thymoform siehe Thymoloform.

Thymolkampfer wird wie Resorcinkampfer (siehe diesen) durch Erhitzen gleicher Teile Thymol und Kampfer erhalten. Er bildet eine durchsichtige, ölige Flüssigkeit, welche in Wasser unlöslich ist, sich aber leicht in Alkohol, Äther, Chloroform usw. auflöst. Thymolkampfer wirkt milder als Menthophenol (siehe dieses) und soll als reizloses Mittel zu dermatologischen Zwecken, ähnlich wie Resorcinkampfer, Verwendung finden.

Thymolkarbonat, T h y m o l u m c a r b o n i c u m, T h y - m o t a l, T h y m o l - U r e t h a n, welches als Wurmmittel empfohlen wird, ist eine geschmacklose, weiße, kristallinische Substanz von neutraler Reaktion und dem Schmelzpunkt 49° C. Durch alkoholische Kalilösung und im Darm wird es in Thymol und Kohlensäure zersetzt. Es ist geruchlos und wird gut vertragen. Wenn man trocknes Phosgengas in eine alkalische Guajakollösung einleitet, so bildet sich bekanntlich Guajakolkarbonat. Ganz analog läßt sich auch das Thymolkarbonat darstellen. Die Dosis für Erwachsene beträgt 2 g, für Kinder 1 g und für kleinere Kinder $\frac{1}{2}$ g drei- oder viermal täglich. Diese Dosen müssen vier Tage lang gegeben und am fünften Tage ein Abführmittel genommen werden. *Fabrikant:* Chemische Fabrik von Heyden in Radebeul bei Dresden.

Thymoloform, T h y m o f o r m,

$$\left.\begin{array}{l} C_6 H_3 (CH_3)(C_3 H_7) O \\ C_6 H_3 (CH_3)(C_3 H_7) O \end{array}\right\rangle CH_2,$$

entsteht unter dem Einfluß von Kondensationsmitteln aus Thymol und Formaldehyd und ist ein gelbliches, geschmackloses Pulver von ganz schwachem Thymolgeruch. Es spaltet beim Kochen mit Schwefelsäure Formaldehyd ab, löst sich aber nicht in Kalilauge (der Formaldehyd scheint also acetalartig gebunden zu sein), wonach obige Strukturformel angenommen wurde. Das Präparat ist leicht löslich in Äther, Alkohol, Chloroform und Olivenöl, unlöslich in Wasser, Petroläther und Glyzerin. Obgleich seine bakterizide Wirkung nicht sehr groß ist, scheint es doch, ähnlich dem Jodoform, einen bedeutenden Einfluß auf die Stoffwechselprodukte der Bakterien zu besitzen, denn eiternde Wunden wurden mit überraschender Schnelligkeit geheilt. Thymoloform ist in Aussicht genommen als Ersatz für Jodoform und Dermatol. *Fabrikant:* Dr. G. F. Henning in Berlin SW. 48.

Thymolsalicylat siehe Salithymol.

Thymolum carbonicum siehe Thymolkarbonat.

Thymolum dijodatum oder **jodatum** werden Ersatzmittel für Aristol genannt.

Thymol-Urethan siehe Thymolkarbonat.

Thymomel Scillae ist ein mit Honig bereitetes Extrakt aus Thymus Serpyllum und Scilla, welches bei Keuchhusten, Kehlkopf- und Bronchialkatarrhen usw. Anwendung finden soll. Es soll die wirksamen Bestandteile aus 0,35% Bulbus Scillae und 14,5% Herb. Serpylli enthalten. *Fabrikant:* B. Fragners Apotheke in Prag.

Thymotal siehe Thymolkarbonat.

Thymotinsäureacetolester siehe Thymacetol.

Thymus siccatus ist die getrocknete Thymusdrüse von Kälbern und Schafen; 1 T. entspricht 6 T. frischem Organ. Die Drüse enthält Jod und wird zu 2—5 g pro die bei Atrophie der Kinder, bei Chlorose und an Stelle der Schilddrüsenpräparate bei Kropf, ferner bei der Basedowschen Krankheit angewendet. NB.! Siehe auch Organpräparate!

Thyraden, ein trockenes Schilddrüsenextrakt, welches alle Bestandteile der Drüse in möglichst unveränderter Form enthält, wird als Pulver und in Form von Tabletten in den Handel gebracht. Das Thyraden (pulv.) ist mit Milchzucker so eingestellt, daß 1 g = 0,7 mg Jod, d. i. etwa 2 g frischer Drüse, entspricht. Einzeldosis 0,15—0,3 g, Tagesdosis 1,0—1,5 g.

Die Thyradentabletten (à 0,25 g) sind mit Milchzucker auf 0,0001 g Jod entsprechend etwa 0,3 g frischer Drüse eingestellt. Einzeldosis 1—2 Tabletten, Tagesdosis 6—10 Tabletten. Die Dosis für Kinder beträgt $1/4$—$1/2$ dieses Quantums. *Fabrikant:* Knoll & Co. in Ludwigshafen a. Rh.

Thyrein wird in einem Zusatzpatente der Elberfelder Farbenfabriken der wirksame Bestandteil der Schilddrüsen (Jodothyrin bezw. Thyrojodin) genannt.

Thyreo-Antitoxin ist nach Fränkel das wirksame Prinzip der Schilddrüse.

Thyreoidectin ist ein rötlich-braunes Pulver, das aus dem Blut von Tieren gewonnen wird, welchen die Schilddrüse entfernt worden ist. Anwendung: zur Behandlung des Kropfes.

Gabe: eine bis zwei Kapseln zu **0,3 g** mehrmals täglich.
Fabrikant: Parke, Davis & Co. in Detroit (Michigan).

Thyreoidin wird aus den Schilddrüsen der Schafe bereitet. Es bildet ein graugelbes Pulver, von welchem 0,6 g einer mittelgroßen, frischen Schilddrüse entsprechen, und wird in Dosen von 0,1—0,3 g pro die in Pillen oder Pastillenform bei Myxödem angewendet.

Vorsichtig aufzubewahren.

Thyreoidinum Notkin siehe Organpräparate.

Thyreoidinum-Poehl enthält die synergetische Gruppe der wirksamen Bestandteile der Schilddrüse. Ein Teil entspricht 5 Teilen der frischen Drüse. Es wird in folgenden Formen angewandt: Thyreoidinum-Poehl in tabletten zu 0,3 und 0,5 g. 1—2 Tabletten innerlich 3—4 mal täglich. In Fällen, in denen eine raschere Wirkung erzielt werden muß, empfiehlt es sich das Thyreoidinum-Poehl in Form von Bleibklysmen anzuwenden. Zu dem Zweck werden die Tabletten in heißem Wasser 1:100 gelöst und heiß (Körpertemperatur) vermittelst einer Gummibirne oder Nährklysmenspritze in den Mastdarm eingeführt. Die Lösung reizt nicht den Darm und wird rasch resorbiert. — Thyreoidinum-Poehl pro injektione. Eine 2% sterilisierte physiologische Lösung in Glasampullen eingeschmolzen zu 2 ccm. Man verordnet täglich subkutane oder intramuskuläre Injektion von 1 bis 2 Ampullen. Indikationen: Fettleibigkeit, Kropf, Eklampsie, Myxoedem, verschiedene Nerven- und Hautkrankheiten. *Fabrikant:* Prof. Dr. A. v. Poehl & Söhne in St. Petersburg.

Thyreoidserum, Antithyreoidin Moebius, hat E. Merck in Darmstadt nach Angaben des um die Erforschung der Basedowschen Krankheit verdienten Dr. Moebius-Leipzig hergestellt. Dasselbe ist Blutserum von Tieren, denen man ca. sechs Wochen vor dem ersten Aderlaß die Schilddrüse exstirpiert hat; es ist thyreoidectomierten Hammeln entnommen und mit einem Zusatz von 0,5% Karbolsäure versetzt. Es wird in Gläsern zu 10 ccm abgefüllt und ist bei entsprechender Aufbewahrung unbegrenzte Zeit haltbar. Die Anwendung des Serums erfolgt am besten nicht subkutan, sondern innerlich, und zwar 5 g jeden zweiten Tag in einem Eßlöffel voll Wein. Moebius konstatierte bald nach Anwendung des Serums eine deutliche Verkleinerung der Kropfbildung. Was das Serum aber gegenüber den Schilddrüsentabletten besonders auszeichnen dürfte, ist das Fehlen von unangenehmen Nebenwirkungen. *Fabrikant:* E. Merck in Darmstadt.

Thyresol, der Santalylmethyläther, $C_{15}H_{23}O \cdot CH_3$, bildet eine nahezu farblose Flüssigkeit von zedernholzartigem Geruch und schwach aromatischem Geschmack; fast unlöslich in Wasser; mit Alkohol, Äther, Aceton, Chloroform, Petroläther, Fetten und ätherischen Ölen in jedem Verhältnis klar mischbar. Spez. Gew. 0,93—0,94 bei 15°. Thyresol kommt in Form von Tabletten, Pillen und auch rein in den Handel und wird als wirksames Ersatzmittel für Sandelöl empfohlen. *Fabrikant:* Farbenfabriken vorm. Friedr. Bayer & Co. in Elberfeld.

Thyrojodin siehe Jodothyrin.

Thimothein ist ein durch Alkohol gefälltes Paratuberkulin, gewonnen aus den Kulturen von Timotheusbazillen, welches zur Anwendung der sog. Ophthalmoreaktion zur Tuberkulosediagnose empfohlen wird.

Tinctura Blattarum orientalium wird bereitet aus der zur Ordnung der Orthoptera gehörigen Periplaneta orientalis, besser unter dem Namen „Schwarze Tarakane, Schabe" bekannt. Die Tarakanen gelten in Rußland seit lange als ein beliebtes Volksheilmittel gegen Wassersucht. Die Blatta steht ferner in Westindien in hohem Ansehen als Antispasmodikum und wurde als solches auf Bermuda gegen Keuchhusten angewandt. *Fabrikant:* E. Merck in Darmstadt.

Tinctura Cantharidum Liebreich siehe Kalium cantharidinicum.

Tinctura Cimicifugae racemosae wurde in zweistündlichen Dosen von vier Tropfen gegen akuten Gelenkrheumatismus empfohlen.

Tinctura Crataegi oxyacanthae, aus den Samen oder Blüten von Crataegus oxyacantha hergestellt, übt eine sehr deutliche, tonische Wirkung auf das kranke Herz aus. Die Tinktur wird in der Dosis von 10—15 Tropfen einmal des Tages genommen. Siehe auch unter Crataegus oxyacantha.

Tinctura Digitalis ab oleo et acido liberata. Um die brechenerregenden Wirkungen der Digitalis zu beseitigen, wurde empfohlen, die zerschnittenen Blätter mit Petroläther zu entfetten und die mit den entfetteten Blättern durch Perkolation mit verdünntem

Alkohol bereitete Tinktur alsdann vor dem Einstellen mittels Ammoniak zu neutralisieren.
Vorsichtig aufzubewahren.

Tinctura Djamboe vinosa, Vinum Djamboe, wird aus Djamboeblättern und Wein im Verhältnis 1 : 10 nach dem üblichen Verfahren dargestellt. Die Tinktur soll als Ersatz der Choleratropfen bei Diarrhöen gute Dienste leisten. *Fabrikant:* Caesar und Loretz in Halle.

Tinctura Ferri acetico-formicici siehe Hensels Tonicum.

Tinctura Ferri composita Athenstaedt, Athenstaedts Eisentinktur, ist als eine aromatisierte Lösung alkalifreien Eisensaccharats zu bezeichnen, die sich von ähnlichen Präparaten dadurch auszeichnet, daß sie mit neutralem Natriumacetat weder in der Kälte noch beim Kochen einen Niederschlag von Eisenhydroxyd gibt. Will man die Tinktur zu dieser Prüfung verwenden, so entfernt man vorher den Alkohol durch längeres Erhitzen und füllt mit destilliertem Wasser wieder auf. Das Präparat wird als leicht resorbierbares anregendes Eisenmittel empfohlen. *Fabrikant:* Athenstaedt & Redecker in Hemelingen b. Bremen.

Athensa wird alkoholfreie Athenstaedtsche Eisentinktur genannt.

Tinctura Ferri composita, Ersatz für Athenstaedts Eisentinktur. I. Vorschrift der Badischen Ergänzungstaxe: 22 T. Eisenzucker (10%) werden gelöst in 570 T. Wasser und vermischt mit 240 T. weißem Sirup, 165 T. Weingeist, 3 T. Pomeranzentinktur, 0,75 T. aromatischer Tinctur, 0,75 T. Ceylonzimttinktur, 0,75 T. Vanilletinktur und 0,2 T. Zitronensäure. Zu 1000 g dieser Tinktur gibt man zwei Tropfen Essigäther. Eine klare, rotbraune Tinktur, die in 100 T. mindestens 0,2 T. Eisen enthält.

II. Vorschrift des Hamburger Apoth.-Vereins: 33 g 6,6 prozentiger Eisensirup, 240 g weißer Sirup, 165 g Weingeist, 3 g Pomeranzentinktur, 1,5 g aromatische Tinktur, 1,5 g Vanilletinktur, 5 Tropfen Essigäther und so viel Wasser werden gemischt, daß das Gesamtgewicht 1000 g beträgt.

III. Vorschrift des Luxemburger Apoth.-Vereins: Ferr. oxyd. sacch. Ph. G. 70,0, Aqu. dest. 570,0, Sirup. simpl. 240,0 Spiritus 160,0, Tinct. aromat. 1,50, Tinct. cort. Aurantii 3,0, Tinct. Vanillae

1,50, Aetheris acetici gtts. V. M. S. dreimal täglich 1 Eßlöffel voll. Kinder entsprechend weniger.

IV. Vorschrift des Els.-Lothring. Apothekervereins: Ferri oxydati saccharati 75,00, Aqu. dest. 574,00, Sirup. simpl. 180,00, Spiritus 165,00, Tinct. aromaticae 1,50, Tinct. Aurantii 3,00, Tinct. Vanillae 1,50, Aetheris acetici gtts. V. Der Eisenzucker wird in Wasser gelöst und mit den übrigen Bestandteilen vermischt.

Tinctura haemostyptica Denzel und Fritsch dürften identisch sein, da Prof. F r i t s c h Herrn Dr. Denzel in Tübingen seinerzeit die Anregung zur Darstellung einer Tinctura haemostypt. sowie auch einige Unterlagen hierzu gegeben haben soll.

Zu T i n c t u r a h a e m o s t y p t i c a D e n z e l soll die Originalvorschrift lauten: Mutterkornpulver 10,0, Weingeist 20,0, Schwefelsäure 2,0, heißes Wasser 500,0 werden eingedampft auf 200,0. Dazu fügt man Calciumkarbonat 2,0, dampft die abgepreßte Flüssigkeit auf 70,0 ein, versetzt mit einer Mischung aus 30,0 Weingeist und 3 Tropfen Zimtöl, läßt absetzen und filtriert.

Tinctura Helianthi annui bei Krankheiten der Respirationsorgane als Inhalationsmittel anzuwenden, wurde in folgender Form empfohlen: Bals. Gurjun. 5,0, Bals. peruv. 15,0, Alcohol abs. 10,0, Tct. Helianth. ann. 20,0, Ol. Terebinth. rect. Myrtol aa 7,5.

Tinctura Lamii albi, aus den Blüten von Lamium alb. bereitet, soll bei bestimmten Formen der Metrorrhagie in Dosen von zweistündlich 40 Tropfen mit Vorteil anzuwenden sein.

Tinctura Monsoniae wurde als Mittel gegen Dysenterie empfohlen. Die Tinktur wird aus der ganzen blühenden Pflanze von Monsonia ovata und Monsonio Burkei (Südafrika) dargestellt und in Dosen von 8—15 g pro die verabreicht.

Tinctura Myrtilli siehe Heidelbeertinktur.

Tinctura Oleae europaeae, aus den trocknen Blättern des Olivenbaums mit 60prozentigem Weingeist hergestellt, wurde 1906 von S a w y e r als allgemeines Tonikum, sowie als Febrifugum und Antiperiodikum an Stelle von Chinatinktur in Dosen von 15—30 Tropfen sehr empfohlen. Ein F l u i d e x t r a k t a u s f r i s c h e n B l ä t t e r n hat sich ebenso wirksam gezeigt. Von diesem gibt man nur etwa 5 Tropfen pro dosi.

Tinctura Oleandri wird nach Dr. v. O e f e l e aus frischer Oleanderrinde im Verhältnis 1:10 mit Spiritus bereitet. Diese

Tinktur empfiehlt Verfasser als Herztonikum. Von demselben Autor wurde ferner eine Tinct. Oleandri aus den frischen Blättern des Oleanders als Ersatzmittel für Digitalis empfohlen.

Vorsichtig aufzubewahren.

Tinctura Parnassiae palustris siehe Parnassia palustris.

Tinctura Rhois aromaticae, in neuerer Zeit gegen Enuresis nocturna empfohlen, wird nach V u l p i u s aus der Wurzelrinde von Rhus aromatica, durch Digestion mit 90 prozentigem Weingeiste 1 : 10 hergestellt. Bräunlichgelbe Tinktur von herbem Geschmack und saurer Reaktion. Die Tinktur soll täglich mehrmals zu 10 Tropfen gegeben werden.

Tinctura Rhois radicantis. Gegen Incontinentia urinae bei Kindern verordnet B i s s e l eine mit verdünntem Weingeist von 21° 1 : 5 bereitete Tinktur der getrockneten Blätter von Rhus radicans — bis zum Alter von 6 Jahren 10—20 Tropfen, über 6 Jahre 40 Tropfen in Zuckerwasser.

Tinctura Salviae, aus den Blättern der Salvia officinalis bereitet, soll zur Bekämpfung übermäßiger Schweißbildung zu 20—40 Tropfen zweimal täglich gebraucht werden.

Tinctura Silphii lacinati von S. l., einer in den Vereinigten Staaten heimischen Komposite, deren Stamm und Blätter ein angenehm riechendes Harz ausschwitzen, wird in Dosen von 0,5 g mehrmals täglich bei Atembeschwerden der Phthisiker gegeben.

Tinctura Soldanellae comp. siehe Calystegia Soldanella.

Tinctura Sulfoformii siehe Sulfoform.

Tiodin, T i o d i n e , T h i o s i n a m i n ä t h y l j o d i d , im Jahre 1907 eingeführt. Werden Thiosinamin und Jodäthyl im molekularen Verhältnis langsam am Rückflußkühler erhitzt, so erhält man als direktes Additionsprodukt eine neue organische Jodverbindung, Tiodine $C_6H_{13}N_2SJ$ = Thiosinaminäthyljodid. Das Präparat bildet weiße Kristalle vom Schmelzpunkt 68°. Es enthält 46,49% organisch gebundenes Jod, löst sich in Wasser in jedem Verhältnis, ist dagegen in Alkohol schwer löslich. Es findet die gleiche Anwendung wie Fibrolysin und Thiosinamin (siehe diese), ferner bei Lymphdrüsengeschwülsten und metasyphilitischen Affektionen des Zentralnervensystems (Tabes dorsalis). Die Dosis beträgt 0,1 g 2 mal täglich in Pillen oder subkutan 1 ccm der 10 bzw. 20 prozentigen Lösung. Die subkutanen Injektionen, die absolut schmerzlos sind, werden jeden zweiten Tag vorgenommen; an den injektionsrfeien Tagen werden die Pillen verabreicht. *Fabrikant:* Dr. E. Bloch in St. Ludwig i. Els.

Tithen-Pillen sollen 30% Ichthyolnatriumphosphat, 60% Pflanzenalkalien und 10% diuretisch wirkende Extraktivstoffe enthalten. Sie werden gegen Magen-, Darm- und Blasenerkrankungen, bei Lungenerkrankungen, Anämie, Rheumatismus u. a. m. empfohlen. *Fabrikant:* Apotheker Alexander Müller in Bad Kreuznach.

Tokayin wird ein Chinaeisenwein genannt, der nach D. R. P. 204 488 von O. S c h m a t o l l a und H. S t e i n dadurch erhalten wird, daß 1 l Tokayer von mäßigem Säuregehalt mit 0,5 g Eisenpulver, 10 g dialysiertem Eisenhydroxyd und 20 g Chinarindenpulver einige Tage mazeriert und dann filtriert wird. *Fabrikant:* Kgl. priv. Naschmarkt-Apotheke zum goldenen Hirsch in Breslau.

Tokosin siehe Systogen.

Toluta wird ein Keuchhustenmittel in Tablettenform genannt, das in verschiedener Zusammensetzung als Toluta I für Anfangs- und Toluta II für fortgeschrittenere Stadien der Krankheit in den Handel kommt. I soll Stibium sulfuratum aurantiacum, Kalium sulfoguajacolicum, Natrium sulfuricum, Senna praeparata, Succus Liquiritae, Eleosaccharum und Bazilli bulgarici, (Yoghurtbakterien, siehe Yoghurt). II pro dosi Heroinum murialicum 0,0002 g, Hydropyrin 0,1 g, Bazilli bulgarici sowie Kakao und Zucker enthalten. *Fabrikant:* Labor. für Therapie G. m. b. H. in Dresden.

Vorsichtig aufzubewahren.

Tolylacetamid siehe Acetotoluid.

Tolypyrin, T o l y l a n t i p y r i n, P a r a t o l y l d i m e t h y l- p y r a z o l o n, $C_6H_4 \cdot CH_3 \cdot N \cdot CH_3 N \cdot CH_3 C : CH \cdot CO$, bildet farblose, in 10 T. Wasser und in Alkohol leicht lösliche Kristalle, welche zwischen 136—137° schmelzen. Es wird in Dosen von 1 g viermal täglich als Antipyretikum, von 2—4 g täglich als Analgetikum empfohlen. *Fabrikant:* J. D. Riedel Akt.-Ges. in Berlin-Britz.

Tolypyrinum salicylicum siehe Tolysal.

Tolysal, salizylsaures Tolypyrin, Tolypyrinsalicylat, $C_{12}H_{14}N_2O \cdot C_7H_6O_3$, wird durch Zusammenschmelzen von Tolypyrin mit Salizylsäure dargestellt und bildet nach dem Umkristallisieren farblose, in Wasser wenig, in Alkohol leicht lösliche, bei 101—102° schmelzende Kristalle. Es wird bei akutem Gelenkrheumatismus in der Dosis von 3—6 g gegeben. *Fabrikant:* J. D. Riedel Akt.-Ges. in Berlin-Britz.

Tonogenum suprarenale, ein Nebennierenpräparat, hat folgende Zusammensetzung: 100 g Wasser, 0,1 g Nebennierenextrakt, 0,5 g Chloreton und 0,7 g Natriumchlorid. *Fabrikant:* Apotheker Richter in Budapest.

Tonol. Mit diesem Namen bezeichnet die Chem. Fabrik auf Akt. vorm. Schering in Berlin ihre Glyzerophosphate. Das Calcium glycerophosporicum wird demnach Calcium-Tonol genannt, und die anderen Salze der Glyzerinphosphorsäure heißen Ferro-, Natrio-, Kalio-, Lithio-, Magnesio-, Mangano-, Chinino- und Strychnino-Tonol.

Tonsillitan, ein Mittel gegen Angina, Tonsillitis usw. in Form von Trochisci, soll Bolus, Kohle, Kampfer, Heidelbeerextrakt, Malzextrakt und einige aromatische Stoffe enthalten. *Fabrikant:* Chemische Fabrik Ebenau in München W.

Topique jodé siehe Jodpapier.

Toril ist ein auch die Eiweißstoffe des Fleisches enthaltendes Fleischextrakt der Eiweiß- und Fleischextrakt-Kompagnie Altona-Hamburg.

Torosan, ein Guajakol enthaltendes Blutpräparat, wird zur inneren Darreichung bei Tuberkulose empfohlen. Man gibt täglich 5—15 g. Es gelangt auch in Form von Pillen mit 0,1 g und 0,25 g in den Handel. *Fabrikant:* Dietrich & Cie. in Zürich.

Tradescantia erecta, eine in Südamerika und Mexiko einheimische Commelinaceae, empfiehlt Simonin als ein vorzügliches Haemostatikum. Es läßt sich sowohl das frische, zerstoßene Kraut, als auch ein 20 prozentiges Dekokt der trockenen Pflanze äußerlich und innerlich verwenden.

Traumaplast werden Wundverbände der Firma Carl Blanck in Bonn a. Rh. genannt.

Traumatol, Jodocrésine, ist eine als Antiseptikum empfohlene Verbindung der reinen Kresylsäure $C_6H_4CH_3OH$ mit Jod. Es ist ein violettrotes, amorphes, außerordentlich feines, voluminöses, geruchloses Pulver und enthält nahezu 54,4% Jod, ist also als Monojodid anzusprechen, was auch aus seinen sonstigen Eigenschaften hervorgeht. Das Traumatol ist in Wasser, Säuren und Alkohol unlöslich, in Äther wenig löslich, in Chloroform und in starken Alkalien leicht löslich, in Schwefelkohlenstoff sehr leicht löslich. Aus der alkalischen Lösung wird es durch verdünnte Mineralsäuren ausgefällt. Es ist licht- und luftbeständig. *Fabrikant:* Chevrier & Kraus in Courbevoie b. Paris.

Vorsichtig aufzubewahren.

Trefusia ist ein Blutpräparat italienischer Herkunft, welches als natürliches Eisenalbuminat bei Anämie und deren Folgezuständen empfohlen wird. Es bildet ein körniges, in Wasser und Weingeist vollkommen lösliches Pulver und soll aus den festen Substanzen des Blutes junger Ochsen bestehen. Trefusia ist stark hämoglobinhaltig und enthält 0,382% Eisen.

Tribrom, Tablettae Tribromi effervescentes werden Tabletten genannt, welche aus 1,0 g des sog. Erlenmeyerschen Bromsalzgemisches sowie vermutlich Weinsäure und Natriumbikarbonat bestehen.

Tribromonal, Tablettae Tribromonalis effervescentes, sind Tabletten, welche außer den Bestandteilen von Tribrom noch 0,12 g Veronal pro dosi enthalten sollen. *Fabrikant:* Brüder Radanowits, pharm. Laboratorium in Prag.

Vorsichtig aufzubewahren.

Tribromaldehydhydrat siehe Bromalhydrat.

Tribrom-ß-Naphthol, $C_{10}H_4Br_3OH$, bildet ein grauweißes, in Wasser unlösliches, in Alkalien und den meisten organischen Lösungsmitteln leicht lösliches, kristallinisches Pulver vom Schmelzpunkt 155°. Es wird in 5 prozentiger alkoholischer Lösung als Händedesinfektionsmittel empfohlen. *Fabrikant:* Chem. Fabrik Ladenburg G. m. b. H. in Ladenburg (Baden).

Vorsichtig aufzubewahren.

Tribromphenol siehe Bromol.

Tribromphenolwismut siehe Xeroform.

Tricarbin, Kohlensäureglyzerinester, $C_9H_{10}O_9$, bildet ein amorphes, in heißem Wasser, Eisessig und Essigäther lösliches, in den meisten anderen organischen Lösungsmitteln nahezu unlösliches, weißes Pulver vom Schmelzpunkt 149°. Es soll besonders als indifferentes Verdünnungsmittel und Vehikel für Arzneimittel (siehe Novojodin) verwendet werden. *Fabrikant:* Chem. Fabrik Dr. Scheuble und Dr. Hochstetter in Tribuswinkel (Nieder-Österreich).

Trichlorisopropylalkohol siehe Isopral.

Trichlorphenol siehe Omal.

Tricoplaste ist ein auf Trikot gestrichenes Salizylsäurekautschuckpflaster, dem die verschiedensten Arzneimittel zugesetzt werden können. *Fabrikant:* P. Beiersdorf & Co. in Hamburg.

Triferrin ist ein durch Ausfällen der bei der Pepsinverdauung von Kuhmilchcasein in Lösung gehenden phosphorhaltigen Substanz durch Eisenoxydsalze erhaltenes Präparat, welches das Eisensalz einer Paranucleinsäure darstellt. Es ist ein rotbraunes, in Wasser unlösliches Pulver, welches neben 16% Eisen rund 9% Stickstoff und 2,5% Phosphor enthält und innerlich gegeben eine starke Vermehrung des Eisens in den Organen bewirkt. Die Anwendung bei Menschen ergab, daß es den besten Eisenpräparaten ebenbürtig ist und dabei den Magen nicht belästigt. Als geeignete Dosis hat sich 0,3 g Triferrin 3 mal täglich (in Pulver- oder Tablettenform) bewährt. Bei der L ö s u n g d e s T r i f e r r i n s ist darauf zu achten, daß kein Überschuß von Alkali verwandt wird, da in diesem Falle Eisenhydroxyd ausfällt. Zur Lösung verfährt man folgendermaßen: 4,5 g Triferrin werden mit 60 ccm Wasser von 50° angerührt und dann eine Lösung von 1,7 g Natriumbikarbonat in 50 ccm Wasser allmählich eingetragen. Die Lösung wird filtriert. *Fabrikant:* Knoll & Co. in Ludwigshafen a. Rh.

Siehe auch L i q u o r T r i f e r r i n i c o m p. und T r i f e r r o l.

Triferrin-Maltyl ist ein Triferrin enthaltendes trocknes Malzextrakt. *Fabrikant:* Gehe & Co. Akt. Ges. in Dresden.

Triferrol, a r o m a t i s c h e T r i f e r r i n - E s s e n z enthält 1,5% Triferrin. *Fabrikant:* G. Hell & Cie. in Troppau.

Triformol siehe Paraform.

Trigemin, D i m e t h y l a m i d o a n t i p y r i n - B u t y l c h l o r a l h y d r a t, B u t i p y r i n, $C_{17}H_{24}N_3O_3Cl_3$, von

Overlach im Jahre 1903 eingeführt, ist eine Verbindung des Pyramidons mit Butylchloralhydrat. Es wird nach D. R. P. 150799 erhalten durch Einwirkung von Butylchloralhydrat auf Dimethylamidoantipyrin. Das Reaktionsprodukt wird durch Umkristallisation aus Alkohol oder Benzol, aus welchen Lösungsmitteln es sich in langen, weißen Nadeln abscheidet, gereinigt. Der Schmelzpunkt liegt bei 85°, es ist in etwa 65 T. Wasser löslich, leicht auch in Alkohol, sowie in 10 T. Äther, von eigenartigem, zart aromatischem Duft und mildem Geschmack. Trigemin wirkt besonders bei schmerzhaften Affektionen der Gehirnnerven als Sedativum und Analgetikum in Dosen von 0,5—1,2 g (in charta cerata oder in Gelatinekapseln) ein- bis dreimal täglich. Trigemin zieht beim Liegen an der Luft und auch schon in Pappschachteln leicht Feuchtigkeit an und färbt sich dann gelb bis bräunlich. Derartig gefärbtes Trigemin soll starke Magenschmerzen verursachen und nicht mehr abgegeben werden. Nebenwirkungen: Übelkeit, Erbrechen, Schmerzen und Brennen im Magen wurden hier und da beobachtet. *Fabrikant:* Farbwerke vorm. Meister Lucius & Brüning in Höchst a. M.

Vorsichtig und vor Licht und Feuchtigkeit geschützt aufzubewahren.

Trijodkresol siehe Losophan.

Trikresol siehe Enterol und Kresol.

Trikresolamin ist ein Gemisch aus je 10 T. Äthylendiamin und Trikresol mit 500 T. Wasser, welches als Antiseptikum bei der Wundbehandlung empfohlen wurde.

Vorsichtig aufzubewahren.

Trimethylamin, $N(CH_3)_3$, ist bei gewöhnlicher Temperatur ein Gas; es wird in 10 prozentiger, wässeriger Lösung angewendet. Nach Mercks Index ist unter Trimethylaminum medicinale eine 10 prozentige, wässerige Lösung des Propylamins, $CH_3(CH_2)_2 \cdot NH_2$, zu verstehen. Diese wird in Dosen von 1—3 g mehrmals täglich bei Rheumatismen angewendet; bei Chorea und Pneumonie gibt man täglich 20—50 g Lösung.

Trinitrophenol siehe Acidum picrinicum.

Trional siehe D. A.-B. V unter Methylsulfonalum.

Trioxymethylen siehe Paraform.

Triphenin, Propionylphenetidin, wird hergestellt durch Kochen einer Mischung von Paraphenetidin und Propionsäure. Es bildet ein weißes, geruchloses, glänzendes, kristallinisches Pulver von schwach bitterem Geschmack, das bei 120° C schmilzt, sich aber erst in 2000 T. Wasser löst, leichter in Alkohol und Äther. Die Einzeldosis des Triphenins beträgt je nach der Individualität 0,3—0,6 g; es wird am zweckmäßigsten in Oblaten verabfolgt. Als Analgetikum gibt man es zu 1 g 3—4 mal täglich. Das Triphenin ist nach Gaude ein sicher wirkendes Antipyretikum, ein sicher und schnell wirkendes Antineuralgikum und ein ausgezeichnetes Nervinum. Es wirkt nicht selten auch als Hypnotikum. *Fabrikant:* E. Merck in Darmstadt.

Vorsichtig aufzubewahren.

Tritole sind Verreibungen von Ölen mit solchen Körpern, welche eine möglichst feine Verteilung des Öles bewirken. Hierzu eignet sich nach Dieterich ganz besonders das Malzextrakt, welches sowohl die Öle ausgezeichnet emulgiert als auch haltbare Emulsionen gibt. Wie außerordentlich stark beispielsweise die Wirkung des Rizinusöles in dieser Tritolform erhöht wird, geht daraus hervor, daß dasselbe in fast der Hälfte der Zeit wirkt als reines Rizinusöl; der Grund hierfür kann nur in der feinen Verteilung gesucht werden. Ebenso wie das Rizinustritol wirken Filixtritol als offenes, direkt einnehmbares und relativ wenig schmeckendes Bandwurmmittel und Lebertrantritol mit den verschiedensten medikamentösen Zusätzen. *Fabrikant:* Chem. Fabrik Helfenberg Akt.-Ges. in Helfenberg i. Sachsen.

Trivalin, angeblich eine wässerige Lösung von 1,935 % Morphium valerianicum, 0,37% Coffeinum valerianicum und 0,506% Cocainum valerianicum wird als ein für Herz, Atemzentrum und Verdauungstraktus entgifteter Ersatz für Morphium, besonders als schmerzstillendes Mittel empfohlen. *Fabrikant:* Saccharinfabrik in Salbke-Westerhüsen.

Vorsichtig aufzubewahren.

Tropacocainum hydrochloricum siehe D. A.-B. V.

Tropein ist Tropacocainum hydrochloric. (siehe D. A.-B. V).

Tropon ist ein Eiweißnährpräparat, welches 90% durch Pepsin verdauliches Eiweiß enthalten soll. Dasselbe dürfte nach folgendem, Prof. Finkler in Bonn erteilten D. R.-P. Nr. 144283 dargestellt werden: Die zur Darstellung von Eiweiß dienenden Materialien (Fleischmehl oder dgl.) werden mit verdünnten anorganischen oder organischen Säuren bei Siedehitze behandelt, worauf man aus dem so erhaltenen Produkt die Säuren mittels heißen Wassers oder dgl. auswäscht. Hierdurch werden aus dem eiweißhaltigen Material die einen schlechten Geruch oder Geschmack bewirkenden Verunreinigungen (Leime, Fette usw.) entfernt. Tropon gelangt auch als E i s e n t r o p o n (2,63% Eisen) M a l z t r o p o n und J o d t r o p o n (0,05 Jod per Ta. blette) in Form von Tabletten oder Pulver in den Handel. *Fabrikant:* Troponwerke in Mühlheim a. Rh.

Truneceks Serum, welches gegen Arteriosklerose empfohlen wird und in Dosen von 2 ccm unter die Haut eingespritzt werden soll, zeigt folgende Zusammensetzung: Natr. sulfuric. 0,44, Natr. chlorat. 4,92, Natr. phosphoric. 0,15, Natr. carbonic. 0,21, Kal. sulfuric. 0,40, Aqua 95,0. Diese Lösung soll durch Filtration durch Tonzylinder sterilisiert werden. Zur Konservierung setzt man noch 0,1% Resorcin zu.

Tryen, ein organisches Jodpräparat, angeblich Parajodorthosulfooxycyclohexatrienpyridin, bildet ein gelbes, geruchloses, in heißem Wasser lösliches Pulver. Es soll als Wundantiseptikum besonders zur Trockenbehandlung des Vaginal- und Uteruskatarrhs, hauptsächlich in Form von 10—20 prozentiger Tryengaze oder Tryentampons Anwendung finden. *Fabrikant:* West-Laboratorium in Berlin-Wilmersdorf.

Trygase Riedel ist reine Hefe, ein hellgraues, in Wasser unlösliches Pulver. Die Anwendung entspricht der aller bisherigen Hefepräparate. *Fabrikant:* J. D. Riedel Akt.-Ges. in Berlin-Britz.

Trypanosan, halogeniertes Parafuchsin, zuerst gegen Schlafkrankheit angewandt, wird von L e w a s c h e w als Mittel gegen Lungentuberkulose empfohlen. Dosis: 0,1—1,0 g 4 bis 8 mal täglich mit Milchzucker gemischt in Oblaten nach dem Essen.

Trypanrot, im Jahre 1906 von S c h o u l l - V u l l i e n eingeführt, ein Farbstoff aus der Klasse der Benzopurpurine, welcher ein braunrotes, in Wasser lösliches Pulver darstellt, hat sich als Spezifikum gegen Magenkrebs und Lymphdrüsenentzündung erwiesen. Es ist bisher innerlich sowie subkutan angewendet worden. In letzterem Falle wurden 0,5 g Trypanrot in 40 ccm künstlichem Serum gelöst und die auf 35° erwärmte Lösung in den Oberschenkel eingespritzt.

Trypasafrol, ein Farbstoff aus der Gruppe der Safranine soll gegen Trypanosomeninfektion Anwendung finden. *Fabrikant:* A.-G. für Anilinfabrikation in Berlin.

Tubarsyl sind Lösungen von K o c h schem Alttuberkulin und Atoxyl in Ampullen, die in zwei Stärken (Stärke II für beginnende Tuberkulose und Stärke I für Tuberkulose zweiten Grades) in den Handel kommen. *Fabrikant:* Bernhard Hadra, Apotheke zum weißen Schwan in Berlin.

Sehr vorsichtig aufzubewahren.

Tuberal siehe Tuberculoalbumin.

Tuberkel-Sozin von Edm. K l e b s , zur Behandlung der Tuberkulose empfohlen, wird erhalten, indem man trockne, 4—6 Wochen autolysierte und entfettete Tuberkelbazillen bei 37° mit Glyzerin auszieht und das Glyzerinextrakt durch Natriumwismutjodid fällt.

Tuberkininpräparate, T u b e r k i n i n p i l l e n , enthalten Alttuberkulin Koch, Chinin- und Kreosotkarbonat. *Vorsichtig* aufzubewahren. T u b e r k i n i n - D u r o d e n a l - P i l l e n enthalten an Stelle von Kreosotkarbonat Atoxyl. *Sehr vorsichtig* aufzubewahren. T u b e r k i n i n i n j e k t i o n in Ampullen enthält pro dosi 0,1 g Chininum lacticum und Alt-Tuberkulin Koch in steigenden Dosen von $1/1000$—100 mg. *Fabrikant:* Kaiser-Friedrich Apotheke in Berlin.

Tuberkulin A. F. ist albumosenfreies Tuberkulin, das aus Kulturen menschlicher Tuberkelbazillen, die auf einem nur anorganische und zitronensaure Salze sowie Asparagin enthaltenden Nährboden gewachsen sind, gwonnen wird. *Fabrikant:* Farbwerke vorm. Meister Lucius & Brüning in Höchst a. M. Albumarsenfries Tuberkulin wird auch von der Firma Serum Labor. Ruete Enoch in Hamburg hergestellt.

Tuberkulin Béraneck, von Prof. B é r a n e c k in Neuchâte hergestellt, enthält Toxine, welche bei dem Patienten zunächst eine gewisse Gewöhnung an die Toxinvergiftung und damit eine größere Widerstandsfähigkeit gegen die Tuberkuloseinfektion bewirken sollen. Es wird in sehr verdünntem Zustand subkutan injiziert.

Tuberkulinum cinnamylicum, T. B. c i n . , enthält die in Zimmtsäure gelösten Stoffe einer Kultur von Tuberkelbazillen.

Es soll tropfenweise innerlich bei Lungenerkrankungen gegeben werden. *Fabrikant:* Institut G. Marpmann in Leipzig.

Tuberkulin nach Dr. v. Pirquet zur diagnostischen Impfung wird von G. & R. Fritz — Petzold & Süß, A.-G., in Lymphröhrchen in den Handel gebracht, die 25% Alt-Tuberkulin enthalten.

Tuberkulin Rosenbach, ein Tuberkulinpräparat, in dem die giftigen unverträglichen Stoffe gegenüber den wirksamen Bestandteilen stärker zurücktreten sollen als bei anderen Tuberkulinen, wird aus von Trichophytonpilzen überwucherten Tuberkelbazillenkulturen gewonnen. Bräunliche, absolut klare Flüssigkeit von eigentümlichem Geruch mit einem Zusatz von 0,5% Karbolsäure als Konservierungsmittel. *Fabrikant:* Kalle & Co. in Biebrich a. Rh.

Vor Licht geschützt aufzubewahren.

Tuberkulin-Test ist ein zu diagnostischen Zwecken dienendes Tuberkulinpräparat, welches gebrauchsfertig in Ampullen in den Handel gelangt, von denen jede $1/200$ Tuberkulin-Test enthält. Träufelt man einem Tuberkuloseverdächtigen einen Tropfen des **Präparates** ins Auge, so tritt bei bestehender Tuberkulose eine deutliche Reaktion am unteren Augenlide auf. *Fabrikant:* Poulenc Frères in Paris.

Tuberkulinctio werden gebrauchsfertige Lösungen von Tuberkulin Koch in Ampullen genannt, die in 3 Serien A, B und C von $1/1000$—1000 mg in den Handel kommen. *Fabrikant:* Dr. A. Bernhard Nachf. in Berlin.

Tuberkuloalbumin, P h t h i s a n o l , T u b e r a l , von Dr. med. Thamm-Berlin, Dresdener Str. 57, soll ein spezifisches Heilmittel gegen Tuberkulose aus Tuberkelbazillen sein, welches kurz: TA genannt wird. Dargereicht wird es täglich einmal innerlich zu 3—40 Tropfen. Das Tuberkuloalbumin bildet eine klare, farblose Flüssigkeit und enthält $\frac{1}{2}$—1% feste Heilsubstanz. Es kommt in farblosen Glasstöpselflaschen zu 10 g Inhalt in den Handel. *Fabrikant:* Dr. med. Thamm in Berlin S. 14 (speziell für Tuberal!) und Dr. Piorkowski in Berlin NW. 6 (für Tuberkuloalbumin).

Vor Licht geschützt aufzubewahren.

Tuberkulocidin-Te-Ce nach K l e b s stellt eine einprozentige Lösung der bakteriziden und antitoxischen Substanz der Tuberkelbazillen dar, welche durch Zusatz von 0,2% Kresol haltbar gemacht ist.

Das Präparat wird lediglich innerlich angewendet, per os, und zwar bei sämtlichen tuberkulösen Affektionen. Tuberculocidin Te-Ce wird von den jüngsten Kindern ebensogut wie von Erwachsenen vertragen. Bei Kindern unter einem Jahre beginnt man mit einem Tropfen ($= \frac{1}{20}$ ccm), bei älteren Kindern mit zwei Tropfen (= 0,1 ccm) in etwas Wasser, dem man im Notfall etwas Fruchtsirup zusetzen kann. Erwachsene beginnen mit drei und fünf Tropfen (0,15 und 0,25 ccm), je nach der zu erwartenden Reizbarkeit. Unter Kontrolle der viermal gemessenen Temperatur, wobei die tägliche Mitteltemperatur zu berücksichtigen ist, steigt man dann um je einen Tropfen bei Kindern, um zwei und mehr bei Erwachsenen bis zur sogenannten Volldosis, die bei Kindern 1 ccm und für Erwachsene 2 ccm beträgt. Diese Dosen sollen dann längere Zeit (bis zu einem Jahr) gebraucht werden. *Fabrikant:* Friedr. G. Klebs in Berlin W. 15.

Vor Licht geschützt aufzubewahren.

Tuberkulol siehe Tuberkulosetoxin.

Tuberkulo-Protein ist ein Präparat, dessen Edwin Klebs sich bei der Behandlung der Tuberkulose bedient. Dasselbe enthält die immunisierenden Substanzen der Bazillenkörper, und zwar im Kubikzentimeter 10 mg, also doppelt so viel als Kochs Bazillenemulsion, welche nur 5 mg feste Substanz enthält. Klebs gebrauchte das Tuberculo-Protein nur innerlich zu 0,5 bis 1 ccm am Tage neben Tuberculocidin und Selenin (siehe diese), wenn die Patienten in längerer Behandlung symtomenfrei geworden sind, aber doch noch nicht ihre vollständige Leistungsfähigkeit wiedergewonnen haben. *Fabrikant:* Rump & Lehners in Hannover.

Vor Licht geschützt aufzubewahren.

Tuberkulosan wird ein von Dr. Burow-Halle a. S. hergestelltes Bakterienpräparat gegen Rindertuberkulose genannt.

Tuberkuloseantitoxin. Prof. Maragliano in Genua hat ein Serum dargestellt, welches Schutzkörper enthält, denen die Fähigkeit zukommt, in gesunden Versuchstieren die toxische Wirkung sicher tödlicher Dosen der Tuberkulosegifte aufzuheben. Diese antitoxinhaltigen Sera verhindern bei wiederholter, gleichzeitiger Injektion mit nicht tödlichen Dosen Tuberkelgift bei den gesunden Versuchstieren das Auftreten jenes progressiven Marasmus, der die mit gleichen Giftmengen allein injizierten

Tiere dahinrafft. Für Menschen und Tiere, gesunde wie tuberkulöse, sind sie unschädlich. M a r a g l i a n o hat Tuberkulösen bis zu 40 ccm antitoxischen Serums pro dosi ohne Reaktion injizieren können.

Prof. Maragliano hat in neuerer Zeit auch ein trockenes Serum z u m i n n e r l i c h e n G e b r a u c h hergestellt. Er nahm die Coagula des Blutes immunisierter Tiere (Kalb, Pferd), ließ sie bis zur teigigen Konsistenz im Dampfbad bei einer Temperatur nicht über 55° verdampfen und trocknete sie dann mit Schwefelsäure im luftleeren Raum aus. Mit diesem Verfahren gelang es ihm, aus den Coagulis eine bröcklige Masse herzustellen, aus welcher man leicht ein Pulver gewinnen kann. Das so erhaltene Coagulumpulver wird längere Zeit in Tagesdosen von 4 g innerlich gegeben und soll bei Tuberkulösen bemerkenswerte Besserung hervorgerufen haben.

T u b e r k u l o s e - A n t i t o x i n „ F i g a r i " ist ein trockenes Serum, erhalten durch Eindampfen der Coagula des Blutes immunisierter Kälber oder Pferde auf dem Wasserbade bei einer 35° nicht übersteigenden Temperatur zur teigigen Konsistenz und Trocknen über Schwefelsäure in der Luftleere. Die Dosis beträgt 4 g pro die.

Tuberkulose-Diagnosticum Höchst ist ein aus Tuberculinum Kochii (Alttuberkulin) hergestelltes, glyzerinfreies Trockentuberkulin. Dasselbe wird in 1 prozentiger Lösung zur Anstellung der Tuberkulin-Ophthalmoreaktion nach Calmette-Lille angewendet. Diese Reaktion besteht darin, daß die Conjunctiva Tuberkulöser darauf mit Hyperämie reagiert, während dies bei Nicht-Tuberkulösen nicht der Fall ist. Das Präparat kommt auch in gebrauchsfertiger 1 prozentiger Lösung in den Handel. *Fabrikant:* Farbwerke vorm. Meister Lucius & Brüning in Höchst a. M.

Tuberkulose-Heilmittel Friedmann wird aus wirksamen lebenden Tuberkelbazillen, die durch Tierpassage (Schildkröten) avirulent gemacht sind, hergestellt.

Tuberkuloseheilserum siehe unter Serum.

Tuberkulose-Toxin, T u b e r k u l o l. Von der Ansicht ausgehend, daß sowohl die Gifte, die beim Wachstum der Bakterien in die Bouillon in Lösung gehen, wie die Gifte, welche im Leibe der Bakterien zurückbleiben, vereinigt als Ausgangsmaterial für die Bekämpfung der Tuberkulose dienen sollen, hat E. Merck eine derartige, zur Verwendung am kranken Menschen bestimmte Mischung unter dem Namen „Tuberkulol" in den Handel gebracht. Zur Herstellung der hierzu nötigen Toxine wurde die giftige Bouillon bei 30° C im Vakuum auf $\frac{1}{20}$—$\frac{1}{50}$ konzentriert und hieraus dann durch ein geeignetes Verfahren das Gift resp. die Gifte ausgeschieden. Zur Gewinnung eines Toxins, welches möglichst alle in den Bazillen vorhandenen Stoffe enthalten soll, verfährt man in der Weise, daß man die Tuberkelbazillen bei zwischen 35° C und 100° C liegenden, in Intervallen von 5, 10 oder mehr Graden steigenden Temperaturen einer fraktionierten Extraktion mit Wasser oder einem anderen geeigneten Extraktionsmittel unterwirft. Die einzelnen Extraktfraktionen werden dann vereinigt und können bei möglichst niederer Temperatur im Vakuum konzentriert werden. Durch diese Behandlung wird ein Extrakt gewonnen, welches 75% und mehr der in den Tuberkelbazillen enthaltenen Toxine aufgenommen hat. Aus diesen vereinigten, bei ca. 30—37° C konzentrierten Extrakten wird dann entsprechend dem Verfahren bei der Gewinnung der Bouillongifte das Gift in konzentrierter Form abgeschieden.

Nachdem die Gleichartigkeit der beiden Gifte durch Tierversuche entschieden war, wurden dieselben in dem Verhältnis vereinigt, in dem sie sich während des Kulturverfahrens im Brutschrank bilden, und zwar erfolgt die Mischung der Gifte im Verhältnis von 1 : 3, so daß in einem Gramm, je nach der Stärke der erhaltenen einzelnen Toxine, 20—50 für Meerschweinchen letale Dosen enthalten sind. Ein solches Toxin soll direkt beim tuberkulösen Menschen zu Immunisierungszwecken resp. Heilzwecken und ferner in größerem Maßstabe zur Erzeugung von Tuberkuloseheilserum Verwendung finden. Im Handel ist:

Tuberkol A; es enthält sowohl die Giftstoffe der Kulturflüssigkeit (Sekrete) als auch die der Bakterienzellen (Extrakte); es wird abgegeben:

1. als Lösung in folgenden Stärken:

Lösung Nr. I	enthält in 1 ccm	1	d. l.	d. l. = dosis letalis d. h. diejenige Giftmenge, die ein gesundes, nicht tuberkulöses Meerschweinchen von 250 g innerhalb 4 Tagen zu töten vermag.
„ „ II		0,1	d. l.	
„ „ III		0,01	d. l.	
„ „ IV		0,001	d. l.	
„ „ V		0,0001	d. l.	

2. als Trockensubstanz in folgenden Abfassungen:

Nr. I = 1	d. l.	Zur Lösung benutzt man 1 bis 5 ccm abgekochtes, wieder erkaltetes Wasser oder sterile, mit 0,5% Phenol versetzte physiolog. Kochsalzlösung.
„ II = 0,1	d. l.	
„ III = 0,01	d. l.	
„ IV = 0,001	d. l.	
„ V = 0,0001	d. l.	

Tuberkulollösungen bleiben, kühl aufbewahrt und vor Verunreinigungen genügend geschützt, monatelang haltbar.

Tuberkulol B enthält nur die Gift-stoffe der Bakterienleiber. (Extrakte). } Zur getrennten Anwendung der Komponenten des Tuberkulol A.
Tuberkulol C enthält nur die Anteile der Kulturflüssigkeit. (Sekrete.)

Neuerdings stellt die Firma Merck auch dem Tuberkulol A, B und C entsprechende Präparate aus Perlsuchtbazillen (Bovotuberkulol) dar. Dieselben werden bezeichnet als Tuberkulol D, E und F.

Fabrikant: E. Merck in Darmstadt.
Vor Licht geschützt aufzubewahren.

Tubertoxyl - Durodenal - Kapseln enthalten Alt-Tuberkulin Koch, Atoxyl und Kreosotkarbonat. T u b e r t o x y l - I n j e k - t i o n in Ampullen, enthält pro dosi 0,05 g Atoxyl und Alt-Tuberkulin Koch in steigenden Dosen von $^1/_{1000}$—100 mg. *Fabrikant:* Kaiser-Friedrich Apotheke in Berlin.
Sehr vorsichtig aufzubewahren.

Tuboblennal wird ein Antigonorrhoikum in biegsamen Metalltuben genannt, das aus Katheterpurin (siehe da) und einem antibakteriellen Mittel besteht. *Fabrikant:* H. Melzer in Meiningen.

Tulase nennt Behring ein Tuberkuloseheilmittel in Form einer honigartigen Flüssigkeit, welche alle Bestandteile des Kochschen Bazillus enthält und sowohl intravenös, als auch subkutan und stomachal angewendet werden soll. Die innerliche Darreichung soll immunisierend wirken, die intravenöse und subkutane heilend auf bereits bestehende Tuberkulose.

Tulisan soll eine aus Perubalsam enthaltende Inhalationsflüssigkeit mit 0,94% Alypinum nitricum, 0,47% Eumidrin, 5% Nebennierenextrakt (1: 1000) und 20% Glyzerin sein und bei Asthma Verwendung finden. *Fabrikant:* Chem. Institut Dr. L. Östreicher in Berlin W.
Vorsichtig aufzubewahren.

Tumenol, Tumenol venale, ist ein aus bituminösen Gesteinen gewonnenes, öliges, sulfoniertes Produkt; es wurde, wie alle Tumenolpräparate, von Neisser im Jahre 1891 in die Therapie eingeführt und bildet einen in Äther und Benzol löslichen dunkelbraunen Sirup. Es wird bei Hautkrankheiten, in Äther, Alkohol, Wasser und Glyzerin aufgelöst, auch in 5 prozentigen Salben, angewendet.

Tumenolsulfon, Tumenolöl, $(C_{41}H_{67}O)_2SO_2$, ist eine dunkelgelbe, dickliche Flüssigkeit, welche wie Tumenol angewendet wird.

Tumenolpulver, Acidum sulfotumenolicum, $C_{41}H_{51}O_2 \cdot SO_3H$ bildet ein dunkelgelbes, in Wasser leicht lösliches Pulver, welches teils rein, teils als Zinkamylumpaste bei Hautkrankheiten dieselbe Anwendung wie das rohe Tumenol findet.

Tumenolammonium soll weniger reizend und milder wirken als die vorstehend genannten Tumenolpräparate und wird in neuerer Zeit als Ersatz für diese besonders empfohlen. Es ist eine dunkelbraune, sirupdicke Flüssigkeit von eigentümlichem Geruch. In Wasser löst es sich mit neutraler Reaktion in jedem Verhältnis, in Alkohol und Äther nur teilweise. Es ist ferner bis zu 20% in Gemischen von gleichen Teilen Alkohol, Wasser, Äther und in solchen von Alkohol, Glyzerin und Äther mit schwacher Trübung löslich. Mit Ölen und Fetten läßt es sich leicht zu Salben und Pasten verarbeiten. Tumenolammonium ist ein vorzügliches Mittel gegen die verschiedensten Formen von Juckreiz und wird in Form von ätherweingeistigen Lösungen (10—20%) oder als Streupulver oder Salbe angewendet. *Fabrikant:* Farbwerke vorm. Meister Lucius & Brüning in Höchst a. M.

Unverträglich mit Säuren und Salzlösungen.

Türpil. Die Zusammensetzung dieser früher als Thüringer Pillen gegen Kälberruhr bezeichneten Spezialität scheint geändert worden zu sein. Die Firma Cl. Lageman in Aachen gibt dieselbe jetzt in ihren Anzeigen wie folgt an: Infus. Rad. Granati 40 : 400,0 eingedampft auf 10,0, Myrobalan. 10,0, Extract. Rosae 2,0, Gummi arab., Saccharum āā 1,0 (wahrscheinlich wie bisher auf 24 Pillen).

Als Ersatz für Thüringer Pillen empfiehlt der Elsaß-Lothr. Apothekerverein folgende Vorschrift: Rhiz. Tormentillae, Acid. tannic. āā 10,0, Ungt. Glycerini qu. s. ad pil. X. S. Dreimal täglich 1 Pille (für Kälber).

Tuscon-Salben-Pflaster wird ein Pflaster genannt, welches bei Keuchhusten sehr gute Dienste leisten soll. Es ist ein weiches, aromatisch riechendes Pflaster, zu dessen Darstellung ein Teil eines Extraktes aus 6 Kamillen, 2 Thymian, 1 Belladonna und 1 Eucalyptus und 9 Teile Salbengrundlage (hauptsächlich aus Wollfett bestehend) gemischt werden. *Fabrikant:* Apotheker Dr. Arcularius in Rostock.

Tussalvin wird eine gebrauchsfertige Lösung von Hydrochininum hydrochloricum „Zimmer" in 0,8 prozentiger Chlornatriumlösungen in Ampullen genannt, welche in 6 verschiedenen Dosierungen in den Handel kommt. Es wird bei Keuchhusten zur intramuskulären Injektion empfohlen. *Fabrikant:* Vereinigte Chininfabriken Zimmer & Co. in Frankfurt a. M.

Tussiculin, ein Keuchhustenmittel, besteht nach A u f r e c h t aus etwa 90% eines durch Alkannin rot gefärbten Pflanzenöls (Sesamöl?) und etwa 10% eines Gemenges von ätherischen Ölen (Thymianöl, Cajeputöl usw.). *Fabrikant:* Apotheker Otto Arens in Kaiserslautern.

Tussifugin, Sirupus Thymi tolutanus, besteht aus 15 g Thymian-Fluidextrakt und 85 g Sirupus tolutanus. *Fabrikant:* C. Stephan, Dresden, Kronenapotheke.

Tussisolvol, ein Keuchhustenmittel, ist ein Sirupus Bromoformii compositus. *Fabrikant:* Apotheker Dr. Häntzschel in Chemnitz.

Ein dem Original sehr nahe kommendes Präparat soll nach folgender Vorschrift zu erhalten sein: Bromoform 2,0, Tinct. Aconiti 2,0, Codein. phosphoric. 0,5, Alcohol absolut 50,0, Mellis depurati qu. s. ad 1000,0. (Das Original enthält aber auch noch Bittermandelwasser A.)

Tussiva, Extract. Castan. sacch., ist ein Keuchhustenmittel. *Fabrikant:* Gebr. Keller Nachf. in Freiburg i. Br.

Tussol, m a n d e l s a u r e s A n t i p y r i n,
$$C_{11}H_{12}N_2O \cdot C_6H_5CH \cdot OH \cdot COOH,$$
zuerst von R e h n im Jahre 1894 bei Keuchhusten empfohlen, wird durch Zusammenschmelzen von Antipyrin und Mandelsäure erhalten und bildet ein weißes, in Wasser schwer (1 : 15), in Alkohol leicht lösliches Pulver, welches bei 52—55° schmilzt. Alkalien und auch Milch zersetzen das Tussol in seine Be-

standteile. Tussol wird als Spezifikum gegen Keuchhusten angewendet, und zwar in Dosen von 0,05—0,1 g bis 0,25—0,4—0,5 g, vier- bis sechsmal täglich, je nach dem Alter der Kinder.

Identitätsreaktionen und Prüfung: Die wässerige Lösung (1 : 20) wird durch Eisenchloridlösung rot gefärbt und liefert mit Kaliumpermanganat erwärmt den Geruch nach Benzaldehyd. Die Lösungen des Tussols in Wasser, Alkohol und Äther müssen vollständig klar und farblos sein. *Fabrikant:* Farbwerke vorm. Meister Lucius & Brüning in Höchst a. M.

Unverträglich mit Alkalien, Milch, Eisensalzen, Tannin u. Chinin.

Tylcasin ist Calcium acetylosalicylicum (siehe Aspirin „löslich").

Tylmarin, A c e t y l - O r t h o k u m a r s ä u r e , bildet farblose, in Wasser schwer lösliche Kristalle und spaltet sich im Organismus in ihre Bestandteile. Sie soll gleiche Wirkungen wie die Acetylsalizylsäure zeigen und wie diese in Dosen von 0,25 bis 0,5 g gegeben werden.

Typhase ist gleichbedeutend mit Typhusantitoxin.

Typhus-Serum siehe unter Serum.

Tyramin, P a r a h y d r o x y l p h e n y l ä t h y l a m i n h y d r o c h l o r i d , $C_8H_{11}ON \cdot HCl$, durch Einwirkung verschiedener Fermente auf aminosaures Tyrosin oder durch Reduktion von Parahydroxybenzylcyanid gewonnen, bildet ein fast weißes, in Wasser mit neutraler Reaktion leicht lösliches, kristallinisches Pulver vom Schmelzpunkt 268—270°. Es gelangt in Tabloids (à 0,005 g) in den Handel und wird als blutdruckherabsetzendes Mittel bei Schreck und Kollaps zur subkutanen Verwendung in Dosen von 0,005 g empfohlen. *Fabrikant:* Burroughs Wellcome & Co. in London.

Vorsichtig und vor Licht geschützt aufzubewahren.

Uabain siehe Quabain.

Udrenin siehe Eudrenin.

Ulcerine, eine bei durch Radiumstrahlen erzeugten Hautentzündungen und schlaffen Geschwüren empfohlene Salbe, soll nach G a s t a u Extractum viride Populi nigr., Extractum flavum Populi balsamif., Extractum aquosum Populi tremul. je 3,0 g, ferner je 5,0 g der wässerigen Extrakte von Atropa belladonna, Hyoscyamus niger, Solanum nigrum und Papaver somniferum, sowie 5,0 g **Perubalsam** und 40,0 g Schweineschmalz enthalten.

Ulcerol wird ein Perubalsampflaster genannt, welches bei Unterschenkelgeschwür und granulierenden Wunden im Verein mit U l c e r o l p a s t a, die auf die Umgebung der Wunde eingerieben wird, Anwendung finden soll.

Ullrichs Kräuterwein soll ein Auszug aromatischer Pflanzenstoffe sein, der mit Hilfe von Alkohol, Glyzerin, Malaga, Rotwein und Ebereschensaft bereitet wird.

Zur Nachbildung von Ullrichs Kräuterwein sind folgende Vorschriften empfohlen worden:

I. Malagawein 450,0, Weinsprit 100,0, Glyzerin 100,0, Rotwein 240,0, Ebereschensaft 150,0, Kirschsaft 320,0, Fenchel, Anis, Helenenwurzel, amerikan. Kraftwurzel, Enzianwurzel, Kalmuswurzel $\overline{aa}$ 10,0.

II. Nach K a r l F r. T ö l l n e r in Bremen: Gequetschter Fenchel 10,0, gequetschter Anis 10,0, zerschnittene Enzianwurzel 10,0, zerschnittene amerikanische Kraftwurzel (Rad. Ginseng) 10,0, zerschnittene Alantwurzel 10,0, zerschnittene Kalmuswurzel 10,0, Weingeist (90%ig) 100,0, Glyzerin 100,0, Malagawein 450,0, Rotwein 240,0, lasse man unter wiederholtem Umschütteln acht Tage stehen, presse aus, vermische mit Ebereschensaft 150,0, Kirschsaft 320,0 und filtriere nach zweitägigem Stehen.

III. Vorschrift des Luxemburger Apothekervereins: Rad. Helenii, Fruct. Anisi, Fruct. Foeniculi $\overline{aa}$ 5,0, Rhiz. Calami, Fruct. Coriandri $\overline{aa}$ 1,0, Flor. Aurantii 0,50, Fruct. Aurantii imm. 10,0, Cort. Aurantii 15,0, Flor. Verbasci 1,0, Cort. Cinnamomi 5,0, Vin. Malac. 1000,0. Macera per dies octo et filtra. S. 3 mal täglich ½ Weinglas voll.

Ulmarène ist ein Gemisch von Salizylsäureestern höherer aliphatischer Alkohole, dessen Zusammensetzung noch geheim gehalten wird. Es ist eine schwere, lichtbrechende, gelbrote Flüssigkeit von schwachem, an Salol erinnerndem Geruch, welche bei 237—242° siedet und in Alkohol leicht, in Äther, Chloroform schwer löslich, in Wasser unlöslich ist. Der Gehalt an Salizylsäure beträgt 75%. Seine Hauptanwendung findet das Ulmaren, ebenso wie der Salizylsäuremethylester, als äußerliches Mittel bei allen Erkrankungen rheumatischer oder neuralgischer Natur,

Unguentum Arg. coll. Credé. — Unguentum Hydrargyri. 613

sowie bei Gicht in Form von Pinselungen oder als 30 prozentige Lanolinsalbe mit Zusatz von 5% Menthol in Dosen von 10—15 g pro die. *Fabrikant:* Société Parisienne des produits chimiques de Montereau.

Unguentum Argenti colloidalis Credé zeigt die gleiche Zusammensetzung wie Ung. Argenti colloidalis D. A.-B. V. *Fabrikant:* Marienapotheke in Dresden.

Unguentum Caseini stellt einen Firnis dar, welcher, auf der Haut verrieben, schnell eintrocknet und mit Wasser sehr schnell wieder entfernt werden kann. Derselbe besteht aus Alkalicaseinat, Glyzerin, Vaselin und Wasser. Man kann fast alle Medikamente ausgenommen Säuren, welche das Casein koagulieren, dem Unguentum Caseini inkorporieren. Die Dispensation geschieht am besten in Tuben. *Fabrikant:* P. Beiersdorf & Co. in Hamburg.

Unguentum Credé siehe Ungt. Argenti colloidalis.

Unguentum Dr. Dreuw siehe unter Dreuw.

Unguentum Ficariae siehe Ranunculus Ficaria.

Unguentum flavum Schweißinger siehe Ungt. Hydrargyri oxydati Schweißinger.

Unguentum gynocardicum ist ein Gemisch aus 1 T. Chaulmugraöl (Oleum Gynocardiae) mit 3 T. Vaseline. Die Salbe wird zu Einreibungen gegen chronischen Rheumatismus, Lepra und Gicht angewendet. *Fabrikant:* E. Merck in Darmstadt.

Unguentum Heyden wird eine K a l o m e l o l s a l b e genannt, die 30% Quecksilber in Form von 45% kolloidalem Kalomel (Kalomelol) und 2% als metallisches Quecksilber enthält und wie graue Quecksilbersalbe bei Syphilis Anwendung findet. Sie hat vor letzterer den Vorzug, daß sie nur einen kaum sichtbaren weißen Überzug auf den behandelten Körperteilen hinterläßt und die Wäsche nicht beschmutzt. Als tägliche Dosis werden 6 g empfohlen. *Fabrikant:* Chemische Fabrik v. Heyden Akt.-Ges. in Radebeul bei Dresden.

Unguentum Hydrargyri oxydati pultiformis „Schweißinger", Unguentum luteum „Schweißinger", S c h w e i ß i n g e r s g e l b e A u g e n s a l b e, wird mit Hilfe von frisch gefälltem HgO wie folgt bereitet: Man berechnet die vorgeschriebene Menge Quecksilberoxyds auf Quecksilberchlorid, löst letzteres in Wasser, fällt mit der äquivalenten Menge Natriumhydroxyd, wäscht sorgfältig aus, bringt auf ein Filter und saugt (bei größeren Mengen mittels Luftpumpe) ab, bis das Quecksilberoxyd fast trocken ist. Darauf wird dasselbe in einer Porzellanschale noch feucht mit dem Salbenkörper höchst fein verrieben. *Fabrikant:* Apotheker Med.-Rat Dr. Schweißinger in Dresden-A.

Aufbewahrung: In schwarzen Porzellankruken.

Unguentum Hyrgoli siehe Hyrgol.

Unguentum Naftae soll ein dem Naftalan (siehe dieses) vollständig ebenbürtiges Präparat sein. *Fabrikant:* Dr. Arnold Voswinkel in Berlin W. 57.

Unguentum psoriaticum nennt Rosenberg eine Mischung aus 50 T. Chrysarobin pulv., 20 T. Ichthyol und 30 T. Ungt. Zymoidini Rosenberg (25%), welche mit Vorteil gegen Psoriasis anzuwenden sein soll. Das Chrysarobin ist mit etwas Glyzerin anzureiben. Die gleichzeitige Verwendung großer Dosen Chrysarobin mit Ungt. Zymoidini soll die reizenden Wirkungen des ersteren aufheben. Siehe auch Dr. Dreuws Psoriasissalbe.

Unguentum Radio soll eine radiumbromidhaltige Salbe sein und bei offenen Wunden, Brandwunden usw. verwandt werden. *Fabrikant:* Chem. Werke M. C. Horn in Berlin N. 24.

Unguentum Saleni siehe Salenal.

Unguentum saposalicylatum Bengen ist eine braungelbe, salbenartige überfettete Seife mit 12% Salizylsäure und 12% Salizylestern, welche vornehmlich in der Veterinärpraxis bei akuten Gelenkentzündungen sowie bei Sehnenentzündungen von Pferden und Rindern empfohlen wird. *Fabrikant:* Bengen & Cie. in Hannover.

Unguentum sulfuratum mite siehe Thiolan.

Unguentum Zymoidini siehe Zymoidin.

Uraline, Uralium, Chloralurethan, $CCl_3 \cdot C \cdot (OH)H \cdot NO \cdot CO_2 \cdot C_2H_5$, wird aus Chloral und Urethan dargestellt und bildet ein weißes, gegen 103° schmelzendes, in kaltem Wasser unlösliches Pulver, welches sich in kochendem Wasser unter Zersetzung in seine Komponenten auflöst. Es wird als Hypnotikum in Dosen von 2—3 g empfohlen.

Vorsichtig aufzubewahren.

Uranium nitricum ist als Mittel gegen Diabetes in Dosen von 0,06—0,12 g dreimal täglich empfohlen worden, wegen seiner großen Giftigkeit aber mit der größten Vorsicht zu behandeln.
Vorsichtig aufzubewahren.

Urapurgol siehe Helmitol.

Urea chinica siehe Urol.

Urea pura, Karbamid, Harnstoff, weiße, in Wasser leicht lösliche Kristalle oder ein kristallinisches Pulver, ist von neuem als harntreibendes Mittel empfohlen worden. Klemperer verordnet den Harnstoff in 5—10 prozentiger wässeriger Lösung (stündlich einen Eßlöffel voll) bei verschiedenen Fällen von Nephrolithiasis und bezeichnet ihn als hervorragendes physiologisches Diuretikum, dem nicht nur eine sehr stark harnsäurelösende, sondern auch harntreibende Wirkung zukomme. Störungen des Appetits oder der Verdauung sollen sich beim Gebrauche von Harnstoff nicht geltend machen. Man hat ihn aber auch schon früher zu gleichem Zwecke in Dosen von 0,5—1,0—2,0 g gegeben. Auch bei Lungentuberkulose soll die Zuführung von Harnstoff (3—4 mal täglich 1 g) zu empfehlen sein.

Urea salicylica siehe Ursal.

Ureabromin, eine Verbindung von Calciumbromid und Harnstoff, $CaBr_2 \cdot 4\,CO(NH_2)_2$, bildet glänzende, leicht in Wasser und Alkohol lösliche, farb- und geruchlose, etwas hygroskopische Kristalle (oder ein weißes Pulver) von kühlendem, etwas bitterem Geschmack. Schmelzpunkt 186°, Bromgehalt 36%. Es soll an Stelle der Bromalkalien, besonders zur Behandlung nervöser, neurasthenischer und hysterischer Zustände und der Epilepsie Anwendung finden. *Fabrikant:* Gehe & Co. A.-G. in Dresden.

Uresin (nicht zu verwechseln mit Urosin!) wird ein Doppelsalz von Lithium- und Urotropincitrat genannt, ein weißes, in Wasser lösliches Kristallpulver, welches bei harnsaurer Diathese Anwendung finden soll. Es soll Harngrieß sehr schnell beseitigen
Vorsichtig aufzubewahren.

Urethan, Äthylurethan, Karbaminsäure-Äthylester, $CO \cdot NH_2 \cdot OC_2H_5$, wird durch Behandlung von Harnstoff mit Äthylalkohol unter Druck dargestellt. Es bildet farblose Kristalle, welche sich in 1 T. Wasser und 0,6 T. Alkohol lösen, bei 48—50° schmelzen und gegen 180° sieden. Urethan wird als Hypnotikum in Dosen von 1—2 g bei Erwachsenen, von 0,25—1 g bei Kindern angewendet.

Unverträglich mit **Alkalien**.
Maximaldosis 5 g pro dosi, 10 g pro die.
Vorsichtig aufzubewahren.

Urethralkapseln Dr. Heils gegen Erkrankungen der Harnröhre, Ausfluß usw. enthalten pro dosi Methylenblau 0,05, Santelöl 0,2, Copaivabalsam 0,2, Zimtöl 0,05 g.

Uricedin, ein zur Bekämpfung der harnsauren Diathese empfohlenes Präparat, wird nach Angabe des Fabrikanten unter Anwendung von frischem Zitronensaft hergestellt. Es soll enthalten: Natriumcitrat 62,700, Natriumsulfat 29,694, Natriumchlorid 1,206, Natriumacetat 1,320, Natriumtartrat 1,500, Natriumpomat 1,550, Eisen 0,040, pektinsaures Natrium 1,170, Extraktivstoffe 0,820. Man gibt morgens nüchtern ½—1 Teelöffel voll in warmem Wasser. Nach Zernik enthält Uricedin rund 2,5% Chlornatrium und 66,5% Natrium sulfuricum siccum, der Rest besteht aus Natriumzitrat und wenig Natriumtartrat. Neuere Untersuchungen ergaben wiederum eine andere Zusammensetzung, die somit ständig zu wechseln scheint. *Fabrikant:* J. E. Stroschein in Berlin SO. 36.

Urisol wird eine konzentrierte Lithiumzitratlösung genannt. *Bezugsquelle:* G. &. R. Fritz-Petzold & Süß A.-G. in Wien.

Urisolvin soll ein Gemisch von Harnstoff mit saurem Lithiumcitrat sein; es wird als harnsäurelösendes Mittel in Dosen von 2 g dreistündlich empfohlen. *Fabrikant:* J. Mahl, chem. Labor. in Czernowitz (Böhmen).

Uriton = Hexamethylentetramin.

Uroballan, Karlsbader diuretischer Tee, soll hauptsächlich aus einem sibirischen Wollkraute, Ballota lanata, bestehen. *Fabrikant:* Apotheker Worlicek, Adler-Apotheke in Karlsbad.

Urocitral, angeblich Theobromin-Natriumcitrat, stellt ein weißes, in warmem Wasser leicht lösliches Pulver von angenehm salzig-bitterem Geschmack und schwach alkalischer Reaktion dar. Es entspricht nach Untersuchungen von Zernik nicht der für das Präparat aufgestellten Formel $C_7H_7N_4O_2Na \cdot C_3H_4(OH)(COONa)_3$, welche etwa 39% Theobromin verlangt, sondern wahrscheinlich der Zusammensetzung $3(C_7H_8N_4O_2 \cdot NaOH)$

$\cdot C_3H_4 \cdot OH \cdot (COONa)_3 = 58{,}81\%$ Theobromin und 28,08% Natriumzitrat. Wenigstens ist es nicht ausgeschlossen, daß eine Verbindung dieser Zusammensetzung den Hauptbestandteil des Urocitrals bildet. Der Gehalt an zitronensaurem Natron soll bewirken, daß die bei Diuretin und Agurin beobachteten Nebenwirkungen ausbleiben. Das Präparat wird zur Behandlung anginöser und cardialer asthmatischer Beschwerden, von Wassersucht, Rippenfellentzündung usw. empfohlen und in Dosen von 0,5—1,0 g mehrmals täglich, am besten in Zimtwasser gelöst, genommen. *Fabrikant:* Rump & Lehners in Hannover.

Unverträglich mit Säuren, sauren Fruchtsäften u. dgl.

Urocol oder U r o l - C o l c h i c i n - T a b l e t t e n enthalten 0,5 g Urol (chinasaurer Harnstoff), 0,5 g Milchzucker und 0,001 g Colchicin (Merck) in genauer Dosierung. Sie dienen vornehmlich zur Kupierung des akuten Gichtanfalles, wozu im allgemeinen 4—5 Tabletten hinreichen. *Fabrikant:* Dr. Schütz & Dr. v. Cloedt in St. Vith (Rhld.).

Urogosan ist eine Mischung von Gonosan mit Hexamethylentetramin, welche in Gelatinekapseln mit je 0,3 g Gonosan und 0,15 g Hexamethylentetramin in den Handel gelangt. Das Präparat soll bei Blasenentzündungen und bakteriellen Erkrankungen der Harnwege Anwendung finden. *Fabrikant:* J. D. Riedel Akt.-Ges. in Berlin.

Urol, c h i n a s a u r e r H a r n s t o f f, der als Mittel gegen Gicht, Harn- und Nierengrieß Anwendung finden soll, ist eine Verbindung von zwei Molekülen Harnstoff und einem Molekül Chinasäure und hat die Zusammensetzung $C_7H_{12}O_6 \cdot 2CO(NH_2)_2$. Nach D. R.-P. Nr. 124426 werden 1 Mol. Chinasäure und 2 Mol. Harnstoff einzeln in der erforderlichen Menge Wasser oder wässerigem Alkohol gelöst und die beiden Lösungen vereinigt, wobei zu beachten ist, daß die Temperatur der vereinigten Lösungen nicht mehr als 65—70° betragen darf, da bei höherer Temperatur eine Zersetzung des Harnstoffs in Kohlendioxyd und Ammoniak stattfindet. Die Lösung wird darauf im Vakuum bei 50—53° bis zur Dickflüssigkeit eingedampft. Es kristallisiert aus der Lösung beim Erkalten chinasaurer Harnstoff in großen prismatischen Kristallen. Das Salz reagiert sauer und ist leicht löslich in Wasser und Alkohol. Es schmilzt bei 106—107° und zersetzt sich bei weiterem Erhitzen, indem der Harnstoff in Kohlendioxyd und Ammoniak gespalten wird. Man gibt früh nüchtern und abends je etwa 2—2,5 g in 1 Glas heißen Wassers. *Fabrikant:* Dr. Schütz & Dr. v. Cloedt in St. Vith (Rhld.).

Urol-Colchicin siehe Urocol.

Uro-Lenicet-Tabletten bestehen aus Lenicet (siehe da) und Hexamethylentetramin und sollen als Harn-, Magen- und Darmdesinfiziens innerlich Anwendung finden. *Fabrikant:* Dr. R. Reiß in Berlin-Charlottenburg.

Urolysin siehe Vanadiumpräparate.

Uropherin. Es gibt zwei Arten U.: Das Uropherin-Benzoat = Theobrominlithium-Lithiumbenzoicum $LiC_7H_7N_4O_2 + LiC_6H_5CO_2$, bildet ein in 5 T. Wasser lösliches Pulver mit 50% Theobromin. — Uropherin-Salicylat = Theobrominlithium-Lithiumsalicylicum $LiC_7H_7N_4O_5 + LiC_7H_2O_3$, löst sich ebenfalls in 5 T. Wasser. Beide Uropherine sind vorzügliche Diuretika und werden bei Wassersucht Nephritis, Nierenleiden und Herzkrankheiten angewendet. Dosis 3—4 g täglich in wässeriger Lösung. *Fabrikant:* E. Merck in Darmstadt.

Vor Licht und Luft geschützt aufzubewahren.

Uropural oder **Uropurin-Tabletten** enthalten als wesentlichen Bestandteil Extr. fluid. Uvae Ursi neben Milchzucker oder anderen medikamentösen Stoffen. Nr. I enthält je 0,25 g trockenes Bärentraubenblätterextrakt (entsprechend 1 g Fol. Uvae Ursi) und Milchzucker; Nr. II statt des Milchzuckers ebensoviel Salol; Nr. III statt des Milchzuckers ebensoviel Hexamethylentetramin; Nr. IV statt des Milchzuckers ebensoviel Acetylsalizylsäure. Gegeben werden dreimal täglich eine bis zwei Tabletten, am besten nach den Mahlzeiten. Angezeigt ist ihre Verordnung in allen den Fällen, in denen man bisher die Blätter als Abkochung, Aufguß oder deren Fluidextrakt bzw. die oben angegebenen Zusätze verwendet hat. *Fabrikant:* C. Stephan, Kronenapotheke in Dresden-N.

Uropurgol soll identisch sein mit Neu-Urotropin (siehe dieses und Helmitol).

Urosanol wird ein gebrauchsfertiger, mit 1-, 3- oder 5 prozentiger Protargolgelatine gefüllter Injektionsapparat genannt, *Fabrikant:* Berliner Hygiene-Gesellschaft in Berlin N. 24.

Urosemin, eine „Harnsäure-Urosemin-Anreibung" in Ampullen, enthält nach Mannich und Schwedes pro dosi 0,02 g Harnsäure, 0,0074 g Cocainum hydrochloricum und geringe Mengen Adrenalin. *Fabrikant:* Physiolog.-chem. Laboratorium, Dr. H. Rosenbach in Berlin-Charlottenburg.
Vorsichtig aufzubewahren.

Urosinpastillen bestehen aus Chinasäure 0,45 g, Lithiumkarbonat 0,1 g, Zucker 0,45 g, Talcum 0,15 g. Mit Weingeist anzustoßen. (Zernik.) Das Urosin wird in Dosen von 6—10 Tabletten pro die verabreicht und ist selbst in größeren Dosen ohne jede üble Nebenwirkung. *Fabrikant:* Chininfabriken Zimmer & Co. in Frankfurt a. M.

Außer den Urosinpastillen bringen die Vereinigten Chininfabriken Zimmer & Co. in Frankfurt a. M. noch die folgenden Präparate in den Handel:

Urosinum cristallisatum, reines chinasaures Lithium in weißen, sehr hygroskopischen Kristallen;

Urosinum effervescens (Urosin-Brausesalz), von gleicher Zusammensetzung wie die Tabletten, wird in Originalgläsern zu 25, 50 und 100 g abgegeben. Ein kleiner Teelöffel voll entspricht circa 1 g Urosin. Dosis 3—5 Teelöffel voll pro Tag.

Urosinum 50% stellt eine 50 prozentige Lösung von Urosinum cristallisatum dar und erscheint besonders angezeigt für Patienten, denen kein Zucker verabreicht werden soll. Dosis 6—10 g pro Tag.

Urosin-Kalk-Stahlwasser mit 4$^0/_{00}$ Urosin wird seitens der Kalkstahlbrunnenverwaltung in Lippspringe in Originalflaschen von 500 g geliefert.

Urosteriltabletten werden aus einem Pichi-Pichi-Extrakt folgendermaßen dargestellt: Das Pichi-Pichi-Fluid-Extrakt (Merck) wird im Vakuum-Trockenapparat in kupferner Schale eingeengt, zuerst auf dem Dampf bei 100° C, wonach die trocken erscheinende Masse noch längere Zeit hindurch bei 50° C getrocknet wird. Man erhält so in glänzend braunen, kristallinischen Schuppen ein Trockenextrakt von aromatischem Geruch und Geschmack. Dieses Trockenextrakt wird zu Tabletten geformt, welche zu 0,25 g unter dem Namen Urosteriltabletten I abgegeben werden. Urosteriltabletten II bestehen aus je 0,125 g Salol und Tannin und 0,25 g Pichi-Pichi-Extrakt. Die Tabletten finden bei der Behandlung von Harnkrankheiten Anwendung. *Fabrikant:* Löwenapotheke von Dr. A. Lewy in Berlin.

Urotropin ist identisch mit Hexamethylentetraminum D. A.-B. V.

Urotropin Neu (Neu-Urotropin) ist identisch mit Helmitol (siehe dieses).

Urotropinum chinicum siehe Chinotropin.

Urotropinum salicylicum siehe Saliformin.

Urticol, ein Präparat aus der Herba Urticae urent., wird als sicheres und unschädliches Mittel gegen chronische Urticaria empfohlen. Die Dosis beträgt für Erwachsene zweistündlich einen Eßlöffel voll, wochenlang zu nehmen. *Bezugsquelle:* Apotheker A. Hellinger in Niedersept (Ober-Elsaß).

Urticolin, Extractum Urticae dialysatum, soll bei chronischer Urticaria gute Dienste leisten. *Fabrikant:* Augusta-Apotheke A. Alves in Berlin W.

Uteramin siehe Systogen.

Utrogen soll wie Pyrenol zusammengesetzt sein und gleiche Anwendung finden. *Fabrikant:* Dr. Arnold Voswinkel in Berlin W. 57.

Uva-Santol Funck enthält Auszüge aus Folia Uvae ursi, Folia Myrtilli und Salol. Es kommt in Gelatinekapseln mit je 0,5 g als Mittel gegen Gonorrhoe usw. in den Handel. *Fabrikant:* Apotheker Ernst Funck in Radebeul b. Dresden.

Uzara, ein aus der Wurzel der angeblich zur Familie der Asclepiadaceae gehörenden Uzarapflanze gewonnenes Präparat, gelangt als Liquor Uzarae (Uzara liquid) in Form einer Tinktur und Uzara-Tabletten in den Handel. Über die wirksamen Stoffe der Uzarawurzel ist bisher nichts Näheres bekannt geworden, sie gehören nach Gürber wahrscheinlich in die Klasse der Glykoside und Bitterstoffe. Uzara wird bei Dysenterie, akuten und chronischen Darmkatarrhen, Brechdurchfällen, Indigestionsbeschwerden, schmerzhaften Menstruationen usw. mit Erfolg angewandt. Dosis 3—6 mal täglich 30 Tropfen (oder 3 bis 4 Tabletten). *Fabrikant:* Uzara-Gesellschaft m. b. H. in Melsungen b. Kassel.

Vaginol ist ein Antiseptikum für die Frauenpraxis in Form von Gelatinesuppositorien, von denen jedes Hydrargyr. oxycyanat. 0,002 g, Natr. sozojodolic. 0,08 g und Alumnol 0,02 g enthalten soll. *Fabrikant:* Apotheke zur Austria in Wien IX.

Valamin, Amylonhydrat-Isovaleriansäureester,

$$\begin{matrix} CH_3 \diagdown \\ CH_3 - COOC_5H_9 , \\ C_2H_5 \diagup \end{matrix}$$

ist eine wasserhelle, neutral reagierende Flüssigkeit von schwach an Baldriansäure erinnerndem, aromatischem Geschmack und Geruch. Die Substanz mischt sich mit Ölen in jedem Verhältnis, ist aber in Wasser nur sehr wenig (ca. 1 : 1000) löslich und zeigt, wie Versuche von Lewin lehren, in Dosen von 3—4 mal täglich 0,25 g (in Kapseln), eine deutliche sedative Wirkung in allen den Fällen, wo Baldrianpräparate indiziert sind. Leichtere Fälle von nervöser Schloflosigkeit werden durch Gaben von 0,5 g, abends vor dem Schlafengehen genommen, in günstiger Weise beeinflußt. *Fabrikant:* Chem. Fabrik Dr. Neumann & Co. G. m. b. H. in Berlin-Charlottenburg.

Valda-Pastillen, gegen alle Krankheiten der Atmungsorgane empfohlen, enthalten pro dosi Eukalyptusöl 0,0005 g, Menthol 0,002 g, Zucker und Gummi je 0,5 g, Chlorophyll qu. s. *Fabrikant:* H. Canonne in Paris, 48 rue Réaumur; *Hauptniederlage* für Deutschland und Luxemburg: Apotheker G. Stahl in Metz, Marienstraße.

Valenta-Präparate werden Mischungen des von Dr. Rhoden empfohlenen Ichthyolsalizyls mit verschiedenen Arzneimitteln genannt. Es kommen folgende Präparate als Dr. Valentas Resorptionspillen in den Handel: Nr. 1 enthalten sogen. Ichthyolsalizyl mit „massa diuretica"; Nr. 2: Ichthyolsalizylatoxylpillen bei Tuberkulose, Nervenleiden, Diabetes, Leukämie, malignen Lymphomen, chr. Migräne; Nr. 3: Ichthyolsalizylhetolpillen mit Natr. cinnamyl. bei Tuberkulose und Phthisis. Nr. 4: Ichthyolsalicyllithionpillen, vereinigte Ichthyolsalicyl- und Lithionwirkung. Das letzte Präparat besonders bei harnsaurer Diathese und Gicht, Nierenleiden. Nr. 5: Ichthyolsalizyl mit Vanadiumpentoxyd. Nr. 6: Peru-Ichthyolsalizyl. *Fabrikant:* Apotheker Lakemeier & Co. in Mülheim (Ruhr).

Valeriana-Digitalysatum Bürger, ein Dialysat aus Fol. Digitalis und Rad. Valerianae, ist in seiner Wirkung dem Digitalysatum (siehe dieses) gleich und wird in ebensolchen Gaben wie letzteres verordnet. *Fabrikant:* Apotheker Joh. Bürger in Wernigerode a. H.

Vorsichtig aufzubewahren.

Valerophen nach Dr. Kochs, als eine Phenolphthalein-Menthyl-Baldriansäureverbindung bezeichnet, soll als milde wirkendes Abführmittel in Form von Tabletten Anwendung finden. *Fabrikant:* Dr. Fritz Kochs, Fabrik pharm. Präparate in München.

Valerydin, Sedatin, Para-Valeryl-Phenetidin, $C_6H_4(OC_2H_5)NH \cdot C_5H_9O$, entsteht beim Erhitzen von Baldriansäure mit Para-Phenetidin in Form alkohollöslicher Nadeln. Es ist als Antipyretikum und Beruhigungsmittel in Gaben von 0,5—1 g mehrmals täglich empfohlen worden. *Fabrikant:* C. Erdmann in Leipzig-Lindenau.

Vorsichtig aufzubewahren.

Valerylamidoantipyrin siehe Neopyrin.

Valerylguajakol siehe Geosot.

Valerylphenetidin siehe Valerydin.

Validol, Valeriansäurementholester, Mentholvalerianat, $C_{10}H_{19} \cdot O \cdot CO \cdot C_4H_9$, mit einem Gehalt von 30% freien Menthols, bildet eine farblose Flüssigkeit von mildem, angenehmen Geruch und erfrischend kühlem Geschmack. In Wasser ist es nicht löslich, wohl aber in Alkohol und anderen organischen Lösungsmitteln. Man gibt es zu 15—20 Tropfen pro dosi auf Zucker bei Hysterie, Flatulenz, Migräne, Vomitus gravidar., Blasenreizung, Anorexie usw. Das Präparat ist kontraindiziert in denjenigen Fällen von Erbrechen, wo dieses durch entfernter liegende reflektorische Ursachen bedingt ist, z. B. Urämie, Meningitis, Morbus Addison und Crises gastriques. *Fabrikant:* Zimmer & Co. in Frankfurt a. M.

Validolum camphoratum ist eine 10prozentige Lösung von Kampfer in Validol, die bei Schwächezuständen und als Einlage in hohle Zähne Anwendung finden soll.

Valifluid, Extract. Valerianae fluid. frigide parat., ein auf kaltem Wege dargestelltes Baldrianfluidextrakt 1:1, wird an Stelle der üblichen Tinct. Valerianae empfohlen.

Valinervin, brausendes Baldrianbromid, soll besonders bei nervöser Schlaflosigkeit gute Dienste leisten.

Valisan, der Bromisovaleriansäureester des Borneols, wird an Stelle des Bornyvals als Sedativum empfohlen. Valisan kommt in Gelatinekapseln mit 0,25 g sowie auch lose in den

Handel. *Fabrikant:* Chemische Fabrik auf Aktien (vorm. E. Schering) in Berlin.

Valobrom wird ein flüssiges Baldrianpräparat mit 10% Bromsalzen genannt, das als Beruhigungsmittel bei nervösen Leiden Anwendung finden soll. *Fabrikant:* Apotheker Kammerer in St. Blasien (bad. Schwarzwald).

Valofin wird ein Ersatzmittel für frische Baldrian- und Pfefferminzaufgüsse genannt, welches nach D. R.-P. Nr. 149 731 hergestellt wird und sich als vorzügliches Nervinum und krampfstillendes Mittel, besonders in der Frauen- und Kinderpraxis, erwiesen hat. Es enthält neben den wirksamen Bestandteilen der Baldrianwurzel und der Pfefferminzblätter die Baldriansäure z. T. in Form von Valeriansäureäthylester und valeriansaurem Ammonium. Valofin bildet eine in verdünntem Zustande wohlschmeckende Flüssigkeit, von der 10 bis 25 Tropfen in heißem Zuckerwasser oder auf Zucker genommen werden. *Fabrikant:* Chemische Fabrik Helfenberg A.-G. in Helfenberg i. Sa.

Valsol siehe Vasol.

Valyl, Valeriansäurediäthylamid, $C_4H_9 \cdot CO \cdot N(C_2H_5)_2$, im Jahre 1901 von Kionka und Liebrecht in die Therapie eingeführt, stellt eine pfefferartig riechende, wasserhelle, neutral reagierende Flüssigkeit dar, welche bis zu 4% löslich in Wasser, leicht löslich in Alkohol, Äther usw. ist. Siedepunkt 210°. Es wird als Krampfmittel an Stelle der Baldrianpräparate bei Hysterie, Nervenschwäche, Menstruationsstörungen usw. empfohlen. Man gibt 2—3 mal täglich 0,125 g in gehärteten Gelatinekapseln. *Fabrikant:* Farbwerke vormals Meister Lucius & Brüning in Höchst a. M.

Vanadarsin, eine Lösung einer Vanadiumarsenverbindung, soll in allen Fällen angewandt werden, in denen eine vereinte Wirkung des Arsens und des Phosphors (der hier durch Vanadium ersetzt wird), beabsichtigt wird. Dosis: Innerlich 5 bis 10 Tropfen einer 0,1 prozentigen Lösung, subkutan je eine Ampulle à 1 ccm mit 2 mg Vanadarsin.

Sehr vorsichtig aufzubewahren.

Vanadin-Sanguinal und Vanadinstreupulver sind Vanadinpentoxyd enthaltende Sanguinalpräparate zum innerlichen bzw. äußerlichen Gebrauch. Vanadin-Sanguinal enthält in 100 Pillen: Vanadinpentoxyd 0,01, Hämoglobin 1,2, natürliche Blutsalze 5,5, peptonis. Muskeleiweiß 5,3. Von den Pillen sind dreimal täglich 2—3 vor den Mahlzeiten zu nehmen.

Das **Vanadinstreupulver** enthält neben Vanadinpentoxyd als wirksamen Bestandteil noch Zinksuperoxyd und soll als desinfizierendes Wundstreupulver Anwendung finden. *Fabrikant:* Krewel & Cie. in Köln a. Rh. (Siehe auch Sanguinalpräparate.)

Vanadiol Hélouis der Société Française des composés du Vanadium enthält nach Prescher kein Vanadium, sondern nur unterchlorigsaures Natrium bzw. Eau de Labaraque.

Vanadiol und Vanadioserum werden zwei gegen Lungenschwindsucht usw. empfohlene Präparate genannt. *Fabrikant:* Vanadiumdepot in Kleve.

Vanadiumpräparate nach Dr. med. B. Rohden, welche das Vanadinpentoxyd (siehe Acid. vanadinicum) in bequemer und leicht bekömmlicher Form darbieten, sind die folgenden:

Als Citrozon (Vanadiumzitrat) kommt eine mit 30% Pulvis aerophorus versetzte Mischung von Vanadiumpentoxyd (Acid. vanadinicum des Handels), Chlornatrium und Natriumzitrat in den Handel. 100 g der Mischung enthalten 0,005 g Vanadinsäure.

Nervol (bromsaures Vanadiumzitrat) wird eine Mischung aus Zitrozon und 10% Lithiumbromid genannt.

Urolysin (chinasaures Vanadiumzitrat) ist eine Mischung von Zitrozon mit 10% Chinasäure. Die therapeutische Anwendungsweise und Wirkung entspricht der Zusammensetzung der einzelnen Präparate, wobei die allgemein anregende Wirkung des Vanadiums als Grundlage gedacht ist. Citrozon soll den Stoffwechsel erhöhen, Nervol als Nervinum und Urolysin als Gichtmittel Anwendung finden. *Fabrikant:* Laboratorium A. Kruchen in Köln a. Rh.

Vanillin-p-Phenetidid, $C_6H_3 \cdot OH \cdot OCH_3 \cdot CH = N \cdot C_6H_4 \cdot OC_2H_5$, wird durch Zusammenschmelzen molekularer Mengen Vanillin und p-Phenetidin dargestellt. Es bildet gelbliche, gegen 100° schmelzende Kristalle, welche sich in Alkohol, Äther usw. leicht auflösen. Das Präparat soll außer antipyretischen, hypnotischen und desinfizierenden auch styptische Wirkungen besitzen.

Vanodrin, ein besonders für die Zahnheilkunde bestimmtes Anästhetikum, besteht aus einer Lösung von Novocain und salzsaurem Adrenalin. *Fabrikant:* Dr. O. Abt in Basel (Schweiz) und St. Ludwig (Elsaß).

Vorsichtig aufzubewahren.

Vaporin nennt Dr. med. S t a e d l e r in Bern ein Keuchhustenmittel, welches er als „Naphthen-Eucalypto-Camphora" bezeichnet. Es wird mit Wasser verdampft und die sich entwickelnden Dämpfe werden von den keuchhustenkranken Kindern eingeatmet. Das Präparat besteht aus: Naphthalin. purissim. pulv. 180,0, Camphor. trit. 20,0, Ol. Eucalypt. glob., Ol. Pini piceae āā 3,0. Man gibt etwa einen Eßlöffel voll Vaporin in ein Trinkglas voll Wasser und erhitzt letzteres bis zur völligen Verdampfung, während welcher Zeit die Patienten sich im gleichen Raum aufhalten sollen. *Fabrikant:* Krewel & Co. in Köln a. Rh.

Varicin wird eine Wismutbinde genannt, die besonders bei Unterschenkelgeschwüren, Krampfadern usw. empfohlen wird. *Fabrikant:* Herm. Maschke in Dresden-N.

Vaselinum adustum saponatum ist ein Konkurrenzprodukt des Naftalans.

Vaselinum oxygenatum siehe Vasogen.

Vasenol wird ein Vaselinpräparat genannt, welches mit wässerigen Flüssigkeiten sich mischt und zu arzneilichen und kosmetischen Zwecken Anwendung finden soll. Es enthält 25% Wasser und ist als Vaselinemulsion zu betrachten. Vasenol bildet eine gelblichweiße, äußerst geschmeidige Masse von salbenartiger Konsistenz, die beim Zusammenkneten mit Wasser imstande ist, ihr mehrfaches Gewicht an Wasser aufzunehmen; es mischt sich mit allen anderen Fetten. Salze, Pulver, Extrakte werden entweder direkt damit verrieben oder in gelöstem Zustande hinzugefügt.

V a s e n o l u m   l i q u i d u m ist eine haltbare, neutrale, weiße Paraffinölemulsion mit $33\frac{1}{3}$% Wassergehalt. Es stellt eine Art neutrales Liniment dar und besitzt die gleichen Eigenschaften wie Vasenol. Wegen seiner leichten Emulgierbarkeit mit wässerigen Flüssigkeiten und seiner Reizlosigkeit eignet es sich zur Applikation auf die Schleimhaut und findet Anwendung, wo eine ölige, liniment- oder emulsionsartige Konsistenz erwünscht erscheint, z. B. als kalk- oder essigsaures Tonerdeliniment bei Verbrennungen und Erkrankungen der Haut, zum Schlüpfrigmachen von Sonden und Kathetern, zur Herstellung dünnflüssiger Salbenpasten usw.

V a s e n o l f o r m a l i n empfiehlt F i s c h e r als vorzügliches Fußschweißmittel. Das Präparat ist ein Puder aus Vasenolpuder, 5—10% Formalin und 1% Salizylsäure, der nicht eingestreut, sondern nach vorheriger Waschung mit 1prozentigem Salizylsäurespiritus mit der Hand eingerieben werden soll.

Vasenol-Puder = Pulvis Vasenoli ist ein Fettpuder, welcher 10% Vasenol in einer beliebigen Pulverkomposition enthält. Vasenolpuder wird als Originalpräparat in drei Sorten geführt, und zwar als reiner Vasenolpuder unter dem Namen: Vasenol-Wund- und Kinderpuder; mit Zusatz von 1% einer Formalin-Salicyl-Verbindung als Vasenol-Sanitätspuder (Pulvis Vasenoli antisepticus) als hygienischer Schweiß- und Toilettepuder; mit Zusatz von 10% einer Formalin-Salicyl-Verbindung als Vasenoloformpuder (Vasenol-Armeepuder) als Spezialpuder zur Fußpflege.

Vasenolum mercuriale ist eine geschmeidige, hellgraue, homogene Salbe, welche $33\frac{1}{3}\%$ Hg enthält; es wird auch schwach rotgefärbt als Vasenolum mercuriale roseum in den Handel gebracht. *Fabrikant:* Dr. A. Köpp in Leipzig-Lindenau.

Als Ersatz für Vasenol empfiehlt der holländische Apothekerverein ein Unguentum Lanovaselini nach folgender Vorschrift: Vaselinum flavum 50,0, Adeps Lanae 20,0, Cera alba 5,0, Aq. dest. 25,0. Durch Zusammenschmelzen zu bereiten.

Zu einem Pulv. Zinc. adipatus (loco: Vasenolstreupulver) veröffentlicht der gleiche Verein folgende Vorschrift: Ung. Lanovaselin. 10,0, Zincum oxydatum 35,0, Talcum 5,0.

Vasogen, Vaselinum oxygenatum, ist angeblich mit Sauerstoff angereichertes Vaselin, das die Eigenschaft besitzt, mit Wasser emulsionsartige Mischungen zu geben und in Verbindung mit Arzneimitteln wie Kreolin, Menthol, Jod, Ichthyol usw. diese Stoffe leicht resorbierbar zu machen. Nach einer Mitteilung von Zellner (Pharm. Ztg. 1897, Nr. 44) ist der Gang der Darstellung im wesentlichen aber folgender: Schwere Mineralöle vom spez. Gewicht 0,89 aufwärts werden zunächst mit Sauerstoff bei Gegenwart von Alkalien behandelt, dann Ölsäure zugefügt und schließlich mit Alkali neutralisiert. Gallas (Pharm. Ztg. 1898, Nr. 27) fügte dem später hinzu, daß die Darstellung der Vasogene durch Behandeln der Öle in der Hitze und unter Druck mit Sauerstoff und Sauerstoffträgern geschieht. Nach Untersuchungen von Korndörfer besteht das Vasogen ähnlich dem Vasolimentum lediglich aus einem Gemisch von Vaselinöl, Salmiakgeist und

Ölsäure. (Siehe auch unter Linogen, Vasol, Vasolimentum und Vasopolentum.) *Fabrikant:* E. F. Pearson & Co. in Hamburg.

Vasol ist nach Kottmeyer ein dem Vasogen und dem von England aus in den Handel gebrachten Valsol ganz analog zusammengesetztes Salbenkonstituens, welches als Jodvasol den Vorzug fast unbegrenzter Haltbarkeit besitzen soll. *Fabrikant:* G. Hell & Co. in Troppau.

Vasolimentum, als Ersatz für Vasogen sehr gut eingeführt, stellt eine Emulsion aus ammoniakalischer Ölseife, Alkohol und festem oder flüssigem Paraffin dar. Zur Darstellung von Vasolimentum liquidum schüttelt man Paraffinum liquidum 40,0, Olein (blond) 40,0 Liquor Ammonii caust (0,910) 4,0 und Spiritus 6,0 einfach kräftig zusammen und bewahrt bei Zimmertemperatur auf. Diesem Vasolimente lassen sich, analog den Vasogenen, die verschiedensten Arzneimittel durch einfaches Lösen oder Mischen inkorporieren.

Vasopolentum ist ein Olein-Paraffin, welches in fester Form (spissum) als Salbengrundlage dient, in flüssiger Form (liquidum) als Lösungsmittel für viele Arzneisubstanzen. Das erstere kommt auch mit Quecksilber verrieben in den Handel. Das Vasopolentum wird als Ersatzmittel für Vasogen empfohlen. *Fabrikant:* Rump & Lehners in Hannover.

Vasotonin, eine Kombination von Yohimbinum nitricum und Urethan, kommt in sterilen Lösungen in Ampullen in den Handel. 1 ccm = 0,06 Vasotonin entsprechend ca. 8,5 mg Yohimbin. Es wird als gefäßerweiterndes und den Blutdruck herabsetzendes Mittel bei Angina pectoris, arteriosklerotischen Beschwerden und Bronchialasthma empfohlen. *Fabrikant:* Th. Teichgräber, Chem. Fabrik in Berlin S.

Vorsichtig aufzubewahren.

Velledol soll der wirksame Bestandteil des Viscum album sein, der innerlich in Dosen von 0,05 g und subkutan zu 0,001 g mehrmals täglich bei Störungen der Menstruation, Arteriosklerose usw. Anwendung finden soll. *Fabrikant:* Adrian & Cie. in Paris, 9 rue de la Perle.

Vellolin ist Adeps Lanae purissimus der Wollwäscherei und -Kämmerei in Döhren bei Hannover.

Velopural ist eine Seife, welche mit Hilfe von Olivenöl zu einer salbenartigen Masse verarbeitet wurde. Setzt man dieser Seife mit Lanolin extingiertes Quecksilber im Verhältnis 2:1 zu, so erhält man ein Quecksilber-Velopural, welches zu Inunktionskuren sehr empfohlen wird.

Velopurin ist eine Salbengrundlage, die dadurch erhalten wird, daß 60—150 g Ölseife in 1000 ccm 96prozentigem Weingeist gelöst werden. Nach der Filtration dieser Lösung wird dieselbe mit 50 bis 100 g Olivenöl durch Verreiben zu einer gleichmäßigen Masse verarbeitet. *Fabrikant:* Dr. Ludwig in Berlin, Holsteiner Ufer.

Vera-Serol siehe Merz Schnupfenserum.

Veratrol, Brenzcatechindimethyläther, $C_6H_4(OCH_3)_2$, bildet eine in Alkohol, Äther und fetten Ölen lösliche, bei 205—206° siedende Flüssigkeit. Das Veratrol wird äußerlich zu Einpinselungen bei Intercostalneuralgien und mit Jodkalium kombiniert bei Orchitis angewendet, innerlich in der Dosis von 2 Tropfen in Gelatinekapseln dreimal täglich bei Tuberkulose. *Bezugsquelle:* E. Merck in Darmstadt.

Vorsichtig aufzubewahren.

Veratrone ist eine alkoholfreie, sterile, durch einen Zusatz von 0,75% Chloretone haltbar gemachte flüssige Zubereitung aus Rhizoma Veratri viridis, welche subkutan und per os wie das Extr. fluid. Veratri Anwendung finden soll. Es bildet eine klare, angenehm riechende und nur wenig bitter schmeckende Flüssigkeit und enthält in 4 Teilen die wirksamen Bestandteile von 1 T. Droge. *Fabrikant:* Parke, Davis & Cie. in Detroit, Mich.

Vorsichtig aufzubewahren.

Vergotinine, ein Heilmittel gegen Herzkrankheiten und Krankheiten der Atmungsorgane bei Pferden, soll bestehen aus 3 g Veratrin, 2 g Strychninsulfat, 10 g Ergotin und 150 g Glyzerin. *Fabrikant:* C. Velpry in Reims.

Sehr vorsichtig aufzubewahren.

Veril, ein Wurmmittel in Form 8 teiliger Schokoladetäfelchen, soll als wirksamen Bestandteil das Pulver der Arekanuß enthalten.

Vero, Dr. A. Wolffs Fleischsaft Vero, aus Liebigs Fleischextrakt und Fleischalbumosen hergestellt, enthält 5% Glyzerin als Konservierungsmittel und etwas Suppenkräuterwürze als Geschmackskorrigens. *Fabrikant* : Dr. A. Wolff, Chem. Fabrik in Bielefeld.

Verobromal ist ein Veronal und Dionin enthaltendes brausendes Bromsalz. *Fabrikant:* Dr. L. Egger u. J. Egger in Budapest
Vorsichtig aufzubewahren.

Veronal siehe D. A.-B. V unter Acidum diaethylbarbituricum.

Veronalnatrium siehe Medinal.

Veronazetin wird ein zusammengesetztes Hypnotikum und Sedativum in Tablettenform genannt. Jede Tablette soll 0,15 g Natrium diaethylbarbituricum, 0,125 g Phenacetin und 0,125 g Codeinum phosphoricum enthalten. *Fabrikant:* Dr. R. u. Dr. O. Weil in Frankfurt a. M.
Vorsichtig aufzubewahren.

Verophen-Mundwasser ist eine etwa 0,2 prozentige wässerige Chinosollösung. *Fabrikant:* Verophen-Gesellschaft in Dresden.

Veropyrin ist nach L. M. V l a d á r eine Kombination von Veronal und Aspirin resp. Kalmopirin (R i c h t e r) mit 1 cg Morphium hydrochlor. pro dosi. Es soll als Hypnotikum und Sedativum Anwendung finden.
Vorsichtig aufzubewahren!

Vericaesan-Pillen sollen die wirksamen Bestandteile der Bärentraubenblätter enthalten und als Blasenantiseptikum bei akuter Gonorrhoe Anwendung finden. *Fabrikant:* Chem. Fabrik Reisholz G. m. b. H. in Düsseldorf-Reisholz.

Vesculan-Tabletten, als Entfettungsmittel empfohlen, sollen bestehen aus Extr. Fuci vesiculos. 0,12, Podophyllin. 0,02, Extr. Rhei comp. 0,12. *Fabrikant:* Dr. R. und Dr. O. Weil in Frankfurt a. M.

Vesicurol-Tabletten, H e x a m e t h y l e n t e t r a m i n - S a l - c i c y l - V a l e r i a n a T a b l e t t e n, sollen pro dosi 0,25 Hexamethylentetramin, 0,05 Natrium salicylicum, 0,02 Extractum Valerianae, sowie je 0,025 Extr. fluid. Uvae Ursi u. Extr. fluid. Herniariae enthalten und speziell bei Cystitis in Dosen von täglich 3 mal 2—3 Stück Anwendung finden. *Fabrikant:* Chem. pharm. Labor. Austria in Wien.

Vesipyrin, Phenylum acetylosalicylicum, im Jahre 1906 von C. Hofmann und R. Lüders in den Arzneischatz eingeführt, ist ein Präparat der Formel

$$C_6H_4\diagup^{OCH_3CO}_{\diagdown COOC_6H_5}$$

Man darf es demnach als Azetylsalol bezeichnen. Es wird auch durch Azetylierung von Salol erhalten. Es bildet bei 97° schmelzende, in Wasser unlösliche Kristalle, die sich in Alkohol und den anderen gebräuchlichen Lösungsmitteln lösen. Es ist fast geschmack- und geruchlos. Bei innerlicher Darreichung wird es erst im Darm gespalten, wobei die vorhandene Essigsäure die etwaigen giftigen Wirkungen des Phenols aufhebt. Wegen der so erzielten Ungiftigkeit soll es vornehmlich an Stelle des Salols angewendet werden, in manchen Fällen aber auch das Aspirin ersetzen. Man gibt Erwachsenen durchschnittlich 3 mal täglich 1 g, Kindern die Hälfte. *Fabrikant:* Chem. Werke Reiherstieg in Hamburg.

Vesol-Pastillen, als Entfettungsmittel empfohlen, enthalten die wirksamen Bestandteile von Phytolacca decandra und Fucus vesiculosus. *Fabrikant:* Laboratorium Leo in Dresden.

Vestosol ist ein Formalinpräparat, das hauptsächlich gegen Hyperhidrosis angewendet werden soll. Es stellt eine weißgelbliche Salbe dar. *Fabrikant:* Dr. Lonner in Berlin-Schöneberg, Eberstr. 34.

Vials tonischer Wein (Vin de Vial) wird dargestellt, indem man mageres, gehacktes Ochsenfleisch dreimal mit verdünntem Alkohol extrahiert, die gesammelten Flüssigkeiten im Vakuum eindampft, mit Malagawein versetzt und mit dieser Mischung Königschinarinde mazeriert. In der Preßflüssigkeit wird noch Calc. lactophosphoric. gelöst, das Ganze absetzen lassen und schließlich filtriert. Jeder Eßlöffel des Weins enthält die wirksamen Bestandteile von 30 g Fleisch, 2 g Chinarinde und 0,3 g Kalklactophosphat. *Fabrikant:* L. & H. Vial & Uhlmann in Frankfurt a. M.

Ein dem Original nahekommendes und angenehm schmeckendes Präparat soll nach folgender Vorschrift erhalten werden: Calc. actophosphor. 20,0, Aqu. dest. fervid. q. s. ad sol., Extr. Carnis Liebig 25,0, Extr. fluid. Chinae Vrij 25,0, Vin. Xerensis, Vin. Malacens. nigr. āā 500,0, Glycerin. 50,0, Misce, sepone aliquamdiu tum filtra.

Victoria-Asthma-Tropfen bestehen im wesentlichen aus Tinctura Lobeliae, Tinctura Opii benzoica, Liquor Ammonii anisatus und Kalium jodatum. *Fabrikant:* Victoria-Apotheke in Berlin SW.
Vorsichtig aufzubewahren.

Viferral, ein aus Chloral und Pyridin hergestelltes Polychloral, dessen chemische Formel nicht bekannt ist, wird als ein verbessertes Chloralhydrat bezeichnet, welches nicht ätzend wirkt und sich als ungefährliches Hypnotikum bewiesen hat. Man gibt es in Dosen von 0,75 bis zu 2 g. Es ist ein weißes Pulver, schmilzt bei 153—155° nach vorherigem Sintern von 150° an und beginnt zugleich zu destillieren. In kaltem Wasser löst es sich nur langsam, in siedendem aber völlig auf. Von schwach mit Salzsäure angesäuertem Wasser, also unter Bedingungen, wie sie im menschlichen Magen vorhanden sind, wird es nicht merklich angegriffen. Viferral kommt in Form von Tabletten zu 1 g in den Handel. *Fabrikant:* Dr. Simon Gärtner in Halle a. S.
Vorsichtig aufzubewahren.

Vilja-Creme, Unguentum herbale compositum Obermeyer, ist eine stark aromatisch riechende Salbe, die gegen verschiedene Hautleiden Anwendung finden soll. Als Bestandteile werden angegeben: Oleum Tanaceti 3,5%, Oleum Rutae 3%, Oleum Caps. Burs. Pastor 3,5%, Extr. Verben. 2,5%, Extr. Trigonell. 2,5%, Extr. Saponar. 3%, Extr. Betonic. 2%, Adeps Lanae comp. 80%. *Fabrikant:* Obermeyer & Co., G. m. b. H., Fabr. pharm. Präparate in Hanau a. M.

Villerino, ein Mittel gegen Wassersucht enthält nach Mannich und Schwedes beträchtliche Mengen eines unbekannten Herzgiftes. Von der darstellenden Firma wird als wirksamer Bestandteil „Rosavill" angegeben. *Fabrikant:* Schützenapotheke in München.

Vinco wird ein Abführmittel genannt, welches aus zerschnittenen Folliculi Sennae besteht. *Fabrikant:* Vinco Compagnie in Berlin-Schöneberg.

Vinum Coto-Pepsini besteht aus einem Ansatze der Cotorinde, etwas Chinarinde und des Pepsins im Verhältnisse des offizinellen Pepsinweines, mit Marsalawein. Dem filtrierten Weine ist noch $\frac{1}{2}$% Validol (siehe dieses) hinzugefügt. Der Coto-Pepsinwein hat sich als ein gutes Diätetikum und Stomachikum bewährt.

Erwachsene nehmen einen Eßlöffel oder ein Likörglas voll, Kinder einen Kaffeelöffel voll nach den Hauptmahlzeiten. *Fabrikant:* G. Hell & Co. in Troppau.

Vinum Djamboe siehe Tinctura Djamboe vinosa.

Vinum Ibogaini siehe Ibogain.

Vin Mariani, Marianis Cocawein, soll aus Bordeauxwein und den wirksamen Bestandteilen der Cocapflanze bestehen. Cocain konnte durch Aufrecht nicht nachgewiesen werden.

Vin urané Pesqui siehe Uranwein.

Vinopyrin ist das primäre Tartrat des Para-Phenetidins: $C_2H_4O_2 \cdot COOH \cdot COO \cdot NH_3 \cdot C_6H_4 \cdot O \cdot C_2H_5$. Es kristallisiert in schönen glänzenden Blättchen, die bei ca. 168° schmelzen, in Wasser leicht, in Alkohol schwerer und in Äther unlöslich sind; die wässerige Lösung reagiert sauer und gibt mit Holzstoff die den Anilinen eigentümliche Reaktion, nämlich intensive Gelbfärbung. Vinopyrin wird von der darstellenden Fabrik als Antipyreticum, Antineuralgicum, Antirheumaticum, Sedativum und als Migränemittel gerühmt. Dosis 0,75—1,0 mehrmals täglich in Form von Pulver oder der im Handel vorkommenden Tabletten (zu 0,75 g). *Fabrikant:* E. Walther Fischer in Böhlitz-Ehrenberg bei Leipzig.

Vorsichtig aufzubewahren.

Vioform, Chinolinum chlorojodatum, Jodchloroxychinolin, C_9H_5ONJCl, wird nach D. R. P. Nr. 117767 erhalten durch Einführen eines Jodatoms in das Anachlororthooxychinolin, wobei das Jodatom wahrscheinlich in die Metastellung zum Stickstoff eintritt. Das Präparat bildet ein gelbliches, vollkommen geruchloses Pulver, sehr schwer in Wasser löslich, zu 0,3% in kaltem Alkohol, etwas leichter in Äther. Jodgehalt 41,51%.

Vioform läßt sich unzersetzt sterilisieren. Es wird als reizloses, aber stark antiseptisch wirkendes Ersatzmittel für Jodoform als Streupulver oder in Form von Gaze empfohlen. *Fabrikant:* Baseler chemische Fabrik in Basel.

Vioform-Gaze wird nach Krecke in der Weise hergestellt, daß 50 g Vioform mit 200 g Glyzerin, 200 g sterilisierten Wassers und 100 g Alkohol zu einer Emulsion verrührt und mit dieser die vorher sterilisierten Gazebinden imprägniert werden.

Zur Entfernung von Vioformflecken aus Wäsche usw. werden die Wäschestücke in 2prozentiger Essigsäure zwei Stunden eingeweicht, dann gespült und ausgerungen. Dann kommen sie eine Stunde in eine 2prozentige Natriumthiosulfatlösung, werden wieder gewässert und schließlich in einem Seifenbade 10 Minuten gekocht und mit kaltem Wasser nachgespült.

Virilact wird ein Mittel gegen venerische Ansteckung genannt, das eine Kombination von Wasserstoffsuperoxyd und einer Methylpropylphenol-Glyzerinlösung sein soll und in Zinntuben in den Handel kommt. *Fabrikant:* Dr. R. u. Dr. O. Weil in Frankfurt a. M.

Virisanol werden Pillen gegen Impotenz und Neurasthenie genannt, die nach Aufrecht aus Lecithin, Chinin, Eisen in organischer Bindung mit einer hämoglobinartigen Substanz bestehen. *Fabrikant:* H. Unger in Berlin.

Viro. Die „Viro"-Gesellschaft für Hygiene und Antisepsis, G. m. b. H. in Berlin, hat ein kombiniertes Prophylaktikum gegen Tripper und Lues hergestellt, welches aus kleinen Zinntuben mit einer 20% Protargol enthaltenden Glyzeringelatine und einer größeren Tube mit einem 5% Lysoform enthaltenden Seifencreme besteht. Der Inhalt einer kleinen Tube, in die Harnröhre injiziert, soll etwa kurz vorher acquirierte Gonokokken vernichten, der Seifencreme, auf die Haut gerieben, eine Infektion mit Syphilisvirus verhüten und später, mit Wasser abgewaschen, als sicheres Desinfiziens etwaiger Keime dienen.

Visbovis, ein mit Zucker haltbar gemachter, aromatisierter Fleischsaft, soll aus frischem Rindfleisch ohne jeden Zusatz von Fleischextrakt und Eiweiß hergestellt werden. *Fabrikant:* Apotheker Dr. Wasserzug in Frankfurt a. M.

Viscolan, eine Salbengrundlage von der Konsistenz dickflüssigen Honigs und gelblich-grüner Farbe, enthält als Grundsubstanz gereinigtes Viscin (aus Viscum Quercus). Es bildet eine fast geruchlose, fadenziehende, klebrige Masse. *Fabrikant:* Dr. Loebell in Mügeln bei Dresden.

Vishaemyl wird ein Eisenpräparat genannt, das als Badezusatz in den Handel kommt, und dazu dienen soll, bei Anämie usw. dem Körper unter Umgehung des Magens Eisen in Form von Bädern zuzuführen. *Fabrikant:* Löwenapotheke in Buttelstedt (Weimar).

Visnervin (Dr. Erhards Visnervin), gegen Nervenkrankheiten angepriesen, stellt Pastillen dar, die nach Z e r n i k und K u h n aus einer aus Getreidemehl, Zucker, Vanille und Eiweißstoffen zusammengesetzten Masse, die mit Schokolade-Zuckerumhüllung versehen ist, bestehen. Der Karlsruher Ortsgesundheitsrat warnte vor dem Bezug des absolut unwirksamen Mittels. *Fabrikant:* Dr. Arthur Erhard, G. m. b. H. in Berlin.

Visvit, ein Nähr- und Kräftigungsmittel, soll neben Hämoglobineiweiß die Nährstoffe von Milch, Eiern und Cerealien enthalten. Es bildet ein graugelbes, fast geschmackloses Pulver, welches trocken oder mit flüssigen Nahrungsmitteln angerührt genommen werden soll. *Fabrikant:* Goedecke & Co. in Leipzig und Berlin.

Vitagen ist ein Eisen-Mangansaccharatliquor hamburgischer Herkunft, der nach den Helfenberger Annalen ca. 0,2% Eisen und 0,083% Mangan enthält.

Vitaqua werden Sauerstoffbäder der Firma Scheibe & Co. in Berlin-Charlottenburg genannt.

Vitose ist eine Salbengrundlage aus Eiweiß, Olivenöl und Glyzerin, die als geruchlos, niemals ranzig werdend, neutral und reizlos bezeichnet wird. Mit Glyzerin und Wasser, sowie mit Öl und anderen Fetten ist die Vitose in jedem Verhältnis mischbar. *Fabrikant:* J. E. Stroschein in Berlin SO. 36.

Dr. Viviens Lebertranextraktpräparate. Es gibt deren drei, nämlich: Dr. Viviens W e i n mit Kabeljauleberextrakt: Ichthyoglucin 1,666, Propylamin 0,085, Essigsäure, Buttersäure, Milchsäure zusammen 0,2, Phosphor bzw. Phosphorsäure 0,069, Schwefel bzw. Schwefelsäure 0,007, Jod 0,0018, Chlor und Brom 0,051, Alkali 0,170, organisches Extrakt 0,354, Wasser 0,720, Grenachewein 320,0. — D r a g e e s (P i l u l e s) Dr. Vivien: Extr. Morrhuae (wie vorher angegeben) 0,06, Rad. Glycyrrhizae 0,05, Sacch. 0,19 g. — C a p s u l e s Dr. Vivien: Extr. Morrhuae 0,12, Rad. Glycyrrhiziae 0,11, Glutini 0,27. *Fabrikant:* Apotheker E. Feigel in Mülhausen i. E.

Vulnoplast, ein Verbandmaterial, besteht aus drei in feste Verbindung gebrachten Schichten, von denen die unterste, die mit der Wunde in Berührung kommt, aus Verbandmull besteht, auf die eine Salbenschicht ausgewalzt ist. Und zwar ist als Salbengrundlage Gelatine gewählt, die den Vorzug hat, daß sie sich in den Wundsekreten vollständig löst und hierdurch die zugesetzten Medikamente voll zur Einwirkung gelangen läßt. Als medikamentösen Zusatz enthält **Vulnoplast** eine Mischung von 10% Protargol und 5% Xeroform. Über dieser Schicht befindet sich die Deckschicht, welche das ganze Pflaster zusammenhält und zur Befestigung auf dem Körper zum Teil mit Klebemasse bestrichen ist, während der größere Rest der Deckschicht unbestrichen und dadurch luftdurchlässig ist. *Fabrikant:* Dr. Wasserzug in Frankfurt a. M.

Wa-ka-na, Essentia Camphorae comp., Japanischer Kamphergeist, angeblich ein Kampferdestillat, soll zu den verschiedensten Zwecken äußerliche Anwendung finden. *Fabrikant:* K. Friedr. Töllner in Bremen.

Webers Alpenkräutertee nach Buchheisters Vorschriftenbuch: Fol. Sennae, Fol. Menth. pip., Fol. Farfarae, Herb. Asperulae, Lign. Guajaci, Lign. Sassafras, Rad. Althaeae, Rad. Liquiritiae $\overline{aa}$ 40,0, Fruct. Foeniculi, Herb. Millefolii, Flor. Acaciae, Flor. Carthami tinct. $\overline{aa}$ 4,0, Flor. Sambuci 2,0.

Wegeners Tee wird von der Ferromanganin-Gesellschaft in Frankfurt a. M. als Blutreinigungs- usw. Tee angepriesen. Nach Angaben dieser Firma besteht er aus 10 T. Veilchenblättern, 7 T. Scharfgarbenblüte, 25 T. russ. Süßholz, 30 T. Eibischblättern, 20 T. Ehrenpreis, 50 T. Sennesblättern, 30 T. Fenchel, 15 T. russ. Knöterich, 5 T. entharzter Sennesblätter, 25 T. Fliederblüte und 20 T. Fenchelbaumrinde.

Dr. Weils Nerven-Regenerationstabletten enthalten Lecithin, Eisenlaktat, Natriumglyzerophosphat und Dr. Leubes Magenpulver (letzteres besteht aus Rad. Rhei, Natr. sulfuric. $\overline{aa}$ 7,5, Natr. bicarbonic. 5,0). *Fabrikant:* Schwanen-Apotheke in Frankfurt a. M.

Dr. Weils Pulver gegen Epilepsie besteht aus 10% Hämoglobin und Acidalbumin, 84% Eisenbromid und 6% Enzianbitterstoffen. *Fabrikant:* Schwanen-Apotheke in Frankfurt a. M.

Weirichs Lecithinpräparat wird in Dosen von 2—3 Eßlöffeln gegeben und enthält nach Angabe des Fabrikanten Lecithin 9,18% (als P_2O_5 berechnet 0,84%), eisenhaltiges Nukleoalbuminoid 0,019% (als Fe_2O_3 berechnet), Eiweißstoffe 8,70%, Neutralfett

9,50%, Zucker 15%, Alkohol 8,40%, Chlornatrium 0,70%, Wasser 48%. *Fabrikant:* J. Weirich in Straßburg i. Els.

Wermolin wird eine Oleum Chenopodii anthelminthici und Oleum Ricini enthaltende, versüßte und aromatisierte Emulsion genannt, welche innerlich tee- bis eßlöffelweise zur Abtreibung von Spulwürmern, als Klysma 1:4 mit Glyzerin und Wasser verdünnt gegen Oxyuris Anwendung finden soll. *Fabrikant:* Adler-Apotheke in Hilden.

Wilhelms Tee, antiarthritischer antirheumatischer Blutreinigungstee, von Apotheker Frz. Wilhelm in Neunkirchen (Österreich) enthält nach Angabe des Fabrikanten: Innere Nußrinde 56, Walnußschale 56, Ulmenrinde 75, Franz. Orangenblätter 50, Eryngiiblätter 35, Scabiosenblätter 56, Lemusblätter 75, Bimstein 1,50, rotes Sandelholz 75, Bardanawurzel 44, Carexwurzel 3,50, Radic. Caryophyll. 3,50, Chinarinde 3,50, Eryngiiwurzel 57, Fenchelwurzel (Samen) 75, Graswurzel 75, Lapathewurzel 67, Süßholzwurzel 75, Sarsaparillwurzel 35, Fenchel, röm., 3,50, weiß. Senf 3,50, Nachtschattenstengel 75.

Wincarnis, ein Anregungs- und Erfrischungsmittel, besteht aus einer Lösung von Liebigs Fleischextrakt und Malzextrakt in Portwein. *Bezugsquelle:* Fasseth & Johnson G. m. b. H. in Berlin SW. 48.

Wintergrünöl siehe Methylium salicylicum.

Wismol, welches als Ersatz für Jodoform in der Wundbehandlung empfohlen wurde, bezeichnet der Fabrikant als Magnes.-Bismut. oxygeniens. Es soll neben Magnesiumsuperoxyd 25% Wismutoxyd enthalten. *Fabrikant:* Buchkas Kopf-Apotheke in Frankfurt a. M.

Wismut siehe auch Bismutum.

Wismutbrandbinden siehe Brandbinden.

Wismutoxyjodidgallat siehe Airol.

Wismutoyxjodidtannat siehe Ibit.

Dr. A. Wolffs aromatischer Eisenwein enthält ein anorganisches Eisenpräparat in schwerem spanischen Wein. *Fabrikant:* Sudbracker Nährmittelwerke in Bielefeld.

Wolfram kolloidales, ein schwarzes, geruch- und geschmackloses Pulver, wird von K r ü g e r als Ersatz für Wismut zu diagnostischen Zwecken in der Röntgentherapie empfohlen. *Fabrikant:* Chem. Fabrik von Heyden in Radebeul b. Dresden.

Xaxaquin, a z e t y l s a l i z y l s a u r e s   C h i n i n , bildet ein farbloses kristallinisches Pulver. Es soll die Wirkung seiner Komponenten entfalten und als Antipyretikum, besonders bei Influenza und Gelenkrheumatismus Anwendung finden. *Fabrikant:* Bourroughs, Wellcome & Co. in London.

Xeranatbolusgaze wird ein Bolusverbandstoff genannt. *Fabrikant:* Wiskemann & Cie. in Kassel.

Durch C o h n und A u f r e c h t wurde im Jahre 1905 die Anwendung des Bolus als deckendes Wundantiseptikum empfohlen. Ersterer gab auch eine Vorschrift zu Bolusverbandstoffen, nach welcher der geglühte, fein gepulverte weiße Bolus mit einer auf heißem Wege hergestellten ammoniakalischen Seife gemischt und der Mischung 0,5% Salizylsäure oder 1% Liquor. Alumin. acetici zugesetzt wird. Mit dieser Mischung wird hydrophile Gaze getränkt.

Xerase, ein Hefepräparat, besteht aus 150 T. reiner getrockneter Hefe, 125 T. Bolus alba, 20 T. Traubenzucker und 3 T. Nährsalzen. Es bildet ein graues, haltbares Pulver und wird zur Behandlung blenorrhoischer und gonorrhoischer Erkrankungen, jauchiger Wunden, inoperabler Karzinome, Furunkulose usw., sowie bei Sexualerkrankungen der Frauen (in Form von Gelatinekapseln) empfohlen. *Fabrikant:* J. D. Riedel A.-G. in Berlin-Britz.

Xerosin wird eine abwaschbare, antiseptisch wirkende, hautfarbene Trockenpasta genannt, welche neben dem als Gelanthum bekannten Hautfirnis Ichthyol, Borsäure, Zinkoxyd und Talkum enthält. *Fabrikant:* Apotheker E. Weigert in Breslau I.

Xylochloral ist eine der Chloralose analoge Verbindung von Xylose mit Chloral (Chloralose wird durch Erhitzen von Chloralanhydrid mit Traubenzucker gewonnen). Man gewinnt dieselbe durch Erhitzen von Xylose mit Chloral unter Zusatz von Salzsäure. Durch Umkristallisieren aus heißem Wasser erhält man bei 132° schmelzende Blättchen, die in Wasser leicht löslich sind und als Schlafmittel Anwendung finden sollen.

Vorsichtig aufzubewahren.

Xylol, D i m e t h y l b e n z o l , $C_6H_4(CH_3)_2$, bildet eine zwischen 137—140° siedende Flüssigkeit von eigentümlichem

Geruch. Das Xylol wurde bei Pocken in Dosen von 5—10 Tropfen in Kapseln, Wein oder Emulsion empfohlen; auch bei Atmungsstörungen und Dyspepsie findet es bisweilen Anwendung.

Maximaldosis 2,5 g pro die.

Xyol (nicht Xylol!) ist ein Konkurrenzprodukt des Lysoforms, also eine Formaldehydseifenlösung. Es ist im Handel als X y o l p u r i s s i m u m und als X y o l p u r u m, letzteres für die Großdesinfektion. Ein Seifenpulver mit 10% Xyol wird unter dem Namen K a l i o l in den Handel gebracht. *Fabrikant:* Chem. Fabrik Flick in Ichendorf.

Vorsichtig aufzubewahren.

Yer-Präparate siehe Jer-Präparate.

Yerba santa. E x t r a c t u m E r i o d i c t y o n i s. Aus den Blättern von Eriodictyon glutinosum, einer amerikanischen Pflanze, wird ein Fluidextrakt bereitet, welches als Expectorans und Alterans Anwendung findet. Es erzeugt, auf die Zunge gebracht, lokale Ageusie und wird gebraucht bei Krampfhusten, Asthma, Entzündungen der Geschlechts- und Harnorgane, ferner um den unangenehmen Geschmack bitterer und scharfschmeckender Arzneistoffe zu verdecken. Dosis 1,2 bis 4,0 g. *Bezugsquelle:* E. Merck in Darmstadt.

Yerbin werden Pastillen und Pulver aus Paraguay-Tee genannt. *Fabrikant:* Uhrenbacher & Heydrich in Dresden-A.

Yoghurt, J o g h u r t, wird eine mit „Maya" (Yoghurtferment) hergestellte Sauermilch genannt. Das Yoghurtferment besteht aus Kulturen bestimmter Milchsäurebakterien (hauptsächlich des für Yoghurt charakteristischen Bazillus bulgaricus sowie des Diplostreptococcus acidi Lactici) und gelangt sowohl flüssig als auch in Pulverform in den Handel. Zur Darstellung der Yoghurtmilch (flüssiger Trinkmilch) wird gute Kuhmilch zum Sieden erhitzt und nach dem Abkühlen auf 50° mit Yoghurtferment (etwa 2 ccm des flüssigen oder eine gute Messerspitze voll des trockenen Präparates auf 1 l) versetzt, gut durchgeschüttelt, und bei dieser Temperatur (am besten in doppelwandigen evakuierten Flaschen) 12 Stunden stehen gelassen. Vor dem Genusse wird die Milch noch einmal gut durchgeschüttelt und kalt gestellt. Soll puddingartiger oder sog. fester Yoghurt erhalten werden, so muß die Milch vor dem Fermentzusatz auf die Hälfte eingedickt werden. Der Yoghurt, der in seinen Heimatländern (Bulgarien usw.) schon seit alters her als Heil- und Erfrischungsmittel beliebt ist, zeichnet sich durch die hohe Verdaulichkeit seiner Eiweißstoffe aus und wird daher als Nähr- und Kräftigungsmittel, besonders bei Verdauungsschwäche und Verdauungsstörungen empfohlen. Besondere Bedeutung hat der Yoghurt neuerdings durch die Arbeiten von Metschnikoff erlangt, nach denen dieses Präparat eine darmdesinfizierende und die schädlichen, Gesundheit und Leben gefährdenden Wirkungen der den Darm bevölkernden Mikroben paralysierende Wirkung ausübt. Außer dem Yoghurtferment in trockner (Pulver und Tabletten) und flüssiger Form, gelangen auch fertige Yoghurtmilch sowie eine große Anzahl der verschiedensten Yoghurtspezialitäten in den Handel.

Zehr-Yoghurt wird durch 4—6 stündiges Einwirken des Yoghurtfermentes auf Magermilch bei einer Temperatur von 40—42° gewonnen. Das Präparat soll nüchtern ohne Zucker genossen werden.

Yohimbin, $C_{22}H_{30}O_4N_2$, das Alkaloid der Yohimbeherinde, der Rinde eines in Kamerun wachsenden, zur Ordnung der Rubiaceae gehörenden Baumes Corynanthe Yohimbe, wird nach dem engl. Patent Nr. 11 647 von Dr. L. Spiegel in Berlin gewonnen, indem man die gepulverte Rinde mit verdünnter Essigsäure behandelt und aus der so erhaltenen Lösung das Alkaloid durch Zusatz von Natriumkarbonatlösung ausfällt. Nach dem Trocknen und Umkristallisieren aus Alkohol erhält man das Alkaloid in weißen Nadeln, die fast unlöslich in Wasser sind, bei 234° C schmelzen und die Zusammensetzung $C_{22}H_{30}N_2O_4$ oder $C_{23}H_{32}N_2O_4$ haben. Die Salze des Yohimbins werden durch Auflösen desselben in verdünnten Säuren und Abdampfen der Lösung bis zur beginnenden Kristallisation erhalten.

Vorsichtig aufzubewahren.

Yohimbinum hydrochloricum, $C_{22}H_{28}O_3N_2HCl$, bildet weiße, kleine Blättchen oder ein weißes, kristallinisches Pulver vom Schmelzpunkt 285 bis 290°. Das Salz löst sich farblos in konzentrierter Schwefelsäure, auf Zusatz eines Körnchens Kaliumdichromat tritt eine intensiv blauviolette Färbung auf. Es ist in heißem Wasser und Alkohol ziemlich leicht, in kaltem Wasser und Alkohol schwer löslich (etwa 1 : 40 in Wasser von 50—60°). Die 1prozentige wässerige Lösung zeigt bei Anwendung eines 100 mm-Rohres und Zimmertemperatur (20°) ein Drehungsvermögen von $+1° 5'$.

Yohimbin. hydrochloric. wird gegen Impotenz angewendet. Man verordnet subkutan dreimal täglich 0,0025 bis 0,005 g Yohimbin hydrochl. = dreimal täglich je $\frac{1}{4}$—$\frac{1}{2}$ Pravazspritze einer Lösung von 0,1 g in 10 T. siedend heißen Wassers (die Lösung ist nur ca. 1 Woche haltbar) oder innerlich dreimal täglich 10—15 Tropfen der obengenannten Lösung (0,1 in 10 T. Wasser) = dreimal 0,005—0,0075 g oder dreimal täglich 1 Tablette zu 0,005 g. *Fabrikanten:* Chemische Fabrik Güstrow in Mecklenburg, J. D. Riedel Akt.-Ges. in Berlin-Britz, Knoll & Co. in Ludwigshafen a. Rh., E. Merck in Darmstadt und Gehe & Co. in Dresden.
Vorsichtig und vor Licht geschützt aufzubewahren.

Yohimbin-Schmidt, eine gebrauchsfertige Lösung für die Veterinärpraxis, enthält nach Kobert - Rostock als wirksame Substanz neben Yohimbin auch Veratrin.
Sehr vorsichtig aufzubewahren.

Yohimvetol ist der Handelsname für ein Yohimbin, das bei Tieren angewendet wird. *Fabrikant:* Chemische Fabrik Güstrow, Dr. Hillringhaus & Dr. Heilmann.
Vorsichtig aufzubewahren.

Yohydrol, ist Yohimbinum hydrochloricum Riedel. *Fabrikant:* J. D. Riedel A.-G. in Berlin-Britz.
Vorsichtig aufzubewahren.

Yopuamin, ein Aphrodisiakum in Tabletten, soll aus Yohimbin und Extractum Muriae Puamae bestehen. *Fabrikant:* Vertriebsgesellschaft pharmazeutischer Präparate in Berlin.
Vorsichtig aufzubewahren.

Ysyn, ein Nährpräparat, bildet ein weißes geschmackloses Pulver, das 85—87% der Milch entstammendes Eiweiß enthalten soll.

Zamba-Kapseln gegen Gonorrhöe usw. enthalten pro dosi 0,05 g Salol und 0,2 g Sandelholzöl. *Fabrikant:* Apotheker E. Lahr in Würzburg.

Zapfentampons sind Glyzerintampons, denen leicht Ichthyol, Tannin, Kaliumjodid u. a. m. hinzugesetzt werden kann. *Bezugsquelle:* E. Niemitz in Hamburg, Georgenplatz.

Zebromal, Phenyldibrompropionsäureäthylester, Zimtsäureäthylesterdibromid, $C_6H_5 \cdot$

$(CHBr)_2 \cdot COO \cdot C_2H_5$, wird durch Bromieren von Zimtsäureäthylester erhalten. Weißes, in Wasser unlösliches, leicht in Äther und Chloroform, schwerer in Alkohol lösliches Kristallpulver mit schwach aromatischem Geruch und Geschmack. Schmelzpunkt 74—75°. Bromgehalt 47,5%. Es soll als Ersatz der Bromalkalien, besonders bei Epilepsie Anwendung finden. Dosis in leichten Fällen 1,0—2 g täglich, in schwereren Fällen bis 7,0 g pro die in Pulver oder Tabletten. *Fabrikant:* E. Merck in Darmstadt.

Vor Licht geschützt aufzubewahren.

Zehr-Yoghurt siehe Yoghurt.

Zellersche Krebsmittel. Die Zellersche Behandlung des Hautkrebses ist eine doppelte: innerliche Darreichung eines Kieselsäurepräparates (Nacasilicium) und äußerliche Anwendung einer Arsenquecksilberpaste (Cinnabarsana).

Nacasilicium besteht aus Kalium silicicum, Natrium silicicum ā̄ā 20,0 g, Saccharum Lactis 60,0 g und gelangt als Pulver oder Tabletten (à 0,25 g mit einem Zusatz von 5% Ferrum oxydatum fuscum) in den Handel. Dosis: 3 mal täglich 0,5 g.

Cinnabarsana, Zellersche Krebspaste, soll aus Acidum arsenicosum 2,0 g, Hydrargyrum sulfuratum rubrum 6,0, Carbo animalis 2,0 g und Wasser bereitet werden. C. Stich fand an einer von ihm untersuchten Probe 40% Wasser, 11,5% arsenige Säure, 24,5% Zinnober und 24% Kohlenpulver.

Sehr vorsichtig aufzubewahren.

Fabrikant: C. H. Burk in Stuttgart.

Zematone, ein Asthmamittel in Tabletten, soll Stramonium, Grindelia, Fungus Laricis, Papaver und Kalium nitricum enthalten. *Fabrikant:* Apotheker Wasserzug in Frankfurt a. M.

Vorsichtig aufzubewahren.

Zeozonpaste enthält als wirksamen Bestandteil das Orthooxyderivat des Aesculins. Sie soll 3 prozentig gegen Sonnenbrand, Epheliden, 7 prozentig als Ultrazeozon gegen Gletscherbrand prophylaktisch Anwendung finden. *Fabrikant:* Kopp & Joseph in Berlin.

Zeozon-Sauerstoffbäder siehe Sauerstoffbäder.

Zeuners Halspastillen gegen Mandelentzündungen bestehen aus je 0,2 g Resina Guajaci und Zucker, sowie geringen Mengen Menthol, Rosenöl und Anästhesin. Man nimmt zweistündlich eine Pastille. *Fabrikant:* Viktoria-Apotheke in Berlin SW., Friedrichstraße.

Zimphène siehe Zymphen.

Zimtalkohol siehe Styron.

Zimtsäureäthylesterdibromid siehe Zebromal.

Zimtsäure-Allylester, $C_6H_5 \cdot CH \cdot CH \cdot CO \cdot O \cdot C_3H_5$, bildet eine farblose, mit Alkohol und Fetten mischbare Flüssigkeit. Der Ester soll nach B l o s zur Behandlung tuberkulöser Prozesse, besonders tuberkulöser Bauchfisteln und tuberkulöser Fisteln nach Adnexoperationen geeignet sein.

Zimtsäure-m-Kresol siehe Heto-Kresol.

Zincochinol, eine Oxychinolinsulfosäure mit 20% Zinkoxyd, bildet ein lockeres, gelbes, in Wasser unlösliches Pulver von adstringierender und antiseptischer Wirkung. Es soll rein oder vermischt mit anderen Pulvern als Wundstreupulver oder in Form von Salben und Pasten äußerlich Anwendung finden. *Fabrikant:* Franz Fritsche & Co. in Hamburg.

Zincum boricum, $ZnB_4O_7 + 7H_2O$, bildet ein amorphes, weißes in Säuren lösliches Pulver. Es wurde als Streupulver bei der Wundbehandlung, ferner in Salbenform wie Zinkoxyd bei Ekzemen empfohlen.

Vorsichtig aufzubewahren.

Zincum borothymolicum siehe Antiseptin.

Zincum bromatum, $ZnBr_2$, bildet ein weißes, hygroskopisches, in Wasser und Ammoniak lösliches Kristallpulver. Es wird in wässeriger, verdünnter Lösung zu 0,02—0,06 g bei Epilepsie angewendet.

Maximaldosis 0,6 g pro die.

Vorsichtig aufzubewahren.

Zincum cyanatum, $Zn(CN)_2$, bildet ein weißes, in Cyankalilösung lösliches, in Wasser und Alkohol unlösliches Pulver. Es wird in Gaben von 0,005—0,01 g mehrmals täglich bei Nervenleiden, Epilepsie, Keuchhusten und Magenkrampf angewendet.

Sehr vorsichtig aufzubewahren.

Zincum dijodparaphenolsulfonicum siehe Zinc. sozojodolicum.

Zincum ferrocyanatum, $Zn_2Fe(CN)_6 + 3H_2O$, bildet ein weißes, in Wasser unlösliches Pulver. Es wird zu 0,03—0,12 g mehrmals täglich bei Dysmenorrhöe, Rheumatismus, Chorea und Castralgie, am besten in Pillen, angewendet.

Vorsichtig aufzubewahren.

Zincum gallicum (subgallicum) bildet ein graugrünliches, unlösliches Pulver und enthält 44% Zinkoxyd. Es wird innerlich zu 0,03—0,25 g bei anormalen Gärungserscheinungen im Darm und bei Nachtschweißen und äußerlich bei Ekzemen in Pulver oder in Salben angewendet.

Vorsichtig aufzubewahren.

Zincum jodatum, ZnJ_2, bildet ein weißes, hygroskopisches, kristallinisches Pulver. Es wird wie Chlorzink äußerlich als Ätzmittel, innerlich zu 0,06—0,1 g bei Skrofeln, Syphilis usw. angewendet und in Sirup gegeben; auch wird es in etwa 0,15—0,3 prozentiger Lösung bei Gonnorrhöe injiziert.

Vorsichtig aufzubewahren.

Zincum lacticum, $Zn(C_3H_5O_3)_2 + 3H_2O$, bildet weiße, in 6 T. kochenden Wassers lösliche Kristalle. Es wird innerlich an Stelle des Zinkoxyds als mildes Zinkpräparat bei Epilepsie angewendet in Dosen von 0,03—0,06 g mehrmals täglich.

Maximaldosis 0,06 g pro dosi und 0,3 g pro die.

Vorsichtig aufzubewahren.

Zincum permanganicum, $Zn(MnO_4)_2 + 2H_2O$, bildet fast schwarze, dem Kaliumsalz ähnliche, in Wasser leicht lösliche Kristalle. Es wird als Antiseptikum gebraucht, und zwar in Lösung von 0,05 : 200 Wasser bei Urethritis injiziert, als Augenwasser 0,1—0,2 : 100 Wasser.

Vorsichtig und vor Licht geschützt aufzubewahren.

Zincum phenylicum bildet ein weißes, in Wasser und Alkohol teilweise lösliches Pulver. Es wird als Streupulver gegen Hautkrankheiten und in der Chirurgie angewendet.

Vorsichtig aufzubewahren.

Zincum phosphoratum, Zinkphosphid, Zn_3P_2, bildet dunkelgraue, nach Phosphor riechende Massen, welche in Alkohol und Wasser nicht löslich sind. Es wird an Stelle des Phosphors zu 0,001—0,005 g mehrmals täglich in Pillen und Pulvern bei Epilepsie, Rhachitis, Caries, Geisteskrankheit usw. gegeben.

Sehr vorsichtig aufzubewahren.

Zincum phosphoricum, $Zn_3(PO_4)_2 + 4H_2O$, bildet ein weißes, in Wasser und Alkohol fast unlösliches, in Mineralsäuren, Ammoniak und mit Ammonsalzen lösliches Pulver. Es wurde in Dosen von 0,1—0,3 g 3—4 mal täglich als Spezifikum gegen Epilepsie und Nervenkrankheiten empfohlen.

Vorsichtig aufzubewahren.

Zincum salicylicum, $Zn(C_6H_4 \cdot OH \cdot COO)_2 + 3H_2O$, bildet nadelförmige, in Wasser und Alkohol lösliche Kristalle. Es wird äußerlich in der dermatologischen Praxis als Streupulver und bei Hautkrankheiten in Form von Zinkgelatine angewendet, innerlich analog dem Zincum valerianicum.

Maximaldosis 0,1 g pro dosi, 0,3 g pro die.

Vorsichtig aufzubewahren.

Zincum sozojodolicum, Sozojodolzink, $(C_6H_2J_2 \cdot OH \cdot SO_3)_2Zn + 6H_2O$, bildet farb- und geruchlose Nadeln, löslich in Alkohol und in 25 T. Wasser. *Prüfung* nach Pharm. Helv.: Wird 1 g in Wasser gelöst und mit Schwefelammonium das Zink vollständig ausgefällt, so darf das Filtrat nach dem Eindampfen und Glühen einen wägbaren Rückstand nicht hinterlassen.

Es wirkt als Adstringens und Antiseptikum sekretionsvermehrend. Die 1—2 prozentige Lösung verwendet man bei Blasenleiden zum Ausspülen der Blase, ferner gegen Fluor albus, Gonorrhöe (abwechselnd mit Sozojod. Na.-Lsg.; bei chronischer Gonorrhöe mit etwas Tinct. opii croat.), Myringitiden, Urethritis gonorrhoica; die 5—7 prozentige Lösung (erwärmt) gegen Stomatitis, Endometritis, Vaginismus; die 5—10 prozentige Salbe gegen Congelationes, Ekzeme, Impetigo, Rhinitis atrophicans foetida, Ulcera varicosa und Ulcus cruris; 1—2 prozentige Verreibungen mit Talkum, Saccharum Lactis oder Borsäure werden gegen Otitis purulenta, Otorrhöe und Rhinitis hypertrophicans angewendet; 7—10—20 prozentige Verreibungen gegen Ekzeme, Laryngitis sicca und tuberculosa, Otitis media, Otorrhöe, Ozaena, Pharyngitis chronica, Pruritus, Rhinitis, Rhino-Pharyngitis, Schnupfen, Stockschnupfen und Ulcera tuberculosa. *Fabrikant:* H. Trommsdorff in Aachen.

Vorsichtig aufzubewahren.

Zincum stearinicum, $Zn(C_{18}H_{35}O_2)_2$, stearinsaures Zink, bildet ein weißes, unlösliches Pulver. Es wird bei Gonorrhöe zuzammen mit 2% Menthol oder mit 30% Europhen vermischt zur

Auskleidung der Urethra und zu Einblasungen in die Nase angewendet. *Bezugsquelle:* E. Merck in Darmstadt.

Zincum subgallicum siehe Zincum gallicum.

Zincum sulfanilicum siehe Nizin.

Zincum sulfocarbolicum siehe Zincum sulfophenylicum.

Zincum sulfoichthyolicum siehe Ichthyol.

Zincum sulfophenylicum, Z i n c u m   s u l f o c a r b o l i c u m , $(C_6H_4OHSO_3)_2Zn + 8H_2O$, bildet farblose oder sehr schwach rötliche, in Wasser und Alkohol lösliche Kristalle. Es wird in der Wundbehandlung als Adstringens und Antiseptikum und bei Gonorrhöe in ½—1prozentiger wässeriger Lösung gebraucht.

Vorsichtig aufzubewahren.

Zincum superoxydatum siehe Ektogan und Zinkperhydrol.

Zincum tannicum, g e r b s a u r e s   Z i n k , S e l d e B a r n i t , ist ein graues, in Wasser und Alkohol nicht lösliches Pulver von wechselnder Zusammensetzung. Es wird in Dosen von 0,05 bis 0,2 g, mehrmals täglich, innerlich als Adstringens, äußerlich gegen Gonorrhöe in Form von Einspritzungen (0,1—0,5 : 150 Wasser, mit einem Zusatz von Gummi arabicum) angewendet.

Vorsichtig aufzubewahren.

Zincum valerianicum, b a l d r i a n s a u r e s   Z i n k , $Zn(C_5H_9O_2)_2 + H_2O$, bildet kleine, farblose, in Wasser wenig, in Alkohol leichter lösliche Kristalle. Es wird wie Zinkoxyd als Antispasmodikum zu 0,03—0,06 g, mehrmals täglich, in Pillen oder Pulvern verordnet.

Maximaldosis 0,06 g pro dosi, 0,3 g pro die.

Vorsichtig aufzubewahren.

Zink-Alumnol siehe Zinol.

Zinkonal wird ein dem Merckschen Zinkperhydrol (Zinksuperoxyd) ähnlich zusammengesetztes Präparat genannt, welches als Wundantiseptikum usw. Anwendung finden soll.

Zinkopyrin ist ein Doppelsalz aus 1 Mol Chlorzink und 2 Mol Phenyldimethylpyrazolon. Große wasserhelle Kristalle oder ein kristallinisches Pulver, löslich in Wasser, verdünntem Weingeist und Chloroform, unlöslich in Äther. Schmelzpunkt 156°. Es soll besonders in Form von 40 prozentiger Zinkopyringaze an Stelle der 50 prozentigen Chlorzinklösungen, vornehmlich zur Behandlung inozerabler Uteruskarzinome Anwendung finden. *Fabrikant:* Knoll & Co. in Ludwigshafen a. Rh.

Vorsichtig aufzubewahren.

Zinkperhydrol, Z i n k s u p e r o x y d , wird nach D. R. P. Nr. 171 372 erhalten durch Einwirkung von Wasserstoffsuperoxyd auf Zinkoxyd. Zur Darstellung von Zinkperoxyd löst man nach F. E i j k m a n 1 T. Zinksulfat ($ZnSO_4 \cdot 7H_2O$) in 0,5 T. warmen Wassers, fügt zur Lösung des gebildeten $Zn(OH)_2$ 0,25—0,35 T. Ammoniak zu und behandelt die zum Kochen erhitzte Lösung mit 0,7 bis 1 T. 30 prozentigen Wasserstoffsuperoxyds. Man erhält so in einer Ausbeute von etwa 83% einen gelblichen, schweren, bei 130—140° nahezu völlig beständigen Niederschlag, der aus 74,1% ZnO_2, 1,8% $ZnCO_3$ und 24,1% $Zn(OH)_2$ besteht. Das Handelspräparat ist ein weißes, in Wasser unlösliches Pulver, das aus 50% Zinkperoxyd (ZnO_2) und 50% Zinkoxyd (ZnO) besteht. Mit Säuren entwickelt es Wasserstoffsuperoxyd, das die desinfizierende und antibakterielle Wirkung des Präparates bedingt. Das Zinkperhydrol ist ein reizloses Antiseptikum, das sich zur Behandlung von Hautkrankheiten, Brandwunden, ulcerierenden Wunden und zu Scheidentamponierungen besonders eignet. Vor dem Natriumsuperoxyd hat es den Vorzug, daß es bei der Abgabe seines wirksamen Sauerstoffes nicht in einen stark ätzenden Stoff (Natriumhydroxyd), sondern in das mild wirkende Zinkoxyd übergeht.

Da das Zinkperoxyd beim längeren Stehen mit tierischen und pflanzlichen Fetten fettsaures und ölsaures Zink bildet, welches auf der Haut Entzündungserscheinungen hervorrufen kann, so verwendet man dasselbe mit Vaselin oder Paraffinsalbe 1:10 gemischt oder in Form von Streupulver, eventuell mit einem Zusatz von Weinsäure, um durch letztere ein schnelleres Freiwerden von Sauerstoff zu veranlassen. *Fabrikant:* E. Merck in Darmstadt (siehe auch Ektogan).

Zinksuperoxyd siehe Zinkperhydrol.

Zinksuperoxydseife, welche heilend und antiseptisch wirkt und zu dermatologischen und chirurgischen Zwecken empfohlen wird, wird erhalten durch Einrühren des noch feuchten etwa 50 prozentigen Zinksuperoxydpräparates in geschmolzene Haushaltungsseife (D. R.-P. Nr. 157 737). Man stellt sie so her, daß das fertige Präparat 10% Zinksuperoxyd enthält. *Fabrikant:*

Deutsche Gold- und Silberscheideanstalt vorm. Rößler in Frankfurt a. M.

Zinol, Aluminium-Zinkacetat, Zink-Alumnol, $C_{10}H_5OH(SO_3)_2Al_2 + Zn(C_2H_3O_2)_2$, von Overlach im Jahre 1899 eingeführt, ist ein aus 1 T. Zinc. aceticum und 4 T. Alumnol (naphtolsulfonsaures Aluminium) bestehendes weißes, geruchloses, in Wasser sehr leicht lösliches Pulver, unlöslich in Alkohol. Es wirkt als Adstringens und Antiseptikum und wird in der Gynäkologie, Chirurgie, gegen Gonorrhöe usw. angewendet, am zweckmäßigsten in wässeriger Lösung 1,5—3:1000. *Fabrikant:* Chem. Institut Dr. J. Lewinsohn in Berlin SW.

Vorsichtig aufzubewahren.

Zirkonoxyd, ein weißes, geschmack- und geruchloses Pulver, soll nach Kaestle in der Röntgentherapie zu diagnostischen Zwecken Verwendung finden.

Zitronentee, ein goldbrauner, angenehm aromatisch-säuerlich schmeckender Tee, hergestellt durch eigenartiges Trocknen der entkernten inneren Zitrone, ohne jeden Saftverlust und ohne dem Aroma zu schaden, wird zur Vornahme sogen. Zitronensaftkuren empfohlen und gibt ein angenehm schmeckendes Getränk. *Fabrikant:* Erste Deutsche Zitronenteefabrik Fr. Silkrodt & Co. in Dresden.

Zomol nennt man den bei niedrigen Temperaturen eingetrockneten Fleischsaft, der bei der Behandlung der Tuberkulose gute Dienste leisten soll. Das Zomol bildet fleischrote, kleine Schüppchen, die fast vollkommen in Wasser löslich und sehr hygroskopisch sind. Man gibt das Präparat in Wasser, Milch, Bouillon usw.

Zuckers Kohlensäurebäder bestehen aus Natriumbicarbonat und Ameisensäure. *Fabrikant:* Max Elb, G. m. b. H. in Dresden.

Zuckers Patent Medizinalseife enthält nach der chemischen Untersuchung 43% Asche (darin 36% Calciumcarbonat) 37,8% Fettsäure und einen Farbstoff. *Fabrikant:* Max Elb, G. m. b. H. in Dresden.

Zuckers Sauerstoffbäder siehe Sauerstoffbäder.

Zykloform siehe Cycloform.

Zymin ist sterile Acetondauerhefe, deren Darstellung im wesentlichen darauf beruht, daß man durch Abpressen äußerlich getrocknete Hefe in wasserentziehende, aber sonst möglichst indifferente Mittel — als solches hat sich besonders das Aceton bewährt — einträgt, dann mit Äther wäscht und schließlich bei 45° C trocknet; die Hefezellen werden dabei durch das Eindringen des wasserentziehenden Mittels getötet und können sich nicht mehr vermehren. Das Zymin zeigt sehr hohe baktericide Wirkung und ist lange Zeit haltbar. Das reine, pulverförmige Zymin wird zum Bestreuen von Wunden und Hautausschlägen verwandt, während das in Tablettenform gebrachte Zymin vorzugsweise zum innerlichen Gebrauch geeignet erscheint. Die innerliche Gabe des Zymins beträgt 3 Tabletten zu 1 g täglich, kann jedoch im Notfalle unbedenklich erhöht werden. *Fabrikant:* Hofapotheke in Dresden.

Zyminstäbchen, Dauerhefestäbchen, sollen die Anwendung der Dauerhefe (Zymin) als Antigonorrhoikum in der Frauenpraxis sehr erleichtern. Die Stäbchen bestehen aus 40% Zymin, 40% Rohrzucker und 20% wasserlöslichem, indifferenten Konstituens. *Fabrikant:* Hofapotheke in Dresden.

Zymoidin Rosenberg wird ein in Form von Pulvern, Salben, Lösungen und Bougies gegen Gonorrhöe angewendetes Mittel genannt, welches aus Wismutoxyd, Zinkoxyd, Aluminiumoxyd, Jod, Borsäure, Phenol, Gallus-, Salizylsäure und Chinin bestehen soll. Es kommt nur in Form eines 25 prozentigen Unguentum Zymoidini in den Handel. *Fabrikant:* Dr. Jos. Rosenberg in Berlin.

Zymphen, Zimphène, Metaoxycyanzimtsaures Natron, $C_6H_4 \cdot OH \cdot CH \cdot C \cdot CN \cdot COONa$, im Jahre 1906 in den Arzneischatz eingeführt, bildet gelbliche, tafelförmige, in Wasser und Alkohol leicht lösliche Kristalle von bitterem schwach aromatischem Geschmack.

Man erhält das Präparat durch Sättigen von Metaoxycyanzimtsäure mit Natriumbikarbonat. Es soll vornehmlich bei Magenkrankheiten als den Appetit und die Verdauung anregendes Tonikum Anwendung finden. Daneben führt es in größeren Dosen ein wenig ab, wirkt als Diuretikum und befördert die Gallentätigkeit, ohne irgendwelche Reizwirkungen erkennen zu lassen. Als mittlere Dosis gibt man 0,1 g mehrmals täglich.

Erklärung der gebräuchlichsten medizinischen Kunstausdrücke.

Abasie. Unfähigkeit zu gehen.
Ablepharie. Angeborenes, oder durch Unfall erworbenes Fehlen der Augenlider.
Abortiva. Abortus bewirkende Arzneimittel (Sabina etc.).
Abortus. Vorzeitige Unterbrechung der Schwangerschaft.
Absceß. Eiteransammlung in irgend einem Binnenraum des Körpers, zum Unterschied von Geschwür, welches an der Oberfläche liegt.
Abulie. Willenlosigkeit, Symptom von Geisteskrankheiten, Hysterie etc.
Accomodation. Anpassungsfähigkeit, besonders der Augen.
Acetonämie. Vorhandensein von Aceton im Blut bezw. im Urin; bei Diabetes, Magen- und Darmerkrankungen, sowie bei Krämpfen beobachtet.
Acetonurie s. Acetonämie.
Acholie. Fehlen der Galle oder mangelhafte Gallenbildung.
Acidose. Auftreten einer toxisch wirkenden Fettsäure, der β-Oxybuttersäure im Blut und Urin, welche bei reiner Eiweißkost von Diabetikern vorkommt.
Acria = Irritantia.
Addisonsche Krankheit, auch Bronzekrankheit genannt, tödlich. Hauptsymptom ist die Verfärbung der Haut, die grau, braun oder kupferfarbig sein kann, Anämie und stetige Kräfteabnahme.
Adenitis. Drüsenentzündung bzw. Drüsenschwellung, gewöhnlich in Verbindung mit Lymph-, als Lymphadenitis, Entzündung der Lymphdrüsen, gebraucht.
Adenoma. Geschwülste, die mikroskopisch den normalen Bau der Drüsen erkennen lassen.
Adstringentia. Zusammenziehende Mittel, d. h. solche, die zur Sekretionsbeschränkung auf den Schleimhäuten und zur Blutstillung angewendet werden.
Aegophonie. Meckerstimme, beim Anlegen des Ohres an die Brustwand eines an Pleuritis Erkrankten zu hören.
Aegyptische Augenkrankheit s. Conjunctivitis.
Acrophobie. Ein der Wasserscheu ähnlicher Zustand, bei welchem jede Luftbewegung Krampfzustände hervorruft.
Ageusie. Ageusis, gänzlicher oder teilweiser Verlust des Geschmacks.
Agonie. Todeskampf.
Agoraphobie. Platzangst, ein Symptom bei Geisteskrankheiten und Nervenschwäche, darin bestehend, daß sich die Patienten fürchten, allein über einen freien Platz oder durch eine menschenleere Straße zu gehen.

Agraphie. Verlust der Schreibfähigkeit bei sonst normalen Geistesfähigkeiten.

Agromegalie. Riesenwuchs.

Agrypnie. Unruhiger Schlaf, Schlaflosigkeit.

Aidolomanie. Krankhafter Geschlechtstrieb.

Akathisie, nach Haskovec ist ein Zustand, in welchem die Patienten nicht imstande sind, längere Zeit sitzen zu bleiben, sondern unwiderstehlich gezwungen werden, sich zu erheben.

Akinese = Lähmung.

Akme. Höhepunkt einer Krankheit.

Akne. Entzündung der Talgdrüsen der Haut, die als kleine Knötchen über das Niveau der Haut treten. A. rosacea, Kupfernase.

Akorie. Unersättlichkeit, krankhafter Mangel an Sättigungsgefühl.

Aktinomykosis. Geschwulstbildungen am Vorder- und Hinterkiefer, hervorgerufen durch einen Pilz (Actinomyces).

Akut. Gegensatz von chronisch; bedeutet die rasche Entwicklung der Symptome einer Krankheit (acutus = spitzig).

Alalie. Das Unvermögen zu sprechen; s. Aphasie.

Albuminurie. Vorkommen des in der Niere zur Ausscheidung gekommenen Eiweißes im Urin; meist auf einer Krankheit der Nieren beruhend.

Alexie. Verlust des Verständnisses für Schriftzeichen, analog der Aphasie.

Algesie = Neuralgie.

Alkoholismus. Gewohnheitsmäßiger Mißbrauch von Alkohol.

Alopecia. Kahlheit, Haarausfall infolge krankhafter Zustände.

Alpdrücken. Angstgefühl, meist nachts auftretend bei Neurasthenikern.

Alveolen. Meist als Zahnalveolen bekannt, Hohlräume in den Zähnen etc.

Amara. Mittel, welche bitter schmecken und bei Verdauungsstörungen angewandt werden.

Amaurosis. Blindheit.

Amblyopie. Herabsetzung des Sehvermögens, ohne daß besondere Erkrankungen des Auges selbst vorliegen.

Amenomanie. Delirium mit freudigem Charakter.

Amenorrhoe. Ausbleiben der menstruellen Blutung.

Ametropie. Veränderungen in der Länge der Achse des Auges. Ist die Achse normal, so spricht man von Emmetropie, ist sie kürzer oder länger, so spricht man im ersten Falle von Hypermetropie (Fernsichtigkeit), im letzteren von Myopie (Kurzsichtigkeit).

Amimie. Verlust des Vermögens, sich durch Gebärden und Mienen verständlich zu machen.

Amnesie. Verlust des Gedächtnisses.

Amygdalitis = Tonsillitis.

Amyosthenie. Muskelschwäche.

Amyotrophie. Abmagerung und Starrwerden der Muskulatur.

Anämie. Blutleere oder Blutarmut, die entweder lokal durch Druck auf ein Gefäß hervorgerufen, oder ein ganz allgemeiner pathologischer Zustand sein kann.

Anästhesie. Unempfindlichkeit, kann künstlich hervorgerufen werden durch Anästhetica, oder auf einem pathologischen Zustande beruhen.

Anästhetica. Stoffe, welche die Empfindung überhaupt (Sensibilität), oder die Schmerzempfindung (Analgetica) aufheben.
Anakusie. Aufhören der Gehörsempfindung.
Analeptica. Kräftigende bzw. wiederbelebende Mittel.
Analgesie. Verlust des Schmerzgefühls.
Analgetica. Stoffe, welche die Schmerzempfindung aufheben oder lindern.
Anamnese. Vorgeschichte des Patienten, bezugnehmend auf die Gesundheitsverhältnisse der Eltern und Geschwister, ferner auf frühere Krankheiten etc.
Anaphrodisiaca. Mittel zur Herabsetzung des Geschlechtstriebes.
Anarthrie. Störung des Sprachvermögens. Patient kann nur unartikuliert sprechen.
Anarthritica = Antarthritica.
Anasarka. Hautwassersucht; Schwellung der Haut, durch Eintritt von Blutflüssigkeit (Serum) in dieselbe.
Anchylose s. Ankylose.
Anchylostomiasis. Bergkrankheit und Wurmkrankheit der Bergleute.
Andromanie. Mannestollheit, bei Frauen auftretende geistige Störung.
Angiektasie. Erweiterung der Blutgefäße.
Angina. Entzündung der Rachenschleimhaut, der Schleimhaut des Zäpfchens, der Mandeln und deren Umgebung mit Kau- und Schlingbeschwerden verbunden.
Angina pectoris, sogen. Herzbräune. Anfallsweise auftretende heftige Schmerzen hinter dem Brustbein, verbunden mit einer stürmischen Herztätigkeit (Herzklopfen), mit Atemnot und großer Todesangst.
Angioma. Gefäßgeschwulst.
Angioneurose. Gefäßneurose, Bezeichnung für jede Krankheitsform, die in einer Alteration der Gefäßnerven ihre Grundlage haben soll.
Anhydrämie. Verminderter Wasser- und Salzgehalt des Blutes.
Anhydrosis. Verminderte Schweißsekretion.
Anilismus. Erkrankung durch Anilindämpfe.
Anischurie. Harnverhaltung.
Anisometropie. Verschiedene Brechkraft beider Augen.
Ankylose oder **Anchylose.** Krümmung oder Steifheit der Gelenke, z. B. bei Entzündungen oder Verknöcherungen derselben.
Anodynum. Schmerzstillendes Mittel.
Anophthalmus. Angeborenes Fehlen des Auges.
Anorexie. Appetitmangel.
Anosmie. Verringerung oder Fehlen des Geruches.
Antacida. Mittel, welche die zu starke Säurebildung im Magen verhindern sollen.
Antarthritica. Mittel gegen die Gicht.
Anthelminthica. Mittel, welche die im Darm als Parasiten lebenden Würmer entweder vernichten oder krank machen und so ihre Austreibung ermöglichen.
Anthrax. Milzbrand, beim Menschen als Carbunkel, Blutschwär auftretend.
Antidota. Gegengifte.
Antifebrilia. Fiebermittel.

Antihydrotica. Die Schweißabsonderung vermindernde Mittel.
Antineuralgica. Mittel gegen Neuralgien. (Siehe diese.)
Antiphlogistica. Mittel, welche die Entzündung bekämpfen.
Antipyretica. Mittel, welche die erhöhte Körpertemperatur (Fieber) herabsetzen.
Antiseptica. Mittel, die zur Verhütung der Fäulnis dienen, also Bakterien vernichtende Mittel.
Antispasmodica. Krampfstillende Mittel.
Antodondalgica. Mittel gegen Zahnschmerzen.
Anurie. Harnverhaltung.
Anus. After.
Apepsie. Fehlende oder geschwächte Verdauung.
Aphasie. Unvermögen, sich durch Sprechen verständigen zu können.
Aphemie = Aphasie.
Aphonie. Stimmlosigkeit bzw. Schwächung des Stimmklanges.
Aphrodisiaca. Mittel, welche den Geschlechtstrieb vermehren.
Aphthen. Bläschenkrankheit, fast nur bei Kindern vorkommende Erkrankung der Mundschleimhaut.
Apnose. Atemlosigkeit bzw. erschwertes Atmen.
Apoplexie. Schlaganfall, meist Gehirnschlag, entstehend durch eine Blutung in die Gehirnmasse oder durch eine infolge von Gefäßverstopfung entstehende Ernährungsstörung eines Gehirnteiles.
Appendicitis. Entzündung des Wurmfortsatzes.
Apraxie. Verlust des Verständnisses für den Gebrauch der Dinge. Begehen verkehrter Handlungen.
Arachnitis oder **Arachnoiditis.** Gehirnhautentzündung.
Argyrie. Schiefergraue bis bläulichgraue Verfärbung der Haut nach innerlichem Höllensteingebrauch.
Arteriitis und **Arteriosclerose.** Erkrankung der Wandungen der Arterien, die zu ihrer Verhärtung führt.
Arthralgie. Gelenkschmerz.
Arthritis. Entzündung der Gelenke; oft gleichbedeutend mit Gicht gebraucht.
Arthrokace. Bezeichnung für Caries (siehe dieses) der Gelenke.
Arthrodynie s. Arthralgie.
Ascites oder **Hydrops Ascites.** Bauchwassersucht, jede Ansammlung von Flüssigkeit in der Bauchhöhle.
Asepsis oder **aseptisch.** Fäulnisfreier Zustand besonders der Wunden.
Aspermatismus. Unfähigkeit, Samen zu erzeugen.
Asphyxie. Eigentlich Pulslosigkeit, meist gebraucht für Scheintod, tiefe Ohnmachten etc.
Astasie. Unfähigkeit zu stehen.
Asthenie. Kraftlosigkeit nach Krankheiten usw.
Asthma. Hochgradige Atemnotanfälle, plötzlich und unerwartet, meist nachts auftretend.
Ataxie. Im allgemeinen Störung der Bewegungsfähigkeit, Hauptsymptom der Tabes dorsalis (Rückenmarkerkrankung).
Atelie. Mißbildung.
Atherom. Geschwulst mit breiiger Materie, Grützbeutel.

Athetose. Unwillkürliche Bewegung vorwiegend der Finger und Zehen (auch im Schlafe).
Athrepsie = Atrophie.
Atonie. Erschlaffung bzw. Energielosigkeit z. B. der Gewebe.
Atresie. Des Anus, der Vagina, des Uterus. Angeborener oder erworbener Verschluß dieser Organe.
Atrophie. Jede Abnahme der Organe, gewöhnlich infolge von Ernährungsstörung resp. Erkrankung.
Aura. Die Vorboten des Anfalles bei Asthma, Epilepsie oder Hysterie usw.
Autodigestion. Verdauung der Magenwand selbst durch den Magensaft.
Azoospermie. Mangel von Spermatozoen in der Samenflüssigkeit.
Azoturie. Abnorm großer Stickstoffgehalt des Urins.

Balanitis. Eicheltripper, Entzündung der Schleimhaut der Eichel und der Vorhaut.
Basedowsche Krankheit, sogen. Glotzaugenkrankheit, ein Symptomenkomplex, als dessen Haupterscheinungen Herzklopfen mit Pulsbeschleunigung, Schwellung der Schilddrüse und Hervortreten der Augen bezeichnet wird.
Beriberi. In den Tropen vorkommende Infektionskrankheit, charakterisiert durch große allgemeine Mattigkeit, allgemeine Wassersucht, Kräfteabnahme, Schmerzen und Schweregefühl in den Gliedern.
Bezoardica = Antidota.
Blennorrhoe. Schleimfluß.
Blepharitis. Entzündung der Augenlider.
Blepharoplegie. Lähmung des Augenlids.
Botulismus. Vergiftung durch sogen. Wurstgift.
Brachialgie. Neuralgie des Oberarms.
Brightsche Krankheit. Gesamtbegriff aller entzündlichen Erkrankungen der Nieren, bei denen es zur Ausscheidung von Eiweiß durch den Urin kommt.
Bromismus. Bromvergiftung.
Bronchiektasie. Krankhafte Erweiterung der Bronchien (d. i. der feinen Endigungen der einzelnen Lungenäste).
Bronchiostenose. Verengung der Bronchien durch diphtheritische Membran.
Bronchitis. Entzündung der Atmungswege, das ist der größeren und kleineren Bronchien.
Bronchopneumonie. Eine Pneumonie, die meist im Anschluß an Bronchitis auftritt.
Bronzekrankheit = Addisonsche Krankheit.
Brown-Sequardsche Lähmung. Tritt bei Erkrankungen des Rückenmarks auf und besteht in Lähmung der einen Körperhälfte und in der Empfindungslosigkeit der anderen.
Bubo. Leistendrüsengeschwulst.
Bulbärparalyse. Erkrankung bzw. Lähmung des oberen Teils des Rückenmarks.
Bursitis. Schleimbeutelentzündung.

Cachexie s. Kachexia.
Carbunculus. Der Karbunkel.
Carcinom. Krebsschaden, Krebsgeschwulst oder Geschwür.
Cardialgie. Magenkrampf, Neuralgie der Magennerven.
Cardiasthenie. Herzschwäche, nervöse Herzbeschwerden.
Caries. Knochenfraß, fortschreitende Zerstörung der Knochensubstanz.
Carminativa. Blähung befördernde Mittel.
Caverne. Hohlraum der Lunge, der infolge von Zerstörung des Lungengewebes durch den Tuberkelbazillus entstanden ist.
Cephalalgie. Kopfschmerz ganz allgemein.
Cerebrospinalmeningitis. Entzündung der Gehirn und Rückenmark umgebenden Häute.
Cerebrum. Gehirn.
Cerumen. Ohrenschmalz.
Chalazion. Gerstenkorn.
Chasmus. Gähnkrampf.
Cheilochisis. Hasenscharte oder Lippenspalte.
Chloasma. Pigmentbildung in der Haut. Dieselbe sieht dann bräunlich aus (Leberflecke).
Chlorosis. Bleichsucht.
Cholämie. Eine Form des Ikterus, bei welcher das Blut mit Galle überladen ist.
Cholagoga. Die Gallenabsonderung befördernde Mittel.
Cholelithiasis. Gallensteinkrankheit.
Cholera. Brechruhr.
Cholerine. Cholera nostras = Brechdurchfall.
Chondritis. Knorpelentzündung.
Chondrom. Knorpelgeschwulst.
Chorditis vocalis. Stimmbandentzündung.
Chorea. Veitstanz.
Chromopsie. Farbensehen, ohne daß gefärbte Gegenstände vorhanden sind.
Chronisch. Bezeichnet die langsame Entwickelung der Symptome einer Krankheit im Gegensatz zu akut.
Cirrhose. Durch Bindegewebe verursachte Durchwachsung der Organe, bei der die normalen Teile der Organe bestehen bleiben oder schrumpfen.
Cirsocele. Krampfaderbruch, s. auch Varicocele.
Clavus. Hühnerauge.
Climakterium. Wechseljahre der Frauen zwischen 45. und 55. Lebensjahr, in welchen die Menstruation aufhört.
Cocainismus. Krankhafter Zustand durch Mißbrauch von Cocain.
Coccygodymie. Schmerz im Steißbein.
Colik. Meist plötzlich auftretender, in der Nabelgegend lokalisierender Schmerzzustand.
Colitis. Entzündung des Colons (Dickdarm) und des Mastdarms (Proctitis).
Collapsus. Zusammenbrechen infolge von plötzlich eintretender Herzschwäche.
Colon. Dickdarm.

Colostrum. Vor der eigentlichen Milchabsonderung ausgeschiedene Flüssigkeit von gelblicher Farbe.
Coma. Bewußtlosigkeit.
Commotio cerebri = Gehirnerschütterung.
Conception. Empfängnis.
Condylom. Feigwarze.
Congenital. Angeboren.
Conjunctiva. Bindehaut des Auges.
Conjunctivitis. Entzündung der Conjunctiva.
Constipatio. Verstopfung.
Contractur. Steifheit der Gelenke, bedingt durch Entzündung derselben oder durch Erkrankung benachbarter Muskeln.
Convulsio. Unfreiwillige, mehr oder weniger gewaltsame Zusammenziehungen der Muskeln.
Cretinismus. Mit körperlicher Mißbildung einhergehende Idiotie.
Cornea. Hornhaut (des Auges).
Coryza. Schnupfen.
Coxalgie. Hüftschmerz.
Coxitis. Entzündung des Hüftgelenks.
Crampus. Muskelkrampf, meist für Wadenkrampf gebraucht.
Crapula. Katzenjammer, Rausch.
Croup. Bräune. Man unterscheidet: 1. fibrinösen, 2. diphtheritischen, 3. Pseudocroup.
Cutis. Lederhaut, Oberhaut ganz allgemein.
Cyanose. Blaue Verfärbung der Haut infolge gehinderter Blutzirkulation.
Cyclitis. Entzündung des Strahlenkranzes des Auges (Ciliarkörper).
Cyste, Cystis. Balggeschwulst im weiteren Sinne.
Cystitis. Entzündung der Harnblase. Blasenkatarrh.
Cystocele. Blasenbruch oder -Vorfall.
Cystolithiasis. Steinbildung in der Harnblase.
Cystom. Jede Geschwulstart von beträchtlicher Größe, namentlich im Eierstock vorkommend.
Cystospasmus. Harnblasenkrampf.

Dakryoadenitis. Entzündung der Tränendrüse.
Dakryocystis. Entzündung des Tränensacks.
Daktylitis. Entzündung der Weichteile und Knochen der Finger.
Decubitus. Wundliegen, durch Druck veranlaßte Gangrän der Haut.
Delirium. Das Rasen; Geisteskrankheit; besondere Form ist das Delirium tremens der Trinker.
Dementia. Blödsinn, Schwachsinn.
Demineralisation, bedeutet Verarmung des Organismus an anorganischen Bestandteilen, welche mit Herabsetzung des normalen Säuregrads der Gewebesäfte einhergeht. Beide Faktoren zusammen sollen die Ansiedlung des Tuberkelbacillus begünstigen.
Dentition. Zahnen.
Dermatalgie. Hautnervenschmerz.
Dermatitis. Allgemeine Bezeichnung für Entzündungen der Haut.

Dermatomykosis. Durch Fadenpilze verursachte Erkrankungen der Haut.
Dermatosen. Hautkrankheiten im allgemeinen.
Dermerethistica. Hautreizende Mittel.
Diabetes. Harnruhr, z. B. Diabetes insipidus: Absonderung eines ungemein reichlich und dünnen, aber normalen Harns.
Diabetes mellitus. Abscheiden eines zuckerhaltigen Urins, Zuckerharnruhr.
Diaceturie. Ausscheiden von Acetessigsäure im Urin.
Diagnose. Das Erkennen und Unterscheiden einer Krankheit.
Diaphoresis. Das Schwitzen.
Diaphoretica. Schweiß bewirkende Mittel.
Diarrhoe. Durchfall.
Diathese. Zustand, Veranlagung. Man spricht z. B. von einer harnsauren Diathese (Gicht).
Diktyome werden Netzhauttumore genannt.
Diphtherie. Allgemein jeder schmutzig-gelbe Belag, sei es auf einer Schleimhaut oder auf einer Wunde, einhergehend mit den Symptomen, die bei jeder Infektionskrankheit auftreten.
Diplopie. Doppelsehen, Folge von Augenmuskellähmungen.
Dipsomanie. Periodisch, anfallsweise auftretende Trunksucht.
Distorsion. Zerren der die Gelenke verbindenden Bänder; Verstauchung.
Diuresis. Harnabsonderung.
Diuretica. Harntreibende Mittel.
Drastica. Kräftig wirkende Mittel, besonders Abführmittel.
Duodenitis. Entzündung des Duodenum, Darmentzündung (s. auch Enteritis).
Duodenum. Zwölffingerdarm, Fortsetzung des Magens.
Dysenterie. Ruhr.
Dyshidrosis. Behinderung in der Ausscheidung des Schweißes.
Dyskrasie. Krankhafte Zustände, wie Skrophulose, Skorbut, bei welchen der gesamte Ernährungszustand beeinträchtigt ist.
Dysmenorrhoe. Schmerzhafte Menstruation.
Dyspepsie. Gestörte Verdauung.
Dysphagie. Schlingbeschwerden.
Dysphasie. Sprachstörungen (Aphasie, Agraphie), mit denen Geistesstörungen verbunden sind.
Dysphorie. Störung der Sprache.
Dysphrenia neuralgica. Eine im Anschluß an Neuralgien anfallsweise auftretende Geistesstörung.
Dyspnoe. Atemnot.
Dystrophie. Ernährungsstörung und Abnahme der Muskelsubstanz.
Dysurie. Beschwerden beim Urinieren.

Ekkoprotica. Abführmittel.
Eklampsie. Eintreten epileptischer Anfälle bzw. Krämpfe.
Ektasie. Erweiterung, Ausdehnung.
Ekthyma. Pustelausschläge bei verschiedenen Hautkrankheiten.
Ektopie. Abnorme Lage eines Organs.
Ekzem. Häufigste Hautkrankheit; nässende Flechte, Salzfluß.

Elephantiasis. Krankhafte Vergrößerungen.
Elephantiasis graecorum s. Lepra.
Embolie. Teilweiser oder ganzer Verschluß einer Arterie durch einen in der Arterie sich festsetzenden Körper.
Emmenagoga. Mittel zur Vermehrung oder Beförderung der Menstruation.
Emollientia. Erweichende Mittel.
Emphysem der Lunge. Eine übermäßige Erweiterung der Lungenalveolen.
Empyem. Ansammlung von Eiter in einer geschlossenen Höhle (Eiterbrust).
Enanthem. Bezeichnung für Ausschläge auf der Oberfläche innerer Körperhöhlen, wie Mund- oder Nasenhöhle im Gegensatz zu Exanthem.
Encephalitis. Hirnentzündung.
Encephalocele. Hirnbruch.
Encephalomalacie. Gehirnerweichung.
Endemie. An bestimmte Orte gebundene Volkskrankheit im Gegensatz zu den bei Epidemie dahin verschleppten und plötzlich ausbrechenden Krankheiten.
Endemisch. Einheimisch.
Endocarditis. Entzündung der Innenhaut des Herzens.
Endocardium. Membran, welche die Herzhöhlen auskleidet und die Herzklappen bildet.
Endometritis. Entzündung der Gebärmutterschleimhaut.
Enema. Klistier.
Enteralgie. Leibschmerz.
Enteritis. Darmentzündung, Darmkatarrh.
Enterocele. Bruch, Darmbruch.
Enterohelkosis. Darmgeschwüre.
Enterolith. Darmstein oder Kotstein.
Enterorhagie. Darmblutung.
Enterotyphus = Typhus abdominalis.
Enuresis. Unfreiwilliger Harnabgang.
Ephelis. Sommersprosse.
Ephidrosis. Bezeichnung für übermäßige Schweißbildung.
Epididymitis. Entzündung des Nebenhodens.
Epiglottis. Kehldeckel.
Epilepsie. Fallsucht, ganz allgemein.
Epiphora. Tränenfluß.
Episkleritis. Entzündung der Netzhaut.
Epispastica. Zugmittel, die einen starken Hautreiz ausüben.
Epistaxis. Nasenbluten.
Epitheliom. Epithelzellengeschwulst.
Erethismus. Zustand krankhafter Reizbarkeit, resp. nervöser Erregung.
Ergotismus. Auch Kriebelkrankheit genannt; durch Genuß von Mutterkorn-haltigem Mehl oder Brot hervorgerufen. (Siehe auch Raphanie.)
Erosion. Verlust der oberflächlichsten Schicht einer Haut, z. B. der Schleimhaut.
Erysipel. Rose oder Rotlauf, Infektionskrankheit.
Erythem. Hautröte.

Erythropsie. Rotsehen.
Euphorie. Wohlbefinden.
Exanthem. Allgemeine Hautausschläge.
Excitantia. Erregende, das Gefäß- oder Nervensystem direkt oder indirekt reizende Mittel.
Exostosis. Knochengeschwulst, außen am Knochen gelegen.
Expectorantia. Mittel, welche den Auswurf aus Lungen, Bronchien oder Kehlkopf befördern.
Exulceration. Auseiterung, Zerstörung durch Geschwüre.

Faeces. Exkremente, Kot.
Favus. Erbgrind oder Kopfgrind, eine parasitäre Krankheit.
Febrifuga. Fiebermittel (Antipyretica).
Fibrom. Geschwulst aus Bindegewebe.
Fissura. Spaltung, Einriß.
Fistula. Die Fistel, eine abnorme Verbindung der Körperoberfläche mit inneren, natürlichen Hohlräumen.
Flatulenz. Blähung. Abnorme Gasentwicklung im Magen und Darm.
Fluor albus. Weißer Fluß, Leukorrhoe.
Foetus. Leibesfrucht.
Follicis. Schubweise auftretende hirsekorn- bis bohnengroße, harte Knötchen in der Tiefe der Haut, welche unter Hinterlassung eines braunen Hautflecks wieder verschwinden oder, ulcerierend, kleine, weiße Narben hinterlassen, gehört zu den papulo-nekrotischen Tuberkuliden der Haut.
Folliculitis. Entzündung der Follikel.
Follikel. Drüsen der Haut und Schleimhäute.
Fomentum. Umschlag.
Fontanelle. Künstlich hervorgerufene Eiterung in der Haut zum Zwecke der Ableitung.
Formikation. Ameisenkriechen, ein Symptom der gestörten Hautempfindung infolge Störung des Nervensystems.
Funiculitis. Entzündung der Samenstränge.
Furunkel. Blutschwär, eiterige Entzündung der Haut.

Galaktagoga. Mittel, welche die Milchsekretion vermehren.
Galaktorrhoe. Milchfluß. Spontanes Abfließen der Milch aus den Brüsten, ohne daß gesaugt wird.
Ganglien. Nervenzellen.
Ganglion. Einzahl von Ganglien, das sind sog. Nervenknoten (Anhäufungen von Ganglienzellen).
Ganglion. Überbein.
Gangrän. Brand im allgemeinen.
Gastralgie. Magenschmerz.
Gastrektasie. Magenerweiterung.
Gastricismus. Allgemeine Störung der Verdauung des Magens.
Gastrisches Fieber. Ein mit Fieber verbundener Magenkatarrh.
Gastritis. Magenkatarrh, Magenentzündung.
Gastrodynie = Gastralgie.

Gastroenteritis. Magen- oder Darmentzündung.
Gastromalacie. Magenerweichung.
Gastrorhagie. Magenblutung.
Gastrospasmus. Magenkrampf.
Gastrotomie. Magenschnitt. Anlage einer Magenfistel.
Gastroxynsis. Anfallsweises Auftreten abnorm starker Salzsäurebildung im Magen, verbunden mit Übelempfinden, Erbrechen und starkem Kopfweh.
Genu. Knie. **Genu valgum.** X-Bein.
Glaukom. Der sogen. grüne Star. Der Name kommt von dem zuweilen grünlichen Aussehen der Pupille.
Glaukosurie. Bezeichnung für das grünliche Aussehen von Urin, der reich an Indican ist.
Globulinurie. Auftreten von Globulin im Urin.
Glossitis. Entzündung der Zunge.
Glossoplagie. Zungenlähmung.
Glottis. Stimmritze.
Glykosurie. Zuckerharnruhr.
Gonorrhoe. Harnröhrentripper.
Gravidität. Schwangerschaft.

Haematemesis. Blutbrechen.
Haematinurie. Blutharnen.
Haematocele. Bluterguß.
Haematoglobinurie oder **Haematurie** = Blutharnen.
Haematokathartica. Blutreinigende Mittel.
Haematom. Blutgeschwulst.
Haematomyelie. Rückenmarkblutung.
Haematothorax. Bluterguß in die Pleurahöhle.
Haematurie. Blutharnen.
Haemophilie. Bluterkrankheit, angeborene Neigung zu Blutungen bei heiler Haut.
Haemoptoe. Bluthusten, Blutspucken.
Haemoptysis = Haemoptoe.
Haemorrhagie. Blutung.
Haemorrhois, Haemorrholden. Sogen. goldene Ader.
Haemostasie. Blutstillung.
Haemostatica. Blustillende, d. h. die Blutgefäße zusammenziehende oder das Blut gerinnen lassende Mittel.
Halluzinationen. Sinnestäuschungen.
Hektisch. Gewöhnlich in Verbindung mit Fieber gebraucht zur Bezeichnung, daß mit diesem ein ständiger Verfall des Körpers einhergeht.
Helkosis = Ulceration.
Helminthiasis. Allgemeinbezeichnung für das durch Anwesenheit von Würmern im menschlichen Körper hervorgerufene Krankheitsbild.
Hemeralopie. Nachtblindheit. Die von Hemeralopie Befallenen sehen im Dämmerlicht oder im Dunkeln fast nichts.

Hemianästhesie. Halbseitige Anästhesie.
Hemianopsie. Halbsichtigkeit, besteht in dem Ausfall einer Hälfte des Gesichtsfeldes auf beiden Augen.
Hemiatrophie. Einseitige Atrophie (siehe dieses).
Hemikranie. Halbseitiges Kopfweh, Migräne.
Hemiplegie. Lähmung einer Körperhälfte, bei krankhafter Veränderung im Gehirn auftretend.
Hepatitis. Leberentzündung.
Herbstkatarrh, nach Dunbar ist die späte Form des Heufiebers, welche vornehmlich in den Vereinigten Staaten von Nordamerika im August auftritt.
Heredität. Erblichkeit.
Hermaphroditismus. Zwitter, sowie jede undeutliche Geschlechtsbildung.
Hernie. Bruch. Eingeweidebruch.
Herpes. Bläschenflechte, eine Hautkrankheit.
Herpes tonsurans. Scherende Flechte, besonders auf der Kopfhaut vorkommend.
Herpes zoster. Gürtelrose.
Hippurie. Vorkommen von Hippursäure im Harn.
Hirschsprungsche Krankheit (Megacolon congenitum) besteht in angeborener Weite des Colon und der Flexura sigmoidea, wodurch hartnäckige Obstipation und Auftreibung des Leibes erzeugt wird. Die Kranken sterben meist im Jugendalter.
Hordeolum. Gerstenkorn.
Hydraemie. Abnorm vermehrter Wassergehalt des Blutes.
Hydragoga. Wasser abtreibende Mittel, ganz allgemein.
Hydrargyrosis. Quecksilbervergiftung.
Hydrocele. Wasserbruch. Erguß von seröser Flüssigkeit in die Scheidenhaut des Hodens.
Hydrocephalus. Wasserkopf.
Hydronephrose. Wasserniere, entsteht durch Kompression der Ureteren durch Nierensteine oder Geschwülste.
Hydropericardium. Herzbeutel-Wassersucht.
Hydrophobie. Wasserscheu.
Hydrops. Wassersucht. Vermehrte Flüssigkeitsansammlung in Körperhöhlen.
Hydrothorax. Brustwassersucht.
Hydrurie. Wässeriger d. h. dünner Urin.
Hyperämie. Stärkere Blutanfüllung eines Gefäßgebietes.
Hyperästhesie. Gesteigerte Empfindlichkeit in Haut oder Schleimhäuten.
Hyperalbumosis. Vermehrter Eiweißgehalt des Blutes.
Hyperemesis. Übermäßiges, bisweilen unstillbares Erbrechen.
Hypergeusie. Abnorm gesteigerte Geschmacksempfindung.
Hyperhidrosis. Übermäßige Schweißabsonderung.
Hyperosmie. Krankhaft gesteigerte Geruchswahrnehmung.
Hypertrichosis. Abnorm starke Behaarung.
Hypertrophie. Überschreitung jedes normalen Wachstums.
Hypnotica = Narcotica.

Hypogastrium. Bauch.
Hypopyon. Eiteransammlung in der vorderen Augenkammer.
Hysterie. Funktionelle Neurose des Hirn- und Rückenmarks, bei der die leichte Erregung des Nervensystems, die geringe Willenskraft und das Hervortreten der eigenen Person des Kranken charakteristisch sind.
Hysterocele. Gebärmutterbruch.

Ichthyosis. Fischschuppenkrankheit. Krankheit der Haut, bei der es zu einer mehr oder minder hochgradigen Schuppenauflagerung auf derselben kommt.
Idiosynkrasie. Neigung zur Erkrankung unter dem Einflusse von Dingen, die die Mehrzahl der Menschen unbelästigt läßt. Im engeren Sinne eine spezifische Empfindlichkeit gegen gewisse Arzneimittel.
Idiotie. Angeborener Blödsinn.
Idiotismus = Idiotie.
Ikterus. Gelbsucht.
Ikterus neonatorum. Bei Neugeborenen 1—2 Tage nach der Geburt auftretende Gelbfärbung der Haut.
Ileus. Darmzwang. Bezeichnung für den durch jede Art der Darmverschließung hervorgerufenen Krankheitszustand.
Immunität. Unempfänglichkeit des Organismus gegen eine Infektionskrankheit.
Impetigo. Räude, Hautkrankheit. Man unterscheidet Impetigo contagiosa, Impetigo herpetiformis.
Incontinentia Urinae. Spontanes Abfließen des Urins.
Incubationszeit. Die Zeit, welche verstreicht von der Einverleibung krankheitserregender Bakterien bis zur Entwicklung der Symptome einer Infektionskrankheit.
Induration. Verhärtung jeder Art.
Influenza. Grippe, epidemisches Katarrhalfieber.
Inositurie. Vorkommen von Inosit im Urin.
Insolation. Hitzschlag, Sonnenstich.
Insufficienz. Unzulänglichkeit z. B. Insufficienz des Herzens; Schlußunfähigkeit desselben bei Herzklappenfehlern.
Intermittens. Malaria, Wechselfieber.
Interstitielle Schwangerschaft. Einbettung des befruchteten Eis in den Abschnitt der Tube, welcher in der Uteruswand verläuft. Diese seltenen Fälle führen oft zur Ruptur und bedingen dann lebensgefährliche Blutungen.
Intertrigo. Wundsein im allgemeinen, verursacht durch Ekzeme, die an Stellen entstehen, wo die Haut Falten bildet.
Iodismus. Jodvergiftung.
Iritis. Entzündung der Iris (Regenbogenhaut).
Irritantia. Reizende Mittel, auch solche, welche die Schleimhäute angreifen, wie Ipecacuanha usw.
Ischämie. Bezeichnung dafür, daß in einem Körperteil der Blutzufluß gehemmt oder aufgehoben ist durch Verschluß (s. Embolie) oder Druck auf ein Blutgefäß.

Ischiagra. Hüftgicht.
Ischialgie = Ischias.
Ischias. Hüftweh, Neuralgie des Nervus ischiadicus.
Ischurie. Harnverhaltung.

Kachexie. Bezeichnung für den Zustand allgemeiner Entkräftung und Schwäche.
Karzinom. Krebsgeschwulst.
Katalepsie. Starrsucht.
Kataplasma. Warmer Breiumschlag.
Katarrh. Ganz allgemein Entzündung der Schleimhäute.
Kathartica. Abführmittel.
Kephalalgie. Kopfschmerz.
Keratitis. Hornhautentzündung.
Kleptomanie. Stehlsucht.
Kolitis. Dickdarmentzündung oder -Katarrh.
Kolpitis. Entzündung der Scheide.
Koma. Bewußtlosigkeit.
Kongestion = Hyperämie.
Kyphose. Buckelbildung.

Laryngismus (stridulus). Stimmritzenkrampf.
Laryngitis (catarrhalis). Kehlkopfkatarrh.
Laryngophthise. Kehlkopfschwindsucht.
Laryngospamus. Stimmritzenkrampf.
Larynx. Kehlkopf.
Laxantia. Abführmittel.
Lepra. Aussatz, eine endemische Infektionskrankheit.
Leukämie. Krankhafte Vermehrung der weißen Blutzellen. Drei Arten werden unterschieden, je nachdem die Milz (lienale), die Lymphdrüsen (lymphatische) oder das Knochenmark (myelogene oder medullare) mehr oder minder von der Krankheit betroffen sind.
Leukocytose. Schwächere Form der Leukämie.
Leukorrhoe = Fluor albus.
Lien mobile. Wandermilz.
Lienitis. Milzentzündung.
Lienterie. Entleeren unverdauter Speisereste aus dem Darm.
Lipämie. Abnormer Fettgehalt des Blutes, dessen Serum milchig getrübt ist.
Lipom. Fettgeschwulst.
Lithiasis. Steinbildung, Steinkrankheit.
Lordose. Nach vorn konvexe Krümmung der Wirbelsäule.
Loxarthrose. Gelenkverkrümmung.
Lues = Syphilis.
Lumbago. Hexenschuß.
Lumbal. Zur Lende gehörig, an der Lende befindlich, z. B. Lumbalanästhesie, L.-Punktion etc.
Lupus. Fressende Flechte, Wolf, Hautwolf.

Luxation. Verrenkung.
Lymphadenitis. Entzündung der Lymphdrüsen.
Lymphadenom, Lymphosarkom. Vergrößerung bzw. Geschwulst der Lymphdrüse.
Lymphangiektasie. Erweiterung der Lymphgefäße.
Lymphangitis. Entzündung der Lymphgefäße.
Lyssa. Tollwut.

Macies, Magerkeit.
Macula hepatica. Leberfleck.
Malacie. Erweichung, z. B. Osteomalacie, Knochenerweichung.
Malaria. Sumpffieber, Infektionskrankheit, ganz ähnlich dem Wechselfieber.
Mallasmus oder Malleus. Rotzkrankheit.
Mamma. Brustdrüse.
Mania. Raserei, Wahnsinn.
Mastitis. Entzündung der Brustdrüse.
Mastodynie. Schmerzhaftigkeit der Brustdrüse.
Melanoderma. Dunkle Verfärbung der Haut infolge chronischer und juckender Hautaffektionen.
Melanom. Dunkle oder schwarze pigmenthaltige Geschwülste.
Melanose = Melanoderma.
Melanurie. Schwarzwerden des meist hell entleerten Urins an der Luft oder auf Zusatz oxydierender Substanzen durch Bildung von Melanin.
Melituria = Diabetes mellitus.
Meningitis. Entzündung der Hirn- oder Rückenmarkhäute.
Menopause = Climakterium.
Menorrhagie. Zu starkes und häufiges Eintreten der Menstruation.
Menorrhoe = Menstruation.
Menstruation. Wochenfluß der Frauen.
Metastase. Übertragung eines Krankheitsstoffes nach einem anderen Ort auf der Blut- oder Lymphbahn.
Meteorismus. Luftansammlung im allgemeinen, z. B. Aufgetriebensein des Unterleibes.
Metritis. Gebärmutterentzündung.
Metrorrhagie. Gebärmutterblutung.
Miliar nennt man kleine Knötchen von der Größe eines Hirsekorns z. B.
    Miliartuberkulose = massenhaftes Auftreten von miliaren Krebs- oder Tuberkelknötchen.
Milium. Hautgrieß.
Monoplegie. Lähmung eines einzigen Gliedes.
Morphinismus. Morphiumsucht und Morphiumgewöhnung.
Myasis. Schmarotzen von Dipterenlarven auf oder im Leibe anderer Tiere, z. B. M. intestinalis.
Mydriasis. Erweiterung der Pupille.
Mydriatica. Pupillen erweiternde Mittel.
Myelitis. Entzündung des Rückenmarks.
Mykosis. Eigentlich Schimmelkrankheit, d. h. jede Erkrankung, bei welcher Spaltpilze eine Rolle spielen,

Myom. Geschwulst aus Muskelfasern.
Myomalacie. Jede Muskelerweichung.
Myopie. Kurzsichtigkeit.
Myosis. Abnorme Verengung der Pupille.
Myositis. Entzündung der Muskeln.
Myospasmus. Muskelkrampf.
Myringitis. Trommelfellentzündung.
Myxödem. Chronisches, allgemeines Ödem, welches mit Temperaturerniedrigung und physischen Störungen verbunden ist.

Naevus. Das angeborene Mal, Muttermal.
Narkose. Betäubung.
Narcotica. Schlafmittel, Beruhigungsmittel.
Nausea. Eigentlich Seekrankheit, allgemein auch Brechreiz, Übelkeit, Würgen.
Nekrose. Absterben einzelner Zellen oder Gewebe infolge von die Ernährung beeinträchtigenden oder äußeren Einflüssen.
Nephralgie. Nierenkolik.
Nephritis. Nierenentzündung.
Nephrolithiasis. Steinbildung in der Niere.
Nervina. Mittel, welche vorzugsweise auf das Nervensystem einwirken.
Neuralgie. Ganz allgemein anfallsweises Auftreten von Nervenschmerz.
Neurasthenie. Ein Symptomenkomplex bei Männern, der etwa der Hysterie bei Frauen gleichkommt.
Neuritis. Nervenentzündung.
Neurom. Nervengeschwulst.
Neurose. Allgemein jede Erkrankung des Nervensystems, im engeren Sinne die Funktionskrankheiten einzelner Nervengebiete.
Nicotinismus. Tabakvergiftung, die aber bekanntlich n i c h t in erster Linie durch Nicotin verursacht wird.
Nymphomanie. Der krankhaft gesteigerte Geschlechtstrieb des weiblichen Geschlechts (sogen. Mannstollheit).

Obesitas. Fettleibigkeit, Fettsucht.
Obstruction. Verhaltung, Verstopfung.
Odontalgie. Zahnschmerz.
Oedem. Geschwulst des Parenchyms, welche seröse Lymphkörperchen enthaltende Flüssigkeit einschließt.
Oenomanie = Delirium tremens.
Oesophagus. Speiseröhre.
Oligämie. Eine Form der Anämie, d. h. verminderte Blutmenge, ohne daß die Zusammensetzung des Blutes anormal ist.
Oligocythämie. Zustand des Blutes, wobei dieses wasserreicher und zellenärmer ist.
Oligurie. Abnorm geringe Harnmenge.
Omphalocele. Nabelbruch.
Oophoritis. Eierstockentzündung.
Ophidismus. Vergiftung durch Schlangenbiß.

Ophthalmie. Entzündung des Auges.
Ophthalmoblennorrhoe. Eiterige Entzündung der Augenbindehaut.
Ophthalmoplegie. Lähmung der Augenmuskeln.
Orchitis. Hodenentzündung.
Orgasmus. Sinnliche Erregung.
Orthopnoe. Der höchste Grad erschwerter Atemnot.
Osmidrosis. Übelriechender Schweiß.
Ostealgie. Knochenschmerz.
Osteomalacie. Knochenerweichung.
Osteomyelitis. Erkrankung des Knochens und Knochenmarks.
Osteoporose. Schwammiger Zustand der Knochen, Knochenschwund.
Osteosklerose. Eine anormale Verengung des Markraums der Knochen, verbunden mit großer Härte der Knochensubstanz durch Verlust der organischen Teile.
Ostitis. Knochenentzündungen und -Erkrankungen im allgemeinen.
Otalgie. Nervöser Ohrenschmerz.
Othämatom. Ohrblutgeschwulst.
Otitis. Ohrenentzündung.
Otorrhoe. Ohrenfluß.
Oxalurie. Vermehrung der normalen Menge Oxalsäure im Harn.
Ozaena. Stinknase, mit einem stinkenden Ausfluß verbundene Nasenkrankheit.

Pachydermie. Die diffuse Verdickung der Haut.
Paedatrophie. Sogenannte Auszehrung der Kinder.
Palliativa. Mittel, welche nur gegen gewisse Krankheitserscheinungen, nicht gegen die Krankheit selbst angewendet werden.
Palmospasmus. Schüttelkrampf.
Paludismus. Der durch Sumpffieber erzeugte Zustand.
Panacee. Allheilmittel.
Panaritium. Nagelgliedentzündung, Fingerwurm genannt, ein akut entzündlicher Prozeß an den Fingern.
Panhidrosis. Anhaltender Schweiß am ganzen Körper.
Pankreatitis. Entzündung der Bauchspeicheldrüse.
Papilloma. Sogen. Blumenkohlgewächs, eine krebsartige Geschwulst.
Papula. Bläschen, Knötchen.
Parästhesie. Verkehrte oder falsche Gefühlsempfindung.
Paracystitis. Entzündung des Zellgewebes in der Nähe der Blase.
Parageusie. Falscher Geschmack.
Paralysis. Lähmung der Muskeln, besonders der Bewegungsorgane, wird aber auch als Bezeichnung für den Verfall geistiger Kräfte angewendet, z. B. P. progressiva = Gehirnerweichung.
Paramyoklonus. Krampfzustand, der bald in diesem, bald in jenem Muskelgebiet auftritt; sogen. klonische Krämpfe.
Paranoia. Irrsinn, Geistesstörung jeder Art.
Paraparese. Unvollständige doppelseitige Lähmung (Paraplegie).
Paraphrasie. Sprachstörung, krankhaftes Versprechen.
Paraphrenitis. Entzündung des Zwerchfellüberzuges.

Paraplegie. Doppelseitige Lähmung.
Paratrophie. Ernährungsstörung der Muskeln.
Parese. Eine Paraplegie, bei welcher nur motorische Schwäche, keine Lähmung besteht.
Paronychia. Entzündung, Wucherung und Vereiterung der den Nagelfalz bildenden Hautpartie.
Parotitis. Entzündung der Ohrspeicheldrüse.
Parulis. Zahngeschwür.
Pathogenese. Die Entwicklung oder Entstehung einer Krankheit.
Pediculosis. Läusesucht, Befallensein mit Läusen.
Pellagra. Der lombardische Aussatz.
Pemphigus. Blasenfieber, Schälblattern, eine Hautkrankheit, bei welcher unter Fiebererscheinung Blasen entstehen.
Peptonurie. Vorkommen von Peptonen im Harn.
Periarteriitis. Entzündung des die Arterien umgebenden Bindegewebes.
Peribronchitis. Entzündung der Gewebe in der Umgebung der Bronchien.
Pericarditis. Entzündung des Herzbeutels.
Pericardium. Herzbeutel.
Perimetritis. Entzündung des Bauchfelles in der Gegend des Uterus.
Perinephritis. Entzündung des Bindegewebes um die Niere.
Periodontitis. Entzündung der Zahnwurzelhaut.
Periostitis. Entzündung der Knochenhaut.
Periproktitis. Entzündung der Umgebung des Afters bzw. Mastdarmes.
Perisplenitis. Entzündung des Bauchfelles in der Milzgegend.
Peritoneum. Bauchfell.
Peritonitis. Bauchfellentzündung.
Perityphlitis. Bauchfellentzündung in der Nähe des Blinddarms.
Perniciös. Gefährlich, bösartig.
Pernio. Frostbeule.
Pertussis. Keuchhusten.
Pestis oder **Pestilentia.** Pest.
Phakitis. Entzündung der Linse des Auges.
Pharyngitis. Entzündung der Rachenschleimhaut.
Phimosis. Verengung der Vorhaut des Penis.
Phlebitis. Venenentzündung.
Phlegmone. Zur Eiterung neigende Entzündung des Zellgewebes.
Phlogosis. Entzündung ganz allgemein (Inflamatio).
Phosphaturie. Überreichlicher Gehalt des Harns an Phosphaten.
Phosphornekrose. Infolge chronischer Phosphorvergiftung am Zahnfleisch entstehende Schwellung und Ulcerationen, die eine Periostitis und dann Nekrose des Kiefers im Gefolge haben.
Photophobie. Lichtscheu.
Photopsie. Funkensehen, abnorm hohe Lichtempfindlichkeit.
Phrenitis. Zwerchfellentzündung.
Phthiriasis = Pediculosis.
Phthisis. Schwindsucht ganz allgemein, in der Regel aber als Lungenphthise angewendet.
Phthisis florida. Sogenannte galoppierende Schwindsucht.

Physkonie. Fettleibigkeit.
Piarrhämie. Überladung des Blutes mit Fett.
Pica. Krankhafte Eßlust, Appetit nach besonders pikanten Dingen.
Pimelosis. Fettleibigkeit.
Pityriasis. Kleiengrind, eine Veränderung der Haut, die mit Bildung kleienförmiger Schuppen verbunden ist.
Plethora. Allgemeine Hyperämie, sogenannte Blutfülle bzw. Blutüberfüllung.
Pleura. Brustfell, Rippenfell.
Pleuresie oder **Pleuritis.** Rippenfellentzündung.
Pleurodynie. Seitenstechen, Rheumatismus der Brustmuskeln.
Pleuropericarditis. Entzündung der Pleura und des Pericardiums zugleich.
Pleuropneumonie. Lungenbrustfellentzündung.
Pneumonie. Lungenentzündung.
Pneumonomykosis. Bildung von Pilzen in der bereits kranken Lunge.
Pneumorrhagie. Blutsturz, starker Bluthusten.
Pneumothorax. Ansammlung von Luft oder Gas im Pleurasack.
Polyarthritis. Die Entzündung mehrerer Gelenke, Gelenkrheumatismus.
Polycholie. Übermäßige Gallenabsonderung.
Polydipsie. Krankhaft gesteigerter Durst.
Polyhämie = Plethora.
Polymyositis. An mehreren Stellen zugleich auftretende Muskelentzündung.
Polyneuritis. Neuritis, die zu gleicher Zeit in verschiedenen Nervengebieten auftritt.
Polyp. Gestielte Geschwulst.
Polyphagie. Gefräßigkeit.
Polypionie. Fettsucht.
Polyurie. Abnorme Vermehrung der Harnabsonderung.
Posthitis = Balanitis.
Proctitis. Entzündung des Mastdarms oder Afters.
Proctocele. (Prolapsus ani) Mastdarmbruch.
Proctorrhagie. Mastdarmblutung.
Proctostenose. Mastdarmverengerung.
Profus. Überreich, unmäßig, z. B. bei Blutungen, Schweiß usw.
Prognose. Vorhersage der Entwicklung und des Ausgangs einer Krankheit.
Prolapsus. Vorfall.
Prophylaxe. Verhütung bzw. Vorbeugung von Krankheiten.
Prosopalgie. Gesichtsschmerz, Trigeminusneuralgie.
Prosopoplegie. Gesichtslähmung.
Prostatahypertrophie. Krankhafte Vergrößerung der Prostata.
Prostatitis. Entzündung der Vorsteherdrüse.
Prostration. Erschöpfung, Darniederliegen der Kräfte.
Prothese. Bezeichnung für künstliche Glieder oder Ersatz für andere Körperteile (z. B. Paraffin-Prothese).
Prurigo. Juckblattern, eine Hautkrankheit, welche sich durch heftig juckende Knötchen von blaßroter Farbe zu erkennen gibt.
Pruritus. Hautjucken ohne sichtbare Veränderung der Haut.
Psora = Scabies.

Psoriasis. Schuppenflechte, eine chronisch verlaufende Hautkrankheit.
Psychosis. Geisteskrankheit, ganz allgemein.
Ptyalismus. Übermäßige Speichelabsonderung.
Puerperal. Mit dem Wochenbett zusammenhängend.
Pulpitis. Entzündung der Zahnpulpe.
Purgantia. Reinigende, abführende Mittel.
Pyämie. Eitervergiftung, Eiterinfektion des Blutes.
Pyelitis. Eiterige Entzündung des Nierenbeckens.
Pyelo-Cystis. Pyelitis und Harnblasenentzündung gleichzeitig.
Pyelo-Nephritis = Pyelitis.
Pylephlebitis. Pfortadernentzündung.
Pyorrhoea. Eiteriger Katarrh, auch eitrige Entzündung.
Pyrexie. Fieberhafter Zustand.
Pyurie. Vorkommen von Eiter im Harn.

Rabies. Tollwut.
Rachitis s. Rhachitis.
Raphanie. Kriebelkrankheit, durch länger fortgesetzten Genuß von Mutterkorn enthaltendem Brot entstanden. (Siehe auch Ergotismus.)
Raucedo, Raucitas. Heiserkeit.
Recidio. Rückfall.
Rectocele. Mastdarmbruch.
Rectotomie. Mastdarmschnitt.
Ren. Niere. **R. mobile.** Wanderniere.
renalis. Zur Niere gehörig.
Retentio urinae. Urinverhaltung.
Retina. Die Netzhaut des Auges.
Retinitis. Entzündung der Retina.
Revaccination. Wiederimpfung.
Rhachitis. Englische Krankheit, eine weit verbreitete Erkrankung kleiner Kinder, äußert sich im wesentlichen durch langsames Wachstum der Zähne, Verkrümmung der Rippen und des Thorax und Verkrümmung und Verbildung des Beckens und der unteren Extremitäten; beruht auf anormaler Zusammensetzung der Knochensubstanz.
Rhinalgie. Nasenschmerz.
Rhinitis. Entzündung der Nasenschleimhaut.
Rhinoblenorrhoe. Nasenschleimfluß, chronischer Schnupfen.
Rhinokarzinom. Nasenkrebs.
Rhinosklerom. Chronische Entzündung der Nase mit starker Verhärtung der entzündeten Stellen.
Rhigialität. Steifheit z. B. der Muskeln.
Roborantia. Stärkende Mittel.
Roseola. Kleine rote Flecken der Haut, die als Symptom der verschiedensten Krankheiten auftreten (z. B. Typhus, Cholera etc.).
Rubeolae. Röteln, ein gutartiges Exanthem.
Ruptura. Zerreißung, z. B. Uterusruptur.

Salivatio. Speichelfluß.

Salpingitis Entzündung der Tuben.
Sarkom. Bezeichnung für verschiedene Formen und Arten von Geschwülsten.
Saturnismus. Bleivergiftung.
Scabies. Krätze.
Scarlatina. Scharlach.
Scirrhus. Eine Krebsform.
Scorbutus. Skorbut.
Seborrhoe. Schmerfluß, zu starke Sekretion der Talgdrüsen.
Sedativa. Beruhigende Mittel.
Sepsis. Fäulnis.
Septhämie = Septikämie.
Septikämie. Faulige Infektion durch Resorption von Zersetzungsprodukten (Ptomainen usw.).
Serumkrankheit. Unter diesem Namen faßt v. P i r q u e t die nach Injektion artfremden Serums auftretenden Erscheinungen: Exanthem, Gelenkschmerzen, Fieber, Drüsenschwellungen, Ödeme und Albuminurie zusammen.
Shock. Die plötzliche Lähmung der Herztätigkeit.
Sialagoga. Mittel, welche Speichelfluß veranlassen.
Siderosis. Sogenannte Eisenkrankheit, durch Einatmen bzw. Einlagerung von Eisen in das Lungenparenchym entstanden.
Singultus. Schluchzen.
Sinusthrombose. Gerinnung des Blutes in den Sinus (Blutleiter der Gehirnhaut).
Situs inversus oder **transversus.** Umgekehrte Lage der Eingeweide, so daß z. B. das Herz auf der rechten, die Leber auf der linken Seite liegt.
Sklerema = Skerodermie.
Skleritis. Entzündung der Lederhaut des Augapfels.
Sklerodermie. Hautverhärtung.
Sklero-Keratitis. Entzündung der Hornhaut.
Sklerose. Jede krankhafte Verhärtung im allgemeinen.
Skoliose. Seitliche Verkrümmung der Wirbelsäule.
Skrophuloderma. Eine bei der Skrophulose der Kinder auftretende Hautaffektion, die mit Geschwürbildung einhergeht.
Skrophulose. Skrofelkrankheit der Kinder.
Solventia Lösende, besonders schleimlösende Mittel.
Somnambulismus. Schlafwandeln.
Somnifera = Hypnotica.
Somnolenz. Schläfrigkeit, apathisches Wesen.
Sonitus aurium. Ohrenklingen.
Soor. Mundfäule, Schwämmchen, eine Affektion des Mundes, bestehend aus weißlichen Bläschen.
Sopor. Abnorm tiefer Schlaf, Betäubung.
Spanämie. Armut des Blutes an festen Bestandteilen.
Spasmus. Der Krampf, eine unwillkürliche Kontraktion von Muskeln.
spastisch, krampfhaft.
Sperma. Same.

Spermatitis. Entzündung des Samens.
Spermatorrhoe. Die unwillkürliche Ausscheidung von Samen.
Spermaturie = Spermatorrhoe.
Sphacelus. Brand, Gangrän.
Spinal. Die Wirbelsäule betreffend.
Splen. Milz.
Splenämie. Eine auf Erkrankung der Milz beruhende Leukämie.
Splenitis. Milzentzündung.
Spondylitis. Cariöse Erkrankung der Wirbel auf tuberkulöser Basis.
Sputum. Auswurf.
Squamae. Schuppen.
Stagnatio. Nervöse Stauung.
Staitinodermie. Eine sich steif wie Kautschuk anfühlende, aber glatte und zarte Haut mit intakter Sensibilität und Motilität.
Staphylitis. Entzündung des Zäpfchens.
Steatorrhoe = Seborrhoe.
Stenocardie. Herz- oder Brustkrampf.
Stenosis. Jede Verengerung eines Kanals.
Sterilität. Ganz allgemein Unfruchtbarkeit.
Sternutatoria. Nießmittel.
Stimulantia = Excitantia.
Stomachica. Magenstärkende, die Verdauung und den Appetit anregende Mittel.
Stomatitis. Entzündung der Mundschleimhaut.
Stomatomykosis = Soor.
Strabismus. Das Schielen.
Strangurie. Harnzwang.
Strictura. Höherer Grad von Verengung (Stenose).
Struma. Kropf.
Strumitis. Eitrige Entzündung der Schilddrüse bzw. des Kropfes.
Stupor. Unempfindlichkeit, Reaktionslosigkeit.
Styptica = Adstringentia. Insbesonders blutstillende Mittel.
Subglossitis. Entzündliche Erkrankung des Mundbodens.
Sudor. Schweiß.
Sudorifera = Diaphoretica.
Suffusion. Blutunterlaufung.
Suggillation = Suffusion.
Suppuratio. Eiterung.
Surra. Tsetsekrankheit.
Sycosis. Bartfinne, Bartflechte.
Synanche. Bezeichnung für Angina.
Synkope. Plötzlicher Zusammenbruch der Kräfte, Ohnmacht, Scheintod oder plötzlicher Tod.
Synovitis. Gelenkhautentzündung.
Syphilis. Lues, Lustseuche.
Syringomyelie. Krankhafte Höhlenbildung im Rückenmark.

Tabes. Im allgemeinen Abmagerung, Körperschwund.

Tabes dorsalis. Hinterstrangsklerose, Rückenmarkschwindsucht.
Tachycardie. Eine auffallende Pulsbeschleunigung ohne Fiebertemperatur.
Taenia. Bandwurm.
Temperantia. Niederschlagende, beruhigende Mittel.
Tenesmus. Stuhlzwang.
Testitis = Orchitis.
Tetanus. Starrkrampf.
Theomanie. Religiöser Wahnsinn.
Therapie. Jede Behandlung des Kranken.
Thrombosis. Verstopfung eines Blutgefäßes durch ein Blutgerinsel (Thrombus).
Thyreoiditis. Entzündung der Schilddrüse (Strumitis).
Tonica. Stärkungsmittel ganz allgemeiner Natur.
Tonsillitis. Mandelentzündung.
Topica. Örtliche Mittel, d. h. Mittel zur direkten lokalen Behandlung.
Torpor. Gefühls- oder Reaktionslosigkeit.
Toxikämie. Blutvergiftung durch Blutgifte.
Tracheitis. Entzündung der Luftröhrenschleimhaut.
Tracheobronchitis = Tracheitis.
Tracheostenosis. Luftröhrenverengerung.
Trachom. Sogenannte ägyptische Augenkrankheit (Conjunctivitis granulosa).
Trauma. Wunde, Verletzung.
Traumatische Neurosen. Erkrankungen des Nervenapparartes nach Verletzungen.
Tremor. Zittern.
Trichinosis. Trichinenkrankheit.
Trichoma. Weichselzopf, eine Verfilzung des Haupthaares durch Schmutz usw., also keine eigentliche Krankheit.
Trichomykosis. Alle durch Pilze verursachten Haarkrankheiten.
Trichophytie = Herpes.
Trichosen. Hautkrankheiten, bedingt durch Anormalien der Haare.
Trigeminusneuralgie = Prosopalgie.
Trismus. Mundsperre, Gesichtskrampf, infolgedessen der Mund nicht geöffnet werden kann.
Tuberculosis. Tuberkelkrankheit ganz allgemein.
Tumor. Geschwulst oder Anschwellung.
Tussis. Husten.
Tyloma. Schwiele.
Tylosis. Schwielige Verdickung.
Tympanitis. Aufblähung des Leibes infolge von Gasansammlung. (Siehe Meteorismus.)
Typhlitis. Entzündung des Blinddarms.
Typhlosis. Blindheit.
Typhus abdominalis. Der sogen. Unterleibstyphus, auch Nervenfieber oder Schleimfieber genannt, die gewöhnlichste Form des T.
Typhus exanthematicus. Flecktyphus, Hungertyphus, Kriegstyphus.
Typhus recurrens. Febris recurrens, Rückfallfieber.

Ulceration. Verschwärung, offene, mehr oberflächliche Eiterung.
Ulcus. Tiefer reichendes Geschwür. **U. durum.** Harter Schanker. **U. molle.** Weicher Schanker.
Umbilicus. Nabel.
Urämie. Eine Vergiftung des Körpers, herbeigeführt durch die Zurückhaltung gewisser Stoffe (bes. d. Harnstoffs), die normalerweise mit dem Urin ausgeschieden werden.
Urarthritis. Gicht, Podagra.
Urethrismus. Angeborener Spasmus der Harnröhre, welcher zur Verhinderung der Ejakulation führen kann.
Urethritis. Entzündungen der Harnröhrenschleimhaut.
Urethrorrhoe. Harnröhrenfluß, Harnröhrenkatarrh.
Uridrosis. Absonderung von Schweiß, welcher Harnstoff enthält.
Urolithiasis. Bildung von Blasensteinen.
Urticaria. Nesselausschlag, sogen. Porzellanfriesel.

Vaccine. Kuhpocken.
Vaginitis = Kolpitis.
Vagus. Hirnnerv, Lungenmagennerv, der in die Schädelhöhle führt.
Vanillismus. Vergiftung mit Vanille.
Varicellae. Windpocken, Wasserpocken, auch Schaf-, Spitz- oder falsche Pocken.
Varicae. Krampfadern.
Varicocele. Krampfaderbruch.
Variola. Pocken, Blattern.
Varioloiden. Leichte Form der Variola.
Venaesection. Aderlaß.
Venerismus pyorrhoicus = Tripper.
Vermifuga = Anthelminthica.
Vertigo. Schwindel, Unsicherheit.
Vesicantia. Blasenziehende Mittel.
Virus. Gift und zwar speziell animalisches Gift.
Vitium cordis. Herzfehler im allgemeinen.
Volvulus. Darmverschließung.
Vomitiva = Emetica.
Vomitus. Erbrechen.
Vulvitis. Entzündung der Vulva (der äußeren weiblichen Genitalien.)

Xerosis. Trockenheit.

Verlag von Julius Springer in Berlin.

Volkstümliche Namen der Arzneimittel, Drogen und Chemikalien. Eine Sammlung der im Volksmunde gebräuchlichen Benennungen und Handelsbezeichnungen. Zusammengestellt von Dr. J. Holfert. Sechste, verbesserte und vermehrte Auflage. Bearbeitet von G. Arends. In Leinwand gebunden Preis M. 4.60.

Spezialitäten und Geheimmittel. Ihre Herkunft und Zusammensetzung. Eine Sammlung von Analysen und Gutachten. Zusammengestellt von Ed. Hahn und Dr. J. Holfert. Sechste, vermehrte und verbesserte Auflage. Bearbeitet von G. Arends.
In Leinwand gebunden Preis M. 6.—.

Neue Arzneimittel organischer Natur. Vom pharmazeutisch-chemischen Standpunkte aus bearbeitet von Dr. L. Rosenthaler, Privatdozent und I. Assistent am Pharmazeutischen Institut der Universität Straßburg i. E. In Leinwand gebunden Preis M. 6.—.

Die neueren Arzneimittel in der ärztlichen Praxis. Wirkungen und Nebenwirkungen, Indikationen und Dosierung. Vom k. u. k. Militär-Sanitäts-Komitee in Wien preisgekrönte Arbeit. Von Dr. A. Skutetzky, k. u. k. Regimentsarzt in Mähr.-Weißkirchen. Mit einem Geleitwort von Professor Dr. J. Nevinny.
Preis M. 7.—; in Leinwand gebunden M. 8.—.

Anleitung zur Beurteilung und Bewertung der wichtigsten neueren Arzneimittel. Von Dr. J. Lipowski. Mit einem Geleitwort von Professor Dr. H. Senator.
Preis M. 2.80; in Leinwand gebunden M. 3.60.

Anleitung zu medizinisch-chemischen Untersuchungen für Apotheker. Von Dr. Wilhelm Lenz, Oberstabsapotheker a. D., Privatdozent in Berlin. Mit 12 Textabbildungen.
In Leinwand gebunden Preis M. 3.60.

Tabelle zur mikroskopischen Bestimmung der offizinellen Drogenpulver. Bearbeitet von Dr. H. Zörnig, Apotheker, Kustos am Kgl. pflanzenphysiologischen Institut München.
In Leinwand gebunden Preis M. 2.40.

Qualitative botanische Analyse der Drogenpulver. Eine Einführung in den Gang einer systematischen mikroskopischen Pulveruntersuchung von Dr. P. Schürhoff.
In Leinwand gebunden Preis M. 2.—.

Zu beziehen durch jede Buchhandlung.

Verlag von Julius Springer in Berlin.

Die Arzneimittel-Synthese auf Grundlage der Beziehungen zwischen chemischem Aufbau und Wirkung. Für Ärzte, Chemiker und Pharmazeuten. Von Dr. Sigmund Fränkel, a. o. Professor für medizinische Chemie an der Wiener Universität. Dritte, umgearbeitete Auflage. Preis M. 24.—; in Halbfranz gebunden M. 26.50.

Anleitung zur Erkennung und Prüfung aller im Deutschen Arzneibuch 5. Ausgabe aufgenommenen Arzneimittel. Zugleich ein Leitfaden bei Apotheken-Visitationen für Apotheker und Ärzte. Von Apotheker Dr. Max Biechele. Dreizehnte, vielfach abgeänderte Auflage. In Leinwand gebunden Preis M. 6.60.

Hagers Handbuch der pharmazeutischen Praxis. Für Apotheker, Ärzte, Drogisten und Medizinalbeamte.
Hauptwerk: Unter Mitwirkung von Fachmännern vollständig neu bearbeitet und herausgegeben von B. Fischer und C. Hartwich. Mit zahlreichen in den Text gedruckten Holzschnitten. In zwei Bänden. Siebenter, unveränderter Abdruck.
Jeder Band Preis M. 20.—; in Halbleder gebunden Preis M. 22.50.
Ergänzungsband. Unter Mitwirkung von Fachmännern bearbeitet und herausgegeben von W. Lenz und G. Arends. Mit zahlreichen in den Text gedruckten Figuren. Zweiter, unveränderter Abdruck. Preis M. 15.—; in Halbleder gebunden M. 17.50.

Kommentar zum Deutschen Arzneibuch 5. Ausgabe 1910. Auf Grundlage der Hager-Fischer-Hartwichschen Kommentare der früheren Arzneibücher unter Mitwirkung von Prof. Dr. J. Biberfeld-Breslau, Dr. P. W. Danckwortt-Breslau, Dr. G. Fromme-Halle a. S., F. M. Haupt-Greifswald, Dr. M. Pleissner-Dresden, Prof. Dr. H. Schulze-Halle a. S., Dr. W. Stüwe-Jena, Dr. O. Wiegand-Leipzig. Herausgegeben von Dr. O. Anselmino, Privatdozent an der Universität Greifswald, und Dr. Ernst Gilg, a. o. Prof. der Botanik und Pharmakognosie an der Universität, Kustos am Kgl. Botanischen Museum in Berlin. Zwei Bände mit zahlreichen Textfiguren.
Erster Band. Broschiert in 2 Halbbänden Preis M. 15.—. In einem Halblederband gebunden Preis M. 17.50.
Zweiter Band. Broschiert Preis M. 15.—. In Halbleder gebunden Preis M. 17.50.

Neues pharmazeutisches Manual. Von Eugen Dieterich. Elfte, vermehrte Auflage. Herausgegeben von Dr. Karl Dieterich, Direktor der Chemischen Fabrik Helfenberg A.-G. vorm. Eugen Dieterich, Privatdozent der Pharmakochemie an der Kgl. tierärztlichen Hochschule zu Dresden. Mit 148 Textfiguren.
In Moleskin gebunden Preis M. 20.—; gebunden u. durchschossen M. 22.—.

Arzneipflanzenkultur u. Kräuterhandel. Rationelle Züchtung, Behandlung und Verwertung der in Deutschland zu ziehenden Arznei- und Gewürzpflanzen. Eine Anleitung für Apotheker, Landwirte und Gärtner von Th. Meyer, Apotheker in Colditz. Mit 21 in den Text gedruckten Abbildungen. Preis M. 4.—; in Leinwand geb. M. 4.80.

Zu beziehen durch jede Buchhandlung.

Verlag von Julius Springer in Berlin.

Pharmazeutisch - chemisches Praktikum. Die Herstellung, Prüfung und theoretische Ausarbeitung pharmazeutisch - chemischer Präparate. Ein Ratgeber für Apothekereleven. Von Dr. D. Schenk, Apotheker und Nahrungsmittelchemiker. Mit 51 in den Text gedruckten Abbildungen. In Leinwand gebunden Preis M. 5.—.

Pharmazeutische Übungspräparate. Anleitung zur Darstellung, Erkennung, Prüfung und stöchiometrischen Berechnung von offizinellen chemisch-pharmazeutischen Präparaten. Von Dr. Max Biechele, Apotheker. Dritte, verbesserte Auflage. Mit 6 Textfiguren.
In Leinwand gebunden Preis M. 6.—.

Bakteriologie und Sterilisation im Apothekenbetriebe. Mit eingehender Berücksichtigung der Herstellung steriler Lösungen in Ampullen. Bearbeitet von Dr. C. Stich, Apothekenbesitzer, früher Oberapotheker am Städt. Krankenhaus in Leipzig und Dr. C. Wulff, Oberapotheker an der Zentralapotheke der Berliner städt. Krankenanstalten in Buch. Zweite, vollständig umgearbeitete und wesentlich erweiterte Auflage. Mit 105 teils mehrfarbigen Textabbildungen und 3 Tafeln. In Leinwand gebunden Preis M. 8.—.

Mikroskopie der Nahrungs- und Genußmittel aus dem Pflanzenreiche. Von Dr. Josef Moeller, o. ö. Professor und Vorstand des pharmakologischen Instituts der Universität Graz. Zweite, gänzlich umgearbeitete und unter Mitwirkung A. L. Wintons vermehrte Auflage. Mit 599 Figuren.
Preis M. 18.—; in Leinwand gebunden M. 20.—.

Mikroskopische Untersuchungen vorgeschrieben vom Deutschen Arzneibuch. Leitfaden für das mikroskopisch - pharmakognostische Praktikum an Hochschulen und für den Selbstunterricht. Von Dr. Carl Mez, Professor der Botanik an der Universität Halle. Mit 113 vom Verfasser gezeichneten, in den Text gedruckten Figuren.
Preis M. 5.—; in Leinwand gebunden M. 6.—.

Das Mikroskop und seine Anwendung. Handbuch der praktischen Mikroskopie und Anleitung zu mikroskopischen Untersuchungen. Von Dr. Hermann Hager. Nach dessen Tode vollständig umgearbeitet und in Gemeinschaft mit hervorragenden Fachleuten neu herausgegeben von Prof. Dr. Carl Mez. Elfte, umgearbeitete Auflage. Mit 471 Textfiguren. In Leinwand gebunden Preis M. 10.—.

Zu beziehen durch jede Buchhandlung.

Verlag von Julius Springer in Berlin.

Französische Apotheken-Praxis. Anleitung zur Erlernung der französischen Pharmazie mit besonderer Berücksichtigung der Apothekenbetriebe in der französischen Schweiz. Herausgegeben von Dr. A. Brunstein, Apotheker. Preis M. 3.—; in Leinwand geb. M. 4.—.

Englische Apotheken-Praxis. Eine Anleitung für Rezeptur, Handverkauf und Umgangssprache in den englischen Apotheken. Von Franz Capelle. Zweite, verbesserte Auflage.
Preis M. 3.60; in Leinwand gebunden M. 4.60.

Konversationsbücher für Pharmazeuten. Englisch von Dr. Th. D. Barry. Dritte, vermehrte und verbesserte Auflage, herausgegeben von Franz Capelle. — **Italienisch** von J. Durst, Apotheker. Zweite Auflage. — **Französisch** von Felix Kamm, Apotheker. Dritte, vermehrte und verbesserte Auflage, herausgegeben von Dr. A. Brunstein. Preis kartoniert je M. 1.—.
Spanisch von F. Cañas-A. Krabbenhöft. Kartoniert Preis M. 2.40.

Buchheisters Handbuch der Drogisten-Praxis. Ein Lehr- und Nachschlagebuch für Drogisten, Farbwarenhändler usw. Im Entwurf vom Drogisten-Verband preisgekrönte Arbeit. Zehnte, neu bearbeitete Auflage von Georg Ottersbach in Hamburg. Mit 389 in den Text gedruckten Figuren. In Leinwand gebunden Preis M. 13.40.

Vorschriftenbuch für Drogisten. Die Herstellung der gebräuchlichsten Verkaufsartikel. (Handbuch der Drogistenpraxis, Teil II.) Von G. A. Buchheister. Sechste, neu bearbeitete Auflage von Georg Ottersbach. Preis M. 9.—; in Leinwand gebunden M. 10.40.

Die Preußischen Apothekengesetze mit Einschluß der reichsgesetzlichen Bestimmungen über den Betrieb des Apothekergewerbes. Herausgegeben und erläutert von Dr. H. Böttger und Ernst Urban, Redakteure der Pharmazeutischen Zeitung. Fünfte, neubearbeitete und vervollständigte Auflage. In Leinwand gebunden Preis M. 7.—.

Die gesetzlichen Bestimmungen über die Ankündigung von Geheimmitteln, Arzneimitteln und Heilmethoden im Deutschen Reiche, einschließlich der Vorschriften über den Verkehr mit Geheimmitteln. Zum Gebrauche für Behörden, Apotheker, Fabrikanten und die Presse bearbeitet von E. Urban, Redakteur an der Pharmazeutischen Zeitung. Kartoniert Preis M. 2.60.
Nachtrag, enthaltend die bis März 1908 ergangenen Bestimmungen und Entscheidungen. Preis M. 1.—.

Aufbewahrung und Signierung der Arzneimittel und Spezialitäten. Preis M. —.40.

Zu beziehen durch jede Buchhandlung.

Zur Beachtung!

Nach einem, erst nach völliger Drucklegung dieser Auflage bekannt gewordenen, Erlaß des preußischen Ministers des Innern vom 12. März 1913 braucht eine gesonderte Aufstellung der Spezialitäten, welche etwa den Mitteln der Tabelle B oder C zuzurechnen wären, nicht zu erfolgen. Die in dem vorliegenden Buche gemachten Angaben über die **Aufbewahrung der Spezialitäten** sind daher für Preußen nicht mehr zutreffend.

MIX
Papier aus verantwortungsvollen Quellen
Paper from responsible sources
FSC® C105338

If you have any concerns about our products,
you can contact us on
ProductSafety@springernature.com

In case Publisher is established outside the EU,
the EU authorized representative is:
**Springer Nature Customer Service Center GmbH
Europaplatz 3, 69115 Heidelberg, Germany**

Printed by Libri Plureos GmbH
in Hamburg, Germany